阿育吠陀醫學醫師
安德烈·莫瑞茲 (Andreas Moritz) /著
皮海蒂·靳培德·陳芷翎·陸蕙貽·鄭安琦 /譯

健康與回春之祕

之祕

Timeless Secrets of
Health & Rejuvenation

增訂版

特別聲明

本書作者安德烈莫瑞茲，並未主張任何一種特定的健康照護形式，但相信對希望改善自己健康狀態的讀者來說，呈現在本書中的事實、數據和知識，都應該被每位讀者知悉。

作者嘗試對本書的主題內容提供一個最深入、正確且完整的訊息，但對於部分來自外部的參考資料，若有缺漏、不精確或矛盾處，作者和出版社誠心接受指教。

本書所提的方法並不試圖取代現有的主流醫療，讀者在取採任何方法之前都應自己審慎評估。書裡的所有陳述都是以作者本身的意見及理論為基礎。讀者在採取任何飲食、營養、草藥和同類療法營養補充品前，都應向醫療執業人員諮詢，在停止任何療法前也是一樣，作者在此並未試圖提供任何醫囑或替代建議。

此外，本書的陳述未經由美國食品藥物管理局（Food & Drug Administration）或聯邦貿易委員會（Federal Trade Commission）的審查，讀者在採用任何特定的方式來治療個人問題前，應靠自己的判斷或向醫療相關人員諮詢。

Contents 目錄

Chapter 7　點燃內在的天然療癒力

Chapter 8　神奇的陽光療癒力

Chapter 14　美國人的健康迷思

Chapter 15　醫生不會告訴你的事——了解健康威脅

增訂版序

全球無數人
親身見證的健康之道

1998年夏天，我得知當年稍後將有一場國際和平會議在以色列召開。我內心的直覺促使我去參加會議，我知道我將在那裡遇到一個對我的生命產生變革性影響的人，並幫助實現世界上的新醫學。

我很快地安排了旅行，與一位非常親密的朋友以及其他一些來自北美的和平者一起參加這次會議。會議第二天，在進行個人介紹時，我聽到一個溫柔的男性聲音說出「阿育吠陀的實踐者」這個關鍵詞。我立刻知道這就是那個注定要與我產生關連的人。

我鼓起勇氣去見這個擁有溫柔嗓音的人，在短暫的休息時間裡主動做了自我介紹。剎那間，我感受到了一種內在的理解，當我們眼光相對，伴隨著驚人的火花，更證實了這種感受。就這樣，安德烈和我展開了一段不可思議的旅程，他很快就成為我忠實的生活伴侶和摯愛的丈夫。

在我們相伴的這些年裡，安德烈對於人體知識的廣度、智慧、奉獻精神和驚人理解，皆紮根於深厚的精神基礎，令人嘆為觀止。

安德烈以他堅毅的專注力和旺盛的精力，將這些理解記錄於書中，尤其是在他最後的那些年。他認為，這是一個最佳的方式，能完全整合並傳達他這麼多年來透過自學、研究和洞察關於自然健康和保健議題的最重要資訊——這些是建立在他個人的體驗以及幫助全球眾多人士解決他們健康問題所累積的成果。《健康與回春之祕》這本書集結了他廣泛的知識和深入的理

解，是他實現這個目標的心血結晶。

　　毫無疑問的，我可以將幾十年後今天我的健康與活力歸功於安德烈所推廣的肝膽淨化，以及他在《健康與回春之祕》一書中清楚且詳細傳達的建議──淨化身體的主要器官、吃真正有營養的食物、保持充足的水分、每晚充足的睡眠以及遵循整體健康的生活方式。

　　事實上，我相信如果沒有安德烈的開創性方法和對自然健康的明智指導，我今天無法在這裡與您分享這一點。安德烈將他在阿育吠陀的專業知識與對虹膜學的精通相結合，因而在對人體進行即時觀察時有出色的表現，我可以誠摯地證明這一點。

　　從我們第一次見面開始，安德烈就看到了我的身體有許多需要被治療的部分，並鼓勵我採取適當的行動。他的指導包括要我全天飲用純淨水、清除肝臟和膽囊中堆積的結石，以及吃富含營養價值的新鮮食物。令我沮喪的是，最後一項意味著我必須丟掉幾乎所有我從值得信賴的健康食品店購買的所謂「健康」加工產品。依照安德烈的建議，在完成第九次肝膽淨化後，我驚訝地發現以前的輕微疼痛消失了。我已經不記得上次感覺這麼好是什麼時候了。事實上，我就是活生生的證據，證明安德烈的健康方案絕對有效。

　　幸運的是，我的健康體驗也同樣出現在世界各地無數的人身上，無論年輕還是年長，他們的生活都因安德烈這些富有洞察力、能滋養生命的工作而有意義地變得更好。他對純淨和健康的堅定奉獻，至今仍是我們所有人的燈塔。

　　安德烈在2012年揚升到更高維度的世界，雖然這對我而言不能說完全不悲傷，但他傑出的工作成果和遺作不僅繼續存在，而且持續在全球擴展，我對此永遠感激，而這正是他令人驚嘆的作品成為滋養眾人生命的禮物之最佳見證。

　　衷心感謝！

──莉莉安‧莫瑞茲Lillian Moritz

望就大大被消滅或停止，致使身體走向惡化甚至死亡。因此，身體和心智是彼此緊密連結且互相依賴的。我們的生命受控於我所稱為的「超級智慧的身／心聯結」。沒有它的監督，身體裡60至100兆個細胞，以及其每秒鐘超過一兆次的生物化學反應，將產生如同宇宙分解時一樣的混亂。

　　當你感到沮喪而胃痛，或當你收到一個非常悲傷的消息而昏倒時，你會體認到身心之間緊密的關係。有些人會因為巨大的創傷事件而在一夜之間白了頭髮，有些人感到尷尬時會臉紅。一次憤怒或極度焦慮，可能引發心臟病，無論此人的冠狀動脈是否有阻塞，所有的想法和感覺都會立刻在腦中及身體每一部分轉譯成生化分子，因而改變了身體的外表及表現。事實上，每次心智活動，都會留給我們特定的身體感知，也就是所謂的情緒。情緒是由心智的衝動及身體的改變共同組成，而它們隨時在展現一個人健康的總和。

　　你的內分泌系統，會產生荷爾蒙來回應你的心智體驗，它的的確確是開立正確處方的藥劑師。端視你對一個特定的事件或挑戰而產生的情緒反應或行動，藥物及其劑量的差異是很大的。它們包括了壓力荷爾蒙腎上腺素（adrenaline）、皮質醇（cortisol）和膽固醇（cholesterol）。舉例來說，當為了回應憤怒、恐懼或拒絕而釋放到你的血液中，這些荷爾蒙能救你一命，但如果它們不斷不斷的分泌，就會損害你的血管和免疫系統。另一方面，你的快樂情緒與腦內啡、血清素、白血球間素2，或其他與愉悅和滿足體驗相關的藥物息息相關，如果你體內這些化學物質的產量足夠，甚至能阻礙老化過程。

　　控制嚴謹的研究顯示假設你對你人生體驗的解譯，經歷了快速且正向的改變，你能在10天內，降低你的生理年齡10至15歲。相反的，如果你進入了一個絕望且憂鬱的狀態，你也能在一天之內老20歲。荷爾蒙能產生強而有力的效應，無論是正面或負面的感覺。然而比荷爾蒙力量更強大的，則是引發荷爾蒙的想法和意念。

　　已有多年，醫院裡都曾有過癌症病患歷經「自然緩解」的案例紀錄。癌腫瘤或某些嚴重的疾病會在病患進入深刻的信任及極度的快樂時消失。有些人在對笑「上癮」之後，竟從嚴重疾病中康復了！我們身體的修補、能夠提供以往不知道且非常強力的化學物質，以回應一個全新被接受的真實觀念。這種人類身／心系統的本能，可能讓我們的荷爾蒙系統（內分泌系統）逐步

增加其效率，其程度可能超越我們現今的了解或想像。心智／身體的連結在本書中會以大篇幅來討論，因為它是我們在改善身體和心理健康時，需要去努力的一個必要部分。

發展一個永久健康且充滿活力的狀態，這個過程與治療疾病的關聯甚少，然而治療疾病卻是傳統醫學的主要訴求。真正的療癒，是要重建存在於健康的身體和心智之間的緊密聯結。在一個房間中試著對抗黑暗，是愚蠢的事，因為你要做的只是把燈打開。黑暗並不是我們必須擺脫的東西。是消失的光線創造了黑暗。只要在一個黑暗的房間中點上蠟燭，黑暗立刻消失得無影無蹤。換言之，**當我們採取對我們的身心具有正向、支持生命之效應的行動，疾病就會消失**。但若我們的焦點是放在疾病上時，良好的健康仍舊只是個遙不可及的夢想。**當我們不舒服時去怪罪疾病，並將它視為敵人一樣對待，形成了現今健康危機的基礎。**

基本的自然法則說明了，能量會跟隨思想走，如果疾病是你注意力的重點，或仍是你生命中參考的重點，那麼你就會被疾病纏上，因為疾病會大大增加負面的能量。在西方人民的疾病中，有90%在本質是上慢性病，目前並無成功的療法，至少在傳統的醫療領域還找不到。現今醫療系統無法成功地處理慢性病，是基於一種集體的信念，認為我們只要擺脫疾病的症狀，就能重獲健康。如果我們把焦點改變，放在建立健康的先決條件，以及恢復負責創造並維持良好健康的機制上，健康就會很快地自動回復。需要注意的不是疾病，而是病人，他們需要愛與關懷、滋養並再次感受自己的完整性。最重要的是，不平衡的身心在療癒過程中，快樂的體驗相形重要。當一個人開始掌握健康，並移除存在於體內的所有阻塞和不平衡時，它就會發生。這是一個高度自我強化的過程，它取悅了我們的身、心、靈。

一個十分引人注目的研究顯示，快樂的人最不容易感冒，無論他們接觸病毒的頻率有多少。且處在愛中的人也顯示對疾病有較高的抵抗性。**創造一個正向的健康狀態的，可能是一個強而有力的快樂事件**。快樂會自然地回到感冒或生病的人身上，令他們的身體得到改善。快樂和健康能吸引我們，疾病卻不能。不快樂的人不可能真正健康，就像不健康的人也鮮少能真正快樂。受癌症折磨但學習採取這本書上描述的方法以重獲自己快樂的人，可能突然間治好了他自己，然而如果他繼續憎恨他的父母親或前妻／夫，那麼長

期而言，這些療法注定要失敗。若只注意疾病或是生命中的不如意，這個人會處於未解決的憤怒和衝突的持續循環中，接著會造成巨大的免疫力抑制效應，讓療癒無法發生。當把焦點放在某個疾病的毀滅特性——廣為人知的是疾病的症狀——就無法帶來療癒反應以及健康的狀態。事實上，迷戀疾病，很難獲得什麼，包括它的診斷。相反的，若你總是關注健康，你可以獲得所有的東西。

人類的身體並沒有內建的生病程式，卻擁有很多維持一個完美均衡或平衡狀態的程式，而若失去了平衡，身體會尋求恢復。健康，是人類的根本，前提是我們得設置讓這些程式有效運作的先決條件。再重覆一次，**缺乏快樂，就不會得到療癒**；喪失親人的人，其歡樂感受已經幾乎不存在，最能清楚的證明這一點。鰥夫／寡婦是癌症高危險群裡占最大比例的一群，因為失去了所愛的人而傷心，阻礙了他們對抗癌細胞的正常免疫力，即使他或她的T細胞數量是在正常的範圍。針對心臟的大型研究顯示，缺乏快樂和工作成就感居心臟病發作危險原因的首位；它們對我們健康的危害，甚至遠遠超過動物性脂肪、酒精和吸菸。

生命的主要目的是增進快樂。任何與我們目標背道而馳且不符合這個最基本原則的舉動，都注定要失敗或產生障礙。這是個確確實實的真理。這本書裡提供的忠告，多數具有向上提升或淨化的效應，因此能提供一個堅固的基礎來創造並維持良好的健康。第七章裡提到的肝膽淨化法，能在數小時之內將數以百計的結石從這些重要的器官中移除，這個舉動本身就能導致健康，且消除深藏的憤怒及挫折感。當消除了身體裡嚴重阻塞的循環管路及通道之後，能產生真正的極樂效應，並改變一個人生命中的關注重點。隨著你的健康持續改善，你會發現你自己進入了一個完整的狀態，你生命中的每一塊拼圖將會自動地回歸到它們原先被設定之處。

當你讀到改善身體健康的各種方法時，請記得，它們與你的心理和情緒健康狀態緊密相連。如果你罹患了特殊的疾病例如癌症、心臟病或AIDS，除了去處理身體層面的不平衡之外，你也需要處理它所對應的心理及情緒層面。疾病並非你「得到」的東西，相反的，它是因為你不斷地置入了同樣的障礙，妨礙你的身體和心智處於天然的平衡狀態，所導致的結果。

你不需要獲得任何人、任何政府機構的允許，才能改善健康。因為這是

你與生俱來的權利。**本書中提出的忠告，並非意圖治療你的疾病，因為需要治療的不是疾病，而是那個痛苦的人，他需要再度變得完整、快樂且充滿活力。**你永遠不可能治療一個疾病，因為疾病只會在你不再創造健康，或當你不再與你內在的目標、自然的歡愉感受以及周遭的世界和諧一致時，才會發生。然而，一旦讓平衡重回你的身體和心中，疾病將會自己消失，就像夜間的黑暗會在日間的光線下消失一樣。

　　我在本書提到的資料和研究，大多數是基於普遍被認為「可靠」的來源，例如已出版的報告以及科學期刊。但雖然我在整本書中引用了科學的研究來澄清及描繪基礎的洞見，但我的看法是，醫學研究本身並不是一個可靠的事實和真相來源。事實上，多數醫學研究是為了服務既定的利益團體，例如製藥產業，以操縱大眾接受研究結果並使他們暴露於潛在的致命治療中。所有的研究都會因為改變的因子而產生變異，包括時間、無數研究人員的主觀意識以及被研究者，還有研究的預設目標。

　　我認為，科學研究不應被用來將某個特定的真相公式化，因為要利用研究報告來作為一個操控意見和信念的方法是非常容易的。在美國，美國食品藥物管理局（American Food and Drug Administration, FDA）每年撤銷了大約150種市面上的藥，因為這些藥在非常多人的身上造成有害、危險的負作用。這些藥同時也是FDA在數年前核准的，它們曾是經過現今被採行在所有臨床研究上、所謂的嚴謹的「科學」測試程序而來的。

　　舉關節藥「偉克適」（VIOXX）或其他的止痛藥包括「希樂葆」（CLELEBREX）、「萘普生」（ALEVE）和「伐地考昔」（BEXTRA）為例，這些有毒、昂貴的藥能通過所有被認為是嚴謹的、科學的安全測試，並銷售給百萬個對此藥不曾懷疑的關節炎患者，卻發現幾年後他們罹患心臟病和中風的機率大幅升高，這不是很令人瞠目結舌嗎？在醫療研究領域中，所謂的「嚴謹測試」有雙重的標準，一個是上市之前、一個是上市之後嗎？在製業廠商默克「自願」從市場上撤銷那些藥物之前，需要多少人犧牲呢（死亡大大地提高了昂貴訴訟的風險）？此外，當強力的抗憂鬱劑被證明會增加自殺的危機時，怎麼能被提供給憂鬱的孩子呢？這些都反應了藥物的「不確定原則」，將藥物的使用變成了人們生命裡的一場賭注。科學證明也許是現今醫療產業所運用的最危險工具之一。

　　我經常被要求對於那些我提到的研究提供明確的參考資料，但這麼做將會對有嚴重瑕疵及不可信的事物過於信賴。我建議你，把任何你不確定的陳述或爭議放在心中，並且問問你的身體感覺如何（第一章中將會說明如何透過身體進行測試），你非常有可能會從你的身體接收到一個明確的答案，無論顯示的是虛弱或是力量，或任何形式的舒服或不舒服，全賴所輸入的東西是什麼。這本書的目的提升你的直覺及感知能力，而不是為了提供少量的書本知識來滿足智慧的需求。**健康與回春的奧祕並不是來自身體外部的知識。你才是這些祕密的來源**，而本書中提到的永恆的療癒智慧是要告訴你，該如何去發現它們，並且運用它們以造福你自己及全人類。

解決身心迷思以及
它帶來的奇蹟效應

心智凌駕物質

　　你的身體、心智和靈魂的整合力量，不斷地在尋求滋養、活力和快樂。身體倚賴食物、水和空氣的支持，而心智則會選擇讓它維持創造力及行動力的任務。靈魂透過產生愛、和平和自由的行動，向外擴展，並和世界分享快樂，從中獲得成就感。

　　一道由父母或配偶所準備的愛心餐點，可以滋養你的身、心、靈。享用食物不只是身體及心智的體驗，同時也是精神上的體驗。在飲食時完全「投入」，不只啟動了強大的快樂荷爾蒙，更在你、你所吃的食物以及飲食的過程三者之間，提供了一個連結的感受。吃飯時沉浸在摯愛的朋友或家庭成員的陪伴中，能進一步提升你的歡樂感及滿足感，就如同一段優美的音樂不但能撫慰你的靈魂，更放鬆了你的心智和身體。

　　每件你所做及體驗的事——包括身體、心理及情緒上的——對你整個人

都具有深刻的意義。你的每個想法、感受和情緒，皆會在你的身體、心理和靈魂上造成深刻的改變。當你感到孤寂且鬱悶時，想一想你曾從親愛的朋友那邊得到的撫慰及充滿愛的隻字片語，你是否因朋友的出現及言語而受到鼓勵及振奮？你是否注意到你的身體本來可能蜷曲著、感到疲倦且緊繃，頓時覺得比較放鬆且有活力了？你臉上的沮喪表情馬上轉變成充滿感激的笑，然後你說：「謝謝您，我現在覺得好多了。」另一方面，你能否想像，你接到一個非常令人沮喪的電話，例如你所愛的人發生意外了？在那個當下，恐懼感抓住了你，令你呆若木雞。但幾秒鐘過後，你的朋友捎來好消息，說你所愛的人毫髮未傷，情況良好且健康。你震驚的狀態幾乎是立刻消失，取而代之的是深深的和平、歡樂和放鬆的感受，而你的身體精力也立刻回復了。這個突如其的好消息，讓你的情緒升高，並把笑容帶回你的臉上。只要短短的一秒鐘，就足以啟動一個改變你內在一切的深刻轉換。在短暫的時間裡，你體驗了一種徹底不舒服及完全絕望的狀態，緊接著而來的下一刻，卻又是完美的健康。在不知不覺中，你已經發現了疾病和健康的最終原因。

德國的醫學教授海默（Dr. Ryke Geerd Hamer），能夠證明身體上的每種疾病，例如癌症，是由病人生命中一個懸而未決的衝突引發的效應而啟動或加重的。經過20年間對31,000個病人進行的研究及治療之後，海默教教授最後確定地、具邏輯且以經驗為根據，指出「生理的衝突—震撼」（conflict-shock）是如何導致細胞癌化或壞死的過程，以及如果這個衝突解決了，這個癌化或壞死的過程會如何反轉以修復損傷並讓這個人回復健康。根據海默教授所說，疾病或他稱為「具意義的自然的生理計畫」的這個詞，分成五個生理活動，每一個都能夠被識別、測量並發現。這些活動是系統的一部分，可讓預測疾病的進程及發展的可能性成為「真正可行的事」，而非只是「有可能發生的事」。

一次「生理的衝突—震撼」，稱為DHS（Dirk Hamer Syndrome，德克海默症候群），DHS造成了腦部裡一個活動焦點的出現，這個活動焦點稱為HH（Hamerschenherd）。一個HH是由一組同心圓組成，可以透過電腦斷層掃描（CT）看出一個集中在大腦某個特定的點。這個焦點的位置依「衝突—震撼」的本質或衝突內容而不同。當HH一出現，受到那個特定大腦中心控制的器官顯示出某種功能性的轉換。這個轉換可能以組織的喪失或功能的

喪失之姿顯現。

　　這些衝突一旦解除，大腦裡的這些同心圓會自然消失，並停止或反轉我們稱之為「疾病」的狀態發生。這並不難理解。舉例來說，朋友平靜且令人心安的話語以及關愛，會啟動你體內這種強力的化學反應，包括你姿勢的改變、肢體表現鬆弛，以及心情改變。研究告訴我們，我們所有的思考、感覺、情緒、慾望、意圖、信念、理解和認知，會立即轉譯成腦內的神經肽或神經傳導素。這些荷爾蒙是資訊的化學傳令兵，它們所傳遞的訊息決定了你身體功能的運作方式。

　　科學家已鎖定了一百種以上的神經肽，且相信還有更多種未被發現。神經細胞或神經原製造並利用這些肽以傳送訊息給其他的神經原。這種形式的傳遞常被比喻為像「點火」一樣，神奇地在我們腦內數以百萬個神經元裡的每一個神經原發生，而且幾乎是在同一個時間。就在傳送終止的那一剎那，這些肽被酵素中和，塗抹掉那個思考或感覺的所有實際證據。然而你已將這些資訊儲存在你意識的記憶庫中。如果需要，你就能回想或記起它。

　　這個簡單的例子顯示，你的大腦並不是你身體的最終權威。這數百萬個神經元，要如何得知在每一個特定的想法發生的當下，該製造哪一種神經傳導素給它？是什麼造成它們在整個大腦裡同時「點火」？而更令人瞠目結舌的，神經元之間並無直接的實質連結，那麼一個神經元要如何得知另一個神經元在想什麼？這個謎團變得愈來愈複雜了。在近幾年，科學家發現這些化學傳令兵並不光是由大腦細胞製造，也由身體所有的其他細胞製造。這產生了一個疑問：我們是只用我們的腦細胞在思考，還是全身的細胞？的確有足夠的科學證據顯示，皮膚細胞、肝臟細胞、心臟細胞、免疫細胞等，都如同大腦細胞，有顯著的思考、表達情感和下決定的能力。

　　我們身體的細胞都配備有這些肽的接收器，這可解釋為何每個細胞知道其他細胞在做什麼或想什麼。細胞之間沒有任何祕密。每一個從某處送出或在某處接收到的指示，感覺就像四處都有。透過使用這些生物化學通道，身體會將強烈的恐懼情緒轉譯成化學訊息，命令你的腎上腺啟動壓力荷爾蒙腎上腺素和可體松的分泌。一旦這些荷爾蒙以足夠的量釋放到你的血流中，你的心臟會開始激烈跳動，而供應血液到你肌肉的血管也會開始擴張。這個預先設定好的身體防禦策略，讓身體得以逃離危險情況，或避免像是被車子輾

過等意外。然而，此一效應也就是所謂的「打或逃反應」，會緊縮體內重要的血管，例如內部器官的主要動脈，令血壓上升。如果這種壓力荷爾蒙發生得很頻繁，他們就會損傷消化和排泄功能，並對整個身體造成可觀的傷害。

多數人以為只有腎上腺會分泌腎上腺素，但事實並非如此。身體裡的每一個細胞都會產生這種壓力荷爾蒙，只是相對來說非常少量。腎上腺素分泌之後，能量和身體力氣會瞬間爆發，之後你身體的所有細胞會突然變得「緊張不安」，而你的身體會開始顫抖。你可能會感覺你似乎已在這個過程中喪失了所有的能量。不需透過你的意識控制，你事實上已執行了一次「心智凌駕物質」的機制。

測試你的身／心反應

鑑於此，我建議你學習一個簡單的肌肉測試法，此法乃是由行為肌肉抗力學（*Behavioral Kinesiology*）的治療方式衍生而來。這個測試會讓你看到，你每一刻的想法、意向、渴望等等全都會控制你的身體。我在本書中將會多次提到這個測試，因為它可以發現某種特定的食物、藥物、美容產品、情境、環境，甚至特定的渴望是否有助於增進你的身體健康。

每個人隨時都在印證「心智凌駕身體」的概念，只是我們多數人並不自覺。這個測試的主要目的是將這個心智與身體之間緊密的關係帶到你意識的表層來，並以一個非常具體且有意識的方式來體驗它。每當你運用肌肉測試時，你將會重新喚醒你身體的內在智慧，並增強你本能的天性、信任和直覺。最終，你將不再需要運用這個測試，就能知道什麼對你有助益而什麼不能。做這個測試時，請找一個夥伴。遵照下頁的簡單步驟進行：

1. 你們兩人皆須站立。你的左臂自然地放鬆下垂擺在身體的一側,將你的右臂舉起與地面平行,手肘打直(如果你是左撇子,請用你的左臂來測試)。

2. 接下來,請你的夥伴站在你面前。眼睛直視某物,例如一扇門或一堵牆,試著不要想任何事或任何人。請你的夥伴把他/她的右臂放在你的右肩上,讓你的身體維持在一個穩定的姿勢,而將他/她的左手放在你的右手的手腕上(請見圖1)。

3. 現在,請你的夥伴將你的手臂往下壓,而請你試著去抵抗那個壓力。要求你的夥伴快速且用力地做這個動作,但不要用力猛拉,也不要超過三秒鐘。下壓的時間長度在他/她注意到你手臂的抵抗時即停止。下壓的時間太久會讓肌肉疲乏,因而產生錯誤的測試結果。

4. 你的手臂肌肉在非特殊情況下,測試起來應是強壯的(請注意,特定的負面思考、某個期望、身體上的不舒服或在驚嚇、酒精、藥物的影響下,有可能會嚴重扭曲這個肌肉測試的結果)。

5. 接下來,保持右臂伸直,試著去想某個令你生氣、緊張或不舒服的情境、人物或過往經驗,同時間,重覆步驟3,你會發現,你無法抵抗施加於你手臂上的力道,而你的手臂肌肉將會立刻投降並變虛弱(請見圖2)。

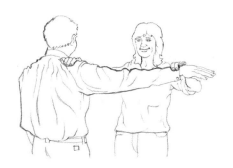

圖1

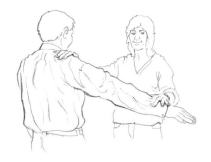

圖2

　　然後試著去想某個你所愛或關心的人，並要求你的夥伴再一次測試你的手臂肌肉。你的手臂肌肉將再度變強壯。

　　你可以在你聽搖滾樂，或看暴力電影或注視螢光燈時重覆步驟5。你可以測試哪種特定的洗髮精、牙膏、藥物或食物適合你，只要將這些產品放到一隻手中，並測試另一手的肌肉強度。要強調的是，如果你是左撇子，那麼最好把東西放在右手，並測試你的左手臂。如果手邊剛好沒有這些產品，那麼只要測試時想著它們也行，一次測一種。

　　在它成為你的第二天性之前，用這個方法來一一測試它們，是很必要的。當進行這個測試時，保持心胸開放及不存偏見也是必要的。不要試著以任何方式影響或操縱測試，這只會導致錯誤的結果。你可以問任何你有疑問的是非題，包括你要做的重大決定，要去的旅程、要吃的食物等等。再強調一次，當測試的對象是食物時，只要看著或想著該食物，就可以進行。

　　如果你一時找不到任何可以幫你測試的夥伴，你可以用你的身體來當成測試的工具。輕鬆地站立著，並重覆對你自己說：「是」這個字。這會讓你的身體向前移動或擺動。然後重覆「不」這個字，你會發現你的整個身體往後移。因此，只要詢問一個問題或拿個食物或東西靠近你的胸前，你的身體會因為對它的反應向前或向後移動。

　　人體的自我生物回饋系統，永遠都是有用的——它從來不會說謊。肌肉會根據特定的刺激而產生虛弱或強力的反應，只要施行測試時是正確的。即

注意

你可以從運動學的好書上獲得這些程序的更詳細資訊。有些團體認為，手臂肌肉並不準確，不能用以測量身心反應。然而這只意味著手臂肌肉並不直接受到我們產生或接觸的資訊頻率影響。換言之，手臂肌肉並未包含在內部的溝通網路中。這違反了身心醫學的基本原則。只有在測試未被完全正確地施行和當隱藏的渴望操縱了結果，才會發生不正確的情形。最終，你會只想要依賴你的心所告訴你的事。當你問某個特定問題時，專注在你的心上，通常會產生某些感覺，某些「心領神會」的事，甚至是個動作。第一個反應或衝動，往往是最正確的。

使是所謂的「健康食物」，如果它含有某樣你的身體無法處理或完全消化的物質，這個回饋機制就會立刻透過你的身體細胞接收的訊息而通知你。一個害怕的想法、街上干擾的噪音，或電視上一個被殺害的人的照片，也會傳送到你的身體細胞。你的身體反應是完全準確的，它會反映通過你身體的資訊的品質。然而，你察覺一個情境、挑戰或威脅時，對你而言可能不是每次都那麼清楚。要注意的是，潛意識的渴望或嫌惡可能改變測試的結果。

　　一般說來，你體內的細胞能偵測進入的物質的頻率，並判斷它們對你是有用的還是有害的。一罐可樂產生的頻率與蘋果不同。可樂裡包含的濃縮磷酸、人工加味劑和甜味劑、大量的精製糖（最多是玉米糖漿）以及其他的化學物質，對生物的生命形式具有強大破壞力。所以身體細胞會認為他們是有毒的，且會進入壓力反應。他們的能量產量，是由他們所製造的ATP分子數量測得，因為這種反應而開始突然下降。這尤其意味了身體組織的能量供應路徑逐漸被切斷，且因此變得虛弱。具體來說，這種情況迫使所有的器官、腺體、血管、神經和肌肉靠著最低的能量維持，這會危及身體的正常功能。很顯然的，在做肌肉測試的過程中手臂肌肉變虛弱，這種情形直接反應出身體察覺了外部或內在的威脅或衝突。

壓力以及萎縮的胸腺

　　調節T細胞（循環的免疫細胞，也稱為白血球）活動的胸腺，是頭一個被壓力影響的器官。T細胞幫助身體認定並移除癌細胞和其他的入侵因子。對胸腺產生耗弱影響的，有可能是負面的消息、脫水、或吃了營養不足及加工的食物或飲料。這些都會降低由胸腺荷爾蒙活化的T細胞的活性，並讓身體無法有效率地抵抗擴散的癌細胞及其他造成疾病的原因。

　　當暴露在壓力狀態下，胸腺就會萎縮。在一連串傷害、手術或突如其來的疾病之後，數百萬的白血球會被毀滅，而胸腺會萎縮到它正常大小的一

半，觀看希特勒錄影帶的連續畫面、一個虐童者或被通緝的恐怖分子，就足以對你的胸腺造成顯著的壓力。下次當你讀一本雜誌或看電影時，要求你的朋友測試你的手臂肌肉，當你觀看不同圖像時，你會發現有些圖片會令你的肌肉強壯，而有些卻讓它們虛弱。當然，如果你完全地沉浸在愛和熱情中，足以對抗恐懼和批判，那麼你就絲毫不會產生這種壓力反應（註1）。

你的胸腺必須處理大量的負面資訊，包括幾乎每天都會接觸到的錄影帶、電視、報紙、垃圾食物、食物和飲料裡的化學物質、室內和室外的汙染以及你所遇到的帶著負面態度的人等等。即使是廣告上有人抽菸或喝酒精飲料，都會對你的胸腺產生耗弱的影響。

多數人並不知道，讓自己暴露於壓力下，對他們的生命能量造成多大的耗損。經常處於不健康的環境，像是煙霧彌漫的空間，或是經歷耗盡能量的事件，例如在夜間開車或在疲倦時飲食，會讓身體筋疲力竭。當沒有足夠的能量來讓身體功能正常運作，這個人就會變得緊張，或開始焦慮。當這種情形發生時，你最常聽到人們說的字眼是：「我今天感到非常緊張。」或「我的壓力大極了。」壓力說穿了，其實就是你的胸腺被生活中負面事件和令人耗弱的事件影響，而造成持續性的耗竭。當我們遠離這些影響，並開始去修補過去因這些影響而造成的傷害時，壓力就得以舒解。透過振奮且激勵的運動、吃營養的食物、傾聽令人放鬆的音樂，以及花更多時間在戶外，你就能重新回復你的胸腺及整個身體的機制。無論你選擇的是耗弱或增強你的身體，兩者都是在實踐「心智凌駕於物質」的概念。

（**註1**）想要知道如何發展這樣的生活，請參考我另一本著作《一切都是最好的安排（Lifting the Veil of Duality）》，以及我獨創的Sacred Santemony這個方法。

安慰劑能治病？

　　安慰劑效應也是以類似的方式運作著。「安慰劑」的原文placebo，是一個拉丁字，意思是「我被取悅」。如果某件事物取悅了你，它會自動地啟動你體內快樂荷爾蒙的釋放，這意味著在生病的情況下，你將能經歷到療癒的反應。安慰劑效應指的是一種現象，用來描述一種測試新的藥物或療法有效性的方法。注意：停止或抑制疾病的症狀，對治療該疾病一點好處也沒有。療癒為何發生及如何發生呢？

　　1. 非抑制性的治療引發身體的療癒反應。

　　2. 自然的療癒力量正在運作中。

　　這尤其包括了免疫系統在停止並消滅疾病成因的自然反應。這個原則（身體療癒它自己）適用於絕大多數的醫療，但這個所有醫生的「神祕助手」卻幾乎不曾被重視。人類的器官極少因其在應付感染及身體傷害時展現的卓越能力而受到讚美。在每一次的專業醫療背後，都隱藏著身體本身驚人的療癒能力。在許多例子中，儘管因為使用藥物或侵入性的程序經常發生的副作用，但療癒還是會發生。如果身體的療癒反應到最後仍然未出現，那麼即使是最先進的醫療科技或專家，都不具任何價值。

　　3. 安慰劑效應啟動了療癒反應。

　　傳統的醫療原本將安慰劑定義成一種毫無作用的物質，僅基於精神上的理由，其目的是用來滿足或取悅病人。然而，這個定義不再被認為是完全正確或足夠的。當處方藥物沒有起作用時，其所發揮的安慰劑效應跟不含藥物的療程或藥錠所能發揮的是一樣的。安慰劑效應隱含著病人對「藥物」的信念，即使它只是顆糖片或江湖術士賣的「萬靈丹」，都有止痛甚至治療疾病的效果。有時候，病人心中基礎的信任感甚至是只要看到醫生本身，就能產生類似安慰劑的效果。一個研究報告裡，一定要有一組控制組是用安慰劑，否則該研究不會被認為是有效或科學的。

　　當藥物或治療的成功率高於安慰劑，那麼該藥物就等於通過了有效性的測試。過去，安慰劑曾被用在研究冠狀動脈繞道手術以及癌症的放射療法

上。在冠狀動脈繞道手術的案例中，外科醫師切開了心臟病患安慰劑組的胸膛，並立刻將它們縫回去，而沒有真正施行繞道手術。手術之後，所有的病人都被告知手術十分成功。有些安慰劑組的病人，的確表示說他們的胸痛緩解了，有一部分心臟病患確實接受了繞道手術，也說疼痛緩解了。如果「手術組」的「成功率」高於「安慰劑組」，那麼繞道手術就被認為是緩解胸痛的有效方法。

　　早期一個針對心絞痛進行的精密研究顯示，八位接受手術的人有五位，以及九位只接受假手術的人其中有五位，都在日後感到變舒服多了。其中兩位接受假手術的病人，甚至感覺身體的精力和耐力顯著提高了。一組抱持高度懷疑態度的研究人員，也在另一個有十八位病人的團體中，重覆同樣的實驗。無論是病人自己或檢查的心臟科醫師，都不知道誰真正接受了手術。實驗結果是，十三位接受手術的人有十位，而五位接受假的手術的人有五位，有顯著的改善。這個實驗顯示了，安慰劑效應與病人療癒反應的結合，可能是成功手術背後的真正力量。手術，就像其他的治療方式，能在病人身上發揮如同安慰劑一樣的作用；除了安慰之外，似乎沒有其他明顯的優點。然而，做一個虛假的手術卻繼續維持一個有害的生活形態是不明智的。接受假手術者的存活率不到兩年，但正常手術者也不會比較長命，除非病患對他的飲食及生活形態做了重大的改變。

當安慰劑成為你的藥

　　安慰劑療癒的機制，其核心在於病人認為藥物、手術或療程將會舒緩他的疼痛或治癒他的疾病的信念。對復原的深度信任或確定感，是病人啟動療癒反應時最重要的一環。利用前面說的強大身心連結，病人從大腦某處被特定思考過程活化的區域，會釋放天然的肽（嗎啡類的止痛劑），此一能舒緩疼痛的相應神經傳導物質就是腦內啡。腦內啡比最強力的海洛因還要強大四萬倍。

　　一個身上開始形成癌腫瘤的病患，會開始產生白血球間素2和干擾素來消滅腫瘤細胞。身為DNA的產物，身體能在每個細胞內製造這些抗癌藥物，並在頃刻間根除癌症（自然消失），只要病人知道如何啟動釋放它們的

過程。這個啟動者是信任、自信和快樂，它們同時也能引發安慰劑反應。要在藥局裡買這些藥，可能每次要花掉你四萬美元。這些列管的藥物其「成功率」不到15%，而它們的副作用是如此嚴重，以致於毀掉了免疫系統並種下日後生病的種子，包括癌症（請見第10章裡，關於癌症成因的內容）。15%的成功率一般來說比普通安慰劑效應所能達到的還低。

　　任何一種藥廠生產出來的藥物，你的身體都有能力製造。人工製造的藥物只有在體內細胞擁有可接收該藥物所含的化學物質的接受器時，才會產生效果。這意味著，身體也能製造這些化學物質，否則這些接受器不會存在。身體知道該如何精確地製造它們，也就是在最完美的時機、製造出最正確的劑量。身體自己的藥不須花我們一毛錢，而且它們不具任何有害的副作用。另一方面，化學製藥卻非常昂貴，且較不精確、也不夠正確。此外，它們產生的副作用通常比它們用來治療的那個疾病還要嚴重。更糟的是，估計有35%至45%的處方藥物對欲治療的疾病並無特定的效果。大部分的正面效果都是由身體自己的療癒反應直接造成，或由安慰劑效應所引發。醫藥的治療本身並未發揮太大的作用。

安慰劑的作用

　　醫生們具有某種地位及力量，能引導病人去相信就他們的情況而言，他們已接受了最適當且最佳的治療。病人去看醫生的最主要動機，多半是希望能找到緩解的方法，並變得舒服一點。而醫生也傾向於相信，他的處方會產生病人所渴望的效應，也就是緩解病人的症狀。醫生對他所施行的治療的信念，與病人對醫生的信任相結合，能產生一種「藥物」，將一個毫無用處的治療方法或沒有針對性的藥物，轉變成一個療癒的「發電機」。這能令病人的病情獲得明顯改善，在某些案例中，甚至能完全治癒，即使這個藥物跟安慰劑所產生的效應沒有兩樣。

　　如果醫生相信他對病人的治療將會成功，那麼在醫生的信心下對病人所開的處方，將比醫生對他的方法有所懷疑更能產生安慰劑反應。來自英格蘭南安普頓的湯瑪斯博士（Dr. K.B. Thomas）曾經證明，醫生甚至不須開立處方就能幫助他的病人。湯瑪斯博士選了兩百位有各種症狀的病人，例如頭

痛、胃痛、背痛、喉嚨痛、咳嗽和疲倦等，首先，他將這些病人分成兩組，第一組的病人獲得了很明確的診斷以及「積極的」諮詢，醫生向這些人保證他們很快就能康復。然後他告訴第二組病人他不太能確定他們到底怎麼了，並要求他們如果沒有任何改善，就要再度回診。接著他將這兩組病人再分成兩個次小組，一個小組所接收到的處方只是安慰劑。兩個星期之後，接收到「積極諮詢」的病人，明顯的有64%的人改善了，而接收到不明確答案的病人卻只有39%。那些使用了處方（也就是安慰劑）的病人，有53%改善了，而那些沒有接收處方的人，也有50%改善了。這個實驗證明了醫生對他的病人產生的療癒效果，比起處方藥物還要來得大。

這個例子能夠解釋一個不尋常的現象：真正相信自己所做的事對病人是最好的——雖然可能挑戰了科學理解的邏輯——能夠達到更佳的結果，而他們的病人也會有更好的表現。如果一個醫生能激勵病人相信他會獲得改善，那麼所帶來的效果比起其他任何複雜的療法能夠達成的還要好。在醫學期刊《刺胳針》（Lancet）裡有篇文章，問道當現代化的治療方法無法比安慰劑帶來更好的效果時，為何給予安慰劑是錯的？醫療訓練的首要目標，應是產出一個溫暖人心、誠實且樂觀的醫生，他要能傾聽他的直覺，並且對他的人類同胞擁有憐憫及愛心。醫學院的學生應該被檢測是否具有這些基本的人類特質。這些學生如果無法通過這個測驗，應該被禁止執業。醫生在病人面前出現，就能夠像藥物一樣起作用。他所使用的所有療法，只是次要或輔助的價值罷了。因此，身為活生生的安慰劑供應者，醫生簡直比他的治療更有效果，而且不具備有害的副作用。

現在尋求另類療法已成為趨勢，主要並非在於另類療法提供了什麼給病人，而是他們讓病人感受如何。另類療法在治療病人時，多半使用天然的方法和成分，天然的療法比藥物更能讓病患接受。這也讓他們的方法更有人性，且更可能具有安慰劑效果。

我們都有與生俱來的本能，知道什麼對我們是好的、有用的，但很多人抑制了這種本能。這種內心的感受，能感知到純淨且新鮮的食物、有療效的藥草及其他天然的配方所帶來的治療效應。一種來自喜馬拉雅山的藥草或一片生薑，比起用來降低血壓的合成油脂零卡油（Olestra）或化學藥物還要能引發安慰劑反應。天然的東西自然能夠取悅我們的身體和心靈。

運用自然療法者，已成為自然療癒的一個象徵。即使他的方法不是百分之百有效，但這個象徵可能就已經強大到足以啟動一個良好的安慰劑效應。

在所有的治療方法裡，安慰劑其實是治療時成功與否的重要決定性因素。每一個受控制的研究，其結果都已證實了這個說法。如果在醫療體系裡有任何其他的治療被證實能像安慰劑效應一樣有效且持續，那麼它必然將成為最大的醫療突破之一。然而，安慰劑效應卻從未在醫學教科書提到，即使有，也只有偶爾出現。這是個不幸，因為安慰劑在治療和康復的過程中，扮演的角色如同昂貴的藥物或複雜的醫療儀器一樣重要。

有個典型的例子是毛地黃（digitalis）這種藥。它已被醫生用來治療心臟病超過兩百年，儘管事實上它的長期效果和安全性並未被證實。由毛地黃研究團隊（Digitalis Investigation Group, DIG）所進行的一個重要的三年期雙盲研究（註2），顯示在3,397位接受毛地黃的病人中，有1,181位在研究期間死亡，相較於此，3,403人裡接受安慰劑的，有1,194人死亡，這很清楚地證明了，在預防因心臟病而死亡的情況中，毛地黃並未比糖片的效果好。然而相較於安慰劑，它仍是大家較偏好的療法。有沒有可能在毛地黃的組別中，那些沒有在研究期間死亡的人，真正存活下來不是因為服用的毛地黃，而是因為和在安慰劑組別中存活下來的原因相同？很可能兩種情況的死亡率也相同。如同此研究顯示的，毛地黃唯一的價值，只是在啟動安慰劑效應，就像「笨蛋藥」（dummy drug）的作用一樣。換言之，除了啟動安慰劑反應之外，藥物的效益是不存在的。

在醫療訓練期間，每個想成為醫生的人，必須面對一個令人不悅的事實，那就是藥物本身並不能導致療癒反應。一個藥物只會在35%接受它的人身上發揮作用。其餘的人不是沒有結果，就是因為藥物的副作用而變得更嚴重。醫生們也知道，如果他們保證某種藥物能令病情改善，那麼病人改善的機會會高得多。他們也知道，病人僅僅看到藥，就會變好。然而，這個效應視病人的想像力和信賴的本性，比對藥物本身還多。

（註2）此研究結果刊登於《新英格蘭醫學期刊（*New England Journal of Medicine*）》，1997年。

自然療癒的奇蹟

雖然現代醫學經常擾亂身體的療癒機制，但大家卻仍未看清楚這一點。幾乎所有針對數千種藥物及全世界醫生所施行的療法所做的研究，都包含了安慰劑效應。雖然安慰劑效應純然是病人或受測對象的主觀反應，卻不知何故變成一種進行醫療研究時客觀且可信賴的必要因素。此外，呈現身體自己療癒機制的安慰劑效應，卻從未被當成研究的對象。畢竟，你無法取得安慰劑療癒反應的專利，也無法靠著銷售它來賺錢。因此，人們不去了解身體的療癒機制，反而將所有注意力集中在測試只能用來治療疾病症狀的藥物或療程上，只因為這些是有利可圖的。既然這些藥物無法治療任何疾病——只有身體可以——那麼它們除了發揮安慰劑的效應之外，自然無法激發療癒。如果明白抑制症狀無助於治療的這個事實，就能了解這些方法只有次要的價值，如果它們真有一絲價值的話。

此外，去假設接受了特定療法後的症狀改善，必定是因為該療法導致的結果，這是錯誤的。療法本身並不具備療癒的能力，且仍然是無效的，除非它們能夠啟動安慰劑反應和身體的療癒反應。除此之外，只管擺脫疾病的症狀而不管它的成因的療法，對真正的療癒一點幫助也沒有。症狀的暫時緩解，是病人極度渴望的，且也會非常感激醫生，但長期而言，這種方式卻讓身體自癒愈形困難，這時常會導致慢性病。真正療癒發生在身心連結存在時、移除了內在的阻塞時，以及身體固有的療癒力量。

在一個針對三組病人的經典研究中，清楚地展現身體強大的療癒能力。這些病人的胃都有出血性潰瘍。每一組病人都被告知他們將將受一種新藥測試，能停止潰瘍的出血。一組接受了新藥，第二組被給予增加流血的藥，第三組則是拿了毫無作用的安慰劑藥片。這些病人多半處於快要放棄的狀態，希望該種新藥能幫助他們擺脫痛苦不堪的健康問題。研究結果令研究人員大為震驚，所有組別的病人，其出血狀況都停止了，甚至連那些應該要增加流血量的人也不例外。難道對於這種神奇新藥的信念，可以強大到足以蓋過本來會導致流血的藥物的高度毒性嗎？

顯然的，為了回應他們所希望的想法及感受，病人的身體不僅製造出能夠有效停止出血的特殊藥物，更中和了藥物中會增加出血的有毒物質。

　　數以千計各種不同的研究皆顯示了安慰劑反應的驚人效果。另一個於1950年進行的經典研究，是給予在早晨嚴重孕吐的懷孕婦女吐根糖漿（Ipecac syrup），吐根是一種有效誘發嘔吐的成分，但這些婦女被告知吐根是很有效的治療噁心的新藥。令研究人員震驚的是，這些婦女不再嘔吐了！

　　另一個耐人尋味的實驗，乃是在醫學院學生身上進行。56位學生拿到粉紅或藍色的糖片，而他們被告知這些藥片是安定鎮痛藥和興奮劑。56個學生中只有3個學生說這些藥片對他們沒有起作用。多數拿到藍色藥片的學生認為它是安定劑，而且有72%的人說他們想睡覺。此外，吃兩顆藍色藥片的人，比只吃一顆者，還要更想睡。相反的，服用粉紅安慰劑藥片的人，有32%表示他們比較不累，而三分之一的學生陳述它們有各種副作用，包括頭痛、麻木、流眼淚，以及胃痙攣、腸痛、四肢發癢以及行走困難等等。除了那三位學生之外，所有學生的反應，都是他們想像中的信念所造成的。

　　上述這些和其他類似的實驗，其意義可能會對整個治療疾病的方法造成革命。不幸的，法律禁止銷售只含有無效物質的「藥物」。如果沒有這項法律，則民眾可能會變成他們自己的最佳療癒者，只要運用他們自己對該藥物的信任，而實際上，它根本不是藥物。另一方面，如果安慰劑的銷售是合法的，任何人都可以製造「笨蛋藥」並當成真藥一樣來銷售。但如此一來誰要來決定哪一種比較有效？倫敦的皇家內科醫學院（Royal College of Physicians）某位前院長曾經評估，所有的疾病中只有10%能被現代的醫療方式有效地處理，包括處方藥物。控制疾病並不是一定意味著該藥物擁有治療的效應。事實上，它們多數只是抑制症狀，且還很昂貴。相反的，安慰劑是非常便宜甚至是免費的，而且並沒有任何有害的副作用。

療癒掌握在病人手中

　　多數醫療人員都知道，病人的心智和情緒狀態，會對處方藥及療程的有效與否造成決定性的影響。如果病人正處於憂鬱、焦慮、負面壓力、創傷或情緒不穩的狀態下，則成功的機率會低得多。這個事實或許可以解釋為何化學藥物平均只有35%的成功率。多數人並未因這些藥物而改善病情，卻有很多人表示產生了有害的、甚至是嚴重的副作用。因此任何測試藥物和安慰劑

的科學實驗，或任何服用這種藥物的人，都應該思考以下四個至關重要的問題：

1. 在實驗組中有憂鬱、焦慮或創傷的人，比安慰劑組中的還少嗎？
2. 如果給控制組真正的藥，而給實驗組安慰劑，則實驗結果會不同嗎？
3. 如果要求負責分發藥物的研究人員，把安慰劑組和藥物組的藥物調換過來，那麼實驗結果會相同嗎？
4. 如果必須承擔實驗結果顯著改變，甚至完全相反的風險，製藥公司還願意對不同的對象重覆相同的實驗嗎？

　　特定的藥物和療法會在不同人身上產生不同的結果，因此不能客觀地用以測試有效性，了解這點是重要的。一個藥物無法對特定的病人起作用，除非該病人「允許」它起作用。病人的心智狀態，包括他的情緒和對治療的潛意識接受度和抗拒度，是治療成功與否的最大關鍵。他所接受的治療，事實上只扮演了次要的角色。知名的研究人員，哈佛大學（Harvard University）的班森博士（Dr. Herbert Benson）曾這麼說過：「多數醫學的歷史，是安慰劑效應的歷史。」換言之，治療疾病的能力其實是掌握在病人手上。

　　任何既存或過去的創傷、沮喪、憤怒或未解決的衝突，都會導致病人的細胞無意識地關閉藥物的接收站，無論該藥物是體內產生或外來供應的。這會使得藥物的介入無效，甚至有害。舉例而言，如果病人處於震驚之中，則他不能接受治療或動手術，這個觀念已經很普及。再舉另一例，當病人接受癌化腫瘤的治療時，其主觀也會影響治療效果。一般藥物失敗率有65%，而藥物的接收者，決定療癒是否會發生。真正的治療需要你信任自己、你的身體以及應該要健康的深刻信念。一旦身體從你的意識中接收到「前進」的訊號，會立刻引發療癒反應，而你的身體也將接手處理必要的細節。

　　不同的病人對一個藥物的效力所產生的信任和信念程度，可說明為何全世界的醫生所見證到的反應有那麼大的差異。高度的信任，的確可以令安慰劑效應的有效性從25%增加到75%。舉例來說，在受到控制的臨床研究中，十二指腸潰瘍在安慰組中的治癒力可從20%至70%。除非研究人員也研究測試對象的精神狀態，否則很難預測誰會對安慰劑有正面反應。有些病人在接受蒸餾水注射之後，表示他們的疼痛緩解了。嚴重受傷（因潰瘍造成）的手

術病人，十位裡有三至四位在接受食鹽水注射之後，覺得疼痛明顯降低了。現存的現代化醫療中，沒有可信賴的方法能知道或保證哪些病人會對安慰劑有反應。同樣的，病人對一個真正藥物的治療或手術的反應有多好，也不可能預測得到。的確，病人的客觀狀態在治療疾病上，就算不是扮演決定性角色，也有其不容忽視的重要性。

很多人都知道，傷口可能會、也可能不會造成疼痛，端視受傷的那個人認為他的傷口是「好的」還是「壞的」。根據醫生的報告，很多在二次世界大戰中受傷的士兵，甚至不需要止痛劑，因為他的受傷能幫助他們被送到安全的醫院及返回家中。對他們而言，受傷可能是發生在他們身上最好的事。另一方面，在意外中受到一樣嚴重傷害的一般老百姓，卻因為可能連結到健康、移動性、財務的損失，而感到巨大的痛苦與創傷。這意味著，我們對於一個既定的情況的演繹，會決定它對我們生活的影響。

現今的醫療值得信任嗎？

進行一個雙盲的控制性研究，以了解某種特定藥物或療法是否有效，是值得懷疑的。因為受測者高度難以理解以及不確定的主觀狀態，這些被認為是醫藥科學骨幹的研究，事實上可能產生非常不真實、人為的結果，以及完全錯誤的結果。然而它們卻以可信賴的科學研究及醫學應用的「證明」之姿，展現在大眾面前。這些情況現在正在改變。自從醫學期刊發表出具瑕疵及不佳的研究，例如遺漏關於關節藥偉克適（Vioxx）的關鍵資訊，或刊登由南韓研究人員黃禹錫博士（Dr. Hwang Woo Suk）發表的報告，他偽造了他已經複製人類細胞的證據。

「媒體已經淪為製藥業發布訊息的工具。」《英格蘭醫學期刊》的前任編輯理查史密斯博士（Dr. Richard Smith）以及同樣在英國的《刺胳針》雜誌的編輯理查霍頓博士（Dr. Richard Horton）這麼說。這兩個期刊都有商業上的考量要讓藥物巨頭開心。商業廣告是讓雜誌（以及大眾媒體）存活下來的條件。除此之外，藥廠支付給雜誌非常大筆的金錢，讓他們得以再版從大型臨床試驗得到的與他們產品相關的發現之報導。有些雜誌因為怕惹上訴訟，無法收回已知的虛假案例。史密斯博士指出，編輯們在決定是否要刊登

這麼一個研究時，必須「面對可怕的明顯利益衝突」。通常較簡單的作法是，讓這些虛假的資料在他們的指尖或腦袋裡溜過，然後希望沒有人會發現。讓這些虛假資料瀏覽過去，有一部分的原因是編輯們長久以來不願意去質疑作者。醫學期刊的同儕審查（peer-review）系統（註3），理應是要將虛假的醫學研究擋在鐵門之外的，現在卻因為刊載有瑕疵的研究報告而更受到質疑了。

警告大家不要把醫學研究看得太嚴肅，有更多理由。1994年和1995年，麻州總醫院（Massachusetts General Hospital）的研究人員審視了超過三千個學術性的科學研究，發現其中有64%都和藥廠有財務上的關係。根據發表在《美國醫學會期刊》（*Journal of the American Medical Association, JAMA*）上的報告，三千位研究人員中有20%明白地承認，他們延遲了研究結果的發表達六個月以上，以獲得專利並「降低不被期望的結果的散播機會」。「有時若你接受了一個公司的資助，你就必須同意：在還沒有獲得該公司的同意之前，不得發表任何東西。這對科學有負面的影響。」諾貝爾得主、生物學家保羅伯格（Paul Berg）如此說。

此外，有一個由美國國會轄下的部門——科技評估處（Office of Technology Assessment, OTA）進行的大型研究，發表了一個最令人震驚的研究。1978年的研究指陳：「現今所使用的所有方法中，只有10%至20%在受控制的試驗中，顯示是有效的。」頗具聲望的《英國醫學期刊》（*British Medical Journal, BMJ*）在它1991年10月份的期刊中所做的陳述，證實了85%的醫療方法和手術，都是未經科學證明的。換言之，一般大眾可獲得的普遍醫療方法，有80%至90%沒有科學根據，它們是否正當，也值得懷疑。這些發現與WHO的統計數字不謀而合，證實了現今盛行的疾病有90%無法以正統的醫療方法來治癒。然而，官方的醫療系統卻宣稱對治療這些疾病擁有永久的權威，很多醫生的確相信他們所做的大部分事情，乃是有科學根據的。

然而，對這些發現做個概括論定，是謬誤的。現代醫學中有一些非常成功的方法，是其他治療形式無法比擬的。他們考慮的主要是由意外造成的健康問題，包括燒傷、骨折、中風、危及性命的感染、以及優生學的事務。在

（註3）譯按：由一群專家鑑定學術著作是否達到出版標準。

這些領域中，醫療方法的高成功率，是真正顯著且具有模範性的成就的。

對於其他90%、WHO認定正規療法無法治療的疾病，現代化的研究技術至今也未能產生任何突破性的結果。這些疾病是典型的慢性疾病，包括心臟病、關節炎、糖尿病、癌症等等。這些疾病是一個或多個偶然因素的總和效應，這些因素鮮少（如果曾經有的話），被主流醫學的治療計畫考慮或認定。對於慢性病，企圖解決它的症狀已經不夠。因而進行對慢性病的可靠研究，幾乎是不可能達成的，當然除非飲食、生活習慣、心智狀態、情緒、既存的衝突等重要因素被結合到測試的程序中。

看起來，似乎沒有研究人員思考過一個事實，那就是由病人對藥物的堅強信念所引發的療癒機制，不只會發生在安慰劑控制組中，也會發生在主要的實驗組中。當病人對藥物的信念，也就是安慰劑效應，在兩個組別都起作用時，宣稱這個新藥產生了比安慰劑還要高的改善效果，是非常不科學的。安慰劑效應必須包括在每一個研究的必要部分這個正確的事實，顯示了兩組病人的主觀狀態，仍是決定實驗結果的主要因素。如果安慰劑組有35%的成功率，而藥物組的成功率為40%，那麼很顯然的，藥物組中有35%的成功率是歸因於安慰劑效應，而藥物本身只造就了5%的改善。它真正的成功率大概只有1%至3%（在排除其他的影響因素，例如心理和情緒狀態之後），把這個藥物提供給數百萬個不知情的病人，並不公平。此外它也不應被廣告並當成有效的治療方式被銷售。很顯然地，醫療的研究不能被視為是客觀或科學的。

為何有人會痊癒，而有人不會？

要讓病人相信他所接受的治療，沒有辦法找出一個簡單或神奇的方法。安慰劑效應的成功，主要倚賴病人的心理狀態以及他是否有好的理由相信他的醫生。接下來描述三種主要人格的分類，或許能決定你是否能克服一個嚴

重或危及生命的疾病：

1. 你對於你生命中的所有事物感到沮喪。

你將你身受的痛苦怪罪在他人及環境上。當其他人感到滿足及快樂時，你覺得不開心，因為這會加重你覺得自己的生命中缺少某件事物的感受。看到別人快樂，讓你覺得更糟。你缺乏熱情及自我價值，你認為生命十分灰暗。你常會生氣，即使沒有特定的理由。你常常覺得，你不喜歡自己，甚至在他人面前貶低自己，你經常說這種話：「無論我怎麼試，它就是對我一點用都沒有。」或「我打從一開始就知道那個藥不能幫我什麼。」你對你在生命中的諸多經歷感到不開心，也很失望，而且你試著不去回想你的過往。你很輕易就放棄，且評斷你的失敗說：「因為這太難了。」或「反正沒人在乎我。」你覺得你是個受害者，而你的一舉一動也像個受害者。你為你的處境尋求同情，然而當你無法獲得時，你開始生氣。你覺得生活不能提供給你什麼，而你看不出來生命有什麼真正的目的。你寧願和像你一樣沮喪的朋友一起在外頭閒晃。

2. 你是個鬥士，你不想放棄。

你的決心看起來似乎讓你度過疼痛和痛苦時期。你不顧一切地想要活下去，你經常這麼說：「我不會讓這個把我擊垮。」然而，內心深處的你卻非常恐懼，你害怕失敗。你經常感到孤獨，在你心中常感覺懷疑。「希望」對你而言，是個遙不可及的夢，你緊抓住希望，如同它是個救生圈般。

3. 你既自在又放鬆。

你覺得你的疾病並非偶然，也不是一個令人沮喪或憤怒的理由。你並不害怕這個疾病，因為你將它解釋成身體的療癒反應，且是個重要的前兆或課題，迫使你在生命中做出重大改變，而那是你過去不願意做的。你並不急著擺脫疾病，而是希望有自覺地度過這段時期。你面對疾病的態度，並不是負面的，即使它讓你產生暫時性的不舒服。你會傾聽你的身體發送給你的聲音，但你不會有罪惡感，也不會自我責難。你賦予你生命中每件事物的意義的想法——正面的或負面的——不是一個理論性的概念，而是一個對你而言實際的生活方式。你對你自己以及其他人心存感激，因為是這些人讓你的生活按照當下的方式在進行。你相信人生

中有更高的目的，而你正被以某個方式照料著。每時每刻，都是一個珍貴的機會，讓你成長並學習關於生命及自我提升的課題。死亡對你而言並不是一個駭人的議題，因為你知道生命不會因為身體的死亡而終止，而死亡本身也具有特殊的目的。你會練習像是冥想、靈療、以及包括指壓、反射區、按摩、太極、瑜伽和其他形式的身體運動。你感覺一旦你學會了它伴隨而來的課題，並準備好擁抱由此所帶來的必要改變，疾病就會自動消失。

　　如同你可能猜到的，第三類的人或擁有類似個性特質者，比起第一類和第二類人，是較好的安慰劑效應或自我療癒的候選人。第三類的人，沒有理由去相信一種藥物或療法不會起作用。他內心就是知道這個道理，因為疾病的原因其實是正面的，無論結果是什麼，他也會從這件事上受益。如果一種療法對他而言沒有用，他不會感到失望，但會有足夠的動機去尋求另外的解決之道。如果從外在沒有任何看起來可以治癒他的事物，他會認為他必須從內在來做這件事。他已經知道，或即將了解，永恆的療癒力就在身體內部。並沒有很多生病的人落在這個類別；他們事實上是極少生病的一群人。

　　屬於第二類的人們，有很好的機會可以康復，因為他有正向的態度，但他可能因為心裡保存一丁點的懷疑：「萬一……」，而破壞了安慰劑效應。他因恐懼的啟動，試著去正向思考，對於啟動有效的療癒反應還稍嫌不足。他們發送兩個相反的訊號給他的身／心：「是的，這種藥會讓我變得更好。」以及「我必須有一個後備計畫，以防它對我無效。」這個正向的態度，會被以恐懼為基礎的疑慮抵銷或失效。懷疑或恐懼，都是能量的形式，如果恐懼啟動或驅使你的思考和行動，這個恐懼就會帶來你所害怕的事物。

　　第一類的人幾乎沒有自我價值感，他花費所有精力控訴其他人，或責備命運及壞運氣造就他的悲慘情況。他無法啟動安慰劑效應，因此他可能一直保有慢性病，除非他開始重視自己並重新評價他的人生。很多時候，疾病本身就如同一種測驗，去找出我們對自己的評價有多少。他對某種藥物、治療或甚至上帝的信念，就跟他懷疑自己一樣。自我懷疑阻礙了在他身上的療癒能量。一個自我評價低落的人缺乏自信，然而相信自己卻是啟動安慰劑反應的必要元素，這正是治療所有疾病所必需的（而不僅只是消除症狀）。

　　當療癒效應來自外部，例如由治療師來啟動，這種連結也會起作用。治療者能否成功地治癒病人，取決於雙向的過程，但大部分倚賴病人的接受度及信賴程度。如果他相信他值得被治癒，他的身體和心理會更容易接收療癒的能量，這也包括那些祈禱和充滿愛的想法。對於愈來愈多的人而言，自然的療癒方式比標準的醫療程序更能啟動安慰劑或療癒反應。這正可解釋現代人對另類療法或互補療法的廣大興趣。

典範 (paradigm) 的轉移

　　在美國和其他工業化國家，一個明確的轉變正在醫生身上發生。他們從專科的執行模式轉向一個更全人的健康照護觀點。很多醫生對於他們專業領域的侷限已有覺悟，包含進行血液檢測、做心電圖和腦波圖、或開立藥物去處理診斷出來的疾病症狀。不少美國醫學院現在正加入全人及互補醫療的課程，這些科目不久前才被認為是醫療圈子裡的禁忌。如同先前提到的，現代高科技的醫學不適用在慢性病。醫藥的治療只在危急的情況例如器官失能、當意外造成傷害時需要手術，或當有人在對抗威脅生命的感染時才有其需要。然而，大部分疾病本質上都是慢性的，包括高血壓、心臟病、多發性硬化症、風濕性關節炎、糖尿病、憂鬱症，以及其他由急性變成慢性的疾病，例如癌症和AIDS。

　　病人對於現代醫學所提供的永無止境的高科技掃描和檢測，已愈來愈不著迷。很多現代醫學的醫生無法提供生病的人所需要的安慰劑效應，也就是個人的關心和鼓勵。這種疏遠和絕望的感覺，導致許多人轉而求助於另類醫療，因為這些人會花更多的時間在他們的病人身上，並提供他們一些自助的方法，包括冥想、瑜伽、飲食建議以及天然的處方。1997年，美國人尋求另類療法者有6億2,700萬人次，人們自己共花費了170億以支付另類療法，包括癌症的治療。而據哈佛醫學院自己的估計，每兩人就有一個至少使用過一

次另類療法。在澳洲，57%的人現在使用某些形式的另類治療。德國有46%的人這麼做，法國則有49%。此外，每天都有醫療執業者加入「另類療法」的行列。

　　消費者的需求及醫療系統的經濟危機，可能是令醫療從業人員轉而投向低成本治療甚至祈禱或宗教支持懷抱的數量日增的主要原因。尤其是在美國，誤診的保險費用過高，醫師們愈來愈願意參與他們病人的精神需求，藉由與他們的病患建立起更佳的人際關係，大大地降低訴訟的風險。這同時也能重建醫生身為照護者的形象。身為一個如同朋友般在人們生病的難熬時刻陪伴在一旁的醫師，事實上是帶領病患走向康復的重要元素。

　　然而，從一個傳統醫師轉換成一個另類療法醫師，或一個真正能照顧病人的人，也許不足以引發療癒反應。運用你的意志及渴望，將健康掌握在你手中，並為發生在你生命中的每一件事負責，才是療癒力量最強大的方法。它可以處理幾乎所有的疾病的肇因，例如感覺孤單、不具價值或不受控制（雖然多數人相信這些感覺乃是因為生病而引起）。對良好健康最深入且最持續性的保證是，對你自己的健康和生活負起責任。這包括了尋求自然的應用方法改善身體，並遠離那些可能對身體造成傷害的因素和影響。一旦你了解了造成疾病的原因，就能再度平衡情況，並為長久的健康建立起基礎。接下來的章節將深入指出，你是如何讓你自己變得不健康、老化及失能的，並告訴你該如何永遠停止並逆轉這個過程。

注意

從事「另類療法」不絕對表示你會比使用正統療法來得結果好。有看過另類療法醫師的人，有高達30%表示：「對所接受的治療非常不滿意。」有24%使用另類療法的人，說他們對治療產生不良反應。

Chapter *2*

隱藏於疾病背後的法則

疾病是不正常的

　　我們從健康和療癒的研究中得到的主要結論是，自然的生活方式可以預防疾病的發生。當我們與這種方式背道而馳時，疾病就會形成。當身體試著去抵消或減少累積的有害物質和體液時，它會用某種方式表現出來。若要恢復健康，我們需要協助我們的身體移除這些毒物；而營養的飲食和自然的健康照護計畫，則能預防毒素再度累積。

　　疾病是毒性危機的結果，它乃是身體試著回復到所謂「動態平衡」的和諧狀態時的表現。有毒物質可能是由內部產生或由外部供應，它們對身體的器官系統、個別器官、組織、細胞和次細胞單元具有不利的影響。有毒物質包括化學的食品添加物、環境汙染物、排不出去的代謝廢棄物，以及因細菌分解位於腸道中未消化的食物所產生的毒物。一旦身體對體內毒性物質的容忍度達到極限，它會以不舒服的形式發出警告，這會促使排泄器官及系統，例如皮膚、呼吸系統、肝臟、大腸、腎臟、淋巴系統和免疫系統進入防禦狀態。當身體試著去移除這些毒物時，肝臟、肺、腸子、腎臟和淋巴腺會暫時

阻塞。免疫反應包括免疫細胞和抗體的動員，幫助將毒性降低至容忍度極限下（請見圖3）。在這個毒性危機的反應階段，因為身體利用它能獲得的每一絲精力來清除毒物，因此你可能會覺得虛弱或疲憊不堪。在正常情況下，身體的力氣、食慾及好心情，會在這個療癒反應後的幾天內開始回復。這會給你一個印象，以為你的健康已恢復正常，其實你只是度過了毒性危機的症狀階段而已。

　　除非你去除導致毒物堆積的因素，否則它們會再度沉積，並造成另一次的毒性危機。免疫系統會在每一次新的毒性危機發生後逐漸變虛弱，而要完全回復健康及活力，變得遙不可及。重覆循環發生的毒性危機，其最終結果就是慢性病。

　　一百多年前，慢性病事實上是非常稀少的。在20世紀初，只有10%的人患有慢性病。現今，慢性病卻達到健康問題的90%以上。現在，無論是一般人和醫生都傾向於相信用盡一切方法擺脫疾病的症狀是正確且有利的。在多數案例中，使用的方法包含藥物及手術。他們的方法跳過偵測及處理造成這些症狀的原因的必要手續，而這種方法的最終結果是傷害了身體的重要器官和系統。身體因此而錯失了移除累積廢棄物的機會，下次當它再發生時，將會比第一次持續更久、或更嚴重。

　　這會對免疫系統造成更進一步的損耗及破壞，且讓這個人更容易陷

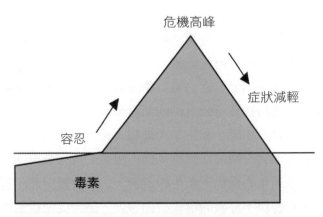

毒物逐漸上升到容忍的界限，此時它們會產生不舒服的症狀或疾病。一旦達到危機的顛峰，症狀開始減輕，而情況開始反轉。

圖3　毒性危機

入更形惡化的急性及慢性疾病中。知名的內科醫師亨利林達勒（Dr. Henry Lindlahr）有了深入且精明的發現：「所有慢性病最嚴重的部分，是由於以藥物的毒性去抑制急性疾病而產生的。」

多數人皆認同，當病人在吃藥後康復，則他的改善顯然是因為藥物所造成的結果。然而，這個結論可能是謬誤的。療癒永遠是在體內發生，而且只會由身體控制。如果因為任何理由，身體不再能治療它自己，那麼即使是世界上最厲害的藥物，也無法達到治癒效果。

當身體的自然療癒系統變得虛弱或受到抑制時，疾病就會顯現。身體擁有持續回復到它正常平衡狀態的傾向，而這才是療癒背後的真正力量。有時候某種特定的治療或藥物（安慰劑）會被誤認為是身體恢復平衡的啟動器，而病人對自己的信任和毅力卻被忽略。

會耗盡能量的事物，將嚴重阻礙身體對完美平衡的維持。舉例來說，一個菸癮極重的人，因為持續接觸一氧化碳和尼古丁而導致動脈硬化和心臟衰弱，如果他繼續抽菸，則他痊癒的機會微乎其微，甚至是零。股票經紀人和職業賭徒患有心臟病的機率非常高，因為他們工作時持續承受著震驚。藉由把他們送進醫院，將他們帶離他們的工作，通常足以讓他們重獲健康。

症狀並非疾病

雖然你可能會認為你已經替你個人的健康問題找到了最好的藥物，但其實除非你停止造成或維持它的行為，否則你一樣無法真正痊癒。你可能可以成功地停止某種疾病的症狀，但這只會迫使你的身體將毒物推向體內更深的結構中，進入器官、關節和骨頭中。因為受抑制的毒物讓它們從整體的循環網路中消失，身體對它們的容忍度看起來會暫時改善。這當然會讓你有餘裕去留住更多毒物，但卻不會產生明顯的不舒服徵兆。如果身體防禦系統的第一線仍是完整無缺的，身體會藉由一次感冒、發燒或感染，來處理這些堆積

的毒物。你事實上會感覺病得很不舒服，然而，如果這些都沒有發生，你會認為自己做得很好、身體很健康，而你也能用往常的行為模式繼續過你的生活。然後突然間，在沒有任何預警的情形下，毒性浪潮發生了，這種危機的典型例子，就像是突然間的心臟病和中風。很多遇到這種情況的病人都說，他們一直覺得自己「十分健康」。

多數嚴重且危及生命的疾病，都是從一個小問題開始的，例如胃黏膜的發炎，原因可能是過度飲食、刺激性的食物以及飲料，或情緒壓力，如果食物太濃重或太難消化，胃就會向上發送一些胃酸到食道，造成「火燒心」的感覺。高達六千萬的美國人一個月至少會有一次這種經驗，有超過一千六百萬人每天都深受其苦。

與一般的觀念相反，「火燒心」或胃酸逆流並不是因為胃酸過多，而是因為胃酸太少。因為胃酸的供應不足，導致未消化的食物在胃中停留太久，造成胃部不適。當胃酸流往食道時，它會開始消化這個柔軟結構的內層，因而產生灼熱感。

你可以簡單地檢測你的消化問題是否與胃酸太少有關。在餐前吃一些撒了一小撮鹽的辣椒或生薑。這會刺激胃酸分泌。如果沒有，可以用一種常見的胃酸補充品甜菜鹼（betaine hydrochloride, HCI，又稱三甲基甘胺酸。然而，如果你有潰瘍，請不要使用HCI）。如果這兩個方法都無法減輕你的症狀，那麼你就知道你的「火燒心」問題是因為胃酸太少所致。想要永久改善消化功能，並解決胃酸不足的問題，須淨化你的肝臟和腸道，並避免攝取難以消化的食物，例如肉類或油炸及加工食品（詳情請見後面章節）。當食物未被適當消化，維生素和養分就無法被吸收，致使你容易產生一大堆的退化性疾病。

如果因為經常攝取咖啡、飲料、運動飲料、糖、巧克力、肉類、尼古丁、酒精、藥物和其他不健康的食物，而使胃壁的刺激更頻繁地發生，它可能會導致真正的發炎，除非這個人的生活型態及飲食改變，減少這些致炎物質，否則就會造成潰瘍。無法移除每天產生的代謝廢棄物、來自潰瘍區域的細胞殘骸及有毒的食物碎片，胃細胞將無法進行它正常的活動。當處於這樣一個不自然且充滿毒性的環境而阻滯，身體必須採取不尋常的生存機制。受到最大影響的胃部細胞被迫改變它們的基因，這個過程就是大家所知的「細

胞突變」。這可以看成這些突變的、「失去控制」的細胞喪失了它們身為身體一部分的自覺，然而，就像身體所做的每件事一樣，這些細胞基因程式的改變，目的是移除並吸收一些酸性的代謝廢棄物，以及其他有害的物質。這個疾病的症狀，稱為癌症，這只是身體畢其全力去處理它的細胞持續過敏和毒性的另一個名字。因此，胃癌只是胃部細胞持續受刺激的一個自然反應。多數現今使用的醫療方法，目標只擺在疾病的症狀，以為它們就是疾病本身。這個盛行的概念是移除症狀，冀望疾病也會跟著消失。在很多案例中，使用精密的診斷工具，能明確地鑑別疾病的症狀，可能是胃潰瘍、眼睛的白內障、膽囊結石或子宮的腫瘤。在非常多的案例中，「治療」可能會是藉由切除受影響的器官以除掉「罪犯」。病人在已被治癒的印象下返家。因為不知道到底是什麼造成他的疾病，他的身體變成一個活的定時炸彈。目前，有超過八成的疾病成因無法靠單純的臨床診斷方法鑑別，這也許是現今醫療體系最不利的條件。

　　尋找疾病的根本原因，並不是醫療訓練的重點。因此，我們不能把現在醫療照護的危機怪罪在醫療專業人員身上。此外，病人通常對醫生施加壓力，要他們成為「合法的藥物推動者」或「症狀獵殺者」。很多病人實際上要求他們的醫生快速移除他們不舒服的症狀，並用盡各種手段，讓他們回到正常生活。他們不了解這個行為會讓他們更接近另一個更強烈的毒性危機。除了這個兩難局面，伴隨多數現代療法而來的副作用，通常非常嚴重，以致於令人質疑其正確性。當它們被使用在相對較小的問題時，尤其明顯。

神奇的感染

　　有句話總結了感染的迷思：「宣稱細菌和病毒造成所有的疾病，就等於宣稱是蒼蠅造就了所有的垃圾。」事實是，微生物有助於治療疾病，或至少能預防它惡化。感染乃是身體最卓越的自我防禦過程之一。在這個救援的任

務裡，免疫系統負責打敗由主人耗弱的狀態及有害廢棄物所「邀請」來的入侵細菌或病毒。這個免疫系統透過一次感染而進行的戰鬥，對恢復身體功能至關重要。雖然這兩種情形看起來很矛盾，但其實並非如此；兩者都是療癒時的必要條件。細菌分解受阻塞的身體所不能排泄的那些虛弱、受傷或死亡的細胞和廢棄物，而免疫系統處理那些細菌在從事它們工作時所製造的有毒物質。而讓細菌活動處於控制之下以及清除不被需要的細菌，也需要免疫系統的運作。

　　醫生通常用抗生素對抗細菌性的感染。他們相信感染時的細菌是有害的，但這種觀點非常偏頗，且有可能危及性命。當身體自身的淨化及療癒系統不發揮作用時，身體虛弱的器官或受傷的部位就會自然地「引誘」細菌。感染的細菌和病毒會自然地避開乾淨和健康的區域，因為那裡對它們而言，沒有事可做，也無法生存。因為這個理由，細菌無法單獨為造成疾病負責。這個簡單的真理可由以下的事例證實：如果有一千人接觸到相同的感冒或流感病毒，只有一部分的人會真的受到感染。現代的醫學研究從未真正指出或試著去了解是什麼讓一個人對特定的病毒免疫，而有人卻易受感染，否則我們早就學會如何保持健康，或生病時如何回復健康。

　　整個現代醫療系統所根據的疾病細菌理論，是由法國的化學家路易斯巴斯德（Louis Pasteur）在19世紀的晚期所主張的。雖然巴斯德在臨終前承認他的理論是錯的，但是全世界已接受了這個理論，並讓疾病細菌理論的迷思繼續存在下去。巴斯德最後了解到，若沒有背後的原因，細菌無法造成感染。他知道反而是細胞的環境或背景，決定了什麼形式的細菌以及有多少數量會附著在器官的細胞上，這是和巴斯德同時代的安東尼貝尚（Antoine Beauchamp）在很早之前，就已經發現並教導大家的事，而巴斯德卻是在生命的盡頭時才明白同樣的道理。貝尚認為，血液和組織的生態，是決定疾病是否發生的關鍵因素。

　　1983年，貝尚大膽地發表：「疾病的肇因就在我們體內，一直都是如此。」我們的身體，一天24小時，終其一生都在接觸微生物。事實上，我們體內微生物的數量，比我們擁有的細胞還多。有些須倚賴氧氣，有些則否。基本上，有些我們體內的微生物幫助我們消化食物，並製造重要的物質例如維生素B$_{12}$，有些則幫助分解廢棄物，例如糞便。沒有了它們，我們將會溺

死在一堆垃圾中。很顯然的，若要生存，我們需要兩種類型的微生物，而我們在體內繁殖它們。貝尚指出，如果身體的酸鹼值偏向酸性，身體會製造更多食物給具毀滅力的細菌，而生病的機率就會增加。

在他的實驗中，貝尚能夠證明同質多型現象（pleomorphism）的存在，它是存在於每個人血液和細胞中最主要的微生物。它們會改變其形式，以不同的菌類模式出現。因此，原始的、無害的微生物，生存在健康的鹼性環境，但當環境改變成微酸性時，它們就會變成細菌。接著，當pH值升高到中度酸性程度時，這些細菌會變成真菌。最後，當它們暴露在強酸的環境中，真菌就會變成病毒。當體內的酸性代謝廢棄物、死亡的細胞、血漿蛋白和毒素被困住並累積在身體體液和組織中時，身體的pH值就會從鹼性轉變成酸性，結果就是一次毒性危機的爆發，然而那只不過是因為身體企圖回到一個比較鹼性的狀態而已。

感染是身體度過毒素危機的最有效方法，除非免疫系統的損害程度已到達無法修復的地步，如同在中世紀鼠疫殺死了數百萬個營養不良以及免疫缺乏的人。微生物只有在身體的毒素非常高時，才會失去控制。在這種情形下，短暫的醫療介入是有必要的。然而，在這個治療之後應該還要接著清除身體的毒素和廢棄物。用處方藥物抑制感染會有嚴重的後果，有時候會在多年後才顯示出來，像是心臟病、風濕、糖尿病或癌症。現今世界上最常用的藥物——止痛劑也有同樣的情形。

止痛劑——致命循環的開始

「藥物不能治療疾病，它只是令自然的抗議噤聲，且破壞了它沿著犯規的道路所豎起的警告標誌。任何吃進去體內的抑制劑都必須考慮到往後，即使它減輕了當下的症狀。疼痛可能會消失，但卻讓病人留在一個更糟的情況下，雖然他們當下並沒有意識到。」

——丹尼爾克瑞斯醫師（Daniel. H. Kress, M.D.）

　　除非有絕對必要，例如解決極端的痛苦，否則服用止痛劑只是在壓抑並摧毀身體療癒智慧。當生病時，身體也許需要疼痛的訊號來啟動適當的免疫反應以將毒性從一個侷限區域移除，並防止個體進一步的傷害他自己。疼痛不是疾病，也不該被當成疾病來對待。疼痛是回應身體因阻塞而導致細胞和組織缺水及營養不良的結果。當有毒物質出現時就會發生，且經常伴隨著感染。在多數案例中，當腦部的急救荷爾蒙——組織胺（histamine），大量分泌並經過阻塞區域附近或旁邊的疼痛神經時，就會產生疼痛訊號。身體也會利用組織胺拒絕外來物質，例如螺旋病原體或有毒物質，並指導身體其他的荷爾蒙或系統調整水分的配送。組織胺這個功能十分重要，因為只要有毒物堆積的地方，就會有急性的水分缺乏問題。然而，當疼痛訊號被抑制，身體會產生困惑，不知該如何處理這個阻塞以及隨後增加的毒性。止痛藥也會讓身體無法得知細胞缺水的進一步狀況。除此之外，為了處理止痛藥，身體細胞甚至必須放棄它們珍貴的水分。

　　通常，疼痛的強度會隨著毒物及物質的濃度，也就是困在細胞周圍的液體裡的血漿蛋白而升高。這個液體物質稱為組織間液或結締組織，並透過淋巴系統排放。當淋巴系統因為消化問題或其他原因而阻塞，這些血漿蛋白和毒物的脫離通道就被關閉了。為了預防這些高度酸性和活性的蛋白質和毒物令細胞產生立即的損壞，身體會用水分將它們包圍。這接下來會造成細胞進一步的阻塞，並令它們無法擁有足夠的氧氣。缺乏氧氣，疼痛就會直接產生。美國醫療協會早期的期刊之一《今日健康（Today's Health）》發表於1064年的一個研究，證明了血漿蛋白會自然地離開血流並進入結締組織。但如果未能立即由淋巴系統排除，就會造成疾病甚或在24小時內死亡。

　　身體當然明白這種危險，並據此而行動，大腦製造完美份量的止痛藥，例如腦內啡（endorphins），或稱為內源性類嗎啡（endogenous opioids），以讓疼痛處於容忍範圍內，但強度仍然足以維持強力且活性的免疫力及淨化反應。另一方面，人工合成的止痛藥造成了疼痛訊號的電子短路，然而大腦和免疫系統需要接收這個訊號，才會注意到這個瀕臨危險的區域。疼痛突然被壓抑，有如切斷了保護房子的警報系統。當有入侵者進入房子，沒人會發現。一旦切斷了與大腦的溝通，身體就無法移除受困的毒物和血漿蛋白，而它們的破壞性影響，可能會被忽略。服用止痛藥等化學藥物，會嚴重干擾身

體，因為它們要靠血液將它們帶到目的地。既然血漿蛋白被困在器官的結締組織中，這些藥物也會被困在那兒。這會產生這些藥物廣為知悉的嚴重副作用及經常性的死亡。當然，製藥產業不希望你知道，你吃它們的藥等於賭上了自己的性命。

止痛藥不只讓身體忽略了特定的身體問題，也阻撓了身體的療癒力量。經常使用止痛藥，抑制了腦部腦內啡的製造，因而造成藥物的依賴性。這也會降低身體對疼痛的容忍度，令即使是非常小的阻塞問題都變得十分疼痛。有些人用這種方式將身體虐待到極致，因為他們受到慢性病的折磨，而這些問題實際上只是個小問題。當止痛劑無法產生足夠的效力，有些人甚至希望一死以求解脫。

如果你因關節炎或其他的疼痛問題一直在吃止痛藥，而你現在知道像偉克適（Vioxx）、萘普生（Aleve）、西樂葆（Celebrex）和阿斯匹靈等藥物，會大大增加你心臟病及中風的危險，你會想要轉換成自然的另類療法，直到你消滅了你疼痛的根本原因（如同本書教你的方法）。根據《新英格蘭醫學期刊》報導，「抗發炎藥（處方及非處方藥物，包括布洛芬類的雅維〔Advil〕、美林〔Motrin〕、萘普生〔Aleve〕、Ordus、阿斯匹靈等20多種），單單在美國，每年就造成了16,500人死亡及103,000人住院治療。」根據美國通訊聯合社一項從緝毒署（Drug Enforcement Administration）統計數字所做的分析，五種主要的止痛藥在零售店銷售量在1997至2005年間升高了90%。

即使是最小量的阿斯匹靈，也會引發某種程度的腸道出血。經常使用阿斯匹靈會有嚴重後果。那些每天服用阿斯匹靈的人，有將近90%出現每日會失血1/2至1又1/2茶匙，而有10%每日流失約有2茶匙。最近一個刊登於《內科醫學年鑑（*Annals of Internal Medicine*）》的研究顯示，使用非類固醇止痛消炎藥例如阿斯匹靈和布洛芬，會增加高血壓的危險將近40%。使用普拿疼則會增加高血壓的危險達34%。

接下來提供一些另類療法，有助於你解決疼痛，但不會干擾身體對於療癒自己的努力：

　　❦ **乳香**（Boswellia，學名*Boswellia serrata*）是一種阿育吠陀式的草藥。它

能減輕疼痛，並改善關節炎者的行動力。它也具有抗致癌物質、抗腫瘤和降低血脂肪的作用。劑量：含有60%至65%乳香脂酸的濃縮液1,200至1,500毫克，每日二至三次。

- **鳳梨酵素**（Bromelain）一種從鳳梨莖分離出來的酵素，具有抗發炎的作用。劑量：在餐與餐之間，服用500毫克，每日三次。

- **朝天椒乳霜**（Cayenne，學名*Capsicum annuumoswellia serrata*）可舒緩疼痛，塗於疼痛區域，每日二至四次。

- **貓爪藤**（Devil's claw，學名*Harpagophytum procumbens*）能改善膝蓋和臗部的疼痛。劑量：1,500至2,500毫克濃縮粉，或一至二毫升的酊劑，每日三次。但如果有膽結石、胃灼熱或潰瘍病史，不宜服用爪鉤草。

- **月見草**（Evening primrose）、**黑醋栗**（black currant）、**琉璃苣油**（Borage oils）可降低關節的發炎。劑量：每日2.8克的γ次亞麻油酸（Gamma Linolenic Acid, GLA），避免任何精煉的油或瑪琪琳。

- **魚油**（Fish oils）可降低關節發炎及改善關節的潤滑度。劑量：每日至少1.8毫克的DHA和1.2毫克的EPA，兩者都是omega-3脂肪酸。

- **薑**（Ginger，學名*Zingiber officinale*）新鮮生薑所泡的茶。在餐前和餐中吃點生薑，服用一至二公克的生薑粉膠囊，每日二至三次，或服一至二毫升的酊劑，每日二至三次。甲基磺胺甲烷

- **MSM有機硫**（Methylsulfonylmethane）具有天然的抗發炎特性。劑量是每天2,000至8,000毫克，從小量開始，逐漸增加。

- **S-腺苷甲硫胺酸**（SAM-e, S adenosylmethionine）防止軟骨成骨水分流失，讓關節更靈活。劑量：每日600至1,200毫克，服用兩個月，接著變成每日400至800毫克，用以維持。

警告

如果你使用以上任何一種方法，請確認你未服用非類固醇止痛消炎藥，例如阿斯匹靈或布洛芬，以避免有害反應。除了補充營養品，當然你可能也想尋求其他方法來舒緩疼痛，包括飲食調整、運動、物理治療、壓力管理、按摩、針灸、指壓和瑜伽等。

興奮劑令強壯的人變虛弱

　　所有的興奮劑在吃的時候，都很「甜美」，但它們的影響卻很「痛苦」。你可能已經對它們上癮，但卻渾然不覺你對它們已產生依賴。如果你習慣每日喝個幾杯咖啡，試著這麼做：進行一天的「咖啡節制」，也就是一整天都不要喝咖啡，然後觀察你在一段時間內的感覺。幾個小時之後，你可能會注意到，你的頭鈍鈍的，且整天都覺得無力且缺乏能量。有些人在下午會開始頭痛，也有些人會哈欠連連，並感覺萎靡不振。這些效應看起來似乎是你那天的飲食中缺少咖啡所造成的，但事實上它卻揭露了咖啡已弱化了你的心臟。你也許會爭辯說：「但喝咖啡是再正常不過的，大家都在喝。」工業化國家裡的大多數人，在他們一生中的某個階段，都患了嚴重的疾病。舉例來說，在美國，每二人之間就有一人在生命中的某個階段會得到癌症，這在現在也幾乎被視為是「正常」的事。

　　含在咖啡、茶、菸裡所含的興奮劑，對於那些覺得需要提升精力、喚醒頭腦或感覺更振奮、更有活力的人來說，似乎是個受歡迎且作用快速的物質。但既然這些興奮劑本身並沒有真正的能量，那麼能量提升打哪兒來？顯然，是身體提供的。興奮劑是神經毒物，能啟動身體裡強大的防禦反應。當你抽菸、喝咖啡或喝能量飲料時，會因為免疫反應造成能量提升的結果。因此，身體能量增加的感受，事實上卻是身體能量在流失。

　　現在很多人會喝低咖啡因咖啡，以為這種產品能讓他們免於對咖啡因上癮。《消費者報導（*Consumer Report*）》最近針對美國六家最受歡迎的咖啡店購買的杯裝低咖啡因咖啡進行檢測，一杯一般的咖啡含有85至100毫克的咖啡因，而低咖啡因咖啡含有5至32毫克的咖啡（大約跟一杯360C.C.經典口味的可口可樂所含的量一樣多）。除了仍然會攝取相當量的咖啡因之外，根據美國心臟病協會2005年的科學專欄（American Heart Association's Scientific Sessions 2005）的一項研究，喝三杯或三杯以上的低咖啡因咖啡可能會因為增加了與代謝症候群有關聯的血脂肪，而增加有害的低密度膽固醇。低咖啡因咖啡是用比正常咖啡更酸的豆子製成，這些強酸會增加胃灼熱、骨質疏鬆

症、青光眼和風濕性關節炎的發病。事實上，相較於喝一般咖啡或茶的人，喝低咖啡因咖啡會在三個月內增加四倍罹患風濕性關節炎的風險。換言之，若你覺得你不喝咖啡不行，那麼喝一杯真正的、未加工的沖泡咖啡會好得多（或更好的選擇，喝健康咖啡，如下註1）。

還有其他原因會造成精力耗盡，像是過度飲食或攝取非天然的食物。雖然天然的食物也具有興奮效應，但它們提供了身體能量的平衡劑量，並有助於支持身體的所有功能。這種天然的刺激作用維持了生理平衡或動態平衡。另一方面，任何一種食物吃太多，皆造成過度的刺激，吃零食也是。過度性行為、過度工作、壓力和恐懼，都會造成持續性的過度刺激。因此，身體會試圖去處理加諸在他身上增加的需求，開始自己分泌過多的刺激物，包括壓力荷爾蒙腎上腺素、腎上腺皮質醇、腎上腺素、可體松、腦內啡和泌乳激素等等，這些都是維持身體最必要的活動所需的。然而，日復一日濫用壓力反應，將因此浪費了身體和心理的能量。

舉例來說，腎上腺素分泌過度，最不樂見的副作用之一，就是重要的血管緊縮，包括那些供應血液至大小腸的血管。這會大大地減弱身體消化食物以及排除有害廢棄物的能力。結果，破壞性的細菌開始去分解有毒物質，因而產生強大的毒素。這些毒素很多會進入淋巴和血液中。毒素對身體具有強大的刺激影響，可能會迫使一個人進入極度活躍的模式。身體儲備的能量進一步消耗殆盡，而毒性危機或急性疾病就在所難免了。毒素危機讓身體非常虛弱，以致於失去它的功能。因此，身體將能量集中在那些絕對重要的功能上。在這種情況下，感覺昏眩、噁心或虛弱，是很自然的事。這有助於身體保留能量，利用它來分解毒素，並從阻塞處將它們消滅。如果會耗盡能量的原因消失了，身體就能重獲平衡。但如果它們沒有消失，身體就會一次又一次陷入毒素危機中，直到病入膏肓。透過持續的過度刺激，即使是很強壯及健康的人，最後也會變得虛弱、脆弱以及有慢性病。

（註1）健康咖啡：這對那些喜歡喝咖啡的人而說，可是個福音。它不會有令人不快或有有害的副作用。Wholefoodfarmacy.com這家公司製造出一種由真正咖啡豆組成的咖啡，但它卻不會讓你有典型的灼熱感，它真的是個健康的飲料，具有很多的好處，像是提升免疫力。它們的咖啡是一種美味的、山上種植的、用公平交易方式的有機咖啡，經過完全的烘焙。完整的咖啡豆以獨有的方式，浸泡於四種獨特的東方知名蕈菇中，分別是冬蟲夏草（Cordyceps Sinensis）、靈芝（Ganoderma Lueidum, Reishi）、巴西蘑菇（Agaricus Blazei）、以及雲芝（Coriolus Versicolor）。它們建立免疫的能力是為人所知的，這些蕈菇提供了甚至更立即的美好感受。喝了它，你甚至能放鬆，睡前喝也沒有問題。

我們對淨化的持續需要

身體持續在進行自我更新的過程。你生命中的每一天，身體都得挑戰及建造300億個新細胞（代謝），但為了維持平衡，它也必須毀掉同等數量的舊細胞。分解這些死亡、受損的細胞，會留下大量的細胞殘骸，立刻被淋巴系統帶走並排掉，唯有在水分足夠以運送它們並將它們排出體外時，廢棄物才能被移除，然而如果身體因持續的過度刺激、過度飲食或睡眠不足（這些全都有脫水效應）而變虛弱，那麼淨化的過程就會變無效，接著有毒分子就會開始沉積在淋巴管中。其中一些有毒物質會滲入血流，造成血液中毒。為了避免這種情況發生，並令血液盡可能的純淨，血液會試著把毒素往結締組織（細胞周圍的液體）裡丟。因為負責將多數細胞代謝廢棄物、死亡的細胞和酸性的血漿蛋白從結締組織移除的淋巴系統已經阻塞，細胞的環境就無法被適當的清理乾淨，因而變得愈來愈毒。細胞環境的pH值愈來愈酸，當結締組織無法再容納任何毒素，它們便會開始入侵血管以及器官組織。第一個被攻擊的細胞群是那些第一個被剝奪水分、氧氣和養分的細胞，然後也是第一個顯示毒性危機的地方。一個毒性危機反映了太多酸性分子的累積，包括乳酸、尿酸、氨、尿素、血漿蛋白，當然還有各種毒素。

雖然只有一個器官或身體的一部分會形成酸中毒的症狀，例如潰瘍、血管堵塞或腫瘤，但事實上整個身體已然生病。要處理這種危險的情形，所有的系統和器官都會聯合起來，為了身體的生存而戰。它們會從消化系統、肌肉和其他區域取得能量以傳送給生病的部位。這個協同一致的行動提供免疫系統足夠的能量和資源，以處理因高濃度的毒素而加諸於身體上的威脅。結果在免疫反應的期間，這個受影響的人可能會覺得十分虛弱、疲倦且不舒服。然而，此時並不是干擾身體的療癒努力或用任何方式（透過藥物、食物、電視、娛樂或其他活動）來刺激它的時機，此時身體所需要的是休息。

在毒性危機發生時，多數人多半會非常焦躁並去看醫生，醫生會立即試圖去抑制身體療癒反應而產生的症狀，這些症狀被誤稱為「疾病」。在幾次包括用藥在內的醫療行為之後，這些急性症狀就會開始變為慢性。

一旦開始採取了藥物、手術和放射線等醫療方法之後，慢性疾病的發生頻率就會開始顯著地增加。雖然醫療的介入拯救了許多中風和心臟病等急性患者的生命，但它對慢性病的改善效果卻十分有限。這些疾病會維持在慢性狀態，除非「症狀導向」的治療方法能轉變成「原因導向」。

疾病的症狀有如手中之沙

疾病的症狀並非不能預測，但它的確是變化多端的。多數的醫療從業人員及其病人對疾病的成因仍舊朦朧未懂。舉例來說，胃部黏膜發炎的進展，可能會在一開始時以過敏狀態出現，然後變成潰瘍。接下來它可能會被理解成組織的硬化，而最終被診斷為癌症。疾病的起因及症狀可能會因人而異，而有少數的人會進展到癌症階段。然而，先前的階段也有可能危及生命。事實是，更多人因急性消化疾病而死，而非癌症或冠心性心臟病。

胃部的黏膜炎可能伴隨著各種不同的主訴，包括胃部不適、噁心、嘔吐、胃炎、以及胃部的痙攣。事實上，患有胃炎的兩個人，不會有完全相同的症狀。其中一人可能是個很容易緊張的人，而他的胃炎症狀可能包括頭痛和失眠。另一個人可能會癲癇發作。當病情更嚴重時，有些人（但不是全部），可能會因為潰瘍和細胞蛋白質的腐敗而形成貧血。很多人的胃潰瘍開始發生時會形成痔瘡。有些人會有胃部飽脹情形，其胃部實際上已被食物塞住，每隔兩三天就會嘔吐。

現代醫學將每一組症狀，視為不同類型的疾病，每一種都需要不同的專科醫師以分開的方式來治療。這使得醫療的診斷和治療變得無比複雜，以致於連醫生都不清楚到底該採取何種方法來幫助他的病人。每一種新的疾病變異，都會在不同人身上產生不同的症狀，而專家們無法鑑別不同主訴有相同的原因。因為醫生未被訓練去尋找這些主訴的原因，他們傾向把各種症狀當成分開的疾病來治療。對他們而言，初期的胃痛似乎與胃黏膜的發炎毫無關

聯；胃壁的增厚跟胃潰瘍並不一樣；潰瘍當然不是惡性腫瘤；而腫瘤的出現只是個意外。

　　一個內科醫師能用制酸劑或止痛藥停止初期的胃痛，而當胃發炎時，他則會開立抗發炎藥。當潰瘍愈來愈嚴重，到了無法忍受的地步，外科醫師可能會決定將它切掉。當癌症出現時，腫瘤科醫師可能會施以化療、放療或手術，將腫瘤或部分的胃切除。但這些症狀本身沒有一個是疾病；它們全都是其他某件事物造成的，如果沒有去處理那件事物，疾病會繼續以其他形式出現，可能是不相關的形式和變異。症狀就像手中的沙，它們會溜走並且反覆無常。只有那些把症狀連結到其根本原因的做法，才能揭開症狀的真面目。病人真正在乎的並非只是接受其慢性病的症狀治療，專注在背後的原因，才是讓完美療癒發生的關鍵。

尋找致病的真正原因

　　很少人會試著去找出他們的胃為何會變敏感，或他們該為他們自己的不舒服做些什麼。取而代之的，他們只是去解決一個又一個的症狀，認為自己已經盡了所有的努力在讓自己變健康。不幸的，即使解決了疾病症狀的最後階段，例如在癌腫瘤的案例中，內科醫師卻未做任何事來處理疾病的第一個症狀，也就是胃痛。吃刺激性的食物和罐裝沙拉醬或吃太多精製鹽和辣椒，可能會造成疼痛。其他原因可能包括情緒沮喪、抽菸、飲酒過量、經常攝取咖啡及飲料或人工甘味劑、過度飲食、肝臟阻塞、或水喝得不夠。

　　後面幾種可能是最常見、卻是最不為人所知的疾病的原因。在此拿胃病當例子，來說明導致疾病的基本機制。多數胃痛，是胃黏膜嚴重缺乏水分的訊號。胃黏膜包含了98%的水分和2%保持水分的組織，它是對胃酸的天然緩衝保護層。胃黏膜層底下的細胞，會分泌碳酸氫鈉，中和可能通過胃黏膜的胃酸。這兩種化學物質產生化學反應，會從碳酸氫鈉生成鹽，以及從胃酸

中生出氯。攝取需要大量胃酸分泌的食物，例如肉、魚、蛋、乳酪和其他高蛋白的食物，會造成胃的內部產生大量鹽分，這會大大地改變黏膜內層保水組織的保水特性。經常大量食用這些食物，會導致強烈的酸性中和，繼而形成黏膜層中鹽分廢棄物的堆積。這造成了「腐蝕」，會讓酸到達胃壁，而結果就是眾所皆知的消化不良的疼痛。

　　只要胃黏膜的屏障能透過規律地喝水，適當地補充水分，且節制地攝取蛋白質和脂肪，那麼所有的鹽分廢棄物都會被洗掉。除此之外，碳酸氫鈉仍被保留，而胃酸甚至沒有機會穿透胃黏膜，早就被中和掉了。因此對胃壁來說，沒有比水更好的酸液屏障。然而在很多案例中只是因為口渴而造成的胃痛，卻常用制酸劑和其他藥物來對抗。然而，這些藥物並未提供適量的保護來對抗天然的胃酸分泌，多數有胃潰瘍和嚴重十二指腸或消化不良疼痛的患者，在喝了一至二杯水之後，幾乎是立刻且完全的解除了不舒服的症狀。另一方面，含咖啡因的飲食例如多數的軟性飲料、茶、咖啡，具有利尿的作用，會從胃壁的保護層中奪走水分。一杯咖啡或一杯含酒精的飲料，就可能帶來疼痛的攻擊。

　　胃痛是一個最開始的訊號，告訴這個人因為他的飲食習慣不良或身體脫水，已經讓身體失去平衡了。透過藥物抑制這種疼痛，通常會讓病人無法找出造成胃痛的原因。因此，忽略水分代謝的機制——把口渴造成的疼痛誤認為疾病而造成錯誤診斷——要為抑制初始的不舒服，而最終變成癌症的不舒服症狀負責。多數癌症都是因為一再地抑制溫和的不舒服症狀，例如感冒、疼痛、感染或頭痛，而且還把它們當成真正的疾病來對待。

　　單純的臨床治療方法，把焦點放在病理症狀的進展階段上，還持續出現各種研究，承諾對這些問題都分別有治療的方法。1982年，馬歇爾和華倫（Marshall & Warren）發現了一種細菌，它被認為是造成了超過90%的十二指腸潰瘍和高達80%的胃潰瘍的元凶。這種細菌是螺旋狀的革蘭氏陰性的細菌——幽門螺旋桿菌（幽門螺旋桿菌）。

　　幽門螺旋桿菌感染和繼之而來的胃潰瘍和消化性潰瘍之間的關聯，在文獻上指出是透過測試自願參與研究的人、抗生素療法研究和流行病學的研究而得。然而，這個建構完整的聯結，並未揭示兩者之間何者為因、何者為果。這種胃部的細菌可能只是潰瘍的「副產物」，而不是其肇因。這類情景

並不少見，因為細菌會出現在有死亡物體之處，例如在潰瘍部位就會產生。抗生素奧美拉唑（omeprazole）和安莫西林（amoxicillin）會被開立給胃潰瘍患者，加上血清抑制劑，用來摧毀細菌，然後潰瘍就消失了。這對很多深受其苦的患者來說，當然是很好的緩解。為什麼潰瘍會消失呢？細菌製造了毒素，引發了身體突發的發炎反應（潰瘍）。然而，發炎不是疾病，而是身體治療自己的方式，以及為了預防比潰瘍更嚴重許多的情形發生（請見下文說明）。多數人寧願相信並下結論說潰瘍是細菌造成的，然而，一旦抗生素和制酸劑的使用停止了，細菌和潰瘍就會復發。根據研究結果，幽門螺旋桿菌約占領了50%的人的胃，一旦你患了潰瘍，則終身都要與它為伍。

　　在高度社會經濟標準的國家，感染的機率遠比在發展中國家不常見，發展中國家事實上每個人都被感染了。如果是幽門螺旋桿菌造成胃潰瘍，那為什麼發展中國家不是所有人都有此病？反而是工業化國家的人患有胃潰瘍的普遍得多。雖然在這個世界上多數人從很小的時候，胃裡就有幽門螺旋桿菌，但大部分人都不會出現症狀。只有10%至15%受感染的人，有時會有消化性潰瘍。我們要問的主要問題不是有胃潰瘍的人是否都感染了幽門螺旋桿菌，而是為何這種病毒在某些人身上會比較活躍或繁盛？而為何潰瘍在以藥物「治癒」之後，又會復發？換言之，潰瘍會產生，一定還有其他比出現某種特定的細菌還要更重要的原因，是這個星球上一半的人所共同具有的。

　　事實上，處方藥完全沒有治療的作用，因為受感染的人還是維持他們平常的飲食習慣。然而，處方藥所完成的「任務」，是摧毀你腸胃內所有的細菌，包括那些助你分解毒素和未消化的、堆積在你胃裡的食物，尤其是堆積在胃的下半部，稱為胃竇的地方。很有趣的，與胃潰瘍相關的慢性感染，永遠都是從胃竇開始的。當抗生素不在那兒等著要摧毀它們時，幽門螺旋桿菌自然會回到腸胃當中。為何他們要這麼做？當然是從事它們的工作！它們的功能就是去到有死亡的、受損的細胞和素毒需要被分解和移除的地方。如果你吃了太多食物，並不是所有的食物都會被消化。胃中出現了未被消化的食物，是持續刺激和產生毒素的原因。除此之外，某些食物加在一起會非常難被消化，以致於它們會停留在胃中太久，因而過度刺激胃酸的分泌。所有這些都會損害、耗弱並摧毀胃的細胞。幽門螺旋桿菌之所以會激增，是對於不適當的食物及飲食習慣所造成的損害的直接反應。

　　重申一次，這些細菌可能在任何地區、任何人身上找到，但只有一些人會形成胃潰瘍。為何幽門螺旋桿菌「造成」了1/20的人有胃潰瘍，而其他19/20的人雖然身上也都有幽門螺旋桿菌，卻沒事？同樣的，神經壓迫也可以被視為是身體疾病的成因，但並不是每個神經壓迫都會造成疾病。與其去尋找這類問題的外在元凶，找出為何有些神經壓迫產生了病理改變而有些卻不會，難道不是更重要的嗎？為何同樣可怕的情況對某個人造成恐慌或梗塞，對另一個人卻不會？是否有可能這些外來的疾病「成因」，僅僅是點燃那個已存在於人體內的高毒性炸彈的導火線，因而導致毒性危機，卻通常被認為是「疾病」？

　　傳統醫學錯誤地假設移除一個症狀和感染性的細菌，也同時移除了健康的問題。然而事實上，移除了症狀，創造了一個更嚴重且會危及生命的情況。舉例來說，有愈來愈多證據證明了，幽門螺旋旋桿菌的消失，也就是在十二指腸潰瘍出現的細菌，事實上對肥胖的流行病有所幫助。幽門螺旋旋桿菌調節了瘦體素（leptin）和飢餓素（ghrelin）的產出。瘦體素是一種蛋白質荷爾蒙，具有調節食慾、體重、代謝和生殖功能的重要作用。飢餓素，是由胃黏膜細胞所分泌的一種促進生長荷爾蒙釋放的肽，刺激飢餓感和食物的攝取。摧毀胃裡的幽門螺旋桿菌，會讓這些荷爾蒙失去平衡，導致體重增加並傷害身體所有器官和系統的螺旋反應。有句諺語說：「一知半解是最危險的事」，完全適用在以症狀為導向的傳統醫療方式上。

給胃潰瘍患者的注意事項

　　甘草一直被當成是治療十二指腸潰瘍時的極佳用藥。然而，甘草含有甘草酸（glycyrrhetinic acid），已被發現可能會升高血壓。後來研發出可以移除甘草酸的方法，並形成甘草素（deglycyrrhizinated licorice, DGL）。這是一個非常成功的抗潰瘍藥，卻沒有任何已知的副作用。

　　根據無數的研究，甘草素能刺激並／或提升對抗潰瘍形成的因子，包括胃和腸道的保護層——黏蛋白的產量增加。研究的參與者發現，甘草素是一種有效的制酸成分。好幾個研究都顯示無論是在短期治療胃潰瘍和十二指腸潰瘍，或是長期的維持療法而言，甘草素都比泰胃美（Tagamet）、善胃得（Zantac）或制酸劑還更有效。因為移除了餵養這些細菌的有毒傷害性混合

物，所以甘草素也能有效降低幽門螺旋桿菌的繁殖。甘草素必須和唾液混合，才能有效治療十二指腸潰瘍。它也會促進唾液複合物的釋放，刺激腸胃細胞的生長及再生。但不要使用膠囊形式的甘草素，因為它的有效性尚未獲得證實。嚼錠形式的甘草素可透過多數的營養品供應商來買到。

鹽分和潰瘍的關聯

美國微生物學會（American Society for Microbiology）在一次會議上所發表的研究指出，幽門螺旋桿菌在鹽分濃度高時，傷害性較大。研究人員發現當鹽存在時，幽門螺旋桿菌更容易製造出對人類具有危險的蛋白質，也更容易造成潰瘍。

「很明顯的，幽門螺旋桿菌密切監控著那些受它影響的人的飲食。」位於美國馬里蘭州貝塞斯達的健康科學軍事大學（Uniformed Services University of the Health Sciences），其領導研究者漢能根茲博士（Dr. Hanan Gancz）說。「我們認為當胃部環境有高濃度的鹽分時，幽門螺旋桿菌會製造出讓自己能生存的因子，長期下來會增加致病的風險。根茲也指出，醫生很久之前就已經發現，攝取高鹽和增加罹患胃癌風險之間有所關聯。

從該研究我們無法確知形成胃潰瘍和胃癌機率的增加，是否也適用於攝取了未加工的海鹽。如果你有胃潰瘍，可試著降低鹽分的攝取量，尤其若你是屬於火能體質的人，更應該這麼做（詳情請見第5章和第6章）。

從根本解決問題

珍妮被診斷出有克隆氏症（Crohn's disease），一種消化道的慢性發炎情況，她來找我，當時她只有二十五歲。她的腸道壁有增厚現象，還有慢性的發炎，造成了腸道的部分阻塞。醫生告知她說她的情況無法好轉，且最終會導致她的死亡。珍妮正一步步走向腸道阻塞，儘管接受了各種治療——包

括止痛劑、抗生素以及強力的抗發炎藥，包括可體松（皮質酮）──她的情
況仍然每況愈下。因為毫無改善的跡象，所以她的醫生每隔一段時間就會加
重藥物的劑量。她的臉上和身上佈滿了斑點，那都是她在夜間抓到流血形成
的。她還有其他數個症狀，包括強烈的月經痙攣、頭痛和嚴重的下背痛。

在替珍妮做了阿育吠陀讀脈法和眼底鏡檢查，以及聽了她的病史之後，
我對她說，她的腸道問題是她所吃的食物造成的。珍妮一直都攝取會形成高
度酸性的食物和飲料，那些食物對腸壁造成強烈的刺激，並導致膽管被肝內
結石嚴重阻塞（詳請見第3章）。除此之外，她每天服用的強力處方藥，干
擾了她的身體擺脫累積的、未消化的、有害的食物的企圖。除了損害了免疫
系統，處方藥裡的有害成分，也從她的組織和細胞中帶走大量的礦物質和水
分。所有的藥物都具有有害的效應，若沒有足夠的水分，也就是身體裡運送
及療癒的基本成分，那麼身體就會面臨缺水或稱脫水的危機。

她的肝臟和腸道嚴重阻塞，以及體內整體缺水，造成了她多數的症狀，
包括頭痛、背痛和下腹痛。藥物掃除了她腸子裡幾乎所有友善的、有益的細
菌，導致毒素和有害的細菌在腸道大量堆積。身為一個住在夜生活豐富的城
市（塞普勒斯）裡、充滿活力的年輕人，她在夜間的睡眠十分地少。她不規
律的睡眠習慣以及繼之而來的慢性疲勞，令她的消化系統很難處理各類食
物，進一步增加了她腸道內的毒性。

我建議她進行一連串的淨化及恢復水分的程序，以及與她天生的身體形
式和身體狀況相搭配的飲食，並大大改善她的生活習慣，以幫助重新平衡她
已受干擾的生理節律。除此之外，我勸告她要進行情緒大掃除，處理她從孩
提時代早期經歷的恐懼及不安全感的潛在模式。

一個月之後，她的醫生替她做了檢查，發現她的病「消失了」，且她的
皮膚問題和其他症狀也不見了。12年後，她仍然非常健康及充滿活力。現在
她已經結婚，並育有兩個漂亮的、健康的小孩。我從她以及其他案例身上得
到一個可以適用於所有疾病的簡單總結：

「疾病的症狀不是疾病的成因；它們是它所造成的效應。因此，如果僅
僅移除疾病的症狀，是不可能治好疾病的。解決疾病最有效的方法，是移除
任何干擾身體努力以讓身體回復自然平衡狀態的耗盡能量的因子。過度飲
食、營養不良、缺乏睡眠、沒有喝足夠的新鮮的水、服用化學藥物或興奮劑

等等，都會耗盡身體的能量儲備，且讓身體容易受到細菌性、病毒性或黴菌感染的毒性危機的攻擊。另一方面，清除體內累積的廢棄物，並建立一個健康的飲食和生活習慣，就能創造身體自癒的先決條件。」

相信你身體的本能

　　幾乎所有被稱為疾病的症狀，都是因為毒素的累積到達了無法容忍的地步，而造成的毒性危機（疾病期）。身體別無選擇，只能尋找這些毒素的出口。一次毒性危機可能伴隨著各種症狀，例如頭痛、感冒、關節疼痛、皮膚疹、支氣管炎或其他類型的感染。這些症狀全都表示，身體正在試圖讓它受阻嚴重的部位擺脫有害的毒性物質。一旦免疫系統將毒性降低到容忍度以下，症狀就會再度消失（療癒階段），而這個容忍度則因人而異。所有的生命都是循環的，沒有一個例外。醫藥介入所造成的副作用中最不幸的，就是它破壞了疾病的天然循環，以及療癒的達成。知名的內科醫師林德勒沉痛地總結了這個基本的事實：「所有慢性病最大的比例，是由藥物毒性抑制急性疾病所創造出來的。」滿足於僅僅抑制症狀，讓我們現今仍對很多疾病的成因一無所知，而療癒也不會有機會發生。

　　如果一次簡單的感冒，未能照著它自然的程序發生，那麼下一次你患了感冒並試著壓制它，它就會轉變成慢性鼻黏膜炎。進一步干擾身體的療癒力量，會讓黏膜炎轉變成肺炎。如果有毒分泌物的排泄透過抑制性的藥物而被阻礙了，則肺炎可能致命。此外，復發的偏頭痛有一天可能會變成心智的崩潰；高血壓可能轉變成心臟病；而胃黏膜炎可能發展成為癌症。

　　如果我們允許毒性危機順著它自然的發展及解決之道，且如果我們也停止耗盡身體的能量來源，疾病就會鮮少發生。然而，毒性危機會導致嚴重的毒物累積，有朝一日會阻塞他的排泄器官及系統，包括肝臟、直腸、腎臟、淋巴系統、皮膚和肺部。

　　採取那些看起來比較有效率、快速和方便的醫療手段「捷徑」，來恢復健康的病人，潛意識會記得他們所生的病並擔心它會再復發。但那些靠著他們身體天然療癒力而痊癒的病人，回想起他們的疾病時心裡所想的是一個美好的情緒和身體的釋放，大大地增加了他們的自信和健康。藉由相信並支持他們身體自己的療癒能力，而讓自己恢復健康，這些人在個人的發展上也向前跨越了一大步。很多病人指出，他們從某個疾病自然回復，引導他們對整體的人生態度，以及他們與其他人的人際關係有了重大改善。

　　一次毒性危機可以是一個平衡舊有業障（karma），並帶來生命裡身體、心理和精神層次正面改變的特有機會。藉由讓你自己的身體相信療癒過程，一個全新的自由感受將開始支配你的意識，過去的恐懼和緊張將開始消散無蹤。「與疾病奮戰直到最後一刻」的策略，不只不必要，更強化了「真正的療癒發生率微乎其微，或只是剛好是運氣」的錯誤信念。研究反而證實了以下的論點：超過80%的疾病會自己完全消失。當然，這是因為身體固有的療癒能力。

　　面臨毒性危機時，為了要幫助身體的療癒能力，進行一次自然的通腸、大腸水療或每天至少一次的灌腸，以清除累積在腸道內的廢棄物，是重要的。保持腳部的溫暖、獲得充分的休息、避免看電視（因為有刺激及脫水效應），也是很好的建議。在危機期間飲食，會干擾療癒過程，因為這會將身體試著運用在排泄毒素的能量用掉。但喝大量的溫水，能符合體內淨化及恢復水分過程的需求。也建議在睡前進行溫水浴，如果有疼痛的情形，也可以在白天舒服地進行熱水浴。為了幫助療癒過程，經常呼吸新鮮的空氣及曝晒天然的陽光，也是非常有助益的，因為這兩者都具有強大的刺激免疫的效果。諸如此類的方法，都能大大地幫助身體在最短的時間內，克服毒性危機。相信身體而不懼怕，在你的康復過程中扮演了關鍵的角色。

　　所有嚴重的疾病在一開始都是「無辜」的。它們多數都是從一個簡單的感冒、頭痛、胃痛、消化不良、腸子痙攣、疲倦、關節僵硬、皮膚病和諸如類的小毛病開始的。這些看起來「沒什麼大不了」的主訴症狀，若「痊癒」得過快，會轉變成惡性的疾病。利用症狀導向的治療方法，是不可能真正將它們治好的，因為每一個被壓制的小型毒性危機，都會附加更多毒素到身體系統裡，並耗盡你的耐力和活力。此外，如果未去除這些相對較小毛病的真

正肇因，就會對身體功能造成更嚴重的損毀，而這就是長期疾病的起始點。
接下來的章節將告訴你，四個會導致更強烈的毒性危機或疾病形成的最常見
因素。

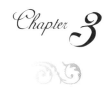

四大常見疾病成因及遠離之道

肝臟及膽囊中的結石

　　很多人以為，膽結石只會在膽囊中被發現。這是個很常見的錯誤假設。事實上，大多數的膽結石是在肝臟中形成的，相對地，在膽囊中形成的反而較少（請見下頁圖4a）。當你親自進行一次肝臟淨化，就能輕易地證實這個說法。無論你是一般大眾，或是一位醫生、科學家，甚至是個膽囊已被切除的人，都能因此而遠離結石。肝臟淨化（註1）所呈現的結果，會證明一切。這件事的本身已極具價值，不須任何科學證據或醫學解釋來證明。一旦你在第一次的淨化後，看到數百顆綠色、米白色、棕色或黑色的石頭在馬桶裡漂浮，你會確信你做了一件生命中非常重要的事。當然，為了滿足你可能存在的好奇心，或許你會決定把這些排出的石頭帶到某個實驗室進行化學分

（註1）當我提到「肝臟淨化」時，也包括淨化膽囊。

析，或詢問醫生他如何看待這些石頭。醫生可能會支持你，認為你正在進行自我治療，但也可能告訴你這件事簡直是荒謬，甚至警告你不要相信。然而，在這個經驗當中，最重要的是你已經為自己的健康採取主動負責的態度，而這也許是你人生中的頭一遭。

並不是每個人都像你一樣幸運。據估計，全世界約有20%的人，其膽囊在他們人生的某個階段會形成結石；而大部分的人會選擇以手術切除這個重要器官。事實上，這個統計數字並不可靠，其肝臟將形成（或已經形成）結石的人，多過這個數字。施行自然療法三十多年來，接觸過數千名患有各種慢性疾病者之後，我在他們每個人身上證實了這件事。毫無例外的，每個人的肝臟中，都有為數可觀的結石。更令人驚訝的是，卻只有相對少數的人在膽囊中有過結石的病史。藉由閱讀本書你將會了解到，肝臟中的結石是你在獲得及維持健康、年輕和活力時，最主要的障礙。肝臟中的結石，確實是人們生病、以及難以從生病狀態中復元的主要因素。

無法識別肝臟會形成膽結石，也不了解它可能造成的影響，是一個極為普遍的現象，這可能是醫療領域中最大的不幸，無論是對正統醫學或整合醫學而言都是如此。

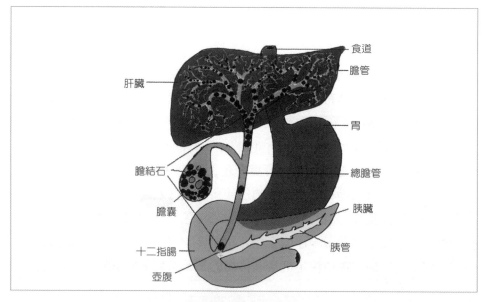

圖4a　肝臟及膽囊中的膽結石

　　傳統醫學診斷時，通常十分側重在血液檢查，而忽略了評估肝臟健康與否的重要性，以致造成了一個重大缺失。大多數在身體上有某種病痛的人，血液中的肝酵素指數可能完全正常，但這個人的肝臟其實已有阻塞狀況。肝阻塞是造成健康問題的主因之一，但至今傳統醫學卻甚少提及它，醫生們也沒有一個可靠的方法來檢測或診斷這種阻塞。血液中的肝酵素指數只有在肝細胞嚴重損傷時才會升高，例如罹患肝炎或肝臟發炎時。肝細胞中含有大量酵素，當肝細胞破損至一定數量時，血液中就會開始顯現出這些酵素。因此在做血液檢查時，肝酵素指數升高代表了肝臟功能異常。然而，在這種情形下，傷害已然造成。在肝臟損傷變得明顯之前，慢性肝阻塞事實上已經發生好多年了。

　　一般的門診檢查幾乎從未檢查出肝臟中的結石，事實上大多數醫生甚至不知道它們會在這個部位出現。只有部分最先進的研究大學，例如知名的約翰霍普金斯大學（Johns Hopkins University）曾在其研究論文及網站中，描述並以圖解方式說明了這些肝結石，其稱為「肝內結石」。

　　了解肝內結石如何促使幾乎所有種類疾病的發生或惡化，以及透過採取簡單步驟來移除它們，可以說你已經開始在為自己的健康和活力負責，而且是永久性的。為自己進行肝臟淨化——或者你是位醫療從業人員，替你的病人進行——將會獲得極大的回饋。擁有一個乾淨的肝臟，就等於擁有全新的人生。

　　以下幾點，可以說明為何擁有一個健康、潔淨的肝臟是如此重要：

- 幾乎所有的疾病，都是直接或間接地因為肝臟膽管以及膽囊的阻塞所造成。
- 受阻、有毒的膽汁，是大部分消化疾病的源頭。
- 肝臟膽管的阻塞可能令無害的化學物質轉變成為致癌物質，並使它們散布到全身。
- 功能不彰的肝臟會阻礙70%通往心臟的血液。
- 神智清醒及情緒穩定，皆有賴肝臟發揮效用。
- 肝臟能將蛋白質傾倒入淋巴系統，啟動大量的免疫系統反應——從過敏到自體免疫疾病、從感冒到癌症。
- 肝臟的酵素能將身體自己的類固醇荷爾蒙，轉變成有益或致命的荷爾蒙。後者會導致生殖器官方面的癌症。

　　肝臟是人體內最大的腺體／器官，其重量高達三磅，懸浮在肋骨後、腹腔的右上側，寬度大約與整個身體等寬。它負責了上百種不同的功能，同時也是體內最複雜且活躍的器官。

　　因為肝臟要負責處理、轉換、輸送，以及維持身體維生用的「燃料」供應（例如營養和能量），因此任何會干擾這些功能的物質，都會對肝臟和身體造成嚴重且有害的影響。而最強烈的干擾，則是來自於膽結石。

　　除了製造膽固醇——形成器官的細胞、荷爾蒙及膽汁的必要物質——肝臟也製造能夠影響身體功能、成長或療癒的荷爾蒙及蛋白質。此外，它也製造新的胺基酸（註2），且將既有的胺基酸轉換成蛋白質。這些蛋白質是細胞、荷爾蒙、神經傳導物質、基因等的主要材料，肝臟的其他功能，包括分解老化、破損的細胞；回收蛋白質和鐵質；以及儲存維他命和營養。膽結石對這些重要任務而言，是個災難。

　　除了分解血液中的酒精，肝臟也會分解有毒物質、細菌、寄生蟲，以及化學藥物中的某些成分。它會利用特殊酵素，將廢棄物或毒物轉換成能被安全排出身體的物質。除此之外，肝臟每分鐘過濾超過一公升的血液。大多數過濾的廢棄物，會透過膽汁流動而離開肝臟。阻塞膽管的膽結石會讓膽汁變成毒性，並使肝臟的毒性升高，最後，連累到身體的其他部位。同時，肝臟會分解藥物，一旦人吃了西藥，病情會變得更嚴重。膽結石的出現，讓肝臟無法進行解毒工作，即使只服用「正常」劑量的藥物，也會造成劑量過大和毀滅性的副作用。這也意味著肝臟可能會被藥物分解時產生的物質傷害。而未被肝臟適當解毒的酒精，也會嚴重地傷害或影響肝臟細胞。

　　肝臟最重要的功能之一，就是製造膽汁，每天產量約為1至1.5公升。肝臟膽汁是一種具有黏性，呈黃、棕或綠色的液體，為鹼性，帶有苦味。若缺乏足夠的膽汁，大多數吃下肚的食物就無法被消化，或只會被消化一部分。舉例來說，為了讓小腸消化你所攝取的食物，並吸收其中的脂肪和鈣質，食物必須先和膽汁混合。一旦肝臟未能有效分泌膽汁時，脂肪將無法被適當地吸收，於是那些未被消化的脂肪便停留在腸道裡。而當未被消化的脂肪隨著其他廢棄物一起到達結腸時，細菌會將部分脂肪分解成脂肪酸，或與糞便一

（註2）從嬰兒的第一口呼吸開始，身體就會從空氣中所含的氮、碳、氧及氫原子中，製造胺基酸及蛋白質。

起排出。因為脂肪比水輕,所以若糞便飄浮在水中即表示其含有脂肪。當脂肪未被有效吸收,鈣質也就不會被吸收,血液中就會缺鈣,血液便轉從骨頭中來獲取鈣質。所以,大多數骨質密度的問題(骨質疏鬆),事實上是肇因於膽汁分泌不足及脂肪吸收缺乏,而不是鈣質攝取不足。極少開業醫了解到這個事實,因此通常僅是開立鈣片補充劑的處方給這些病人。

　　除了分解食物中的脂肪,膽汁也從肝臟中移除毒物。膽汁一個較少為人所知、但是非常重要的功能,是去除腸道的酸性並潔淨腸道。膽汁也刺激腸道的蠕動,促進健康且正常的排便。蠕動不佳是造成便祕的主要原因。

　　當肝臟或膽囊中的膽結石嚴重阻礙膽汁的流動時,糞便的顏色就會變成黃褐色、橘黃色或像石灰一樣的白色,而不是正常的綠棕色。

　　膽結石是不健康的飲食及生活形態的直接產物。如果已排除所有其他造成疾病的因素,但肝臟中仍然出現結石,就會造成可怕的健康危機,且可能導致疾病及提早老化。因此之故,膽結石這個問題,必須被視為一個造成疾病的主要危機或因素。接下來的文章,會描述身體裡不同器官和系統若有結石,將造成哪些主要結果。當這些石頭被移除,整個身體就能回到它正常、健康的狀態。

當肝臟的膽管受阻

　　現代人最普遍的健康問題,就是肝臟的膽管被結石阻塞了,但很少人認知到這一點(請見圖4b和4c)。

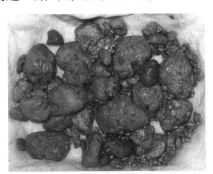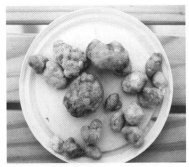

圖4b、4c　**肝臟及膽囊中的膽結石**

如果你深受下述症狀所苦，或你有類似的情況，那麼你的肝臟及膽囊中，就非常有可能有大量的結石：

- 食慾低落
- 強烈食慾
- 消化問題
- 腹瀉
- 便祕
- 糞便呈灰色
- 疝氣
- 腸胃脹氣
- 痔瘡
- 右側悶痛
- 呼吸困難
- 肝硬化
- 肝炎
- 大部分的感染
- 高膽固醇
- 胰腺炎
- 心臟病
- 大腦疾病
- 肌力喪失
- 體重過重或過度消瘦
- 強烈的肩痛及背痛
- 肩胛上方及／或肩胛中間疼痛
- 黑眼圈
- 面有菜色
- 舌頭光滑或上覆白色或黃色舌苔
- 脊柱側彎
- 痛風
- 五十肩（或稱肩周炎、粘連性關節囊炎）
- 頸部僵硬
- 氣喘
- 頭痛及偏頭痛
- 牙齒及牙齦疾病
- 眼睛及皮膚泛黃
- 坐骨神經痛
- 十二指腸潰瘍
- 噁心及嘔吐
- 易怒、脾氣大
- 憂鬱
- 陽痿
- 其他的性障礙
- 攝護腺疾病
- 泌尿疾病
- 荷爾蒙失調
- 經期及更年期障礙
- 視力有問題
- 眼皮浮腫
- 所有的皮膚問題
- 肝斑，尤其是手背和臉部區域的
- 暈眩及短時間失去意識
- 腿部麻木、麻痺
- 關節疾病
- 膝蓋疾病
- 骨質疏鬆
- 糖尿病
- 慢性疲勞
- 腎臟病
- 癌症
- 多發性硬化症及纖維肌痛症
- 阿茲海默症
- 手腳冰冷
- 上半身體溫過高並出汗
- 頭髮非常油膩、掉髮
- 傷口持續流血、無法癒合
- 入睡困難、失眠
- 作惡夢
- 關節及肌肉僵硬
- 忽冷忽熱

慢性病患者，其肝臟膽管通常都被數千顆的膽結石所阻塞，有些石頭也會在膽囊中形成。透過一連串的肝臟淨化，以及維持平衡的飲食及生活形態，把這些結石從這些器官中移除，肝臟和膽囊就能回復它們的原始效能，

而身體大多數不舒服或疾病的症狀即會隨之緩解。你會發現原本的過敏現象緩解或消失了，背痛會消除，而精力及健康也會獲得改善。清除膽管裡的膽結石，是你所能施行的最重要、最有效，且能改善並重獲健康的方法。

膽結石——疾病的持續來源

肝臟中多數的膽結石，其成分和在液狀膽汁中發現的「無害」成分相同，主要成分都是膽固醇，這些石頭是由脂肪酸及其他停留在膽管中的有機物質所組成。事實上，這些結石絕大部分都是凝結成塊的膽汁或有機物質，因而讓它們很難被X光、超音波和電腦斷層掃描（CT）「看出來」。

至於膽囊，情況則不同。這裡的結石高達約20%，是完全由礦物質，尤其是鈣鹽以及膽色素所組成。因此，診斷檢查時，即能輕易地偵測到膽囊中這些硬化的、相對之下較大顆的石頭，而往往容易忽略了肝臟中質地較軟、非鈣化的結石。只有當以膽固醇為主的結石（含有85%至95%的膽固醇）或其他脂肪結塊，因數量過多阻塞了肝臟的膽管時，才有可能被超音波檢查出來，其被稱為「脂肪肝」。此時，顯示在超音波圖片上的肝臟幾乎是全白的（而不是黑色）。一個富含脂肪的肝臟在因窒息而停止作用之前，可以累積到約兩萬顆結石。

肝臟裡發現的結石，有著各種形狀和顏色。它們多數是亮色或深綠色，有一些可能是白色、紅色、黑色或深棕色。它們的形成乃是肇因於不健康的飲食和生活型態，以及壓力和壓抑的怒氣。當這些石頭愈長愈大，或數量變得愈來愈多，肝細胞就會減少膽汁的產量。一般而言，肝臟每天製造超過一公升的膽汁，這是食物在小腸裡完全消化時所需的份量。當重要的膽管被阻塞，只有一杯或更少的膽汁能到達腸道，膽汁分泌的減少不只會妨礙消化，也會讓肝臟無法排除毒素且讓結石從膽管中推出。因而膽汁會變得產生毒性。有一些有毒的膽汁會回流到血液中，並影響重要的器官，包括大腦。這也會影響肝臟裡的血液循環。肝臟的血管壁（血管竇）變得愈來愈堵塞。接著，低密度膽固醇（LDL和VLDL，也被稱為「壞的膽固醇」）會因而受阻而無法離開血液，因而增加了血清中的膽固醇。

因為膽結石是有孔隙的，它們能帶走或吸收流經肝臟的毒素、細菌、病

毒、病原體以及囊腫，就像是魚網抓住魚一樣。這些石頭會成為持續的感染來源，供應愈來愈多的「新鮮」細菌給血液。如果不從肝臟移除這些已然成為細菌集散地的膽結石，則企圖治療腸胃脹氣、囊腫、念珠菌感染、胃潰瘍、感染性疾病或其他疾病，都極有可能會失敗。

偶爾的情況下，一個或數個膽結石會在胸管，也就是連接總膽管和膽囊的管道中阻塞，或阻塞總膽管本身。在這種情況下，管道壁經歷強烈的抽搐收縮以將石頭向外彈出。這種管壁的收縮會造成整個腹部、背部以及腿部和手臂的極度疼痛。

當膽囊中有膽結石時，也會產生極度的疼痛，抽搐般的肌肉收縮，就是大家所知的膽囊疼痛。膽結石會引發膽囊壁、胸管和總膽管強烈的過敏和發炎反應，可能有重覆性的微生物感染。現今，超過兩千萬的美國人患有膽囊疾病，且每年約有一百萬人選擇昂貴的膽囊手術。

如果一個人用手術拿掉了膽囊，則他可能會立即感受到急性疼痛的緩解，而他的消化情況會暫時獲得改善。這是因為有稍微多一點的膽汁可用來進行消化過程。然而缺點是，膽汁現在整天只會一點一點流出來，在需要消化大餐時無法大量流出。膽汁除非與食物混合，否則會對腸壁造成傷害。此外，因為病人的肝臟中仍留有結石，所以消化問題會再復發或甚至變得更嚴重。常見的狀況是體重增加，而其他存在的健康問題，包括疼痛、氣喘、滑囊炎、心臟病和關節炎也會變得更嚴重。

如果膽結石堵住膽管的壺腹，也就是肝臟和膽囊的總膽管連接胰管之處，常會形成黃疸和急性胰臟炎。這種情況通常導致胰臟出現癌化腫瘤以及一大堆其他疾病。

不管任何形式、大小或數量的膽結石，都能透過在第7章中寫的肝膽淨化法，輕易且安全地排除，或也可見《神奇的肝膽排石法》一書。在淨化之後，通常第一個被注意到的正面效果，就是疼痛的緩解，以及重獲或增強了精神、活力以及整體的健康。雖然任何年齡的人，包括十歲以上的小孩（現今很多兒童在肝臟裡已有結石）和年長者都可以進行肝臟淨化，但我建議你應該遵守創造健康的身體的指引至少六個星期之後才做，細節將在以下章節說明。結腸和腎臟的淨化在第七章說明，該章節提供非常理想的肝臟淨化前置作業指引。

在一連串的肝臟淨化之後，我排出了大概三千顆豆子大小的綠色石頭，以及數百顆鷹嘴豆大小以及十幾顆最大直徑有2.5公分的石頭。在接下來五年的肝臟淨化中證明，我的肝臟已經完全乾淨了。每一次淨化後的效益愈來愈神奇，且在前一次效果上，繼續累加愈來愈多的利益。整體的結果是我的能量和活力增加至少三倍，所有身體的不舒服、僵硬和疼痛，尤其是背部的疼痛，都停止了，而消化和排泄也變得正常。對我自己而言，肝臟淨化是我對我自己的身體和心理健康所做的、最棒的一件事。

你可能會覺得奇怪，為何在主流醫學中，沒有醫學知識或文獻曾提及肝臟裡的結石。這個極為重要的環節之所以會找不到，在於現代醫學的理論告訴你結石只會在膽囊中形成，不會出現在肝臟中。支持這個理論的「實驗性證據」主要建基在用X光或超音波掃描的結果，但那只能偵測出膽囊中少數已經長到某種程度大小且鈣化（礦物結石）的結石。現今所使用的多數診斷工具，無法偵測到數以百計或數以千計在肝臟裡未鈣化、未變硬的膽汁廢棄物。它們就是肝內結石，如同約翰霍普金斯大學的研究所說的。就像上述，只有在尺寸很大的石頭數量過多（兩萬顆或以上）阻塞了肝臟膽管（脂肪肝）時，超音波掃描才能發現肝臟中的這些脂肪廢棄物。

如果你有脂肪肝，去看醫生時他會告訴你，你的肝臟脂肪組織過多。且他可能會說，你有肝內結石（阻塞肝臟膽管的結石）。如同前面提到的，肝臟裡大多數的較小石頭，無法透過超音波或電腦斷層掃描偵測出來。儘管如此，把這些診斷影像交由專家仔細分析，還是可以看出肝臟裡一些較小的膽管是否因阻塞而膨脹。而較大顆、密度較大的石頭或石塊，所造成的膽管膨脹，可以經由核磁共振造影（MRI）發現。然而，除非出現嚴重的肝臟問題，否則醫生很少會去檢查這種肝內結石。因此，雖然肝臟是體內最重要的器官之一，但它的失能卻經常未能及時被診斷出來。其實在脂肪肝或膽管裡膽結石形成的早期階段，都能輕易地被辨識及診斷出來，但今日的醫療設備卻無法提供任何處置，來緩解這個重要器官所須擔負的重責大任。

肝臟膽結石的出現，能輕易地從患有慢性病的人身上發現，就連那些已切除膽囊的人也一樣。透過進行一次肝臟淨化，身體會排出大量非鈣化的、被膽汁包裹著的石頭。這些石頭與以手術切除的膽囊中發現的綠色、非鈣化的石頭一模一樣。當將它們從中間切開，這兩種石頭都具有典型的年齡標

記，類似切下來的樹幹一樣。透過正確的分析，可得出它們的年代及身體有的或最需要處理的毒素、化學物質和細菌的種類。把肝臟清乾淨，可排出非常多有助於形成結石和損傷數千條肝臟膽管的有毒物質。清除肝臟膽管裡的結石，是你重獲或改善健康所能做的最重要且最有力的一個步驟（註3）。

身體脫水

　　人體是由75%的水分以及25%的固體所組成。我們需要水分來提供營養、排泄廢棄物，以及進行體內無數個活動。然而，大部分的現代社會，卻不再將飲水視為是最重要的營養。整個社會以、咖啡、酒精和其他製造出來的飲料來取代水。很多人不明白身體天然的口渴訊號，是需要喝純淨的水的徵兆。他們反而選擇了其他的飲料，還以為這樣能滿足身體對水分的需要。這實在是個錯誤的認知。

　　沒有錯，茶、咖啡、葡萄酒、啤酒、含糖飲料、運動飲料和果汁都含有水分，但它們也都含有咖啡因、酒精、糖、人工甘味劑或其他化學物質，它們就像是強力的脫水劑一樣。這些飲料喝愈多，你的身體就變得愈乾，因為它們在體內製造出來的效應完全與水分相反。舉例來說，含咖啡因的飲料會引發壓力反應，一開始有很強的利尿作用，讓你增加排尿量，而添加了糖的飲料，則會大大地升高血糖。任何導致這類反應的飲料，迫使身體放棄大量的水分。經常飲用這些飲料，會造成慢性脫水，並在每次的毒性危機中占有重要角色。

　　用合成的藥物來治療疾病（毒性危機），不切實際也不合理，即便是自

　　（註3）想知道淨化肝臟和膽囊對於治療疾病及改善健康能帶來什麼不同，請參考《神奇的肝膽排石法》一書，裡頭有詳細的說明。它會教你如何無痛地一次排除高達數百顆的結石（本書第7章也有說明進行的方法）。這些結石的小大，小自如針頭或一小顆核桃，在某些罕見的案例中，會有一顆高爾夫球那麼大。實際的淨化過程會在14小時內發生，週末在家時就能方便地進行。

然療法也一樣。除非身體對水分的需求能先被滿足，否則藥物和其他形式的醫療介入方法，對人類的生理機能可能是很大的危險，因為它們具有強烈的脫水效應。現今，非常多人都患有「口渴病」，這是一種慢性脫水的情況。身體的某些部分脫水情形可能特別嚴重。因為水分儲備不足，以致於無法從這些部位移除毒素。身體就會面臨毀滅性效應（毒血症）的後果，若不了解體內水分代謝最基礎的概念，會把身體渴求水分的訊號，診斷成疾病。常被醫生稱為疾病的，大部分是因為嚴重脫水的情形，以及身體因此而無法讓自己擺脫廢棄物和毒素的結果。

定義脫水

那些長期缺乏適量水分攝取的人，最容易被體內堆積的毒素壓垮。慢性病總是伴隨著脫水而來，且很多疾病是因它而起。水分攝取得少、刺激性飲料或食物攝取得多，這種日子若是愈長，則毒性危機就愈嚴重或愈長期。心臟病、肥胖、糖尿病、風濕性關節炎、胃潰瘍、高血壓、癌症、多發性硬化症、阿茲海默症以及很多其他的慢性病，都是多年下來的「身體乾旱」造成。細菌和疾病等感染因子，無法在一個水分飽滿的身體裡生存。因此，飲用足夠的水是你在預防疾病時所能採取的最重要方法。

沒有飲用足夠的水，或因長期過度刺激而過度耗盡身體水分儲備的人，其細胞內的水分含量會逐漸低於細胞外的水分含量。正常情況下，細胞內的水分比例要高於細胞外 。當脫水時，細胞可能會喪失達28%或更多的水分，這當然會破壞所有細胞的活動，無論是皮膚、胃、肝、腎、心臟或大腦的細胞。只要細胞缺水了，代謝的廢棄物就無法適當地移除，形成疾病的症狀，然而事實上它們只是水分代謝被擾亂的指標。因為愈來愈多水分開始累積在細胞外部，以過濾並中和累積在那兒的有毒廢棄物。缺水對生病的人可能不明顯，事實上，他可能注意到他的腿、腳 、手臂和臉有水腫，他的腎臟可能也開始留住水分，明顯地減少排尿並造成有害廢棄物的滯留。正常情況下，當細胞的水分太少時，細胞的酵素會發出訊號給大腦，然而，脫水細胞裡的酵素，變得一點效率也沒有，而不再能留意這種像乾旱一樣的情形。正常情況下細胞會按下「口渴警告按鈕」並傳送大腦，但脫水時，這個功能就

無法達成。

　　狄米翠亞，一個53歲的希臘婦女，因為膽囊疾病造成的疼痛來向我諮詢緩解的方法。她的皮膚是深灰色，顯示出她的肝臟和體內有很高濃度的毒素。由於看到她身體缺水及腫脹的情況，於是我給她一杯水。她說：「我從不喝水，它讓我想吐。」我告訴她，她的口渴訊號因為細胞缺水，已不再起作用，且因為沒有喝足夠的水，她的身體無法回復平衡。在我看來，她的身體會利用她喝下去的每一滴水，以立即移除她胃裡潛伏的毒素，因而升高她的噁心感。在她的案例中，除了喝水之外，任何治療方法對她而言只是浪費時間和金錢而已。狄米翠亞的困境，需要她開始每半個小時小口小口啜飲熱的離子水（請見第6章的「一般指南」），以幫助她移除這些毒素，直到她能喝大量的普通水為止。

　　一個脫水的人可能會缺乏能量。因為細胞內缺乏水分，正常滲透過細胞膜的水流被嚴重干擾。這就類似一條從山上往下流的小溪，移動到細胞裡的水分產生了「水電」能量，繼而儲存成ATP分子（細胞能量的主要來源）。結果，我們所喝的水讓細胞數量得以平衡，我們吃下的鹽則留在細胞外部，維持循環的水量平衡。這會產生細胞營養和能量製造所必需的完美滲透壓。在一個缺水的狀態中，身體無法支持這個維生的機制，因此形成嚴重細胞受損的潛在原因。

與疼痛的關聯

　　身體脫水的另一個重要指標是疼痛，為了應付日漸減少的水分，大腦會激活並儲存神經傳導素組織胺，指揮附屬的水分調節閥重新分配循環中的水分。這個系統有助於在面臨水分短缺時，將水分移到必要的代謝活動區。當組織胺和附屬於其下的水分攝取及分配調節行經體內的疼痛感知神經，會引發強烈且持續性的疼痛。這些疼痛訊息可能會出現，例如在類風濕性關節、咽喉痛（或心絞痛）、消化不良、下背問題、纖維肌痛症、神經痛、偏頭痛以及宿醉性的頭痛。它們是要警告這個人要注意全身或侷限區域的缺水。

　　服用止痛劑或其他像是抗組織胺和制酸劑等止痛藥，可能會造成你身體裡無法回復的損害。它們不僅無法針對真正的問題（也就是缺水），它們

也會切斷神經傳導素——組織胺和它的附屬調節器——例如增壓素（抗利尿劑）、腎素—血清擴張素、前列腺素以及激肽（基寧素，是強力血管擴張劑）等等之間的聯結。雖然止痛劑的作用能暫時緩解局部性的疼痛，但它也會妨礙你的身體，讓你無法清楚得知水分輸送的優先區域。這會嚴重地困惑你身體內部的溝通系統，並將混亂散佈到全身。抗組織胺藥劑——通常是過敏用藥——有效地讓身體的組織胺無法確認水分輸送的平衡。

　　一旦身體達到了某種疼痛的臨界點，這個問題便會加劇。除了危及水分調節的機制，這些止痛藥也會變得無效，因為大腦接管成為監控疼痛的直接中心（當然，除非身體能再度適當地充滿水分）。如果你的身體在沒有明顯的原因下（不是因為受傷而引起）產生了持續的疼痛，在下任何結論之前，你應該將這個解釋成是身體在哭求水分以及它試圖要補救不平衡的情況。開立止痛藥壓抑了身體主要的缺水訊號。止痛藥讓身體對水分供應的緊急通道「短路」了；它們也妨礙了適當的廢棄物排除並埋下慢性病的種子。

　　已有夠多的文獻顯示，止痛藥會有致命的副作用。它們會引發腸胃道出血，造成每年數千人死亡。這些合法藥物所含的嗎啡類成分，也會導致嚴重的、危及生命的上癮症。知名的電台主持人林伯（Rush Limbaugh），曾在他的廣播節目上宣布他對止痛藥上癮，他的生命已經有如風中殘燭。但他絕對不是個案。有數百萬人一開始服用「無辜的」布洛芬（Advil）止痛藥以解決偶發的頭痛，但最後卻造成少了強效止痛劑就活不下去的狀況。一旦你開始使用這類會造成脫水的藥物，你將很有可能一再地產生類似或甚至更糟的疼痛。

　　最新證實且影響最多人口的止痛藥的副作用，像是偉克適（Vioxx）、希樂葆（Celebrex）以及藥房就可以買得到的萘普生（或稱消痛靈，Aleve〔Naproxen〕），應該已經告訴你世上沒有任何安全的止痛藥。這些藥物已被發現會增加心臟病和中風的機率達50%以上。阿斯匹靈和其他「無害」的藥物和上述的止痛藥屬於同樣的等級。現今，有數百萬個心臟病患他們天真地相信醫療系統並被誤導，FDA和製藥產業相信服用一點點溫和無害的藥物不會造成任何傷害。但揭露出如果人們服用這個小藥物超過十天，可能毀掉他們的心臟或損害大腦，這一點也不令人驚訝。但如果人們所要的僅止是「擺脫惱人的疼痛」，會有多少人願意聽這樣的警告？

吃一顆「無害」的小藥丸，讓你在短短幾分鐘之內感覺好一點，並讓你可以持續過你的生活，感覺上是件正確的事。而且，如果止痛藥吃起來很可口，這個「神奇的藥」就不太可能對你有害，不是嗎？泰諾鎮痛解熱強效（Tylenol extra strength）「清涼錠」，是止痛藥裡最熱銷的，讓這些危險的藥物看起來無害。它既是薄荷糖，也是疼痛舒緩劑。但在FDA許可之下，在止痛劑上加入味道引誘人們使用，卻造成了每年至少有一百例通報死亡（這只是真實數據裡的一小部分），真的是個好主意嗎？而當關於藥物認可的醜聞及相關偽造的研究的事項被揭發，這種情況又是否會改變呢？如果你問一下街上的行人，他們是否認為乙醯胺酚（acetaminophen）是個完全有利的藥物，多數人會回答說「是」。在加入了薄荷口味之後，這個完全不當的聲望恐怕又被再次強化了。

一旦你決定終止藥癮，生活不會進行得這麼順利。負擔得起復健治療的人，可以選擇快速的麻醉戒毒法，大概要花5,900元。然而若要真正復原，他們需要處理疾病的背後因素，那個原本讓他們去服用成癮藥物的因素。最重要的事實是：身體自然的疼痛訊號是對不正常的情況——單純缺水而產生的正常反應。在很多案例中，身體的血管壁、肝臟膽管、淋巴管、腎臟、腸道和其他的排泄器官被嚴重阻塞，使得慢性脫水變得無法避免。為了恢復健康，身體必須適當地淨化且被滋養，而這正是本書所要談的主軸。

大部分的人並未真正了解疼痛是什麼。他們並未認知到，它是身體療癒過程中的一個重點。疼痛一定是因為無法自然地移動或流動的徵兆。這種阻礙可能是某些實質的障礙，例如便祕或淋巴阻塞，或是對特定的人或情況所產生的情緒障礙。一旦認知到這點，造成阻礙的原因就能獲得解決。對抗疼痛往往造成更大的疼痛，而釋放阻礙則能減輕疼痛。即使你在透過淨化、休息和良好的營養等方式感受到疼痛，則疼痛事實上只會加速你的療癒過程。如果你與疼痛共處，而不是用藥物來壓抑它，你會發現它們在幾個小時或幾天之內自然地消失。另一方面，嘗試以止痛藥來克服每次的疼痛，則會造成你生命中更多恐懼和痛苦的上癮症狀。以接受的態度去體驗疼痛，會移除你生命中所有的恐懼。此外，疼痛的經驗本身會刺激身體分泌自己的天然止痛劑和療癒荷爾蒙——腦內啡。整體來說，一旦你辨識出疼痛的成因並加以處理，那麼疼痛完全消失就只是時間早晚的問題了。

　　當然，在少數情況下疼痛會難以忍受，讓你不得不使用止痛藥。同時，疼痛者必須要進行含水和淨化的計畫，並停止任何會造成身體脫水的因子。

身體脫水——最強烈的壓力形式

　　人類的大腦一天24小時不停運作，因此需要比身體其他部位更充足的水分。典型來說，大腦包含的血液約全身的2%，而據估計，大腦細胞包含85%的水分。它們的能量不止來自於代謝葡萄糖（單糖）來供應，也透過水對細胞的滲透作用所產生的「水電」能量來供應。大腦強烈倚賴這個細胞產生的能量來源，以維持它大量的複雜運作和效率。

　　腦部組織裡的水分缺乏，會切斷腦部的能量供給，因而抑制了許多大腦的重要功能，這種情形大部分人會稱為「意志消沉」。若是腦部的能量低於正常值，你就無法應付你的身體、個人和社會上的挑戰，繼而被恐懼、焦慮、憤怒和其他的情緒折磨壓垮。你會覺得筋疲力盡、無精打彩、壓力重重且情緒沮喪。舉例來說，慢性疲勞症候群就是因為無法即時移除大腦和身體其他重要部位裡所有的代謝廢棄物和細胞殘骸，而使得大腦逐漸脫水的最常見症狀。患有慢性疲勞症候群的人所提到的「腦霧」現象，事實上是對於大腦阻塞的精確描述。慢性疲勞症候群並不是一個致命的疾病，其發生也沒有明顯的原因。它有可能會立即消失，只要受影響的那個人停止使用咖啡因、菸草、藥物和動物性的食物來刺激大腦，並展開淨化、補充水分和滋養身體的持續計畫。（註4）

壓力反應

　　當身體脫水時，就必須密謀一輩子作戰，類似人在飢荒時期或「打或逃反應」時所面臨的情況。它藉由動員數種強力的荷爾蒙，來應付這樣的危機，包括腎上腺素、腦內啡、可體松、泌乳激素、增壓素、和腎素—血管緊縮素。舉腦內啡為例，它能幫助我們抵抗疼痛和壓力，並讓身體繼續它的活動。可體松規範了儲存的能量，以在危機時期供應能量和基本的營養給身

（註4）欲知關於慢性疲勞症候群和纖維肌痛症的更多資訊者，可參照作者的網站：www.ener-chi.com。

體。這個荷爾蒙確實讓身體能餵養它自己，這是在飢荒時期的一個保證。當然，這對身體而言也是一個非常有壓力及有潛在危險的事，可以從「我再也無法承受了」或「這簡直快殺了我」等情緒表現看得出來。這種荷爾蒙能讓很多患有風濕性關節炎、多發性硬化症或其他退化性疾病的人，在短時間內提升能量和鬥志，然而，它的「成功」，只會持續到身體能利用仍然留著的能量和營養儲備為止，一旦身體用完了它的緊急儲備，它將無法再發揮任何功能，而疾病的症狀將更明顯地惡化。

血管收縮

當身體細胞的水分供應不足，大腦的下視丘將會製造神經傳導素增壓素，這種荷爾蒙能夠讓缺水細胞部位的血管收縮。在脫水時，血流中的水分含量會減少，增壓素，如同其字面上的意義，會擠壓心血管系統，例如微血管和動脈，以降低它們的流量。這個調節有其必要，可讓心血管系統持續擁有足夠的壓力，令過濾到細胞的水分維持穩定。所以增壓素具有升高血壓的特性。高血壓是脫水的人一個普遍的現象（關於高血壓和心臟病的詳情，請見第9章）。類似的情形也會發生在肝臟膽管中。為了應付身體水分的短缺，它會開始收縮。膽結石的形成就是脫水的直接效應。

飲用酒精飲料，會抑制增壓素的分泌，因而增加細胞的脫水情形。如果過度攝取酒精，細胞的缺水就會到達一個危險的程度。典型的「宿醉」，即是在喝了過多的酒之後，大腦細胞極度缺水的狀態。為了在酒精導致的「乾涸」後生存，身體必須分泌更多的壓力荷爾蒙，其中一個是會上癮的腦內啡。經常喝酒，例如每天喝個一杯，持續數個月或數年，脫水狀況會更嚴重，而腦內啡的分泌會變成是一種上癮性的事件，這可能會導致酒精上癮，導致個人及社交生活毀滅。

水分滯留及腎臟受損

只要體內有水分缺乏的情形，RA系統就會被激活。這個設計驚人的系統用來指揮身體盡可能地保留住水分，它指示腎臟限制排尿量，並收縮微血管和動脈系統，尤其是那些不像大腦和心臟肌肉那麼重要的部位。同時間，它會刺激鈉（鹽）吸收的增加，以幫助身體保留水分。除非身體回復到正常

的充水狀態，否則RA系統仍會被激活。但這也意味著血液對血管壁的壓力高得不正常，因而造成了眾所皆知的心血管疾病。

高血壓和腎臟裡尿液的滯留會導致腎臟受損。傳統對此種情況的治療，主要是靠利尿劑（形成尿液）和限制鹽分的攝取。這兩者都有嚴重的缺點。利尿劑用來使血壓回復正常，與降低鹽分攝取，都會嚴重影響身體儲存少量用來使細胞正常運作的水分的緊急手段。壓力反應造成脫水情況的惡化，變成惡性循環。很多腎臟移植個案，都是慢性缺水的結果，這單純是由未飲用足夠的水、飲酒、攝取大量動物性蛋白質或過度刺激神經系統所造成。

咖啡因及酒精的戲碼

茶、咖啡、含糖飲料以及多數機能飲料裡所含的咖啡因，不僅會刺激且壓迫中央神經和免疫系統，同時也是強力的利尿劑。你每喝一杯咖啡或茶，身體就必須動員三杯的水來移除咖啡因的毒素。它無法在用掉水分的同時，卻不造成傷害。含咖啡因的軟性飲料，也用類似的方式作用著。咖啡因是一種神經毒素，刺激腎上腺素分泌壓力荷爾蒙，且引發強力的免疫反應，讓你擁有錯誤印象，以為你的能量和活力是因為喝了這個飲料所帶來的。

在這些刺激物背後的祕密，是免疫反應動員了足夠的能量，讓你感覺活躍振作且頭腦清醒，至少能維持到你的身體仍然被刺激時，要移除血液裡的咖啡因，身體被迫從它的細胞裡奪走水分。這會造成細胞的脫水以及血液短暫變稀薄。因為血液變稀，讓你感覺很好，所以你不會注意到迫在眉睫的脫水危險。軟性飲料裡含的咖啡因所造成的脫水效應，是你應該遠離它們的充分理由。不幸的，咖啡因絕對不是軟性飲料裡唯一的罪犯。

飲料會嚴重傷害你的健康

新的證據證實了，軟性飲料會造成嚴重的細胞受損。英格蘭大學的研究指出，一種在可口可樂、芬達汽水及百事可樂等飲料裡發現的常見防腐劑，會關閉DNA的重要部位——這是一個更常與老化和酒癮有關的問題。它最後會導致肝臟的硬化和像是帕金森氏症等退化性疾病。此一發現揭露了全球數億人攝取碳酸飲料的嚴重後果。它們也重新開啟了關於食品添加劑的辯論，因為食品添加劑與兒童的過動症有關。

　　最大的議題集中在E211的安全性，也就是所知的苯鉀酸鈉（sodium benzoate）。數十年來，苯鉀酸鈉被當成防腐劑，運用在全球有1,500萬營業額的碳酸飲料工業中。苯鉀酸鈉是由苯鉀酸而來，它被大量用在軟性飲料例如Sprite Oasis和Dr Pepper中，以防止飲料發霉。這個常見的防腐劑也被加在醃漬物和醬料之中。

　　過去，苯鉀酸鈉被認定是一種間接的致癌因子。當與添加在軟性飲料中的維他命C混合時，它會產生苯鉀酸鹽，這是一種致癌物質。現今，英國雪菲爾大學（Sheffield University）的分子生物學及生物科技教授彼得派博（Dr. Peter Piper），在他的實驗室裡研究了苯鉀酸鈉對活酵母細胞造成的影響，他發現，苯甲酸損害了「發電廠」粒線體DNA。他在2007年5月27日星期日的《獨立報（The Independent）》上說：「這些化學物質具有對粒線體的DNA造成嚴重損害、使其完全鈍化的能力：它們會把它完全擊倒。粒線體會消耗氧氣，給你能量，如果你損害了它——如同在一大堆疾病狀態中所發生的——細胞就會嚴重地失去功能。現在有一大堆被認為與這個DNA的受損有關，那就是帕金森氏症以及許多的神經退化疾病，但最重要的，是老化的整個過程。

　　當提到由美國食品藥物管理局及世界衛生組織所做的不合時宜的測試時，派普教授說：「食品工業會說這些成分已經經過測試，是完全安全的。現今透過精密控制的安全性測試，已經不適合了。就像所有的事物一樣，安全性測試是不斷進步的，你可以進行一個比五十年前所做的更加嚴謹的安全性測試。」

　　很顯然的，政府不會去對抗強大的食品和飲料產業。每個人都要靠一己之力來保護自己及家人，以對抗公共健康領域中不夠小心的政策和作法。不要讓你的孩子喝軟性飲料是你所能為他們的安全和健康所做的最重要事情之一。這個道理同樣適用在運動飲料上，根據柏克萊加州大學（University of California in Berkely）所發表的報告，如果人每天喝一罐20盎司的運動飲料，則一年會提高體重達13磅。

　　一個在2007年8月由波士頓醫療大學（Boston University School of Medicine）所做的研究顯示，無論是正常口味或減糖配方的汽水，只要一天喝一杯，則發生代謝症候群的危險將會增加46%。代謝症候群正是造成心臟

病和糖尿病的重要原因。根據這個研究，無論是正常或減糖的汽水，其有害的副作用還包括：

- 超過31%的機率會變肥胖
- 超過30%的機率會有肥大的腰圍
- 超過25%的機率會有高三酸甘油酯或高血糖
- 超過32%的機率好膽固醇會較低
- 高血壓的機率有提高的趨勢

　　長時間下來，軟性飲料內所含的酸性、糖分、人工香料和甜味劑以及諸如E211之類的防腐劑，會對身體造成重大傷害。身體必須花費32杯酸鹼值為9的水，以中和一罐360C.C.的可樂或汽水所含的酸性。喝一罐可樂，除了升高脫水程度之外，身體必須用光它自己的鹼性儲備，也就是主要來自於骨頭、牙齒和DNA的鈣質。這會升高血液的酸度，以維持適當的血液酸鹼值。一旦這些儲備被耗盡，你的生命就岌岌可危了。如果你的身體沒有擁有中和它們的機制，一罐汽水的酸性就足以令你致命。在你的身體被酸性攻擊之後，要花多少時間才會產生酸中毒，端視你的礦物質儲備被耗盡的時間有多快。酸性的血液是死亡的首要原因之一。

　　在多數軟性飲料裡的主要成分咖啡因，帶走體內水分的速度，快過身體能再度吸收水分的速度，因此造成了持續性的口渴。經常喝飲料的人，無法真正解除他們的口渴感，因為他們的身體不斷且漸進地在用光細胞的水分。有些大學生一天要喝上10至14罐的可樂。最後，他們將身體永不停止的口渴訊號解讀成饑餓，並開始過度飲食，造成腫脹和體重過度增加。除了咖啡因的利尿以及對大腦造成的上癮效應外，經常攝取咖啡因會刺激心臟肌肉，造成精力耗竭和心臟疾病。

　　酒精對身體造成的利尿效應，與含咖啡因的軟性飲料類似。舉例來說，喝一杯啤酒造成身體喪失三杯的水分。如同先前提到的，宿醉是喝酒過量所引起，它會造成大腦嚴重脫水。如果這種情形不斷發生，會有一大堆的腦細胞受損或死亡。結果許多重要的大腦功能會變遲緩或受抑制。但如果停止飲酒，則有可能會復原。為了讓身體適當地充滿水分，請小心地遵循第6章「喝水——最佳的療法」的指示。

注意你喝的是什麼水

現在你可能已經相信水是對你的身體而言最棒且最天然的飲料。下一個挑戰是找尋不會讓你生病的水來源。根據芬蘭一個針對六十二萬多（621,431）名居住在56個鄉鎮的居民所做的龐大研究，飲水中的氯是一定會讓你生病的。研究人員可以斷言，婦女接觸到含氯的水，其罹患膀胱癌的機率增加48%，直腸癌機率增加38%，食道癌機率增加90%，而乳癌機率增加11%。男性受影響的程度不若女性那麼深。在飲水中添加氯，會造成化學反應，造成致癌混合物質的形成。

自然界中最有價值且最必要的抗癌物質及預防疾病的植物生化素，通常存在於天然食物中，科學家發現當它們與自來水結合時，會含有致命的致癌因子。近來在日本國家衛生科學研究院與縣立靜岡大學（National Institute of Health Sciences and Shizuoka Prefectural University）合作進行的研究中，證實了這一點。這些致命的分子被命名為MX，意思是「未知的變種」。你只要想想有多少人在用餐時吃著蔬菜，同時飲用含氯的自來水，就可知道其嚴重性。最主要的重點是，一旦這些毒素從人體排泄出來之後，大量的毒素就會滲透進我們的汙水處理系統和水循環系統中。

我們用含氯的水來清洗新鮮蔬菜時，竟會產生這些毒素，這點尤其令我們驚慌失措。吃這些食物同時喝含氯的水，使得情況更加惡化。在這個結合之下所產生的致癌因子，雖然極微量卻仍具有非常大的毒性。因此，只要極少量的氯就足以帶來強大的毀滅效應。這創造出在城市和居家中購置新式水處理設備的需求，讓你可以遠離氯。你可能無法讓政府更換成更健康、更有效率的水處理系統，但你確實可以為你自己及家人這麼做。

很多簡易的過濾系統不會花你太多錢，但能對你的健康造成很大的改變。你可以在坊間商店或網路上購得，而幾乎很多新型的冰箱都已經有內建這種設備。只要過濾掉氯和一些其他的汙染物，就能獲得很大的好處。

其他像是可去除水中微生物和農藥，或是使用雙重電解及氧化電極技術以移除水中化學物質的系統，也都是好的選擇。

如果你不止想喝足夠的水，也想藉此來淨化身體、排除毒素，則可以利用電解水機（water ionizers）（詳情請見第7章），它不但便宜得多，也更有

效率。

最常用來除掉飲水（或淋浴用水）中的氯和其他無數有害物質的方法，是過濾和逆滲透。雖然這些系統也是所費不貲，但與罹患一堆癌症的花費相較，它們仍是可負擔得起的選擇。在使用這種系統時，為了將失去的礦物質重新補足，可以加一些沒煮過印度香米穀粒或一小撮非精製的海鹽在水中。

蒸餾水是將水煮沸，使水汽化後壓縮冷卻後所得到的液體，最接近天然雨水。它對濕潤細胞是非常好的，但它不像雨水，它是無生命的（被去除了生命的能量）。加三至四顆沒煮過的印度香米和／或一小撮非精製的鹽到一加侖的蒸餾水中，能讓它恢復一些喪失的礦物質；讓它直接曝晒在陽光下，或在水中放一塊清澈的石英水晶一個小時，以助回復它的能量。

蒸餾水裡不含任何礦物質，因此具有有效吸收並移除體內有毒物質的特性。研究證實了人們在短期內飲用蒸餾水，可以淨化並解除體內的毒性。

儘管蒸餾水有這種好處，但如果長期飲用，卻是有害的。它會造成電解質（鈉、鉀、氯）以及微量元素例如鎂的流失，導致心律不整及高血壓。以蒸餾水來熟煮食物會將食物中的礦物質帶走，因而降低了食物的營養價值。

一旦接觸到空氣，蒸餾水會主動吸收二氧化碳並變得更酸。因而經常飲用蒸餾水，會增加身體整體的酸性。美國環境保護署指陳：「完全不含礦物質的蒸餾水，十分具有侵犯性，因為它會去分解與它接觸的物質。最明顯的，是空氣中的二氧化碳會被快速吸收，讓水變酸且更有攻擊性。很多金屬也會在蒸餾水中溶解。」

經常飲用可樂等軟性飲料也會帶來傷害，因為它們含有高度的糖、人工甜味劑、色素及酸性化合物。諸多研究顯示，大量攝取軟性飲料會透過尿液排出大量的鈣、鎂和其他微量元素。然而，飲料中所含的主要成分之一，也就是蒸餾水，也許是造成人體礦物質流失的另一個主要原因。

雖然蒸餾水能夠帶出體用的毒素，但持續飲用最好不要超過十天。一旦有虛弱或不舒服的感覺時，就要停止飲用。最好不要把蒸餾水當成你的正常飲水。

當然，傳統上將水煮沸幾分鐘的方法，也能讓氯氣蒸發。

最後，有另一個能將水中大部分的氯去除的便宜方法，是用維他命C，一公克維他命C能中和1ppm (part per million)在一百加侖的水中的氯。如果你

想要躺在浴缸中，卻不希望氯對你的皮膚和肺造成過敏反應，這個方法尤其有用。

　　總結來說，以下是一些值得你記住並告訴別人的資訊：

- 約有75%的美國人有慢性脫水的狀況。
- 美國人裡有37%，其口渴機制已十分虛弱，因而被誤認為是飢餓。根據華盛頓大學的研究，只要喝一杯水，就能解決幾乎百分之百的半夜飢餓情形。
- 輕微的脫水會讓你的代謝減緩3%。
- 飲水不足是白天疲勞的首要原因。
- 研究指出，一天八至十杯水能顯著地減輕80%的患者的關節和背痛。
- 體內水分下降2%以上，會引發昏眩、對基礎數學問題的短暫記憶障礙，以及造成對電腦螢幕或列印出來的頁面無法集中注意力。
- 每天喝五杯水可以減少45%罹患直腸癌的機會。等量的水可以降低乳癌機率達79%，以及膀胱癌達50%。

　　有數十位科學家，其中包括四位來自聯邦健康機構，做了一項聲明表示，被用於塑膠製品中有個類似雌激素的成分，被認為會造成嚴重的生殖問題。這個成分，就是所謂的雙酚A（BPA），它是世界上最多產的化學物質，幾乎每個人身邊都有它的蹤跡，或甚至就存在他們的體內。《生殖毒性（*Reproductive Toxicology*）》期刊在網路上發表的聲明，則是由國家衛生研究院（NIH）的研究人員所做的新研究，發現接觸到BPA的新生動物，會有

警告

關於塑膠瓶的警告： 試著遠離那些以塑膠瓶盛裝的水或飲料，尤其是軟質的塑膠瓶。現在有很多人體內累積了大量的鄰苯二甲酸酯（phthalates，用來使塑膠變得有彈性的塑化劑，也被用於化妝品產業），塑膠產品是水溶性和脂溶性的，身體為了避免讓自己受到從塑膠瓶滲出來的有毒化學物質傷害，最自然的方式就是將它們儲存在脂肪細胞和結締組織中，這個為了生存而產生的反應，會導致體重增加以及女性身上難看的橘皮組織。

尿道方面的損害。研究人員指出，這個損害可能是女性生殖問題的前導，包括子宮肌瘤、子宮內膜異位症、多囊性卵巢症候群和癌症。稍早期的研究，也認為低劑量的BPA與女性生殖器官疾病、早期的攝護腺癌和乳癌，以及動物精子數量的減少有關。

BPA可在嬰兒用的塑膠奶瓶、大型冷水壺、運動水壺、微波餐具、罐頭內層以及某些給小孩的牙齒溝縫填塞劑裡發現。

塑膠對環境造成的災難性影響是無法估計的。目前，海洋中的塑膠分子比浮游生物還多。塑膠分子從陸地滲入了地表水，河流和小溪將它們帶入海洋，且透過我們所喝的水和所吃的魚，回到我們的體內。若要做改變，請只喝過濾後的水，並盡可能的使用玻璃、陶器、木頭、不鏽鋼或其他天然的容器和設備。

腎結石

腎臟是身體的「主要藥劑師」。它們不只會透過尿液排除身體的廢棄物和過多的液體，還能維持鹽分、鉀和酸的精準平衡——對於這樣一個相對較小的器官，這些工作還真不少。腎臟製造一種荷爾蒙——紅血球生長素（erythropoietin，EPO），顧名思義，它能刺激紅血球的製造。其他的腎臟荷爾蒙有助於調節血壓和鈣的代謝。腎臟甚至能使控制組織生長的荷爾蒙同步化。當腎臟受損，則其他器官也會一併受害。

腎臟的最重要責任，是維持血液的純淨及健康，並維持體內適當的體液平衡。為了完成這個龐大且複雜的任務，腎臟必須持續監控正常的血流量，並過濾出正確的尿量。但很多因素會干擾這個機制並造成肝臟的阻塞。這些因素包括過度刺激、脫水、疲倦、過度飲食、攝取高度精製的食品、膽結石、血壓不穩、消化問題（尤其是便祕）、處方藥或麻醉藥，以及維他命營養補充品（之後的章節對此會有更詳細的介紹）。

　　當腎臟無法從血液中分離出必要的尿量，一部分的尿液會在身體裡循環，因而在血管、關節、組織和器官中累積的廢棄物。這使得液體和廢棄物被困在身體裡，並開始堆積，最後的結果就是水腫及尿毒症（毒性副產物過度負荷）。很多皮膚疾病、強烈的體味、手心和腳掌出汗、水分滯留、淋巴阻塞、腹部腫脹、體重快速增加、虛弱、高血壓和其他毛病，很大程度都是因為腎臟裡阻塞的尿液廢棄物，例如膽沙和結石造成的毒性血液所導致。

　　腎臟裡的結石一開始是微小的結晶，最後卻變成大如雞蛋。那些微小結晶因為太小，無法被X光偵測出來，且因為它們不會造成疼痛，所以鮮少被注意到。然而它們可以增大到成為足以堵塞流經細小腎臟小管的液體。尿液有些成分在正常狀態下可溶於尿液裡，但當它沉澱下來時，腎臟裡的結晶和結石就會形成。而當這些小粒子數量過多或尿液濃度太濃時，就會造成沉澱。這些結晶的粒子或結石通常具有非常銳利的邊緣或尖角。當它們隨著尿液被腎臟釋放出來時，可能會在前往膀胱的途中，切割到弄傷尿液管道（輸尿管）的內壁。這會造成腰部和／或下背的疼痛。也許還會出現血尿、往下延伸至腿部的疼痛、大腿的麻木、以及排尿困難等情形。

　　大部分的結晶或結石都是源自於腎臟，雖然有一些也會在膀胱中形成。如果大顆結石進入了兩條輸尿管中的其中之一，排尿就會受阻。這會導致嚴重的併發症，例如腎臟的感染或衰竭。不管阻塞是發生在腎臟的哪個部位，都會妨礙它移除並調節水分和化學物質的能力，造成這些delicate的器受到傷害。腎臟各種功能可能會分別受影響，所以即使已有明顯的腎臟疾病，尿液的輸出可能看起來都還是正常的。

結石的種類及其影響

　　與形成結晶和結石相關最普遍的溶解物，就是草酸鹽、磷酸、尿酸鹽、尿酸和胺基酸胱胺酸和半胱胺酸。這些溶解物可因為各種不同的理由形成八種不同的結晶或結石。

　　含有大量草酸的食物或飲料，會造成草酸鹽結石。一杯普通的茶（非綠茶或藥草茶）大約包含20毫克的草酸，已遠遠超過腎臟所能排除的。一開始，身體用鈣來中和這種酸性，而這麼做，讓草酸變成了草酸鈣。如果喝茶

變成了一種習慣，腎臟裡任何過多的草酸鈣會以微小結晶體的形式被丟棄。巧克力、可可飲品和巧克力冰淇淋也含有高度草酸。過去或現在經常攝取這些食物的人，腎臟裡可能形成草酸結石，尤其是小孩子，因為他們的腎臟還很小，且十分柔軟。而且若你每天攝取超過200毫克的維他命C，有一部分也會被轉化成草酸。除了非常小部分會真正為身體所利用，其他的都會從腸道和尿液中排出，維他命C並不像一般相信的那樣無害，尤其是人工合成的形式時。

　　尿酸的結晶會形成另一種腎結石，尿酸是一種由食物中的普林成分所形成的廢棄物。動物和魚類等蛋白質都是會產生尿酸的食物。一旦這些蛋白質在肝臟中分解，尿酸就會被傳送到腎臟並隨著尿液排出。如果腎臟無法移除所有的尿酸，它在血液中的濃度就會升高。結果就是，多餘的尿酸首先會被丟棄在身體裡那些循環最差、氧氣供應最少的區域，也就是腳趾頭或手指頭。腳趾或手指裡的尿酸和其他有害物質等廢棄物，會令關節堅硬、僵直、且無法彎曲（可檢查你腳上的小趾頭，它特別能顯現出膀胱的健康狀況）。

　　高普林的食物包括：

➤茶	➤腎臟	➤豬肉
➤牛肉	➤心臟	➤兔肉
➤培根	➤肉類萃取物、濃縮湯	➤羊肉
➤牛舌	➤肉汁	➤貝類
➤鯉魚	➤扇貝	➤鱒魚
➤雞肉和雞湯	➤鯡魚	➤火雞
➤鱈魚	➤胡瓜魚	➤小牛肉
➤鴨肉	➤魚卵	➤酵母
➤鵝肉	➤肝醬	➤小牛／羊的胸腺
➤大比目魚	➤肉湯	➤鯷魚
➤沙丁魚（罐頭）	➤河鱸	➤扁豆
➤肝臟	➤狗魚	

　　正常情況下，無論廢棄物是儲存在身體裡或身體外，都會有細菌出現來將它們分解。據此，體內所有的尿酸廢棄物會吸引某些特定的有氧細菌，以將這些廢棄物分解成氨。如果這些以尿酸結晶為生的細菌，大量入侵至這些堆滿廢棄物的組織，就會形成發炎和疼痛。痛風和關節的問題是這種非自願性的「清潔反應」的最常見症狀。腳趾頭裡的尿酸結晶，其成分就與腎臟裡

的尿酸結石相同。

　　類似的情況也可能發生在腳後跟。足跟骨刺乃是因為尿酸及各種磷酸的廢棄物造成。尿酸吸引細菌，導致疼痛，而磷酸則是造成結構硬化的原因。因腎臟功能不良而造成腳或腳踝的腫脹或水腫，就可能伴隨這種狀況。

　　如同前面討論到的，腎臟和腎上腺調節全身的水分和鹽分。如果它們的功能因為腎結石而減損，則你的身體會將水分保留在你的雙腳、雙腿、腹部、臉部、手臂和器官裡。

　　很多腎結石的形成，都是因為飲水不夠，或攝取了像是肉、人工甘味劑、糖、酒精、茶、咖啡和汽水等具有脫水效應的食物或飲料所造成。抽菸或看很久的電視也會對身體造成脫水效應，並讓尿液變得過度濃縮。這會增加尿液裡的物質沉澱。

　　吃了太多致酸的食物，例如肉、魚、乳製品、烘焙產品、糖果、糖等，迫使身體釋出許多珍貴的礦物質，因此改變了尿液的pH值（酸鹼平衡）。這不但造成體內，尤其是骨頭和牙齒的礦物質缺乏，更將正常是酸性的尿液濾出液變成鹼性。在鹼性尿液中，會造成磷酸在內的物質沉澱。

　　磷酸結石的形成，特別是因為吃了太多高磷酸和低鈣的食物，例如肉類、加工過的早餐穀片、麵包、義大利千層麵和堅果，以及所有的碳酸飲料。這些高度酸性的磷酸會燒灼柔軟腎臟，而為了中和它們，身體會從骨頭和牙齒裡分離出額外的鈣質，並盡可能地利用它從綠色蔬菜等植物中攝取到的鎂。如同先前提到的，中和一罐汽水裡的酸性，必須用掉兩加崙的水。所以為了你的腎臟好，你必須以水來代替任何你習慣飲用的汽水。

　　磷酸的出現，在身體裡形成了一個酸性的環境，它會溶解骨頭，導致骨質疏鬆和身體骨架的萎縮。它也會造成牙齒的損壞、冠心性心臟病、消化問題、癌症和其他與鈣質缺乏有關的疾病。若一個人在24小時之內，透過尿液排出超過150毫克的鈣——這是身體用來對抗過多酸性的緊急用量——就等於進入了快速溶解骨頭的過程。有些鈣與磷酸結合，形成各種鈣磷酸結晶，導致動脈硬化和常見的關節炎。

　　同時也請注意，飲食中過多的氯化鈉（調味鹽）會讓人易於形成腎結石。除此之外，你的身體無法擺脫的每一公克氯化鈉，你的身體都得動用23倍的水分來中和這個鹽分，這會導致液體滯留、橘皮組織、關節炎、痛風、

風濕和膽結石。這對以即食食物為主的人（90%的美國人）來說是一個非常重要的問題，因為這些食物含有非常多的調味鹽（非常毒）。美國人平均每天攝取4,000到6,000毫克的氯化鈉。但未精製的鹽不會產生同樣的效應。事實上，真正的鹽是非常必要的營養，少了它，身體將會嚴重生病。欲了解更多資訊，請見第7章「未精製鹽」的章節。

為何要做腎臟淨化？

　　超過兩千萬的美國人患有腎臟病。這些疾病包括尿道感染（UTIs）、腎結石、腎臟癌、多囊性腎病（PKD）、腎病症候群以及基因遺傳疾病。腎臟非常努力地試圖讓血液沒有有毒物質，例如鉛、鎘、汞以及其他重金屬（雖然它們是很難被排除的）。腎臟也維持液體和電解質平衡，並調節心臟產生壓力來迫使血液流經它們的過濾系統。腎結石會嚴重地妨礙這些重要的功能，並進一步增加重金屬累積在體內的機會，提高整體的毒性。這會導致感染高血壓、心臟病、大腦疾病、癌症以及其他的不平衡狀況。

　　當你的腎臟或膀胱有結晶或石頭時，會出現以下徵兆：

- 眼睛下方有深色或發白
- 眼睛浮腫或腫脹，尤其是早上時
- 眼睛下方或周圍有很深的皺紋
- 眼睛底下有小顆的白色、深棕色或暗色的小疙瘩，當你把該處的皮膚往顴骨的方向拉時，可以感覺得到看到
- 上眼瞼遮蔽（overlapping）
- 下背慢性疼痛
- 雙腳和雙腿腫脹
- 持續性的恐懼或緊張

　　很多藥草能在三至六週的時間內，溶解腎結石（請見第7章腎臟淨化裡的「採用自然的療癒力量」章節）。不管你是否被診斷出腎結石，一年做一至兩次腎臟淨化具有改善和預防腎結石的效果。腎臟淨化不止能改善身體健康，也能降低壓力、恐懼和緊張。

干擾身體的療癒本能

　　流行感冒在一百年前還很少見。當它們發生時，只有非常貧窮或孱弱的人才會因而病得很重或死亡。現在，每年都有流行感冒，有些甚至可持續一整年。說流感只會在秋天來襲（典型的月份是十一月，持續整個冬天，包括十二月、一月和二月）的理論，在科學上是不正確的。如果某人在四月份得了流感，他只會說它是「感冒」，儘管事實上，四月和十一月的流感，都是同一種病毒引起的。

　　然而發生在1918年的事件，則有非常大的不同。當時有2,000至4,000萬人，其中多半是年輕的成年人，在「西班牙流感」流行期間死亡。然而這次的流行，並不是像每年的流感流行一樣只是自然的典型現象。1918年爆發的流感，與第一次世界大戰直接相關。屬於H1N1亞型的A型流感十分不尋常地嚴重且致命。是什麼讓它變成這個樣子的？歷史上不曾有過全世界暴露在一個這麼廣泛且24小時不間斷的汙染裡，這些汙染來自炸彈和手榴彈爆炸引發的煙霧、城市的燃燒、糜爛性毒氣以及其他來自德國的生化武器。無人能倖免於難。

　　現今在伊拉克製造出來的汙染，將會在24小時之內影響地球上每個地區，因為地球循著它的軸心旋轉。事實上，一輛開在北京的車所產生的廢氣，明天會進到你的肺部。這是經科學證實的。汙染並不是一個獨立的現象，在1918年的情況也不是。

　　流感甚至會擴散到北極圈和遙遠的太平洋群島。病毒隨時在調整以適應環境。這就是所知的病毒變異。在第一次世界大戰前相當乾淨的空氣，轉變成人類歷史上最嚴重汙染的空氣，其造成的極端且立即的改變，也創造出驟然且極端的病毒行為。病毒本來就是要維持生態平衡的，或在生態變糟時恢復它。

　　眾多1918年流感的受害者，都是年輕人，與多數流感爆發時，主要是影響年幼者、年長者或虛弱病患的情形相反。年輕人擁有最強的免疫力，且因此形成了對病毒的過度免疫反應，也就是所謂的「細胞激素風暴（cytokine storm）」（註5）。非常年幼者及老年人無法產生這種強大的免疫反應，要再次經歷1918年是非常不可能的，除非我們經歷另一次的大災難，例如核子或生化戰爭等立刻將全球的汙染程度提升到一個極端的境界。逐漸升高汙染程度當然會增加流感爆發的機率，但將不太可能引發如世界大戰時發生的極端疾病行為。

今日被「正常」的流感影響的人變多了，且比之前伴隨著更強烈的症狀。現今影響我們的病毒，與一個世紀以前是相同的。然而，在所有人口中逐漸改變的，是人們對病毒攻擊的抵抗力。比起一百年前，我們現在對這些病毒的天然免疫力低了數倍之多。年輕人的蛀牙和視力耗損，現在則非常常見。無數新的、快速成長的流行病，現在正快速成長中，而這在兩個世紀前是前所未聞的，其中包括了數百萬人罹患糖尿病、心臟病、癌症和肥胖——其中肥胖更是疾病和死亡背後最常見的原因。

我們現代化的社會有著非常多的慢性疾病，這個事實顯示了整個世代的成員非常虛弱，主要是因為壓力、不健康的飲食，以及有害的生活方式所造成。生活在一百年前的人們，享受著良好的健康環境，比現今的我們更不易形成慢性病。舉例來說，現今居於死亡原因首位的心臟病，在20世紀初就鮮少致人於死。

我們這個時代的特色是過度刺激，這對身體會帶來強烈、耗盡能量的影響。以下是可能導致我們能量消耗殆盡的其中一小部分因素：

➤太常看電視或電視看太久	➤糖、甜味劑和巧克力
➤情緒壓力和創傷	➤肉類和垃圾食物
➤時間緊迫卻有太多事要做	➤過度飲食
➤過度的噪音、空氣、水源和土壤汙染	➤睡眠不足
➤持續暴露在人工照明之下	➤不規律的生活形態和節奏
➤化學合成的藥物	➤縱慾過度
➤咖啡、茶、酒精和汽水	➤水喝太少

當然會嚴重損耗能量的因素不止這些，但至少能提供給你一些我們在現代化世界中整體上會接觸到、對你造成不良影響的概念。這些因素全都會導致潛在的有毒廢棄物滯留在體內，當來自老舊、破損的細胞（每天大約300

（註5）指免疫能力在同一處激活太多免疫細胞，以對付新的或高度病原體的入侵者。

億個）的代謝廢棄物和殘骸無法適當地排出體外，身體就會產生毒素。如果它們一直待在身體裡，就會引來細菌攻擊，並增加自由基的活動。身體產生自由基，是為了氧化並盡可能的摧毀累積的廢棄物及虛弱或死亡的細胞。在這個自我保護行動中所形成的毒素，其作用就像刺激物一般，它們會促使身體執行將它們排出體外的行動。

在正常的情況下，例如如果身體的生命力或活力非常強且有效率，身體就能在不費吹灰之力或不受傷害的情況下，完成這個任務。透過休息和活動的均衡，身體會自然回復到平衡的狀態。但若身體接觸太多刺激，而無法平衡自己，那麼它的「電池」就無法被完全充電。「電池沒電」，身體的引擎就無法擺脫每分每秒、日復一日、年復一年不斷產生的代謝廢棄物和細胞廢物。結果，眾多的廢棄物及其造成的毒素散布全身，一旦它們的濃度太高，它們就會引發毒性危機。這個危機顯現出身體對疾病的抵抗力（免疫力），已經下降到一個效率極低的程度。

當身體被迫保留太多毒素，就會較容易受感染。如果我們用一個抑制性的手段來對付這個感染，而不是用支持性的方法，就會造成慢性病。慢性病是一個人加速老化及早死的前置因素，感染每受到一次壓抑，身體深層結構的擁塞就會增加心臟的工作負荷，讓它愈來愈虛弱且受壓迫。身為多數工業化國家主要殺手的心臟病，其實是能被預防的，只要我們不要在普通感染時去抑制它。

當通常被免疫系統視為是無害的病毒或細菌，感染了一個全身充滿毒素的人，只能證明了免疫系統已經對這個感染的發生妥協了。只要耗盡能量的影響仍在，且毒素和脫水狀況持續在影響免疫力，則即使是最強力的抗生素，也無法永遠地消滅感染。如同我們已提過的，細菌、病毒和黴菌並不是感染背後的真正原因，雖然病人們總是有錯誤的認知。感染性的病菌無法在一個健康、乾淨的環境中生存。為了完成它們的工作，也就是丟棄廢棄物和破壞死亡或受損的細胞，它們必須處在一個肥沃的環境，一個可提供它們工作，值得讓它們消磨一陣子的環境中。

我們被引導要去相信，對人類而言最常見且危險的細菌和病毒，不是已經寄居在我們體內，就是在我們周圍的環境中，例如我們所吃的食物、呼吸的空氣、使用的浴廁、觸摸的門把、飼養的寵物，或我們造訪的醫院。但我

們沒被告知的是，這些微生物只有在我們的身體阻塞，且無法移除自己的有毒廢棄物時，才會攻擊我們。

陷入「感染—抗生素—感染—抗生素」惡性循環的病人，可以藉由淨化和休養的計畫，來打破這個循環，並預防更進一步的感染。這兩者都需要先幫助身體排除累積的有毒廢棄物。但在開始淨化的步驟前，我鼓勵大家先辨識出所有生活中會耗盡能量的既有來源，並用增加能量的事物來取代。

現今即使是年輕人，也有很多患有慢性病，除非他們在生活中做出重大改變，否則他們會發現要獲得真正的健康，是非常困難的。若身體累積新的毒素的速度比排除它們的能力還快，身體就無法獲得療癒。我的一個朋友，是地中海島國塞普勒斯總醫院的內科醫師，他參與了一項針對721位塞普勒斯中學兒童的研究（1995年）。他告訴我，他的研究團隊研究的兒童，絕大多數都已經顯示出動脈硬化的徵兆。另一個研究則顯示，塞普勒斯的國小學生，有52%體重過重或肥胖，血液膽固醇也較高。這個令人驚訝的結果指出一個事實，才沒幾年以前，地中海國家擁有某些世界上最健康的記錄。他也告訴我，幾乎每個塞普勒斯的小孩，都至少接受過一至兩次的抗生素療程以抑制感染。這樣的情況在1990年代以前的塞普勒斯，是聽都沒聽說過的。

世界上幾乎每一個現代化國家，現在都遭受不健康的習慣或不恰當的醫療所造成的致命結果反噬。美國每年花費1.5兆美元在健康照護上，推估這個金額在十年以內會翻倍。零售藥房在2000年時開出了共30億美元的處方。不幸的，我們沒有從這些花費和藥物用量上，獲得太多的回報。反而，美國只在全世界的健康排名國家中，名列第三十七；法國是第一名（註6）。

幾乎所有的處方藥，都具有抑制的效應。這意味著它們干擾了身體分解讓它容易成為疾病因子的劇毒的企圖。為了恢復它的平衡，身體必須創造毒性危機或疾病。現今慢性病有年輕化的趨勢，即使在截至目前為止健康紀錄良好的國家也一樣。這個趨勢是如此明顯且勢不可擋，未來政府幾乎所有的資源都將花費在「疾病照護」上。麥可摩爾（Michael Moore）的著名紀錄片：〈Sicko〉（註7），在2007年6月發表，就對這個改變做了很棒的呈

（註6）法國人很有健康意識，他們很廣泛地使用草藥配方。他們的健康照護系統是免費提供給居民的，醫生們能從維護病人健康以及教導他們如何保持健康狀態而獲取額外的獎金。

（註7）台灣譯為〈健保真要命〉。

現。本片對於要如何獲得並維持健康並無著墨，但我相信除非你我等人能為我們的健康擔起責任，且開始確實實踐個人化的「健康照護」，否則這個慢性病轉向愈來愈年輕者的趨勢，將會持續。

疾病是一種毒性危機

毒性危機顯示出在淋巴、血液和組織中出現了細菌性的毒素或其他有害的物質。當身體迫切需要回復平衡狀態時，就會發生。身體擁有一個內建的機制，讓它能在一個比累積有毒、有害的物質短得多的時間內，將它們移除。若干擾了這個過程（稱為「疾病」），我們等於擾亂了身體重要的淨化工作，並易受身體外部、有破壞性的影響或因子的攻擊。舉例來說，疫苗或藥物會馬上變成損害體內器官或系統的引爆器。體內最虛弱、阻塞的器官，是最可能第一個失去功能的。任何在不移除背後原因的情況下企圖治癒疾病，不只無法恢復器官的健康與活力，還非常可能演變成更多的併發症。

在本書裡你將進一步了解到，為何在多數案例中，普通的醫療方式，例如替血紅素低下的人輸血、治療睪丸以解決陽痿問題、或割除潰瘍和腫瘤等僅僅針對症狀治療的方法，具有潛在的危險性。使用一些沒有任何助益的化學藥物來清除血液、淋巴、組織中的毒素，可能令病患致命。這是因為沒有醫生真正確知在他的病人體內的毒素數量多寡和阻塞程度，因而無法知道身體對藥物的反應強度以及其副作用的嚴重性。對一個健康的人來說，感染性細菌在一次感染中所產生的額外毒素，一般會在體內維持直到毒性危機解除為止。假設我們藉由大量的休息和飲水，來支持身體的淨化工作，那麼這個自然的自我療癒過程，也就是被誤稱為「感染性疾病」，會自然地降低因微生物活動而產生的毒素蹤跡和效應。這種情況與讓某人的健康狀況被犧牲，完全不同。

如同你知的，你現在只能回收你過去所播下的種子，但你確實可以選擇你現在和未來可以播下什麼種子。除非你住在一個赤貧的國家或你的環境極度不利於過一個健康的生活，否則你現在就可以開始做出正向且正確的選擇，好好照料你的基本需求。雖然人們常常覺得他們無法放棄不健康的習慣或一個有害的生活型態，然而那通常是因為不被滿足的需求、缺乏的感覺或

讓他們沮喪的習慣。

　　若心靈、身體和感官已被過度刺激，則當身體是要維持健康時是非常難熬的。這種持續的濫用會在你還不及補充能量之前就耗盡你的能量來源。因為這種過度使用資源而造成的長期能量不足，是身體不舒服和疾病的主要原因。雖然現在大部分的人都知道，像是抽菸、過度飲食、飲酒過量、睡眠不足和在晚餐吃得太豐盛等行為，非常不健康且具有潛在的危險，但很多人仍無法改變這種自我虐待的行為。無法放棄有害的習慣讓血液負載了大量的廢棄物，連肝臟也無法移除它們（多半是因為膽管的阻塞）。這兩種情況都可以透過一連串的肝臟淨化，有效地解決。當肝臟再度更有效率地運作，身體的天然本能就能再度甦醒，而滿足感和穩定的情緒就會回復。這種健康感受的提升以及因而得到的活力，會讓戒菸、避免工作太久、停止吃垃圾食物及戒掉咖啡變得更容易。

　　不健康的症狀會以各種不同的強度和各種不同的變異出現。試著透過疾病的影響或透過它的症狀來了解疾病的成因，是幾乎不可能的。胃潰瘍、盲腸炎、扁桃腺炎、關節炎、血管阻塞、癌症和多數其他的疾病僅僅代表了各種來源及程度的毒性的出現。身體體液和組織的阻塞和酸性的增加，只是更加證明了細胞缺乏了基礎的營養，因而弱化並損害了它們。上述的「疾病」全都具有同一個常見的元素——身體自己誘發的發炎反應。發炎不是意想不到才發生的，且它當然不是一種疾病。只有在身體認為必須毀滅含有病原體或毒素的虛弱或受損的細胞時才會發生。這種反應是它拯救自己免於酸中毒（極度毒性）或敗血症發作的最有效方式。體內腐敗的細胞（肉類）產生的毒性，若身體沒有啟動一次發炎反應來處理，會快速令病患致死。醫生和病患不了解療癒的真正機制，全都傾向責備身體犯了「錯誤」。發炎是身體精巧且有意的自我保護任務。這是一種幾乎所有疾病，或者是我說的，是所有療癒反應過程中，不可或缺的一部分。

　　網路上的百科全書維基百科對「發炎」下了這樣一個定義：

　　　　「拉丁文*Inflammatio*，意思是點火，是一種血管組織對有害的刺激所產生的複雜生化反應。例如病原體、受損的細胞或刺激物。這是器官的保護性手段，以移除具傷害性的刺激以及為組織啟動療癒過程。發炎

並不是感染的同義詞，即使在由感染造成發炎的案例中，把它們當成詞也是不正確的。感染是由外來的病原體造成的，而發炎是有機體對病原體形成的反應。若沒有發炎，傷口和感染就不會痊癒，而組織的損傷會讓有機體的生存受到威脅。」

　　因為這個理由，現在以抑制發炎為核心的醫療模式，並不適合用來治療大部分常見疾病。透過處方藥物或其他醫療行為來抑制疾病症狀，妨礙了身體在治療及拯救自己時所需的發炎反應。

　　大部分的疾病都是身體引起的發炎反應。包括過敏、年齡相關的缺陷、關節炎、氣喘、阿茲海默症、動脈硬化症、癌症、慢性疲勞症候群、鬱血性心臟病、失憶症、憂鬱症、糖尿病、心臟病、發炎性腸道疾病、腎臟病、狼瘡、黃斑部退化症、骨質疏鬆症、牙周病、肥胖、皮膚病、中風等。正常來說，身體對受傷、刺激或侵入性的反應不可能導致如此極端的疾病。然而，現代化的環境讓我們處於引發過於頻繁的發炎反應的壓力中。當因長期的刺激而耗盡心力，體內的發炎就會難以預測且變成永久的狀況。這種情況的慢性發炎會靜靜地發生，而只有在腫瘤出現或心臟衰竭時，症狀才會變得明顯。無論是在活躍或沉默的發炎反應中，身體都會製造更多白血球，開始深深鑽進血管壁，造成更進一步的損害或刺激。為了預防完全的毀滅，你的身體會藉由利用LDL膽固醇來塞住這些破損和傷害（請見第9章）。

　　把上述提到的毛病當成個別的疾病來診斷或治療，不止會困惑且誤導病人，更形成了一大堆的併發症。超過80%的病人會在沒有任何醫療介入的情況下自動康復。據此，疾病應該是一個多數人的身體都能自然解決的毒性危機。一旦有毒廢棄物的量到達了容忍的高峰或飽和點，就會開始發生正常的免疫反應（發炎）。這個療癒過程，有助於降低毒性的程度到容忍度以下，只要透過抵銷和移除毒素、受困的代謝廢棄物和細胞殘骸，以及靠它們維生的微生物即可。因為這個理由，如果毒性危機能夠遵照它的天然本性，則疾病的症狀會開始自動消失。因此，頭痛、感冒、扁桃腺感染、脹氣和肩頸僵硬，都會自己出現又再度消失，除非我們干擾了身體的療癒力。疾病的發生和康復，與沉積在體內的阻塞物和毒素的堆積和分解的循環相對應。

　　如果你的醫生的治療結果是成功的，你可能會很感謝他治好你。另一方

面，如果你在沒有任何外力的幫助之下痊癒了，你可能會說你的運氣很好。然而，這兩種都不是痊癒會發生的狀況。大多數人所稱的「痊癒」，其實是身體上的緩解，而如果必要的話，付出一點努力幫忙減少代謝廢棄物、死亡的細胞、化學毒素、重金屬、數十億的死亡細菌以及其他的有害物質。痊癒是成為整體的狀態。整體性及健康，是平衡之下的自然產物，當身體移除每日產生的所有廢棄物以及細胞殘骸，並藉由提供給身體它所需要的營養，那麼創造健康，就只是一個每日持續進行的再生過程。因為只要我們活著，廢棄物的排泄和營養的攝取就永遠不會停止。健康和療癒沒什麼特別的祕訣，唯一就是維持在於這兩個基本程序之間的精確平衡線。

　　疾病就像黑暗，兩者都不是真實的存在。黑暗只是因為缺乏燈光，只要打開電燈，黑暗就會消失，因為它沒有自己的理由及力量。疾病的症狀不能被誤當成疾病，因為它們不是真實的。它們只會在缺乏健康時出現，就像是黑暗只會在缺乏燈光時才會出現。與不存在的東西對抗，是非常不明智的。更重要的是，竭盡所能去維持一個人身體的乾淨、放鬆、營養和充滿能量。

我們正在用食物毒害孩子嗎？

　　我們多數人都在「疾病是由外部的事物所造成的」這樣的信念中長大。幾乎沒有人知道病菌只會在一個死亡且有毒的媒介或環境中「發芽」。看著他們的孩子度過一個又一個感染性疾病的父母們，尤其在意給他們的後代所有可能的保護來對抗感染性疾病。「免疫」看起來似乎是保護他們孩子性命的方法之一。如果他們的小孩恰巧「得了」感染，則抗菌或抗病毒的藥通常被認為是最佳的治療選擇。

　　由於習慣於責怪外部的病原體（致病因子）例如細菌或病毒造成感染，所以並沒有很多人認為他們的健康問題可能可以透過他們所吃的食物來解決。有沒有可能，一再受到感染的兒童（以及成年人），事實上只是遭到不健康的產品，例如飲料、冰淇淋、薯片、加工過的巧克力製品、糖果、「輕」食、速食、加工過的早餐穀片、冷凍食品、罐頭食品以及瓶裝的沙拉醬的毒害結果？（第13章還有更多關於這個部分的討論）

　　現在商店的貨架上，被超過四萬種不同的食物品項攻占了。它們之中有

98%都不是人類自然會去吃的。我們的消化系統不該去利用會奪走他們天然的、固有的生命能量，或被加工到一個毫無用處的程度的食物，無論在食品標籤上列的成分是多麼神奇。隨著孩子們的免疫系統被大量人工製造的、致酸的食物，以及它們所含的化學添加物所損害，他們幾乎無法對抗正常的有害細菌，然而這些細菌卻是我們自然環境中的一部分。

如果小孩喝母乳的時間不夠長，而未能建立他們的天然免疫力，則這種情況會更糟。很多嬰兒仍被餵以商業的配方奶，這些奶粉包含了在牛奶乾燥過程中形成的腐臭的（氧化的）膽固醇。大部分母親在嬰兒出生後的第一年開始使用的固體食物，在裝罐的過程中通常經過消毒，令它們的原始生命力整體下降。腐臭的脂肪／膽固醇是致癌物質以及許多疾病的成因，包括過敏。很多年前，英國政府發現最常被使用的嬰兒配方有九個牌子含有潛在的有害化學物質。由乳牛牛奶製成的配方，是一個已經在實驗室中經過化學改變的產品。這個道理也同樣適用在豆類及蛋白質水解配方上。這些食品中不含任何天然的東西。只要想像一下餵養無生命的、工廠生產的食品給人類的嬰兒，會對它們造成什麼影響就好！有多少嬰兒必須經常因為各種疾病而看醫生？給嬰兒配方奶，造成重大的健康危機，尤其是因為嬰兒的免疫系統尚未完全發展完成，令他們無法抵抗這些化學改變的、非天然的食物。

與母乳最類似的食物，是椰子奶。世界上很多住在熱帶地區的人，在無法哺育母乳時，也能用椰子奶養育出健康的孩子。除非是用母乳或椰子奶來餵養嬰兒，否則都會出現某些疾病（更多詳情請見第14章裡關於「牛奶的爭議」的章節）。

除此之外，汙染物和有毒物質也會出現在孩子的飲水裡，不論是室內還是室外的環境。它們能非常輕易地抑制孩子們才剛剛發育的免疫系統，讓孩子非常容易衍生出眾多疾病。這些對於孩子是否能夠順利度過他人生中必須經歷的眾多身體、心理和情緒上的挑戰，有著重大的影響。

現在年輕的一輩，比起以前任何世代的人都還要不健康。學校提供給我們孩子便宜、營養低下的食物，而在家庭中的情況也好不到哪裡去。很多之前只會發生在成年人身上的疾病，現在卻很普遍在年輕人身上看到。你25年前會相信動脈硬化、高血壓、第二型糖尿病和肥胖，有一天會成為孩子之間普遍的疾病嗎？兒童期肥胖從1964年的5%，增加到今日的約20%，而且還

在上升中。孩子們一天花平均五到六個小時從事靜態活動，包括看電視、用電腦以及玩電動遊戲。現今的兒童被電視上速食連鎖店的廣告，以及其他高脂、高糖的餐點和零食的廣告轟炸和洗腦。根據2007年6月17日CBS廣播公司所做的報導，美國人平均每人的糖分攝取量，包括精製糖、高果糖玉米糖漿和人工甘味劑，每年高達142磅。這個數字在25年來上升了23%，而且是肥胖和糖尿病快速攀升的主要原因。而孩童更是糖類消耗的一個大族群。

　　一個最新的報導指出，二至六歲看電視的小孩，比起沒有看那些電視廣告的孩子，比較會去選擇電視上廣告的食品，這造就了一個處於與肥胖相關疾病的高度風險中的兒童世代。醫生們也表示，在年輕孩童中患有第二型糖尿病的人數高漲，而第二型糖尿病會導致心臟病、高血壓、腎臟病、中風、截肢、失明，當然還有隨之而來的生活品質降低及壽命的縮短。

　　食用對身體毫無用處的食物，是造成包括感染在內等疾病的重要原因。肉類和其他動物性食物就屬於此類。當你吃肉時，你的身體只能萃取肉類組成的一部分，而其他剩下來的部分就必須被以不同的方式拋棄。一大部分未能消化的肉類蛋白質，會被肉本身的細胞酵素以及在腸道內存在的細菌分解。被分解的肉類細胞含有退化且凝結的蛋白質（註8），它們的腐爛形成了腐胺及屍胺（註9）的釋放，它們都是致命且高度刺激的死屍毒性（cadaver poison），其他的致癌化學物質，例如雜環狀胺化合物（HCAs），是在烹煮牛肉、豬肉、禽肉和魚肉等肉類時所形成的。由國家癌症研究院（National Cancer Institute, NCI）及日本及歐洲科學家共同進行的研究顯示，雜環狀胺化合物是在以高溫烹調肉類食物時形成，它強大的毒性，足以讓身體面臨各種感染的威脅。

　　在多數醫院中，無論是年輕或年長者都被給予肉類，例如香腸、蛋、魚和禽肉，有時候就在病人動手術或接受侵入式治療的隔天就提供。這些作法讓消化系統處在它最虛弱的時候，病人的消化和免疫系統已經精疲力竭，無法處理額外的毒素，也試著盡可能地讓毒素隨著糞便排除。很多醫院的病患

（註8）加熱動物性的蛋白質，會使其硬化且破壞其結構，這就稱為凝結。舉例來說，一顆生雞蛋，一開始是液狀的，當被煮或煎時就會變硬。它的蛋白質已失去它天然的立體結構，讓它們實際上已對身體毫無用處。

（註9）無色彩的、有腐臭味的肉毒胺，是由活著或死亡的有機體中的胺基酸分解所產生的。腐胺和屍胺是由柏林的內科醫師布里格（Ludwig Brieger）在1885年首先提出的。這兩種成分是腐敗的肉類發出臭味的最大原因，它也造成了像是壞口氣和細菌性陰道炎等的臭味。

因為吃藥，整天躺在床上，或吃了容易導致便祕的食物，像是肉類和馬鈴薯而便祕，阻塞的大腸是微生物感染的最佳場所，而在醫院中更因為有大量的病菌，更容易發生感染。本質上，醫院和它們的飲食計畫，讓已經生病的患者處於重大的危險中。

一個生病的孩子，其生存的關鍵倚賴他是否能讓在腸道中分解的物質被吸收入血液和淋巴系統之前，先一步移除大部分。如果膽結石阻塞了肝臟的膽管（現在在孩童身上也相當普遍），肝臟就不再能移除經由大腸進入血液的毒素；因此，「食物中毒」就發生了。多數這類的流行病事實上是食物中毒或化學物質中毒的形式。它們發生在有高度毒性和低免疫力的人身上，也就是那些已經生病的人。不給住院病患吃容易消化的流質食物，反而給他們吃固體的濃縮食物，例如肉類和蛋等等，這只會讓他們身上所剩不多的能量全被耗盡，這個能量現在必須被用來消化新進的食物，而身體應該用它的能量儲備來戰勝毒性危機。已經被大量毒素衝擊的免疫系統，不再能有效地打敗細菌、病原體和病毒。事實上，這些細菌成了身體處理毒素的最後手段。

被餵食肉類、蛋、奶類（包括牛奶）以及垃圾食物（營養價值低下或無營養價值）的孩子，比吃水果、沙拉、蔬菜、穀物、堅果和喝大量乾淨的水的孩子，較容易產生消化系統的問題及孩童的疾病，例如白喉、天花或膿毒性熱（septic fever）。大部分的父母都覺得要為孩子的安全及健康負起責任。如果他們對自己的飲食習慣變得更加自覺，就會盡可能的，提供最佳且最營養的食物給他們的孩子。這對創造一個不生病的健康年輕世代，有極大的貢獻。

最基本的疾病進程

身體是由細胞組成，它們會以一定的時間間隔來汰換，一天大約有300億個細胞會被汰換掉。每一天，細胞的酶素都得面臨一個重大的任務，那就是分解300億個老舊、破損且無法再適當地吸收和利用空氣及其他營養的細胞，因而產生非常大量的細胞殘骸。此外，組成身體的60至100兆個細胞，產生必須馬上被丟棄的代謝廢棄物。這些排泄物都是從代謝過程中遺留下來的，它們無法再被器官利用（它們不再被需要，也沒有致命的影響）。這些

包含了含氮分子的尿素、尿酸、氨、乳酸（來自有氧運動）、二氧化碳、磷酸鹽、硫酸鹽、吲哚、食物添加劑等等。在正常的情形下，淋巴和血液會從細胞間的液體（結締組織）中將代謝廢棄物移除。除了這些排泄物（細胞代謝的副產物）之外，血液會會丟棄血漿蛋白（包括白蛋白、球蛋白、纖維蛋白原以及一般的蛋白質）到結締組織中。如果這些天然產生的廢棄物和血漿蛋白不能被馬上移除，它們就會開始累積在身體裡那些並不符合這個目標的部位。最後，阻塞會發生，而身體需要利用更多激烈的方法以自我保護。根據1961年做的一個研究，受困的血漿蛋白會在24小時之內令一個人死亡。一旦儲存的廢棄物達到了特定的限度或閾值，它就會嚴重地傷害身體裡那個受影響部位的功能——其中幾個最主要的，包括腸道、肝臟膽管、膽囊、盲腸、扁桃腺、生殖器官及腎臟。為了避免這個損害危及健康的細胞或造成器官和系統的失能，身體會開始運用氧氣自由基、酶素和毀滅性的細菌（造成腐敗）以及黴菌，以幫助分解死亡細胞和代謝廢棄物的混合物。毒素就是在這個身體療癒的企圖中，無法避免一定會產生的副產物。在這個療癒過程的階段，免疫系統會變得很忙碌，嘗試去移除廢棄物和毒素，以及任何虛弱和受損的細胞。這個反應一般就是所知的「炎性疾病」。發炎現在愈來愈被認為是所有急性和慢性疾病過程中最普遍且最立即的原因，但就如同上面所說的，發炎和感染都不是疾病，而是身體所啟動的最基本的求生企圖。身體的各個器官和系統，是用來有效率地處理每日產生的廢棄物的。

- ❀ **肝臟**分解細胞分子，以及中和藥物、酒精和有毒物質。
- ❀ **肺臟**移除高度酸性的代謝廢棄物、二氧化碳和其他有毒氣體。
- ❀ **腎臟**和膀胱移除多餘的血漿，以及尿酸、尿素、氨和其他由肝臟運來的廢物。
- ❀ **直腸**排泄糞便、黏液、死亡的細菌和病原。
- ❀ **頭髮和指甲**移除蛋白質、過多的礦物鹽、膽色素和油脂。
- ❀ **皮膚**是人體第二大排泄器官，排泄汗液以及體內40%至60%的廢棄物。
- ❀ **淋巴系統**必須持續地循環並潔淨約18公升體內所含的載有廢棄物的淋巴液，它在解毒的過程中扮演了重要的角色。

這些所有的活動，當然都得耗掉大量的水分。當身體脫水時，血液就會變得過度濃縮（濃稠），接著從附近的細胞中拿走水分。雖然血液在這個調度的過程中變得稀薄了，但細胞周圍的結締組織以及細胞本身，都會失去排除代謝廢棄物時所需的珍貴水分。結果就是阻塞，妨礙了廢棄物離開身體（若要進行補水的計畫，請參考第6章「喝水──最棒的療法」章節）。相較之下，一個水分飽滿的身體不僅能夠滋養自己，還能為它的組織解毒。這能保證身體在任何時候都維持平衡。在水分飽滿的狀態，體內的各種活動都能以一個完美的程序被進行，因為再也不會有阻塞或停滯的情形。

在它們運作時，身體的廢棄物擁有輕微的刺激效應。這有助於維持排泄功能。然而，如果身體的能量被消耗殆盡，免疫力因為過多刺激性的飲食和生活型態或水分攝取不足而降低，那麼解毒及廢棄物的移除等持續性過程就會被中斷。

所有重大的疾病都是因為某些阻塞更加惡化所形成。舉例來說，肝臟某處發生阻塞，通常是因為膽管裡的結石（肝內結石）。它會影響到養分的供應、新陳代謝以及全身能量的散布。便祕會造成廢棄物的回流，因此讓身體被毒素淹沒。腎結石會導致尿液的滯留，並升高動脈的血管壁壓力，造成高血壓。淋巴阻塞會導致淋巴水腫、心臟阻塞、癌症、肥胖、關節炎、以及幾乎所有的慢性病。各種類型和強度的毒性危機（疾病）都是體內各種不同程度和部位的阻塞造成的。事實上，如果身體裡有一部分生病了，整個身體都會生病。將心血管、免疫、淋巴和神經系統區分成各自不同、互不影響的區塊，是不可能的。疾病的嚴重程度大大地受到身體累積的毒素、膽結石、腎結石、糞便和代謝及細胞廢棄物的數量的影響。

對常見疾病的基本處方如下：

- 停止一切非必要的「能量流失」，讓你的身體獲得足夠的休息。
- 清除受阻塞的肝臟膽管。
- 移除腎結石／油脂。
- 呼吸新鮮空氣、飲用乾淨的水、接觸陽光、攝取營養豐富的食物。
- 經常運動。

以上這些都是在維持身體功能，包括排除每日產生的代謝和細胞廢棄物

時的必要事項。接下來則是提供你造成你肝臟阻塞、腎臟結石、身體脫水以及能量被耗盡的可能因素。

➤沒有喝足夠的水。
➤喝冰的飲料，尤其是當身體很熱時。
➤過度飲食。
➤營養不足。
➤高度加工、精緻的食物。
➤錯誤組合的食物（例如肉加馬鈴薯；水果加麥片）。
➤咖啡、茶、酒精和其他刺激物。
➤碳酸飲料。
➤菸草、迷幻藥。
➤化學藥物，例如史塔汀、類固醇、抗生素或止痛藥。
➤每日作息不規律。

➤睡眠不足。
➤看太多電視。
➤精疲力盡、壓力。
➤環境危害。
➤汙染，包括室內和室外的。
➤生氣、抓狂、嫉妒、貪婪、恐懼、猜忌、自我、焦慮以及類似的負面情緒。
➤缺乏和諧和快樂感。
➤極端且過度的習慣。
➤久坐的生活模式。
➤感官過度受刺激。
➤創傷。

　　以上或類似的對身體或心理造成能量耗竭的因素，會導致毒素在身體體液裡大量堆積，並因而啟動了毒性危機（急性疾病）。這個危機是動員免疫系統的必要手段，可以為毒素找到宣洩的出口，讓身體回復到平衡的狀態。但是如果這些因素一直存在，並持續讓身體更虛弱，則別無所選的，就會發展成持續不斷的毒性危機，也就是所謂的慢性病。接下來的章節，會討論我們身體裡毒素最可能優先產生的部位。

疾病的來源及預防

　　5,600多萬的美國人通報患有胃食道逆流的病症，2,050萬的人飽受膽結石之苦，1,450萬的人得到消化性潰瘍，還有310萬的人苦於便祕。而數以百萬計未通報消化性疾病的人，卻患有大腸激躁症。

消化系統是健康的基礎

　　為了了解讓我們變得虛弱、老化或生病的基本肇因，我們必須先弄清楚消化系統的目的與活動。消化系統不只代表身體生理上的「引擎」，同時也代表著情緒中樞與潛意識的基礎。如果你想要了解或處理生理性疾病中最具影響力卻最無形的基礎，則須將心理與情緒層面包含其中。雖然身體與心靈看似具有全然不同的目的並各自為政，但實質上為一體兩面，且以同一個體進行運作。所有生理層面上的事件，諸如攝食、細胞的新陳代謝、清除廢棄物或身體運動，也同時發生在心理與情緒上。因此，你無法對身體隱瞞情緒或心理所體驗到的祕密。

　　舉例而言，如果你被診斷出如癌症等特定疾病，而你剛好又很認真地看待診斷的結果，那麼，隨著這對生命突如其來的威脅（診斷），其帶來的生

化影響便可能讓你喪命。這鎮魂攝魄的恐懼，便足夠讓身體停止分泌自然的抗癌藥物——白血球間素 II 和干擾素，並明顯減少產生腦內啡及生長激素等療癒激素。同時，這股恐懼還會產生強大的壓力（導致釋放出壓力激素），且該壓力所持續的時間，將和身體所遭逢的衝擊與威脅一樣長。這兩項在身體生物機能上的改變，幾乎讓身體無法治癒自己。換言之，當被籠罩在癌症或其他威脅到健康或快樂的疾病之死亡恐懼中，診斷便成了自證的預言。大多數人並不知道，疾病的診斷通常比疾病本身更具傷害性。下次當你想搞清楚「我哪裡不對勁？」時，希望你能將這一點謹記在心。

　　適用於疾病診斷的理論同時也適用於遭逢其他衝擊時，諸如痛失所愛或痛苦地結束某段關係。對你而言，了解情緒創傷（emotional trauma）（註1）與疾病背後真正的原因是相當重要的。一旦你理解到，疾病代表身體嘗試結束衝擊與潛在失衡問題的企圖，對於未知（疾病的真面目）的恐懼便會消失，如此一來，你就能開始支持治癒的過程而非破壞它了。

　　對大多數人，甚至對許多醫護從業人員來說，疾病的演變過程都是艱澀難懂的。對於現今所流行的慢性疾病，我們對它們的起源其實所知甚少。你或許可以從正飽受其苦的疾病中察覺到危險，但關於疾病的肇因與影響（症狀）究竟是如何出現的，卻依舊難解。除非，你能開始由更全面的觀點檢視你的身體與心靈。理解消化系統運作的方式，以及消化系統以什麼形式導致身體與心靈的疾病，便能在我們療癒身體的旅程中產生巨大的幫助（註2）。為了讓你更清楚且全面地了解疾病演變的進程，我在本書中囊括了一些取自阿育吠陀醫學的基礎見解。阿育吠陀是世上最古老且系統完整的天然保健醫學。一旦你知道如何「創造」出疾病，你便知道該如何反轉它。而這也正是本章的目的。

（註1）詳情請參閱作者所著之《一切都是最好的安排（Lifting the Veil of Duality）》。

（註2）當我在文中提到「疾病」時，我指的其實是「毒性危機」，這是身體面對非自然現象時所產生的自然療癒反應。

阿格尼 (AGNI)——消化的總管

　　當食物進入你的口腔中並碰觸到位於舌頭上的味蕾時，你的唾液腺便會開始分泌唾液。唾液不但可以潤滑並分解澱粉，分泌唾液的同時，你的胰臟和小腸也會收到指示預備釋出正確且適量的消化酶和礦物質，以將食物分解為最小的營養素。

　　造成消化問題的原因中，最常見的便是吞嚥過快。這樣的飲食習慣暗示了焦慮、缺乏耐性與神經質。進食的速度過快，會減少口腔中的唾液分泌，並成齲齒的主因。唾液的其中一項功效便是保護口腔與牙齒避免有害物質與刺激性微生物的傷害。

　　此外，根據日本岐阜大學所進行的有趣研究，咀嚼能透過減少壓力荷爾蒙的釋放並增進記憶力。核磁共振造影（MRI）已經證實，咀嚼的動作能激化幫助控制血液中壓力荷爾蒙數值的海馬迴。因此，僅靠適當咀嚼此單純的動作，便可同時降低壓力與壓力荷爾蒙。所以只要仔細咀嚼你的食物，便可減少焦慮的程度。

　　日本的研究人員也發現，當有缺牙或牙齒狀況不良時，人們便容易減少咀嚼。爾後，便導致了壓力荷爾蒙的增加。該項研究的結論表示，良好的口腔健康與咀嚼能力，都是能保護我們自身遠離壓力的有害影響並在年歲漸增時維持住記憶力的重要因素。

　　食物通過食道之後，便進入了胃部。如果食物含有碳水化合物（於蔬菜與穀類中所發現之聚合醣類與澱粉），澱粉酶便會在胃部開始分泌胃液約一個小時前持續消化這些食物。如吞嚥得太快，這些食物便會在幾乎沒有消化的情形下開始發酵。

　　胃液是由胃酸、消化酶、礦物鹽、黏液與水分組合而成。其中的酸性物質可以殺死許多常見於生鮮農產品、肉類、魚類、奶製品或其他食物中之有害微生物與寄生蟲。胃酸同時也可消滅一些伴隨食物出現的有害物質，如食品添加劑或農藥。特殊的消化酶則會對食物中所存在的蛋白質產生作用。一旦吸飽了酸性物質，食物便會被一陣輕微的氣流推進十二指腸中。

　　十二指腸是一個中空的連接管，負責連接胃部與在小腸的三個部分中居中的空腸。十二指腸為小腸中最短的一部分，且為發生化學性消化的主場所。十二指腸又被稱為「帽部」，因為在X光片中，它看起來挺像頂帽子。

　　接著，十二指腸在腹腔中由右到左繞了個C型的彎。從肝臟分泌的膽汁與來自胰臟的分泌物經過壺腹後，在十二指腸中與食物混合。胰液中含有消化酶、礦物質與水分，能幫助進一步分解澱粉。經由總膽管被送進十二指腸的膽汁，則可幫助消化脂肪與蛋白質。靠著釋出特定的荷爾蒙與消化液，十二指腸分擔了消化過程中相當重要的一環。在消化系統中，此環節的所有活動被阿育吠陀稱為「阿格尼（AGNI）」或「消化火」。「阿格尼」能將食物進一步熟化，以便讓食物的營養素在下一個階段（請見圖5）中可被細胞與組織所用。

　　總長約為6公尺（18英呎）的小腸，需負責吸收養分、鹽分與水分。平均而論，每天進入空腸（小腸最上端的部分）的液體約有9公升（9.5夸脫），而當中消化液便占了一大部分。

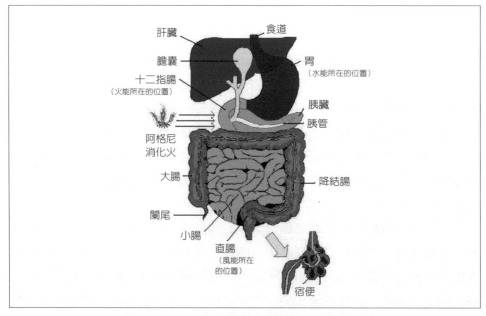

圖5　消化系統

　　小腸吸收了大約7公升（7.4夸脫）的液體，僅留下1.5至2公升的液體流往大腸。小腸的吸收功能來自於小腸內側（腸皺摺與絨毛）排列複雜的細胞，它們能吸收並分泌鹽分、養分與水分，以維持體內鹽分與水分的正常平衡。由於吸收功能相當有效率，只要擁有天然、均衡的飲食，一個健康的人體所攝取的碳水化合物與蛋白質中，超過95%都會被吸收。

　　不同段的小腸負責執行不同的功能。例如，在協調如何排空胃部與需要以什麼速度分泌膽汁進入腸道以促進消化程序之間，十二指腸便扮演著舉足輕重的角色。十二指腸也是吸收鐵質的主要場所。空腸主要負責吸收維生素、葉酸，而迴腸（小腸的尾端）則是吸收維生素B$_{12}$與膽汁鹽最重要的場所。血液接著帶走所有的養分，並將養分帶往肝臟以進行下一階段的處理。

　　唯有在「阿格尼」（消化火）夠強健時，攝取的食物才能被分解成食物的基本營養成分，並為身體複雜的新陳代謝過程所用。「阿格尼」的燃料便是膽汁，若沒有膽汁，任何的消化液都無法成功且有效率地將食物分解成營養成分。膽汁是鹼性的。當吸飽了胃酸的食物進入小腸後，在消化酶作用於食物之前，必須先讓食物與膽汁混合。腸道的高酸性pH值，會阻礙分泌消化酶並成為消化食物的巨大絆腳石。再者，為了活化胰腺酶與膽汁，胰腺酶必須在通過壺腹前與膽汁混合。為了成功做到這一點，在連接十二指腸前，總膽管與胰管便連結形成了一段短管。只要肝臟的膽管能正常分泌膽汁，且膽囊能保持不受膽結石阻塞，便一定擁有良好的消化系統，而所攝取的食物也能保持新鮮與且有益健康。

　　營養的食物與強健的「阿格尼」組合而成的理想合作關係，便可幫助身體形成足夠的胺基酸、脂肪酸、礦物質、維生素、葡萄糖、果糖、微量元素與其他所有有用的重要物質。如此一來，健康的血液、充滿活力的組織與年輕的身體於焉而生。包含組成皮膚在內的血液與身體組織的質量，多半反應了肝臟與小腸的情況。

身體消化不良，心靈也會出問題

如果「阿格尼」因為下列的原因耗盡，那麼即使對健康最有益的食物都可能傷害你的身體。低「阿格尼」代表所攝食的食物大都未能消化。未消化的食物無法通過腸壁進入血液循環，卻得接受不同方式的處置。它們成了壞菌的目標，開始發酵、腐敗。這些壞菌製造出的毒素與有害氣體會強烈刺激腸壁內側，讓消化力更加疲弱。因為被身體吸收與利用的食物越少，便會產生越多逐漸堵塞消化道的廢棄物。發展至此，食物轉變為毒物。今日，西方世界三分之一的人口被診斷出患有腸道病症，但若加入所有尚未被診斷出的病例，實際的數字將會遠高於此。據估計，約有三分之二的西方人都正飽受某種腸道疾病所苦。

直徑約與一個大姆腳趾相同的小腸，不但是體內最隱密的器官，且與外界無任何直接的聯繫（不同於結腸與胃部）。在心理上可與這個身體裡「看不見」的部分相對應的，便是我們有時會稱之為「無意識」的部分。在無意識的心理狀態中被儲藏的記憶與隱藏的信念，對我們的思想、情感、慾望與舉止，有著強大的影響力。有趣的地方在於，傳統醫學認為，經常被用於代表多數腸道疾病的腸躁症，其根源便歸因於身心失調，也就是說，病因來自你的心理狀態。換句話說，如果你時常感到心煩、憤怒、煩惱或只是單純的不開心，你不僅會容易出現「心理上的消化不良」，也會苦於生理上的消化不良。小腸狀態的失衡，代表了無論是未消化的食物或未解開的情緒衝突，我們的內在都有所罣礙。

負責控制思想的腦部大腦皮質，與消化過程有著密不可分的關聯。因此，為了將它們納為己用，且避免對我們造成任何傷害，不僅是食物，連思想都需要被適當地「消化」或處理。未消化的思想對身體有著全面的毒害作用，尤其是對於消化系統。恐懼、憤怒、驚恐、情感創傷與類似的負面情緒，可能長時間被緊鎖在腸道的細胞記憶中，且低調地存在著。一旦達到了一定的程度，它們便會立刻爆發並令當事人的性格變得消極，這種現象同時也會對身體造成重大的影響。值得注意的是，大腦中最強力的愉悅荷爾蒙，

也是在消化系統中產生的。事實上，95%的血清素是在消化系統中製造的（以管理消化功能），只有5%是由大腦產生。欠缺愉悅感會導致血清素分泌減少，並削弱消化食物的功能。

　　身、心之間同時也呈現反向連結。當你吃了過度加工、精緻與質變的食物，或／並當你在「阿格尼」低落時（意指食慾低落時）進食，你便會開始在腸道中累積有毒的廢棄物。腸道中存在的有毒物質，或許會引起神經質、過動、緊張的發笑或任何其他情緒上常見的異狀。簡而言之，腸道中的毒素，可說是負面思想生理上的鏡像。透過身、心的連結，負面的思想與感受轉化為毒物，反之亦然。在正常的情形下，三分之二免疫系統位於腸道中，負責處理生理與心理上的有毒物質（負面思想與感受）。免疫系統可作用於生理與心理的療癒系統。但，當過度曝露於不營養的食物與負面思考（俗稱「壓力」）之下時，免疫系統很容易變得負擔過重。你或許已經知道，當你處在壓力下時，免疫系統當中的胸腺會收縮小一半甚至更多，這會讓你容易生病，甚或由單純的感冒發展為癌症。

狀似「無用」的闌尾及其重要角色

　　在一般的觀念中，位於腸道中的免疫系統與淋巴系統，可替你去除任何因飲食所帶來的有害物質。經由極度精密繁瑣的程序，這些系統可以將有用的養分與無用的廢棄物分類。某些具有潛在有害性的廢棄物或天然的食物毒素如：植物抗體，會進入淋巴管中藉以進行解毒與清除的工作。大部分的養分會透過小腸的腸壁進入血液中，並隨著血液被帶往肝臟，以施行進一步的處理、散布與代謝。其他特定的養分，則僅能透過大腸壁來吸收。這些養分是為了滋養與維持神經系統所準備。至於所有沒有被小腸去除的養分、礦物質、水分或廢棄物，就都進入了闌尾上方的升結腸。

　　在印度與中國的傳統醫學中，闌尾扮演著極其重要的角色。闌尾能生產

大量對人體友善的益菌，並將這些益菌供應至結腸與其他腸道中，藉以中和所有的有害物質。闌尾的戰略位置，能讓液態的排泄物在開始通過大腸時，與這些有益的微生物混合。在人類的消化道中，存在著四百多種的益菌。透過黏附在腸道內側，這些益菌可以將白色念珠菌之類的潛在壞菌推擠出去，平衡腸道中友善的益菌數，有效避免陰道與尿道的感染。這些益菌還能打擊腫瘤，藉由釋放出保護性化學物質或抑制產出能滋養癌症的物質，益菌尤其擅長對付在結腸中擴散成長的腫瘤。當抗生素、酒精或垃圾食物將許多毒素留置在消化道內側時，益菌數便會減少，導致過度刺激免疫系統，並引發氣喘、過敏與濕疹。

　　一直到近期，醫生們依然相信闌尾並無實際上的功用。在2005年，321,000名的美國人因為闌尾炎而入院，而切除闌尾變成了最常見的手術之一。如今，杜克大學醫學院（Duke University Medical School）的免疫學家與外科醫生等研究人員指出，負責保護腸道的正是闌尾，這可不是一件無足輕重的工作。根據這些研究人員於2007年10月份的《理論生物學期刊（Journal of Theoretical Biology）》上的文章指出，這狀似毛蟲的器官實為能培育好菌的細菌工廠。

　　顯而易見地，根據這份「新的」發現（阿育吠陀早在六千年前便知道的事實），闌尾的功能似乎與居住於人體消化系統中的大量細菌有關。在人體中數百兆的細菌，大都能幫助消化食物，但這些腸道中的益菌有時會死亡，或被壞菌所取代。在現今的症狀中，便是導致結腸阻塞與闌尾發炎。「闌尾就像是一棟能讓細菌安居的房子。」杜克大學的外科教授與研究共同撰文者帕克（Bill Parker）說道。「而且，這個狀似毛蟲的器官也是座培育好菌的細菌工廠。」闌尾的工作，便是重啟消化系統。

　　實際上，在肝臟膽汁的淨化作用支援下，闌尾的工作便是讓結腸保持整潔、乾淨。如果未消化或已分解的食物大量抵達腸道的這個部位，便會發生阻塞。這類腸道的阻塞便會造成微生物大量滋生（經由壞菌），並導致保護用黏液稠化及腸壁潰瘍。如果這些微生物持續增長，闌尾便會發炎或爆開（請見下頁圖6），並逐漸破壞結腸的作用。將闌尾切除，除了將對結腸的健康造成長期的影響，亦會影響到整體的健康。在多數闌尾炎的病例中，靠著禁食數日並清潔結腸（例如大腸水療），便可保住闌尾。

相對於小腸持續性地蠕動，排泄物是以週期性的大規模運動被推進大腸（這裡所指的為「結腸」）中。在這個消化道的尾端環節中，這些大規模的運動一天會發生一至三次。一旦抵達直腸，排泄物便會拉緊直腸壁上的神經末端，並產生排便的反射性急迫感。在消化的過程中，大腸不再分解食物，而只是單純地吸收由棲息在結腸中的細菌所製造的維生素。大腸的主要功用在於吸收水分與壓縮糞便。

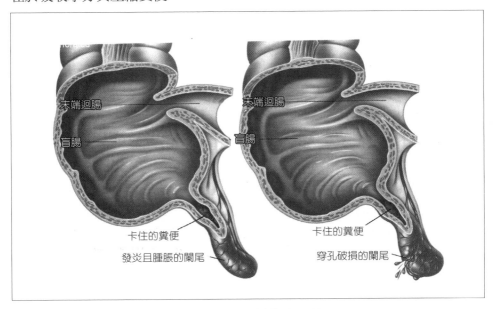

圖6　**發炎與破損的闌尾**

由攝取食物至排便，整個消化與排泄的過程，理想中應費時大約20至24小時，但會依攝取食物的種類與當天進食的時間不同而有差異。然而，在大多數的人口中，光是讓食物通過大腸，便需要花費25個小時或更長的時間。這種情形便稱之為便祕。我的許多病人都說，他們約二至五天才會排便一次。在更為嚴重的病例中，甚至有七至十天才排便一次的情形。另一方面，也有許多人一天排便三至四次，某些嚴重的病例一天甚至排出多達十六次的稀便。這些人無法將食物留在體內超過三至十二小時。由於大部分攝取的食物沒有被適當消化，只好靠壞菌來分解它們。而腸壁由於受到過多的刺激，使身體想盡快地將它們排泄出來，因此導致廢棄物的排泄過多且頻繁。

不過，每天自然排便一至二次，也不盡然代表擁有良好的消化。重點在

於排謝廢棄物的品質。以下的敘述，便點出了因消化不良與排泄不當所引起的主要問題。

內部汙染

大部分的腸道問題，主要肇因於攝取了有害的食物。下列的食物或處理方式，將會強烈刺激由口腔至肛門內側消化道的保護黏液：醃製的、過度加工的、精製的、油炸的、微波加熱的與罐裝食品。高酸性的食物則有：肉類、魚肉、家禽、蛋、起司、精製糖、調味鹽、巧克力、糖果、市售果汁、咖啡、酒類、碳酸飲料、口服迷幻藥與成藥，這些東西都會刺激腸道內側。由於身體沒有十足的關注與能力來消化或利用這些可能對細胞或血液有害的物質，許多生成物便經歷了被稱作發酵或腐爛的生化轉換。單是結腸，便寄居了七百種以上能幫助正確處理廢棄物的細菌。然而，當發酵與腐爛的程序中包含了大量未經正常消化的食物，天然存在的有害微生物便會開始增殖，並製造大量可能刺激或傷害腸道內側的過量有毒物質。事實上，腸道內側便像是身體內部設計來保護血液避免毒化的皮膚，當這層內部的皮膚受傷時，我們的生命便受到了威脅。

經常讓我們的「體內皮膚」暴露在呈酸性且刺激性的物質之下，如磷酸或其他諸如可樂中的化學添加物，可能導致傷口化膿或腸壁穿孔。在檢查習慣飲用軟性飲料病人的虹膜時，我時常將這類損傷當做前期的組織侵蝕。修復這類體內損傷時所產生的副作用，便是化膿。膿包是充滿了細菌體的腐敗細胞體。由細菌或真菌所釋放的毒素，可能引發進一步的組織損傷並導致器官功能低下。這些毒素也會觸發身體強烈的發炎反應，並造成疼痛與栓塞，如同常見於克隆氏症（註3）與潰瘍性結腸炎。如果從傷口排出的膿汁發生

（註3）發生於消化道，特別是小腸的時好時壞的慢性炎症。

栓塞，便有可能開始腐敗並滲入血液循環中，造成敗血症甚或死亡。為了避免上演這樣的情節，身體或許會容許息肉或癌性腫瘤形成，靠息肉與癌性腫瘤來吸乾這些能致死的毒素，並讓它們盡可能遠離血液（請見第10章）。

　　把造成發炎的原因歸咎給細菌，顯示了人們對身體與環境的運轉與天然進程的重大忽略。正如先前所提，炎症並非由細菌所造成，而是肇因於有毒物質的出現及因有毒物質造成且會吸引這些生物的細胞損傷。

　　被稱為能致死且與最嚴重的炎症有關的細菌，其實四處可見。它們自然存在於許多常見的地方，如：手部、嘴脣、頭髮、杯子、餐具、門把、洗手臺、浴室地板與廚房水槽，但只有極少數的人是因為這些細菌而生病。這些細菌是完全無害的，除非我們的習慣不健康或處於抑制疾病症狀的情形中（這會同時抑制免疫系統作用），這些細菌才會「變身」為致命武器。

　　譬如，含有高濃度有毒物質的免疫血清，原本應該要提升你的免疫系統，但相反的，卻容易讓你的免疫系統低下。這些環境中無處不在的細菌，可能會與血清混合，進而引發如中風、抽搐、腦損傷與死亡等副作用（詳情請見第13章中的疫苗接種計畫之影響）。細菌完全是清白的，除非它們被「餵食」了某些腐敗的東西。狗與貓喜歡舔牠們的傷口，不過一旦接觸到牠們的口腔與胃部的分泌物，這些細菌便會被消化並無害於身體。我們同樣也配備了能處理任何種類細菌的武器，甚至多過於我們的需要。遠在細菌與寄生蟲能對人體造成任何傷害之前，健康的人體早已將它們消滅殆盡。

　　然而，當未消化完的食物所產生的廢棄物盤據在腸道中時間超乎預期，甚至長達幾個星期或幾個月時，事情的發展便大不相同。進食太快、餐間或太晚進食，以及錯誤的食物組合，都會降低「阿格尼」（消化火）。恐懼與憤怒亦然。這時，通常被腸道中的益菌與免疫系統壓制且監控的有害微生物，便會肆無忌憚地擴散至整個消化道。等到這些生物在人類的下水道中找到緊黏腸壁的肥沃地繁殖地之後，為了應付這些廢棄物，害菌的數量便會開始暴增。當攻擊廢棄物時，這些微生物開始製造大量的毒素。它們幾乎將所有接觸到的東西轉為毒素。過程中所產生的毒素稱為「屍胺」（註4）與腐胺（註5）。這些毒素的成因來自於腐敗的蛋白質，正如同屍體分解時所製

（註4）$C_5H_{14}N_2$，一種無色、黏稠有毒的屍鹼，具有刺鼻的氣味，由肉類、魚類等蛋白質上的桿菌於進行活體或已死生物分解等活動時形成。

造出的物質一般。

　　釋放出的毒素，會促使腸道內側與收容大部分身體免疫細胞的腸道淋巴吸收並中和毒素。然而，持續湧出的毒素最後終將勢不可擋，進而造成淋巴水腫，尤其好發於乳糜池管與胸導管（圖7）。被阻塞的淋巴將引發下腹部腫脹，並隨後導致身體其他部位的淋巴阻塞。

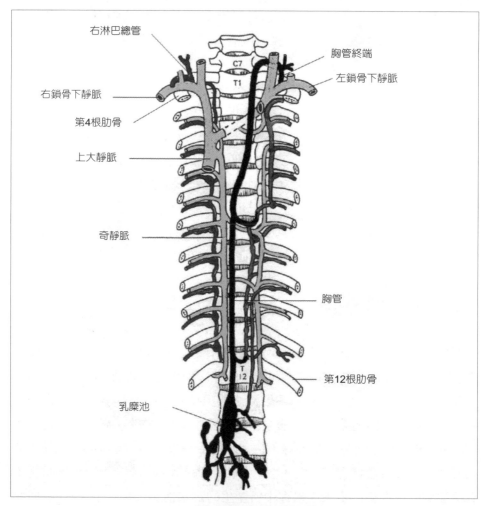

右淋巴總管

胸管終端

右鎖骨下靜脈

左鎖骨下靜脈

第4根肋骨

上大靜脈

奇靜脈

胸管

第12根肋骨

乳糜池

圖7　體內最大的淋巴管

（註5）由NH2（CHH2）4NH2（1,4-二胺基丁烷or丁二胺）所組成的一種化學物質，並帶有血肉腐爛的臭味。其他具有臭味的化學物質尚有甲硫醇與丁酸。此外，丁酸亦可見於酸腐的奶油、帕瑪森起司（parmesan cheese）與嘔吐物中。

腸道內側與腸道淋巴的腫脹與發炎，是身體避免將毒素吸收進血液循環所採取的緊急措施。如果這些毒素進入血液循環，便會危及受感染者的生命（出現敗血性休克）。

在身體使盡全力不讓血液受到毒害的時，身體開始硬化受感染的組織，這便是潰瘍的第一階段。如果持續不健康的習慣，便會增加更多層造成硬化的黏液，並在有問題的部位上形成硬皮。此狀況加劇了腸道的僵化，進而開始阻塞腸壁的血液循環，並減緩腸部運動（腸蠕動）。結果，食物停留在身體中的時間便容易過長。爾後，食物開始分解，製造出難聞的氣體並流失養分，讓食物變成了一堆黏稠物質，並可能進一步變得又乾又硬。如果有大量的壞菌侵入這堆黏稠物，便可會引發下痢。首先，便祕與下痢可能輪替出現，而如果此狀況反覆出現，則可能導致頻繁的腸蠕動與習慣性下痢。

我們應該消滅腸道寄生菌嗎？

你的生活中不可能完全沒有寄生菌。透過攝取食物、飲水或其他不同管道，都有可能把寄生菌吞下肚。而有些寄生菌，就是有辦法在胃液的攻擊下存活。務必謹記，寄生菌對健康、乾淨的腸道環境一點興趣都沒有，因為它們無法在那裡長期存活。相對的，它們會在骯髒、受汙染的環境中繁殖，在吸收了毒素且無法順利循環與吸收養分的腸壁中，寄生菌將占地為王。

消化不良是造成寄生菌侵襲的主因，而非因為寄生菌侵襲而造成消化不良。然而，一旦受到寄生菌的侵襲，消化問題便跟著每下愈況。問題是，每當你殺死一隻寄生菌，隔天你便必須再對付多出來的一隻。寄生菌繁殖的速度遠超過你的想像。如果殺死這些寄生菌，你就必須負擔清除數百萬隻寄生菌屍體的工作，而許多混雜在廢棄物中的寄生菌屍體，甚至成了寄生菌的食物。你為什麼要自找麻煩呢？多數死掉的寄生菌，會在淋巴系統與血液中終結它們的旅程。肝臟會試著濾出它們，並由膽管排出。一旦寄生菌（死活皆

同）進入膽管，便會被膽汁吞沒，進而形成肝內結石。

　　透過飲食與生活型態的方式來淨化與調節肝臟與結腸間的聯繫，雖然不如直接殺死它們來得快速，卻是對付寄生菌更好的方式。此方式會幫助身體的免疫系統按部就班地解決這個問題，而非畢其功於一役。當免疫系統超載時，對寄生菌的突襲可能適得其反，還會導致寄生菌感染的復發。靠著使用抗生素來殺死壞菌，也會造成相同的後果。突然間，大量寄生菌的死屍堆滿體內，非但無益，還會促成感染的復發與許多有害的副作用。死亡的細菌，成了其他細菌的糧食。抗生素會被稱為造成感染與許多消化道問題的主要間接原因，這一點，不過是理由之一（詳見第13章）。

　　在某些特殊的病例中，殺死寄生菌會被當成延長或拯救生命的建議方式（如果此方式可取）。這些病人的免疫系統多半喪失了功能，且沒有能力淨化肝臟與結腸。此方式對殺死腸道中蛇狀的寄生蟲亦有所助益。最需要謹記在心的是，當你企圖殺死寄生菌或其他有害的生物時，請確定你同時也移除了會吸引它們進入體內的毒害／毒素。許多淨化寄生菌的方式皆使用了草本藥物，如：苦艾草、綠殼核桃酊、丁香或其他同樣具有解毒功效的處方。在殺死寄生菌時同時淨化肝臟與結腸，對療程也會有所幫助，因為此舉可減輕「死屍」對你的血液與淋巴可能造成的影響。

　　然而，這些淨化寄生菌的方式，不但要花較長的時間，還可能只達成部分的療效。據我所知，唯一的例外便是使用礦物質——亞氯酸鈉。在所有的寄生菌淨化原中，這種礦物質能達到最穩定且快速的成果。它能成功除去的疾病根源維生物質的原因如下：

　1.它可以中和讓免疫系統衰弱與餵養寄生菌的毒素與毒物。
　2.強化免疫系統，移除這些微生物並讓它們不得其門而入。
　3.可同時殺死有害的寄生菌、細菌、真菌、黴菌和酵母菌。

　　神奇礦物補充品（MMS），是一款在蒸餾水中加入28％亞氯酸鈉（非氯化物）的含氧溶液。當你將少量含檸檬酸的溶液，例如醋、檸檬汁或萊姆汁等加入幾滴到MMS中後，便會生成二氧化氯。將這樣的溶液喝下後，當中的二氧化氯便會在幾個小時中快速氧化如寄生菌、細菌、濾過性病毒、酵母菌、真菌與黴菌等寄生菌，同時至少讓免疫系統增強十倍。藉由此方式，

MMS已經證明了它可以在24小時中，從幾乎每位受試者的血液中成功移除如瘧疾與HIV等病毒的所有部分。MMS同時也被成功地使用於對付許多其他的疾病，包括A、B、C型肝炎、傷寒、多數的癌症、皰疹、肺炎、食物中毒、結核病、氣喘與流感（更多詳細資訊請參閱第7章中之「神奇的礦物質補充品（MMS））。

「垢」──體內阻塞的主因

在一個不健康的腸道環境中，黏液、毒素與廢棄物等問題，形成了阿育吠陀所稱之AMA（「垢」，或譯為「阿瑪毒素」）或類黏蛋白廢棄物。當腸道開始容納多餘的排泄物時，原本的形體便會開始改變。毫無退路地，為了容納層層堆積的「垢」阻塞物，腸道開始生成突起的部位。除了寄生菌與微生物之外，「垢」也成了癌細胞的滋生地。雖然腸道的免疫系統盡可能嘗試著消滅更多的破壞性物質，但最終還是敗給了大軍壓境的毒素。當具感染性的毒物開始滲透入血液循環時，便會引發闌尾炎、憩室炎、結腸炎、息肉、結腸狹窄、疝氣、克隆氏症、阿米巴痢疾與腫瘤，但有些症狀則直接與在腸道中製造的含毒素廢棄物的增加與吸收有關（圖8a、8b、8c）。

結腸負荷過重的後果

為了容納過多的廢棄物，腸道必須經歷相當巨大的結構改變，使得許多體內器官受到影響（圖9）。在一次詳細的解剖中發現，在一條直徑23公分的結腸中，層層的老化硬皮以及混合了硬化黏液的胃消化食物，只留下了不到直徑過一公分的空間讓糞便通過（圖10）。

愈來愈多的男女，單在結腸中便累積了超過40磅以上的廢棄物。他們驚人增長的腰圍，便是此現象的鐵證。在美國，過重或肥胖的人口達65%。

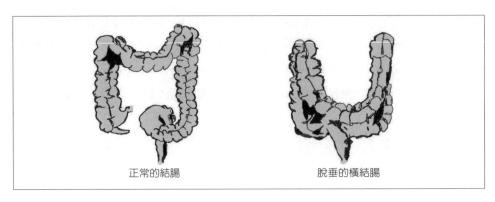

正常的結腸　　　　　　脫垂的橫結腸

圖8a

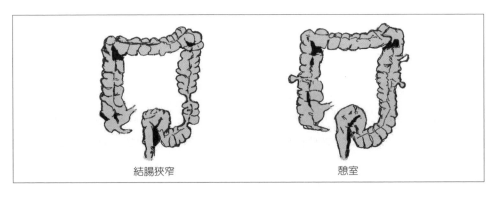

結腸狹窄　　　　　　憩室

圖8b

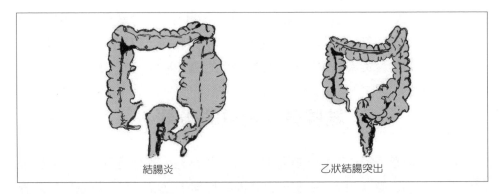

結腸炎　　　　　　乙狀結腸突出

圖8c

圖8　**結腸的異常情形**

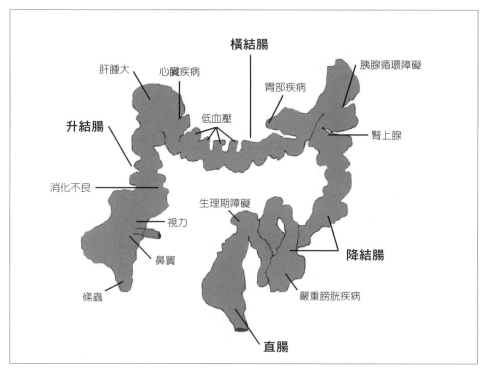

升結腸

橫結腸

肝腫大　心臟疾病

胃部疾病

胰腺循環障礙

低血壓

腎上腺

消化不良

生理期障礙

視力

降結腸

鼻竇

條蟲

嚴重膀胱疾病

直腸

圖9　形狀異常之結腸

而體重的問題，一開始最容易出現於結腸，接著才輪到身體其他部位。這些累積下來的廢棄物，有可能導致橫結腸下垂（圖8a），進而帶給下腹部如膀胱、攝護腺或女性生殖器官等過多的壓力。而後，這些器官便可能因此移位，造成在結構或功能上更大的損害。

　　積累的廢棄物吸引了許多的壞菌，這些壞菌在分解廢棄物時會一併產生毒素。當毒素當中的一部分開始穿過結腸壁進入血液、淋巴與附近的器官時，比利用廢棄物」更嚴重的併發症隨之出現。偏頭痛、頭痛、脖子與肩膀酸痛、腹脹、經前症候群、月經失調、腹部絞痛、卵巢囊腫、情緒不穩、性功能失調、腎臟與膀胱發炎、心智能力衰退以及癌症，都是一些與結腸負荷過重有關的併發症。事實上，慢性疾病當中，與結腸功能受損無關的疾病寥寥可數。作為主要神經反射點的地點，讓腸道能與身體其他部分緊密聯繫著（圖11）。無論垢（阿瑪毒素）開始附著於結腸的哪一個部位，結腸中與身體相對應的部位便會開始遭受不適與病症的折騰。

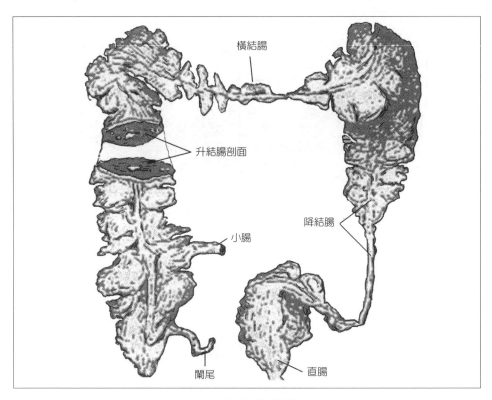

圖10　**負荷過重結腸**

　　譬如，如果你的橫結腸的中央部位長期阻塞且衰弱，你便很容易罹患鼻竇炎。同樣地，如果毒素累積在升結腸／橫結腸的彎曲的部位（右結腸彎曲的部位），那麼右肺的功能便會跟著衰退。

　　當右結腸彎曲的部位開始收縮或痙攣時，肩膀會繃緊、性衝動會降低，甚至可能發生偏頭痛。許多患有偏頭痛的人，尤其是女性，從來不清楚這種疼痛的起因。當刺激物質出現在結腸上的髓質反射區附近時，神經衝動傳遞至頭部基底的延髓，並刺激其中心處。這些中心點，控管了血管的舒張與收縮。一開始的疼痛造成了血管的收縮，之後嚴重的疼痛則造成血管的舒張，引發血壓下降與昏厥。此現象造成了不良的血液循環，尤其在手部與腳部。由於結腸的功能障礙（最常見的便是「便祕」），工業社會中高達80%的女性，正深受中度或重度偏頭痛的困擾。偏頭痛也可能導因於身體其他部分的阻塞，諸如膽管阻塞、腎結石、過厚或過薄的血管壁等。

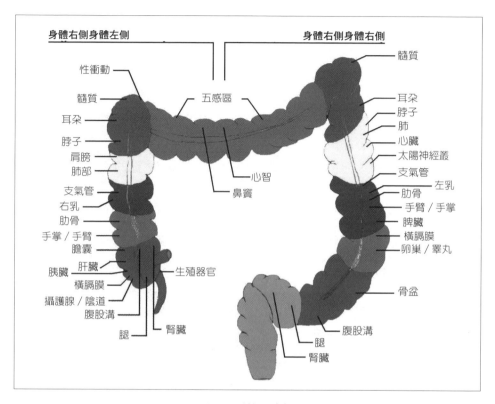

身體右側身體左側　　　　　　　　身體右側身體右側

性衝動　　　　　　　五感區　　　　　　　髓質
髓質　　　　　　　　　　　　　　　　　耳朵
耳朵　　　　　　　　　　　　　　　　　脖子
脖子　　　　　　　　　　　　　　　　　肺
肩膀　　　　　　　　　　　　　　　　　心臟
肺部　　　　　　　　　　　　　　　　　太陽神經叢
支氣管　　　　　　　心智　　　　　　　支氣管
右乳　　　　　　　　鼻竇　　　　　　　左乳
肋骨　　　　　　　　　　　　　　　　　肋骨
手掌 / 手臂　　　　　　　　　　　　　手臂 / 手掌
膽囊　　　　　　　　　　　　　　　　　脾臟
胰臟　肝臟　　　生殖器官　　　　　　　橫膈膜
橫膈膜　　　　　　　　　　　　　　　　卵巢 / 睪丸
攝護腺 / 陰道　　　　　　　　　　　　骨盆
腹股溝　　　　　　　　　　　　　　　　腹股溝
眼　　腎臟　　　　　　　　腿　　　　　腿
　　　　　　　　　　　　　腎臟

圖11　腸道反射區

偏頭痛患者的佳音

　　一項新的研究指出，受困於慢性偏頭痛的患者，或可由款冬（butterbur）或款冬根（butterbur root）所提煉出之Petadolex成分得到相當大的緩解。該研究在美國與德國的九間診所中進行，並由紐約愛因斯坦醫學院（Albert Einstein College of Medicine）之研究人員歸類整理而成。

　　根據這份研究報告，持續每日服用75mg這種草藥的受測者，減少了50%以上偏頭痛發作的頻率。唯一的副作用是有時會打嗝。其他德國早期所進行的研究，也證實了這項發現。

　　研究同時指出，核黃素（riboflavin）也能減少偏頭痛發生的頻率。天然的食物如綠色的葉菜類、酪梨與穀物中，都含有核黃素。而飲酒與口服避孕藥，則有可能導致核黃素短缺。離子鎂也有相當大的幫助。由於這些營養素

都需經由消化道吸收，所以阻塞不通的結腸，便可能導致吸收匱乏。因此，在補充這些營養素時同時淨化消化道，便可有效減輕甚至消除偏頭痛。

　　你也可以靠著刺激身體本身的鎮痛能力來消除頭痛。只要按壓眉毛下方的神經，便可讓腦下垂體釋放出止痛的腦內啡。你也可以在水中加入二至五茶匙的卡宴辣椒（cayenne pepper）後飲用，來刺激釋放腦內啡，不過，並非每個人都受得了那樣的辣度。當番椒刺激到你的胃壁時，大腦便會開始釋放腦內啡。此外，你還可以冷敷前額或後頸，或按摩你的耳朵、耳垂或頭頂。

　　頭痛患者需檢查所有他們所使用的藥物之副作用。對老年人而言，處方藥是造成他們頭痛最常見的主因。如果你服用多種藥物，風險便相對增高。此外，會觸發偏頭痛的食物包括酸性與加工食品以及飲料，如汽水、糖、巧克力、乳製品、魚、肉、蛋、花生及其他堅果。其他的髓質中樞包括有控制心臟收縮速率與力道的心搏中樞，控制換氣速率與深度的呼吸中樞，以及引發嘔吐、咳嗽與打噴嚏等反射動作的反射中樞。然而，阻塞的結腸，很有可能造成這些重要區域的失序。

　　如果有毒廢棄物開始集結在降結腸第一區的肺反射點之下，或許將引發心臟方面的疾病。如果有毒廢棄物積累在升結腸較下方的部位，則有可能刺激到肝與膽囊的反射點，進而導致膽小管收縮並形成膽結石。

　　右側的脖子僵硬，代表了升結腸中的糞便蠕動相當緩慢，容易累積過多毒素並刺激腸道。左側的脖子僵硬，則代表了你的降結腸也遭逢了相同的麻煩。如果你的左、右肩的肩頭也感覺到僵硬或疼痛，便表示你的橫結腸也受到了影響。徹底的淨化結腸，可改善這些現象，並有助於紓緩這些部位（請參閱第7章的淨化結腸步驟）。

症狀的擴散

　　經由對腸道神經反射點的過度刺激與影響，不適的症狀與及病變開始擴散到身體其他部位，而腸道毒素也開始滲近淋巴與血液。因此，其他負責清除廢棄物或解毒的器官如肝臟、腎臟、皮膚、肺臟與淋巴系統，或許也會阻塞或負擔過重，造成器官更加虛弱與衰退。

　　血液與淋巴液的功能在於清除身體自身的「天然」廢棄物，這些廢棄物是由身體60至100兆的細胞與每天替補的300億個細胞所生產出的。除了這些細胞之外，身體還必須分解、解毒、清除如天文數字般眾多的每天製造出的代謝廢棄物，終日不得休息。不過，當腸道開始阻塞且代謝器官累積過多廢棄物時，為了自救，身體便只能發展出毒性危機。

　　阻塞腸道湧出的毒素洪流所遭逢的第一個器官，便是肝臟。當接觸到這些有毒物質時，包含益菌等膽汁菌叢便會開始變質，並在膽管內形成肝內膽管結石。這些結石困住了毒素，讓它們不致於造成進一步的傷害。但這些結石同時也阻礙了膽汁的分泌，並隨後反應於「阿格尼」，也就是所謂「消化火」之上，讓它變弱且效率低下。

　　到這個階段後，惡性循環便告完成。低下的「阿格尼」更容易讓腸道阻塞，並在肝臟中不斷增加毒素。肝臟是身體最主要的清血器官，它負責移除毒素、廢棄物、細菌、病毒與化學物質，經由膽管，將這些物質導向大、小腸後排泄出體外。在健康時，這些過程輕而易舉，但當膽結石阻塞住膽管時，這些有害物質便會存留於血液中，從而迫使它們聚積在器官的結締組織與身體的循環系統中，如大腦與神經系統等。不難想像，此現象將使器官與系統虛弱並早衰，最終步向衰竭。

　　不包含淨化程序的醫學干預，可能會嚴重干擾身體對清除廢棄物所做的努力。減輕疼痛的藥物，通常都會導致更嚴重的疼痛，甚至死亡。透過藥物來「改善」導因於肺炎的咳嗽，也有可能致命。切除充滿膽結石的膽囊，依舊無法釜底抽薪地解決問題，因為肝臟的主要膽管依舊處於阻塞的狀態。醫學的干預無法有效改善慢性疾病，難道真的這麼讓人訝異嗎？信譽卓著的醫學期刊《新科學人（New Scientist）》在刊載於封面的較新議題中宣告，現今使用的藥物當中，80%從未進行過適當測試。沒人能確切知道，這些藥物對患者會造成什麼影響。疾病的成因相當多樣，僅靠攝取幾顆藥物或進行手術是無法完整治療的。（詳情請見第15章「醫生不會告訴你的事」）

　　此外，人們在不斷追尋成功、金錢與權力時經常性累積的壓力、緊張與努力，會消耗掉身體的主要能量，並降低器官與細胞的工作效率，甚至被自己的排泄物給阻礙。而外在的影響，包括天氣情況的驟變、換季、旅行至他國甚或更年期，都會讓這個問題加劇，並削弱身體原本應用於應付這些改變

的僅存能量。當面臨情緒上的打擊時，這些所有的因素聚在一起，便可能引發嚴重的健康問題。也就是這些或類似的因素，讓有些人都市人在夏季發生呼吸問題，或在換季時罹患感冒。在他們真正生病之前，或許已經長期處在體能衰退或免疫系統低下的情形中。

當細胞與組織無法獲得充足的營養、水分與氧氣時，老化的程序便會加快進行。癌症或其他型態的慢性毒素，在大部分的情形中，都是多年「過度」或「缺乏」使用（依生活型態而異）身體、心智或情緒的累積，以及未完全排除身體的排泄物所致。在今日的醫療保健體系中，我們最需要的，是在生命開始時便鼓勵進行均衡的生活方式，這可幫助人們持續維持身體的重要能量。身體的主要能量，主要由Vata所製造。

風能（Vata）——運行的力量

阿育吠陀醫學對人體與其複雜的功能，一向有相當透徹的認知。早在數千年前，阿育吠陀便認為腸道是影響疾病與過早死亡的關鍵。古老的治療者認為，大腸在身體中所擔任的功能，讓它成為體內極為重要的器官。這些功能包含了合成與吸收神經系統所需的必需營養，以及排除廢棄物。一旦沒有了處理液體、廢棄物與養分的體內活動（也就是Vata），身體便會死亡。

風能（Vata）的原意，可解釋為「氣體」或「運行」，正因如此，它遍行身體各處。把你的身體想像成由不同通路、管道或容器所構成的網路，透過這些網路，便能傳遞食物、空氣、水、血液、淋巴或廢棄物。神經系統、循環系統、淋巴系統、消化道、支氣管和肺部、膽管、荷爾蒙路徑、細胞導管都是此一極其複雜網路的一部分，而此網路便是由風能與能量來運行。體內運作的缺乏或過度，都有可能讓風能衰弱，而均衡的體內運作則能讓風能維持健康與強壯。因此你可以很容易的聯想到，大部分被當做「疾病」的病徵，如疼痛、神經緊張或衰弱等自然發生時，通常代表這些運作變得不平穩

或不順暢。如果風能過於亢奮，便可能導致過動症或高血壓；如果風能減緩或甚至停頓，便可能產生便祕或膽管阻塞。一旦風能受到干擾，還可能產生冠狀動脈、血管壁、尿道、攝護腺、子宮、鼻竇、甲狀腺比身體其他部位的阻塞。風能的阻塞可能與數百種疾病的成因有關，傳統醫學雖然嘗試以治療或藥物來消解這些疾病，卻鮮少關注導致阻塞的真正成因。

　　風能是掌管身體所有功能的三大能量（doshas）之一，對於腸道活動有最直接的影響。風能主要位於結腸中，如果大腸中沒有任何阻塞物，風能便可順利地將它的功能施展到身體其餘部位。如此一來，便能確定所有的系統功能都能維持最佳的狀態。換言之，一旦排泄物開始累積、大腸中的黏液（阿瑪毒素）開始成層硬化，便會大大降低風能排除結腸甚至身體其他部分廢棄物的能力。同樣地，積累在肝臟和膽囊的結石，會阻礙風能運送膽汁，進而削弱「阿格尼」（消化火）。這兩種重要身體器官的阻塞，都會直接或間接增加有害物質在腸道中停留的時間。而後，建構腸道的健康細胞反而喪失了呼吸的「空間」。隨著支持生命的系統被截斷，許多健康的細胞只能死去，並被有毒物質的殘骸、未消化的食物所取代。其他較有生命力的細胞則變異為癌細胞。

重要
提醒

坐在西式的馬桶上會讓人容易緊張，無法徹底排泄廢棄物。如同在許多原住民族中所見，人類原本應該以蹲姿來執行此種身體機能。為了排空，結腸需要來自大腿的擠壓力。此外，為了徹底排出糞便，必須放鬆恥骨直腸肌，而小腸的回盲瓣必須關閉。無視於這些需求，坐式馬桶讓結腸幾乎無法徹底排空。在坐姿下，恥骨直腸肌迫使直腸脫離了原本的正常位置並「梗住」它，致使風能遭到阻塞。如此一來，糞便開始積累，甚至引發痔瘡、闌尾炎、息肉、潰瘍性結腸炎、腸躁性結腸症、結腸憩室疾病甚至結腸癌。相反的，蹲姿能讓恥骨直腸肌放鬆，並將直腸拉直。無論在何種文化中，嬰兒總能本能地以這種方式排泄。如研究所示，如果嬰兒們沒被「培訓」去坐在西式馬桶上，他們甚少出現這些腸道功能問題，除非他們在飲食或生活習慣上有所失衡。

了解背部疼痛之祕

　　腸道廢棄物的累積，也會影響到橫結腸和降結腸平時相當強壯的肌肉群。它們的功能之一，便是幫助身體維持正常的身體姿勢。若沒有充足的血液或營養來供應構成大腸的肌肉細胞，便會讓橫結腸與降結腸變得鬆弛、虛弱。圖9a中脫垂的橫結腸，便足以明顯地影響人體的姿勢。脊椎被迫凹陷，以幫助身體其他部分適應已經崩塌的結腸結構。因此，舉例而言，當大腸被迫容納超出日常質量的廢棄物時，負載的重量便有可能將下部脊椎向前拉扯（請見圖12）。由於脊椎彎曲所造成的扭曲，使得身體重量無法均勻分散，造成了數個壓力點，尤其在靠近直腸附近的脊椎處，而體重便明顯地施壓在這些壓力點上，進而造成嚴重的下背部疼痛。下背部的異常彎曲現象（請留意圖表中的男士在接受腸道淨化前的身體姿勢）同時也壓迫到了上背部與頸部，進而產生嚴重的位移狀態。在許多案例中，由於脖子向前彎曲，使頭部無法維持在肩膀正上方。這些情形，便會造成頸部與肩膀的慢性疼痛。請注意，接受腸道淨化之後，該男子的身體便回到了正常的姿勢。

　　一旦脊椎因為這類或其他的原因而出現異常的情形，便會讓肢體動作變得更加困難。因此，提舉重物或朝地面彎腰都有可能造成肌肉痙攣或數天到數週的背部疼痛，甚至造成椎間盤位移。在許多案例中，肥大的結腸會壓迫腎臟與泌尿管（輸尿管），並讓它們偏離原本的位置，這可能會導致刺激性或致炎性的尿液沉積物停留在體內，而這些物質正是造成數百萬人飽受下背劇痛所苦的元兇。攝護腺的健康狀態與性方面的表現，也可能受到影響。

　　另一常見造成背痛的原因，便是形成於膽囊或肝臟中的結石。對「阿格尼」（消化火）來說，此狀況無疑是火上加油。結腸中累積著有毒廢棄物的人，很可能在肝、膽中也會出現結石。此兩種病症可說為一體兩面。當結石的數量與尺寸不斷增長時，肝、膽也隨之增大，進而壓迫到附近的器官與身體許多部位。肝臟原本的寬度就幾乎與身體的寬度等長，當這個本就龐大的器官變得更肥大時，便會對橫膈膜的活動形成阻礙，並降低肺部的呼吸功能。受限的呼吸功能，迫使肺部回收異常大量的酸性氣體與二氧化碳。而為了保護自己免於酸性物質的傷害，肺部便開始製造比正常更多的黏液。如果這樣的因果循環未獲解決，愈來愈多的黏液、壞死細胞跟代謝廢棄物便會累

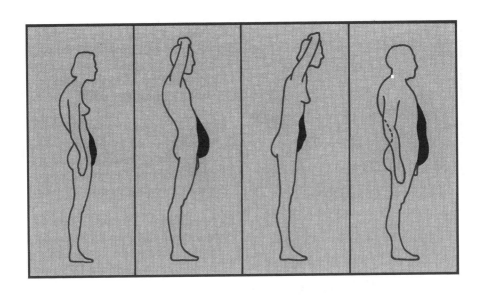

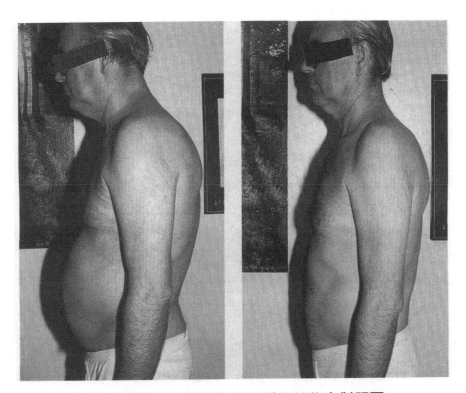

圖12　**異常之身體姿勢腸道淨化前後之對照圖**

在上方的圖表中，請留意代表廢棄物的黑色區塊與脊椎彎曲程度的關連。下方的圖表中亦展露無疑。

積在肺部與支氣管中。最終，肥大的肺部開始向後推擠背部，在某些較嚴重的案例中，甚至向前推擠胸腔。背部與肩膀因此愈來愈僵硬，駝背的狀況亦加劇，正如經常在老年人或中年人身上所見一般，但近來，連青少年身上也出現此情形。此外，上背部、頸部與肩膀的疼痛也可能隨之顯現。

膽囊中所累積的結石，可能引發數身體數百種不同的症狀。在這種情形中，如果附著於肝臟背面的膽囊中存在著膽結石的話，為了抵禦膽囊帶給附近組織與脊椎的過量壓力，身體便需要調整自身的姿勢。

其結果，便是導致脊椎側彎成了青少年與老人之間常見的共通現象。右側肩膀可能向下沉，但左肩卻上斜。在某些案例中，甚至左側的肋骨也開始突出。在站立一陣子後，中／上背部、兩肩之間的區域，也可能出現劇烈而沉重的疼痛感。右側的肩膀與手臂可能變得僵直。五十肩或網球肘，都是膽囊與肝臟中已經形成結石的明顯徵兆。

如果結石卡住了主要的膽管，右側的肩膀處便會出現強烈的刺痛，而這種疼痛甚至可能蔓延至整個背部。一旦到這個階段，由於間歇性疼痛的襲擊，讓呼吸變得更加困難。上述的一切，都有可能造成永久性的背痛。我個人曾遭受大多數上述之症狀（包含嚴重的脊椎側彎）與超過40次的膽囊病痛，但在我從我的肝臟與膽囊清出總數3,500顆的石頭之後，所有的症狀便消失一空。

據估計，超過60%的美國人有背痛的問題，幾乎等於美國人中超重的百分比，而這些超重者多半有著消化系統疾病。如果你也飽受背痛所苦並正考慮進行手術，你應該先認清一件事實——超過三分之二的背痛患者，為了改善症狀而接受手術，結果卻承受了比之前更嚴重的疼痛。除非將有毒的廢棄物從大腸中移除、透過淨化肝臟和膽囊來移除結石並清理腎臟與泌尿道，否則造成背痛的原因可能持續惡化。與這些身體負擔有關的症狀，不僅顯現在背部。這些器官的壅塞，也可能阻礙通過脊椎的能量傳遞，進而造成腿部出現血液循環不良、麻、痛或靜脈曲張等問題。

關於背痛的另一個主因，便是由刺激性（利尿性）食品如：肉類、咖啡、茶、軟性飲料、活力飲品、酒精，或攝取過少的新鮮飲用水所引起的「脫水」問題。試想一下，體幹的核心區位不只是水分的儲藏處，還必須要支撐上半身75%的重量。貧瘠的水分吸收量與腸道中累積的廢棄物，都會減

少髓核的水分含量，並消耗椎間盤軟骨與周圍背部肌肉的水分。上述兩者還可能導致椎間盤變薄，致使肌肉痙攣。老年人身上常見的「身高縮水」，一向被視為正常的老化現象，但事實上與衰老並無關連，而是導因於上述單純的脫水問題。

　　只要身體最基本的需求無法被滿足，背痛便依舊是個嚴重與複雜的問題。如果是因意外而產生的背傷，背痛的問題便可一勞永逸地消除。甚至即為嚴重的背傷，也能獲得極大的改善。對於最複雜的背部疑難雜症，以下是最簡單的解決之道：

1. 讓身體取足夠的水分
2. 移除腸道中累積的廢棄物
3. 清除肝臟與膽囊中所有的結石
4. 解決腎結石（如果你不確定自己有沒有，就先淨化腎臟）

　　以下的章節中詳細的指示，將引領你達成目標。能成功的消除慢性背痛的根源，對數以百萬計的人來說，也象徵著重獲新生。

當風能逆向運行時

　　消化正餐時，腸道中的益菌會產生十公升甚至更多不同的氣體。這些氣體能刺激並促進運送食物與廢棄物所必需之腸道蠕動。當任務完成後，這些氣體便會被血液吸收，並帶往肺部以排出。但，如果結腸中瘀積了尚未消化的食物，這些氣體便會被困在腸道中。因此，風能自然向下的運動趨緩，甚至停了下來，最後開始逆流。不像所有的廢棄物皆由透過直腸與肛門排出，風能竟然真的迴轉，並將部分發酵或腐敗食物所含的毒素向上推移。

　　腸道中任何阻礙物都會像水壩壁面一樣，妨礙食物、廢棄物、氣體甚至血液與淋巴液的流動。你不妨想像一條被水壩攔阻的河流，當水分過度蓄積時，便會引發嚴重的氾濫。

　　當中最嚴重的阻塞即為便祕。便祕會減緩所攝取的食物通過胃腸道的速度，導致食物腐爛與發酵。當腸道微生物入侵由蛋、魚、肉類、奶、起司等所含的蛋白質、胜肽、胺基酸時，食物便開始腐敗。而小麥、豆類、水果與

蔬菜等未被完全消化的食物，則會被發酵菌分解。被分解的食物當中含有許多種類的有毒物質，包括硫化氫、氨、組織胺、吲哚類化合物、酚類與糞臭素等。硫化氫與氨會造成肝臟損傷，組織胺則會導致過敏性疾病，如異位性皮膚炎、蕁麻疹與哮喘。吲哚類化合物與酚類則被視為致癌物，也就是說，它們可能導致癌症發生。便祕會讓這些有毒物質逆流，並讓許多有毒物質進入淋巴系統。剩餘的有毒物質則向上或向下竄流，或者聚積在腸道中。

這些有毒廢棄物讓人類的糞便變得惡臭。透過這些回流的風能壓力，微小的毒素、壞菌、沾黏的糞便與一些有毒氣體被一路推回腸道的上半部，造成腸道「塞車」。這類的混沌狀況會導致腸胃脹氣、痙攣或飽腹感。由肛門排出的氣體超過250種，當中最常見的便是氫氣。

當內部的壓力向上延伸時，愈來愈多的毒素便會向上攀伸至淋巴管，而淋巴管平時的任務正式幫助腸胃道清除平日產生的代謝廢棄物、死掉的細胞與來自天然食物中的毒素，如「抗體」。

此種情形會讓位在腹部中央（肚臍四周）較大的乳糜池淋巴幹（圖7）產生淋巴水腫，並可能繼續擴散或造成腹部隆起。我認為，如果集中至乳糜池的毒素多過淋巴有能力中和或清除掉的，便會成為導致所有慢性疾病，包括肥胖、心臟疾病、糖尿病、關節炎、老年失智症與癌症的主因之一。

發生於乳糜池的淋巴水腫，會在胸導管中造成嚴重的阻塞，而胸導管正是人體最大的淋巴管，負責排放身體每天製造近90%的酸性廢棄物、老舊細胞與其他有毒物質。無論位於身體何處，這些不容易被淋巴系統帶走的「垃圾」，最終都會毒害組織與器官。當身體開始採取一些反應以保護自己免受酸性物質傷害時，大部分的人都傾向於求助醫師，而醫生們便會宣稱這種「身體的求生企圖」為一種「疾病」。不過，醫生們可能並不知情，即使治療讓所謂的「疾病」症狀獲得解除，我們身體卻未曾停止嘗試減輕身體中的毒性負擔。

無論最後是否來到淋巴系統，廢棄物都會朝上攀升繼續它的旅程。持續向上流動的廢棄物顆粒、毒素與微生物正進入十二指腸，有時甚至會透過壺腹進入總膽管。就像是正在下沉的船上的水一般，這些「垢」可能會滲透入上半身的每一個分子與縫隙，包含胰管與胰腺本身。胰管中的阻塞，會妨礙胰腺酶的正常釋放，可能引起胰腺感染或糖尿病。

這一切都令「阿格尼」（消化火）的狀態惡化。從這些器官愈來愈難順利將淋巴引流回來，消化系統承受著龐大的壓力，且必須非常努力才能維持自身功能的正常。當消化食物的功能進一步減退時，結腸中阻塞的排泄物、血液與淋巴中的毒素便開始不僅只是影響到身體的外觀與感受，也讓身體更難維持內部器官的正常運作。為了應付血液中不斷升高的毒素，肝臟只好製造出更多的結石。而在肝臟膽管中的結石，基本上就像個活生生的定時炸彈。自此，食物已不再是提供身體能量與養分的來源，反而會快速地轉換為脂肪與帶毒素的廢棄物，身體也隨著一天天惡化。

火能 (Pitta)——充沛的動力

小腸主要是由火能（Pitta）所控制。火能為身體的第二能量（dosha），梵文的含意為「膽」，負責控制「阿格尼」，也就是消化與新陳代謝。火能負責確保食物被正常消化、吸收並轉換為生長新細胞與組織所需之基本成分。一旦火能在它與膽囊、胰腺與十二指腸會合的主閥上受到干擾，身體中所有的新陳代謝過程便會接著被打斷。接著，養分的吸收與代謝開始缺乏，即使吃得再好，身體依舊得承擔營養不良的影響。這時候如果出現肥胖的情形，便代表腸胃道已經開始紊亂。

如果此時風能依舊持續以反轉模式運作，則腸道內的毒素與廢棄物、膽囊所釋放的膽汁、胰腺所釋放的胰腺酶都會被進一步推往胃部。若持續缺乏膽汁消化酶會導致肥胖，而此情形代表著細胞飢餓的情形惡化，甚至可能引發心臟病或癌症。

水能 (Kapha)──凝聚力、結構與耐力

　　控制人體的第三種力量為水能（Kapha），它象徵著凝聚力、結構、耐力與力量。它主要座落於胃與胸腔。水能負責控制消化液與形成結締組織（包圍細胞的間質液）、肌肉、脂肪、骨骼與肌腱。它同時也負責潤滑關節、生成襯於口腔內側、喉嚨、肺、胃與腸道的粘膜，並將身體凝聚為一。如果失去了水能的凝聚力，身體將成為散落在地的一堆細胞。

　　當風能的反轉運動來到幽門括約肌（連接胃與十二指腸的閥門）時，水能將會惡化。膽囊釋出的膽汁、腸道中的毒素與微生物開始逆流，在某些罕見的情形下，甚至連糞便都會透過十二指腸的腸壁，推擠通過幽門括約肌而抵達胃部。有時，此情形會導致痙攣收縮或疼痛。逆流的膽汁與毒素可能導致嚴重的胃功能紊亂。根據毒素與微生物的不同，胃部會出現的問題也大不相同。也可能會出現其他造成惡化的因素，如壓力。當然，攝食的食物種類與數量也會影響功能紊亂的症狀與程度。在大多數的情形中，為了抵禦這些大量湧入的刺激性物質，胃會分泌大量的黏液以保護胃壁與血液。這些黏液是身體吸收與消化「垢」（阿瑪毒素）最有效的工具之一。

　　若情形持續惡化，胃粘膜將出現傷口或脫水的現象，讓胃處在具侵蝕性的胃酸中。之後，胃部開始吸收有毒的氫離子。此舉反而增加了細胞的酸性，擾亂了細胞的新陳代謝並引起發炎反應，這便是所謂的「急性胃炎」，可能惡化為慢性胃炎或導致消化性潰瘍，甚至成長為惡性腫瘤。當身體這一部分的水能受到干擾時，很容易造成身心平衡與幸福感受的嚴重失調。此症狀通常伴隨著腸道中出現「怪怪的」感覺、安全感喪失與神經緊張。

當能量受到干擾時

當這三種能量（風能、火能、水能）受到干擾時，可能產生以下症狀：

- ➢口臭
- ➢經常感冒
- ➢咳嗽
- ➢支氣管炎
- ➢氣喘
- ➢肺炎
- ➢淋巴阻塞
- ➢免疫力低下
- ➢花粉症
- ➢過敏
- ➢慢性疾病

　　腸道中，風能的反向運動造成了火能量（身體中間部位）與水能量（胃與胸腔部位）的偏移。腸胃道中越多的毒素開始逆流，位於骨盆區的器官越難有效率地讓淋巴回流。80%的淋巴系統皆與腸道有關，讓此區域成為身體最大的免疫活動中心。這絕不是巧合。事實上，腸胃道是身體當中最常生成與中和致病因子的部位之一。比起身體其他部位，在這個區域中所發生的淋巴水腫或其他種類的淋巴系統阻塞，都可能導致嚴重併發症的危險。

　　無論淋巴管的何處發生阻塞，在該阻塞物所處的區域四周一定會異常聚積著淋巴液，導致位在此區域的淋巴結無法再完善進行以下幾種物質的中和或解毒功能：死亡或活的吞噬細胞（註6）與它們所攝食的微生物、死亡或破損的細胞、因疾病受損的細胞、發酵生成物、食品中的農藥、吸入或攝食的有毒微粒、惡性腫瘤的細胞和每個健康的人類每天都會生成的數百萬癌細胞。無法將這些有害物質完全破壞，可能導致相關的淋巴結發炎、腫大並充血。感染物質可能進入血液中，造成感染性的中毒與急性病症。但在很多情形下，淋巴阻塞發生得相當緩慢且幾乎沒有症狀，除了在腹部、手、手臂、腳或腳踝處出現腫脹，或是臉部與眼部浮腫。這情形通常被稱為「水腫」，代表了慢性病的前兆或附屬病徵。

　　淋巴管的持續阻塞通常會導致慢性中毒。如前文所述，所有的慢性疾病

（註6）吞噬細胞：是一種能透過所謂「細胞吞噬功能」的過程來攝食或破壞如微生物或細胞殘骸的細胞。

都導因於位在第二腰椎前的乳糜池血管（圖10）阻塞。此囊狀的淋巴叢由左、右兩側的腰淋巴幹和腸淋巴幹收集淋巴液。換句話說，所有來自下肢、骨盆壁與臟器、腎臟與腎上腺、壁腔壁大部分的深部淋巴管、還有胃部、胰臟、脾臟以及肝臟下端與前端的淋巴液，都必須透過乳糜池進行過濾與解毒。每天，位於你身體中段部位中的中心點，都必須處理這些驚人的淋巴液流量。它將淋巴液與乳糜（由淋巴液與乳化脂肪所組成的一種乳狀液體，或是身體在代謝脂肪時由小腸所形成的一種游離脂肪酸）傳導至胸導管。

除了那些長在頭部右側、頸部、胸部、右臂、右肺、心臟右側與肝臟凸起部位的淋巴管之外，胸導管是身體所有淋巴管的總幹。在成人身上，它的長度約為38至45公分，並由第二腰椎延伸至脖子根部。它負責將大部分的淋巴液與乳糜送進血液中。由胸導管伸出的大、小分支則遍佈於上半身所有重要的部位。

最終，胸導管因為過量湧入的有毒物質而不堪負荷且開始堵塞。同樣的命運也降臨在其他眾多的分支上，這些分支負責將淋巴液從附近的區域引流回來，包括：肺部、支氣管、心臟、甲狀腺、頭部、上背部，以及上半身的其他區域。由於胸腔的「下水道」必須負責去除身體每天製造的細胞廢棄物與其他有害物質，因此，如果該區域發生堵塞將會導致廢棄物逆流，即使是身體上相對較遠的部位也一樣會發生。

若長久持續一段時間無法將每日產生的代謝廢棄物與細胞碎屑從身體某部位移除，疾病便會開始出現症狀。下方的例子僅是幾個直接導因於淋巴結阻塞的疾病指標：

肥胖、卵巢囊腫、子宮肌瘤、攝護腺腫大、風濕性關節炎、心肌肥大、充血性心臟衰竭、支氣管與肺部阻塞、頸部腫大、頸肩僵硬、背痛、頭痛、偏頭痛、頭昏、暈眩、耳鳴、耳痛、耳聾、頭皮屑、掉髮、經常感冒、鼻竇炎、花粉症、特定類型的氣喘、甲狀腺腫大、眼疾、視力退化、乳房腫脹、乳癌、腎臟問題、下背疼痛、腿和踝關節腫脹、脊柱側彎、大腦功能紊亂、記憶力減退、胃病、脾臟腫大、腸躁症、疝氣、結腸息肉與其他眾多疾病。

通常，所有的淋巴管廢棄物在進入血液前都會先在淋巴液（存在於淋巴結與淋巴管中）中進行無害化的作業。胸導管在胸腔垂直延伸，而後在C7的脊椎位置轉至左側頸動脈與頸靜脈間，接著轉入左鎖骨下靜脈與鎖骨下方

靠近肩膀的頸靜脈。鎖骨下靜脈則可直接進入心臟的上腔靜脈。

　　為了適度隔絕從上述器官或身體部位的淋巴引流，擁擠的乳糜池與胸導管將有毒物質傳遞至心臟與心臟動脈。這麼一來便加重了心臟的負擔。它們同時也讓毒素與致病因子進入血液總循環並散佈至身體其他部位。很少有疾病能與淋巴管的阻塞毫無關連。在大多數情況下，淋巴阻塞主要源自於消化功能不佳與肝臟的膽管阻塞。缺乏運動也是肇因之一，與循環系統不同，淋巴系統並沒有一個能把淋巴液推送至身體各處的中央泵浦裝置。正常的淋巴流動所依靠的是呼吸與足夠的肌肉運動。

　　如果風能的反向活動一直無法獲得改善，來自腸道下部的有毒物質、氣體與壞菌便會被向上推送至消化道。原本負責分解廢棄物的細菌開始產生有毒性、腐臭的氣體，也就是所謂的「口臭」。有些氣體可能會進入血液，並透過血液將它們帶往支氣管與肺部，進而引發這些部位粘膜內壁的敏感。因細菌分解受傷或死亡細胞所產生的氣味，難聞到幾乎無法以薄荷糖或口香糖來掩蓋。

　　當阻塞的淋巴系統無法有效地清除由呼吸器官所製造的代謝廢棄物時，可能引發許多不同的症狀。若毒素卡在支氣管當中，例如，毒素開始跟原本就住在那裡的細菌們打成一片時，身體會開始嘗試透過感冒或咳嗽所形成的黏液來清除它們。然而，如果此嘗試因為藥物的抑制、攝取了不易消化的食物或壓力而失敗時，黏膜的內層便會增厚。這會造成呼吸困難、支氣管炎，最後甚至演變為氣喘。當某些長年居住在肺部中的無害微生物，在擁擠的環境中發現肥沃的土壤且開始蔓延時，便可能導致肺炎與其他呼吸道的感染。支氣管與肺部透過將黏液咳至喉嚨的方式，嘗試清除這些因為過敏反應而產生的過多黏液。老菸槍們一早起床後，通常也會遭遇這個問題。

　　當淋巴管的阻塞情形日益惡化，身體對肺部、心臟、肝臟、腎、胃、腸等身體部位在氧氣與水的供應上也會日漸缺乏，至此，身體已經無法確保有能力適度清除二氧化碳與其他的代謝廢棄物，以及組織與器官所產生的細胞碎屑。

　　如果身體為了嘗試清除逆流的毒素而繼續將「垢」向上移動，一些「垢」或許會因此沉積於負責激活免疫細胞的胸腺組織四周。阻塞的胸腺會減弱人體對於癌症、細菌、寄生蟲與病毒的天然防禦力。如果發生了鼻黏膜

炎卻只把它視為局部的功能失調，是相當不智的。感冒是種毒性危機，它代表了身體需要排除已經蔓延至各處的毒素。如果呼吸道感染或感冒經常發生，黏膜可能會變得對灰塵或花粉過敏，讓你產生不斷打噴嚏、支氣管痙攣、不斷流眼淚等標準的花粉症病徵。

所有的毒素都會導致脫水，因為身體細胞為了擺脫它們不得不拋棄寶貴的水分——這些毒素沒有水分便無法存活。過敏與氣喘象徵著身體已經增加了組織胺的生成、增加神經傳導物質以負責調解水分的代謝與分配，也增加了抗菌與抗病毒的活性。在一個水分調節良好的身體中，外來異物如細菌、病毒、化學物質或花粉中的蛋白質都很容易被中和，而不需要誇張地增加組織胺。當身體因為毒素的存在或沒有足夠的水分可使用而產生脫水現象時，組織胺的生成便會過於活躍。如果是因為後者，人體可能變得對所有的過敏原產生過敏反應，包括柳橙汁中的鉀。

許多的氣喘患者都因為身體釋放出過多的組織胺而造成支氣管收縮。一旦他們脫水的身體接受到每日應有的飲水量（註7），且那些存在於身體中、由腐爛、發酵的腸道廢棄物所生成的毒素，或是來自肝臟的膽結石被移除後，身體便會減少組織胺的生成。

之後，支氣管收縮的情形便會減輕或消失。然而在某些極端的情形下，為了永久解決過敏的問題，或許需要「刪除」免疫細胞對這些過敏原的一切記憶，因為這些常見的過敏原（外來物）雖然無害卻會讓它們產生抗體。為了完全恢復身體的平衡，身體必須中和所有現存的過敏原，包括尚未發現的，如食物、花粉、灰塵、化學品、金屬等（詳情請見第7章，點燃內在天然療癒力量）。

如果身體持續累積毒素的速度快過能夠移除它們的速度，最終，身體會開始「放縱」它們。換句話說，你可以「習慣」喝酒、抽菸、飲食過量、操勞過度，但卻沒感受到太嚴重的不適。這代表，身體已經開始不回應體內累積的毒素。到了這個階段，身體已經無法再來場「美好的戰役」，並不會再經歷更進一步的毒性危機。現在，連感冒跟發燒都缺席了。這時候，真正的

（註7）當身體對脫水產生組織胺反應時，會導致血液流量減少，且減少你對水分的需求，為了停止這種反應，你所需要的便是——水。當你下一次氣喘發作時，與其吃藥，不如試試喝2至3杯水。幾乎可以立刻幫助你停止組織胺反應（每天記得需喝6至8杯水）。

麻煩才剛要開始。

　　無法移除不斷產生的毒素，讓身體產生嚴重阻塞。因此，完整正常的自我防衛機制不再出現警訊，且無法通知身體它正面對著迫在眉睫的永久性損害。這便是慢性疾病的開端。以前偶爾會發生的小感冒，現在可能變成慢性支氣管炎、胃潰瘍、慢性膀胱炎、梅毒、阿茲海默症、多發性硬化症（MS）、纖維肌痛症（FMS）、心臟病、癌症或任何疾病。將癌症腫瘤當做一種獨立、分離的疾病來診治與治療，就像指責脫水、乾枯的樹葉造成植物枯萎、死亡一樣不合邏輯。將水澆在葉子而非根部，不但沒道理也救不了那棵植物。那些堅持抑制身體淨化機制的人，無論是感染或只是個小感冒，都對他們自己造成了超乎他們想像得到的傷害。他們為自己的健康問題撒下了惡性循環的種子。透過天然的清掃或免疫強化方式來幫助身體努力移除毒素，例如服用MMS、保哥果（Pau D' Arco）或橄欖液萃取物（請見第7章）等方式，遠比干擾或停止身體自身的救援工作更有幫助。

當風能影響頭部

　　若風能侵襲至頭部，會有以下症狀症狀：

➢心律不整	➢代謝紊亂
➢體重變輕	➢耳部感染
➢肌肉萎縮	➢腦膜炎
➢潮熱	➢聽力喪失
➢體重增加	➢喉嚨、牙齒、鼻竇等問題
➢情緒緊張	➢眼疾、頭痛
➢精神壓力	➢掉髮
➢甲狀腺問題	➢記性變差
➢眼睛外凸	

　　當「毒素之河」向上流至身體上半部後，終究會接觸到極其敏感的區域，如：甲狀腺。血液流量與淋巴引流都已經開始減少。因為血液變黏稠而導致的血流阻塞，讓荷爾蒙無法有效率且準時的抵達身體中的目標區域。因此，腺體開始分泌過多的荷爾蒙（荷爾蒙生產過剩）。一旦甲狀腺進入亢進模式，身體全部的代謝率便會開始增加。身體細胞開始異常活躍，並不斷要

求身體增加養分的攝取。

由於在腹部的乳糜池血管與胸導管阻塞，所以應該將甲狀腺中排出的代謝廢棄物導入胸導管的淋巴管便無法充分執行任務。當腺體沒有足夠的淋巴引流時，便會開始阻塞。淋巴結可能會開始腫脹，甲狀腺開始擴張，使得荷爾蒙開始出現分必不足（缺乏）。

與甲狀腺失調有關的疾病包括：毒性甲狀腺腫大、葛瑞夫茲病（Graves disease）、呆小症、黏膜水腫、甲狀腺腫瘤與會降低鈣吸收率病導致白內障的副甲狀腺機能亢進。行為失調與老年失智症也與甲狀腺的失衡有所關連。而甲狀腺亢進，便是導致甲狀腺解毒功能失效的原因。

甲狀腺的高毒性往往會導致心律不整。心律不整是個相當嚴重的心臟疾病，當我還是個孩子時也曾深受其擾。心臟變得太過勞累，純粹只是因為它想為亢進的人體細胞多供應一些氧氣與養分。相關的病徵包括體重異常下降、肌肉萎縮且無力、身體產生過多熱能、胸部、脖子和臉部發紅，以及神經系統亢進。後者容易導致神經緊張、身體躁動與心理壓力。許多患者則是因為在眼球內側與後方蓄積了多餘的脂肪、變質的蛋白質、纖維組織與其他有害物質而出現眼睛凸出的情形。眼球內部的壓力可能會導致瞪視、眼睛運動僵化或其他視力方面的問題。

當淋巴發生阻塞，尤其發生在水能體質者（請見第5章中體質的分類）的甲狀腺時，通常會導致甲狀腺荷爾蒙分泌減少，讓當事人的新陳代謝率降低，進而導致體重增加或心智運動遲緩。在這種情形下，即使環境溫度仍然很高，患者依然會覺得冷。若發生在風能或火能體質的人身上，則可能出現掉髮的情形。

當淋巴阻塞，導致胸部與頭部的代謝毒素無法正常排除時，便很容易發生耳疾。其他由腸胃道所產生的有害物質，也有可能被推擠進入聽覺管（耳

注意

如果需要立刻緩解，傳自古代的耳錐與耳燭療法可幫助由耳朵中清除老舊耳屎、真菌和有毒殘留物，並敞開淋巴管以幫助淋巴引流。在耳朵裡滴進幾滴尿液，也能幫助清除一些阻塞。

咽管）。如果剛好遇上了上呼吸道感染，細菌可能由胸腔移動到耳道，造成耳部頭痛、感染與膿液（死亡或被分解的細胞）聚積。如果處置錯誤（如透過藥物），有可能形成腫瘤、腦膜炎或其他腦部疾病，甚至可能導致聽力喪失。如果你曾經感覺到有液體從耳中流出，或在耳朵附近發現腫塊，你便需要立即開始進行身體淨化程序（請見第6與第7章）。

如果身體到了這麼不均衡的階段依舊擁有很好的水平衡，也沒有受到干擾，身體將會提供更多的液體與黏液以防止有毒物質進入血液循環。在這個極度敏感的身體部位中，任何形式的外來干預都必須以最謹慎的態度來處理，因為處理過程有可能會傷害到視覺、聽覺、嗅覺、味覺或觸覺的感官。

大多數人都認為蛀牙、扁桃腺發炎、耳痛、暈眩、耳鳴、咽喉痛、脖子和肩膀僵硬、掉髮、聲音沙啞、語句零碎、頭痛、鼻腔和鼻竇充血等這些問題都只是偶然發生的意外，並不需要認真看待。然而，這些「次要」的症狀或許代表了消化系統失衡的嚴重問題。它們可能是終將危及生命的血液循環問題、心臟病、中風或腦部腫瘤等疾病的前兆。

一份由疾病管制與預防中心（Centers for Disease Control and Prevention）所進行並刊載於《中風（Stroke）》醫學期刊上的流行病學研究指出，牙齒缺損與心臟與中風間存在相當高的關聯性。由口腔感染與心血管疾病流行醫學研究（INVEST）的醫生與牙醫所組成的小組，在觀察了1,056位病患後在《循環期刊（Circulation）》上的報告指出，牙周細菌較多的人，他們的頸動脈也會出現較厚的內壁——這便是造成中風的主要風險因素。最近，來自冠狀動脈活動與牙周病研究（Coronary Event and Periodontal Disease study, CORODONT）的研究人員在《內科醫學年鑑》上指出，在789位參加者中，擁有較多牙周細菌者，其心臟疾病的發病率亦較高。如果應該排出身體的毒素反轉並開始影響到上半身的器官與系統，由這些毒素所導致的、看似不起眼的症狀，都可能導致慢性病發生，甚至死亡。

不斷湧進鼻部的毒素可能導致鼻骨與軟骨肥大。毒素就像是強效的興奮劑，可以增加生長因子，造成組織過度增生。在這種情形下，便很可能造成花粉症。而竇性頭痛、視力衰弱、眼部痠疼浮腫和一般頭痛，也與淋巴阻塞所造成的毒素累積與腸道廢棄物的逆流作用有直接關連。雖然用來陳述這些多樣症狀的名稱與病因並無相關，然而，你一定要了解這些症狀都是因為身

體嘗試排除累積在許多不同部位的毒素所致。風能活動受阻，也就是空氣、水、淋巴液、血液、廢棄物或其他通過身體的物質在運行上遭到了阻礙，這也是造成毒素危機（疾病）最常見的原因。

　　當三種能量都無法正確的執行它們被分配的功能時，危機便發生了。原本正常且健康的風能、火能、與水能從各自的所在地被逼了出來，變得汙濁且具破壞性。抑制與打擊各種不適的症狀或疾病，讓這些能量變得更加不平衡。我們使用的那些只能減輕疾病症狀的藥品，可能會在身裡上造成久遠的傷害，應當做最後不得已時才使用的手段。

　　任何成功治療的途徑都必須立足於三種能量（風能、火能、水能）的平衡上。無果能讓它們落腳在他們各自且正確的部位上，它們便能確保身體以最精準且有效率的方式運行。如此一來，所有流通的渠道都能保持暢通，消化都能保持健全，清除廢棄物都能保持順暢、完整無障礙。身體也能持續提供養分給所有的細胞與組織。讓你在整個生命歷程中都能擁有毫不間斷的健康與青春。

當皮膚出現問題

　　數十種的皮膚疾病都已經被分門別類。但就像鏡子一樣，每樣皮膚疾病都反映出血液、內部器官與系統的狀況。

　　最常見的皮膚疾病包括：青春痘、皮膚搔癢、皮膚炎、各種金黃色葡萄球菌感染之皮膚疾病、丹毒、毛囊炎、癤病（癤）、癰腫、化膿性汗腺炎、真菌感染、念珠菌感染（念珠菌）、疥瘡、蝨病、爬行疹、疣、紅斑痤瘡、多毛症、掉髮、假性毛囊炎、角質囊腫、牛皮癬、扁平苔蘚、毒性表皮壞死症、多形性紅斑、環狀肉芽腫、天皰瘡，魚鱗癬、毛髮角化病、胼胝、雞眼、壓瘡、色素脫失（白癜風）、色素沉澱、痣、皮贅、脂肪瘤、血管瘤、化膿性肉芽腫、脂溢性角化病、基底細胞癌、鱗狀細胞癌、惡性黑色素瘤、佩吉特氏病、卡波西氏肉瘤、妊娠紋、皺紋、黑斑、靜脈曲張、蜘蛛網狀靜脈、帶狀皰疹、性病、皰疹與其他的疾病。

　　皮膚是人體最大的器官，重7至12磅。皮膚連接著身體的每一個部分，且負責反映內部有機組織的狀態。皮膚可以被「閱讀」，它能提供關於血

液、淋巴、多種器官與系統狀態的重要線索。「閱讀」皮膚是所有的診斷中最準確的一種。如果皮膚出現病徵，僅治療皮膚表層是相當不智的。藥物貼片、藥膏、注射、化學反應、美容護理、噴劑與X光都有可能造成傷害，且往往會加劇皮膚失衡的情形。真正該注意的是，究竟是什麼造成了這些皮膚疾病？

外層的皮膚越過嘴唇，向上攀至鼻孔，而後進入體最深層的部位。接著化身為內層的皮膚，並形成了所有的毛孔（入口或出口皆是）與整個腸胃道。外層皮膚的紋理、顏色與外觀或能反映出養分缺乏或腺體失調。任何的外部皮膚炎症（皮膚病），都代表體內某部位也產生了發炎狀況。發炎並不是種疾病，而是身體為了讓自己擺脫傷害與有害物質的適當自癒行為。只要體內的發炎狀況或失調持續，皮膚便會持續飽受疾病所苦（除非靠藥物或其他措施抑制了病徵）。

當體內的風能出現問題時，消化器官便會負荷過重，必須靠著將有害的、汙穢的廢棄物排出皮膚方能獲得緩解。一旦所有的消化器官都恢復正常並獲得修復後，原本難看、滿是粉刺、浮腫、粗糙、狀況惡劣的皮膚便會重拾原本的光澤與美麗。皮疹或其他症狀都將消失，甚至粗糙且出現皺紋的皮膚都能重新變得滑順且毫無瑕疵。

顏色變化、暗瘡、粉刺、黑頭、水疱、癬、粗糙、過厚、乾燥、過油、過軟、過硬和與失去彈性都象徵著身體內部的汙染，並不斷提醒當事人需做好身體內部的清潔。人體的主要排泄途徑是肝臟、腎、肺、腸道、淋巴系統與皮膚。如果需要丟棄的毒素與廢棄物過量到不尋常的地步，皮膚便會被呼喚來幫助身體進行排泄，且持續產生發炎症狀。不健康的皮膚大聲地宣告著身體在生理、情緒與心理上都正經歷著折磨。若皮膚缺乏健康的營養素，代表整個心智或身體系統都需要你好好關注一下。大多數的感染性皮膚疾病，顯示出身體正在盡力排出毒素、淨化自己。皮膚上出現的明顯疹子（如猩紅熱、麻疹、水痘、天花等），只是身體正面臨潛在毒性危機的實證。

皮膚疾病不但可見，而且還是能顯示出整個身體狀況的寶貴指標。為了減輕其他排泄器官的重擔，皮膚必須幫忙移除毒素，而皮膚移除的毒素之數量與種類，便會影響到它的發炎程度。皮膚上的病症，不過是身體透過皮膚釋出有毒的殘屑的鐵證。健康的皮膚，每天需排出約一磅的廢物。當身體為

了保護主要器官而朝皮膚丟進了超量的廢物時，某些暫時待在皮膚組織中的廢棄物便會刺激皮膚、造成發炎。

　　有些人比別人更容易出現皮膚病。很大的原因是由於某些內部器官在遺傳上的功能衰弱，如肝臟、腎、肺、腸道。依我的親身經驗來說，在我出生前，我的母親便遭逢過三次的肝炎發作，因此我的肝功能較差，很年輕時便開始長出膽結石，直到我做了肝臟淨化為止。然而遺傳上的功能衰弱，並不需為疾病的出現負責，疾病是因人而異的。由於壓力、不均衡的飲食與生活方式、過量的毒素以及遺傳鏈中最虛弱的環節，才決定了哪個器官、組織或功能會先出問題。此情形也跟著決定了皮膚會出現哪些問題，如疔瘡、粉刺、皮疹、搔癢、腫塊、疣、痣、病變或腫瘤。

　　這些皮膚問題都導因於血液與淋巴中的毒素，企圖透過皮膚逃離身體所致。消化器官的阻塞與錯誤的飲食與生活方式，就是造成乾性或油性皮膚、皮膚萎縮、斑點、與粉刺的主因。除了改善飲食與生活方式外，讓身體與臉部的每個部位都定期做做日光浴，便能快速地治療青春痘與幾乎所有的皮膚疾病（請見第8章，「神奇的陽光的療癒力」）。

生物節律與認識
自我體質的重要性

「造成人類疾病的原因，永恆不變的是我們違反了宇宙生命法則所造成的結果。」

——帕拉西塞斯（Paracelsus）

生物節律的神奇之處

雖然一般人沒有明顯感覺，但人類的身體大多是依照「生物節律」而運作的。所有的器官、系統和細胞，都是由精準的、循環性的休息和活動模式所控制著。我們可以將它們巧妙地稱為「宇宙的生命法則」。以下列舉一些依循這些法則的實例：

- 正常的月經周期每隔27.5天會重覆一次。
- 壓力荷爾蒙腎上腺素和可體松（又稱腎上腺皮質醇、皮質醇）在清晨時刻，會自動釋放進入血液，以促進身體的活動。

- 免疫力及血液中鐵的濃度，在女性生理期時，會下降到低點，而在排卵時會上升到高點。
- 肝臟的活動在夜間比在白天時活躍。
- 紅骨髓在晚上會製造出較多的血細胞。
- 多數的消化酵素是在白天時分泌的。
- 膽汁的分泌在午夜時達到最高峰。
- 大腸的功能在清晨時較活躍，也較有效率。
- 不同類型的細胞有不同的生命周期，且以特定的頻率間隔汰換。
- 創造快樂的大腦荷爾蒙腦內啡，在天然的白天光線下才能製造。
- 促進睡眠的荷爾蒙褪黑激素在夜間的黑暗中才會分泌。

據估計，有超過一千個這類生物節律在運作並控制著人體。

人類的生理時鐘

　　每個生理時鐘對某一組細胞、某個器官或某個腺體而言，都代表了其特有的節律或循環。不同個體的時間或生理時鐘，天生會與一個主要的大時鐘相聯結。這個大時鐘與每個個體的時鐘協調一致，確保身體的每一個活動都能依照主要的計畫進行。這個主要的計畫就是讓身體維持完美的平衡。

　　身體的主要時鐘，受到大自然最有影響力的周期所控制，也就是眾所皆知的「晝夜節律」。晝夜節律促使我們在早晨變得活躍，而在傍晚時鬆弛下來。太陽是這個星球上生命的主要給予者，無論是有機或無機的生命，都需要陽光或太陽的能量才能生存，人類也是如此。地球的地軸角度，以及其繞著太陽運行的模式，創造了精準的日夜周期以及四季的更迭。這些節律性、反覆性模式的大自然力量，繼而程式化我們的DNA，以處理所有的身體活動，使其有最完美的精確性，和理想的、準確的時間感。

　　所有在大自然世界裡發生的事件，都會與體內的活動產生聯結。舉例來說，自然界的太陽升起，啟動了你的身體的「日出」。它將你喚醒，並讓你開始一天的生活。當你一睜開雙眼，早晨的光線立刻射入你的眼睛，首先，光線被你眼睛的水晶體分解成色彩光譜（七種顏色），而個別的光波立刻

跑到你身體的主要腺體——下視丘（hypothalamus），它控制身體的生物時鐘，接著將光線碼訊息快速發送到通常被稱為「第三隻眼」的松果體，這些訊息含有讓松果體分泌荷爾蒙的特定指令。

松果體最強大的荷爾蒙之一，是神經傳導素褪黑激素。褪黑激素的分泌乃是依循24小時的節奏。褪黑激素的分泌在凌晨一至三點到達最高峰，並在中午時降到最低。松果體將這種荷爾蒙直接分泌到血液中，這會立刻讓它被體內的所有細胞利用，並告訴它們大自然現在是幾點，也就是現在地球對太陽的相對位置在哪裡。它也告訴每個單獨細胞的DNA裡的一個特殊基因，通知它們何時該凋零，並被新的細胞取代。根據最新的癌症研究（2006年護士研究），少了褪黑激素適時的分泌，正常細胞分裂的時間軸會延長，癌細胞也會形成。

大腦還合成另一種重要的神經傳導素——血清素，它與我們的康樂狀態相關。它對日夜節律、性行為、記憶、食慾、衝動、恐懼以及甚至是自殺等傾向具有強大的影響力。不同於褪黑激素，血清素是隨著日間的光線而增加的，它的分泌到中午時達到最高峰，而肢體的運動以及糖分的攝取也會對它造成影響。非常有趣的發現是，這種極度重要的神經傳導素事實上有超過95%是在你的腸子裡製造的，而不是你的大腦。這種腸子與大腦之間的連結顯示了吃好的食物以及健康的消化功能，對心理和身體的整體健康有多重要，反之亦然。

褪黑激素和血清素數值的增加及減少，指示細胞現在外面是暗還是亮，以及它們是應該更活躍還是動作慢下來。這個複雜精細的機制確保所有的身體功能都能與發生於自然環境的節律改變和諧一致。這就是為人所知的「誘導作用（entrainment）」，因此，體內每一個細胞的健康，仰賴我們讓身體與白天和黑夜的循環同步且和諧。

任何違反晝夜節奏的活動，都會造成褪黑激素和血清素荷爾蒙的分泌不正常。這個荷爾蒙的失衡，會導致混亂的生理節奏，而接下來會中斷整個有機體的和諧功能，包括消化食物、細胞代謝以及全部的荷爾蒙平衡。突然間，我們感到「不同步」或搖搖晃晃的，變得容易生病，可能是單純的感冒、頭痛、憂鬱、或甚至是癌化的腫瘤。松果體控制生殖、睡眠並啟動活動、血壓、免疫系統、腦垂體和甲狀腺、細胞生長、體溫，以及很多其他的

生命功能。這全都得倚賴規律的褪黑激素周期，而它也必須與大自然節律同步。身體因應晚上的黑暗而製造出來的褪黑激素數量，與我們在白天所接觸到的自然光線所分泌出來的血清素濃度相對應。當白天光線消逝，血清素就會自動分解成褪黑激素。

如果你的身體透過白天光線製造夠多數量的血清素，它晚上也會在你閉上雙眼時，製造豐富的褪黑激素（當處在光線下，松果體不會分泌大量的褪黑激素）。松果體在晚上9:30至10:00之間，開始分泌褪黑激素（視你的年齡而定），除非你在那時攝取咖啡或食物等刺激物，否則褪黑激素會自然地促進睡眠或增加睡意。

根據一項由西班牙科學家與西班牙老化研究網（Spanish Aging Research Network, RNIE）共同進行的動物實驗結果，顯示褪黑激素甚至可以延緩老化過程，血液中有高濃度的褪黑激素時，身體自己就能再生及回春。這能維持良好的健康、活力及長壽（註1）。褪黑激素和血清素的循環完全互相倚賴，且由變化中的環境精巧地控制。若無視於大自然裡這些節律性的變化，並過著違反這些定律的生活，身體和心理當然就會一一失調。而這正是身體和心理疾病產生的主要原因。

良好健康的最大祕密之一，在於發現我們與宇宙之間永恆的關係。大自然和我們之間所有的分離感，只會存在我們心中，而不會在身體裡。身體已和外界的世界形成一個必要的連結。它所有的作為都會以與我們現在及未來的環境同步為目標，其中之一即是月亮。

月亮週期的祕密

月亮無論是對人類或整體自然界，都展現出強大的影響力，這已不再只是個神話般的信念。潮起潮落、夢遊、以及女性的生理周期，只是無數個被這種強大的宇宙力量所刺激和調節的現象中，其中少數幾個例子而已。我們注定要利用這種力量，在我們的健康、園藝、農業以及幾乎所有人類關心的領域上。一旦你發掘了月亮周期的祕密，並令你的生活和活動與之同步，那

（註1）錠狀的褪黑激素是很受歡迎的助眠藥，但它會干擾身體在完美的時間點製造出完美的褪黑激素劑量。

麼你將從這個與自然世界一起創造的和諧中，大大獲益。

　　人類、其他動物以及多數的鳥類和昆蟲，都受這種自然的神祕力量支配。所有的自然過程，像是懷孕、植物的生長及結果，以及各種疾病持續的時間，都倚賴月亮的周期。我們的祖先是「精確時間點」的主宰，他們高超的感知能力、觀點，以及對自然界現象的精確觀察，讓他們了解以下重點：

- 自然界中許多活動，包括潮汐的漲退、生育、氣候和女性的生理周期，都與月亮的移動有直接關係。
- 陸上動物和水中生物會令他們的活動，包括尋找食物、飲食和交配，與月亮的位置協調一致。
- 日常活動的效率及成果，例如砍伐木頭、烹飪、剪頭髮、種植花草以及農耕施肥，都受到月亮周期的支配。舉例來說，在下弦月期間，食物的烹調時間會快些，消化也會快一點，而木頭在上弦月會較容易砍斷，因為此時的濕度較高。
- 進行某些外科手術以及用藥時，在某些日子會成功，但在某些時候卻是完全無用或是有害的。這種效應通常與藥物的劑量和品質，以及參與的醫師的技巧無關。
- 植物、蔬菜和治療用的藥草在某些日子會暴露在不一樣的能量下，且在某些時間包含的活性成分會明顯地比其他時間還多。因此，藥草和蔬菜在滿月期間摘取時，會比較有功效。月亮逐漸變圓增加了植物裡的液流（sap flow），讓它們充滿更多營養、活力和能量。

　　19世紀末，人類開始大量地利用時鐘來當成辨識時間的工具。自然界日夜循環以及月亮星辰位置改變的相關知識，逐漸被現代人視為「不再重要」。時鐘「成功地」取代了多數人曾經擁有的，關於這些自然的宇宙活動以及它們對地球上所有生物的影響的深刻知識。這個支撐自然生活方式的古老智慧，貫穿了數個世紀，並一代一代地傳遞下來，現在卻只被視為是迷信而形成的信念。然而，今日對於我們與月亮周期之關係的發現，已經再度浮上水面。月亮經過以下幾個與地球相關的主要階段：

新月

月亮大約每28天環繞地球一次。當月球位於地球與太陽之間時,我們無法看到它。此時稱為新月。新月可被比喻成呼吸時的呼氣階段,我們可以排出體內的有毒氣體和廢棄物。你可在此時禁食一天,來預防很多疾病,因為身體會更容易排出累積的毒素。此時做肝臟淨化,也是個好時機。

新月也代表了新的開始,如果你希望戒掉舊有的習慣,例如抽菸或喝酒,此時也是最佳的時機。你可能試過努力地在一個月的其他時間內改變這類習慣,但多半會無法達成而失望。古諺說:「好的開始是成功的一半。」同樣適用於新月。一棵生病的樹若在新月時被削砍,則能重獲健康及活力。此外,一次從新月開始的治療,也能獲得快速的痊癒。

上弦月

新月過後的短短幾個小時之後,我們會開始看到弦月在天空中出現。從這時到達滿月,大概需要13天的時間。在此時所吃的食物和營養,都會比一個月其他時間來得有效益。這也解釋了為何此時繁殖力會大幅增加,且在這個時期及滿月期間內有較多人懷孕及嬰兒出生。另一個很重要的是,當月亮漸圓,身體受傷或手術過後的復原能力會減少。補牙、植牙和裝假牙,若是在上弦月時進行,其持久性也通常較低。即使洗衣服用了一樣多的洗潔劑,衣服也洗得較不乾淨。

滿月

在完成了一半環繞地球的旅程之後,月亮會變圓,出現在夜間的空中,有時甚至在白天的某些時候也能見到。這是月亮展現它對地球上所有生命形式最強大影響力的時間。夢遊、傷口流血過多、滿月之夜採集的藥草有較大的功效、意外事故及暴力犯罪案件增加,以及較高的出生率,全都是月亮影響力增加的結果。在滿月時砍樹,會摧毀它們。而因為在滿月期間,身體傾向保留較多的液體,因此最好避免在此時做肝臟及其他的淨化。也要避免在滿月時動手術,包括牙齒方面的手術也一樣,因為比較可能會產生併發症或是感染。

下弦月

在接下來的13天裡，月亮再度逐漸黯淡，古代的人民知道此時是動手術的最佳時間（如果有必要的話），因為此時身體的復原能力是最強大的。如果可以，預約在這個時期或在新月時去看牙醫；應該只在下弦月或新月時拔牙。此外，此時身體活動需要的能量較少，卻能達到最大的效益。消化系統也能更有效率地運作，即使比平常多吃一點，也不會造成體重增加。

人的生理時程

阿育吠陀，在字面上的意思是「生命之科學」，其宣稱：「人體這個小宇宙的運行，就如同自然界的大宇宙一樣。」此外，我們的身體是宇宙的鏡子。身體隨時都透過適應持續改變中的環境及不斷重覆的循環模式，在經歷深刻的改變。阿育吠陀對這些循環擁有深入的了解。它有三種基本的力量，或稱能量，每一種都會對身體和心智發散出強大的影響力，一次維持四個小時，24小時裡循環兩次。這些處理人體內複雜活動的自然力量，與維持宇宙運行的力量一樣，就是所謂的三種「督夏」（doshas，指身體的能量，包含力量及缺陷的總和）：風能（Vata）、火能（Pitta）和水能（Kapha）。現在讓我們仔細來了解，我們的身體在24小時的周期內究竟發生了什麼事。

第一個水能（Kapha）週期

第一個循環始於新的一天的「誕生」。假設太陽升起的時間為早上6:00，大約在早上4:30至5:00間，大自然就開始甦醒了。當太陽升到更高的位置，它會變得愈來愈活躍。阿育吠陀將早上6:00至10:00之間的這段時間稱為「水能期」，意思是你的身體還有一點點遲緩。這能讓身體聚集力量和耐力。無論你是不是用鬧鐘叫醒你，大約在早上6:00時，腎上腺就會分泌壓力荷爾蒙可體松和腎上腺素以讓你的身體開始工作；這有點類似電池啟動引擎一樣。此時，體內的性荷爾蒙也到達了高峰。而且，藉由讓你的雙眼確實地接觸白天的自然光線，大腦會增加強力荷爾蒙血清素的製造，幫助你產生足夠的快樂及熱誠以度過無壓力的、快樂的一天。因為水能是由較重而有力的

土和水元素組成的，所以我們在清晨時，會比其他時間（例如下午），在我們的心理和身體展現較多量的「土」和「水」的特性（例如感覺踏實以及隨和）。

第一個火能（Pitta）週期

在早上10:00時，太陽的熱度隨著它位置愈來愈高，開始明顯地增加。太陽能量的分布在正午時達到最高峰。從早上10:00到中午，我們處於最警覺及認知最強的狀態。火能期間會從早上10:00持續到下午2:00。在中午時，阿格尼（Agni），也就是消化火，是最有效率的，意思就是，此時消化液（膽汁、胃酸、酵素以及其他用來消化的物質）是最豐富、濃度也最高的。火能循環跟隨著血清素的循環，這並不令人驚訝，因為多數血清素是在中午的消化系統中分泌的。強大的血清素分泌等同於強大的阿格尼。另一方面，微弱的阿格尼就會造成食慾不佳、缺乏耐力，以及憂鬱。當身體已經準備好要消化一天中最大的一餐時，若只吃簡單且少量的食物，就像是一輛需要裝滿整個油箱才能完成一趟旅程的車，卻只加了少量的汽油一樣。身體收不到足夠的燃料（營養）以運轉眾多的、複雜的活動以維持健康及活力。因此，阿育吠陀建議你在中午12:00至下午2:00間，吃你一天中最主要的一餐。

理想的每日行程：

1. 早上6:00至7:00間起床。
2. 早上7:00至8:00間吃個簡單的早餐（選擇性）。
3. 中午12:00至1:00間吃一天中的最大一餐。
4. 晚上6:00至7:00間吃個簡單的晚餐。
5. 晚上10:00前上床睡覺。

注意

對於那些無法在這個時候自由地回家為他們自己煮這一重要的餐點者，可以在早上的時候準備一盤沙拉以及與米或其他穀物一同烹煮的蔬菜沙拉，將它放在食物保溫盒裡，能讓食物保溫好幾個小時。若週末時的飲食的時間和平常日子不同，則造成的不良影響比起你在晚上吃大餐還糟。維持規律的飲食時間以避免混淆了身體的荷爾蒙和消化液的分泌，是非常重要的。

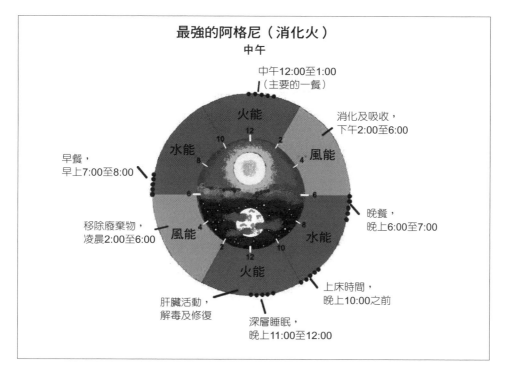

圖13　生理時鐘

　　如果你吃下的食物是完整且營養的，那麼消化的過程將提供你在接下來
的24小時之內所需的能量與精力。如果你在飯後覺得疲倦想睡，就表示你的
消化火力十分微弱，所以無法適當地消化食物。你的身體不但不能從你所吃
的餐點中獲得能量，再度充滿活力，反而需要貢獻出它所儲備的能量來消化
食物。結果，只剩一點點能量供給其他的身體及心智活動。整體而言，飯後
的睡意，原因可能如下：

- 你的餐點太過濃重肥膩，或食物種類的搭配方式不良，例如水果配早
  餐穀片、動物性蛋白質配澱粉類（詳見第6章）。
- 你沒有在晚上獲得足夠的睡眠。
- 你在中午1:00之後才吃午餐。
- 你沒有分泌足夠的膽汁（火能）來維持強大的消化力（因為膽結石）。

第一個風能（Vata）週期

風能或「移動」（movement）的力量，主宰下午2:00至6:00的時間。風能處理食物通過腸道的實際運送過程，且負責吸收營養並將它們傳送給身體的數十億個細胞。只有當火能（膽汁和其他消化液）在食物上作用的時間夠早的情況下，風能才能準時且良好地運作。舉例來說，如果你在下午2:00至3:00之間才吃午餐，火能就會被擾亂。膽汁和其他消化液分泌不夠，導致吸收不良──這就是營養不良的主要原因之一。

下午的風能期間，比其他時間更有益於有效的心智表現及學習。這是因為神經及神經細胞的活動增加。因此，風能期間是吸收及記憶資訊的良好時間。一項由威爾斯大學（University of Wales）進行的研究顯示，參加下午或傍晚課程的學生，在考試時的表現比參加早上課程者來得好。

在下午去看牙醫，疼痛感也比早上去看牙醫還輕，因為此時神經表現較佳但靈敏度降低，知道這點對你挺有幫助的。另一方面，若腸道吸收不良及代謝失衡等問題，在此時會變得更明顯。風能的失衡可能呈現出過敏、緊張、腸胃脹氣、以及對甜食及其他刺激性食品的渴望，例如茶、咖啡、含咖啡因的飲料、巧克力或菸。多數有酒癮的人，會在風能期間快結束前，開始找一天中的第一杯酒來喝。若想吃東西，尤其是在下午時，表示身體面臨了消化問題且營養不良，原因可能是因為沒有在中午時吃一天中的最大餐。

第二個水能（Kapha）週期

晚上6:00之後，太陽的能量顯著地下降，風能的活動也一樣。這也代表了晚上水能期的開始。此時消化、代謝和其他生理活動都已趨於緩和。那些身體週期協調一致的人，會在水能能量開始居於主導地位時，覺得很放鬆。

消化火阿格尼，乃緊緊跟隨著太陽的所在位置，所以在黑暗登場之後將急速減弱。因此，阿育吠陀醫學建議，晚餐必須吃得清淡一點，最好是在晚上六點時吃。這讓你仍有足夠的時間在睡前消化你的食物。研究發現，最重要的消化酵素，在晚上8:00之後就不再製造了，因此如果太晚吃晚餐（晚上7:00之後），食物就無法被完全消化，而會在胃裡被分解。每個人都知道胃裡有顆「巨石」的那種感覺，或胃酸衝上喉嚨時的痛苦──這些不舒服的感

覺，都是消化不良的徵兆。

在水能期間（晚上6:00至10:00），身體會採取較沉重、緩慢的態勢，以便進入睡眠。事實上，若能在水能的影響力真正停止（晚上10:00）前上床並入睡，是具有極大效益的。多數人在晚上9:00至10:00間都會覺得昏昏欲睡，這種感覺來自於大腦想叫你去睡覺時，所製造出來的一種天然鎮定劑分泌物。根據哈佛醫學院（Harvard Medical School）研究人員所說，在睡眠時，多數的腦細胞都被一種位於下丘腦的一組細胞所發送出來的化學訊號「關閉」了，這群細胞通常被稱為「大腦的大腦」。這種「關掉電燈」的動作，促使我們去睡覺。

褪黑激素對於進入睡眠似乎也有可觀的影響，因為它在晚上分泌的量愈多，我們就會愈想睡。那些在晚上9:30至10:00之間不會感到睡意的人，都有褪黑激素周期混亂的問題。

大約在晚上9:00時，腦內啡和類固醇，也就是身體對抗發炎的武器急速降低，代表著身體的免疫能力開始下降。在水能期間，身體試著盡可能儲存能量和體力，其原因下文會說明。

第二個火能（Pitta）週期

身體「誘使」你在火能重返第二個周期時去睡覺。火能的影響在晚上10:00鐘開始，並持續到凌晨兩點鐘。在這個期間內，火能的能量大多用在淨化、重建身體並使其回春。肝臟——典型的火能器官——此時接收身體大部分的能量，並處理非常廣泛的活動，總計大概超過500個不同的功能。包括了供應重要的營養和能量到身體所有的部位、分解有毒物質，以及淨化血液。除此之外，肝（臟）細胞會在此時製造隔天消化食物（尤其是脂肪）時所需的膽汁，肝臟最重要的功能之一，是合成蛋白質，它是細胞、荷爾蒙和血液分子的主要建構材料。因為肝臟是個非常活躍的器官，所以必須使用非常大量的能量。這個器官的高代謝率產出了大量的熱能，讓肝臟成為體內主要的產熱器官。然而，如果你一直忽視身體的生理節奏，在這個周期中還保持醒著的狀態，那麼能完成肝臟重要活動的能量就會大幅減少，且最終將造成肝臟功能減損、肝內結石以及失去健康。

為何適當的睡眠這麼重要？

　　肝臟需要所有它能取得的能量，以完成它的諸多職責。如果你在火能的晚上時間睡覺，它就能有效率地發生。如果你因為迫使它去消化食物或從事心智或身體方面的活動，而用盡了肝臟在晚上的能量，那麼這個重要的器官所剩的能量將不足以去從事它極度緊要的工作。大部分可獲得的火能能量應該被引導至肝臟，且延伸到腎臟。這能幫助腎臟去過濾血漿，讓身體的體液維持平衡，並維持血壓的正常。

　　雖然大腦只占身體質量的五十分之一，但它包含的血液總量卻超過身體全部的四分之一。然而，在火能的晚上時間，大多數原本在大腦後面的血液會移動到肝臟來儲存及淨化。如果你的心智或身體在此時仍在活動，肝臟就無法接收到足夠的血液來正常工作，它也無法有效地淨化血液。這會造成有毒物質在肝臟和血流中累積。如果毒素持續在血液中循環，它們將會在器官及系統中的組織間液（結締組織）裡沉澱下來，因而提高了酸性並造成器官和系統的損毀，當然包括肝臟。血液太酸會導致壓力荷爾蒙的分泌、腦霧和微血管、動脈及心肌的損壞。多數的心臟疾病都是肝臟功能不佳，無法移除血液中每天基本會產生的所有毒素和有毒物質所造成的結果。如果我們不給肝臟進行最基本活動時所需的能量，就等於在全身埋下了疾病的種子。

　　睡眠可分成兩個主要的部分——午夜前及午夜後。對成人來說，最重要的淨化和再生過程，發生在午夜前兩個小時的睡眠時。此時期是屬於深層睡眠，也常被為是「美容覺」時段。深層睡眠從晚上11:00到午夜，大約持續一個小時。在這段時間內，你會進入一個無夢狀態，此時體內的耗氧量大約下降8%，身體進入深度的休息及放鬆。你在這段無夢期所獲得的生理休息，大約是你在午夜過後的睡眠裡所能獲得的三倍以上，因為午夜後氧氣消耗會再度提高5%至6%。

　　生長因子，通常被稱為生長荷爾蒙，在深層睡眠裡的這個小時裡充分地分泌。這些強而有力的荷爾蒙負責細胞的生長、修復與回春。如果沒有產生足夠的荷爾蒙，人們的老化速度就會比較快。在美容界裡最新的「風尚」，就是利用合成的生長荷爾蒙，它能產生「神奇的」回春效果，但也會有毀滅性的副作用，包括心臟病和癌症。但如果身體在適當的時間自然地製造正確

份量的荷爾蒙，像是在深層睡眠期發生的，那麼他們在每個年齡都能讓身體既充滿活力又顯得年輕。

深層睡眠絕不會在午夜後發生，而且唯有你在午夜前最少兩個小時前去睡覺，它才會發生。如果你經常錯失深層睡眠的機會，那麼你的身體和心理會變得過度疲勞。這會引發不正常的壓力反應，以持續分泌壓力荷爾蒙例如腎上腺素、可體松和膽固醇等形式出現（沒錯，膽固醇也是一種會隨著壓力增加而分泌的壓力荷爾蒙）。為了讓這些人為的能量快速爆發出來，不管它能維持的時間長短，你可能會試圖攝取一些諸如菸、咖啡、茶、糖果、含咖啡因飲料或酒等東西。當身體的能量儲備被耗盡了，慢性疲勞於焉產生，而這些刺激物也無法再起作用。

疲勞是現今的健康問題中，一個主要的形成或影響因素。當你感覺疲倦時，不只有你的心理覺得累。事實上，當疲倦時，所有組成你心臟、肺臟、消化器官、腎臟和身體每個器官和系統的細胞，都碰到能量低落的問題，因而無法正常運作。當你疲倦時，你的大腦不再能接收適量的水分、葡萄糖、氧氣和胺基酸，也就是它最重要的養分。大腦養分的供應短缺，會導致人的心理、身體和行為等各方面數不清的問題，包括更加疲倦。舉個例子，當你在晚上開車，你的身體試圖對抗「瞌睡」荷爾蒙褪黑激素，它的功能是試著讓你的身體處於功能及活動的最低程度。根據對時間生物學（chronobiolog）領域的研究，在午夜之後注意力會顯著下降。這大大地增加你犯錯並發生意外的危險。高速公路上多數的意外事件，都發生在午夜期間，而工廠裡夜班的意外事件也增加了大概20%。

聖地牙哥加州大學（University of California in San Diego）的醫生發現，少睡幾個小時不只會讓你在隔天覺得疲倦，也會影響免疫系統，可能會破壞身體對抗感染的能力。因為免疫力會隨著疲倦的增加而減少，你的身體無法抵抗細菌、微生物和病毒，也無法有效率地處理體內累積的有毒物質。

經常處於疲勞以及能量低落的狀態，會引發各種慢性病以及多數的急性症狀，包括癌症、心臟病、多發性硬化症、慢性疲勞症候群、AIDS、普通感冒、以及流行性感冒。研究已經發現睡眠和健康情況之間的直接關係。睡眠不足甚至會影響到與肥胖相關聯的成長荷爾蒙的分泌。當荷爾蒙分泌減少，體重增加的機會就會上升。換言之，你睡得愈少，就會變得愈胖。此

外，血壓在睡眠時通常會下降。然而，中斷睡眠可能會對這個正常的下降產生不利的影響，導致高血壓和冠心性疾病。最後，睡眠不足會影響到身體利用胰島素的能力，導致糖尿病的產生。

夜間燈光的黑暗面——形成癌症

如同前面所說的，目前關於癌症最重要的發現之一，就是褪黑激素過低，會大大增加癌症的風險。根據全球最詳細且最長期的癌症研究：「護士研究」（於2006年1月發表），護理師的血液中褪黑激素低下，罹患癌症的機會會高出50倍。護士們因為職業的關係，時常要中斷他們的睡眠。褪黑激素控制著一組基因，這些基因負責控管體內細胞的生命周期。換言之，你在夜間製造的褪黑激素愈少，則細胞就會愈不遵照它們的生命周期來生存，因而愈容易癌化。

第一個證明燈光對夜間褪黑激素分泌所造成的損害影響，是在囓齒類身上發現的。紐約庫柏斯敦鎮巴賽醫院（Mary Imogene Bassett）研究中心的大衛布萊斯克（David E. Blask）發現，「在老鼠身上，整夜即使是一點燈光，也會對癌症有顯著的影響。」布萊斯克透過讓老鼠持續暴露在光線下，造成褪黑激素幾乎完全被抑制，證明了此時腫瘤生長尤其快速。即使是少量的光線，也會干擾身體的自然生理節律。布萊斯克的團隊指出，當動物暴露在從房間門縫下透進來的光線下，其腫瘤成長的速度，比起處於完全黑暗中的動物還要快兩倍。

布萊斯克在30多年前已經發表了癌症的研究，尤其是在最後的20年都在研究褪黑激素。褪黑激素會抑制癌症生長，以及燈光會抑制褪黑激素分泌的發現，對癌症治療及預防具有歷史性的重要意義。根據布萊斯克所說，褪黑激素是一種基礎訊號，將環境中光與暗的週期節律訊號傳遞給體內所有的細胞，包括癌細胞。

他發現，增加亞麻油酸（一種多元不飽和脂肪酸）的飲食攝取，會刺激癌症的成長率，因為癌細胞會吸收並代謝亞麻油酸。在黑暗中，因松果體釋放的高濃度褪黑激素，阻斷了腫瘤吸收亞麻油酸的能力，並將它轉換成13-HODE（13-hydroxyoctadecadienoic acid）。然而，若暴露在光線下，褪黑激素的濃度會極度低落，腫瘤不再能藉由褪黑激素保護使其免於亞麻油酸的腫

瘤刺激作用。換言之，當大自然已進入黑暗時暴露在人工光線下，擾亂在我們大腦裡的分子時鐘。夜晚時出現的光線會立刻關掉褪黑激素的生產，因而促使腫瘤生長。

　　參與布萊斯克的研究的機構，是巴賽生理時鐘與身經內分泌研究中心實驗室（Basset Research Institute Laboratory of Chrono-Neuroendocrinology）、湯姆士傑佛遜大學醫學院（Thomas Jefferson University Medical School）、康乃迪克大學醫學院（University of Connecticut School of Medicine）、西北大學醫學院（Northwestern University School of Midicine）。贊助者有史蒂芬克拉克基金會、國家癌症協會、艾德恩保利基金會的蘿拉伊凡斯乳癌紀念基金、國家環境健康科學機構以及Louis Busch-Hager癌症中心研究基金（註2）。這些機構的支持，某種程度代表了癌症研究政策上的轉變。

更多與睡眠不足相關的健康問題

　　過去，估計美國一度將近有50%的人口患有因缺乏睡眠而形成的毛病。缺乏睡眠造成了以下狀況：

- 每年至少有20%的交通意外，以及數千人死亡
- 永無止境的壓力循環
- 無數的人際關係破裂以及家庭暴力
- 工作表現不佳以及有限的收入
- 因為無法工作或工作請假，而產生數十億的收入損失
- 物質濫用
- 憂鬱、緊張、攻擊性和批判性
- 課業成考試成績不好

　　有愈來愈多的兒童，成了睡眠不足以及因睡眠不足所帶來後續影響下的受害者。睡眠的重要性，以及睡眠受干擾對兒童發展的負面影響，已一再地被證實。根據已發表的研究顯示，兒童的精神病理問題可能是肇因於睡眠不

（註2）Stephan C. Clark Foundation, the National Cancer Institute, the Laura Evans Memorial Breast Cancer Fund of the Edwin W. Pauley Foundation, the National Institute of Environmental Health Sciences and the Louis Busch-Hager Cancer Center Research Fund。

足以及持續的疲倦和失眠，或者是因此而惡化。兒童的睡眠問題和神經心理功能之間，存在著特別強烈的關係。睡眠受干擾，與兒童的注意力缺乏過動症（ADHD）有所關聯，因為睡眠被剝奪以及因此而形成的失眠可能導致類似ADHD的症狀。也有更清楚的證據顯示，學習和注意力技巧會因為睡眠不足或睡眠中斷而降低。而這種情形絕對不是僅限於兒童而已。

多數的疲倦，都是因為錯失了午夜前兩個小時的睡眠，在午夜前進入深層睡眠是最重要的，任何治療疾病的方法若沒有囊括自然的「深層睡眠療法」，長期而言是無法成功的，因為身體療癒系統本身，也就是免疫系統，須倚賴適當的、健康的睡眠周期才能生氣蓬勃以及有效率。

當你經常很晚才吃晚餐（晚於晚上6:30或7:00），或在火能的時間（晚上）吃零食，則控制阿格尼火能，也會被干擾。若火能在晚上被擾亂了，則同樣會擾亂午餐及午餐後時間的火能運作，造成肝臟、脾臟、膽囊、胃和胰臟的混亂。

無法入睡或經常醒來？

除了紊亂的生理時鐘（因為不規律的生活型態造成的荷爾蒙周期混亂），睡眠干擾最常見的原因是毒素在血液中循環。多數毒素的形成，是因為在晚上吃了太濃重的食物或太接近睡覺時間才吃，導致食物未能被完全消化。這些毒素會像酒精一樣通過血腦障壁進入腦部，造成損害腦細胞的潛在因子。為了預防大腦受損以及過濾毒素，大腦必須盡可能地留住愈多血液。為了達到目的，它要在毒素濃度變得太高之前（通常在第二個風能周期前），讓你無法入睡或把你喚醒。一如往常的，你必須信賴身體的智慧。

注意

40至55歲的女性，在歷經更年期的荷爾蒙改變時，或多或少都會有睡眠干擾的問題，不管是否有熱潮紅或其他的症狀。

第二個風能（Vata）週期

　　凌晨2:00至6:00的時間，是由風能所控制的。這個早晨的周期，負責把肝臟、細胞、腸道以及身體其他部位的有毒廢棄物，移到解毒和排泄的器官及系統。據此，淋巴系統中和有害的微生物，代謝廢棄物、細胞殘骸、老舊的細胞以及因疾病而受損的細胞。直腸讓糞便變硬，並使其排出。腎臟將尿液送至膀胱，造成排尿。皮膚也會接收此時開始浮到表面來的廢棄物。因此，早上洗澡或沖澡是很重要的。整個身體都在專心一致地排除無用的廢棄物。大約有70%的身體廢棄物是透過肺部排出，20%是透過皮膚，7%是透過尿液，3%是糞便。規律且完全地從這些器官中排除廢棄物，對身體所有細胞的功能順暢且平衡，是至關重要的。直腸、肝臟及腎臟任何一處的長期阻塞，都會讓身體轉而變成一個汙水儲存槽。

　　在火能周期的終點，也就是風能時刻的開始，身體的溫度開始下降，並在大約凌晨4:00時（風能時刻的顛峰）到達最低點。在那之後，它會再度逐漸上升。到了風能的末期，大自然開始變得有活力，身體溫度和壓力荷爾蒙（例如腎上腺素和可體松）大量增加，助長啟動身體的排泄功能。為了能讓廢棄物得以完全並有效率地排除，此時必須醒著並維持直立姿勢。地心引力在身體的循環和排泄功能中，扮演了重要的角色。因此，阿育吠陀醫學建議我們最好應在太陽升起或晨曦初現時起床。不要在太陽升起之後才起床，因為太陽升起的時間因季節和國家而不同，風能也會經歷某些變動。早上6:00，是對大多數人而言最適合的起床時間。

　　早晨靠鬧鐘來喚醒你，破壞了自然漸進的睡眠模式，並可能會造成煩躁、頭痛和一整天的緊張。你可能會覺得好像還沒完全醒來。控制你起床時間最容易的方法，就是調整你晚上的睡覺時間。舉例來說，如果你通常需要

注意

兒童和青少年的天然褪黑激素周期在晚上比成年人還早開始，晚間需要再多一至兩個小時的睡眠。

八個小時的睡眠才能在隔天早上感覺神清氣爽、精神飽滿，那麼你必須在晚上10:00上床，就能得到很大的助益。如果你需要更長的時間才會覺得有精神，就要更早上床才行。如果你真的只需要七個小時的睡眠（雖然大多數成年人需要八個小時），那麼就要在晚上10:00上床，在早上5:00起床（此時是讓風能更有效率的時間）。腸子的蠕動是體內最強烈的活動，需要身體更大部分的能量來運行。為了支援身體做這件事，我們必須精神飽滿地起床。晚上早一點去睡覺，早上早一點起床，是最重要的健康建議。你如果能將它運用在生活中，那麼你就是個有智慧的人。

脫離大自然節律的風險

經常脫離大自然的生物節律，會破壞你身心的平衡。舉例來說，假設你睡到早上8:00才起床，已是進入水能期（緩慢活動）兩個小時了。這意味了風能的排泄功能／活動無法在風能的最後階段，也就是大約早上6:00完成。然而，因為風能在這個時間的影響力仍很強大，它的活動會被限制及反轉，類似河道被水壩的圍牆擋住了。因此，一部分的廢棄物會被強迫回到體內，而不是排出體外。這個情況也發生在排尿系統。有一部分的尿液回到腎臟，破壞了體內的液體平衡，且可能導致臉部、眼睛和肚子的水腫。除此之外，皮膚嘗試排除的廢棄物會被重新吸收，並進入淋巴和血流中。當糞便回到直腸，則整個腸胃道就會發生阻塞。淋巴管會變得淤塞，導致腸道及身體其他部位的水腫。這種淋巴水腫可以感覺得到，舉例來說，像是肚臍部位的上面或周圍出現硬的腫塊。這些硬塊，可能會變得跟拳頭一樣大，平躺時可以觸摸得到。多數的水腫會發生在乳糜池的血管中。

淋巴阻塞的發生，會嚴重壓迫心臟，並讓心臟無法維持它正常的循環。方向錯誤的風能，會透過所有通道到達呼吸系統、口腔、牙齒、靜脈竇、耳朵、眼睛及大腦，並在這些區域中留下有毒廢棄物。其他的徵兆還有會造成眼睛和臉部的沉重、呆滯和水腫。圓臉（月亮臉）洩露出長期腸道阻塞的祕密。這些症狀與黏膜和淋巴等液體相關，讓它們成為水能相關的問題。因為在水能期間體內明顯地會有更多液體，以聚集並創造力量並為消化過程（早上6:00至10:00）做準備，所以我們理所當然應該避免任何會在此時造成阻

塞效應的事物。阿育吠陀醫學指出，在早晨的水能期間睡覺會造成嚴重的阻塞，導致呼吸和循環系統出問題。它們都是水能的疾病。在水能期間睡覺，會造成心智上的呆滯、整體的沉重感且昏昏欲睡，可能會持續好幾個小時。在早晨時沒有暴露在陽光下，也會造成血清素分泌過低。這會造成快樂和熱誠的缺乏，最終的結果就是憂鬱症。早上想要睡覺以及不想起床，是憂鬱症的第一個徵兆。

　　一個最新的德國研究證實，早上起得晚，是心臟病發的一個主要危險因子。研究已知，在星期一早上9:00死於心臟病發作的人，多於一周裡其他時間。這個研究發現，多數心臟病的受害者，大約在早上7:30醒來，正是阿育吠陀認為的「危險時刻」。如果過度睡眠成了習慣，身體就無法有效率地透過肺部和其他的排泄器官移除廢棄物，因而導致心臟的充血和筋疲力竭。

　　回想一下你某個你很晚去睡且很晚才起床的周末。你是否覺得好似你生病、吃了藥的感覺？或許你甚至一點都不想動，而毀掉了那一天裡剩下的時間。這是因為肝臟無法在晚上移除血液裡的廢棄物，而你的情況因為在水能時間裡的懶散循環，而更加惡化。

　　到水能期還在睡覺的另一個副作用，就是阿格尼被壓制了，造成消化問題。阿格尼會自然地隨著早上上升的血清素而增加。因此，最好是在太陽一升起，你就讓眼睛接觸陽光。在電力建置以及時鐘發明之前，這是全球各地人們的習慣。因為血清素和快樂有密切相關，而快樂正是良好健康最必要的先決條件，很顯然的，從晨曦到黃昏接觸到自然光線，是促進健康最重要的因子之一。

　　班哲明富蘭克林（Benjamin Franklin）適當地總結了為何世界上所有的古老文明總是遵守晝夜節律：「早睡早起讓人健康、富足及有智慧。」即使聖經‧創世紀裡的第一個章節，也提到了「有晚上，有早晨，這就是頭一日」。換言之，隔天的情況決定於前一天的晚上。我要補充說明，早一點吃午餐和早一點吃晚餐，幾乎能讓你成為贏家。只要簡單地將你的日常生活調整到與自然的律則相符合，就能創造人生中療癒、健康和快樂的最重要先決條件。因為風能、火能、和水能是由晝夜節律所操控的，所以若你違抗了大自然的強大力量，就無法創造個人的節律。你脫離自然節律的程度會反應你身體掙扎的程度，也就是你必須處理的身心不舒服或疾病。疾病是激發一個

人再度，或第一次，去遵循這些強大且有益的自然律則的方法。

你可能經歷過到不同時區長途旅行時的「時差」情形。日升和日落發生在不同時間，並令你的生理時鐘紊亂好幾天，直到你身體的細胞和器官能夠調整到當地新的日夜循環為止。在回到原來的時區之前，你可能會在半夜覺得餓，在早上覺得累，並在早上很早的時候就完全醒來。

有一個適用在所有時差經驗的基本法則：每一次時區有所差異時，你就得花一天的時間來調整你的生理時鐘以和你旅行區域的晝夜節奏同步。最多要十天之後（如果是十個小時的時差），你體內的細胞功能會回到正常，讓你遵照新地區的日夜自然循環。

許多開發中國家的人，每天的生活裡都會遇到「人工」時差的副作用。他們讓其他的因素來支配他，例如在他們應該要吃飯、睡覺和起床時，他們卻在工作、看電視或從事社交活動，因而干擾了身體與大自然節律的連結。這個本身可能是我們這個時最會耗盡能量的影響。我強烈建議每個有任何健康問題的人，盡可能的開始過著與身體的自然節律和諧一致的生活。這能大大地幫助療癒過程，預防日後疾病的生成。與生命的自然節律同步，是最好、最保險的健康政策。它所需要的是你去傾聽身體持續發送給你的訊息，並依照這些訊息來行動。

傾聽你的身體，它就會令你健康

就像是個永遠打開著的收音機接收器，你的身體持續接收外界來的大量資料和資訊。地球、星辰、太陽以及所有的生物，都持續在發散電波，而你的身體記錄並處理這些訊息，並確認自己的功能平衡且和環境和諧一致。所有物體都會發散能量，包括燈光、熱度、氣、地電、微波、磁場、放射線等。為了回應這些可見與不可見的影響，你的身體會製造確切的訊息，試著讓你知道並感覺該在什麼時候做些什麼。睡覺、飢餓、口渴和任何你體內自然的渴望或事件，都表示了你的「電波」是打開的，而且你是與自然世界「頻率一致」的。我們都必須隨時傾聽我們所接收到的訊息，並據此而行動。

當我們不再與太陽與月亮周期等外在力量和諧一致，我們會開始感覺失去平衡且可能生病。這意味著我們需要負更多的自我責任，我們需要對自己

許下承諾、自我感激、自我的愛。多數的疾病都是肇因於失去自我認同及自我價值感低落。如同所有負面的事物一樣，疾病背後都有正面的理由，也就是，為了療癒我們並讓我們再度恢復完整——不只是身體上的，同時也是心智和精神上的。與其僅僅是試著擺脫疾病的症狀，我們更應該去學習關於我們自己和我們過生活的方式等更珍貴的事物。通常，透過處理疾病的源頭，我們會比以前更接受並感激自己。

單純去責怪病毒造成你的感冒，比起去了解不正常的睡眠習慣或吃一堆垃圾食物，以及在這種生活型態及行為背後的原因，進而做些什麼來改變，要簡單得多。再次強調，每一件負面的事物，其背後都有對等的正向那一面。事實上你會生病不是因為運氣不好，而是你自己造成的。所有不健康的形式，都提供了一個機會讓你檢視你自己、你的身體、你過去的行為以及你現在所選擇的生活方式。如果你開始視疾病為展開人生新頁的挑戰，而不是一件麻煩事，那麼疾病將會引領你到一個更高的覺知狀態。

它需要一個開放的心胸，以便傾聽並遵照大自然為身體建構的完美功能運作。堅持每件事若不以科學來解釋就毫無價值，不只不實際，也顯示了缺乏自信以及判斷力。等待科學的證據只是不相信自己的直覺及自然的本能。我們從大自然所接收到的訊息，既直接且不需要理性的解釋。事實上，試著計算所有事物、理性地了解它、可能引導你遠離你傾聽內在固有智慧。過一個健康、快樂的人生，是每個人身體、心理和精神的本能。

身體的諸多訊息

你並不需要真的了解當身體需要食物時發送給你的飢餓訊號背後精確的機制。你唯一需要的是吃東西，並感受飢餓感的消失。若習慣性地忽視飲食的天然渴望，你的胃、胰臟和小腸可能會變得「沮喪」，並會開始減少消化液產量，以符合你新的生活方式，這樣才不會浪費身體珍貴的能量和資源。結果，當你突然吃了真正的、正常的一餐，很可能就會消化不良。

另一方面，如果你的胃告訴你它還不餓，此時不需要任何食物，但你仍然出於禮貌、好奇、無聊或生氣而吃東西，那麼就會違反消化系統的「禁食令」。因為身體並未準備好去消化食物，這是另一個消化不良的原因。

如果你覺得想要上大號，身體會叫你直接進廁所。但如果這個訊號來得

不是時候，你的身體別無選擇，只好留住這些廢物。最後，便意消失了，糞便中被吸走的水分愈來愈多，最後變得太乾、太硬而無法排出。這種情況就是所謂的便祕。具破壞性的細菌開始分解一些廢棄物，導致有毒氣體和其他的有毒物質，這會造成血液毒性以及消化系統疾病。

當你的身體感覺疲倦且想睡，你會自然而然想躺下睡覺。然而，一杯咖啡或一根菸能提供你足夠的腎上腺素讓你保持清醒。如果你習慣忽視身體的睡眠訊號，腎上腺素和其他壓力荷爾蒙會讓你過度活躍且無法放鬆或好好地睡覺。

忽視身體的天然訊號種下現今多數疾病的禍首。書本、廣播、電視、尤其是雜誌用大量的忠告和資訊轟炸你，包括那些似乎對你有益的最新瘦身飲食和生活型態計畫，在現有的健康議題上的困惑火上添油。舉例來說，之前我們被告知說馬鈴薯和義大利麵是最會令人發胖的食物，過了不久，營養學家認為它們對瘦身很好，現在，低醣飲食狂熱者則不認為它們是垃圾食物。我們處於各種健康理論中，並試圖尋找解決問題的完美解答。最後，當你的身體因為試著調整一個接著一個的飲食計畫而耗盡精力，你才會開始了解你身體的需求是完全獨特的，而它們歷經了持續的改變，通常每天都在變。

如果你是個敏感的人，你一定曾注意到在一個月裡的某些日子或在一天之內的不同時間，你能夠較容易地消化食物。某種食物某天能讓你覺得充滿活力及能量，但同樣的食物卻在另一天造成你胃部不適、脹氣或痙攣。你可能會發現某天的義大利麵很快就消化了，然而兩個星期之後，同樣的食物卻待在胃裡像顆石頭，讓你覺得胃堵塞且甚至還讓你的體重上升了。除了每日及季節周期的改變，這個謎樣的身體行為的解答在於星球的持續運動以及它們不同的位置。

良好的健康需要自然的本能

1984年，諾貝爾獎得主卡蘿盧比亞（Carol Rubbia）證明了人類身體大部分是由能量組成，物質的含量其實微乎其微。精確地說，每一個物質的分子，總共有974,600,000個能量單位（光子）。換言之，你的身體所包含的只有十億分之一是物質，而其他的則是震動的能量。所有組成你身體、你所坐的椅子、你所居住的星球的物質，都只是量子力學的一種運作方式。因為

所有外部的影響，像是太陽風暴、氣候改變，以及月亮行經一個特定的黃道帶，都代表不同的能量狀態，它們能立即啟動你體內相應的活動、回應且轉化。接收這些外在刺激的結果，你的身體發送出細微或直覺的訊息，告訴你它的需求已經改變，例如食物、水、休息、運動、保暖或降溫。然而，這需要你自己的感知和覺醒。如果你習慣於抑制你身體的自然渴望（飢餓、口渴、排便、排尿、睡眠等等），讓你的消化系統滿載著食物和廢棄物，則無論這些直覺多有用，都會不見。

　　一個好的健康照護系統，必須具備一個特性：它教你如何傾聽你的身體以及如何依靠自己知道什麼對你而言是有用的。單一的理論不會讓你健康。當你開始去傾聽你身體的細微訊息，你將會發現它的行為、活動、自然的渴望和疾病的症狀，都不是隨機發生，也不是偶然。

　　健康出問題，始於我們懷疑身體能夠做出正確選擇之時，而這正是我們幾乎從生命一開始就學會的事。我們的很多直覺，都被人造的規則、信念、作法和廣告所阻撓或壓抑了，它們操控了我們的生活方式、飲食習慣，以及吃飯、睡眠、排泄廢棄物的時間（詳見第6章）。

　　如果我們總是忽視身體的本能，心智就會開始尋求替代品，而這會合法化我們對食物、飲料、刺激物、性愛等事物的渴望或上癮。藉由多給你的身體一點注意力，它立刻會告訴你平衡與不平衡的影響和訊息之間的差異。舉例來說，如果你的胃仍然很飽，你卻想吃東西，你會發現並不是你的胃想要更多的食物。對食物的渴望告訴你，你的身體其實不能適當地消化並排泄，而且已經營養不良了。細胞的飢荒是對食物渴望的原因。如果你的胃空空如也，而你覺得餓，問一下你的胃它真正想吃的是什麼。身體對營養和情緒的需求，每天都隨著環境而改變。因此，一整套的飲食計畫無法符合身體每日特殊的需求，同時會阻礙並扭曲它嘗試發給你的訊息。

　　身體的直覺遵循特定的原則力量，這對每一種生物來說都是真理。你體內這些力量的獨特表現，永久決定了你天然的傾向和直覺。它要為你體質的特殊特性負責。恢復你身體的天然直覺，是重獲健康和活力時的必要條件。為此，你必須知道你自己的**體質類型**是哪一種。

學習變健康：我是哪種體質？

　　追求良好健康的非常重要的步驟之一，首先，必須找出你是哪一種體質，其次，是了解你該如何做，才能幫助你的身體恢復它天然的平衡狀態及活力。阿育吠陀醫學認為，每個人都有獨特的心理暨生理體質，以一個獨特且特殊的方式，回應食物、藥物、氣候、季節、壓力、顏色、氣味和其他方面的刺激。沒有兩個人是一模一樣的，因為這三種身體的能量，或說「督夏」——風能、火能、水能，每一種都呈現出生活在這星球上每一個人的程度差異。伴隨著基因的變化，這會創造出個體化的外觀和行為舉止，以及對選擇食物、顏色、氣候和環境之偏好的差異。所以在我們恢復身體和心理的平衡之前，我們需要找出我們是哪一種體質。

　　當我們辨別出我們自己是於風能、火能或水能體質中的哪一種時（請見圖14），我們要謹記在心的是，沒有哪一種體質優於其他種。這三種督夏是由偉大的自然元素所組成，那就是土、水、火、土、氣和空間。這五種都是光子元素，意味著它們是以不同頻率振動的能量。舉例來說，在你周圍的空氣中持續產生的光子（光的分子）擁有的能量特性模式不同於一塊黏土裡或是溪流中流動的水所產生的能量。所有存在的物質，無論是什麼質地，都只是這五種元素或振動能量持續交集的過程。在體內，這些元素能量聚集在一起，並表現出三種督夏，因而與外在環境產生無法分割的連結。大自然的力量在體內與體外運作著，我們愈了解並承認它們在我們體內力量的強大，我們就愈能與外部世界和諧共存。良好的健康，就是大自然與我們之間持久和諧的結果。

　　風能、火能和水能是控制宇宙所有生物的主要原始力量。但現今，它們被嚴重地擾亂，在我們體內及環境裡造成混亂和干擾。藉由恢復我們體內三種督夏之間的平衡，我們就能自動地平撫組成這個世界的偉大元素。這在現代是非常必要的，因為我們也需要創造一個更健康的環境以讓我們變得健康且得以永續。

　　當大自然的風能失去平衡，會造成地震、乾旱、颶風以及龍捲風。被擾

亂了的火能，會產生熱浪以及火災的嚴重破壞。不平穩的水能導致酷寒、暴雨和洪水。在體內，不平衡的風能造成脹氣、壓力、疼痛、乾燥、顫抖和緊張。如果火能被擾亂，身體會過熱、變酸、或患有炎性疾病。水能的失衡，會導致胃部、胸部和鼻竇的阻塞，水分容易滯留，體重也會增加。當你開始在你內在的空間創造平衡，外在的世界也會開始更加光明閃亮，且變得更有活力及清新。保健的知識能幫助你與你周遭環境建立更和諧的連結，並在你邁向健康、富足和成就的人生道路上，得到大自然能提供給你的一切。

　　人類的體質，是由三種督夏，也就是大自然的動態力量所組成。人類的意識對這三種督夏做出了獨特的組合，以實現並完成它在生命中的獨特目的。在和諧運作之下，這些督夏能讓每個個體在心理上、身體上和精神上都盡可能地成長到最高的境界。因而了解這三種督夏以及它們在體內分別所占的比例，會非常有益且自動促進你的身體、心理和精神上的健康。

　　人總共可分成十種基本體質。阿育吠陀將它定義成「單督夏型」、「雙督夏型」和「三督夏型」。三督夏型是所有體質中最罕見的；只有在三種督夏平均分配時，才會形成。單督夏型也是相對地稀少，只有少部分的人單獨只受到一種督夏的影響。最普遍的型式是雙督夏。每種雙督夏包含的兩種成

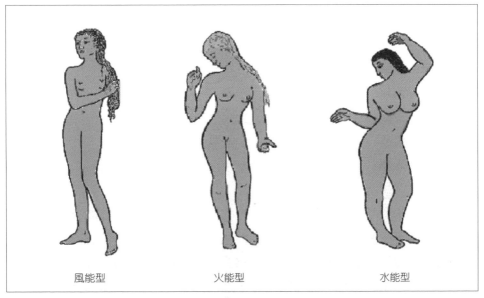

風能型　　　　　　　火能型　　　　　　　水能型

圖14　三種主要體質

分，比例各不相同。因此，一個風能—火能型的人顯示出較多的氣能量，而一個火能—風能的人擁有較多的火能量。一個水能—火能體質的人主要是由水能量支配，而火的能量是次要的力量。一個風能—水能型的人多半是由氣能量來控制，而水和土的能量則是次要的。至於一個水能—風能體質顯現較多水和土的原則，而風能的氣能量則是次要的力量。

十種身體體質

☆單一能量型

風能	空氣／空間
火能	火／水
水能	水／土

☆三重能量型

風能—火能—水能　　所有元素平均呈現

☆雙重能量型

風能—火能	1.空氣／空間	2.火／水
火能—風能	1.火／水	2.空氣／空間
火能—水能	1.火／水	2.水／土
水能—火能	1.水／土	2.火／水
水能—風能	1.水／土	2.空氣／空間
風能—水能	1.空氣／空間	2.水／土

　　接下來的問卷，能讓你了解你獨有的特徵及特性，以及你的身體和心理可能產生的不平衡。從這份問卷裡，你會了解為何我們每個人都有特別的需要和要求，以及我們能做什麼來符合它們。請開始回答關於三個督夏的所有問題。之後，請加總每一部分的得分，然後閱讀得分最高者的身體特性。請記住，你目前的飲食、生活方式和身體健康狀況，都會影響你的評估結果。

所以為了得到最正確的結果，在回答問題時，請將十至二十年來的習慣、個性和健康狀況也考慮進去，因為你的習慣會改變，所以你可以在執行了阿育吠陀計畫六個月後再做一次評估。而你下一次的評估結果會更接近於你真實的體質。

身體體質檢測

風能型

⇨總體而言，我是個非常有活力的人，動作很快。

我的記憶力十分差。

⇨我很快就能學會新事物。

⇨我天生很熱誠、充滿活力且生氣蓬勃。

⇨我很高（或很矮），非常瘦，而且很難增胖。

⇨我的關節突出，而我手上和前臂的肌腱和靜脈清晰可見。

⇨我的頭髮大致上是乾的、堅韌、細且呆板。

⇨我要做決定時，傾向於猶豫不決、易遲疑。

⇨我很容易便祕，且無法容忍容易脹氣的食物，例如豆子。

⇨我很容易操心，即使沒有任何理由。

⇨在壓力之下，我很緊張、激動、焦躁或偏執。

⇨我容易手腳冰冷，即使在夏天也一樣。

⇨我喜歡炎熱的天氣和晒太陽。

⇨我的皮膚大致上較乾、暗、冷、強韌且粗糙。

⇨我的眼睛較窄、小且顏色黯淡，容易乾、癢。

⇨我的睡眠通常會被干擾或打斷，而且我很難入睡。

⇨我能快速說話，其他人可能會說我很聒噪。

⇨如果只有我一個人，我會不照正常時間吃飯和睡覺。

⇨處在大自然裡讓我平靜、快樂且放鬆。

⇨我是個很棒的諮詢人員或老師。

風能的得分＿＿＿＿＿＿

火能型

⇨整體而言，我是個非常有效率、一板一眼且有組織的人。

⇨我容易大汗淋漓，且有時候，身上有濃烈的、不好聞的味道

⇨我喜歡冰涼的食物和飲料；熱度會激怒我。

⇨我容易水腫，有浮腫的臉和雙眼。

⇨我很容易發脾氣，也容易被激怒、憤世嫉俗和尖銳。

⇨我很容易生氣，但也很快就會再度平靜下來。

⇨我的胃口很好，且我通常吃的比我需要的還多。

⇨當我跳過一餐或吃飯時間延遲時，我會覺得很不舒服。

⇨我的排便很規律，拉肚子的情況比便祕的情況多。

⇨我最大的弱點之一就是沒耐心。

⇨我的骨架是中型的，我體格強壯，身高中等。

⇨我的皮膚是黃色／紅色，容易長雀斑、痘子、疹子、疹子以及晒傷。

⇨我通常無法忍受熱的和辣的食物，但當有壓力時我會狂吃它們，以及其他含酒精的食物和飲料。

⇨我有頭髮早白和禿頭的傾向；我的頭髮柔細且直順，而且是紅色、金色或黃棕色。

⇨我的眼睛是杏仁形的，綠色、淡棕色或淡褐色。我眼球的鞏膜（眼白的部分）有時會是黃色及／或充血。

⇨我喜歡競爭，成功導向，有時會有點強勢。

⇨我大約需要睡六至八個小時，而且我的夢有時很暴力。

⇨在壓力下，我常會有潰瘍、失眠、腹瀉且體重下降。

⇨我對其他人和自己通常很嚴格。

⇨我相信我自己天生聰明、具領導魅力、可信賴且甚至是才華洋溢。身為領導人時，我感覺非常舒服，我認為我很擅長擔任這個角色。

火能的得分_____

水能型

⇨我的骨架很大、精實且寬闊。我的大腿、手臂、胸膛和屁股都很大。

⇨我偏好緩慢且有方法地做事。

⇨雖然我的聲音很柔、很和緩以及流暢，但通常會被痰堵住。

⇨朋友都說我是個平靜、溫和、隨和且甚至是「悠閒」的人。

⇨我的睡眠很深長，不容易被打斷，我需要睡八至十二個小時，才會覺得隔天一整天都很舒服。

⇨我的皮膚薄、油性、柔軟、平滑、乾淨、閃亮、冰涼；膚色有點蒼白。

⇨當我偶爾跳過一餐不吃時，我會感覺比較好一點。

⇨我喜歡炎熱的天氣和有陽光的日子。寒冷、潮濕的天氣會讓我很煩。

⇨我的眼睛是圓形的，大且清楚，有濃密的睫毛。朋友說它們有如黑色或藍色的池水。

⇨我走路很慢，步步謹慎。

⇨我是個貼心、親切且寬宏大量的人。

⇨我的髮量豐富，很厚，金色或黑色，且是捲的。

⇨我的身體很強壯，有好的耐力、很好的忍耐度以及穩定的能量。

⇨當處在壓力下，我傾向過度飲食、過度睡眠，醒來時感覺腳步踉蹌，並且一整個早上動作都很遲緩。

⇨我的消化和代謝似乎很慢，而我在飲食之後感覺很重。

⇨我有痰液、慢性阻塞、氣喘和鼻子問題等傾向。

⇨我不像某些人一樣學習很快、很容易，但只要學會並了解之後，就能留在記憶中很長一段時間。

⇨當我覺得有壓力或不開心時，我會變得心胸狹窄、頑固、輕蔑、占有慾強或有依賴性。

⇨我喜歡什麼事都不做，懶懶的，但我工作時很認真。

⇨我緊抓住很多東西，包括金錢、人際關係以及體重。

水能的得分＿＿＿＿＿

　　算出每個部分中符合你實際狀況的分數之後，比較一下風能、火能、水能的總得分。舉例來說，如果你的風能是15分，火能是12分，而水能是4分，那麼你的體質就是風能—火能型（以風能為主導）。如果風能是3，火能是4，水能是11，那麼你就可以認定自己是水能型。你的分數也有可能是風能10，火能19，而水能是10，在這種情況下，你的第二個督夏尚不明顯。把自己視為是火能體質來對待，然後從現在起六個月之後，再做一次測驗。你會發現風能或水能會變得突出，因為你從身體移除了廢棄物。在極少的情形下，你的分數可能會是風能13、火能14、水能14，那麼你就是三督夏型。

　　一開始可能很難精確判定一個人是何種體質。我也訓練了好多年，才學會如何精準判定，並依他不平衡狀況將它們區分開來。舉例來說，一個人可能是以風能為主，但是有火能的失衡例如皮膚的問題（像是痘子、疹子或皮膚發紅）。也許他可能因此在風能上有12分，火能有11分，還有少數幾分是水能。這可能會令人困惑，而他若沒有阿育吠陀醫師的幫助，他可能無法為自己歸類。

　　基本上，在這樣的案例中，風能會先失去平衡（因不規律的飲食／睡眠習慣、乾燥食物或膽汁分泌不足造成的便祕），那會導致毒素進入血液和淋巴中。這讓肝臟及腎臟負擔過重。繼而，腸道裡的毒素無法透過這兩個器官排除，而是從皮膚排出，導致皮膚的問題包括斑點、疹子或痘子。因此，風能的問題會導致火能的狀況。

　　一旦這兩個器官乾淨了，便祕的問題也解決了，皮膚的問題就會不見，而火能的分數會下降。在這個案例中，這個人可能有12分的風能以及只有7分的火能，這讓他成為風能主導的體質（接著是火能或水能的來臨）。

　　三督夏型的人，其三種督夏的分數都差不多，而且幾乎沒什麼健康問題。如同我先前提到的，這是非常稀少的。大部分的人都有一些不平衡，這會扭曲了他們真正的體質。在大多數的案例中，這些令人困惑的情況會在他們的器官淨化以及攝取較均衡的飲食之後，得以解決。

　　必須知道，沒有任何一種特定的體質比其他的體質具有優勢。一個三督夏體質或水能體質的人，可能擁有較強壯的體格，那看起來似乎比較討喜，但他通常不知道他已越過界限。當失去平衡時，他恢復健康的速度也較慢。相反的，那些擁有較弱體格的人，像是風能體質者，會因為怕痛、怕苦，以

及怕其他的不舒服，而較不容易犯錯。

　　重點在於讓每種體質都有完美的平衡，並帶出它內在固有的力量及健康特性。每個人體內不同的風能、火能和水能的百分比和關連性，造就了每個獨立的個體。若要了解風能、火能、水能等體質的主要特性，可看下方的清單列表。然而，請記得，你永遠是三種督夏的綜合體。

各種體質的特性

☙ 風能型
- 體型輕、瘦，身體骨架窄；鼻子彎曲或形狀怪異
- 移動和活動的速度很快
- 皮膚容易乾燥、粗糙、冰冷且顏色偏暗
- 厭惡冷天氣
- 飢餓和消化的時間不固定
- 睡眠淺且容易被中斷，易失眠
- 熱心、有活力、想像力豐富、有前瞻性、注重精神發展
- 易激動、情緒易波動，無法預測
- 吸收資訊的速度很快，卻也忘得快
- 容易擔憂、焦慮、閒不下來
- 容易脹氣和便祕
- 容易疲倦、容易過度勞累及過度活躍
- 心理和身體的能量會瞬間爆發
- 對疼痛、噪音、明亮光線的容忍度很低

　　風能體質者的基本模式是「改變」。因為風能是由氣和空間的元素組成，因此移動和變化是這種體質的天然特性。風能體質者永不滿足於現狀，他們喜愛刺激和持續不斷的改變，但如果沒辦法做到，他們就會創造出不平衡的生活型態。舉例來說，他們可能會每天選擇在不同的時間上床睡覺，或跳過某一餐不吃。他們不可預測的本性，讓他們成為最不典型的一群人。

　　當風能體質者處於土性的水能體質者或變動的火能體質者之間時，他們

常會感覺被孤立且不知所措。然而，他們「輕快的」天資、機動性和活力充沛的本性，卻特別能激勵缺乏這些特質的火能和水能的人。當風能的人盛裝打扮時，看起來簡直是耀眼奪目。衣著填滿了他們孤獨和信心的需求；他們乾燥、精瘦且幾乎總是「飢餓」的外表，讓他們成為模特兒的理想人選，這也就是為何多數潮流尖端的模特兒，都是風能體質。在外形上，風能是所有體質的人最瘦的，他們的肩膀和髖部通常很窄，且通常是圓的。有些風能有慢性的體重不足，且儘管吃了很多食物，他們的體重也幾乎不會增加。有些風能在他們年輕時很瘦，但在中年之後卻變得體重過重。

在所有體質中，風能是最容易有身體異狀的。有些風能人，擁有相對於他們嬌小的身體而言，過大或過小的手或腳。他們的牙齒彎曲、突出或比正常還小。風能體質者可能身材很好，但是在壓力下或當便祕時，他們很容易形成脊椎側彎或其他的骨骼疾病。有些風能體質者天生具有非常輕的骨頭，有些有很重但是較長的骨頭。你可以透過他可見的關節、肌腱和靜脈辨認出一個風能人。這是因為在他們的皮膚底下脂肪量很少。風能體質者在身體上的另一典型特徵，是他們的骨頭會發出咔咔聲。

一個平衡的風能體質者，在精神上是熱情、充滿能量及情緒高昂的。他總體上清明的心智以及高貴的自覺感，讓他成為精神性發展的最佳候選人。風能是由他們觸摸及聽覺的提高而規範的，他們會去感受並傾聽這個世界，而不是只是冷眼旁觀，這也是為何他們需要時常擁抱以及鼓勵的言語。性愛本身對風能體質者而言並不是那麼重要，而是被愛以及被關心的感覺。他們對於長時間沒有性愛不以為意，但一旦他們找到了真正接受且愛他們的伴侶，他們會是非常令人滿意的性愛夥伴。風能的人需要成熟的水能—火能或火能—水能體質者來提供一段最好的關係。

因為風能是身體裡移動的基礎力量，它掌控了腸道活動、食物的吸收、呼吸、說話、神經脈衝、以及血液和淋巴的輸送。它也負責肌肉和身體全面的運動。風能對神經系統的影響是非常明顯的。因此，風能的不平衡很容易呈現出神經疾病，包括震顫、痙攣、焦慮、憂鬱以及其他精神疾病。一旦風能恢復平衡，那些傳統療法可能無法處理的疾病，通常會立即消失。

至於那些失去平衡的風能體質者，傾向會過度擔心，即使並沒有真正需要擔心的事。這最後可能演變成失眠，以及持續的焦躁及恐懼。恐懼，是風

能的人最典型的情緒，影響了他的消化，特別是身體廢棄物的排泄。風能的主要位置是在直腸。當干擾發生在直腸時，會造成便祕以及脹氣，接著，就會導致更進一步的焦躁以及緊張。而且，當風能被擾亂，胃和腸子會因為空氣對腸胃道和腹部施加了強大的壓力而痙攣。不規律的月經周期、經前緊張症以及月經血塊，在風能體質身上發現的機會也比其他體質的人多。

　　當風能體質者沒有獲得足夠的休息和睡眠時，他們就會很容易失去平衡，尤其是如果他們錯失午夜前兩個小時的睡眠時。若逼他們太緊，且進入了不規律的生活，他們會很容易過度勞累。這可能會導致慢性疲勞，以及其他上述的心理和身體疾病。平衡風能的最主要關鍵就是「規律」。

　　以下的因素，是對風能體質者最大的刺激：

➢過度的運動以及身體的緊繃	➢冷的食物和飲料
➢睡眠不足（尤其是缺乏午夜前的睡眠）	➢任何型式的刺激
➢不規律的用餐時間	➢過多的噪音
➢坐著好幾個小時	➢恐懼和貪婪
➢結核病	➢節食
➢壓抑自然的想望	➢辛辣、澀和苦的食物
➢冷天氣	➢秋末和冬天

✾ 火能型

- 中型體型、身材好、如運動員般強壯
- 力量和忍耐度中等
- 飢餓和口渴的感覺強烈，消化力強
- 處於壓力底下時容易生氣且焦慮
- 可能會是驕傲自大、以自我為中心
- 適應性強、聰明、開朗
- 容易有紅皮膚及頭髮，有痘子、雀斑和皮膚上的問題
- 如果失去平衡，會暫時禿頭和／或頭髮變灰
- 具有尖挺、發紅的鼻子
- 厭惡太陽和炎熱的天氣
- 喜歡冰涼的食物和飲料
- 有事業心，喜歡挑戰，組織力強

- 具有敏銳的才智
- 是個良好的、口齒清晰的、聲音抑揚頓錯的演說家
- 不能跳過一餐不吃，否則會被激怒
- 記憶力中等
- 成功的領導者

　　描述火能體質最佳的字眼就是「熱情」。他幾乎是由火元素以及它多變的特質所支配。火代表了大自然的動態力量，且它負責了身體裡和心智上所有的轉化過程。由思想、感覺和情緒所組合而成的心智體（非身體上的），是火能的一個功能。火能的能量是位於身體的中心區域，也就是一般被指稱為太陽神經叢（solar plexus）的區域。這個太陽神經叢就像一個「切換板」一樣動作，轉換精神上與身體上的活動。那種我們有時會對某個特定的人或特定情況具有的「直覺」，就是鎖定在火能力量裡。它給我們天然的直覺以尋找純淨的食物、乾淨的空氣、新鮮的飲水、激勵的友誼、支持性的情緒、人際關係等等，所以我們能夠維持身體、心理和情緒上的平衡。

　　火能也幫助我們適度地吃、喝、從事性愛、以及符合我們其他的需要。這個天生的特質在平衡的火能體質者中高度發展，這讓他成為「薩埵（sattva）」的象徵，意思就是「一個具有純淨心智的人」。然而，被擾亂了的火能，會失去判斷事物有用或適合與否的能力。這可能會導致過度使用刺激物，例如酒精、菸草和藥物，同時渴求權力和影響力。這些全都會改變肝臟膽管裡膽汁成分的適當比例，並因此產生肝內結石。火能也意味著膽汁。火能量被破壞，會導致這種體質為人所知的易怒個性。

　　我們都需要火的能量來解譯我們的想法以將它付諸實現。因為這種能量在火能體質者身上是最豐沛可得的，因此他們顯現出一種非常動態的、有野心的，且甚至是具侵略性的人格。火能體質者能讓事物安置妥當。他們極佳的眼光及遠見，是因為火元素讓他們具有清楚的內在及外在眼界。然而，如果一個火能體質者濫用了他的力量並讓他的平衡消失，他首先會產生眼睛疾病，進而他內在的眼光也會遭到阻礙。

　　居於身體最中心部位的火能督夏，能讓風能和水能受到約束。這也展現在火能體質者的人格裡；他會是一個永遠想要控制一切狀況的人。當他的火

能能量平衡時，他的確是所有體質裡最成功的。他對單一焦點的專注力以及智慧，幾乎總是能令他找到所有問題的解決之道，而他也幾乎擅長所有的事物。他真正的專長在於心智領域，他在那裡可以發揮他真正的力量及技能。他是位雄辯無礙且表達力佳的演說家，也是位很好的社會領袖。

　　因為火能在體內的策略位置，所以火能體質者能完美地扮演生活中的核心角色。太陽神經叢是與太陽能量相關的，它控制了地球上所有的生物。火能體質者知道他們太陽神經叢的力量，且因而非常有自信。如果他們能夠改變不知節制、放縱容和驕傲自大等常會在生命中具有的特質，他們就很可能深入了解「自我」。火能體質者通常也非常擅長將他們所學到的東西透過他們令人驚訝的觀點和經驗傳遞出去。

　　不過，當火能的能量從外部太陽神經叢移入身體的其他部位時，情況就會改變了。此時火能體質者會瞬間變得急躁、嫉妒、愛嘲諷、易怒且自私。他很快會開始失去控制，就像是森林大火因強風助長而快速蔓延。如果他的「自我」感過度膨脹，他可能會試著壓抑他的風能和水能的其中一個，尤其是在性愛方面。火能在生活的任何領域上都想要成為贏家的壓倒性熱情，可能會給性愛夥伴互動留下過小的空間。他們會失去在這種分享和平等的時刻中最必要的耐心和謙遜。不平衡的火能體質者也會試著用盡各種方法以避免承認自己的失敗。火能體質者最合適的夥伴是有強烈水能體質的人，或者是水能—風能或風能—水能體質的人。兩個火能體質的人在一起，可能就不是那麼好的主意了。

　　具體來說，火能能量的過度發散，會導致胃灼熱、胃潰瘍、腸道有灼熱感、腹瀉和痔瘡。這種毀滅性的火能能量類型，可能也會影響他的皮膚，變得容易起疹子、長痔瘡、發炎和長痘子。尤其是臉和胸部的皮膚，會很容易發紅且發熱。玫瑰斑在火能體質的人身上並不少見。身體上半部的熱潮紅以及大量出汗也是火能失衡時的典型徵兆。失衡的火能女性在度過更年期時，很會頻繁地經歷這些症狀。

　　火能體質者的眼睛很容易充血且變模糊，且對陽光很敏感，因此失衡的火能體質者總是堅持戴著太陽眼鏡。他們天然的體溫，讓他們成為最不適合做日光浴的人。他們偏好涼爽和有遮蔭的場所，而當外在的環境溫度開始上升時，他們喜歡洗冷水澡。如果他們不遵循他們關於接觸太陽和溫度的天然

直覺，他們很快會晒傷皮膚，並很容易熱衰竭。

　　身體上，火能體質者比例良好、身材健美、體型中等。他們的臉也一樣。他們的眼睛大小中等，有時會散發著光芒，你可以從遠處就辨認出一個火能體質的白種人。他們的頭髮通常是紅色、金字或土色。他們也是所有體質中最早出現灰髮或禿頭的人。火能體質者很少會覺得冷，即使在冬天也一樣。當太陽出來時，他們總是第一個抱怨天氣太暖和的人。他們溫暖、白皙、柔軟的皮膚，常有雀斑和痘子或皮膚斑點。不過，這些火能特性中，有一些並不適用於深色頭髮和深色皮膚的種族。

　　火能體質的人只有中等的身體能量，那能預防他們過度運動或超出他們能力的極限。他們的耐力也是中等，但他們的消化能量卻很豐沛。然而，經常過度飲食，會導致突然間的腸道問題。因為這個理由，他們能因為適度的食物攝取和平衡的生活方式而大大獲益。在一天最大的一餐（最理想的時候是在中午）時，吃超過兩個手掌大的食物，會讓他們的腸道出狀況。不潔的食物、汙染的水和空氣、酒精、咖啡、菸、飲料和其他不健康的物質，是對火能體質者最大的阻礙，而且通常會造成非常不舒服的淨化反應，像是皮膚上的疹子、胃病或情緒沮喪。火能體質者若穿了合成材質的衣服，也會有負面的影響。

　　當失去平衡時，火能體質者的主要警訊是發怒，這可能會在他的火能量上添加燃料，讓他的身體變得又毒又病。平衡火能的主要關鍵是「適度」。

　　以下是最容易刺激火能體質的因素：

➢憤怒	➢醋
➢睡眠不足	➢不潔的食物
➢強烈的陽光	➢不熟的水果
➢禁食	➢亞麻子
➢芝麻籽和芝麻製品	➢優格
➢紅酒和酒精飲料	➢辣、鹹和酸的食物
➢咖啡及其他刺激物	➢夏末和秋天

🌱 水能型

- 體型精實、強壯且體重較重
- 關節堅實且靈活
- 力氣大且極有耐力
- 頭髮可能為黑色、金色、深棕色，厚重、捲曲、油性髮質
- 穩定且具信賴性的個人特質
- 穩定的能量；動作緩慢且優雅
- 平穩、放鬆的特質，不容易發怒
- 皮膚冰涼、平滑、白晰且通常偏油性
- 靜脈及肌腱不明顯
- 取得新知識的動作很慢，卻也不容易忘記
- 睡眠深沉且長
- 較易有體重過重、肥胖的傾向
- 消化慢、中度飢餓
- 對睡眠過度需要
- 平靜、多情、滿足、容忍、寬恕、有母愛
- 占有慾強、笨拙、依賴、心胸狹窄

　　水能的人是由土和水元素控制的，這讓他們成為所有體質中最腳踏實地且穩定的人。最適合用來描述他的一個字就是「慢」。水能的力量滲透入食物元素，且在體內，它主要位於上胸腔。水能活動的中心區域是在胃和肺部。黏膜和關節的良好活動性，是造就他們身體強壯並抵抗疾病的主因。

　　因為水能體質吸收了土和水的元素，所以他們是最通曉世俗生存之道的人。因此，他們是三種體質當中壽命最長的，一點也不令人驚訝。他們代表大地之母，以及她的滋養、活力和穩定的特質。水能也代表食物的力量，他們與風能完全相反，風能代表的是行動的力量。火能是他們之間的動態力量。一個水能體質者，是溫柔親切、追求感官享受、平靜且寬宏大量的。他們會是完美的父母，因為他們天生容忍度高，即使身旁有許多噪音及干擾，他們也不容易被激怒。水能體質者主要存在於物質世界／肉身層和靈界層。他們比風能或火能體質者更樂於生活在地球上，因為土和水是他們體內含量

最高的元素。他們感覺的主導，是嗅覺和味覺，這讓食物成為他們最愛的東西之一，因而他們自然地成為廚師，這是在風能體質者身上很少有的特質。

　　實質上，水能體質者擁有強大的力量及耐力，多數的舉重者都是那些能取得並利用巨大儲存能量的水能體質者。他們的骨頭和關節十分重且堅固，但他們被藏在具保護性的皮膚脂肪下。他們有寬大的髖部及厚實的肩膀，通常可在橄欖球選手及重量級拳擊手身上找到。他們精實且沉重的身軀強化了他們的運動表現及肢體活動。他們非常願意有毅力地展現身體的勞力，因為他們會因此而覺得更有活力。

　　另一方面，久坐或睡得太多，會令水能體質者毫無生氣且懶散，如此一來，更拖垮了他們原本就很低的代謝率。安逸穩定的生活型態令他們非常容易變胖，有時甚至連只是看著食物，也會發生。他們傾向於用吃來處理未解決的情緒問題，因為吃東西給他們帶來最大的快樂。食物是讓他們暫時脫離不愉快情境的方法。失衡的水能體質者能透過他們過重的體重很容易被辨認出來。如果他們的生活中，「事情毫無進展」，他們通常會變胖。當他們覺得受傷或缺乏安全感時，就會在皮膚下形成厚厚的脂肪保護層。

　　水能體質者的眼睛是所有體質裡的人最大的。他們深色或藍色的虹膜部分與乳白色的鞏膜部分具有強烈的對比，這讓他們看起來非常吸引人。典型的水能象徵是他們的皮膚，非常的光滑、柔嫩、冰涼且白皙，沒有任何斑點或痘子，即使年紀增長，他們的皮膚也是乾淨且沒有皺紋的，它天然的油脂讓他們的皮膚看起來閃閃發光。

　　水能體質者做每件事都是慢慢的，包括吃飯、走路和講話。他們不容易生氣，反應也較慢。他們既平靜又沉默寡言，喜歡平和的環境。他們是所有體質中，最放鬆且最浪漫的人，對他們而言，兩個人一起吃一頓浪漫的晚餐，是最令人興奮的事情之一。水能傾向天真地討好每個人，並倚賴身體的感覺，這讓他們成為理想的情人。他們鮮少會覺得性的能量受阻，反而覺得精力充沛。水能體質者能跟所有體質的人成為好夥伴，尤其是那些同樣擁有非凡的性能力且需要很多後代的人。水能體質者能在照顧家庭的過程中找到滿足感。

　　當水能體質者無法處理內在衝突時，他們會將它放在心中，不像風能體質者會讓他們的想法和感覺傾瀉而出。這種存在的不平靜和敵對性，會擾亂

水能的基礎代謝並形成阻塞、淤滯以及嚴重的沮喪。沮喪和憂鬱症是將水能的最珍貴資產轉換成極大毀滅力量的震動。多數的癌症都是不平衡的水能所造成的，而水能體質的人，最可能形成水能的失衡，因而他們比其他體質的人更容易罹患癌症。

　　因為水能能量控制身體的濕潤組織，所以黏膜將是第一個顯現出不平衡徵兆的部位。不平衡的水能體質者常患有支氣管炎、濕咳、氣喘、鼻竇充血、過敏和關節疼痛，尤其是在冬末及春天時（水能季節）。

　　另一個水能體質不平衡的表現就是他傾向去緊緊抓住財產、工作地位、金錢、能量和人際關係。他會寧願所有事都維持它該有的樣子。為了達到這個目的，他會非常努力地取悅每個人，除了他自己。這再度讓他成為癌症的候選人（也可參照第9章，關於癌症的內容）。

　　即使不是他們天性中必要的一部分，但若在生活中保持一點興奮，能讓水能體質者大大受益。維持現狀，讓水能體質者的穩定性轉而變成遲鈍，這是他們最大的敵人。如果水能體質者能把焦點放在讓他們的生活有足夠的刺激，則他們的身體、心理和精神都會因此而茁壯。從事運動、郊遊、旅行、唱歌、跳舞、彈奏樂器等活動，能讓他們保持活力。他們需要生命不斷進步，才會感覺很好。相反的，看電視會讓他們消極且沮喪。而缺乏運動、冷的和濃重難消化的食物、過度飲食和被迫接受的工作，會讓他們立刻消沉下來。水能體質者需要保持活動力，只有在活動時，他們才會體會內在的安全感和穩定性是最大的資產。這能讓他們年輕、健康。因此，要讓水能體質者平衡的重要關鍵就是刺激。

　　以下的因素，是對水能體質最大的刺激：

➢在白天睡覺
➢難消化的食物
➢甜的、酸的和鹹的食物
➢牛奶和牛奶製品
➢寒冷和濕氣

➢春天和初夏
➢糖和甜點
➢懶散
➢缺乏運動和肢體活動
➢睡太多

根據身體能量
選擇運動及食物

　　本章要探討的是你所能夠採取的步驟、方法和觀點，以真正創造平衡的生活。一旦達到了平衡，幾乎同時間，良好的健康就會水到渠成。此一自然定律的原則，不僅適用於每一個生命個體，也適用於大自然整體。然而創造平衡並非是你一生中只須做一次的事情，而是一個持續進行的過程，能讓你身體和心智彼此在完美的協調與和諧的狀態下運作，與大自然環境亦然。

　　平衡的生活讓你充滿喜樂且熱情洋溢地去面對生活中持續增加的挑戰，賦予你身心的力量、創造力和智慧。

　　在過去短短數十年間，可能破壞你健康的因素顯著地增加。不久前，與自然和環境的定律和諧共存，是相對容易的。現在，你得非常警覺，才不會掉入人類所創造出來的破壞性影響中。很多大城市的孩童在如下的觀念中長大：食物就是高度加工的垃圾；喝水是不必要的，但要喝飲料；大自然僅僅存在於美國有線電視台的「探索」頻道中。

　　拋棄了生活的平衡，其代價是非常龐大的。很多人認知到，在現代化的生活方式中，隨著日漸增加的舒適及物質需求，以及為了維持它們，我們不再擁有健康的生活方式。美國所倚賴的醫療體系讓我們更不健康，而它對大多數人而言也負擔不起，一步步把國家推向財務崩潰的邊緣。雖然我們花在健康照護上的錢比發展中國家加總起來還多，但仍有65%的人口是不健康的，深受各種疾病所苦。

　　我們對擁有一個平衡的人生有如此強大的需要，但卻很少人有計畫地讓自己朝此目標邁進。平衡或良好的身心靈健康是一個選擇，我們多數人都可以遵照本章所述，雖簡單卻有用的建議來達到目的。這裡所呈現的指南是根據東方的阿育吠陀醫學以及我在輔助醫療領域裡35年來的經驗，我根據在日常生活中施行這些原則的病患所給我的回饋，定期更新並改進這些建議。

日常生活及飲食指南

基礎原則

▶遵照第5章所描述的自然節奏而作息，這能確保你的身體和心智依最輕鬆且最適當的能量運作，這也能創造療癒的先決條件。

規律的休息及睡眠：最佳的上床時間是在晚上9:00至10:00間

▶如果在這個時間點你很難入睡，也不用擔心。只要躺在床上，閉上眼睛並放鬆，你就能獲得等同於睡眠的80%的好處。這個方法能幫助你降低干擾睡眠的原因。

規律的運動及身體活動

▶在早晨及／或傍晚時散步。
▶拜日式（Surya Namaskara，意為「向太陽致敬」）是最古老、完整且簡單的運動法（圖15）。
▶身體蹲坐（伏）的姿勢，在所有種族的生活裡都扮演非常重要且自然的角色。其益處包括：
　　• 增進你體內幾乎所有細胞的呼吸。蹲坐幾乎用到了身體的所有肌肉。
　　• 增進氣或生命力通過重要的經絡（控制體內多數的生理功能）。

- 增進液體的灌注，幫助廢棄物的排除以及運送營養至全身的細胞。
- 對你的荷爾蒙系統產生有益的生理壓力。
- 蹲伏的運動讓糞便更易通過結腸，排便也會變得更有規律。
  一開始只要做幾次的蹲伏，然後每天增加一至五次。當你能一次做到一百下時，你的身體會開始利用氣（生命能量）來供應它的能量需求，而不是利用它自己的能量來源。

▶ 選擇任何適合你的身體體質的運動（請見後述）。

▶ 運動時，試著用鼻子吸氣，並將嘴巴緊閉，以避免有害的「腎上腺呼吸」。以嘴呼吸會導致能量儲備的快速消耗，啟動壓力荷爾蒙的釋放。如果有必要的話，你可以用嘴巴吐氣。有些有氧運動很有益，但要注意須以鼻子吸氣而不是嘴巴。

▶ 運動到你能力的50%即可，不要讓自己太過疲累。舉例來說，如果你游泳游30分鐘後會覺得累，那麼你只要游15分鐘即可。同時，你會增加更多的運動能力。而像是耐力訓練等的過度運動，會減弱免疫系統、心臟和肺臟功能，讓血液充滿有害、酸性的化學物質。

▶ 讓你的身體暴露於新鮮空氣中，每天至少一至二次，每次至少半個小時，確保身體具有充分的循環，以及充分的氧氣供應至全身數十兆個細胞。

▶ 強烈建議規律地做瑜伽、太極、氣功、彼拉提斯或類似的健身運動，以維持能量和彈性。在凱爾德（Peter Kelder）所著的《青春之泉的古老祕密（*Ancient Secret of the Foundation of Youth*）》一書中，所提及的西藏五式瑜伽（the Five Tibetan Rites），是你能遵從的最棒且最簡單的例行運動。

▶ 呼吸法（Pranayama）：利用五分鐘的呼吸運動，增加「普拉瑪」或「氣」（生命的能量），如下所述。這非常適合在冥想及飲食前做。

▶ 很據你的選擇來冥想：我建議採取「意識呼吸的技巧」，下面章節中的「意識呼吸冥想」有簡單說明。

規律的用餐時間

▶ 午餐應被當成一天當中最主要的一餐，在大約中午12:00至12:30進食（一天中最佳的用餐時間是當太陽位於最高位置時）。

▶ 晚餐應該要清淡些，因為晚上的消化能力較弱。晚上8:00之後分泌的消化

液非常少，晚間太豐盛的餐點會無法消化。

▶ 每天在晚上6:00至7:00之間吃完晚餐，如此一來在睡前主要的消化運作已經完成，不會干擾你的睡眠。

每天在差不多的時間用餐，如此一來消化系統就能表現出最佳狀態。每天用餐時間不一致，會讓身體很難製造每一餐所需的適量消化液。

根據你的飢餓程度來進食。如果你不餓，就不要吃，等到你的食慾（消化力）恢復再進食。要提醒的是，大吃大喝無助於解除飢餓，且應被視為一種上癮症（請見第7章）。

每天喝六至八杯水。純淨、新鮮的水是最佳的，公共供水系統提供的過濾水也可以。在每一餐的半個小時前喝一杯水，及在餐後的二至二個小時半後喝一杯水，並讓它成為每日的習慣。這麼做能改善消化，並讓血液維持稀薄（確切的指示請見第7章）。避免在用餐時喝水，以免稀釋消化液，並干擾胃部的工作。

進食時應坐下，即使只是吃個小點心。以坐姿進食時，較能分泌平衡的消化液。

在靜態的環境下進食，不要有收音機、電視，也不要閱讀。在飲食時，任何的分心都會影響你享受食物，和身體供應適當酵素來消化的能力。

在用餐後，安靜坐著至少五分鐘，讓食物有機會在你胃裡安頓下來，之後才離開餐桌。若能朝左側躺個幾分鐘，然後散步十至十五分鐘則非常有助於消化。

排便

健康情況良好時，只要早上一起床，就會排便。最理想的時間是在風能週期的尾聲（約早上6:00）。此時風能能量仍然很強，能排除體內的廢棄物。給自己足夠的時間，但不要強迫身體排便，也不要壓抑自然的便意，否則會導致體內風能能量的混亂，甚至造成身體的傷害，以及有可能形成痔瘡。

每天早上起床後，喝一杯溫開水，有助於終止你在夜間的「脫水」狀態，並增加排便的規律性。晚一點之後，喝第二杯溫開水，但加入一茶匙的蜂蜜和一或兩片新鮮檸檬擠出的檸檬汁。這有助於排除腸胃道中的阿瑪毒素

以及有害的細菌，並幫助腸子排除所有累積的有害物質。等待至少30分鐘之後，再吃早餐。

乾刷身體及油按摩

▶ 用一個乾的身體刷快速地刷過你的身體。此刷子要由天然的刺毛或優質的天然絲瓜製成。這有助於改善循環及體力，讓皮膚恢復年輕，並幫助淋巴排毒。如果在刷完皮膚之後立刻進行油按摩（Abhyanga），則有助於打開毛細孔並促進油按摩的功效。刷皮膚時要從身體的末端開始朝著心臟的方向刷。

▶ 阿育吠陀或油按摩（Abhyanga）：自己用芝麻油、椰子油、葵花油或棕櫚油按摩（只要是在天然的健康食品店中購買，冷榨或冷壓且非精製的種類即可）。油按摩有助於帶出毒素，並改善循環。按摩之後，再以泡個溫水浴或以溫水淋浴做為結束（請見下方對於油按摩的說明）。芝麻油尤其能快速地滲透到皮膚各層，與毒素結合，排除各種毒素（包括有害的脂肪酸），避免血管產生斑塊及細胞殘骸，預防並反轉血管的硬化。油按摩也能刺激荷爾蒙的生成及改善免疫，因為有將近三分之一的免疫系統是位於皮膚。如果方便的話，請常常做這種按摩，有些人會每天做（請見下方對於油按摩的細節說明）。

早餐

▶ 如果你不餓的話，可以跳過早餐不吃（水能體型的人很少需要吃早餐）。

▶ 如果你感覺餓，就吃個清淡的早餐。食物的選擇上，請挑包含全食物營養的，例如燕麥（粥）或任何熱的麥（穀）片（但請確認自己是否有麥子或麥麩過敏）。在麥（穀）片中加入冷壓的椰子油或未加鹽的奶油；非精製的海鹽；米漿、大麻奶（hemp milk）、麥燕漿或杏仁奶；若想吃甜的，可再加一點楓糖漿、甜菊、龍舌蘭蜜、生蜂蜜或木糖醇等。這就是一頓營養充足的早餐了。在烤過的全麥麵包（細磨過）上塗上一點奶油，也是個好的選擇。其他熱的麥（穀）片包括蕎麥糊、米糊、小米糊、粗玉米粉糊、藜麥糊和其他類似的穀類製成的糊。將燕麥或其他穀類浸泡過夜，並加入一湯匙或更多的小麥胚芽（可在大部分的雜貨店買到），這個穀物就已經被預先消化了。這會增加大約30%至90%的消化力。

▶避免動物性蛋白質，例如起司、肉、火腿或蛋，以及酸味的食物，包括優格和柑橘類的水果。這些都會快速削弱原本在早晨就較弱的阿格尼（消化之火）。早餐只吃水果（除了柑橘類之外）是很好的選擇。

午餐

▶把午餐當成一天中最主要的一餐。

▶避免在用餐時喝飲料，因為這會稀釋掉消化液，成為消化不良和體重增加的原因。然而，在用餐時啜飲一小杯的熱水，能促進消化。若要維持血液的稀度和適當的膽汁分泌，最好在午餐前大約半個小時，喝一杯水，並在午餐之後的2至2.5小時，再喝一杯。

▶如果你的餐點裡有生菜沙拉，請在用餐的一開始時吃掉它，也就是在吃熟食之前。因為消化生食與熟食需要不同的消化酵素，所以要吃完一樣，再吃另一樣，如此一來消化系統的運作會較順利。若先吃熟食、再吃生食，會讓大多數食物無法完全消化，留在胃裡發酵。沙拉裡不要放熟食，尤其是蛋白質。天氣較冷或冬天時，你可能會自然地減少想吃沙拉的慾望；這是因為它們對身體具有很強的冷卻作用。

晚餐

▶在晚上，阿育吠陀醫學建議你不要吃牛肉、豬肉、禽肉、魚肉、火腿、蛋、堅果或任何濃縮蛋白質，因為此時的阿格尼很弱，無法處理蛋白質食物。即使是在白天，也需要四至七小時來消化胃裡的蛋白質。要知道，消化酵素的製造會在大約晚上8:00就停止，而胃裡太難消化的食物，會一直

注意

應該避免飲用豆漿，因為它有天然的食物毒素（酵素抑制劑），對荷爾蒙平衡具有潛在的有害副作用（大豆會模仿體內的雌激素，因而增加乳癌的風險）。如果對此種食物存有懷疑，可使用第一章所描述的肌肉測試方法。此外，不要在你的麥（穀）片中加入水果，因為這會導致發酵及毒性，下面會有進一步的說明。

停留在胃裡無法消化，直到隔天早上。那時，胃會將那多數未消化的食物送進小腸，促使破壞性的細菌來分解它。

▶優格、乳酪、水果和沙拉，也應避免在晚上時候吃。這些食物原本就含有比較多的細菌，當它們晚上接觸到胃和小腸溫暖且潮濕的環境時，就無法被消化，因而發酵（伴隨著大量低度的酒精）。

▶油膩、炒和油炸的食物，以及根莖類的蔬菜例如馬鈴薯（除了煮過的胡蘿蔔、甜菜根或白蘿蔔之外），在晚上也非常難被消化。油脂最好能使用椰子油和未加鹽的奶油或酥油。

▶清淡的晚餐，可以是現煮的蔬菜湯，還可以是攪打而成的，配著全麥口袋麵包（pita bread）或斯貝爾特麵包（spelt bread），以及全麥吐司或裸麥脆餅配未加鹽的奶油、酥油或椰子油一起吃。另一個選擇是水煮蔬菜配米飯或其他稍微煮過的穀類。湯和蔬菜可以用香料和香草、蔬菜粉、非精製的海鹽添加風味，可在烹調時或煮熟後加一點奶油、酥油或椰子油，每人的份量大約是一茶匙。不要加其他的油，因為在晚上它們比較難消化。

注意

確定你加在沙拉裡的是全脂的沙拉醬，例如特級初榨的橄欖油（註1）以及檸檬汁。愛荷華州立大學（Iowa State University）裡的研究團隊進行了一項研究，顯示生菜沙拉的營養只有在和全脂的沙拉醬一起吃時，才能完全被消化和被適當吸收，而脫脂的產品，則會降低消化和吸收的效能。

（註1）一項最近在義大利的研究發現，只有大約40%的橄欖油品牌是真正「純」的橄欖油。在英國，也是如此。1995年，美國食品藥物管理局（FDA）測試了橄欖油的純度，發現在七十三個品牌中只有4%的橄欖油是純的。大多數的產品都摻雜了蔬菜油，例如菜籽油、玉米油、棉花籽油和沙拉油，這些油被證實反而會導致心臟病，一點也起不了預防的作用。有些名為「橄欖油」的產品只含有10%的橄欖油。最好在全食物商店購買橄欖油，便宜的油通常比較不純。**避免購買以下的品牌：**Andy's Pure 橄欖油（義大利）、Bertolli（義大利）、Castel Tiziano（義大利）、Cirio（義大利）、Cornelia（義大利）、Italico（義大利） Ligaro（義大利）、Olivio（希臘）、Petrou Bros.橄欖油（加州）、Primi（義大利）、Regale（義大利）、Ricetta Antica（義大利）、Rubino（義大利）、San Paolo（義大利）、Sasso（義大利）、Terra Mia（義大利）。

整體指南

▶最好避免攝取濃重的、油膩的且炒炸的食物；陳年的乳酪；優格；洋蔥和
大蒜，尤其是生的；高度加工和精製的食品；汽泡飲料、酒、咖啡、茶、
人工甜味劑，以及商用的糖。

▶試著在你每天的餐飲中，加入一或兩片新鮮的水果。如果你用果汁，確保
它是在一個小時以內新鮮現榨的（最好以水稀釋）。盒裝的果汁是低溫消
毒的，那會讓它們變成酸性，剝奪了它們天然的酵素，並耗盡你身體重要
的礦物質和維生素。很多產品含有人工甜味劑，那會讓你的身體脫水，而
且也會傷害大腦、神經系統和免疫系統。最好是一次吃一種水果就好。
水果或果汁要在空腹的時候攝取。因為水果會在20至40分鐘之內離開胃
部，而不需要胃任何動作，因此不要與其他食物一起進食，就變得很重
要；若吃水果時同時吃其他食物，會導致發酵、脹氣，甚至是腹瀉。吃水
果的最佳時機是上午10:00和下午3:00至4:00左右，或把它當成早餐來吃，
而不吃其他任何東西。
為了達到最佳的消化狀態，最好攝取當季當令的水果。如果太早摘採，它
們還未到達天然的成熟階段，會失去大部分的維生素和重要的糖分。它們
也會刺激腸壁，因為它們含有極高的抗體（會像體內抗原的作用一樣）以
及酵素抑制劑（高度毒性）。一旦在陽光底下完全成熟了，水果的毒素會
被抵銷掉。如果你發現你不太能消化水果，原因最有可能是因為那個水果
太早被收成。因為它們具有冷卻的效果，所以你會在夏季時想要多吃一點
水果。水果比較不適合在冬天吃，因為那時我們需要多一點溫暖的食物。
最好的水果種類，是在你居住當地天然成長的。為了消化來自其他國家的
水果，我們會需要不同的消化酵素。只有當我們在那個地方住了一段日
子，我們的身體適應了新環境之後，才能製造這些酵素。

▶你可以吃浸泡後的乾燥水果，例如紅葡萄乾（sultanas）、無花果、棗
子、蜜棗乾，無論是當成早餐（不吃其他食物）或把它們當成點心都可。
可用「肌肉測試法」來測試看看哪些最適合你！
乾燥的水果含有酵素抑制劑，會讓它們具有容易形成氣體並使人便祕的特
性。將它們浸泡過夜或至少泡個幾個小時，可以分解這些天然的化學物並

讓它們易於被消化。

▶一天吃8至12顆杏仁。這能提供你的身體細胞重要的營養，尤其是對眼睛和骨骼而言。將杏仁放在滾水中15至20分鐘，能輕易去除杏仁皮。將它們浸泡過夜，能讓它們更易於被消化。

▶最好避免吃剩菜，除了米飯和豆類之外。米飯和豆類可以放個一兩天，要吃時再加熱。研究顯示，在加熱過的湯裡所含的有害細菌，比一個月的廚房水槽海棉含的還多。至於蔬菜，其生命力以及重要的酵素和維生素在煮過之後的一個小時就會消散無蹤。冷凍的食物也失去了生命力，因而削弱了營養的吸收。水果也應該只吃新鮮的。用來烹調食物的微波會造成食物分子結構完全分解，破壞其生命力。沒了生命力的食物無法適當地被消化和排泄。

▶經常飲用熱的（離子）水，進行深層的細胞淨化。離子水的作法是，將水煮沸15至20分鐘。倒入保溫瓶中，每半個小時啜飲一兩口，若口渴可以多喝幾口。若要達到淨化的效果，水就必須煮這麼長的時間，並在它溫度還很高的時候喝下它，就像你喝熱茶一樣的溫度。你可以在保溫瓶中放一小片新鮮的薑，讓味道有變化。在持續將水煮沸15分鐘以上的過程中，會產生大量的負氧離子。一天下來頻繁地啜飲這種水，這些負氧離子以系統性的方式開始淨化身體的組織，並讓它們擺脫含有高度的酸性和毒性的正離子。如果你的體重過重，這個淨化的方法能幫你去掉好幾磅的體內廢棄物，而不會有任何副作用（第7章有詳細說明）。這個方法適用於多種因為身體的阻塞而造成的健康問題。

▶避免冰冷的食物或飲料，因為它們會滅掉你的阿格尼，也就是消化火，持續好幾個小時。它們也會損害胃部的末端神經。當你手拿著一杯冰水時，手會麻痺，冰冷的飲料或食物也會造成胃部細胞收縮並讓它們無法分泌足

注意

杏仁皮含有有害的酸性物質，保護果實不被昆蟲叮咬及感染黴菌。這些酸性物質會造成某些刺激的情形，對於較敏感的人，甚至會產生過敏現象。

夠的消化液。它們也會讓胃對潛在有害的食物或飲料變得不敏感，進而干擾了胃部與大腦之間的溝通，讓大腦無法收到胃所發出的警告訊息。除此之外，消化酵素需要一個非常獨特的溫度來適當地運作。如果降低了酵素的環境溫度，它們的消化及抗癌的特性也會開始消失，讓人體重變重，甚至得到癌症。而且，瞬間冰冷的影響，舉例來說像是冰淇淋或冰的飲料，會迫使身體增加它的內部溫度，以調和溫度的瞬間下降。這個反應浪費了身體的儲備能量，讓身體覺得比以前更燥熱或更渴，尤其是在夏季期間。室溫或溫熱的食物和飲料，對人體是最適合且最天然的。

▶大量地使用適合你的身體體質的香料。你可以參考列在下方食表格中的清單。香料不僅僅增加食物的風味，也含有重要的營養以及香味，有助於食物的消化和代謝。對於新陳代謝很慢的人來說（大部分是水能體質的人），在食物中加入溫熱性質的香料能將他們的新陳代謝率大約提高30%。然而，要避免辣椒或含有辣椒的混合香料，因為它們會影響胸部並造成胃部和腸道黏膜的刺激。如果你喜歡吃辣的食物，則番椒（cayenne pepper）是最好的選擇。

▶如果可以的話，在午餐之前喝約60～120C.C.的現榨胡蘿蔔汁。不過，火能體質的人在嘗試這個方法之前，要先進行對胡蘿蔔汁的肌肉測試，因為胡蘿蔔汁會增加火能。

▶你可以試著一個星期或一個月選一天，進行流質飲食（湯、新鮮果汁、水、藥草茶、離子水等等），然後建立起一個常態性的飲食模式。這能大大地減輕消化系統每天的工作負擔，並改善它移除所有累積的有毒廢棄物的能力。女性朋友若選擇在生理期來臨的前一或兩天作為「流質飲食日」，則大有幫助，可讓月經期間更舒服、更順暢。

喝水──最棒的療法

　　脫水的狀態，也許是現今社會中最普遍，卻往往被忽視的問題。酒、咖啡、茶和軟性飲料已成為解渴時的第一選擇，尤其是在年輕世代更是如此。然而這些飲料卻會把水分從血液、細胞和器官中移除──而水分正是體內最重要且最珍貴的資源。喝足夠的新鮮的水，是避免疾病和延緩老化過程的必要條件。所有健康且想要維持健康的人，每天需要喝六至八杯約240C.C.的新鮮的水。這能確保體內的細胞接收它們每日必需的水分，以維持有效率的消化、代謝和廢棄物的排除。小孩每天需要喝四至六杯水，視他們的活動量而定。

喝水的建議

▶以飲用一杯溫開水，做為一天的開始。這個動作能終止夜間身體的「乾旱」，並移除從排泄器官而累積下來的廢棄物。如同前面提到的，接下來可以再喝一杯加了檸檬和蜂蜜的溫開水。

▶每一餐前大約半個小時，喝一杯水。這麼做能讓你的血液維持稀薄，進而讓它能吸收營養並分送到所有細胞。這個水分能增加消化液的分泌，並預防膽汁變得太黏稠。然而在用餐時同時喝很多水或其他飲料，會稀釋你的消化液，阻礙你的消化過程，所以應該避免這麼做。

▶在用餐結束之後，血液會用掉可觀的水分以將營養運送到細胞，因此人體會很快會缺乏水分。因此在每餐之後大約2.5小時喝另一杯水，可以讓血液維持它的水分需求。

　　這些簡單的指南，能夠預防現代化的社會中相當普遍的嚴重疾病。在正確的時間喝足量的水，會是且應該是所有療法裡的一部分。

　　特別注意：若嘗試恢復身體適當的含水狀態，則必須緩慢地進行，否則會造成嚴重的傷害。因為一個脫水的人，已經數週、數月或數年沒有喝足夠的水，且／或因為很長一段時間攝取含咖啡因或糖分的食物或飲料，已經生

病了。在脫水期間，身體的細胞不再能有效率地運作，為了保護它們自己不再喪失水分，它們會透過聚集額外的脂肪，包括膽固醇的方式，讓細胞膜更不易穿透以滲濾水分。然而這個生存的機制也會讓代謝廢棄物無法離開細胞，造成它們在自己的廢棄物中窒息。有些細胞為了在這種有毒的環境中生存，最後可能需要經歷細胞的變異過程並且癌化。

在脫水的狀態下，腎臟和身體其他部位都會留住水分。在這個情況下，很多人會開始大吃，並過度攝取鹽分或含鹽的食物，因為身體需要更多的鹽分來留住它僅存的一丁點水分。然而，這會令腎臟縮小並過濾比以往更少的水。尿液會變得愈來愈濃縮且量也愈來愈少。在這種極度缺水的情況下，突然開始每天喝下所建議的六至八杯水是不明智的。因為細胞為了儲存水分已經發展出屏障，無法吸收大量的水分。水分就只會在細胞外停止不動，並導致水分滯留和體重增加。在這個前提下，腎臟無法過濾這麼多水分，於是尿液仍然缺乏。若突然攝取大量的水分會造成嚴重的淋巴壅塞、腫脹，在某些情況下，甚至會死亡。結果會造成水中毒，這是一種對大腦功能的致命干擾，當體內的電解質因為急速地攝入水分而失去平衡，超出了安全界限時，就會發生。從嚴重的脫水狀態恢復健康的過程，應該要非常緩慢地進行，且應該由一個了解水的代謝方式的醫療從業人員來指導。

逐漸恢復水分的指南

以你平均喝的水量為基礎，每天只能增加一杯的水，並要檢查排尿是否增加。如果有，可以隔天再多喝一至二杯水。如果沒有，就要每天減少額外的三分之一至二分之一杯水。很重要的一個原則是，當你喝較多的水時，你的腎臟就得開始過濾更多水。你不需要在你的腎臟裡創造一個「水壩」，那是會造成你的身體泛濫，甚至傷害你的肺。此時，腎臟會認知到體內不再缺乏水分，因而會進行必要的調整以增加排尿量。同時間，身體會自然地降低鹽分的製造及滯留。這時候，吃大量鹽分含量高的食物的渴望，也會減少。這個反應是水分自己的天然利尿效應造成的。

如果你正在服用利尿劑，非常重要的是你要知道水分比任何一種利尿劑的效果更好，而且它不具任何副作用。利尿劑應該要逐漸減少並在健康從業人員的監督下服用。

　　一旦腎臟不再有排尿的困難，你就能增加你每日最低的水分攝取量，也就是一天六至八杯。這會顯著地降低疾病引發的健康風險。然而，要改善多年來的缺水狀況並讓身體再度完全充滿水分，可能需要花上一年，甚至更久的時間。

　　特別注意：當身體缺水時，它會試著保留鹽分以留住水分。一旦排尿量隨著缺水狀態的改善而增加了，這些鹽分就會逐漸隨著尿液排出去。如果回復水分的動作進行得太快速，那些最多鹽分滯留的區域會形成淋巴水腫。所有眼睛或眼周部位的浮腫，都代表回復水分的過程必須更緩慢。當腫脹的情況增加時，你應該要回復到平常的喝水量。當增加了喝水量，你的身體也會能移除多餘的鹽分。然而，你不會希望變成缺鹽的狀態。因此，你應該要確保你的飲食中有非精製的鹽（註2）。如果你沒有過度使用你的肌肉，它們卻開始抽筋，尤其是在夜間，非常可能代表你的身體沒有攝取足夠的鹽分（或攝取了錯誤種類的鹽，通常是精製的調味鹽）。

　　水分和鹽分對於維持水分的代謝平衡，進而維持細胞的活動是絕對必要的。喝水是所有療法當中最重要的一種，因為身體裡沒有任何一個部位不需倚賴它。喝水，並戒除所有會耗盡能量（過度刺激）的影響，應該成為治療任何疾病前的首要之務。在多數案例中，當身體獲得足夠的水分及休養時，這些問題會自然地消失。

（註2）精製的調味鹽（氯化鈉）是造成心臟、淋巴和腎臟病的主要成因，應該避免食用。也請見第七章關於非精製鹽的巨大優點的章節。

運動讓你健康

運動的目的

在一般的情況下，運動身體並不是必要的。人就像其他的動物一樣，天生是要住在大自然中的，擁有大量的新鮮空氣，並且維持足夠的活動來保持身體的強健與活力。然而，科技和經濟的發展，導致久坐不動的生活形態增加了，因而需要身體的活動來保持身體的健康及強壯。

身體活動的目的，不僅只是向我們自己證明我們能夠抵擋老化的過程、外表好看，或預防中風運動也能增加我們消化食物和排除身體和情緒雜物的能力。此外，它也增加了身體的堅實、柔軟度，以及我們處理壓力的能力。尤其是我們的淋巴系統，是排除體內器官和肌肉結締組織裡的毒素和有毒廢棄物的管道，倚賴我們身體每個部位的每日動作來達成。不像血液，擁有心臟能將它循環至身體各個部位，淋巴液沒有這麼直接的擠壓設施來做相同的事。淋巴系統重重倚賴呼吸機制，以及我們如何善用它。當負責肺部呼吸動作的肌肉（橫隔膜）延伸到腹部，它對腸道的淋巴管施加了強大的壓力，擠壓它們內含的東西。這會迫使淋巴液通過淋巴管，例如胸管等。因此，每次的吸氣和呼氣，都是間接在對淋巴系統進行幫浦活動。久坐的生活型態（以及腸道阻塞）而形成的淺層呼吸，對正常的淋巴流動具有不良的作用。運動能大大地改善淋巴系統的功能，因而預防諸多疾病。

適度的身體運動是一種非常好的免疫刺激，它也能促進肌肉神經的整合。其提升自信及自尊的效應，在某種程度上，是來自改善了氧氣對細胞的供應以及所造成的對身體所有部位及心智健康的結果。運動是一個增進生活快樂的最佳辦法，尤其是當它含有一些需要創造力的挑戰時。

傳統的運動方式強調一個信念，就是好的運動要達到你的忍受極限，讓自己精疲力竭。這並不正確。耗盡你的身體精力的運動，是一種間接的暴力行為，好似身體因為表現得不夠好，而要受到懲罰。當人們在一個艱難的活

動過程中掙扎而面露痛苦，表示出此人的身體已經因過度使用而快不行了。這種運動破壞了它的目的。任何一種強烈的運動都會破壞風能，並造成壓力荷爾蒙例如腎上腺素的不正常分泌；這會令身體無法休息且岌岌可危。身體因而耗盡了能量，無法修復因運動過度而造成的損傷，導致心血管系統虛弱，且在面對其他的壓力因子時毫無招架之力。

運動後的體力衰竭，是一個嚴重的疾病成因，它令許多人意想不到，他們以為他們把自己的身體推向極限，是對身體施加了恩惠。在競爭性運動的興奮感中，你不會在一開始就意識到你對自己施加的壓力有多大，但是一旦你的腎上腺素的興奮結束，副作用就會顯現出來。除了精疲力盡以及可能的傷害之外，專業的運動選手更容易因虛弱的免疫系統而受害，他們會讓身體更容易受到感染及產生其他的毛病。因此，運動員消耗的處方藥比一般人來得多很多。啟動淋巴細胞和控制能量供應的胸腺，體積會縮小，讓身體承受因過度訓練及心理壓力而導致的虛弱後果。

根據能量選擇運動

運動時最好要根據一個人的能力和心理暨身體的體質。一個風能體質的人，其運動能力最差，因此最好是利用像散步、跳舞、騎腳踏車、短程健行、平衡和伸展等簡易的運動。總體而言，風能體質的人做瑜伽、太極和氣功都做得很棒。因為風能體質的人擁有爆發的能量，所以他們尤其要小心不要讓自己過度費力。當他們的能量瞬間下滑時，之後會有一段長時間感到精力耗盡，而這常會造成他們的憂鬱。

火能體質的人，具有好競爭的天性，比起風能體質者擁有更多的驅力及能量，他們一般不會滿足於太過普通的運動類型。為了達成身體上的滿足感，他們需要目標導向的運動計畫。然而，他們也沒有太多的能量，最好從事溫和的運動。火能體質者喜歡挑戰登山健行、滑雪、慢跑、游泳、打網球或能讓他們產生成就感的運動。

在運動時，你可以輕易地辨識出失衡的火能體質者。他們通常輸不起，且如果他們感到自己「不夠好」時，就會生氣。容易在運動時生氣的火能體質者，應該尋找競爭性較低的運動項目，來增加他們的滿足感。因為過多的

熱度是失衡的火能的一個徵兆，所以具有冰涼效果的游泳，對他們而言是最好的運動形式之一。在涼爽的森林裡散步，是另一個可以安撫失衡的火能體質者的極佳方法。

　　水能體質的人，是最適合從事中重度運動的一群。重量訓練、跑步、划船、有氧運動、長距離騎腳踏車、長時間跳舞、打橄欖球／籃球／網球，對一個水能體質者來講是非常適合的。水能體質的人具有穩定的能量，賦與他們必要的耐力和精力以維持長時間的競爭性遊戲而不覺得累。運動能夠清除任何水能體質者體內的壅塞，排除過剩的水分和脂肪，並改善整體的循環。這會讓他在接下來的時光中感到清新且振奮。

健康運動的基本指南

▶最好不要運動超過你極限的50%。運動的目的不在於向別人證明你的能力有多強，而是從中獲得個人的利益並得到滿足。如果你跑步30分鐘之後才會感覺累，那麼你最好選擇只跑十15分鐘。在運動中感覺累，會破壞掉運動的最終目的。若在運動過後感到清新、充滿活力且精力充沛，代表這個活動是非常成功的。屆時，你的運動極限會自己自然地增加。

▶當你感到必須透過嘴巴呼吸時，立刻停止運動。一旦你透過嘴巴強迫自己呼吸，而不是透過鼻子時，代表你已經超過了運動能力的50%的閾值。這是一個徵兆，表示你的身體已經進入了腎上腺呼吸的模式，用盡了你的基本能量儲備，並耗盡了細胞的氧氣。若你感到心臟猛烈地跳動、你開始汗如雨下，或你的身體在發抖，則你已經到達你的極限。在那種情形下，最好能用一個短時間的走路並正常地呼吸來停止運動。基本的原則是，一定要透過鼻子來呼吸，而非嘴巴。一天只要做一回能達到發汗程度的運動即可。

▶你需要良好的、強壯的肌肉來符合一天的基本需求，例如爬樓梯、提雜貨、接送小孩、打掃家裡、騎馬、在湖裡游泳、健行或騎腳踏車或進行其他的自然活動，而不會有受傷的風險。增加肌肉強度和力量的最佳辦法，是快速地增加心臟和肌肉的活動到達喘氣的程度，接著做一小段時間的緩和運動，中間間隔一至二分鐘的休息。每天做個10至20分鐘，會比進行數

個小時的激烈運動還來得有效益。此外，它會增加肌肉強度、肺容量和心臟健康。在喘氣時，身體用盡了肌肉裡的複合糖儲備。對於那些想要減重的人來說，這個方法讓你在運動之後減輕體重，當你在休息時，身體試著透過分解脂肪以補足它失去的糖分儲備。另一方面，激烈運動下減掉的體重，容易恢復，因為身體試著快速補充那些失去的脂肪廢棄物，以作為自己在下一回合耗盡能量的運動儲備。身體將這種激烈運動視為是一種威脅。風能和火能體質的人，最容易因為激烈的運動而產生負面效果。純水能體質的人是唯一能從這獲得好處的人。

▶ 最好是在白天運動。運動能力最佳的時候是在早上的水能期（早上6:00至10:00）以及下午的風能期尾端（下午5:00至6:00）在陽光底下運動，其效益會顯著地增加（請見第8章，「神奇的陽光療癒力」）。

▶ 阿育吠陀不建議人們在日落之後運動。讓身體在晚上慢下來，並準備讓自己進入休息狀態及回春的睡眠中。絕不要在用餐之後立刻運動，也不要在運動之後馬上進食，因為這會影響阿格尼，也就是消化火，並造成消化不良。然而，在用餐過後散步15分鐘，對消化有良好的助益。記得在運動前、後喝水，防止血液變稠和細胞缺水。

　　關於有氧運動的特別注意事項：醫學期刊《刺胳針》曾經報導，有氧運動可能對那些從未發生過心臟問題的人造成致命的動脈栓塞和心臟病。根據《美國心臟病學期刊（*The American Journal of Cardiology*）》指出，慢跑也會有類似的情形，導致某些跑者因心臟病發猝死。他們的屍體解剖顯示出有嚴重的冠狀動脈疾病。任何規律性的、激烈的運動類型實際上會對你的心臟造成如同持續性壓力一樣的損害。在過度運動期間，心臟其實處在持續的衝擊之下。研究已知，馬拉松選手會失去包括心臟和身體其他部位在內的肌肉質量，很多人在剛到達終點線時猝死。另一方面，短距離的短跑運動員，則會發展出健康的肌肉和強健的心臟。

　　激烈的重量訓練也會造成同等的傷害。它導致不正常腫大、膨脹的肌肉纖維，而事實上它們已變得失去功能且容易受傷。超大尺寸的肌肉持續地耗盡珍貴的能量，而那正是你的身體在進行更重要的活動時所需的。重量訓練在身體的某些部分也增加了過多的肌肉組織，而那卻非原本就注定要變得如

此的,因而妨礙了自然的活動模式。舉起沉重的重量也會升高你的血壓並增加中風和形成動脈瘤的風險。在自然的情形下,人類的身體不是用來處理舉重時產生的額外重力。過度頻繁地壓迫關節、肌肉和肌腱,將使得它們提早老化。過度的重量訓練會造成身體的永久傷害。

整合效果最佳的拜日式

拜日式(Surya Namaskara)(請見圖15)是最古老且最具整合性的運動項目之一。它形成了瑜伽的核心,而瑜伽對身體和心智皆有助益。它的獨特之處在於它加強且伸展了所有重要的肌肉群,按摩了所有內部的器官,支持從身體各個部位而來的淋巴排毒,並活躍能量中心和身體的穴點。這個運動增加了血液的流動和循環,改善了脊椎狀態,並強化了關節的彈性。每天練習,你的身體將自然而然地具有優美、柔軟及穩定度。在一開始時你可能無法將這個動作做得很確實,但時常練習之後,你就能夠輕易且自然地完成不同的動作。

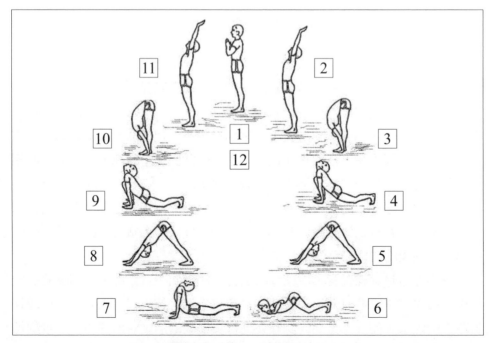

圖15　拜日式(Surya Namaskara)

作法：拜日式是兩個回合組成的動作，每個回合有12個動作。在第一個回合的第四式和第九式時，右邊的膝蓋要往前移至胸前，而在第二回合中，則是左邊的膝蓋往前。除了這點之外，其他的動作在兩個回合之中都是相同的。這十二個動作或姿勢是以行雲流水般的動作一個接一個做，並與呼吸相調和。很重要的是，不要在進行這個運動時緊繃身體，因為只有在輕鬆、不費力的情況下，才能顯現出益處。當你感到疲倦時，躺下來休息，並且自然地呼吸。一開始可以做個一兩回合，看看自己有什麼感覺。照這樣做，此運動能逐漸增加你的能耐。一般來說，男性最後可以一次做到十二個完整的回合，而女性可以做到六次。

你會發現，在你做過幾回之後，你的呼吸會自然地調整以符合不同的動作。在做了這個運動幾天之後，你會自然而然地進行這一連串的動作，不需要再看圖示了。

呼吸運動（Pranayama）

阿育吠陀醫學建議人們採用稱為Pranayama的簡單呼吸運動，以幫你補足能量，並在短短幾分鐘內回復身心的活力。Pranayama這個字，是由兩個梵文字組成。Prana意思是「生命力」或「生命的呼吸」，它將生命的能量從外界環境帶入體內。Yama指的則是增加Prana流動的運動，因此能刺激所有身體和心智的功能。Pranayama能形成意識的絕妙平衡。它具有深層的淨化效應，它能淨化經脈（nadis），也就是生命的能量流動——Prana的通道，也就是針灸領域裡所謂的「經絡」。Pranayama 的好處包括降低壓力和緊張，改善呼吸和循環，也能提升心智的覺知和清明。對於有呼吸系統疾病、頭痛或偏頭痛，以及憂鬱症的人而言，尤其能從Pranayama獲得很大的緩解。為了達到最大效益，所有根據不同體質而進行的Pranayama，應該每天進行兩次，每次五分鐘，最好在早上和晚上的空腹時進行，或在冥想或在壓力下時。風能體質者的Pranayama能適用於面臨各種痛苦的人。呼吸時要保持正常且輕鬆，為了達到最大的效益，應以舒服地坐直，並閉上雙眼。

呼吸應該要和身體的自然動作和諧一致。當你伸展脊椎或拉伸身體時，請吸氣，而當你彎曲身體時，請呼氣。

風能體質者的呼吸運動

具有風能體質或者風能失衡的人，能從兩側鼻孔交替呼吸（alternative nostril breathing）獲得最大益處，它能帶來身心所有層次的平衡。這個運動的方法是：

1. 用你右手的大姆指，按住右側的鼻孔，並透過左側的鼻孔吸氣。
2. 接著以同一手的中指或無名指按住左側的鼻孔，然後透過右側的鼻孔呼氣。
3. 讓手指停留在原處，然後吸氣。接著放鬆，再一次用你的大姆指按住右側鼻孔，再透過左側鼻孔呼氣。
4. 手指停在原處，並再次呼吸。

重覆這個順序持續五分鐘。確認你是用一個放鬆且自然的方式呼吸，舒服地坐正。這個呼吸法能供應大腦左右兩個半球大量且等量的氧氣，清空肺葉裡多餘的二氧化碳，讓細胞有更多的空間能容納氧氣，給它們一個「氧氣浴」。感覺緊繃、無法休息以及壓力的風能體質者做這個呼吸練習，可以快速得到平衡。氣喘病患也可以從中獲益。

火能體質者的呼吸運動

具有火能體質或者失衡的人，能透過練習左側鼻孔呼吸（left nostril breathing）而「冷卻下來」，並增加體內的女性能量。左側的鼻孔與身體的冷卻系統協調一致。如果它塞住了，身體就會過熱。請進行以下運動：

1. 用你右手的大姆指按住右側鼻孔，並用左側的鼻孔吸氣。
2. 接著用中指或無名指按住左側鼻孔，然後透過你的右側鼻孔呼氣。
重覆五分鐘，舒服地坐正，並正常且自然地呼吸。

水能體質者的呼吸運動

水能體質的人一般而言可藉由右側鼻孔呼吸（right nostril breathing）來溫暖身體，並增加體內的男性能量。右側的鼻孔與我們身體的加熱系統協調一致。如果它塞住了，身體就會太冷。可進行以下運動：

1. 用你右手的中指或無名指按住左側鼻孔，並用右側的鼻孔吸氣。

2. 接著用你的大姆指按住右側鼻孔，然後透過你的左側鼻孔呼氣。
重覆五分鐘，舒服地坐正，並輕鬆地呼吸。

肥胖者的呼吸運動

肥胖的人，應該要進行快速的Pranayama運動。

1. 以舒服的姿勢坐好，深深地吸一口氣，並快速且用力地透過鼻子呼氣。
每一次呼氣之後，你可以自然地吸氣。
2. 重覆一分鐘；然後休息一分鐘。
3. 一共進行五次，每次做完之後休息一分鐘。

　　這個運動能加速新陳代謝速率，等同於跑了兩哩路。你將會開始感覺熱並開始流汗。很重要的是，這個階段千萬不要喝冷的或冰的飲料，因為它們會熄滅阿格尼，並增加體內的脂肪堆積，必須喝室溫下的水。

意識呼吸冥想

　　意識呼吸需要用一個舒服的坐姿（坐於椅子上或地板上）進行，並閉上眼睛。最好坐直，讓身體不會過緊而易於呼吸。為了達到最佳效果，這個冥想一天應進行約15分鐘，最好是早上和／或晚上各一次。若要吃東西，請在冥想前吃，或在冥想後至少二至三小時才吃。

　　當你閉上雙眼時，請將注意力集中在你的鼻尖或你的胸前，感受吸氣及呼氣的動作。輕鬆且自然地呼吸。你練習愈久，你的心就愈能遵照呼吸的節奏而變得放鬆。想要進入寧靜的狀態，你的心智不須停止思考，事實上，在做這個練習時你唯一會犯的錯誤，就是試著停止思考或防止思緒進入。如果你被你的思考、感覺或情緒帶著走，請不要做任何事來停止它們。你只要將你的意識帶回你的呼吸上，回到你的鼻尖或胸口，而如果那些思緒還是在那兒，也無所謂。在練習時不斷增加的思慮，表示你的壓力正從神經系統釋放出來。當身體活動增加時，壓力會自然地釋放。繼而，這會增加心智的活動，例如思考、感覺及心像（mental pictures）。

　　繼續這個過程，直到你感覺差不多過了15分鐘。不必要為了自己是否做得正確而感到焦慮。呼吸是自動的動作，所以讓你的注意力放在呼吸上也是

自然的。當這些動作已經自然完美地進行時，你做任何事都於事無補。不要試著用比你平常坐著呼吸時更大的力氣或進行更深的呼吸。

藉由重覆地允許你的心智跟隨著吸入新鮮的空氣至身體裡，以及透過鼻子呼出用過的空氣，你的心智會愈來愈安靜且平和。如果曾有短暫時間你的心智變得靜止不動，你將只感知到你自己，而不會有任何想法或感覺。在這剎那間，你了解了自我，因為你的自我是唯一一件它能參照的事。那是因為在那當下你的心智已經放棄思考；你的身體變得十分放鬆。此時此刻，身體和心智完美地協同一致，此時此刻身體和心智也都獲得了療癒。然而，從你這頭，你無法做任何事來製造或體驗這些時刻。當你在過程中完全放鬆，不帶任何期望也不費任何力氣時，療癒才會發生。

藉由經常地練習意識呼吸，你會發現你的心裡這個寧靜且放鬆的狀態時間會延長，並在一整天的心理及生理的活動中伴隨著你。這是一種強烈的平靜感受，你會感到專注且有自信，即使在壓力的情況下或置身於吵雜和混亂中。這個體驗的深度會一直增加到你自己的無限覺知，那是你意識的最深層，也將與你的身體和心智的動態活動共存。

作法：

1. 將你的注意力集中在鼻尖或你的胸膛，有意識但自然地呼吸。
2. 當你察覺有其他的思考跑進來時，讓它們存在，但慢慢地將你的注意力帶回到呼吸上。
3. 大約十五分鐘之後，慢慢地睜開你的眼睛。
4. 理想情況下，一天冥想兩次，在早上及晚上用餐前做。

Abhyanga──阿育吠陀油按摩

將油按摩當成每日例行行程的主要目的，是幫助預防生理毒素（阿瑪毒素）的堆積，並潤滑及改善肌肉、組織和關節的彈性。當被敷在皮膚上時，油會快速地通過皮膚各層，並深入結締組織和脂肪組織。油會結合出現在該處的毒素，尤其是那些脂溶性的。在按摩皮膚數分鐘之後，油會把毒素帶出體外。

阿育吠陀論點指出，每日進行油按摩可以增加皮膚的柔軟及光澤，並恢

復其青春。皮膚是主要製造內分泌荷爾蒙的器官，且透過數千條皮神經與身體各個部位相連結。因此每日油按摩可以平衡身體兩大系統：神經系統和內分泌系統。接下來的指導可以幫助你學會自己進行阿育吠陀的油按摩。

▶冷壓的（也稱為冷榨）及非精製的芝麻油（不是烤過的芝麻油）是最好的選擇。雖然芝麻油可適用於所有體質的人（僅能外用），但如果你發現它對你的皮膚造成刺激，你可以試著改用橄欖油或椰子油。為了淨化按摩油，可將它加熱到攝氏一百度左右，也就是水的沸點。一開始加一滴水到油中，當水開始噴濺，你就知道已經達到適當的溫度了。你可以一次加熱一整瓶，或每次要按摩前才加熱。

▶開始按摩以前，油必須降到體溫或者比體溫稍微高一點，尤其是在冬季時。從頭開始按摩，如果你打算之後要洗頭。放一點油在指尖及手掌，開始大力地按摩頭皮。在進行油按摩時，頭和腳被視為是最重要的部位，因此要花費多一點時間在這兩個部位上。

▶在按摩頭部之後，溫柔地用手將油擦到臉上以及耳朵外側。

▶按摩頸部的前面及後面，以及脊椎的上半部。

▶接下來你可能希望抹少量的油在你的全身，然後持續按摩每個部位。

▶接著按摩你的手臂。最適當的動作是在長的骨頭處來回按摩，關節處則以圓圈方式進行。同時也要按摩你的手和手指。

▶現在抹一點油在胸腔及腹部。在按摩心臟區域時動作要非常輕柔，重覆這個圓圈式的動作，順著腸子的方向，從腹部的右下方，以順時針方向移到腹部的左下方。

▶按摩背部和脊椎。有些區域比較難按到，所以你可以請別人幫你。

▶按摩腿部。像按摩手臂一樣，在長的骨頭區域進行來回按摩，並在關節處施以圓圈式按摩。

▶最後，按摩腳底。全身的反射點都位於腳部，所以應該要花足夠的時間按摩它們。

一次花大概五至十分鐘按摩，最好每天早上做。如果沒有時間進行全身按摩，那麼就花一至兩分鐘進行頭部和腳部的簡易按摩。在按摩之後，可沖個溫水澡或泡個澡。只在外生殖器和手臂下方塗抹肥皂。這會在你的皮膚上

留下一層薄薄的油，讓它有光澤，還能讓你的肌肉在一整天中都保持溫暖。然而，如果你抹了太多油，可以用含有天然成分的肥皂來洗掉。芝麻油尤其擁有消毒的作用，可幫助避開有害的微生物。

每日油療法──以油漱口

油療法是一種簡單、但非常有效的淨化血液的方法，它對很多疾病都有效益，包括血液疾病、肺和肝的疾病、牙齒牙齦疾病、頭痛、皮膚疾病、胃潰瘍、腸道問題、食欲不良、心臟和腎臟疾病、腦炎、神經狀態、記憶不佳、婦科疾病、臉部腫脹，以及眼袋等。這個療法是在嘴巴中以油漱口。

施行這種療法時，你需要冷壓、非精製的葵花油、芝麻油或橄欖油。在早上，最好是在醒來後或早餐前的任何時間，放一至二湯匙的油在你的嘴巴裡，但不要吞下。慢慢地在你的嘴裡漱口、咀嚼，並將它吸過你的牙齒三至四分鐘。這能令油和唾液完全混合，並活化釋出的酵素。這個酵素會將毒物從血液抽離。因此，非常重要的是要在三至四分鐘內，將這個油吐掉，否則釋放出來的毒素會再度被吸收回去。你會發現，當這個油飽含毒物和數十億個具破壞性的細菌時，它會呈現牛奶樣的白色或黃色。

為了達到最佳的效果，再重複這個過程兩次（如果因為這麼做釋放出很多毒素而令你感到不舒服，那就做一次就好）。然後用半茶匙的小蘇打，或半茶匙的非精製海鹽（取其一將它們溶解在少量的水中）來漱口。這個溶液會清除所有殘餘的油和有毒物質。除此之外，刷個牙來確保你的嘴巴是乾淨的；舌頭也要記得刷。

以油漱口的可見效果，包括減少牙齦流血，並美白牙齒。在生病期間，這個程序可以每天重複三次，但請在空腹時做。當油療法把肝臟無法清除或解除的毒性從血液中帶出來時，能大大地舒緩並支持肝功能。這對整個有機體都有很大的幫助。

根據身體體質來飲食

「所有能以飲食來治療的疾病，都不應該以其他方式來治療。」猶太醫師邁蒙尼德（Moses Maimonides，1135-1204）這麼說。利用食物來做為藥物不只是過去以來常識下的治療模式，更是現今逐漸被認同是一種關乎生存的做法。多數慢性病都將營養缺乏視為是造成細胞、組織和器官老化的頭號元凶。不把食物當成是最好的藥物，現代食物的製造更把我們的食物變成人類最具傷害性的毒物。很多年輕世代幾乎完全失去了與「你吃什麼，你就成為什麼」這個事實的聯繫。甚至很多有學養的醫生告訴他們的病人，他們的心臟病、癌症和關節疼痛與他們所吃的食物毫無關係。好吧，才不久前，醫生還告訴他們的病人抽菸對他們的健康有益呢！只有非常少數的醫生質疑他們病人的飲食習慣，然而這卻是在對病人進行一連串的檢測之前就該優先進行的。若直接做這些測試，其目的只是為了找到一個標籤，並針對這個標籤提供抑制這些疾病相應的藥物或步驟。這個治療含有讓症狀消失的方法。如果成功了，就會認為該病患的疾病已經消失，至少可維持一小段時間。相信治療的假象，將付出極大代價，然而承受這後果的，卻只有病患本身。除了病患之外的其他人，都受益了。輝瑞藥廠（Pfizer）現在是「財星五百大」（Fortune 500 companies）獲利最豐的公司，每年高達7、80億美金。誰是贏家，誰又是輸家？思考一下以下的事實。在美國：

- 有害的處方藥物反應是造成每年十萬五千人死亡的原因。
- 有95%的藥物反應，並未被醫生適當地鑑別或報告，因此它們真正的風險和潛在的死亡後果還未知。
- 醫生不只治療疾病的症狀，也治療因為這些處置而帶來的副作用。
- 這些副作用現在被視為是需要進一步治療的新疾病，因此在美國有一大堆疾病不斷增加，每年的花費至少是20億美金。
- 醫生在寫處方時潦草的字跡每年害死7,000名病患。
- 每年有150萬人因為可預防的醫療錯誤而受傷害。
- 每年有750萬個美國人經歷了不必要的醫療及手術。

- 消耗量第一名的食物是糖，以玉米糖漿的形式販售。它造成了肥胖、糖尿病、癌症和心臟病等，但這些流行病卻未被從根本原因開始解決。因為玉米糖漿裡的果糖不會刺激胰島素的分泌，也不會降低飢餓荷爾蒙*ghrelin*，所以當你的身體將果糖轉換成脂肪時，你會持續覺得餓。這所造成的肥胖會增加糖尿病及其他疾病的風險。

既然你顯然無法期望從這些只知道如何治療疾病的效應而不是根除疾病成因的人身上得到太多幫助，你當然需要把健康的主導權拿回自己手上。食物對身體幾乎具有立即的效應。事實上，身體的生化反應在用餐過後幾分鐘就會顯現。你可以透過肌肉測試（詳見第1章）輕易地確認食物對你的身體造成的強大影響。如果你吃了會嚴重傷害你的食物，你的胃就會用消化不良來示警。有些食物所造成的傷害遠比胃食道逆流還嚴重。舉例來說，研究顯示，在晚上吃肉可能會引發早晨時的心臟病發。

為了讓你更容易明白哪一種飲食和生活型態對你最有益，你要先了解你的身體體質是哪一種。如同早先我們討論到的，不同的人以不同的方式在消化和利用相同的食物。如果一個風能體質和一個火能體質的人去到餐館並點了相同的餐，其中一人在之後可能會覺得精神百倍，另一個人可能會覺得呆滯及沉重。如果風能和火能差不多相等，就依照你感受到的不平衡來做。舉例來說，如果你皮膚經常有疹子、覺得火氣大或持續出汗（火能失衡）等問題，請從火能的食物表中選擇食物。如果你很容易便祕、皮膚乾燥或常頭痛（風能失衡），那就從風能的食物表中選擇。而如果你覺得冷並且有皮膚油膩或鼻塞的問題，就遵照水能的飲食計畫。

接下來的食物表，能針對三大體質的人具體提出最適合的食物表列。在理想的情況下，你並不需要任何清單來告訴你什麼食物對你最好，因為你自然的直覺會為你做出選擇。但多數人的能量在接觸到第一口人工的嬰兒配方奶的時候就已經失去平衡，況且接下來人工食物變成了他們的營養來源。一旦某種能量在你的體內失去了平衡，你就會傾向渴望那些維持那種失衡狀態的食物。當身體阻塞時，身體的天然渴望和訊號也會被消滅，接著對食物的渴望就隨之而來。舉例來說，一個火能體質失衡的人，可能會大吃辛辣的、酸的和鹹的食物，而一個水能體質失衡的人會選擇吃下蛋糕、糖果和油膩的

食物。健康的火能體質和水能體質的人擁有排斥這些食物的自然能力，但當我們任由我們的口味隨著營養資訊及廣告所宣稱的內容起舞，那麼我們天生的直覺也會逐漸喪失。

　　三種能量在我們的體內以一種獨特和各自的方式呈現，我們每一個人都擁有對食物裡各種營養的不同需求。我們的身體只能利用那些適合我們體質的食物裡的營養，就如同某些飼料只適合某些動物，而不是一體適用。試著拿橄欖油給一隻兔子吃，它會立即生病。但若油拿給老鼠吃，則它能毫無困難地消化它。

　　現在，首先要藉由閱讀以下的章節或者填寫第5章後面的體質檢測表，來了解你的體質或者你體內最主要的能量是哪一種。接著看一下食物表，並選擇能平衡你的能量的食物。舉例來說，如果在你的體質測驗中，你的風能有6分，火能有15分，而水能有8分，那麼請參考「平穩火能的飲食」。

　　為了更佳地了解你自己，請讓自己熟悉適用於你的體質的食物表，選擇吃喝那些「多多攝取」的項目，並避開那些「避免攝取」的清單。若是歸類在「減少攝取」，代表只能偶爾或者少量地吃它。

　　你不需要過度依賴這個食物表，尤其如果你是在多個體質之間擺盪時。然而，這個清單在你發掘讓你回復身心的平衡狀態時的最適當食物時，卻也非常有用。如果你被某種不在你的清單上的食物強烈吸引，請用肌肉測試來再三確認，那麼你就能夠清楚知道該種食物對你的身體有益與否。食物清單和肌肉測試兩者都能幫你更加了解自己，並恢復你天生的直覺。如果你是一個有經驗的探礦者，你也能利用探礦棒來確認你對食物的選擇是否正確。如果你對你的體質感到質疑，你甚至可以用這些方法來確認你確切的體質。舉例來說，如果大多數出現在風能「多多攝取」清單中的食物，經過測試之後都出現正面的效應，那麼你就一定是個風能體質的人。如果你有慢性便祕，且／或在你小時候有這種傾向，那麼你就幾乎可確定是個風能體質的人。火能體質的人很少會有便祕，反而有很大的機率會拉肚子並經常排便。

　　小孩通常會與他們的父母擁有相同的體質。舉例來說，火能的父母常會生出擁有紅頭髮、淺膚色和雀斑（如果是白種人）的火能小孩。在這種情況下，整個家庭基本上可吃相同的食物。但是如果父母之一是風能體質，而另一個是水能體質，那麼他們的孩子可能不會擁有這麼清楚的體質特性。這

時，要符合每個家庭成員的飲食需求可能就會是個挑戰。然而，如果一開始就提供健康食物給小孩，他們很快就會讓你知道什麼食物最適合他們。

風能體質者的飲食

多多攝取

溫的食物和飲料；中等濃重的食物；添加酥油、奶油、油脂的食物；含水量多且營養的食物；具有甜、酸和鹹味的食物。

風能體質——受到風和空間的元素影響，天生就對清淡的、乾的和冷的食物敏感。風能體質的人缺乏濃重的、油的和熱的特質。當攝取這類特質的食物和飲料時，就能讓他們平衡。除此之外，以甜、酸和鹹的味道為主的食物能平穩風能，而辛辣食物裡的**嗆味**、苦的青菜裡的**苦味**、以及在一般紅茶或豆子裡的**澀味**，都會明顯地干擾它們。餐點裡含有生菜沙拉、辣的蔬菜咖哩配馬鈴薯、腰豆和冰淇淋會擾亂風能體質好幾天，而餐點裡若含有酪梨佐檸檬和鹽、拌炒的蘆筍，以及印度香米佐奶油和杏仁，則能讓風能體質平衡且強壯。

風能能量天生是冷、乾且輕的，正是在秋天和早冬的主要特質。尤其是在一年裡的這些日子，風能需要被柔軟且溫暖的食物撫慰和滋養，例如營養的燉菜和湯、長時間烹煮的蔬菜煲、現做的麵包、布丁和熱麥（穀）片、奶油、油脂和鮮奶油。因為敏感是他的特質之一，所以風能體質者在太多噪音和干擾的用餐時間裡，會變得很沮喪。

風能體質的人是最需要吃滋養早餐的人。熱的麥（穀）片例如燕麥片/粥和杏仁奶或燕麥奶一起煮，能安撫風能，而米糊或小麥糊也具有同樣效果。然而，風能體質的人會因為含有咖啡因的飲料，例如咖啡或茶而不安且緊張，因為它們帶來了苦味、澀味及刺激性。

風能體質的人如果吃了太多米飯、義式麵食或小麥製品，往往會苦於糞便變乾硬而便祕。然而若與大量煮過、水分豐富的蔬菜一起吃，這些食物就能安撫風能能量。任何型式的馬鈴薯都很可能會造成風能體質者的問題，因為它們具有乾燥和脫水的效應。爆米花是另一個典型會升高風能的食物。風

能對於澱粉類食物的主要通則，就是加入大量的脂肪；此外，它們常會因為太快速通過小腸，因而在大腸裡被細菌發酵。這會造成風能體質者經常抱怨的排氣及脹氣。

　　風能體質者也能從溫和、順口、甜的和濃重的香料中獲得好處，如下所列。因為他們的消化火（阿格尼）很容易會起伏不定或不規律，因此薑、豆蔻、茴香和肉桂，能刺激他們的食慾並促進消化。這些也有助於減少風能體質者特別容易產生的脹氣。

　　風能體質的人是所有人當中唯一需要較多鹽分的，如果在他們的食物中加入鹽，能對他們大大地有益，最好是在烹調食物的過程中就將鹽加入。然而還是要加以注意，就是當鹽是乾燥型態時，例如脆餅上頭的鹽，加工過、商用的鹽會干擾風能，未精製的鹽則能穩定他們（也可參考第7章）。

　　對風能體質的人來說，最好是選擇未加工的食物，例如天然未經加工的堅果，他們具甜味、濃重且含油脂豐富等所有能平穩風能的特質。要注意，非常堅硬的堅果和種子以及油膩的食物，只能少量的攝取。如果將它們磨碎或放到奶油裡，能讓風能體質者輕易地消化它們。不過要小心，不要吃到商用的堅果奶油。磨碎之後幾天內，它們會變酸，即使是放在冰箱裡也不例外。堅果奶油是造成食物在腸胃道中產生毒性和發炎的禍首。堅果奶油最好是現做，儲放時不要超過二至三天。最能平穩風能的堅果之一是去掉外膜的杏仁果（一天8至10粒），將堅果和種子浸泡過夜，能大大地增加它們被消化的速度。

　　成熟且甜的水果，對風能體質者也非常有益，前提是要在在空腹時吃，且不要在晚上時吃。風能體質的人要避免吃有澀味的水果，例如尚未成熟的香蕉或柿子，帶有酸味的葡萄柚則有助於平穩風能。

　　風能體質的人體內最主要的元素是具有乾燥、涼爽和輕盈特質的風及空／地元素。因此，當他處在一個平衡的狀態時，風能體質者會自然地展現出對以下風及空間食物的排斥：

應減少或避免攝取

- ·所有的包心菜（高麗菜）家族
- ·所有乾的、粗糙的以及不新鮮的食物
- ·苦味的蔬菜
- ·有著細小種子的空心蔬菜（胡椒除外）

- ·青菜和萵苣
- ·多數茄屬的水果和蔬菜
- ·所有乾的和緊實的豆莢

風能食物表

水果		
多多攝取		
·杏桃	·椰子	·檸檬
·酪梨	·棗子，新鮮的	·芒果
·香蕉	·無花果，新鮮的	·燉煮水果
·莓果	·葡萄柚	·浸泡過的乾燥水果
·櫻桃	·葡萄	·瓜類（甜的）
·柳橙	·鳳梨	·橘子
·木瓜	·李子	
·桃子	·大黃（Rhubarb）	
減少攝取		
·蘋果	·煮過的乾燥水果	·石榴
·蔓越莓	·梨子	·榲桲（Quince）
避免攝取		
·柿子	·梅子	·西瓜

註：所有的水果必須都是成熟且甜的，並應在空腹時食用。蘋果和梨子應該要煮過。

蔬菜

多多攝取

- 朝鮮薊
- 蘆筍
- 甜菜根
- 胡蘿蔔
- 芹菜，煮過的
- 小黃瓜，去籽
- 綠豆

- 韭蔥，煮過的
- 秋葵，佐油脂
- 南瓜，橘色和白色
- 小蘿蔔，煮過的
- 地瓜，佐油脂

- 夏南瓜（黃色且長而彎曲的南瓜、美洲南瓜）
- 水芹
- 冬南瓜（栗南瓜）（橡實、毛茛〔金鳳花〕、白胡桃）

減少攝取

- 綠花椰菜
- 芥藍菜
- 玉米，新鮮的
- 菊芋（Jerusalem artichoke，洋薑）

- 萵苣
- 雪菜（Mustard greens）
- 洋蔥，煮過的
- 防風根（Parsnips）

- 芭蕉
- 小蘿蔔
- 菠菜
- 蕪菁葉

避免攝取

- 甜椒
- 高麗菜芽
- 高麗菜
- 白花椰菜
- 芹菜，新鮮的

- 茄子
- 菊苣（Endive）
- 大頭菜（Kohlrabi）
- 菇類
- 洋蔥，生的
- 豌豆

- 馬鈴薯，白色
- 瑞士恭菜（Swiss chard）
- 芽菜
- 番茄

註：對於上述「減少攝取」以及「避免攝取」的項目，除了高麗菜、馬鈴薯和芽菜之外，如果煮熟了，且加了油脂和適合風能的香料之後，則是可以接受的。蔬菜應避免完全生吃。

穀類

多多攝取

・印度香米，白色的 ・燕麥，煮過的	・全米，完全煮熟的 ・鼠尾草籽（Chia Seeds，超級穀物）	・小麥（穀）片，非乾燥的野生米

減少攝取

・莧菜籽 ・大麥 ・小麥片 ・小米	・全麥義式麵食 ・藜麥 ・米粉 ・烏龍麵	・未漂白的白麵粉、 ・全麥麵粉

避免攝取

・蕎麥 ・玉米 ・麥（穀）片，乾燥的	・小米 ・燕麥，乾燥的 ・白麵粉製的義式麵食	・裸麥（黑麥）

豆莢及豆類

多多攝取

・紅豆 ・綠豆（豆仁或全豆）	・扁豆（Lentils），粉紅色的 ・豆腐，發酵過且煮過的*	・托爾達爾豆（Toor dhal）

＊豆漿和商業製造的豆腐含有至少兩種以上高度有毒的酵素抑制劑。它會增加癌症和其他疾病的風險。日式豆腐經過適當的發酵過程，歷時數年，因而去除了這些有毒的傷害。

減少攝取	
· 黑色鷹嘴豆（Black chickpeas） · 蛾豆（Moth beans）	· 小扁豆（Urad dhal）

避免攝取		
· 黑豆 · 豇豆（Black-eyes beans/peas） · 鷹嘴豆 · 扁豆，棕色	· 扁豆，棕色的 · 腰豆（Kidney beans） · 利馬豆（Lima beans） · 海軍豆（Navy beans） · 墨西哥花豆（Pinto beans）	· 黃豆 · 馬豆（豆仁） · 白豆

乳品

多多攝取		
· 酪奶，自製的 · 卡特基乳酪（又稱茅屋乳酪或鄉村乳酪），自製的	· 經認證的生牛奶 · 未加鹽的奶油	· 酥油 · 優格，自製的

注意：除了酥油和奶油，節制地使用這些食物。如果它們形成了覆蓋在舌頭上或阻塞你鼻子／鼻竇的黏液，請立即中斷它們並避免將它們同時間攝取。乳製品會導致嚴重的淋巴阻塞並使血管壁變厚（更多細節請見第14章，「牛奶的爭議」小節。）。

減少攝取		
· 乳酪，硬質或軟質	· 羊奶	· 酸奶

避免攝取

· 所有商業製造的乳製品，包括低脂牛奶和冰淇淋，除了未加鹽的奶油和鮮奶油。

堅果及種子

多多攝取		
· 杏仁果	· 美洲胡桃	· 芝麻，烤過的
· 巴西堅果	· 松子	· 葵花子
· 腰果	· 開心果	· 核桃
· 栗子	· 南瓜子	

註：應避免吃花生。

甜味劑

多多攝取		
· 糙米漿	· 冰糖	· 非精製的蔗糖
· 棗子糖漿	· 甜菊	· 木糖醇
· 生蜂蜜	· 甘蔗汁	
· 棕櫚糖		

減少攝取		
· 麥芽糖	· 楓糖漿	· 糖蜜

避免攝取	
· 加熱或煮過的蜂蜜	· 代糖（包括
· 白糖	Aspartame、
	Saccharin、Sweet
	'N Low、NutraSweet
	等）

註：如果你經常受到念珠菌感染，那麼要避免攝取所有的甜味劑，除了甜菊以及少量的木糖醇之外。

油脂／脂肪

多多攝取

- 杏仁
- 未加鹽的奶油
- 酥油
- 芝麻
- 葵花油

減少攝取

椰子
芥末
橄欖
紅花油
- 核桃

避免攝取

- 動物性脂肪，除了奶油及酥油
- 玉米
- 油菜籽
- 混合的植物油
- 低脂產品
- 合成的油脂

註：所有的精製及高溫壓榨的油都對你的健康有害！

香料、調味料、佐料

多多攝取

- 甜胡椒（allspice）
- 杏仁萃取物
- 八角
- 阿魏（Asafetida）
- 羅勒
- 月桂葉
- 黑種草（Black cumin）
- 黑胡椒
- 醬，椰子或芒果
- 荳蔻
- 肉桂
- 丁香
- 香菜
- 小茴香
- 時蘿（洋茴香），葉子或種子
- 茴香
- 芝麻鹽（Gomasio）
- 薑，乾燥或新鮮的
- 檸檬汁
- 甘草根
- 肉豆蔻皮（Mace）
- 馬鬱蘭（Marjoram）
- 芒果粉
- 芥末籽，黑和黃色
- 豆蔻核仁（Nutmeg）
- 橄欖，黑或綠色
- 奧勒岡
- 燈籠椒
- 歐薄荷（胡椒薄荷）
- 迷迭香
- 鼠尾草
- 岩鹽
- 未精製的海鹽
- 風輪草（Savory）
- 綠薄荷
- 羅望子（Tamarind）
- 龍蒿（Tarragon）
- 百里香（Thyme）
- 香草

減少攝取		
· 番椒（朝天椒）	· 葫蘆巴	· 巴西利
· 辣椒	· 大蒜，煮過的	· 番紅花
· 芫荽籽	· 辣根	· 薑黃
· 咖哩，葉子及粉末	· 薄荷	

註：你可以適度地使用這些香料，但要避免攝取生大蒜和所有苦味非常重的且澀的香料和香草。

飲料、茶		
都可以，除了：		
· 酒	· 蔓越莓汁	· 黑莓茶
· 蘋果汁	· 梨子汁	· 牛蒡茶
· 含咖啡因的飲料	· 梅子汁	· 蒲公英茶
· 碳酸飲料	· 嗆辣的飲料	· 能量飲料
· 冰冷的飲料	· 番茄汁	

火能體質者的飲食

多多攝取

涼或溫的食物及飲料，或溫的食物和飲料；中度濃重；少加一點奶油和油脂，除了酥油和椰子油；甜的、苦的和澀的食物。

火能體質的人天生就有良好的消化能力，讓他們可以選擇比其他體質者更廣泛的食物種類。然而，他們主要的罩門，就是吃太多。只要他不要過度虐待他強大的消化能力，很難讓他們失去平衡。當遇到消化問題時，只要吃少一點，就能恢復其生理的平衡。

火能體質的主要元素是火和水。因此，嗆味和酸的食物（皆具有加熱的特質）以及鹹的食物（含有商用生產的鹽）都會破壞火能，所以應該要節制點使用。調味用鹽裡的氯化鈉會造成水分的滯留、營養的吸收不良，以及血壓問題。另一方面，如果不過度使用，則非精製的海鹽或岩鹽對火能體質的

人也會有正面效應。因為火元素的關係，使得火能體質的人偏好涼的、清新的食物和飲料，尤其是在炎熱的夏季時。

　　不像風能體質的人能從油的、酸的、鹹的和熱的食物獲益，火能體質的人會被這類東西嚴重干擾。苦的和澀的食物對火能體質的人好處多多，這兩種味道在萵苣、香草和綠色的葉菜裡都有。豆莢類主要是澀的，通常受到所有火能體質的人喜愛。具有冰涼、濃重和乾燥特質的食物，通常也較適合火能體質的人。舉例來說，薄荷具有冰涼的特性，而蜂蜜則有溫熱的效應。小麥具有冰涼和濃重的特性，相較之下，蕎麥和小米就比較清淡且溫熱。馬鈴薯和花椰菜非常的乾燥，相較之下，蛋或花生就具有油的特性。火能體質的人有強大的阿格尼，能毫無困難地消化比較乾燥、涼冷及濃重的食物，因此對他們比較不會有形成氣體的效應。另一方面，完整的穀類食物會給他們帶來麻煩。糙米和難消化的全麥麵包會破壞火能能量，非精製的棕蔗糖也是。火能體質的人是唯一一種能夠經常吃白糖的人。楓糖漿和角豆糖漿也比較容易被火能體質的人消化，除非他們吃了太多（而這正是不平衡的火能體質者常會做的事）。

　　在肉、蛋、豬肉等食物裡所含的脂肪，會強烈的刺激火能體質者。油煎和油膩的食物也會傷害火能體質者的胃，造成胃酸逆流，甚至是胃潰瘍。他在消化肉類和魚類蛋白質時也有很大的困難。這些食物傾向讓他的身體溫度提高，造成循環的問題。多數經常食用肉類或其他動物性蛋白質食物的火能體質的人，胃部附近都會形成囊袋，留住過多的淋巴液，並產生冠狀心臟病。他們的皮膚，尤其是在臉部、脖子和上胸部附近的皮膚會變紅。火能體質的人會因純素飲食而大大獲益，但如果不這麼做，就會生病。他們的消化系統並未擁有能夠成功處理肉類或其他濃縮蛋白質食物，例如乳酪等食物的特殊酵素。碳水化合物，例如蔬菜、穀類、豆類、水果和沙拉，以及某些堅

注意

如果你是個風能/火能體質的人，且還不確定這兩種能量哪一種在你體內占大多數，可以從火能的食物清單裡找出幾個主要的食物，進行肌肉測試，看看結果是符合哪種體質。

果和種子，則能大大地滿足火能體質者的胃。

　　一塊牛排會讓一個平衡的火能變得壞脾氣及具攻擊性。酒、菸草和咖啡也一樣。這些東西對主要已經是酸性口味的火能體質的人來說，都會形成太多酸性。薄荷、茴香和甘草茶都能安撫火能，而一般市面上賣的原味紅茶則會干擾它。肝臟將原味紅茶分解成大量的尿酸，容易造成血液的流動遲滯和濃稠。最終，它會造成痛風和其他痛苦。新鮮、涼冷的水是這種體質的人最好的飲料。

　　火能體質者最好能遠離印度和墨西哥餐館，而中國和日本食物則比較適合他們，不過他們最好多選擇蔬食。鹹的點心，像是脆餅，也會傷害他們敏感的胃壁。火能體質的人會因新鮮、未處理過的食物而強壯，最好是有機栽種的。火能體質的人很容易感受到食物中殘留的殺蟲劑或其他不潔的物質，甚至因而造成「食物」過敏。很多情況其實並不是因為食物本身，而是食物裡含有的化學毒素和添加物。酥油（澄淨過的奶油）是平穩受到刺激的火能的主要食物之一，可用於烹飪或塗在麵包上。它可用於平穩膽汁和胃酸過度分泌而形成的不平衡。

　　火能體質的人尤其要特別小心不要吃不成熟且太早採摘的水果，因為他們會在腸道中發酵並造成稀便或腹瀉。不成熟的水果帶有有毒的抗體，而火能體質的免疫系統會快速地試著將它們從腸道排出去。

　　因為火元素的溫熱特性是火能體質的最重要部分，為了處於平衡狀態他們會自然地排斥「火的食物」，整理如下：

注意

想要測試是否對食物過敏，可測量你的脈搏；然後放一小塊食物在你的舌頭下，再一次測量脈搏；如果跳動得比之前還快，那麼你可能就對它過敏。

應減少或避免攝取

- ·酸性的食物和藥物
- ·肉類及肉類製品
- ·魚
- ·「燥熱的」穀類
- ·醋
- ·醃漬物

- ·辣的香料
- ·多數的堅果
- ·鹽及鹹的食物
- ·酸的／嗆味的水果和蔬菜
- ·油膩的食物
- ·紅色的食物

火能食物表

水果		
多多攝取		
蘋果	芒果	李子，甜的
椰子	瓜類	石榴
棗子新鮮的	柳橙，甜的	梅乾，浸泡過的
無花果新鮮的	梨子	葡萄乾，浸泡過的
葡萄，深色的	鳳梨，甜的	西瓜
減少攝取		
杏桃	奇異果，甜的	榲桲，甜的
酪梨	檸檬	草莓，甜的
乾燥水果，甜的	萊姆	
避免攝取		
香蕉	葡萄柚	柳橙，酸的
莓果	葡萄，綠色的	桃子
櫻桃	木瓜	鳳梨，酸的
柿子	李子，酸的	大黃

註：火能體質的人對於未成熟的、酸的和含有化學藥物的水果非常敏感，會令他們造成腹瀉和排氣。

蔬菜

多多攝取

- 朝鮮薊
- 蘆筍
- 苦的和甜的蔬菜
- 綠花椰菜
- 高麗菜芽
- 高麗菜
- 白花椰菜
- 菊苣
- 芥藍菜
- 小黃瓜

- 蒲公英軟葉
- 菊苣
- 綠豆
- 菊芋（洋薑）
- 綠色葉菜蔬菜
- 萵苣
- 菇
- 秋葵
- 防風根
- 豌豆

- 馬鈴薯，白色的
- 南瓜，白色的
- 芽菜
- 甜椒
- 冬南瓜（栗南瓜）
  （橡實、白胡桃、義
  大利麵）
- 水芹
- 櫛瓜

減少攝取

- 竹筍
- 胡蘿蔔，煮過的
- 芹菜
- 玉米，新鮮的

- 大頭菜（Kohlrabi）
- 韭蔥，煮過的
- 芥末葉
- 巴西利

- 南瓜，橘色
- 菠菜
- 番茄，在沙拉內
- 蕪菁葉

避免攝取

- 甜菜根
- 甜菜葉
- 胡蘿蔔，生的
- 茄子
- 辣根

- 韭蔥，生的
- 辣根
- 會辣的辣椒
- 洋蔥，生的及煮過的
- 小蘿蔔

- 瑞士恭菜
- 番茄，煮過的
- 番茄糊，番茄醬
- 蕪菁

穀類

多多攝取

- 大麥
- 印度香米，白色

- 燕麥，煮過的
- 義式麵食

- 鼠尾草籽（超級穀物）
- 小麥
- 小麥胚芽

減少攝取

- 大麥麥粉
- 小麥片
- 義式麵食，全麥
- 小米，所有種類的
- 未經漂白的白麵粉
- 小麥麩
- 全麥麵粉

避免攝取

- 莧籽
- 蕎麥
- 糙米
- 玉米
- 小米
- 燕麥，乾燥的
- 藜麥
- 過量的米
- 過量的義式麵食
- 裸麥（黑麥）

豆莢及豆類

多多攝取

- 紅豆
- 黑豆
- 豇豆
- 鷹嘴豆
- 利馬豆
- 綠豆
- 海軍豆
- 墨西哥花豆
- 馬豆，所有種類
- 小扁豆

註：一週食用請用超過一至二次，且避免攝取棕色和粉紅色的扁豆，以及黃豆、豆漿、和豆腐。豆漿和商業製造的豆腐含有至少兩種以上高度有毒的酵素抑制劑。它會增加癌症和其他疾病的風險。（日式豆腐經過數年適當發酵的過程，已去除了這些有毒的危害）。

減少攝取

- 大麥麥粉
- 小麥片
- 義式麵食，全麥
- 小米，所有種類的
- 未經漂白的白麵粉
- 小麥麩
- 全麥麵粉

乳品

多多攝取

- 奶油，未加鹽的
- 經認證的生乳（來自非穀物餵養的牛）
- 卡特基乳酪（又稱茅屋乳酪或鄉村乳酪）
- 酥油

減少攝取

- 印度酸奶飲料，甜的
- 優格，自製的
- 奶油乳酪

警告：除了酥油和奶油之外，請節制地攝取乳製品。如果它們形成黏液，覆在舌頭上或造成鼻子和鼻竇的阻塞，請立即停止食用，並避免一起攝取它們。乳製品會導致嚴重的淋巴阻塞，並使血管壁增厚。

避免攝取

- 酪奶
- 乳酪，硬質的
- 市售羊乳製品
- 乳酪
- 冰淇淋
- 酸奶

堅果及種子

多多攝取

- 杏仁果（一天8至10粒）
- 椰子
- 罌粟籽
- 南瓜子，生的或烤過的
- 葵花子，生的或烤過的
- 菱角，煮過的

減少攝取

- 核桃
- 美洲胡桃
- 小麥麩
- 全麥麵粉

避免攝取

- 所有其他的堅果及種子

油脂／脂肪

多多攝取

- 椰子
- 酥油
- 葵花油
- 未加鹽的奶油

減少攝取

- 杏仁
- 動物性脂肪，除了奶油
- 杏桃
- 玉米
- 芥末
- 黑芝麻，烤過的
- 蔬菜油，混合的
- 油菜籽

註：所有精製和加溫壓榨的油品都對你的健康有害。

甜味劑

多多攝取

- 大麥芽
- 棗子糖漿
- 楓糖漿
- 冰糖
- 甜菊
- 木糖醇
- 白糖，適量
- 棕櫚糖

註：除了木糖醇和甜菊之外，大量或經常食用甜味劑可能導致血糖問題以及體內酸度過高（念珠菌感染）。

避免攝取

- 棕色，未精製的甘蔗
- 糙米漿
- 蜂蜜（少量可以，一天一至二茶匙）
- 糖蜜
- 所有的人工代糖

香料、調味料、佐料

多多攝取

- 黑種草（Black cumin）
- 香菜（green coriander）
- 椰絲或烤椰子
- 椰奶／椰漿
- 芫荽（Coriander，胡荽）
- 咖哩葉
- 時蘿（洋茴香）葉
- 茴香
- 薄荷
- 歐薄荷（胡椒薄荷）
- 玫瑰露（Rose water）
- 番紅花
- 綠薄荷
- 薑黃
- 冬青（Wintergreen）

減少攝取

- 杏仁萃取物
- 羅勒新鮮的
- 黑芥末子
- 黑胡椒
- 葛縷子（Caraway）
- 豆蔻
- 肉桂
- 丁香
- 時蘿（洋茴香）籽
- 薑
- 檸檬汁
- 肉豆蔻皮
- 豆蔻核仁
- 橄欖，黑的
- 陳皮（Orange peel）
- 巴西利
- 鹽
- 羅望子
- 香草

避免攝取

- 甜胡椒
- 阿魏
- 烤肉醬
- 羅勒，乾燥的
- 八角
- 月桂葉
- 番茄醬
- 番椒
- 葫蘆巴
- 食品添加物、化學物質
- 大蒜
- 芝麻鹽
- 辣根
- 芒果粉
- 芥末
- 馬鬱蘭
- 蛋黃醬
- 洋蔥，生的
- 奧勒岡
- 燈籠椒
- 迷迭香
- 鼠尾草
- 鹽，含碘的
- 鹹的食物
- 醬油
- 百里香
- 醃漬物
- 醋
- 黃芥末籽
- 防腐劑

飲料、茶
都可以，除了：

- 酒
- 奶昔
- 含咖啡因的飲料（咖啡、茶）
- 碳酸飲料
- 巧克力飲料

- 丁香茶
- 罐裝或盒裝的果汁
- 蔓越莓汁
- 薑茶
- 人參茶
- 葡萄柚汁

- 能量飲料
- 蛋白質飲品
- 木瓜汁
- 酸的果汁
- 番茄汁
- 鼠尾草茶

水能體質者的飲食

多多攝取

　　溫熱的食物，質地清爽且乾燥的；烹調時不須加太多水，只要加一點奶油、油和糖；嗆味、苦的和澀的食物；具有天然刺激作用的食物和飲料。

　　水能體質的人吸收大量的水和土的元素，這讓他們天性強壯、重且穩定。然而，在氣的能量中呈現的特質並未完美地呈現在他的身體內，這讓他自然地需要那些能給他驅力、動機及敏捷的食物，以維持他身體和心智的平衡狀態。水能能量與風能能量的特性恰好相反，這促使他們多半吃下增加風能的食物，也就是乾燥、清爽和熱的食物。舉例來說，蜂蜜、豌豆和大麥，都是具有乾燥作用的食物，因此能去除水能體質者體內多餘的水分；馬鈴薯在這些人體內也能產生類似的效應。

　　水能體質者的理想食物是澀的豆莢，可幫助他們排除腸道裡過多的黏液。若與具有加熱效應的香料結合，就能刺激他們的消化並有助於移除堆積阻塞的廢棄物。很多素食的墨西哥菜和印度菜都很適合水能體質的人吃。因為他們的嗅覺發展得很好，所以香草和香料的奇特味道能滿足他們。他們遲滯且緩慢的代謝能從辣到流淚的餐點中大大地改善。一道辛辣以及苦的開胃菜，例如蘿美生菜佐以胡椒，能點燃他的阿格尼，咀嚼一片新鮮薑片也有幫

助。水能體質者不需要或甚至不想要太多酸的和油的沙拉醬。

　　一般來說，水能體質的人應該確保他每一頓餐點裡都有足夠的嗆味、苦的和澀的口味。小茴香、葫蘆巴和薑黃等香料都同時具有澀味和苦味。綠色的葉菜，包括芥菜和菠菜，若與大量的香料一起烹調，也能平穩水能，但要注意的是在烹調時不要加太多水。

　　夏季的時候，水能體質者的身體夠暖，可以吃水果、沙拉和一些生的蔬菜。然而這些食物卻會嚴重破壞他在冬季時的平衡，此時他的身體需要的是煮過且添加辣味的食物。番椒對他尤其有益，因為它會分解過剩的黏液。然而，辣椒有時會造成肺部的阻塞，其他的椒類通常是可以容忍。冰涼的食物，例如奶昔、冰淇淋、鮮奶油和奶油等乳製品，以及含糖的甜點像是蛋糕和餅乾，都會讓水能體質者的系統冷卻，造成黏液的堆積，導致沉重、無精打采及憂鬱。除了對水能體質的人造成呆滯的效應，這些食物也會讓他的體重增加，而嗆的、苦的和澀的食物的溫熱效應，能讓他的體重維持控制。

　　脂肪和油對水能體質的人來說太難以消化了，必須很節制地使用。水能體質的人不只會在其外在的皮膚上分泌油脂而讓他們的皮膚細緻柔滑，也會在他們內在的皮膚也就是腸胃道內壁分泌油脂。換句話說，他們可是從裡油到外。不像風能體質的人必須在食物裡添加油以進行消化，水能體質的人會自己供應自己的油脂；因此要減少額外添加在食物裡的油脂。然而，擁有加熱特性的冷壓玉米油、葵花油或紅花油對他們來說較容易消化（只能使用少量）。當使用在烹飪時，酥油也是一個可接受的選擇。

　　油炸的食物會快速地消滅水能體質的消化之火，所有體質中水能的消化之火是最弱的。

　　鹽或鹹的食物會快速地使水能體質的人失去平衡，因為它們容易讓他留住水分。很多水能體質的人都會有雙腳和手臂腫脹的問題，因為他們吃了太多鹽，尤其是精製的、加工過的鹽。

　　平衡的水能體質者主要受到土和水的元素影響，他們擁有自然排斥土／水食物的能力，這些食物包括：

應減少或避免攝取

- 較鹹的食物
- 甜的、多汁的水果
- 甜食及甜味的食物
- 甜的、含水量多的蔬菜

- 涼的、溫順的食物
- 油膩的食物
- 黏稠和冷的食物

水能食物表

水果		
多多攝取		
· 蘋果	· 乾燥的水果	· 石榴
· 杏桃	· 無花果，乾燥的	· 楊桲
· 莓類	· 桃子	· 梅乾
· 蔓越莓	· 梨子	· 葡萄乾
· 櫻桃	· 柿子	
減少攝取		
· 葡萄	· 萊姆	· 草莓
· 奇異果	· 芒果	· 橘子
· 檸檬	· 柳橙	· 羅望子
避免攝取		
· 酪梨	· 葡萄柚	· 大黃
· 香蕉	· 木瓜	· 西瓜
· 椰子	· 鳳梨	· 瓜類
· 無花果，新鮮的	· 李子	

蔬菜

多多攝取

- 蘆筍
- 甜菜根
- 甜椒
- 玉米新鮮的
- 茄子
- 綠色葉菜
- 韭蔥
- 萵苣
- 菇類
- 芥末葉子
- 秋葵

- 綠花椰菜
- 高麗菜芽
- 高麗菜
- 菊苣大蒜
- 洋蔥
- 巴西利
- 豌豆
- 馬鈴薯，白色的
- 小蘿蔔
- 菠菜

- 胡蘿蔔
- 白花椰菜
- 芹菜
- 綠豆
- 菊芋（洋薑）
- 芽菜
- 蕪菁
- 蕪菁葉
- 水芹

減少攝取

- 朝鮮薊
- 防風根（Parsnips）

- 芭蕉
- 夏南瓜

- 櫛瓜

避免攝取

- 小黃瓜
- 南瓜，所有種類

- 地瓜
- 番茄

- 冬南瓜（栗南瓜）（橡實、毛莨〔金鳳花〕、白胡桃）

穀類

多多攝取

- 大麥
- 蕎麥

- 玉米
- 小米

- 裸麥（黑麥）

減少攝取		
・莧菜籽	・玉米粉／片	・義式麵食，裸麥（黑麥）
・印度香米，白色的（少量）	・小米麥（穀）片	
・大麥麥（穀）片	・燕麥，乾燥的	・藜麥
・小米	・燕麥麩	・裸麥（黑麥）穀片
	・鼠尾草籽（超級穀物）	

避免攝取		
・糙米	・蒸的穀類	・小麥
・燕麥，煮過的	・米粉	・全麥麵粉

豆莢及豆類

多多攝取		
・紅豆	・扁豆，粉紅色的	・墨西哥花豆
・黑豆	・利馬豆	・馬豆（豌豆仁）
・鷹嘴豆	・海軍豆	

減少攝取	
・豇豆綠豆	・小扁豆
	・白豆

避免攝取	
・腰豆	・黃豆
・扁豆，棕色的	・豆腐

乳品

多多攝取

· 除了酥油和奶油之外，請節制地攝取乳製品。如果它們形成黏液，覆在舌頭上或造成鼻子和鼻竇的阻塞，請立即停止吃它們，並避免一起攝取它們。乳製品會導致嚴重的淋巴阻塞，並使血管壁增厚。

減少攝取

· 酥油	· 奶油	· 冰淇淋
· 羊乳酪，未加鹽的	· 酪奶	· 酸奶
· 羊奶	· 乳酪	· 優格
· 印度酸奶飲料，加了香料及蜂蜜的	· 牛奶	
	· 乳製品	

堅果及種子

減少攝取

· 椰子	· 南瓜子，烤過的	· 葵花子，烤過的
· 罌粟籽	· 芝麻子	

避免攝取

· 所有堅果

油脂／脂肪

減少攝取

· 杏仁	· 紅花油	· 葵花油
· 玉米	· 酥油	
· 芥末	· 未加鹽的奶油	

註：如果只攝取少量的話，這些油脂／脂肪都是可以的。

避免攝取		
・杏桃	・椰子	・芝麻
・酪梨	・橄欖	・黃豆

甜味劑

多多攝取

・生的且未經加熱的蜂蜜（但一天不要超過一湯匙）及甜菊

減少攝取

・楓糖漿	・棗子糖漿
・糙米漿	・麥芽

避免攝取

・紅蔗糖	・蜂蜜，煮過的	・甘蔗汁
・果糖	・糖蜜	・所有代糖
・葡萄糖	・棕櫚糖	・白糖

香料、調味料、佐料

多多攝取

・除了芒果粉、味噌、橄欖、鹽、濃醬油、醋之外，其他的對水能體質的人來說都很好

飲料、茶

多多攝取

・蘆薈汁	・角豆飲料	・梨子汁
・蘋果汁	・胡蘿蔔汁	・鳳梨汁
・杏桃汁	・櫻桃汁	・石榴汁
・莓汁	・綜合蔬菜汁	・梅子汁

註：所有的果汁應該都要新鮮現榨，以水稀釋，並在空腹時飲用。只能適度飲用，因為太多的水果糖分會干擾水能的能量。

減少攝取		
・杏仁飲料	・葡萄汁	・印度酸奶飲料
・杏仁奶	・芒果汁	
・含咖啡因的飲料	・蔬菜湯，加了鹽的	

避免攝取		
・酒	・冰冷的飲料	・柳橙汁
・香蕉奶昔	・葡萄柚汁	・木瓜汁
・碳酸飲料	・檸檬糖水	・酸的飲料
・巧克力飲料	・甘草茶	・番茄汁
・椰奶	・奶昔	・運動飲料

在上面的食物表中，我剔除了牛肉、豬肉、禽肉、魚、蛋和類似的食物，因為它們不論對哪一種體質的人都會造成不平衡的現象（請見本章後面介紹的素食主義章節）。當加熱時，它們的蛋白質凝結，會讓它們對人體造成更大的傷害。所有死亡的食物已不具有任何生命力，我們的身體也無法讓它們具有生機。它必須啟動額外的能量以擺脫這些食物。此一強大的刺激效應往往結合了免疫反應，讓你誤以為這些食物會讓你變強壯。但總體且長期來看，卻是造成了身體、心理和情緒上的退化效應。阿育吠陀認為這些食物會降低體內的活力素（Ojas），它可形成體內的至喜反應。當身體和心智以高頻率振動時，就會形成這種「極樂」的感受。

以下來的食物也都擁有類似的毀滅性效應：濃重、油炸且油膩的食物、硬質乳酪、剩菜剩飯以及加工食物、精製及基因改造的食物、以及過酸和太鹹的食物。另外，過度攝取任何食物也會讓身體無法製造活力素（Ojas），並導致腸胃道的混亂。

酥油的價值及製作

酥油（Ghee）是澄淨過後的奶油。雖然它完全是從奶油而製作而來，但根據阿育吠陀的理論，它的特性與奶油本身非常不同。最明顯的不同是所有

的牛奶蛋白質都被移除掉了。酥油是純淨的脂肪，不會有在奶油中會發現的雜質。酥油不含細菌且不會酸敗，即使未經冷藏存放超過數個月也一樣。

　　在很多案例中，酥油會被建議加在飲食中。酥油對火能體質的人尤其有用，它能幫助他們更好地消化並吸收食物，且讓食物更可口，不過並非每個人都會同意這個說法。它的益處在於它能刺激阿格尼，卻不會破壞火能能量。風能和水能體質的人也能從酥油獲益。除非你能找到印度健康食品店有販賣酥油，否則你就得遵照以下的方法自己製作。

如何製作酥油

1. 將未加鹽的奶油放在一個深的瓷器、耐熱玻璃或不鏽鋼的平底鍋中，以中低溫加熱（確保奶油在融化時沒有燒焦）。讓它完全融化，然後將溫度調低。
2. 在接下來30至40分鐘，奶油裡的水分會蒸發掉（奶油裡約有20%的成分是水）。牛奶的固狀物會出現在液體的表面及鍋子的底部。
3. 當鍋子底部的固狀物呈金黃色時，小心地將液體移開熱源。否則酥油會燒焦。此時，你可能會注意到酥油聞起來像爆米花，而你可以看到酥油裡的有細小的泡泡從底部升起。
4. 在酥油仍是熱的時候將它過濾，透過棉布倒在不鏽鋼或厚實的玻璃容器裡。此時酥油仍非常燙，所以你要非常小心。另一個方法是讓酥油冷卻，然後用棉布或手帕將它過濾在乾淨的玻璃罐或碗裡。
5. 酥油可以在室溫底下存放好幾個星期，放在冰箱冷藏則可以放更長的時間。烹調後放一茶匙（每人）在食物中。酥油可以像一般烹飪用油的使用方式一樣，或滴幾滴在食物上，能幫助消化。

注意

在處理熱油時，一定要非常注意。在加熱酥油的過程中，千萬不要離開。如果沒有酥油，則其他較好的選擇有椰子油、橄欖油和奶油（檢視體質表，看看哪種最適合你）。

飲食的整體原則

以半茶匙磨碎的薑佐一小撮鹽，是很棒的開胃菜，它能點燃阿格尼，也就是消化火。用餐之前潑一點冷水在你的臉、脖子和手，也會刺激阿格尼。

在穩定的環境且安靜的氣氛下，用平靜的心進食，整體環境都要是愉悅的。不要在用餐時工作、聽音樂、閱讀或看電視。

一定要坐著進食。每天在差不多的時間用餐。

▶ 不要吃得過快，也不能太慢（約20分鐘），吃飯時不要中斷。

在一天的最大餐時，吃大概四分之三飽就好；這相等於你弓起的手掌的量。理想中，三分之一的餐應該是像湯之類的液態食物。當你察覺有個小嗝從胃部發出時，就要停止吃東西了。

在前一餐消化之前，不要再吃下一餐或點心，可以吃一小片水果。餐與餐之前隔大約三至六小時，端視你所知的是哪個種類的食物。

如果你在用餐時非常想喝點什麼，最好啜飲一點熱水或溫開水。避免在喝大量飲料之後立刻用餐，也不要在用餐後的兩小時之內喝。

喝過多的水分（一天三至四公升）會造成肥胖、腎臟病和礦物質／維生素缺乏，而喝太少水會造成缺水。一天最基本的喝水量是六至八杯（在室溫下或微溫）。在炎熱、乾燥的天氣時，以及運動或處於壓力下時，你必須增加飲水量，如果你的尿液顏色是深黃色，那就要多喝一點水，如果無色，就少喝一點。

吃冰的食物，例如冰淇淋，以及喝冰的飲料，會降低你對疾病的抵抗力，妨礙阿格尼並造成黏液的阻塞。

飲食要包含全部六種味道以獲得平衡——甜的、酸的、鹹的、嗆味（辛辣）、苦的和澀的——一天中最少要有一餐。然而，請看前面章節關於對於你的體質所需的特殊口味需求以及生理需求。

最好不要加熱或以蜂蜜烹調；高溫會毀掉蜂蜜並讓它變毒。

不要在睡前吃東西。為了避免睡眠障礙，在餐與餐之間和睡覺之前，至少要隔三個小時。如果你的上床時間是晚上十點，那麼不要在晚上六點以後吃東西。

完全地咀嚼你的食物——消化過程乃是始於口腔。

▶阿育吠陀並不建議攝取太多的生食，例如生蔬菜、未經烹調的燕麥片、未煮過的穀類等等。水果是例外，因為它們已經被太陽「煮過」或「熟成」了（請見第14章，「生食或熟食好？」）。火能體質的人是所有體質中唯一能夠消化較多生食的。

▶當有強烈的情緒例如生氣、擔心或憂傷時，最好不要吃東西。等一下直到情緒平穩下來後再吃，因為在壓力之下，消化系統無法運作。

▶在用餐後睡覺，會造成水能和體重的遲滯和增加。然而，用餐後休息十分鐘是好的，如果可能，可以外出散步10至15分鐘。

▶食物應該要可口並令感官愉悅，並應由一個快樂的廚師來製作。

飲食的順序 —— 理想的午餐食譜

1. 在吃東西之前，確認你的胃是空的，而你真的覺得餓了。若你覺得你需要點燃你的消化火，阿格尼，可在吃東西之前取四分之一至二分之一茶匙磨碎的薑佐一小撮鹽。餐前在你的臉上、脖子和手上潑或噴一點冷水，也有助於增強阿格尼。

2. 流質食物，例如湯，應在一開始用餐時就吃，除非你的餐點裡包括一道新鮮的生菜沙拉。在這種情況下，應先吃沙拉，接著再喝湯。生食只能在餐點一開始時被消化，一旦你吃了熟食就不行了。

3. 正常情況下，胃會先處理或移動液體，然後再試著去消化比較固體和濃縮的食物。因此，在用餐的同時喝一堆液體，會嚴重地妨礙消化也會稀釋消化液，讓它們的效率降低。

4. 明白這件事也是有幫助的：胃並不像洗衣機，它以一層堆一層的方式儲存消化的食物。為了避免消化問題和腸胃脹氣，我建議飲食的順序如下。這裡所列舉的食物只是範例，你可以選擇那些列在你的體質食物表裡的食物。

❦ 階段A

一份生菜沙拉可能包含以下的食材：萵苣、菊苣、酪梨、小黃瓜、胡蘿蔔、番茄、西洋芹、甜椒、豆薯、芽菜、胡荽、羅勒、薄荷、巴西利、白蘿

蔔、烤過或生的南瓜子和葵花子。一份生菜沙拉裡最好不要超過四至五種主要食材。建議的沙拉醬包括檸檬汁或義大利陳年葡萄醋（Balsamic vinegar）加上葵花油、芝麻或橄欖油給風能體質的人，杏仁奶或米漿拌葵花油或橄欖油及非常少量的檸檬汁給火能體質的人，或一點點葵花油拌點香草和香料及非常少量的檸檬汁給水能體質的人。風能和水能體質者最好只吃少量的生菜沙拉，而火能體質者可吃稍多一點。

❀ 階段B

煮過的蔬菜例如蘆筍、高麗菜、綠花椰菜、胡蘿蔔、花椰菜、秋葵、夏南瓜或冬南瓜、瑞士茶菜、青豆、豌豆、甜豌豆、磨菇或其他的新鮮蔬菜。為了讓這些蔬菜更加容易消化及可口，可添加一些香料和香草，例如薑黃、芫荽、小茴香、豆、茴香、羅勒、奧勒岡和百里香（請見你的食物表，選擇最適合你的食物）。在每份食物中添加一至二茶匙的脂肪，例如椰子油、橄欖油、奶油或其他適合你體質的脂肪。添加一些非精製的鹽，或許再加一小塊的濃縮蔬菜湯粉、椰奶或其他天然的調味料，能進一步增加蔬菜的風味。而使用無水不沾鍋來作菜，或許是最簡單、最有效率且最健康的方法（詳情請見第7章）。

注意：蔬菜應該要煮到完全軟，不要太生也不要煮得太過。半生不熟或者過度烹調的蔬菜都會產生毒素、脹氣和遲滯。

❀ 階段C

穀類的食物例如印度香米、小麥片、燕麥、大麥、蕎麥、蕎麥粥（Kasha）、小米、全麥、小米、藜麥、莧菜、無患子、全麥義式麵食或其他穀類。穀類若要完全消化需要脂肪（奶油或酥油）。你可以添加香料、香

> **注意**
>
> 避免加入任何煮熟的食物在沙拉中，例如豆子或雞肉，即使它們是冷的。如果想要的話，可在階段B或C時加入一些堅果。

草和鹽和／或蔬菜高湯。階段B和C的食物可以在同一個鍋子裡一起煮。

♨ 階段D

豆類，包括綠豆、扁豆、鷹嘴豆、腰豆、新鮮的利馬豆等等。添加油、香料、香草、鹽和／或其他的調味料。一個星期吃階段D的食物不要超過一至二次。

對非素食者的重要提醒：如果你的餐點中含有動物性蛋白質，那麼請略過階段C和D。動物性蛋白質和澱粉類食物一起吃的時候，例如肉和馬鈴薯，或魚和飯，無法適當地被消化。舉例來說，肉需要酸的分泌，而馬鈴薯需要鹼的分泌來消化。當在同一餐一起吃時，胃酸逆流症就會發生。

階段A和D的食物要吃得很少量，而階段B和C的量應該要多一點。如果想吃的話，階段 B、C 和 D的食物應要一起吃。午餐時的食物總量不應超過兩個手掌弓起來的量。

午餐並非一定包含全部四個階段。事實上，對消化系統而言一餐只含有三至五種主要的食物型態，是最好消化的，例如生菜沙拉、蔬菜和米飯。

你也應該試著避免在一餐之中吃兩種濃縮的食物，例如米飯和馬鈴薯、米飯和麵包、豆類和乳酪、千層麵和乳酪、或雞肉和麵包或其他澱粉類食物。然而，吃豆子配米飯，或大麥配杏仁是很好的搭配。

午餐一定要包含大量煮過的蔬菜，以助於適當的排便。

豆莢、穀物和種子與消化相關的注意事項

因為在豆莢、穀物和種子裡，有大量的酵素抑制因子及抗營養成分（抗成長因子），因此要注意攝取量，才不會產生脹氣等相關的消化問題。一般的烹調時間，從半個小時、一個小時到數個小時，都無法完全破壞這些有毒的成分。根據在印度的研究，將豆莢、穀類和種子浸泡在水中過夜或至少浸泡數個小時，最好能加點小蘇打，能大大地幫助消化力。

裡面會造成脹氣的物質主要是不能消化的醣類，如棉子糖（raffinose）、水蘇糖（stachyose）和毛蕊草糖（verbascose）。這些提供了腸道內微生物製造腸胃氣的基礎。

很多豆莢裡的酵素抑制因子，能保護植物不受昆蟲的攻擊或黴菌的感染，無法藉由烹調時產生的溫度來破壞。舉例來說，澱粉消化酵素（alpha-amylase）這種蛋白質的抑制因子，出現在小麥麵粉裡1%，而且因為它們具有抗熱性，因而能抵禦麵包的烘焙過程。繼而，它們會在麵包的中央部分大量發現。因為這個理由，當人們吃了大量的麵包中心部分而不是脆脆的部分時，他們比較會產生腸胃脹氣。

黃豆（大豆）帶來的問題甚至比其他豆莢或穀物裡發現的還要更嚴重。提到大豆製品的生產，在以必要的溫度來摧毀酵素抑制因子時，還必須保存大豆的營養成分，兩者之間必須取得一個平衡。這個平衡幾乎不可能達到。多數市面上販賣的食用級大豆製品，殘留5%至20%的酵素抑制因子的活性（給胰蛋白酶），是出現在被烹煮的生黃豆中。除此之外，它們大多數的營養都被破壞了。最近，有對雙胞胎的父母因為過失殺害了他們的寶寶而入獄。他們餵他們的雙胞胎孩子喝豆漿，令他們餓死了。大豆製品（除非經過數年適當的發酵過程）對身體有毒性效應，並不適合經常飲用。此外，一個星期吃其他豆莢超過一至二次，會破壞免疫功能並造成腸胃道的混亂。

綠豆若能先浸泡過夜或至少泡30至60分鐘，之後再煮15分鐘，則所含的成分就會降到最低，相對地也更容易消化。再次強調，首要原則是，一星期不要吃它們超過一至二次。

理想的每日生活作息（Dinacharya）

接下來的守則簡要地指出了每日的理想生活作息，可幫助大家恢復健康或預防疾病的發生。很多人發現他們能做到其中幾項，但無法做到全部。這也還好。可以從對你而言看起來最簡單的幾項開始實行，當它們成為你的生活方式中自然的一部分時，你會發現你可以在日常生活中實行的項目愈來愈多。粗體字代表最重要的重點。

早晨

- 早上早點起床（在日出之前）
- 刷牙、刮並清潔舌頭
- 喝一杯溫開水
- 再喝一杯加了檸檬和蜂蜜的溫開水
- 排空腸道和膀胱
- 乾刷身體
- 在頭部、身體和腳底進行油按摩
- 按摩時，用一至二湯匙的冷壓葵花油或芝麻油漱口，持續三至四分鐘，然後將它吐掉
- **溫水泡澡或淋浴，理想情況是先進行一次簡單的冷水浴**
- 瑜伽體位法（Yoga Asanas）（以舒服的瑜伽姿勢維持一段時間）以及Pranayama（呼吸運動）。如果你希望做一些能讓你出汗的激烈運動，在排空腸道及膀胱之後、並在乾刷身體或進行油按摩之前做
- 冥想
- **在早上8:00之前吃完清淡的早餐（對水能體質者而言非絕對必要）**
- 工作或學習

下午

- **在午間12:00至1:00吃午餐：根據你的體質和季節，享受一頓豐盛的餐點**
- 在午餐之後簡短休息，最好是先進行10至15分鐘的散步
- 工作或學習
- 瑜伽體位法（Yoga Asanas）（以舒服的瑜伽姿勢維持一段時間）以及Pranayama（呼吸運動）（選擇性）
- 冥想（選擇性）

晚上

- **晚餐：根據體質吃清淡的晚餐，大約在晚上6:00點至7:00之間**

- 簡短散步約10至15分鐘
- 進行愉快的放鬆活動，例如聽音樂
- **早點上床睡覺（晚上10:00之前）**

　　注意：運動應該每日進行，離用餐時間遠一點（餐前半小時或餐後二至三小時以上），且要根據體質來運動。最佳的運動時間是在早晨的水能期間，或在下午接近傍晚時。

素食——諸多疾病的解決之道

素食者較長壽且較健康

　　並不一定要成為一位素食者，才能享受阿育吠陀飲食和生活習慣所帶來的好處。然而，採取平衡的素食飲食被認為是有必要的，尤其當身體已經染有疾病時。維持純素飲食能夠改善健康和一個人的生活品質。最近，醫學研究也發現，適當平衡的素食飲食事實上是最健康的飲食。此乃是由一萬一千名自願參與牛津素食研究（Oxford Vegetarian Study）的人所展現出來的結果。這個研究進行了15年的時間，分析了素食對長壽、心臟病、癌症和其他各種疾病的影響。

　　研究結果震驚了素食界，以及肉品製造產業：「吃肉者，死於心臟病的機率是二倍，死於癌症的機率多出60%，死於其他原因的則多出30%。」此外，肥胖的發生率，在素食者身上也低得多。肥胖是許多疾病的危險因子，包括癌症、膽囊疾病、高血壓，以及成年發病型糖尿病（第二型糖尿病）。在一項針對五萬個素食者所做的研究中，美國國家健康局發現素食者活得比較久，且心臟病的發生率非常低。他們也比吃肉的美國人有明顯較低的癌症發生率。根據約翰霍普金斯大學（Johns Hopkins University）針對體重和飲

食習慣，所發表的20個不同的研究報告和全國性的研究，指出各個年齡層、性別和種族的美國人，變得愈來愈胖。如果這個趨勢持續下去，在2015年時，會有75%的美國成年人過重。現在過重或肥胖，幾乎已被視為標準。40歲以上的非裔美國女性，已經有80%超重，而有50%已落入肥胖的範疇。這令她們處於心臟病、糖尿病和各種癌症的高風險中。一個均衡的素食飲食可能是對現今美國及其他諸多國家肥胖為何會流行的解答。

在飲食中少肉食的人，其膽固醇的問題也比較少。美國健康研究院（American National Institute of Health）在一個50,000名素食者的研究中，發現素食者較長壽，且心臟病的發生率明顯比吃肉的美國人較低，癌症的發生率也明顯低得多。

我們所吃的東西，對我們的健康有重大的影響。根據美國癌症協會的統計，美國每年將近90萬個新發生的案例中，有高達30%可以藉由遵循適當的飲食建議來預防的。研究人員羅素（Rollo Russell）在他的《癌症因果關係筆記（*Notes on the Causation of Cancer*）》中寫道：「我在25個大量吃肉的國家中，發現19個有較高的癌症發生率，只有一個比較低；而在35個吃肉較少或不吃肉的國家中，沒有一個有高發生率。」

如果現代人轉向均衡的素食飲食，那麼癌症會不再出現嗎？根據世界癌症研究基金會（World Cancer Research Fund）以及英國食品及營養政策的醫療觀點委員會（Committee on the Medical Aspects of Food and Nutrition Policy）兩個主要的研究報告，答案是肯定的。這兩個報告都證明了富含植物的飲食，以及維持健康的體重，能預防全球數百萬的癌症病例。兩個報告都強調，增加植物纖維、水果和蔬菜的攝取量，以及將紅肉和加工肉品的消耗量減少到每天80至90公克以下，是有其必要性的。

注意

雖然魚肉、火雞和雞肉裡含有的尿酸比紅肉低，因此對腎臟和體內的組織造成的負擔較小，但食用這些凝固的蛋白質，對血管和腸道造成的傷害仍不亞於吃其他肉類（更多細節請見以下章節）。

　　如果你目前經常吃肉，希望能轉變到素食，除非你有重大的心血管疾病，否則不要馬上放棄所有的肉食。消化系統無法在一夕之間調整到一個完全不同的飲食。先從降低餐點中含肉，例如牛肉、豬肉、小牛肉和羊肉的次數開始，並以禽肉和魚肉來代替。接著，你會發現你也可以減少吃禽肉和魚肉，而不會造成因急速調整而產生的生理機能的無法接受。

肉類的死亡訊息

　　研究顯示，所有的肉食者在他們的腸道中都有蟲及寄生蟲。一點也不令人訝異的是，死亡的肉（屍體）是各種微生物最愛的目標。一項在1996年由美國農業部（United States Department of Agriculture，USDA）進行的研究顯示，有將近80%的輾碎的牛肉遭到致病的微生物汙染。這些蟲子的主要來源是排泄物。亞歷桑納大學（University of Arizona）進行的研究發現，在廚房水槽裡的糞便性細菌平均比在馬桶裡的還要多。這可以說，在馬桶上吃東西比在廚房裡吃還安全。這些家中生化危害的來源就是你從商店裡買來的肉。

　　在肉裡發現的細菌和寄生蟲，弱化了免疫系統，且是許多疾病的來源。事實上，現今許多食物的毒都與吃肉有關。在蘇格蘭西南部的格拉斯哥市（Glasgow）爆發的大規模疾病，在受感染的二百人之中，有十六位是因為吃了含有大腸桿菌（E. coli）的肉而死亡。蘇格蘭和世界其他國家，有更頻繁的關於疾病爆發的報導。超過五十萬的美國人，其中多數是孩童，因為肉類裡含有的變種大腸桿菌而病倒了。這些細菌是造成美國孩童腎衰竭的主要原因。單單這個事實就足以促使每個負責任的父母避免讓自己的孩子吃肉類食物。

　　並非所有的寄生蟲都像大腸桿菌一樣運作敏捷。它們大都具有長期的效應，唯在有吃肉多年之後才會被注意到。政府和食品工業試著藉由告訴消費者：會造成疾病發生都是他們自己的問題，來轉移對吃肉後日漸升高的問題的注意力。很顯然的是，他們想要避免沉重的法律訴訟以及對肉品工業的壞口碑。他們堅稱，這些危險的細菌爆發之所以會發生，是因為消費者並未讓肉煮夠久的時間。現在供應一個半熟的漢堡被視為犯罪。即使你並未犯下這個「罪行」，任何感染都可被歸咎於你在觸摸生的雞肉之後並未每次洗手，或者你讓那個雞肉接觸到你廚房的流理台或其他食物。他們宣稱，肉類本身

是完全安全且符合政府制定的安全需求標準，而當然，這只有在你讓你的雙手和你廚房的流理台面不受感染時才成立。這讓他們為每年7,600萬個因肉產生的疾病找到了最好的「解決之道」，也保障了政府和肉品業者的利益。如果一個在中國製造的進口食物發現被汙染了，即使它並未真的害死任何人，它也會立刻被從商店中下架。然而，即使所有的研究都證明肉品的消耗每年傷害並殺死了數以百萬人，肉卻仍然在商店中銷售。

在現今肉品中被發現的新型變種病菌極度致命。在你染上腸道沙門氏菌（Salmonella）之前，你至少需要吃掉一百萬的這類細菌。但若被這些新型變種的細菌感染，你只需要攝取微不足道的五個就行。換言之，一小塊未煮熟的漢堡，從廚具到你餐盤上，已足夠令你致死。科學家現在已經辨識出超過一打帶有這些致命效應的源於食物的病原體。疾病控制管理局承認，我們甚至不認識隱藏在食物相關疾病和死亡案例背後的蟲子。

多數肉類會受到細菌感染，是因為牠們被餵以錯誤的食物。牛隻現在被餵以玉米，其實牠們無法消化玉米，但這會讓它們快速增肥。牛隻的飼料裡也包含了雞隻的糞便。數百萬磅的雞隻產生的廢物（糞便、羽毛等等）被從雞舍的地上鏟起，並被回收利用成為牛隻飼料。牛隻業者認為這是「好的蛋白質」。飼料裡的其他成分包括動物的身體，例如染病的雞、豬和馬。根據業者的說法，提供給牛隻天然、健康的飼料，花費成本太高，而且是不必要的。只要它看起來像肉，誰真正關心肉是用什麼製造的？

結合了高劑量的成長荷爾蒙，讓一隻牛從出生到成長到可在市場上販售，正常需要四至五年的時間縮到僅僅需要16個月。當然，那些非天然的飲食令牛隻生病。就像人類一樣，牠們得到了胃食道逆流、肝病、胃潰瘍、腹瀉、肺炎以及其他感染。維持牛隻存活直到16個月後的「成熟的年紀」可以宰殺的最後期限前，牛隻必須被餵以超大劑量的抗生素。同時間，這些回應抗生素巨大生化攻擊的微生物，藉由突變成抗藥菌種找到出路，而能對這些藥物產生免疫。

那些不幸因為在牠們短短的生命中被餵以毒素而沒有早夭的牛，最後在屠宰場或肉品包裝廠經歷了沒有尊嚴、令人毛骨悚然的生命最後一程。從那，已染病、遭細菌寄生的肉最後到達你住家附近的商店，再一會兒，就到了你的餐盤上，如果你還敢吃的話。

肉類是人類的自然食物嗎？

素食者長期被警告他們並未獲得人類每天所需的必需蛋白質。廣為人知的是，組成這些蛋白質的八種胺基酸能在米和豆子組成的簡餐中得到，或在超級穀物「無患子」中找到。無患子可在www.chiaforhealth.com等網站中買到。米含有豆子裡缺少的胺基酸，而豆子也含有米沒有的胺基酸；無患子擁有全部十六種胺基酸，比在肉裡含有的還要多。雖然許多不含肉的食物，所含的蛋白質比肉類還要豐富，但是肉被拿來作為蛋白質的一個來源仍被視為是最佳的選擇。事實上，攝取過多蛋白質，與許多嚴重的健康問題相關，而吃太少蛋白質，健康問題卻非常罕見。

因為過度攝取蛋白質而造成的疾病包括骨質疏鬆症、心臟病、風濕性關節炎和癌症。相對的，那些從未攝取肉、禽類、魚、蛋和奶等動物性蛋白質的人，患有這些疾病的機率非常低，而且假設他們吃了適量的水果、蔬菜、穀物、豆莢以及一些堅果和種子，他們就不會有蛋白質缺乏的問題。沒有存在的科學證據指出從未吃動物性蛋白質的人會有蛋白質缺乏症，就像我和其他數十億人。相反的，現代化社會消耗的蛋白質比真正所需的高出50%以上。我們絲毫不會缺乏蛋白質，無論它是必需胺基酸或非必需胺基酸，但卻會因過度消耗蛋白質而受害。因為我們在體內的結締組織中填滿了未使用的蛋白質，所以我們將身體變成了一個有害酸性和廢物氾濫的池塘，造成疾病形成的溫床，包括動脈硬化和細菌和病毒的感染。因此，將肉類視為是人類的天然食物，是毫無道理可言的，尤其是當我們已知它令這麼多人死亡。

根本問題在於人類不具有將肉類蛋白質轉換成胺基酸的能力。一大塊一大塊未消化的肉通過了腸道，而伴隨著它們的是寄生蟲。多數的寄生蟲，也被稱為腸吸蟲，無法透過烹調時的溫度或人類的胃酸來摧毀。另一方面，肉食性動物卻能在肉類通過牠們的胃的同時，將這些寄生蟲殺死。這是因為牠們的胃製造的胃酸比我們還多二十倍。這大量的胃酸幫助動物分解肉類蛋白質使其成為必要的成分。如果一個健康的年輕人吃了一塊肉，他能夠消化其中的25%。相對的，肉食性動物能消化幾乎全部，包括骨頭和纖維組織。寄生蟲和其他的蟲子無法在這種酸性的「攻擊」中生存。

肉食性動物的消化工作，主要是在胃中進行，而非小腸。肉類只會在牠

們相對短的腸道內停留很短的時間。我們的小腸大約有五至六公尺長，在數個小時之內處理多數天然的食物。然而，肉類會在小腸停留20至48小時之久，這段時間內肉類會腐化且分解。此一腐化的過程會產生肉類的毒素，包括屍胺、腐胺、胺和其他高毒性的物質。這些毒素開始像病原體一樣在體內活動（疾病的肇因）。它們多數會跑到淋巴系統，造成淋巴阻塞以及體液和脂肪的堆積，一開始只在身體的中圍，最後會遍佈全身。因為這些未消化的肉類殘留物會累積並附著在人類的大腸壁約20至30年或更久，因而結腸癌在肉食者之間是如此普遍，也就不足為奇了，在大多數例子中，結腸癌只是持續腐敗中的肉的另一個名字罷了。當被消化時，已知肉會產生具有致癌特性的類固醇。換言之，即使你能夠適當地消化肉類或吃在放養且非穀物飼養的「健康」牛隻的肉，你罹患結腸癌的風險仍會增加。

腎臟從血液中分離出廢棄物，也因為肉的毒素（大部分是含氮的廢物），而痛苦不堪。即使吃肉有節制者，其腎臟的工作量仍是素食者的三倍。年輕人一般還能處理這種壓力，但當他們變老，腎臟損傷的風險將大大增加。

經過長年的吃肉習慣之後，身體會突然間被來自未消化的肉類所帶來的毒素洪流沖垮。一項在德國進行的研究顯示，在晚間吃肉的中年人比起不吃肉者，其在隔天早晨心臟病發的機率較高。太多蛋白質進入血液，會讓血液變稠，並顯著地切斷氧氣對心臟和其他重要器官，例如大腦等的供應。

動物細胞不像植物細胞擁有堅硬的細胞壁以及簡單循環系統，一旦切斷了其血液供應之後會快速地死亡。當動物死亡時，牠的細胞蛋白質會開始變稠且硬化，而毀滅性的酵素立即開始分解細胞。接著這會造成稱為屍毒（ptomaine）的退化性物質的形成，而它正是許多疾病的成因。細胞毀滅發生在所有死亡的動物細胞。所有的肉類產品已經被分解和腐敗的蛋白質毒化了，一隻死亡的動物、鳥類或魚已經不再「新鮮」。無論你做什麼，都已無法讓牠恢復生命或讓牠成為對你有益的食物。腐敗和細菌的生長在死亡後立即啟動，並且在數天或數週之後，惡化得更加快速，而通常情形是，它們已經在多數的商店或肉品市場上架銷售。

無論作用在死亡的蛋白質上的是大腸桿菌、其他細菌或是酵素，它們會極有效率地置身體的免疫系統於「戰爭任務」中，而這就是肉類帶來的刺激

效應。根據一個人的身體資源和免疫能力，身體最終會被致命的毒素和毀滅性的病菌擊垮，並開始發出「生病了」的警訊。那些免疫系統最為虛弱的人，通常就是肉類毒素攻擊的首要對象。

是的，食物的確能轉換成致命的毒素並令人死亡！各種來自體內腐敗（分解）的肉和魚產生的毒素，是自然世界裡威力最強大的。現今許多體質虛弱、躺在醫院裡的老年人，因為被給予肉或魚來吃而導致不必要的死亡——對於才經歷過手術、心臟病發或正處於慢性病的療程裡的人，他們的消化系統根本不可能處理這些食物。經常阻塞，這些病人不是被他們的疾病打敗，而是死於停留在腸胃道裡腐爛的肉，並釋放屍胺、腐胺、胺和寄生蟲進入他們的消化系統。

人體的整個結構（下顎、牙齒、消化系統、手和腳）與大猩猩或紅毛猩猩並無二致，顯示出人一定經過了數百萬年依賴水果、穀類、蔬菜、堅果和種子為生的日子。在磁極轉換和冰河時期之間，沒有人住在世界的寒冷地區中。他們都居住在溫暖的熱帶地區，在那兒可拿來作為食物的植物非常充足且容易取得。但突然間，在毫無預警之下，原先屬於熱帶地區的西伯利亞和北極區域經歷了溫度的陡降。動物們在頃刻間凍死，嘴裡還嚼著熱帶地區的水果。數千年之後，這些動物原封不動地被發現，嘴裡還含著水果。急凍發生得如此之快速，以致於牠們連把正在吃的水果吞下的時間都沒有。那些恰巧生活在世界其他熱帶地區的人，經歷了較溫和的氣候轉變，因而在冰河時期開始的瞬間存活了下來。然而，他們必須學習如何在不同的季節中求生。在寒冷的季節中，他們別無選擇，只好殺別的動物來吃。此時打獵和吃肉，成為必要。然而這卻與人類原始的組成設計完全無關。進一步來說，吃肉並不是某些血型中設計好的，是血型飲食法的推動者促使我們這麼相信。

非食肉性動物，包括人類等，擁有很長的腸子，是為了消化富含營養的蔬菜和水果。我們的牙齒結構只有用門牙切斷水果和蔬菜（想想它們在你吃蘋果時有多好用），以及在臼齒的幫助之下磨碎／咀嚼堅果、穀物和種子。我們又短又鈍的犬齒，並無真正的能力來割開或撕裂肉類。事實上，人體沒有任何構造可以與老虎或老鷹的利爪相比擬。人類擁有與其他手指不同方向的大姆指，適合用來採摘蔬菜和水果，而不適於宰殺獵物。如果我們天生就是要吃獸肉的，就會天生就配備和肉食性動物一樣或類似的狩獵技能。

誤導性的理論

不幸地，主流的醫藥和營養科學發展出來的理論，所根據的並不是發生在我們體內的基本運作，而是在食物的內容上，這可能帶來極大的誤導。舉例來說，我們一直被告知當缺乏鈣質時要多喝牛奶，因為它含有很多鈣質。然而我們卻沒被告知，為了消化及代謝牛奶鈣質，我們首先必須拋掉牛奶裡面含有的磷。而為了消化並排除磷，我們需要鈣質才行。因為在牛奶裡含有比鈣質更多的磷，因此我們的骨骼、牙齒和肌肉就得額外供應鈣質。光是這個事實，就讓牛奶成為最主要消耗鈣質的食物。鈣質流失可能造成骨質疏鬆症，以及像是克隆氏症和大腸激躁症候群、糖尿病、心臟病、呼吸道疾病和癌症。

以上的原則幾乎可適用於所有我們相信對我們好的事物。給予維生素缺乏的人維生素，會讓他們的身體更加缺乏（更多細節請見第14章）。那些缺乏Omega-3脂肪的人，絕非必要吃那些以魚油、魚或亞麻籽等形式的產品來獲得它們。那些消化系統已遭破壞的人們無法好好利用突然開始多攝取特定的食物或營養。

魚類含有豐富的營養並不表示人體可以真正吸收並利用它們（當然，人必須忽略牠們從海洋、湖泊和溪流中吸收的汞和其他金屬，以及養殖魚類所被餵養的食物裡含有的抗生素、染色劑和其他食品添加物）。魚類肯定很有營養，否則在這個星球上不會有鯨魚、海豚和熊等等生物。然而這並不代表存在於大自然界的任何營養的東西都應出現在我們的晚餐餐盤裡。

如同先前說明的，一旦一條魚或一隻動物被殺害，供應到細胞的氧氣就被切斷了。這會立即啟動動細胞間酵素引發的細胞毀滅過程。除非你在魚或雞死亡後馬上吃掉牠們，而且要生的吃，否則你所能獲得的只是變質和腐敗的蛋白質。除非被施以致癌的染色劑，否則一塊肉會在幾個小時之內開始看起來呈現綠／灰色。雪上加霜的，烘、烤或煎這些肉、魚、蛋或禽肉，施加了足夠的溫度足以造成任何蛋白質凝固。試想一顆被煮或煎的生蛋，液態的蛋快速地變硬。當它們接觸到高溫時，蛋白質分子失去了它們的三維結構並被破壞殆盡。

身體無法利用凝結的蛋白質來建造細胞。反而，它被身體當成病原體或

製造疾病的因子來對待。結果，這些有毒的食物刺激小腸裡的免疫系統，並且引致大腸裡強烈的排泄反應。此一免疫反應讓你感到能量充沛，你可能會以為這是因為吃了動物性食物，但這遠非事實。在這樣的矇騙之下，隨著每一次的免疫反應，身體實際上變得愈來愈虛弱；而當愈來愈多蛋白質被丟棄在血管壁裡時，更多的膽管被結石阻塞，而心血管系統變得愈來愈阻塞（請見第9章，心臟病的成因）。這些是形成慢性病最常見的原因。

吃肉也會刺激身體的成長荷爾蒙及雄性荷爾蒙，那會導致組織的過度成長。現今很多男人都特別龐大、非常高，且擁有鼓脹的肌肉，這些景象在肉類較為稀少、植物性的食物也非常豐富的亞洲、南美和非洲極為罕見。擁有一個超大尺寸、笨重的身體有很大的缺點，它可能讓一個人在日後的人生中更易發生糖尿病、心臟病和其他身心方面的疾病。此外，為了維持巨大的肌肉，需耗去大量的能量，這會顯著地縮短一個人的壽命。

就世界上最強壯的動物來看，例如大象、水牛、長頸鹿、馬、乳牛、大猩猩和紅毛猩猩，可知人類不需要吃蛋白質以製造並提供給體內的細胞。一個健康的新生寶寶在他初生的16個月內，體型和由蛋白質組成的細胞都會成長三倍，完全不需要任何蛋白質食物。在此你可能會抗議：「但母乳不是充滿著蛋白質嗎？」並不是這樣的！人類的母乳僅含有非常微量的蛋白質，100公克的母奶含有1.1至1.6公克。世界上多數健康的孩童在出生的第一年，除了母乳之外並未接受任何食物。我們假定母乳內含有1.4%的蛋白質好了，是不足以讓嬰兒在他的出生第一年增加15磅的體重。

依造物主的設計，人類和多數其他非肉食性動物不會倚賴吃蛋白質食物來製造或維持他們的肌肉、細胞和器官。事實上，我們都是從我們呼吸的空氣來獲取最必要的營養。為了生存，我們需要空氣裡的氧分子，但卻很少人知道我們也需要並利用空氣裡富含的氮、碳和氫分子。這四種分子是組成我們體內以及這個星球上每一個地方胺基酸的成分。我們的DNA和肝臟能完美地將這些分子合成成為胺基酸及完整的蛋白質。大腦每天製造數十億的神經胜肽（含有胺基酸的肽），身體所生產的數十兆酵素也是從蛋白質製造而來；一樣的，體內多數荷爾蒙都是由蛋白質組成的。

蛋白質缺乏只會發生在那些肝臟、呼吸和免疫功能已嚴重受損，或吃了

太多蛋白質的人身上。這是因為累積在微血管基底細胞膜裡的多餘蛋白質事實上會妨礙蛋白質對細胞的供應。我個人已經不吃任何濃縮的蛋白質食物，例如魚、肉、雞、乳酪、牛奶或蛋，在我成年後35年的期間，而我的身體在這些年來幾乎不見老化的跡象（在寫這本書時已經54歲了）。另一方面，我看過數千人因為吃了太多蛋白質而提早衰老，或患上虛弱的疾病。在人類歷史中，從沒有像現在一樣吃這麼多肉及其他濃縮蛋白質食物。

火能體質的人尤其容易因為肉、魚和乳酪等蛋白質食物而變毒性。他們消化這些食物的能力十分有限。自然情況下，身體不想消化它不需要的東西，也無法將之利用。就這個例子，我建議你要特別注意任何人或機構在不經考慮你個人的體質和身體狀態下，就要你遵循總體飲食建議的忠告。

另外值得注意的是肉食性動物擁有處理飽和脂肪與膽固醇的無限能力。舉例來說，狗每天吃肉和半磅奶油脂肪，持續兩年，不會顯示出任何動脈受損或血清膽固醇改變的跡象。相反的，純植物飲食的兔子在被餵食肉類或每日二克的低量膽固醇時，會快速地形成動脈硬化。人類對於消化和處理肉類蛋白質和肉類脂肪的能力也很有限。如果你把一個飢餓中的小孩放在籠子裡，一邊放一大塊肉，而另一邊放一顆蘋果，你認為這小孩會選擇哪一種來吃？正確，他會選擇蘋果。若將一隻幼獅置於相同的籠子裡，你將會看到那隻幼獅直接走向那塊肉。如果我們只傾聽我們的基本本能，而不是食品工業的廣告標語，我們會發現肉類對人類一點意義也沒有。

肉類──疾病和老化的主因

經常吃肉的人們擁有最短的壽命，以及最高的退化性疾病發生率。根據全球國家健康統計所公布的報告，工業社會中的人民每兩人會有一個死於心臟病或相關的血管疾病。換言之，心臟病是世界上的頭號殺手疾病，而癌症則緊追在後。1961年6月，美國醫學協會（American Medical Association）指

出，素食飲食能預防90%的栓塞併發症（註4）以及97%的冠狀動脈閉塞。這表示藉由採行素食，我們幾乎能讓心臟病完全滅跡。與吃肉者相較，抽菸對於心臟病，似乎只是一個微小的風險因素。令人遺憾的是，此一重要的研究已經被忘記許久，直到現今基本上已被忽略了。

在肉品消耗量很低，且以傳統食物為主的社會中，心臟病幾乎不曾聽聞。一群哈佛的醫生和研究科學家檢視了400位在厄瓜多爾（Ecuador）深山村莊裡的人們，很驚訝地發現除了兩個男士之外，75歲以上者沒有人顯現出有心臟病的徵兆，其中包括百歲人瑞及一個121歲高齡的人。所有的居民都是完全的素食。但檢視美國的類似年齡層的人，心臟病有95%的發生率。

癌症，第二常見的殺手疾病，現在緊緊地跟在心臟病之後，很大原因也是因為吃肉的關係。現代的癌症研究宣稱已經發現了特定蛋白質分子造成特定類型的癌症。這本身是一個非常重要的發現，但更重要的是發現這些蛋白質是從何而來。腐敗的肉是一個答案，而死亡的人類細胞的腐敗蛋白質則是另一個答案。吃肉因為阻塞了負責移除死亡細胞的淋巴系統，因而延緩或妨礙了身體死亡細胞的完全移除，並用盡了身體的能量、酵素、礦物質和維生素的資源（分解死亡細胞並安全地丟棄它們時所需的）。因而未被消化的肉類蛋白質和腐化的細胞蛋白質，都會損害人類細胞並傷害他們的基因編程。

吃肉者為何會比素食者有更多癌症的另一個原因，可能是因為他們攝取大量的硝酸鈉，它是一種致癌的防腐劑，作用是讓肉看起來「很新鮮」。但是在動物死亡後，肉已不再新鮮。如同先前提到過的，如果動物的肉未加以處理，它就會數天之內變成病態的灰綠色。因為沒有人會購買這種狀態下的肉，所以肉品工業使用這些有毒的硝酸鹽來讓它呈現紅色並且看起來美味。然而事實上，它已經被分解且充滿高度毒性了。

然而，從癌症研究中所揭露的最大消息，常見於啤酒、紅酒、茶和菸草裡的二級胺（secondary amines），會和肉類裡的化學防腐劑相互作用，形成亞硝胺。美國食品藥物管理局已認定亞硝胺是「至今所發現最多變且最難應付的致癌物」。換言之，如果你是個癮君子或你喝啤酒、紅酒或茶，同時吃肉，你就等於製造了最致命的毒素。事實上，多數吃肉的人也喝紅酒或啤

（註4）指血管壁受到血液從體內他處帶來的栓塞物阻塞住的狀況。

酒，他們有不少人也抽菸。當以亞硝胺餵給實驗用動物時，它在這些動物身上產生了惡性腫瘤，無一倖免；癌症四處擴散，包括到肺部、胰臟、胃、腎上腺、腸道和大腦。

　　吃肉者的免疫系統也必須與許多的癌症形成因子對抗。牧場裡的動物經常被施打荷爾蒙以刺激其生長，被餵以食慾刺激劑以迫使牠們吃個不停，還被給予抗生素、鎮靜劑和化學飼料的混合物。超過2,500種的藥物例行性地被提供給動物，以增加牠們的體重並讓牠們存活下來。這些有害的化學藥物在動物死亡後，多數仍停留在牠們的體內。甚至在動物遭到屠宰之後，還加入了其他的藥物。當肉被食用時，這些藥物還是存在，但法律卻沒有要求要提供被加進去的藥物清單。因此，你在你最愛的餐館吃下鮮嫩多汁的牛排時，你無法得知它們到底會對你造成何種的藥物交互作用及過敏反應。很難想像現今有多少人在無明顯原因下生病，其實是因為被含在肉裡的藥物毒害了。更令人難過的是，當他們去找醫生時，還會被給予更多的藥物以對抗那些他們已經在不知情的情況下攝取的。

　　在美國被加入動物飼料的化學藥物之一，是成長荷爾蒙已烯雌酚（diethylstilbestrol, DES）。美國食品藥物管理局估計，使用這種化學藥物每年替美國的肉品業者賺得五億美金。DES是高度致癌因子，已有32個國家視它是嚴重的健康危害而禁止。根據另一個由食品藥物管理局發布的消息，抗生素盤尼西林和四環黴素（tetracycline）一年則為肉品產業省下了19億的花費。然而這些藥物有可能令致命的抗藥性有機體在消費者的體內大肆繁衍。動物蛋白質的食物被大量繁殖，當作是第二型糖尿病患者及想避免成為糖尿病患的最安全的食物選擇。沒有比這個更離譜的事了！多數人相信高血糖是因為吃了太多糖和精製的碳水化合物。他們是正確的。最近已證實，每天喝一罐可樂的婦女，其患有糖尿病的機率是83%（一罐可樂約含有12茶匙的糖，或等量的高果糖玉米糖漿，熱量約200卡）。然而，與肉比起來，糖造成糖尿病的影響性就顯得微不足道了。

　　如果你吃了濃縮蛋白質食物例如肉或雞，你的身體需要非常多的胰島素來從這些食物獲得的胺基酸來合成蛋白質。根據研究顯示，合成蛋白質時產生的刺激，是胰島素最典型的作用。失去胰島素對蛋白質合成的作用，會產生阻礙生長並造成體重下降的典型徵兆。為了確保這些從蛋白質食物獲得的

胺基酸都被合成為蛋白質，胰臟必須分泌胰島素。換言之，你吃的蛋白質愈多，你的身體就得製造愈多胰島素，因而增加了胰島素抗性和第二型糖尿病的發生率。

因此，吃一塊普通大小的牛排迫使你的胰臟分泌更多胰島素，才足夠處理將胺基酸合成蛋白質的工作，這時所需的胰島素，甚至要比喝下一罐汽水裡含有的糖分時所需要的多出十二倍。除此之外，如果你就像多數美國人一樣，也吃了馬鈴薯、一塊甜點，並在你用餐時喝了一罐汽水，那麼你就能期待胰島素阻抗進一步的增加。目前，糖尿病在美國是成長最快的流行病，原因顯而易見（詳情請參考第11章）。

胰島素在蛋白質的代謝上其效應是複雜的，它同時包含了蛋白質的合成和降解。如果蛋白質攝取過度了，胰島素的分泌會增加以幫助它的降解。蛋白質的合成，以及碳水化合物和脂肪代謝的控制，現在以非預期的方式聯結，而且很多被胰島素利用來控制葡萄糖代謝的相同警示系統，已被發現也與控制蛋白質合成有關。重點是，過度攝取蛋白質是造成胰島素阻抗的直接原因，且可能導致第二型糖尿病的發生。

其他吃肉可能造成的不利影響，可能間接與這些被養殖的動物在其短暫的一生之中，處於悲慘的狀況之下有關。多數的動物從未見過日光。牠們終其一生都活在狹窄且殘酷的環境，在嚴苛的狀態下死亡。在產量高的養殖場裡養大的動物，從未接觸過新鮮空氣或被允許走動一步。這不但嚴重影響牠們的身體化學，也造成了牠們的畸型及惡性腫瘤的成長。這些生病的動物遭到屠宰並賣給不知情的消費者。在美國，患有氣囊炎（airsacculitis，一種類似肺炎的疾病）而造成肺部積滿了膿液的雞隻，還被允許銷售。其他常見的疾病包括牛隻之間的眼癌和肝膿腫。動物的屍體受到常在肉品包裝工廠裡發現的齧齒類動物的糞便、蟑螂及鏽的汙染，但是肉品稽核員對於執行法規卻非常的鬆散，否則這會讓整個產業面臨關閉的命運。

現代對疾病的研究，例如癌症和糖尿病，多半把焦點放在如何克服因不平衡的生活型態和不健康的飲食習慣造成的影響。數十億的經費全被花在發掘這些疾病的症狀上，而不是花在找出背後的原因上。相反的，有些人已採行素食主義的生活方式且因此有相當低的疾病發生率，尤其是癌症、糖尿病及心臟病。素食者並未宣稱他們了解這些疾病的機制或治療方式，而透過將

肉類從他們的飲食中排除，他們在預防及戰勝這些疾病上，已獲致了顯著的
成功。

素食的優點

在加州進行的一項重大研究揭露了在摩門教徒之間的癌症發生率，他們
吃非常少的肉，其癌症發生率比一般的人們還要低50%。在一個更加全面、
經嚴謹控制的研究裡的研究人員，比較了一個宗教團體基督復臨安息日會
（Seventh Day Adventists）裡的五萬個素食者和另一群同樣數量、同樣年紀
和性別的成員。這個研究就是為人所知的牛津素食研究（Oxford Vegetarian
Study），也顯示出類似的結果。素食組的成員其各種癌症的罹患率驚人的
低，他們的預期壽命明顯較長，而他們的心血管疾病遠遠低於控制組中的
人。

整體而言，美國預期壽命的排名與全球其他國家相比，從1999年的第19
名掉到2007年的第42名。這個趨勢可歸咎於陡然增加的肥胖及其相關的血管
疾病，而這兩種慢性病都是因為食用動物性蛋白質而造成。

從歷史性的觀點，第一次世界大戰時丹麥因為受到同盟國的壟斷，丹麥
人被迫成為素食者，在施行限肉政策的第一年，死亡率下降了17%。挪威在
第二次世界大戰（1940至1945年）期間因為肉類配給制的關係經歷了類似的
正面副作用。在肉品短缺的年代，國家人民因循環疾病的死亡率立即下降。
而當人民完全回復到吃肉的狀態時，死亡率又回復到戰前的水準。

比利時大學（University of Belgium）的研究測試了素食者的耐力、體力
以及其他身體消耗的復原力，清楚地顯示素食者的測試結果遠遠優於其他類
別者。一項在耶魯大學（Yale University）進行的研究證明了素食者的體力
是吃肉者的兩倍。其他的發現證實了在耐力測試中，在精力耗盡之前，素食
者能維持的時間比吃肉者長達三倍，每次測試之後，他們從疲勞中恢復的時
間也只需要吃肉者的五分之一。

「吃肉能讓你更強壯」的這個普遍信念，不僅毫無根據且會誤導人。
超級強壯的大象、猩猩、犀牛和馬，都只吃素食，卻能維持牠們強大的體
力和耐力。根據最近的證據，並無法證明肉類對我們的健康有益。愛斯基

摩人（因紐特人）靠著肉類的飲食而生存卻不會有心臟病是為人所知的，然而，愛斯基摩人的平均壽命仍然未超過40年。美國內布拉斯加州克雷頓大學（Creighton University）的列文醫師（Dr. V. E. Levine）以及鮑爾教授（Professor C. W. Bauer）也做了一個關於平均壽命快速縮短重要的觀察，他們在1934年的10月26日指出，「因為極易感染肺結核及其他疾病，因此阿拉斯加的愛斯基摩人其平均壽命只有20歲，而這個種族注定要在幾世代之後滅絕，除非有現代醫療提供他們幫助。」東非馬薩伊（Masai）部落的人們依賴乳牛的血和奶及肉為生，他們的平均壽命是60歲，一個典型45歲的男人看起來比他實際年齡老了20至30歲。我在1983年至2006年拜訪馬薩伊時，發現那些在馬薩伊部落裡開始種植蔬菜並將新鮮蔬菜納入飲食中的人，看起來較健康且不會老得那麼快。

另一個素食的主要好處是，從統計上看起來，素食者比較瘦且健康。平均而言，素食者比吃肉的人體重輕20磅。根據美國的看守世界研究中心（U.S. Worldwatch Institute）統計，全球有11億人體重過輕，而另外有11億人體重過重。在美國，有23%的成年人肥胖，而60%的人體重過重。但肥胖也同樣困擾貧窮的國家，從巴西到中國都一樣。世界上傳統「精瘦」及多數素食的民族正快速地追隨典型非素食者的腳步。吃肉已逐漸變成是高生活水準的同義詞。舉例來說，印度這個國家及其次大陸數千年來都是採取素食，其傳統醫學阿育吠陀，是保持印度人口吃素的主要因素，而快速地改變成肉食的飲食習慣，助長了該國人民的心臟病及腫瘤發生率。

哈佛的研究顯示，素食飲食也能減少感冒和過敏。兒童如果能避免吃肉，尤其能大大受益。研究顯示，吃素的兒童比起非素食的兒童擁有較健康的牙齒，也較少患有兒童方面的疾病。他們也比較不會有肥胖、高膽固醇、糖尿病和心臟病等問題。

值得深思的事

根據哈佛的營養學者梅爾（Jean Mayer）所說，如果我們吃肉的數量是現在的一半，就能有足夠的食物供給整個發展中的國家。只要降低10%肉品的生產，就能多出足夠的穀物和其他天然的食物，餵飽6,000萬個人！愛因斯坦（Albert Einstein）這樣來談及素食主義：「沒有一件事比人類進化到

素食，更能利益人的健康，以及增進地球上生命存活的機會。」他預言，生產和吃掉這麼多肉，會殺害我們及危及環境。托爾斯泰（Leo Tolstoy）則指出，「素食主義是人道主義的主根」。

全世界的肉品輸出在二十世紀的下半期暴增了五倍之多。依照目前的趨勢，到了2050年，肉類製造會增加到一個程度：被用來飼養牛隻的植物，將能餵飽其他40億人。我們餵給我們飼養的家畜的蛋白質和熱量中，只有10%轉變成我們所吃的肉。以美國為例，每年約有2,000萬噸可供人類食用且具有營養的蛋白質被餵給了家畜（除了廢棄物及藥物之外），卻只獲得了約200萬噸的蛋白質；而在所有的蛋白質中，只有低於27%能被人體利用。如果你關心世界的生存，請思考以下的統計數據：

- 一英畝的穀物產出的蛋白質，比一英畝牧草所產出的肉類蛋白質還要多出五倍。一英畝的大豆及豌豆，所製造出來的蛋白質是十倍，而一英畝菠菜製造的蛋白質則為28倍。幾乎所有的土地都能用來種植穀物之類的東西。
- 一份肉類只含有20公克的蛋白質，而典型100公克的豆子卻能產出35公克的蛋白質。然而，肉類的成本卻比豆子高出20倍。成為素食者所拯救的不只是生命，還節省了金錢。
- 生產肉類產品所耗費的石化燃料，是生產植物產品的十倍。由於現今地球上石化燃料的短缺，肉類的製造很快會變得令人無法負擔。
- 世界上所有家畜製造出至少十分之一的溫室效應氣體。換言之，家畜排放出來的氣體已成為大氣甲烷的主要來源之一。1990年，因養殖動物的人為因素所排放的甲烷，占有15%，自那時起，這個數字就持續穩定的增加中。
- 美國每年所流失的表土中，有85%都與飼養牲畜直接相關。每年有400萬英畝的農地被摧毀。同樣的，珍貴的雨林也必須被犧牲以滿足世界上更多的肉類需求。
- 種植一磅的小麥需要用掉60磅的水，而生產一磅的肉需要五萬磅的龐大水量。生產一磅的雞肉，需要1,800磅的水。事實上，大型的雞隻屠宰廠，每日耗費一億加侖的水，足夠供應一座55,000名居民的城市使用！

- 根據刊登在《化學工程新聞（*Chemical & Engineering News*）》（Vol. 85, No. 15, April 9, 2007：34-35）的報告指出，洛克沙砷（*roxarsone*），一種被用在多數雞隻飼料裡的砷類添加物，會對人類造成健康危害。洛克沙砷被用來促進生長、殺死寄生蟲，並改善雞肉的顏色。在特定的情況下，這種成分會轉化成更毒的無機砷，無論是放養的或養殖場的雞隻身上都能發現它的蹤跡。這種形式的砷已被證明與膀胱、肺、皮膚、腎臟和結腸癌等相關，而低程度的接觸則導致部分的癱瘓及糖尿病。當然，砷也是種致命的毒素。美國每年銷售90億隻的烤雞有超過70%被餵以洛克沙砷。

肉類製造過程是如此浪費且高成本，為了求生存，肉品工業每年需要數億元的稅務補助。你並不是只負擔你所吃的肉品的費用，因為這些補助都是從你的口袋來的。1977年，西歐政府花了將近五億元來購買過度生產的肉類，更花了額外的數百萬元來存放它們。這個趨勢在美國也沒什麼差異，而且年復一年每況愈下。這些都耗費了大量的金錢，因此讓每個國家的經濟負擔沉重。從這點來看，肉類的消耗直接地使富裕國家陷入枯竭。未來國家之間的戰爭是關係到能源、食物和水，而這三者都隨著肉類生產而大量流失。全球對肉類消耗的增加，迫使這個世界一步步邁向國際間的衝突邊緣。

但魚真的對你有益，不是嗎？

不見得。除了上述關於死亡和凝結蛋白質食物等應被避開的原因之外，對於野生和養殖魚類的檢測發現，牠們身上的有毒化學物質和金屬的濃度，會危及懷孕中的母親、發展中的胎兒以及年幼孩童的生命安危。這難道意味著成人就可以吃魚？科學家指出，鮭魚長期被認為是最安全的魚類之一，但現在一個月只能吃一次。我們幾乎隨時暴露在無數室內和室外的汙染源底下，更別提現今多數食物裡含有的各種化學物質。我們的免疫系統若承受了在魚類身上那麼高濃度的毒素，很難不造成毒血症。

針對養殖鮭魚的檢測顯示出牠們與癌症和生長缺陷相關的高度毒性。相對於有些專家堅持經常吃鮭魚是安全無虞的且也是健康飲食中重要的一環，

這些研究近期引發了一個「販賣恐懼」的爭論。一項發表在《環境科學與技術（*Environmental Science & Technology*）》的研究發現，養殖鮭魚身上的化學物質比野生鮭魚身上的高出非常多。這個截至目前為止被認是針對養殖鮭魚和野生鮭魚分析得最全面的研究，發現在每個月食用一份以上養殖鮭魚的人身上，會造成非常高的癌症風險。這些決定安全魚類食用量的標準是根據美國環境保護署（United States Environmental Protection Agency，簡稱EPA）所訂定的。養殖鮭魚被發現比野生鮭魚擁有高出十倍的PCBs和毒素。養殖鮭魚經常被餵以抗生素，導致抗藥性細菌的生長。除此之外，牠們的食物中也常被加入化學物質，以令牠們的肉色呈現出像野生同類般粉紅色。若不這麼做，牠們的肉色會呈現令人毫無食慾的灰棕色。

　　當更多人吃油脂含量高的魚來預防心臟病或這類他們被告知要相信的疾病時，魚類的銷售每年成長了15%。但當去分析來自全球各地，包括來自倫敦和愛丁堡商店的樣本時，發現這個階級的十四種「有機氯」毒素，危害性最大的包括PCBs、戴奧辛（*dioxins*）、狄氏劑（dieldrin，殺蟲劑）以及毒殺芬（*toxaphene*）在歐洲和北美的養殖鮭魚比野生捕捉到的魚明顯高出很多。根據美國和加拿大的科學家，以及《科學（*Science*）》雜誌的報導，魚肉就是這些毒素的多數來源，而新的研究顯示，這些毒素會造成乳癌。

　　魚肉裡的毒素不只會造成癌症，也會造成糖尿病。韓國研究人員最近發現一項證據，就是人們若食用了含有高度持久性有機汙染物（POPs）的魚類，會更容易形成胰島素阻抗，也就是糖尿病的前期指標。POPs是會沉積在動物脂肪組織裡的合成化學物質。養殖的鯰魚、鱒魚、鱈魚、鮭魚、比目魚等魚類，因為在魚飼料中含有有毒添加物而不適於食用，而深海魚比起養殖魚類傷害更大，因為牠們體內有高濃度的汞。

　　即使吃魚曾被認為可以預防心臟病（但其實沒有證據），那麼大量繁殖牠們來作為一種健康食物，是否公平且聰明？更何況已知牠們其實會造成其他慢性病或致命疾病。吃某種食物來拯救某個人，卻要殺死另一個，就像是用一個人的生命來下賭注。你永遠無法真正知道你會贏還是會輸。一如往常，最終的決斷者是身為消費者的你。如果你存有疑慮，我建議你使用人體機能運動學的肌肉測試來決定魚是否對你的健康有好處。堅果、種子、無患子、酪梨、豆子、蔬菜等素食，對健康的好處優於魚，魚畢竟還是死掉的食

物。這些屍體，尤其是當牠們的蛋白質已因高溫被破壞（凝固），它能提供給身體的營養已經微乎其微。

　　汞主要透過垃圾焚化爐、礦產和電廠進入水中。藻類一般都是吸收汞，而小型的浮游生物則是吃藻類。接著，小魚會吃浮游生物，而汞就透過這樣的方式一路從水中的食物鏈往上移，而大型的深海魚類因為處於食物鏈的最上層，因而體內攜帶了最高濃度的汞。即使是與海洋相隔非常遠的水路，例如內布拉斯加州的麋鹿角河或美國西半部的科羅拉多河，也被發現有含汞的魚。環境工作小組（EWG）列出以下清單，標示出高含汞量的魚種：

1. 旗魚
2. 鮪魚
3. 鯖魚（青花魚）
4. 大比目魚
5. 鱸魚
6. 馬頭魚
7. 梭魚
8. 鼓眼魚
9. 大嘴黑鱸
10. 黃花魚
11. 馬林魚
12. 鯊魚
13. 高爾夫海岸（Gulf Coast）的牡蠣

　　另外還有與養殖魚業相關的環境議題。舉例來說，目前，在英屬哥倫比亞海岸超過85%的箱網養殖業中，製造出的廢棄物量等同於有50萬個居民的城市所製造出來的未經處理之汙水。這樣過度浪費使用珍貴的水資源，卻毫無健康上的效益，是利益團體利用錯誤的訊息，以控制現今大眾的飲食及生活習慣的另一個例子。

關於血型飲食

　　著作《正確的血型飲食法（*Eat Right for Your Type*）》的戴德蒙（Peter J. D'Adamo）醫師，因為其血型飲食而廣為人知。我不斷被要求對這個飲食論點提供意見，於是我決定把我的看法寫在這裡。

　　我認同且尊敬戴德蒙的某些看法及觀點，但對於其中有很大一部分我則持保留態度。這本書建議你要用你的血型來決定你該吃什麼。根據他的理論，當你吃了「認同」你的血型的食物時，就能降低癌症、心臟病、糖尿病、感染和肝病的風險。A血型的人，其祖先應該是農夫，如果你是這種血型，你應該要吃素，避免吃肉和乳製品。據作者所說，B血型的人其祖先是

遊牧者，因此他們應該吃紅肉和魚。而血型O的人其祖先是獵人和採集者，這意味著他們應該吃大量的動物性蛋白質和非常少量的碳水化合物。而AB血型的人擁有兩種祖先，應該要吃綜合A血型和B血型的飲食。照這個說法看來，是否意味著所有的遊牧者都應採取O血型飲食，而所有的農夫都該採取A血型飲食？那麼那些不耕種和不是四處遷徙的人，又該如何呢？

　　這些理論並未獲得科學文獻、歷史知識和全球最古老的醫療體系例如中國和阿育吠陀的支持或證實。數百萬年來，無論是居住在安地斯山脈、熱帶雨林或非洲大草原裡的人，都幾乎或完全沒有任何分別。印度次大陸的人們數千年來都採取素食飲食，因而民族繁衍興盛，世界上諸多民族也是如此。那麼我們的祖先是何時出現的？兩千年前、一百個世紀以前，或六千萬年以前？而我們現今的飲食需求，又與我們的祖先相距多遠？冰河時期的晚期，許多原本居住在熱帶地區的人被迫吃動物以求生存。有些人因為居住在氣候較宜人的地區，而吃混合性飲食。其他居住在地球上一年四季都是熱帶地區的人們持續素食，直到相當近期才改變。但該假設完全忽視了這些事實。

　　五歲時，我吃大量的蛋白質（非常類似O血型的飲食計畫），大約有一年半的時間我感覺非常好，就如同很多進行流行的阿金飲食（Atkins diet）者一樣。後來我開始發現肝臟有了結石，我患有心律不整和幼年型風濕性關節炎，還有一些其他的疾病。當時我並不知道這些疾病是因為蛋白質的毒性造成的。十年後，我轉換成採取均衡的純素飲食，而我身上多數的疾病都在幾個星期後消失無蹤。然而，我仍得跟我肝臟和膽囊裡的諸多結石共存。在40次的膽囊疼痛發作過後，我做了一連串的肝臟及膽囊淨化，淨化了這些維生的器官。最終，我再也不曾生病或感到不舒服。

　　在你的血管壁因為過多的蛋白質而變厚之前，你不會注意到高蛋白飲食對你造成的影響。食用大量的動物性蛋白質，將啟動強大的免疫反應，以擺脫來自肉、魚、蛋、禽和乳製品所帶來的外來DNA，和死亡、凝結和受損的蛋白質。這個免疫反應需要強力的能量釋放來清除所有的雜質，改善皮膚的功能，並讓你感到更穩定。然而，一旦免疫系統因為持續的過度活動而精疲力竭，在我的經驗中大約是18個月的時間，情況就會開始大逆轉，身體會逐漸壅塞。

　　人和動物的體型和體質乃是受制於三種力量／天然的氣質（風能、火能

及水能），血型飲食法的理論並未認清這三種力量與基本身體型式之間的關係，因而顯得處處都是漏洞。事實上，只有一部分的身體能量需求是透過食物來達成的，而比起血型，還有更多影響身體的因素。阿育吠陀六千年的醫療智慧將多數這些影響一併考慮進去。一個人的體質組成，不是簡單且輕易地被血型所影響，血型飲食的理論僅僅是站在猜測的基礎上，而不是像在阿育吠陀、中國醫學、希臘醫學或古老的埃及醫學等這類經過時間驗證的傳統智慧。

　　如果大量的蛋白質食物是人類飲食中必要的一部分，例如像血型飲食擁護者認為O血型者應該要採取的飲食模式，那麼為何大自然沒有將這個需求反映在母奶裡？事實上，母乳的蛋白質含量非常少，僅僅只有1.1%至1.6%，以供應給急速生長期的寶寶。既然自然世界裡的多數寶寶只能從母親那兒取得母奶，那麼如果O血型寶寶持續攝取這麼少的蛋白質，不早就死了？但相反的，這些寶寶卻具有完美的器官和系統，心智發展也很健全。如果大自然最完美的食物在你一生成長最快速的時期沒有供應你那麼多蛋白質，那麼當你變老了、不再成長時，為何你還需要攝取大量的蛋白質呢？

　　如果你遵照血型飲食法並打算繼續下去，我建議你留意你的身體感覺如何。如果你開始覺得你的膀胱有沉重感或關節、肌肉或頭有疼痛感，或你有痰液和鼻竇方面的問題，或者有舌苔或其他的阻塞症狀，那麼你就可能需要再度思考你的飲食法了。

　　　「有一天大家會像我一樣，視殺害動物的行為如同他們現在看待殺害人一樣。」

　　　　　　　　　　　　　　　　　　　　——達文西（Leonardo da Vinci）

點燃內在的天然療癒力

療癒的藝術來自於大自然，而不是醫生。因此，醫生必須以開放的
心胸，從自然開始。

——帕拉塞爾瑟斯（Paracelsus）

肝臟及膽囊淨化

淨化肝臟和膽囊裡的結石，是你為了改善你的健康所能做的，最重要、
也最有效的方法。肝臟淨化需要六天的準備期，以及16至20小時的實際淨化
過程。進行肝臟淨化時，你需要準備以下物品。

準備物品

項　目	份　量
蘋果汁	1000C.C.（每天），共準備6天份量
瀉鹽（或檸檬酸鎂）	4湯匙（約20~30公克），溶於750～1000 C.C.的水中
冷壓初榨橄欖油	125 C.C.
新鮮葡萄柚汁（粉紅色的為佳）或新鮮檸檬及柳橙汁（混合）（註*）	200 C.C.
罐子	2個，1個要有蓋

註* 如果你無法忍受葡萄柚汁，或如果它令你感到噁心，則可以使用等量的鮮榨檸檬和柳橙的混合果汁代替；兩者效果相同。

實行方式簡表

準　備　期

第1至6天	每天喝1000C.C.蘋果汁

實際淨化期

第6天	早上喝完1000C.C.蘋果汁
	晚上　6:00　喝200~250C.C.的瀉鹽（第一份）
	晚上　8:00　再喝200~250C.C.的瀉鹽（第二份）
	晚上　9:45　橄欖油125C.C.＋葡萄柚汁200C.C.，混合、搖勻
	晚上10:00　用大吸管喝光，喝完馬上躺下入睡
第7天	早上　6:00～　3:00　喝200~250C.C.的瀉鹽（第三份）
	早上　8:00～　8:30　再喝200~250C.C.的瀉鹽（第四份）
	早上10:00～10:30　可喝新鮮果汁

肝膽淨化的作法

準備期

〔第一至六天〕

❦ 每天喝1,000C.C.蘋果汁（或以下的其他選擇），為期六天

如果你覺得舒服，可以喝超過1,000C.C.。蘋果汁的蘋果酸能軟化結石，並讓它們能順利且輕易地通過膽管。蘋果汁具有強大的淨化效果。部分較敏感的人可能會感覺腹脹，有時在頭幾天可能會腹瀉，其大部分所排出的事實上是被阻塞的膽汁，是由肝臟和膽囊排出來的（呈棕、黃色）。蘋果汁的發酵效果，幫助擴張了膽管。如果這令你感到有點不舒服，你可以用一些水將蘋果汁稀釋，或選擇改用後面提到的方法。在白天時，慢慢地喝蘋果汁，在餐與餐之間喝，避免在吃飯時，或要吃飯前，或餐後兩小時內，或晚上時喝。於此同時，你仍得攝取六至八杯的水。

❦ 飲食建議

在準備及淨化的這一整個星期內，應該：

1. 避免冷的或冰的食物及飲料。它會使肝臟凝結，因而降低淨化效果。所有食物必須是溫的，或至少是室溫狀態。
2. 盡量避免動物性來源的食物及乳製品，以及油炸物，以讓肝臟準備好進入淨化的主要階段。
3. 應吃正餐，但要避免吃得過多。

注意

最好使用有機蘋果汁，不過任何優良品牌的蘋果汁、蘋果濃縮液或蘋果醋汁都是有用的。

為了預防酸性傷害你的牙齒，可以每天用蘇打水漱口，及／或刷牙數次（如果你無法忍受蘋果汁或對它過敏，請見本章節末的「若在淨化時遭遇困難」）。

淨化的最佳時機

1. 肝臟淨化最主要且最後的部分，最好能在週末進行，當時你沒有任何壓力，並有足夠的休息時間。
2. 雖然肝臟淨化在一個月的任何時間都有效，但建議選在滿月和新月之間的其中一天做；新月當天，是淨化與療癒最有助益的一天。

如果有服用藥物

在肝臟淨化期間，避免服用任何非絕對必要的藥物、維生素或營養補充品。不增加肝臟額外的工作負荷，以預防它的淨化工作受干擾，是重要的。

確定在你淨化肝臟的前後，結腸是乾淨的

排便正常，並不絕對代表你的腸子沒有受到阻塞。在準備期的其中一天，或更理想的，在準備期的第六天，做一次結腸淨化，有助於避免或減低可能在實際淨化期間發生的不舒服或噁心。它能防止油的混和物或廢棄物，從腸道逆流至胃部，也能協助身體迅速地排出膽結石。

結腸灌洗（大腸水療法）是讓結腸準備好進行肝臟淨化最快及最容易的方法；用灌腸板（克內魔板）是第二個良好的選擇。

第六天上午該做的事

1. 早上就把1,000C.C.的蘋果汁喝完，可以在醒來不久之後就開始喝。
2. 如果你早上覺得餓，可以吃些簡單的早餐，例如加熱的早餐穀片，燕麥會是理想的選擇。避免加糖或其他的甜味劑、辛香、牛奶、奶油、油脂、優格、乳酪、火腿、蛋、堅果、派餅、冷的穀片等；水果或果汁則可以。
3. 午餐吃水煮或蒸的蔬菜，與白米同煮，加一點點非精緻的海鹽或岩鹽。再強調一次，不要吃任何蛋白質食物、奶油或油，否則你在實際淨化時容易感到不舒服。
4. 下午一點半之後不要再吃或喝任何東西（水除外），否則將很難排出結石。請確實遵照以下的時程表。

實際淨化期

〔第六天晚上〕

✹ 晚上6:00

將四湯匙的瀉鹽（硫酸鎂）加到750~1000 C.C.過濾過的水中。將它分成四份，一份約200~250C.C.。

此時喝下你的第一份。你可以啜飲一小口的水，以中和嘴巴內的苦味，也可以加一點檸檬汁讓味道變好。有些人會以粗的吸管來喝，以避開味蕾。對大多數人而言，喝的時候閉氣還滿有用的。在喝完後刷牙或以蘇打水漱口，也是有幫助的。

瀉鹽的主要作用之一，是擴大（加寬）膽管，令結石容易通過。此外，鹽會清除妨礙石頭排出的廢棄物。如果你對瀉鹽過敏，或就是無法嚥下它們，你可以利用第二個最佳的選擇——檸檬酸鎂——來代替，劑量相同。

準備好你待會兒要用的葡萄柚（或檸檬加柳橙），讓它在室溫下回溫。

✹ 晚上8:00

喝下第二份瀉鹽。

✹ 晚上9:30

如果你到現在為止都沒有排便，也沒有在過去24小時內淨化結腸，請用溫水灌腸；這能促進排便。

✹ 晚上9:45

將葡萄柚或檸檬及柳橙洗淨，擠出果汁，並將果肉去除。你會需要200C.C.的果汁。將它和125C.C.的橄欖油倒進罐子裡，將罐子蓋緊，並用力搖晃，大約20下，或直到該溶液變成水狀為止。理想狀況下，應該在晚上十點時喝下它。但如果你覺得你仍需要再多上幾次洗手間，你可以晚個十分鐘再進行這個步驟。

🌱 晚上10:00

站在你的床邊（不要坐下），並喝下混合物，盡可能不要中斷。有些人喜歡用大的吸管喝它。喝的時候不要呼吸，會是最容易的辦法。

如果必要，可以在喝的時候加一點點蜂蜜，那能有助於讓你更順利地喝下它。大多數人都能一次就把它喝完。喝的時間不要超過五分鐘（只有較年長或虛弱的人，可以多花一些時間）。

〔第七天〕

🌱 早上6:00～6:30

起床時（但不要早於六點半），喝下第三份200~250C.C.的瀉鹽（如果你覺得口渴，可以在喝之前先喝一杯溫水）。你可以休息、閱讀，或冥想。

如果你還覺得睏，可以再回到床上睡，不過最好是讓身體維持直立的狀態。多數人感覺還不錯，且會選擇做一些溫和的運動，例如瑜伽。

注意

請馬上躺下！

這對排放結石是必要的！關掉電燈平躺下來，用一或兩個枕頭將你的頭墊高。你的頭部必須高於你的肚子。如果這樣不舒服，請向右側躺，並讓你的膝蓋曲起。靜靜地躺至少二十分鐘，並試著不要說話。把注意力放在你的肝臟中。有些人發現如果在肝臟的部位放一個蓖麻油包（caster oil pack），會很有幫助。

你會感到結石在膽管中像彈珠一樣地移動。你不會感到任何痙攣或痛苦，因為瀉鹽中的鎂讓膽管的門閥擴張並鬆弛，而膽汁也隨著結石分泌，使得膽管獲得良好的潤滑（這與沒有用鎂和沒有膽汁時，所形成結石疾病的狀況非常不同）。如果可以的話，就去睡覺。

如果在夜間你覺得急著排便，那就照辦。你可以看看是否已經有小石頭（青豆色或棕褐色）浮在馬桶裡。你在夜間和／或清晨可能會感覺到噁心。這是因為結石和毒性從肝臟和膽囊中強力、迅速地傾倒出來，將油的混合物質推回胃部。噁心感在早晨時會慢慢消除。

❦ **早上8:00～8:30**

喝下第四份的瀉鹽。

❦ **早上10:00～10:30**

這時你可以喝一些現榨果汁。一個半小時之後，你可以吃一、兩塊新鮮水果。一個小時之後，你可以吃正常（但輕淡）的食物。到了傍晚或隔天早上，你應該恢復正常生活，且會感受到改善的第一個徵兆。

在接下來的二至三天，持續吃些輕食。記住，你的肝臟和膽囊歷經了一次重大的「手術」，不過沒有任何有害的副作用或花費。

注意

只要感到口渴，就喝水，除了剛喝完瀉鹽那一刻，以及喝下油的混合物之後的頭兩個小時。

你能期望獲得的結果

在進行淨化之後的早晨或者下午，你會有幾次水狀的排便。一開始時，會混合著食物殘渣和膽結石，接著就只會有結石和水。大多數的膽結石都是青豆色，且會浮在馬桶裡，因為它們含有膽汁的成分（請見圖16a）。這些結石有各種不同的形狀，顏色是綠色或亮亮的，如同寶石一樣閃著光。只有肝臟的膽汁能形成這種綠色。

膽結石的大小、顏色和形狀都不盡相同。淡色結石是較近期形成的，深色結石歷史較久。有些像是豆子大小，或比豆子小一些，有些直徑大概可達一吋。一次也許會排出數十顆，有時甚至是數百顆的結石（有著不同大小和顏色；請見圖16b）。

也請注意深棕色和白色的結石。有些較大的深棕色或白色結石會跟著糞便沉到馬桶底部，那些是從膽囊中被排出來的鈣化膽結石。它們含有較重的

有毒物質，只有少量的膽固醇（請見圖16c）。所有綠色和黃色的結石都像泡棉一樣軟，這都得感謝蘋果汁的功效。

你也許會在馬桶裡發現有一層棕色像碎屑般的廢棄物，或者白色的「泡沫」。這些泡沫含有數以百萬極微小、白色、尖銳的膽固醇結晶，會輕易弄破較小的膽管。能將它們順利排出來，也是同樣重要的事。

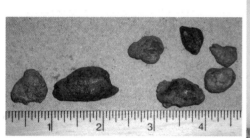

圖16a

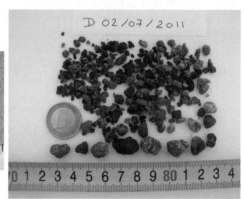

圖16b

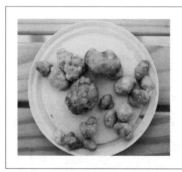

圖16c-1

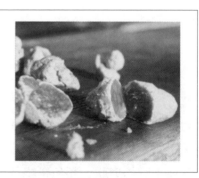

圖16bc-2

警告

千萬不要在患有急性疾病時進行淨化，即使只是一個簡單的感冒。可是如果你有慢性病，淨化肝臟是你能為自己所做的最棒的事情。

　　試著估計你大約排出了多少結石。要永遠治療滑囊炎、背痛、過敏或其他健康問題，或預防疾病的發作，你必須排除所有的結石。這或許會需要至少八至十二次的淨化，中間可間隔三個星期到一個月（請勿做超過此頻率）。淨化間隔的三個星期間，可以包含進行下一次淨化的六天準備期，不過最理想的，是在三個星期過後，再開始進行。如果你無法如此頻繁地進行淨化，則休息較久的時間也是可以的。

　　要記得一件重要的事，那就是一旦開始進行肝臟淨化，你就必須持續地做，直到連續兩次的淨化都不再有任何結石排出為止。讓肝臟只淨化一半一段時間後（三個月或以上），會比完全沒有做淨化之前，產生更大的不舒服。肝臟身為一個整體，會在第一次的淨化之後開始更有效率地運作，你會發現明顯且突然的改善，有時甚至在幾個小時之內就可立刻感受到。疼痛感會降低，能量會增加，而心智的清澈度將會顯著地改善。

　　然而，在幾天內，肝臟後面的結石會「往前」跑到兩條肝臟的主要膽管（肝管），而那會造成某些或全部先前的不舒服症狀再度出現。事實上，你可能會感到失望，因為康復的時間看起來是如此短暫。然而，這些是在提醒你有些結石仍留在肝臟中，且已準備好在下一次的淨化中被排出。此外，肝臟自我修復及淨化的反應會大大地提升，對於這個身體內極度重要的器官，添加非常大的效率性。

　　只要還會有一些小結石從數千條膽管的某幾條中，移動到數百條稍大的膽管裡，它們就可能會結合在一起形成更大的結石，且產生先前經歷過的症狀，像是背痛、頭痛、耳朵痛、消化問題、脹氣、急躁、生氣等，雖然這些症狀比先前還輕微。

　　如果接連兩次新的淨化都不再排出任何石頭，那可能會發生在經過六至八次淨化之後（某些嚴重案例，可能會花上十到十二次，甚至更多），此時你的肝臟就可以被認為是「無結石」的。否則，建議你每六到八個月就應做一次肝臟淨化的程序。每一次的淨化，都會更進一步提升肝臟功能，並處理所有可能在同時間累積的毒性，或新形成的結石。

結腸淨化非常重要

　　肝臟淨化是你重獲健康最無價且有效率的方式之一。只要你遵照指示來做，不會有任何風險。有許多人利用朋友或網路上所提供的肝臟淨化方法，反而讓他們產生不必要的併發症。這是因為他們並未對這個程序，以及其發生作用的方式有完全的了解，以為只要從肝臟和膽囊中排出結石就已足夠。

　　有些膽結石在被排出來的過程中，會卡在結腸中，這可以透過結腸灌洗快速地被移除。這應該在肝臟淨化後的第二或第三天才做，會比較理想。如果膽結石仍在結腸中，它們會造成刺激、感染、頭痛、肚子不舒服、甲狀腺問題等，這些結石最終可能會變成身體毒血症的來源。如果在你住的地方無法進行結腸灌洗，你可以在溫水灌腸之後做一次咖啡灌腸，或是連續做二或三次溫水灌腸。但這仍然無法保證所有的結石都被移除。進行肝臟淨化時，沒有任何方法能真正取代結腸灌洗的效果。不過，做一次灌腸板灌腸，其效果最接近於你去接受一次專業的結腸灌洗。如果你準備好進行結腸灌洗或灌腸板灌腸，將一茶匙的瀉鹽混合在一杯溫水中，然後在你要做結腸淨化那天早晨，一起床就把它喝下。

結腸和腎臟淨化的重要性

　　雖然肝臟淨化本身能產生非常驚人的結果，但最好能先進行結腸和腎臟的淨化。淨化結腸（也可參考「準備期」一節）可確保排出的結石，能輕易地從大腸排出。淨化腎臟則可確保在肝臟淨化的過程中，從肝臟出來的毒性不會對這些重要的排泄器官造成阻塞。然而，如果你不曾有腎臟問題、腎臟結石，或膀胱感染，則你可直接進行結腸淨化─肝臟淨化─結腸淨化的順序。不過，在之後的階段要確實淨化你的腎臟。你應在進行二至四次肝臟淨化後做一次腎臟淨化，然後，在你的肝臟完全乾淨之後，再做一次腎臟淨化。你可在每次肝臟淨化之後的二到三天，喝一杯保腎茶（請見「腎臟淨化」的配方）來代替。遵照腎臟淨化準備期的指示去做。腎臟淨化和肝臟淨化可合併在一起，但要避免在實際的肝臟淨化那天喝保腎茶。

　　結腸嚴重阻塞或長時間便祕的人，應該考慮在第一次的肝臟淨化前做至少二到三次的結腸淨化。此外，再次強調，在你每次完成肝臟淨化後，要在

三天內淨化你的結腸，是非常重要的。排除肝臟和膽囊的膽結石，可能會遺留一些結石或其他有毒殘餘物在結腸裡。對你的健康而言，將它們全部清除，是必要的。

在淨化期間喝水的提醒

再度重申，在肝臟淨化期間，你可以隨時喝水，除了剛喝完或喝瀉鹽之前（可容許的時間約為20分鐘），也應避免在晚間九點半至凌晨兩點之間喝水（如果你剛好醒來的話）。除此之外，你可以在你口渴的任何時間喝水。

在進行淨化時遭遇困難嗎？

若你無法忍受蘋果汁

如果你因為某些原因無法忍受蘋果汁（或蘋果），你可以用以下的草藥代替：金錢草（gold coin grass）和柴胡（bupleurum）。這些藥草在某些地區會被製成酊劑（以藥物和藥用酒精配製而成的液劑），銷售時名稱就叫金錢草（GCG）。

蘋果汁內的蘋果酸能溶解一些凝滯的膽汁，並讓結石軟化，效果非常好。蔓越莓汁也含有蘋果酸，可以用來取代蘋果汁（請見下述）。

上述的藥草對於軟化膽結石也有用，且因此能用來作為肝臟淨化的準備階段，雖然它可能會比使用蘋果或蔓越莓汁花較久的時間。這個酊劑的適當劑量，是每天一次，一茶匙，空腹時吃，大約早餐前30分鐘。在肝臟淨化前八至九天，每天遵守這個方式。

若你無法忍受瀉鹽

如果你對瀉鹽過敏，或就是無法容忍它，你可以使用檸檬酸鎂來代替（雖然它的效果比瀉鹽差一點）。檸檬酸鎂在藥房幾乎都可以買得到。

若你無法忍受橄欖油

如果你對橄欖油過敏，或就是無法忍受它，可以使用澳洲堅果油

（macadamia oil）、壓榨或冷壓的葡萄籽油、葵花油，或其他壓榨的油來代替。但不要用芥花籽油、沙拉油或這類的加工油品。請注意，初榨的橄欖油仍是進行肝臟淨化時，最有效的方法。

若你深受膽囊疾病所苦，或是沒有膽囊

如果你深受膽囊疾病所苦，或是膽囊已被拿掉，則在你進行肝臟淨化之前，需要喝蔓越莓汁或金錢草二至三個星期（約一瓶的量）。細節請參見前文及接下來要談的章節。

一般的建議，你可能也需要考慮服用膽汁補充劑。大多數的膽汁補充劑含有牛膽汁（ox bile）。若沒有膽囊，你就不能獲得適當消化食物時，應該要有的適量膽汁。如果你有腹瀉症狀，可以降低劑量或停止服用。請與你的健康諮詢者討論，哪一種產品最適合你。

不能飲用蘋果汁者

有些人不能喝肝臟淨化時那麼大量蘋果汁。**包括那些有糖尿病、低血糖、黴菌或念珠菌感染（假絲酵母）、癌症，以及胃潰瘍的人。**

這些人可以用**蘋果酸粉**來代替蘋果汁。避免用蘋果酸膠囊，尤其是它們含有其他配方時。最好是，蘋果酸能在被攝取之前就完全地溶解。準備階段與用蘋果汁時相同，除了二分之一至一茶匙的檸檬酸，與一公升室溫的水（或更多，如果你覺得太酸），取代每天1,000C.C.的蘋果汁。一天之內慢慢地喝下這個溶液。食品級的檸檬酸粉（未與鎂或其他成分混合）是非常便宜的，且能夠透過網際網路或一些自然健康食品商店買到。所有的製酒商都是使用檸檬酸來生產酒。

蔓越莓汁也含有大量的檸檬酸，且可以在準備期使用（120C.C.的果汁混合120C.C.的水，每天喝四次，為期六天）。它也可以與蘋果汁混合。如果在肝臟淨化之前每天服用蔓越莓汁，持續二到三個星期，則可增加效益。

另一個選擇是**金錢草**，與那些無法容忍蘋果汁的人使用同樣的指示。你可以試試一次淨化時使用蘋果酸或蔓越莓汁，另一次使用金錢草，看看哪一個對你最好。

第四個選擇，是**蘋果醋**。以一至二湯匙的蘋果汁醋與一杯水混合，每天

喝四次，維持六天。然而，要注意醋可能會造成黴菌感染的突發。

若產生頭痛和偏頭痛

在進行肝臟淨化後的日子裡，感到頭痛或噁心的多數案例中，多半都是因為並未完全地依照指示。然而，在某些罕見情況中，在完全的肝臟淨化之後，膽結石仍會持續地自肝臟排出。這些結石釋放出來的部分毒物，會進入循環系統中並造成不舒服。在這種情形下，可在肝臟淨化後，連續七天喝大約一百二十C.C.的蘋果汁，或直到不舒服消失。**最好是在早餐之前至少半個小時喝蘋果汁**。此外，繼續做結腸淨化以清除後面排出的結石，是必要的。下面提到的組織淨化法（離子水），能有助於移除循環時的毒物。如果你放一小片新鮮的薑到熱水瓶中，喝下這個水能快速地停止噁心感。每天喝二到三杯的洋甘菊（chamomile）茶，也能有助於鎮定消化道和神經系統。洋甘菊對鈣化的結石而言，也是一個很好的「碎石器」。

若在淨化期間感到不舒服

如果你完全依照正確的指示，但仍然在實際淨化期間感到不舒服，請不要認為是哪裡出錯了。雖然很罕見，但有人可能會在夜間嘔吐或感到噁心。這會發生在當膽囊彈出膽汁和膽結石時，因為這個力道在將油脂推回胃部時，會混合一些膽汁回到胃部，你就會感到不舒服。在這種情況下，你可能還會感到結石被排出。這並不會產生強烈的痛苦，只會感到溫和的收縮。

在我十二次肝臟淨化的其中一次，經歷過一個很糟的夜晚。但除了吐出大多數的油脂混合物之外，那次的淨化就跟其他次一樣成功。在我嘔吐時，油脂已經做了它該做的工作，也就是它促進了膽結石的釋放。如果這發生在你身上，記得這只是一個晚上的不舒服。要從傳統的膽囊手術中恢復，可要花上好幾個星期或幾個月的時間。手術也會導致重大的痛苦，並在日後的歲月中令你不舒服。

肝臟淨化未產生預期的結果

有些非常罕見的案例，是肝臟淨化並未產生你所期望的結果。這種情況有兩種主要原因，以及解決之道：

1. 可能是你的肝臟膽管被嚴重地阻塞

因為結石的密度過高，讓蘋果汁無法在第一次的淨化時，就有效率地軟化它們。在某些人身上，可能要做二至三次淨化，才能讓結石開始排出。

排石草（Chanca piedra），也就是一般所稱的「碎石草」，有助於讓你的肝臟和膽囊更有效率地排出結石，尤其是若你的膽中有鈣化的結石時。將20滴的排石草濃縮液溶解在一杯水中，每天服用三次，最少持續二到三個星期，才進行淨化。腸溶薄荷油（Enteric peppermint oil）以膠囊狀的形式供應，也是溶解鈣化膽結石或減少它們體積的有效方法。不過，可能不太容易找到純的形態。它通常會與其他的配方混合，而這樣會降低它的效果。

每天喝二至三杯的**洋甘菊茶**，也能幫助溶解鈣化結石。

另一個能促進更多結石排放出來的方法是，將一片絨布浸泡在加熱的蘋果醋裡，並在安靜躺著的20至30分鐘時，將它塗抹在肝臟和膽囊的部位。有些人發現，用溫熱的蓖麻油代替，會增加其效益。

龍膽（Chinese gentian）和**柴胡**（bupleurum）這兩種藥草，也能有助於打通部分阻塞，並能因此令你的肝臟進行更有效的淨化。這些藥草都被製成酊劑，市面上的「神農苦茶」（chinese bitters）就是。這個酊劑的適當劑量是每天一次，每次二分之一至一茶匙，在空腹時食用，大約是早餐前的三十分鐘。這個藥方應該在喝蘋果汁（或使用前述的其他方法）前的三個星期前做。任何不舒服的淨化反應，通常會在三至六天後消失；它們可以透過組織淨化的方法來降到最低，包括使用熱的離子水，以及藉由活性氧腸道清潔劑，例如oxyflush、oxypowder、可樂散（colosan）的膠囊，或是灌腸板，做一次灌腸以讓結腸乾淨。

另一個方法是喝三湯匙未稀釋、未加糖的**檸檬汁**，每天早餐前15至30分鐘前喝，持續一個星期。這能刺激膽囊，讓它準備好進行更成功的淨化。

2. 你可能沒有完全地依照指示來做

如果你跳過任何一道程序，或者改變了劑量及時間，都可能會讓你無法獲得完全的結果。在少數人身上，肝臟絲毫無法運作，除非大腸已被先清乾淨。廢棄物和廢氣會阻斷適當的膽汁分泌，並預防油脂混合物輕易地在腸胃道中移動。有些嚴重便祕的人，在進行肝臟淨化時膽囊幾乎不打開。結腸灌洗或其他結腸淨化方法的最佳時機，是在肝臟實際淨化當天。

大腸淨化——兼顧預防及治療

　　你身體的健康和活力，大大地倚賴腸道是否能毫不費力且完全地排泄廢棄物。大部分的內科疾病，都是因廢棄物堆積所引起或惡化，它們一開始可能只是累積在腸道中，然後擴散到身體的其他部位，例如肝臟、腎臟、心臟、肺部、臉部及皮膚。

　　大腸裡累積或受阻的廢棄物質含有致病的穢物、硬化的黏液、死亡的細胞組織、從膽囊釋放出來的膽結石、死亡及活的細菌、寄生蟲、蟲子、金屬及其他的有毒物質。它妨礙了結腸在吸收必要的礦物質及一些細菌製造的維生素的重要功能，包括非常重要的維生素B_{12}。一部分的廢棄物會進到淋巴和血液系統中，讓你感覺疲勞、倦怠或不舒服。

　　結腸相關的疾病包括便祕、腹瀉、脹氣、頭痛、暈眩、噁心、鼻竇炎、眼睛及耳朵的疾病、背痛、口臭、體味、坐骨神經痛、皮膚疹及皮膚病、腹部脹氣、無精打采以及神經系統的疾病等等。乾淨的結腸是身體其他部位平衡的先決條件。因此，大腸淨化是每個療法的一部分。

保持大腸的乾淨

　　虛弱、發炎以及阻塞的大腸，會成為細菌的繁殖地，但它們只是單純地從事它們清除潛在的有害廢棄物的工作。這種為了救命的活動所產生的副作用，就是這些微生物製造出了有毒物質。這些由細菌製造的毒物有部分會進入血液中，並直接被送往肝臟。持續讓肝細胞接觸這些有毒物質，不但影響它的效能，也減少了膽汁的分泌。而這會導致消化功能進一步被擾亂。結果，毒素再也無法透過肝臟從身體裡移除，最後它們累積在身體的器官和組織當中。這些進入淋巴系統的毒素，最後造成淋巴的阻塞、液體的滯留、腫脹以及體重增加。

　　經過高度加工的食物，已經被剝奪了大部的營養和天然纖維。當你吃下它們時，結腸會很難移動食物的殘渣，或「食糜」。加工食物通常會製造出

乾燥、堅硬或黏稠的「食糜」，使得在經過腸道時困難重重。在正常情況下，包覆在結腸附近的肌肉能輕易地擠壓並推擠纖維化且龐大的殘渣，但它們很難處理缺乏纖維、膠狀、黏稠的殘渣。當這些食糜在結腸停留太久，就會變得更加堅硬且乾燥。如果食糜只是會變成又硬又乾的糞便，那麼我們唯一要關心的事只有便祕（數百萬美國人都有這個困擾），並服用通便劑。但事實不只如此，食糜膠著在結腸壁上頭之後，它會歷經生化改變，且會：

- 發酵或腐敗，因此變成寄生蟲和病原體繁殖的溫床，也會成為有毒化學物質的倉庫。它們會汙染血液和淋巴液，且因此讓身體逐漸中毒。
- 形成屏障，讓結腸無法與食糜交互作用並從它那兒吸收營養。
- 限制結腸壁的蠕動，讓結腸無法有節奏地收縮以迫使食糜往前移。

如果你被厚重的汙泥覆蓋住了，你要如何做好你的工作？以下是當你的結腸失去功能之後，會出現的一些症狀：

• 下背痛	• 腸胃脹氣／放屁或腹脹
• 頸肩痛	• 克隆氏症
• 下臂及上臂痛	• 潰瘍性結腸炎
• 皮膚問題	• 結腸炎／大腸激躁症
• 腦霧（很難集中注意力）	• 憩室炎
• 疲倦或遲鈍	• 腸漏症
• 感冒或流行性感冒	• 胃的下半部疼痛（尤其是在左側）
• 便祕或腹瀉	

大腸吸收礦物質及水分，但當大腸的細胞膜受到斑塊影響，它會無法排泄及吸收礦物質（以及水分）。阻塞的結腸造成營養不良，無論這個人吃了多少營養補充品。事實上，大部分的健康問題，都是營養不良所造成的，進一步造成疾病；尤其是礦物質（也請見本章的「攝取離子化的必要礦物質」）。營養不良的主要原因就是大腸的阻塞。我建議幾個可行的方法來幫助潔淨腸道，它們分別是：結腸灌洗、氧化鎂以及灌腸等方法。我明白並不是每個人都能找到大腸水療師，因此我提供幾個其他的選擇。

結腸灌洗（大腸水療）

我們都知道，清潔我們所處的環境有多重要。但卻少有人知道，這個道理同樣適用於體內。記載古埃及的文獻顯示，以水清潔身體內部，被認為是最快也最有效的方式，可以退燒、舒緩腹痛，以及有助於減輕不舒服及小毛病。古代人知道大部分的疾病都是由單一情況，也就是自體中毒所造成的。而它是由人們自己的廢棄物所造成的。若廢棄物不能完全從腸道中排除，就會讓身體轉變成毒素的儲存池。

雖然前述的結腸灌洗在1920年之前的每個優良醫院中，是個標準的醫療程序，但現在的醫生卻認為它是不必要、沒有效，甚至是有害的；然而他們從未親身或為他們的病人嘗試這個方法。然而在俄羅斯，結腸灌洗在所有的醫院及診所中，仍是一個治療所有病人的標準程序，無論他們生的是什麼病。病人在進醫院時要進行灌腸，俄羅斯的內科醫師相信，一個有毒、阻塞的身體，無法對他們的治療計畫產生良好的反應。有些以色列的醫院甚至堅持病人要先淨化結腸，否則不幫病人治療。

結腸灌洗，也被稱為大腸水療法，可能是最有效的結腸淨化方法之一。40至50分鐘的時間，就可以清除你多年下來累積的廢棄物。在這過程中，治療師會使用約三至六公升的蒸餾水或淨化過的水，淨化你的結腸。透過溫柔的腹部按摩，沾黏在腸壁的宿便會從結腸壁脫落，繼而隨著水一同排出。

結腸淨化不但能清除有害的有毒廢棄物，還能調和、濕潤並恢復結腸的肌肉彈性。反覆的送進並釋放水分，促進了結腸的蠕動並減少糞便的運送時間。此外，結腸灌洗有助於恢復結腸的自然形狀，並刺激連結結腸與身體所有部位的彎曲處。這種形式的結腸淨化，能把結腸內壁的老舊的廢棄物沖刷下來，使得結腸能輕鬆地吸收水分且保持濕潤，連帶的使身體也獲得相同效益。然而，也可能要花上至少兩至三次的療程，才能讓之後的效益顯現出來。

結腸灌洗也有助於改善情緒問題。橫向的結腸恰巧通過身體的情緒中心──太陽神經叢。多數我們未能解決或「未能消化」的情緒問題，都儲存在太陽神經叢中，並造成結腸肌肉的緊繃。這會使排便變慢，造成便祕。結腸灌洗有助於清除身體實質上的阻塞，並釋放因情緒受壓抑而造成的緊張。

結腸灌洗具有真正的舒緩效應。進行時，因為有較大量的有毒廢棄物從

腸壁中脫落，並移往肛門，所以你偶爾會覺得有輕微的不舒服及發冷，然而，隨之而來的輕盈、潔淨和心智清明的感受，會令這些變得微不足道。

結腸灌洗是淨化結腸一個非常安全且衛生的系統。橡皮管會將水引入結腸中，並將廢棄物帶出結腸，你可以在管子中看見被排出的廢棄物漂浮其中，並顯示出所排泄的廢棄物的形態和數量。雖然有一些批評指出，這個程序帶有風險，但根據我多年來實行結腸灌洗的經驗，我從未看過任何可以證實這個說法的事件。另一方面，若不偶爾實行結腸灌洗，則有其風險，這是現今大腸激躁症和結腸癌發生率這麼高的原因。

結腸淨化最好在空腹時候進行。完成之後，喝一至二杯水，半個小時之後，吃一小片水果或喝些新鮮的果汁，淨化之後的前兩餐，應該要清淡一點，且不要吃肉、蛋、乳酪、油炸物等食物。

有一些人表示，結腸淨化也會失去結腸裡友善的、有益的細菌。對於結腸的好菌來說，在一個乾淨的環境裡繁殖，會比在一個充滿腐敗且發酵的廢棄物的環境中，還來得容易。如果結腸完全被清乾淨，則只要在36個小時之內，就能恢復正常細菌的生態。

在結腸灌洗之後，大腸的蠕動會在兩天之內恢復。如果超過這個時間，表示你的結腸多年來累積了大量的廢棄物。要軟化並將廢物清出體外，可能需要數次的結腸灌洗，當然還要進行肝臟淨化以及採取均衡的飲食和生活。

一旦結腸透過結腸灌洗、營養改善、運動、肝臟和腎臟淨化，則所有其他的健康計畫其效果都會增加好幾倍。據估計，有80%的免疫組織位於腸道中。因此，清除結腸裡抑制免疫力的有毒廢棄物，以及移除肝臟中的膽結石，能增進癌症、心臟病、AIDS，或其他嚴重疾病的治療效益。

克內魔板（Colema Board®）

如果你無法找到結腸灌洗的治療師，則你可以透過使用灌腸板「克內魔」來達到極佳的效果，它是不錯的第二選擇。灌腸板讓你能在自己家中，舒適地淨化你的結腸。灌腸板是一種DIY的灌腸療法，十分易學易做（圖17）。

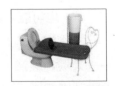

圖17　**克內魔板**

另一個類似的方法，是「家用型結腸灌洗組」，它可能不像克內魔板那

麼容易操作，但它卻是你所能獲得最接近專業結腸灌洗的方法。然而，多數人認為克內魔板較易於使用，我也認同這點。

可樂散（Colosan）淨化

可樂散（以前被稱為Colozone）是一種各種氧化鎂的混合物，會溫和地釋放出氧氣，以清潔腸胃道。氧化鎂的品牌有很多，皆具有類似的效應膠囊式的最被大多數人接受。

在我的實際經驗中，我發現可樂散十分有助於消除以下的問題：

- 腸道及結腸中累積的未消化的物質
- 妨礙營養的吸收
- 在消化道中腐敗的食物上繁殖的病原體和寄生蟲
- 許多醫療方法相關的解毒及治療危機
- 維持平衡的氧氣不足

可樂散的主要作用包括：

- 它會在腸道及結腸中釋放，有助於加速廢棄物的排泄
- 它提供了良好的消化時的必要氧氣，並清潔消化道內膜，以促進營養的吸收
- 它排除不被需要的累積毒素，創造了一個乾淨且健康的環境，使得致病的微生物沒有生存的空間及「食物」

可樂散的運作方式如下：可樂散裡包含的各種氧化鎂需要氧和臭氧與鎂的結合。這個鹼性的成分需要極低的pH值以釋出氧氣，因此檸檬汁或蘋果醋則有助於胃酸的運作。普通大小湯匙約7至10公克的純氧化鎂能製造共3.85立方公分的氧氣。使用可樂散時，一茶匙約可產生7.5公升的氧氣。這個氧氣對胃部產生的生物可用性，比肺部產生的效果多40%。它也能輔助氧化那些會影響腸道和結腸的未消化的腐敗物。一般人的腸胃道中平均有6至12磅腐爛的物質，令病原菌生生不息，並為寄生蟲、病菌、細菌和病毒敞開歡迎之門。

消化也是氧化的過程。藉由將氧氣導入腸道和結腸中，可以幫助營養吸

收的過程，同時也氧化了未消化的物質。將未消化的物質轉換成二氧化碳和水，對可樂散來說，是很平常的。因此，可樂散是一種清腸劑。在使用可樂散時若出現非常液狀的糞便，是很尋常的。它是這個產品發揮效用的象徵。如果在第一、二次使用時糞便不是液狀的，代表因為缺乏礦物質的關係，大部分的鎂直接被吸收掉了。幾次使用之後，情況恢復正常，而在接下來的每次使用時，排便會呈液體狀，頻率也會增加。有很多人每一或兩週會使用可樂散，作為保持乾淨和維持規律的維護性產品。

可樂散對最普遍的健康問題所帶來的效益，除了令排便正常化之外，還有念珠菌。可樂散在腸道和結腸中提供了一個有氧的環境，因此，它對「友善」的細菌是有助益的。換言之，這個產品令有益的腸道菌叢得以繁殖。

可樂散有助於預防你在進行某些淨化程序時，可能會遇到的所有類型的治療風險及解毒反應。很多精通自然療法者，通常很熟悉這些情況。這些不被樂見的體驗，乃是來自在清潔排泄器之前，就試圖淨化身體，造成毒性廢棄物回流的結果。身體經常試圖透過皮膚來擺脫這些廢棄物，這些回流的廢棄物，可能造成噁心感、頭痛、疲倦、耳朵和眼睛的問題、關節疼痛、或肩頸疼痛。這種毒性的回流也會影響肝臟和腎臟。利用可樂散來將排泄器官清潔乾淨，能避免對藥草淨化或其他療方產生的解毒反應。

鹽水淨化

如果你想在一天之內淨化結腸，則可以在一起床時，就做口服鹽水的按摩法。進行這個方法時，請用兩茶匙平匙的非碘化的、非精製、未加工的海鹽，加到一公升的微溫水中，將它搖勻，並全部喝下。如果你持續喝它，就會習慣那個味道。

礦物鹽或岩鹽也同樣是好的選擇，它們通常是灰白色的。當你因為吃了

重要
提醒

請確定你使用的是非碘化的、未加工的海鹽，一般的或碘化的或調味鹽，會讓你感覺不舒服，且具有有害的副作用。

某種讓你覺得不舒服且對你有害的東西後，你可以試試用這個方法來淨化。然而，一個星期不要做超過一次。另一個附加效益是，鹽水淨化通常不會帶來痙攣或不舒服的感覺。然而，這種淨化法不是對每個人都有效。對於那些結腸嚴重阻塞的人而言，可能不覺得有什麼舒緩的效果，至於那些很容易就將水分留在體內的人來說，這個方法會讓他們的手和腳變緊繃且留住水分。

瀉鹽淨化

　　另一個用瀉鹽的淨化法，不只能淨化結腸，也淨化小腸。如果你有嚴重的吸收問題，或反覆性的腎臟與膀胱阻塞、嚴重便祕，或就是無法接受結腸灌洗，那麼你可以連續三個星期，加一茶匙口服瀉鹽（硫酸鎂）到一杯溫水中，並在早晨起床後立刻喝下它。這種口服瀉劑可以淨化你的整個消化道和結腸，從頭到尾，通常在一個小時內就會促使你排便數次。它會清除腸壁上的一些斑塊和殘渣，伴隨著存活在上頭的寄生蟲。只要腸道內還有廢棄物要排除，就會出現水狀的糞便。一旦整個腸道都乾淨了，糞便的形狀及密實度才會較為正常。

　　這種療法每年需做二至三次，在進行這個淨化法時，有時會產生腹絞痛或脹氣（釋放毒物的結果）。你的舌頭上面會覆蓋一層白色的東西，且會比正常還厚，這表示腸道已漸漸被淨化了。

　　有些實行者擔心瀉鹽會對腎臟有害，且影響血壓。在我30多年來使用瀉鹽的經驗中，從未遇過這類的副作用，我只看到它帶來的效應。然而，瀉鹽具有令人腹瀉的特性，這表示它們不應被過度使用。如果你正在服用處方藥，最好還是使用其他的腸道淨化法。如果你有胃腸痛、噁心或嘔吐，請不要使用硫酸鎂當作瀉劑，除非在醫師的指導下進行。

蓖麻油淨化

　　蓖麻油是傳統上用以清除腸道廢棄物時一個非常棒的配方。它比瀉鹽溫和，副作用卻不會比正常的淨化反應多。加一至三茶匙的蓖麻油在三分之一杯的溫水中，早晨空腹時或晚上睡覺前服用，就看哪種對你最有效。這是對

付頑固型便祕最具效益的方法，也可以用在小孩身上，但劑量可減輕一些。雖然我不建議在肝臟淨化時，使用任何淨化法取代腸道淨化，但如果你對瀉鹽裡的檸檬酸鎂過敏，則可以用蓖麻油來代替。

四個主要的灌腸法

將液體導入肛門（通常它們也只能到達那兒）以達到滋養和清潔的目的。因為結腸是風能的所在位置，所以這種按摩可以對所有的風能功能產生立即的效果，它可改善便祕、腹脹、慢性發燒、一般感冒、頭痛、性障礙、腎結石、心臟部位疼痛、嘔吐、下背痛、頸肩僵硬且疼痛、神經病變、胃酸過多，以及倦怠。此外，像是關節炎、風濕、坐骨神經痛，以及痛風等疾病，也能因一次的灌腸而有所改善。

因為被擾亂了的風能，會造成糞便、尿液、膽汁和其他分泌物的滯留，藉由透過灌腸來平撫它，身體裡多數的排泄功能皆能改善。除了結腸之外，風能也控制肺功能和骨頭。所有的慢性病都可能會演變成肺部及骨頭的病

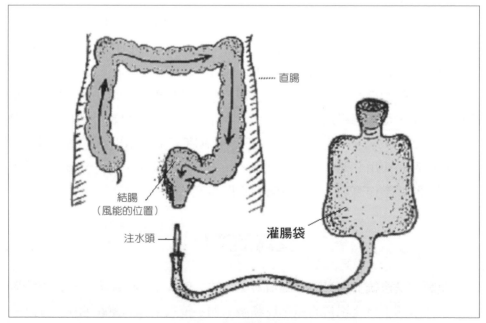

圖18　**灌腸療法**

變。雖然它的效果不如結腸灌洗那麼好，畢竟結腸灌洗能刺激整個結腸，但灌腸能提供被糞便阻塞的直腸快速的舒解。

> **注意**
>
> 結腸灌洗或克內魔板的方式，仍然是平衡受干擾的風能功能時較佳的選擇。在肝臟淨化時，使用結腸灌洗或克內魔板也是較好的。如果都不行，則可以用二至三次的連續的灌腸來取代。

以下介紹的方法中，前三種可以用來平衡風能，第四種則可以改善消化和肝功能。

1. 油灌腸

使用半杯的溫芝麻油，處理上述的問題及慢性便祕，一週一至二次。進行灌腸時，請躺在床上，將雙腿抬高，盡可能讓油在你的腸道中停留愈長的時間，最好能維持30分鐘以上。向右側躺有助於讓這件事容易些。注意：有糖尿病、肥胖、消化不良、消化之火微弱、以及腺臟腫大者，不能使用油灌腸法，應選擇第二種方法。

2. 藥草茶或溫水灌腸

使用半公升的保哥果（Lapacho）、紫草（Comfrey或稱康復力）或榭樹（Chaparral）茶，或一公升室溫的純水。這個方法適用於急性便祕或上述問題，但一週勿超過兩次。

> **注意**
>
> 若你因病而體弱、有痔瘡、肛門發炎、腹瀉或懷孕者，請勿用此方法。如果是糖尿病患，請諮詢你的醫生。如果在做完第一種灌腸方法後，再做第二種，則效果會提高。臥床的病患和便祕者，可以第一種和第二種交替採用。

3. 咖啡灌腸

咖啡灌腸的主要目的是降低血液中的毒素。咖啡會刺激心臟的神經系統，促進有毒的毒汁從十二指腸排出直腸的蠕動和傳送。這個方法適用於感覺慵懶和疲倦時，特別是當你的背部中段／下段發生疼痛時，這都是肝臟中毒的徵兆。通常能立即看到效果，將滿滿三大湯匙的有機研磨咖啡（非即溶咖啡）加到約480C.C.的沸水中，煮三分鐘，以小火慢慢地煮，持續15分鐘，利用咖啡濾紙或棉布過濾，須確認底部沒有殘留咖啡渣。讓它降溫至體溫，進行灌腸時請躺在床上，抬高雙腳。最好讓咖啡溶液維持15分鐘，然後再解出來。向右側躺會讓這個目標較易達成。當時間或環境不允許人進行肝臟淨化（例如生病）時，可以做這種灌腸。若因癌症、肝病或心臟病而病得很重，則可以增加頻率，達到每兩天一次。

4. 尿液灌腸

如果你一直有皮膚問題，例如痘子，則進行尿液灌腸能幫你在幾個星期之內恢復皮膚的健康。收集你晨起時的尿液（只取中段）一至二公升，在下午稍晚吃東西前，進行這個方法。你可以加入少量的熱水使尿液變溫。當你移走管嘴後，你可以平躺，慢慢將膝蓋上移下下巴，如果可以，可採用瑜伽中的「肩立式」（shoulder stand），維持一分鐘。平躺、抬膝的姿勢須維持五分鐘，然後慢慢的轉向右側，維持十分鐘。用尿液灌腸最重要的事就是讓尿液停留在結腸中時間愈久愈好，可是若你感到強烈的不舒服，那麼請將它解掉。當你在排泄尿液和廢棄物時，你可以以順時針方向輕柔地按摩腹部，你可以加一點油（芝麻油或椰子油較佳），沒有也無所謂。重病者可以遵循以下的方法持續五星期。

- 第一週：每天灌腸一次，在下午稍晚時。
- 第二週：每兩天灌腸一次，在下午稍晚時。
- 第三、四、五週：每三天灌腸一次，在下午稍晚時。

因為尿液含有完美的維生素、荷爾蒙、礦物質、抗體等混合物，所以即使是如此頻繁的灌腸，也不會耗盡結腸裡的營養分子。事實上尿液灌腸能大

大增加結腸的健康，並恢復腸道的菌叢。念珠菌感染者，尤其能從尿液灌腸中受惠。

⚘ 對於自我尿療法的提醒

自我尿療法是印度和中國非常古老的療法，在全球廣為流傳，但主要是在歐洲。它成功地治療廣泛的各種毛病，包括多發性硬化症、結腸炎、狼瘡、風濕性關節炎、癌症、肝炎、胰島素不足、牛皮癬、濕疹、糖尿病以及皰疹。對於三百萬的中國人來說，飲用他們自己的尿液是個被接受的健康方法。印度的前總理慕吉拉德賽（Morarji Desai），活到99歲高齡，就是這個療法最知名的擁護者。一位德國前總理的妻子，大方地在國家電視台中坦承她飲用自己的尿液。

尿療法必須利用你自己的尿液，內外雙管齊下，是一種治療或預防疾病的方式。大多數人都有錯誤觀念，認為尿液是有毒的廢棄物，如果我們喝下它是有害的。有毒或其他的有害物質會透過肝臟、腸道、肺和皮膚排出體外，腎臟的主要角色，是維持體內完美的液體平衡，並確保血液總是包含平衡的礦物質、鹽分、荷爾蒙和酵素的量。尿液在分泌之後是無菌的，並具有抗菌的效應。很多遭遇船難或在沙漠中迷路的人，靠著喝他們自己的尿液存活下來。尿液包含了人生存時所需的一切，包括水、礦物質和維生素。

卡雷博士（Dr. B. V. Khare），一位來自孟買的對症療法醫生，就是自我尿療法的追隨者。他說：「一位現在定居於美國的義大利外科醫師博辛斯基（Stanislau R. Burzynski），從人類的尿液中分離出尿素抗癌蛋白（antineoplaston），並證實了它在治療癌症上有顯著的效果。另一個在尿液中發現的大量物質，是被稱為脫氫表雄酮（dehydroepiandrosterone，簡稱DHEA）的東西，它是一種跟睪丸酮相關的荷爾蒙。研究顯示，它具有抗癌、抗肥胖及抗老的特性。它也被發現，當透過攝取而回收時，尿素會轉變成必需胺基酸。」尿液含有15種已知的成分，能發揮加乘效果而讓人體遠離癌症。它們之中有抗癌藥干擾素，以及細胞白介素1和2，尿素、尿酸、3甲基乙二醛（3 methylglyoxal）、DHEA、H-11、directin、抗癌蛋白。

自我尿療法最普遍的方法是飲用你晨起的尿液（只取中段），且不過濾。它也可以用來漱口，或吸漱通過牙齒，以保護牙齦。如同上述，尿液也

可以用來進行灌腸。當用在傷口或斷掉的骨頭上，尿液也能幫助預防形成傷疤和腫脹。它將毒素拉出發炎的區域，讓療癒發生得比正常情形還快。

給進行肝臟和膽囊淨化者的重要提醒

如果因故你無法在肝臟淨化前後進行大腸水療或克魔板的處置，做二至三次連續的溫水灌腸，會是你下一個最佳的選擇。在你解掉前一個灌腸之後，才能進行第二或第三次。你要確認水有到達上升結腸。

你可以按摩你的腹部以幫助將水分帶入這個部位的結腸的。灌腸組在多數藥局都買得到。

腎臟淨化

如果肝臟出現了膽結石，或其他情況，導致腎臟和膀胱產生石頭，你就需要淨化你的腎。腎臟是非常精密的過濾血液的器官，它很容易因為脫水、不良的飲食、虛弱的消化能力、壓力和不規律的生活形態而阻塞。腎臟阻塞的主要原因，就是腎結石。然而，大多數的腎臟結石、結晶或細沙都太小了，以致於無法透過現代化的診斷技術偵測出來，例如X光。

若每天食用下列藥草，持續20至30天，能有助於排除所有形態的腎結石，包括尿酸、草酸、硫酸鹽和胺基酸結石。如果你有腎結石病史，可能會需要多重複幾次這個方法，其間隔約為六至八週。腎臟淨化茶的配方如下：

- 馬鬱蘭（Marjoram）　30公克
- 貓爪藤（Cat's claw）　30公克
- 黑草根／西門肺草根（Comfrey root）　30公克
- 茴香子（Fennel seed）　60公克
- 菊苣（Chicory herb）　60公克
- 熊果（Uva ursi）　60公克

- 繡球花根（Hydrangea root）　60公克
- 石渣根（Gravel root）　60公克
- 藥蜀葵根（Marshmallow root）　60公克
- 麒麟草（Golden rod herb）　60公克

　　取前三種藥草各30公克，以及其他的各60公克，將它們完全地混合後，放入一個密封盒裡。可以把它們放在冰箱中保存。每天睡前，取三湯匙的混合藥草加兩杯水，蓋起來，並讓它泡過夜。隔天早上，將這個混合液煮沸，然後過濾取藥草茶汁。如果你忘了在晚上先將藥草跟水混合，則隔天臨時混合入鍋煮沸後，讓它以小火繼續慢煮個五到十分鐘再過濾。

　　在一天內分六至八次喝完它。這種茶不需加熱，也不要冰它，以及請不要加糖或甜味劑，用餐完至少一個小時之後再喝它。

　　重複這個方式20至30天，如果你感覺下背不舒服或僵硬，是因為腎結石的礦物質結晶正在通過排尿系統的輸尿管。在腎臟淨化的一開始或淨化期間，若尿液有強烈氣味或顏色變深，代表腎臟正在排出毒物。雖然正常情況下，這種過程會是漸進的，且不會對尿液的顏色或成分造成顯著的改變。

　　淨化期間，試著避免攝取動物性的產品，包括肉、脂肪產品（除了奶油）、魚、蛋、茶、咖啡、酒、碳酸飲料、巧克力，以及其他含有防腐劑、人工甘味劑、色素等的食物或飲料。此外，除了每天喝這種茶之外，你也可以在你的嘴巴左側嚼一小片有機檸檬的外皮，以及在右側嚼一小片胡蘿蔔，嚼30至40次。這能刺激腎功能，要確定每次嚼的間隔有半個小時。雖然這並非淨化的必要步驟，但它能提升其效益。

啜飲離子水

　　啜飲熱的離子水（ionic water），對身體的所有組織有深入的潔淨作用。它能有助於降低整體的毒性、改善循環系統，並平衡膽汁。當你將水煮沸15至20分鐘，它會變「稀」（它的分子結塊從一般約一萬個降低到一至兩個），並飽含負氧離子（氫氧化物，OH^-）。當你一整天經常啜飲這種水，它會開始系統化地清潔你的身體組織，並幫它們脫離特定的正電離子（與有害的酸和毒性相關）。

　　大多數的毒性和廢棄物都常帶有正電，且因此自然地傾向將自己附著在充滿負電荷的人體。當負氧離子隨著被攝取的水進入人體，它們會吸引帶有正電的有毒物質。而這會中和廢棄物及毒性，將它們轉變成易於被人體排出的液體。用這種方式淨化你的身體組織時，頭幾天或甚至頭幾個星期，你的舌頭上可能會有白色或黃色的覆蓋物，這代表身體正在清除大量的有毒廢棄物。如果你的體重過重，則這個淨化的方法，能在很短的時間內幫你減去數磅的身體廢棄物，且不會有任何普遍伴隨著體重急遽下降而產生的副作用。

　　氧離子是沸水在冒泡泡反應時產生的，有點類似瀑布裡的水掉落地面，或拍打海岸時產生的作用。在保溫瓶中，這個水能維持12個小時以上的離子化，或只要它是熱的就可以。你一天大概需要用600至700C.C.的水來煮沸，以提供你足夠的熱離子水。這種特製的水不應取代正常的飲水，它無法像一般的水一樣令細胞濕潤；身體只是利用它來潔淨組織。

　　做法：將水煮沸15至20分鐘，再倒入保溫瓶中，不鏽鋼的保溫瓶是個不錯的選擇。保溫瓶能令水保持整天的熱度及離子化。每半個小時啜飲一、兩口，就像你在喝熱茶一樣慢慢地喝。你可以在任何感到不舒服的時候用這個方法，或你需要解除充血、希望保持血液稀薄，或單純只是想要變得更有活力及潔淨。有些人每隔一段時間，例如三至四個星期就會喝離子水，有些人則會不間斷地喝。

清除過敏

在美國，食物過敏每年奪走一百至兩百條人命，並讓三萬人因此而掛急診。此外，有數百萬人因對一般食物中添加的化學物質而過敏，包括人工色素或防腐劑。在食物的包裝材質上，有非常多的環境汙染物，例如塑膠瓶或塑膠包裝紙，更不用提那些我們每天接觸到的過量香水、殺蟲劑、油漆或窗簾所揮發出來的物質以及其他的環境化合物皆對身體有害。

生活在一個過度貧瘠的環境，會造成免疫系統過度活躍。加工食物、基因改造的食物、或首次給嬰兒吃固體食物的年紀，也是增加過敏的因素。造成過敏反應最常見的食物是牛奶、蛋、花生、堅果（例如腰果）、魚、帶殼海鮮、豆類和麥（麩質）。這些食物總計占美國過敏反應的90%，然而在上述的例子中，除了堅果和麥子之外，其他的東西身體都能正常地抵抗它們不受其害。它們本來就不是要讓人類吃的，而是要給動物吃的。舉例來說，大豆裡固有的劇毒酵素，阻礙豆類蛋白質的消化，讓它們很難在人體裡作用。同樣的道理也適用在花生，甚至是其他的堅果和豆類，除非在吃它們之前先將它們浸泡過夜。在麥子產品的烘焙過程中利用捷徑，例如添加酵母菌，可以防止有害抗體的破壞，或添加額外的麩質，卻令許多人對麥子過敏。

寫下食物日誌，有助於你找出過敏源。如果要測試食物過敏，則可以測量你的脈搏一分鐘，然後放一小片食物在你的舌頭下，再度測量脈搏。如果測出來的數字比之前的還要高，那麼你可能就對該食物過敏。

雖然肝臟淨化能幫助清除體內主要的過敏成因，但你也需要其他方法來「說服」免疫系統的細胞停止製造對抗抗原的抗體，包括在灰塵、花粉、鴨子羽毛、貓毛、或像是牛奶、麥、橘子、番茄等食物裡面的。事實上，根源於阻塞的肝臟以及受損的消化系統造成的過敏反應，就是造成再度結石的原因。生物共振療法（Bio-resonance Therapy）就是處理所有存在於血液中造成過敏的抗體複合物。

在自然療法執行者的圈子中已知，幾乎每個有慢性、不舒服的毛病或病痛的人，都有一種或一種以上的過敏。當身體持續暴露在普遍無害的物質或

抗原中時，刺激免疫系統產生抗體，就產生所謂的「過敏」。身體的防禦反應愈顯著的部位，受干擾或不舒服的症狀就會發炎得愈頻繁。如果它發生在鼻子、鼻竇或胸部，你就會覺得有嚴重的痰液阻塞及呼吸困難。此外，類似的免疫反應發生在卵巢，會造成卵巢囊腫；發生在攝護腺，就會導致攝護腺肥大。在某些案例中，這個反應還會引發嚴重的過敏性休克、嘔吐、呼吸困難、昏倒、腹瀉、以及死亡。與過敏反應相關的疾病，比我們現今所知的還要多得多。

在放射領域中的研究顯示，所有的過敏源大致分成四類，包括鴨毛、牛奶、麥子以及薄荷。根據此，如果你剛好對鴨毛過敏，那麼你也會對許多同屬於鴨毛類的過敏源過敏，例如某些水果、蔬菜、灰塵粒子、金屬、汙染物等等。事實上，這類物質有數百種，若透過生物共振療法來除去你身體對鴨毛的過敏反應，所有這些與鴨毛相關聯的過敏也會消失。類似情況，當麥子的過敏被清除了之後，身體的免疫系統也會停止對落在麥子類別的所有抗原的反應。同樣的原則也適用於牛奶和薄荷類別的過敏。

很多有健康問題的人，最少都有一種重大的過敏，例如對麥和它的附屬品。幾乎每個有用汞合金牙齒填充物的人，都對牛奶、牛奶製品以及其下屬品過敏。研究顯示，若接受全部四類的過敏檢測，他們對每一種都會出現過敏。癌症病患至少會對中三類過敏。

生物共振療法的從業人員，若不只測試整個實體身體來看看既存的過敏物，還加上每個單獨的能量中心（chakra）的話，則往往會有最佳的結果。往後的測試顯示不再對任何事物過敏，也就是，假設維持均衡的飲食及生活形態，或讓它成為日常生活整合的一部分。最近德國一個研究顯示，針對生物共振療法在治療嚴重的過敏的價，顯示在2,000個接受測試的病患中，有83%完全治好了所有的過敏，11%有明顯的改善。雖然生物共振療法即使在沒有進行肝臟淨化時也很有效，但若在肝臟乾淨之後進行這個療法，則效果會更深入。此種療法的成功之處，決定於讓人接觸先前的抗原，例如橘子汁、花粉或麥子裡的麩質。

在我的經驗中，我獨創的Sacred Sanatemony法（詳情請造訪我的網站）顯示對常見的過敏或其他化學過敏，具有最強大且最立即的效應。我能在半小時或更短的時間內，去除許多人數十年來的麩質過敏，以及甚至是化學過

敏。在某些案例中，需要再重覆一次療程以強化這個結果。同時，可從網際網路上下載情緒釋放技巧療法（Emotional Freedom Technique, EFT），它也有助於人們清除過敏。多數過敏實際上都有情緒的成分在內，因而讓標準的醫療方法無法對它們發揮作用。

去除牙齒和體內的有毒金屬及化學物質

金屬填充物是定時炸彈嗎？

　　金屬的牙齒產品，不但是體內毒性的持續來源，也可能是過敏反應的來源（尤其是對牛奶及其製品）。所有的金屬長時間下來都會腐蝕，尤其是在嘴巴裡，總是充滿了濃縮的空氣和高度濕氣。在所有的有害金屬中，汞合金的填充物包含了極度毒性的汞，而汞占有50%的比例，它們的汽化物透過呼吸進入肺部，並透過飲食進入消化系統。當它們進入血液和淋巴時，會對身體造成巨大的傷害，包括神經系統。最近，研究人員製作了一段特別的短片，呈現汞汽化物持續從牙齒裡有金屬填充物者的嘴巴中脫離的情形。

　　90年代中期，德國聯邦法律禁止牙醫替病患安裝汞的填充物。因為相同的理由，多數的北歐國家也都限制汞合金的使用，而瑞典、西班牙、奧地利和丹麥，還有其他很多國家，也都在2000年禁止這項產品。汞合金是如此的毒，所以牙醫們都知道不要空手去觸摸汞合金，還要將剩下的汞合金儲存在密封的容器裡。如果觸摸汞合金是這麼危險，當然讓它在嘴巴裡一天待24小時、年復一年，或將它們做成疫苗注射入血液中，也一樣危險。

　　世界衛生組織（World Health Organization，簡稱WHO）發出一個報告

顯示，從汞合金填充物吸收的汞，比從環境和飲食來源所吸收的還要多十倍。多發性硬化症和阿茲海默症的病患，其腦部的汞含量是一般人的十倍之多，這是非常值得一提的。屍體解剖指出，某些器官裡的汞含量，與生病者的汞合金填充物的量有直接的關係。

汞的毒性，對懷孕婦女肚子裡的胎兒影響最大。胎兒體內累積的汞，甚至比母親還多，且和她的汞合金填充物的含量呈現等比關係。基於同樣的理由，孕婦也該避免攝取鮪魚、鮭魚以及其他含汞的魚類。

金屬填充物裡的汞及其他有毒金屬漸進且持續的釋出進到體內，尤其會影響肝臟、腎臟、肺臟和腦部。舉例來說，鎘被用在假牙中使其呈現粉紅色，它的毒性是鉛的五倍，它只要很少的量，就能使血壓升高到不正常的狀態。然而有多少人覺知到，他們之所以有心臟病，是因為他們口腔裡牙齒填充劑所造成的結果？

而在汞合金填充物裡被發現的鉈，則會造成腿部疼痛及半身不遂，它影響了皮膚和神經及心血管系統。所有接受金屬毒性測試的輪椅病患，都測出有鉈的毒性。很多人在接受了金屬填充物之後數年，成了輪椅族，但當他們把所有的金屬從嘴巴完全移除之後，就完全康復了。鉈的劑量達0.5至1.0公克時，就會致命。

其他包含在金屬填充物的元素，則因為它們的致癌因子影響而為人所知。包括使用在金屬牙套、矯正器和兒童牙套上的鎳以及鉻。所有的金屬（包括黃金、銀和鉑）都會腐蝕，然後被人體吸收。患有乳癌的婦女通常在她們的乳房裡，也累積了大量溶解的金屬。一旦嘴巴所有金屬被清除了，它們也會從乳房消失。此外，多數的囊腫也會自己縮小並消失。酵母菌感染往往在金屬填充物被移除之後，就會快速改善。有些人則表示，他們的攝護腺疾病和鼻子及鼻竇的阻塞，獲得完全的緩解。

瓷器也可能有毒，它是由氧化鉛添加了其他的金屬製成的。身體的免疫系統會自然地對體內出現的有毒金屬產生回應，最終會發展成過敏反應，顯現出來可能是鼻竇炎、耳鳴、頭部和腺體肥大、腹脹、脾臟腫大、關節症狀、頭痛和偏頭痛、眼疾以及其他更嚴重的併發症，例如癱瘓或心臟病。

使用合成物

雖然說金屬的毒性並不是這些疾病的唯一原因，但以複合填充物來替換掉所有的金屬填充物，有助於讓你的免疫系統盡全力保護你的身體對抗疾病。複合的填充物是以非金屬為主。有非常多種的材質使用在這種填充物中，有些金屬也會出現。普通的複合填充物並不適用於較大的孔洞，當使用在大的孔洞時，它們最多僅能維持五、六年。另一方面，間接複合物（indirect composites）卻能用來代替黃金牙冠。它們看起來就像真的牙齒，且能維持像黃金一樣久的時間。如果好好選擇，間接複合物是無過敏源且無毒的。它們還十分新穎，費用也跟黃金填充物一樣高，但長期而言，它們可以為你省下很多麻煩及金錢。因為很多牙醫不知道如何將它們適當地運用在牙齒上，因此你可能要先做點功課，找到一個有經驗的、不用汞且會使用間接複合物的牙醫。這個填充物必須謹慎地且逐漸替換，一次至多換掉一、兩個。替換掉金屬填充物每兩個月最好不要超過一次。

預防重金屬的毒性

如果你決定替換掉你的汞合金填充物，請確認你的牙醫透過一個特殊的塑膠設備提供完整的保護，使你不會吸入並吸收產生的汞合金灰塵。否則，你可能會產生嚴重的偏頭痛、記憶喪失、視力減退等等。在試圖移除任何較大的填充物之前，你可能需要服硒（Selenium）（如果可以請用離子形式）一至兩個月。多吃維生素C含量多的食物，例如超級穀物「奇異子」，或紅色的蔬菜和水早，持續大約十天。使用芫荽葉和綠葉蔬菜在每個主餐中，以助於清除體內的汞和其他的金屬。每天喝數杯保哥果茶，或每天三次、每次吃四粒的保哥果萃取物，持續2週，能大大地幫助你解除血液中、肝臟和腎臟中的毒性。腎臟的淨化也非常有益於防止任何釋出的金屬帶來的傷害。美國原住民的茶配方，歐吉布瓦茶也有助於移除金屬，它含有大量的維生素。

金屬黏土移除有毒金屬、化學物質及輻射

移除身體裡的有毒化學物質及有毒金屬放射性同位素（由X光機和其他設備產生的）的一個安全且直接的方法，就是用金屬黏土進行數次的洗浴——最理想的，是使用黏土浴包或任何未經汙染的火山黏土。含鈣泥土，像是金屬黏土對清除放射線尤其有用。躺在浴缸中，敷上一些濕的黏土在整個頭上，並做一個面膜。一次的洗浴大概用一磅的黏土就足夠了。在水中浸泡約半個小時。讓洗後的水留置幾個小時或隔夜，然後將水放掉，但讓沉澱的黏土留在浴缸中。檢查一下黏土裡黑色、金色及銀色的沉澱物（金屬），然後再清掉黏土。

如果無法進行全身浴，則可用數次的足浴來代替。晚上的時候，將你的雙腳浸泡在火山黏土中，持續20至30分鐘，讓水留置過夜，隔天早上檢查結果。就像全身浴一樣，你會在底部發現有金色、銀色或像黑色泥巴一樣的微粒。不過雖然部分黑色的泥土含有金屬，但一部分是來自黏土中的雜質。

拔牙的提醒：萬一需要拔牙，請留意如果拔牙的「空洞」未被完全清除乾淨，則可能會造成永久的傷害。當拔牙時，死掉的組織可能會遺留下來，且吸引感染性的細菌。已知這會造成嚴重的永久疲倦。清乾淨這些空洞，能顯著提升你的健康。

根管治療的提醒：根管治療也會變成身體疾病的來源。進行根管治療時，包括神經在內的牙齒中心被鑽出，留下一個死亡的牙齒。這顆死掉的牙齒可能變成吸引細菌的目標，嘗試將它吃光（那是它們的工作）。這顆牙可能會發生感染，但因為那裡已經沒有神經了，所以不會覺得疼。即使是如此小的感染，也會逐漸令免疫系統變虛弱，並妨礙體內最基本的功能。要拔除一顆保有根管的牙齒，有一點複雜，此外還比較貴，因為必須以某種形式的牙橋取代。但另一個方法（將它留在原地），可能會對你造成更大傷害。

治癒你的牙齦和牙齒

一項由美國衛生與公共服務部（U.S. Department of Health and human Services）所做的研究指出，牙醫只有5%的時間花在努力治療牙齦疾病（牙

齦炎和牙周炎），而絕大多數被拔掉（或掉落）的牙齒都是因為牙齦疾病造成的。這個現象至今仍未改變，事實上還每況愈下。一項由北卡羅萊納州牙科管理當局所進行的研究指出，美國境內的牙齦疾病愈發「猖獗」，而它在流行病學的比重也持續升高。

牙齦疾病的診斷和可預期的解決方案，乃是基於納拉博士（Dr. Robert O. Nara）的研究及私人執業的經驗。納拉博士是Oramedics International的創始者，它是世界唯一一個致力於幫助人們避免牙齒和牙齦疾病，而非用針、刀、藥、鑽、拔及假牙來對付疾病進展結果的團體。納拉博士的方法既簡單又有效，而且很有道理。

他說，美國的先民們用鹽水來保存食物及殺死細菌。鹽水同樣的除菌作用，能被用來讓牙齦不受感染。數百萬人用溫鹽水漱口，以治療口腔的膿瘡、齒齦潰瘍等等。顯然地，溫鹽水有助於將過多的毒素吸出牙齦組織，因此能減少腫脹、舒緩疼痛，並消滅有害的細菌。此舉讓牙齦獲得治療，也讓牙齒變健康。如果利用一部沖洗的機器，溫鹽水能到達所有的牙齦縫隙以及牙周，這對完全逆轉牙齦疾病及蛀牙是重要的。納拉博士說刷牙和使用牙線，並不足以停止牙齦疾病，這就是為何這麼多人遵循牙醫的標準建議之後，卻仍因牙齦疾病（感染）而受害。

多數人以為，牙齦疾病是牙菌斑所引起，波士頓佛塞斯牙科學校（Forsyth Dental School）的索可藍斯基（Socransky），以及密西根大學（University of Michigan）所做的研究顯示，牙菌斑的理論並不成立。在牙齦疾病裡出現的多達五種不同的破壞性細菌，實際上顯示牙菌斑和牙結石並不是主要的原因，而是結果。健康的牙齦只會吸引好的細菌，例如革蘭氏陽性的兼性桿菌和球菌，以放射菌種和鏈球菌占大多數。生病的牙齦會吸引革蘭氏陰性的厭氧細菌，主要是類桿菌屬細菌和梭狀桿菌。

每天以鹽水漱口或沖洗口腔數次，通常已經足以預防並逆轉牙齦疾病。不過對於一些情況較嚴重的牙齦疾病的情況，納拉博士建議你可以用美洲血根草（Sanguinaria）這種藥草的萃取物，它數個世紀以來都是土著文化拿來當成漱口劑。

牙齦疾病代表體內出現了大量毒素，尤其是始於口腔、終於肛門的消化道。除了上述的漱口程序之外，注意其背後的成因也是重要的，例如營養不

良、生活不規律、肝臟和腸道阻塞、以及情緒壓力。

MMS的發明者吉姆漢伯，是這樣描述他在解快自己牙齦問題的情況：「我這一輩子都有牙齒的問題，我大部分的牙齒都掉了，所以我戴著假牙。我的牙齦很軟，牙齒總是很鬆動。它們常常會疼痛，且在某些特別的時刻當它們一痛起來，我會以為我必須拔掉一兩顆才行。最後我決定試著用MMS來刷牙……我再次感到驚訝，所以的感染和疼痛感在一個小時之內全都消失了。一個星期後，我的牙齦變得很堅固。」

吉姆建議使用下列的程序在牙齒的膿瘡、被感染的牙齦及膿漏的症狀上：「滴六滴在杯子中，加二分之一茶匙的醋或檸檬或萊姆汁，等待三分鐘，然後加入四分之一杯的水。用這個溶液來刷牙，每天都要製作新的溶液，勿讓這個溶液在口腔裡停留超過60秒。預期在大約四小時之內，免疫系統可以戰勝牙齒膿瘡的疼痛，預期在一個星期之內，所有的感染和膿漏都會消失，預期在兩個星期之內，所有鬆動的牙齒都能像岩石般堅固，預期在三個星期以內，就能擁有完全健康的口腔。請記得，MMS解決方案是目前已發展出來最強大的健康解決方案，且它真能做到它這裡所描述的。」欲了解關於MMS的更多資訊，請見下文「神奇的礦物質補充品」。

太陽能鈦牙刷

我個人使用一種太陽能牙刷來清潔牙齒。這種太陽能牙刷有一個專利設計，經過科學和臨床的證實，可顯著減少牙菌斑，效果比你平常在使用的牙刷還好，且不須使用牙膏或牙線。有另一個特色是一個鈦氧化物（TIO_2）的金屬桿，對光線很敏感。它創造了一個自然的離子化學反應，把牙菌斑從牙齒琺瑯質上分離，並利用離子的自然吸引力，清除菸草、咖啡和其他汙垢。你也許知道負離子空氣淨化器也會產生離子。牙菌斑包含了帶有正電荷（正離子）的微粒。當鈦刷頭以光線作用時，它會創造出負離子來吸引正離子，就像磁鐵一樣。於是，牙菌斑會從你的牙齒分離並脫落，當你漱口時，它就會被洗掉。其他的汙垢也會以同的方式被去除。

在加拿大和日本已有四個不同的牙科大學，做了四個臨床測試，他們都發現使用這種太陽能牙刷的人其牙菌斑比起其他使用一般牙刷的人，明顯較少。這個研究同時顯示了齒齦炎的改善。

戒除菸癮及其他上癮

上癮──失去控制的無意識表現

　　會對什麼事物上癮，往往是由於內心有無法實現的渴望。你下意識可能覺得有股比你更強大的力量，讓你無法完成夢想，無論那夢想是大是小。你可能甚至直接認輸，繼續說服自己要戒掉這些壞習慣實在太難了，包括抽菸、酗酒或大啖容易上癮的食物。許多癮君子都辯稱，周圍總是有人在抽菸，所以根本不可能戒菸嘛。有些人則不願面對戒菸時會出現的難受症狀。許多人就算暫時戒菸成功，也往往因為體重突然增加，半途而廢。

　　大部分想戒菸的癮君子，都認為自己意志力不夠，無法成功。我們為什麼賦予小小一根菸這麼大的力量，任它控制我們的自由，而無法有意識地為自己的人生選擇？吸菸就跟任何一種上癮一樣，正好反應了我們內心深處的空虛與不足。我們的人生到底缺了什麼，才讓我們一直尋求替代品？這個問題有無數可能的答案，我們無法在此深究，而且上癮者可能自己心知肚明。但我們的確可以利用諸如想抽菸的渴望，好好探究自己內心是否缺少了什麼，並加以改善。

　　這些舊習也許會讓你生病，甚至要了你的命，但與其苛責自己任憑習慣控制，還不如試著從中學習，並努力讓自己更完整。我們往往因為無法了解菸癮背後隱藏的訊息，而任憑自己相信戒菸會很難、會挫折重重。然而菸癮其實可以讓你意識到自己已失去對人生的掌握，甚至讓你有機會重獲新生。

　　有些人所以會有「我沒辦法戒菸，因為……」的想法，是因為他們下意識便自覺是受害者，也缺乏自尊。這些人認為：有一部分的我就是如此軟弱、不足；有一部分的我就是如此不健康、死氣沉沉；抽菸讓我承認我對香菸的欲望，大過於我保持健康的欲望，或說是大過我珍惜自己的欲望。倘若這些人繼續保持這種內心的軟弱，繼續感嘆：「我永遠戒不成的」或「不抽菸我會瘋掉」，那麼他們永遠不可能成功戒除菸癮或其他上癮。

重獲自由意志

　　就好像人們用一根刺來挑出另一根刺，你也可以藉由學習戒菸，有效根絕人生隱藏的無力與依賴。一味壓抑重拾香菸的渴望，只會讓自己的能量更集中在這種渴望上，讓成癮變得更嚴重。這些渴望希望被滿足，但我們至少該能決定自己是否要滿足它。菸癮反映的是內在的空虛和不完整，因此其實我們可以利用菸癮，好好充實自己，重獲對人生的掌控。你可能會納悶這到底是什麼意思？換句話說，菸癮並不是你真正要解決的問題。如果只把抽菸視為一種會帶來嚴重後患的壞習慣，這種想法太讓人沮喪了，你也無法藉由與之對抗而提高自尊。就算你成功戒菸了，你仍無法重獲內在的自由，而且很可能會染上其他上癮，例如嗜吃甜食、喝酒或縱慾。因此你不需要力抗自己的焦慮或缺乏自信，只要增加內在的自由、自己為人生做決定就好了。

　　如果能好好了解菸癮、謹慎處理，抽菸可能會是你人生最重大的一件事。你可以藉此徹頭徹尾改變想法、重造自信。如果你是名癮君子，想放棄這項陋習，你必須先明白，菸癮並不是你在人生低潮時意外犯的錯誤。你會製造這個習慣，並不是自討苦吃，而是要從中學習。除非你能重獲力量，否則菸癮仍會如影隨形，或轉變為其他惡習。放棄抽菸並不是放棄一種舊習、然後染上另一種，而是讓自己復原、重獲自由意志。

　　若只試著靠意志力對抗惡習，便喪失了原本的目的，而且很容易事與願違，因為所謂的對抗，是當你受攻擊、或身處險境才會有的舉動。如今你已經明白身與心是如何緊密連結的，對抗上癮時隱藏的恐懼，只會讓身體與細胞變得更不安、焦慮，進而失去功能。倘若身體繼續害怕失控，無法了解誰才是真正的主人，那麼身體將永遠尋不著快樂所必備的安穩、平衡與能量。細胞用酵素將訊息送進大腦和心臟，這只是一種呼救的方式，然而這些訊息卻被憂鬱和緊繃擋了下來。有時我們因為想「克服」這些不適感，忍不住多抽一根菸，或多喝一杯。每當這些不適感又浮出水面時，我們就覺得被打敗了、覺得自己很軟弱，於是繼續受成癮控制。

　　然而真正的意志力，卻是學習如何有意識地選擇。上癮就像膠水一樣，會緊緊黏著那些想擺脫它的人。它是種心魔，深藏在我們的潛意識中，每當我們看到、想到那些讓我們成癮的物品，它就出來露個面。隨之而來的衝

動，已超出我們意識能控制的了，於是我們便感到非得抽根菸、喝杯咖啡，或吃塊巧克力不可。然而我們必須了解，「我們永遠有權選擇」。戒癮時，我們一定要將這句話牢記在心。

要驅走心魔，不能光靠扔掉香菸、避開抽菸的朋友，或活在沒有煙霧瀰漫的環境裡。抽菸受到社會大眾的強烈譴責，因此許多癮君子已經覺得沒了個人自由。然而要為自己的人生作決定，需要的卻是這種自由的感覺。倘若你個性敏感，你必須注意，嘮叨的伴侶、醫生，以及香菸盒上關於吸菸有害健康的警示，都會讓你背負著重重的罪惡感。這麼多外界的壓力，也許會讓你成功戒菸，但你仍會覺得自己缺少自由意志，轉而對更為社會所接受的物品上癮。

有意識地吸菸

我們都還記得小時候，爸媽會警告我們餐前不要吃巧克力，否則想看電視的時候就會沒電視可看。當潛意識失去了選擇的權力，或覺得被強迫了，引發的反應通常是負面的。一個人無法滿足渴望時，這種失望會不斷累積，內心就會出現他很想填補的空虛。吸菸不過是一種潛意識的反叛，反叛外界那些不讓我們隨欲而為的事物，藉此暫時彌補內心的不痛快。然而，倘若我們能重得自由、為自己做決定，這種空虛就會永遠消失了。你必須了解，只要你想，任何時間你都可以抽菸，愛抽多久就抽多久。倘若你手上有一根菸，還有一根火柴，你可以直接就抽起菸來。

你一旦滿足了吸菸的渴望，吸菸將不再與你過去的所有禁忌連結起來。我十歲時進入國中，那是我第一次吸菸。當時我覺得自己彷彿是個罪犯，因為法律規定，我要到16歲之後才能吸菸。我的父母也嚴厲反對。多年來我一直隱瞞著不讓父母與老師知情，我也只能繼續抽。直到有一天我才發現自己其實有權選擇。當我到了可以吸菸的法定年齡，我突然對吸菸興致缺缺，便決定戒菸了。當時我一舉成功，也沒出現任何副作用。

想要戒菸，首要之務就是准許自己吸菸。吸菸帶來的罪惡感，只會讓你無法滿足，讓你急著再叼一根，這樣你才「終於」能得到所想要的。然而你真正渴望的，其實不是抽菸帶來的短暫滿足，而是自己做決定的自由。倘若

你極力避免點菸，你會變得更不滿足。抵抗抽菸的欲望，會帶來嚴重的身心副作用，即所謂的「戒斷症狀」，包括憂鬱、對生活感到索然無味、憤怒、噁心、飢餓、肥胖、心血管疾病、注意力不集中，以及顫抖等等。然而，除非你真的相信自己吸菸的權利被剝奪了，否則是不會出現這些症狀的。

選擇少抽些菸，但是不要抗拒想抽菸的渴望。戒菸時你不需要消除抽菸的渴望，這有異於一般的觀念。一旦你決定不要每次都順從想吸菸的渴望後，你就能自動開始戒菸了。這麼做可以讓你不再受控於你的潛意識和反抗心態，你也不再將自己視為受到外界或外人壓迫的受害者。你是自己的主人，可以自行決定到底要不要吸菸。倘若你想要，也可以隨身帶著香菸，甚至拿起來聞一聞，如此你就可以繼續鼓勵自己抽菸的欲望。盯著旁人抽菸，想像你自己也在吞雲吐霧。不要細數自己到底幾天沒抽了，也不要預先計算未來的日子。你不需要向自己或別人證明你可以戰勝菸癮。事實上，你根本不需要戰勝它，而是要從中得到好處。戒菸了不代表你變得更好，不戒菸也不代表你很糟糕。你可以今天不抽、明天又開始抽菸，隨你選擇。你就跟我們任何人一樣，想抽菸的時候，就可以拿起香菸來。

然而你若想利用這個機會，訓練自己的自由意志，你必須在當下做決定，而且每天都要這麼反覆來個幾次。你選擇不吸菸的時間越長，就越能減少吸菸的衝動，衝動本身也會變得越來越弱。每當抽菸的渴望又出現時（畢竟心魔不會瞬間從潛意識消失），你必須再做一次決定。然而你的意識會變得越來越能做出正確的選擇，因為每經歷一次決定，你的自信和自尊都進步了一些。在這個過程中，挫折是不存在的，有的只是選擇的自由。無論如何，控制權都在你手中。

有意識地反覆訓練你的心智，會讓你終身受用無窮。你會重獲自由意志，不再是過去的那個「受害者」。過去的一生中，你聽了太多次「你不能做這個」、「你不能做那個」，這讓你深信戒癮實在太困難了。然而只要能再次有意識地選擇，你將擺脫滿腦子「我辦不到」的想法，這會讓你受用無窮，成為你終身的資產。

戒除成癮習慣

決定戒菸（或戒掉任何上癮）前，你必須先了解下列幾點：

- 戒癮是你人生首要之務。
- 不要同時做太多其他的人生改變。
- 成功戒癮後不要獎賞自己，戒癮本身就是獎勵了。
- 不要隨便告訴別人你想戒菸，這只會削弱你選擇抽菸的自由。
- 隨身帶著香菸或菸草，只要你想要，你可以隨時吸菸。此外，這會讓人們以為你還在抽菸，如此你就不需向誰證明你有能力戒癮。
- 除非有健康考慮，不要刻意避開有人在抽菸的地方；無論是什麼情況，你都有掌控權。
- 別忘了，除非你在坐飛機或坐公車，你可以在任何地點抽菸，雖然你可能得在室外吹冷風。
- 盡量不要尋找香菸的替代品，如茶、咖啡、巧克力、口香糖、更多運動、礦泉水等等，長遠來說，這些並沒有辦法滿足吸菸的渴望。
- 開始戒菸的時間，不要選在你正好經歷壓力或情緒起伏的時候。最好選在你的人生發生正面事件的時間點。新月日也是最好的時段之一。
- 多想想戒菸會帶來的好處，例如身體會變得更健康、肺部分泌的黏液會變少、口氣更清新、省錢等等。
- 菸癮發作時，要坦然接受，並對自己說：「我的菸癮又犯了。只要我想，我還是可以抽菸，但現在我決定不抽。」倘若一個小時後菸癮又犯了，這次你可以選擇抽菸。這會讓你學著有意識地接受你想抽菸的欲望，但又不為所制。每次欲望出現時，若選擇不順從它，你等於在訓練自己有意識地選擇。
- 菸癮有時會跟一些情境牽連在一起，例如喝咖啡、電話鈴響、等巴士或計程車，或看電視轉台時。菸癮是一種你寫在潛意識上的「程式」，與這些情境密切相關。每次這些情境一出現，你的菸癮也會跟著出現。下次電話鈴響、或喝咖啡、或轉台時，你若突然想抽菸，要記得有意識地做決定。給自己幾分鐘的時間，然後再有意識地點菸。另一個建議則是，不妨在一些你平常不會抽菸的地方抽，例如房子的

　　某些角落或花園裡。如此便能斷絕潛意識的控制，讓你能更有意識地決定要不要抽菸。

- 等抽菸的欲望真的很強時，再伸手點菸。換句話說，你還是有抽菸的自由，但你可以等到真的開始不舒服的時候才點菸。觀察自己身體的哪些部位，會因為菸癮而感到緊繃、煩躁或緊張。點菸之前，觀察自己的欲望有多強，是很重要的。許多癮君子只是稍有衝動，就不自覺地投降了。你必須改變這種無意識的行為。

- 還有個方法可以讓戒菸（或其他種戒癮）變得較容易，那就是在衝動想抽菸時，喝半杯（或更多）開水（室溫）。以生理的角度來說，想抽菸的衝動，是由體內結締組織中累積的毒素引起，這些毒素進入血液中，讓血液變濃，並引發易怒、緊張、焦慮，甚至恐慌等症狀。因此與其將毒素送回結締組織（等著日後復發），不如喝杯水稀釋血液濃度，順便幫助身體排出毒素。這麼做久了，想抽菸的衝動也會慢慢變淡，最後就會消失殆盡。

- 最後一點，不要把菸癮當成一件很糟糕、必須擺脫的惡習。把戒菸當成訓練自己成為生命主宰的大好良機。如此一來，你的菸癮將成為你一生中最好的老師。

戒菸技巧總結

1. 每當你衝動想抽菸時，反覆對自己說：「我現在想抽菸。」這麼做可以將抽菸的欲望，從潛意識帶到意識中。如此一來，你就有較充裕的時間，可以有意識地決定到底要不要點菸。喝半杯水也可以將欲望帶到意識的層面上。

2. 接著，要對自己說：「我現在有抽菸的自由。」你必須自我提醒，自己天生有權為自己做決定，否則你的潛意識和上癮的心智，可能會因為相信你永遠無法抽菸而反抗。這會帶來許多副作用。

3. 倘若你非常渴望抽菸，正視那種渴望，並對自己說：「我要抽菸了。這是我的選擇。」當你伸手準備拿菸時，要確認這是你真心想要的。你也可以反覆對自己說：「現在我承認自己想抽菸，但這次我選擇不抽。」

然後再想想戒菸後的感覺會是什麼。

每次你有抽菸的衝動時，不妨都做一次上述的簡單步驟。這個技巧萬無一失，因為不管結果如何，你都不會做錯。無論你決定要不要繼續抽菸，你至少都開始有了「自覺」，也開始運用你的自由意志——若想有意識地掌控生命，這是必要的。大部分遵從此技巧的人，都在一週內成功戒菸了，有些人則需較長的時間。但花多少時間戒菸並不是重點。真正重要的是，無論你的思考，或待人待己的態度，都將向上提升一大步。

所有關於吸菸有害健康的研究，都放錯重點了。我們該做的，不是譴責抽菸的人，而是引導他們從成癮習慣中學習，就好像生命中的其他問題也可以讓我們獲益匪淺一樣。

此技巧對戒除其他成癮也很有效，包括咖啡因、酒精、藥物、安眠藥、糖類、鹽類、性，甚至工作。我建議讀者盡量多閱讀此章節，或至少一週一次，以熟悉其中的重點。

具療效的神奇食物

希波克拉底是第一位主張食物是人類最佳良藥的西方醫生。顯而易見地，倘若食物可以讓生命更豐富，並創造健康強壯的身體，那麼食物也應該能治療身體疾病。關於天然栽種食物的研究，應該是最公正、可靠的，因為其中不會牽涉到製藥商，或那些工於算計的食品業者；這些人只會利用研究結果賺錢，販賣一些大眾原本就能免費取得的資源。

數百種食物都具有一些療效，以下我將列出幾個例子。我們可以說，倘若沒有攝取足夠的大自然食物，一個人遲早都要生病的。相反地，倘若我們多吃自然食物，就不容易生病。但如果你現在生病了，在尋找真正療方的時候，你可能會發現食物還是你能買得到的最佳良藥。

倘若你想採用食物療法，請先檢查你的體質表，看看這些食物是否真的適合你。下列食物可能具有療效，但倘若你的體質無法好好利用（舉例來說，風能體質的人就不適合吃花椰菜），或無法好好消化，那麼這些食物就算富含營養，對你可能也沒有幫助。

綠花椰菜有助抗癌

根據約翰霍普金斯大學的研究，少許的新鮮綠花椰菜苗，內含的抗癌物質量，與大量的其他自然蔬菜差不多。你得在一週內吃一公斤的成熟綠花椰菜，才能將罹患結腸癌的機率降至50%。你當然可以這麼吃，但其實5公克的綠花椰菜苗，內含的蘿蔔苷（glucoraphanin），就相當於150公克的成熟綠花椰菜。蘿蔔苷是蘿蔔硫素（sulforaphane）的前驅物，動物實驗發現蘿蔔硫素可以加強細胞酵素，保護細胞不受致癌化學物危害。

就像其他的十字花科植物一樣，綠花椰菜也會加速身體排除雌激素，幫助預防乳癌。綠花椰菜也富含鉻，可以預防病毒或潰瘍，並幫助調節胰島素和血糖。

只要用適量的油或奶油加以料理，即使是風能體質的人還是可以從綠花椰菜和其他十字科花植物中受益。

甘藍菜——古羅馬的治癌療方

古羅馬人愛用甘藍菜治療癌症。如今我們知道，甘藍菜的防癌效果，在於內含的許多抗癌物及抗氧化物。甘藍菜會促進雌激素代謝，進而預防乳癌、抑制結腸癌前期的息肉生長。研究也指出，每週吃一次以上的甘藍菜，可將男性罹患結腸癌的機率，降低66%。

光是每天攝取兩大匙的料理甘藍菜，就足以幫助預防胃癌。甘藍菜也富含抗潰瘍物質，菜汁可以幫助潰瘍病人加速復原。它也含有抗細菌與抗病毒的特性。紅甘藍菜的纖維，則為白甘藍的兩倍，能平衡血液膽固醇。白花椰菜和高麗菜芽也有類似的療效。

小白菜富含礦物質，可將高血壓降低30左右。我們根本不需服用昂貴的

處方藥，何況這些西藥只會破壞肝臟、腎臟與消化系統。

白花椰菜預防乳癌

白花椰菜也是一種十字花科植物，內含許多抗癌與調節荷爾蒙的物質，就跟它的近親綠花椰和甘藍菜一樣。白花椰菜並不普遍，但重要性很高。研究人員發現它可以幫助女性分解雌激素，並製造出較安全的雌激素副產物，將罹患乳癌的機率降低百分之四十。白花椰菜也可以幫助預防結腸癌。

神奇的胡蘿蔔

胡蘿蔔富含胡蘿蔔素，胡蘿蔔素是一種強效的抗癌物質，可以保護心血管、增加免疫力，也具有預防感染的抗氧化性。近來的研究顯示，每天吃一根胡蘿蔔，可以將中風的機率降低68%！這樣的效果，沒有任何西藥可以比擬。根據最近的研究（2007年），就算服用胡蘿蔔補充劑，也沒有任何好處。倘若你是名老菸槍，一根中型的胡蘿蔔，內含的胡蘿蔔素可以將你罹患肺癌的機率，降至一半。

每天吃一根胡蘿蔔，也對眼睛大有好處。胡蘿蔔富含的胡蘿蔔素，可以大大降低罹患退化性眼疾（例如白內障與黃斑部病變）的機率。此外，胡蘿蔔素也能減緩胸痛（心絞痛）。胡蘿蔔內含的可溶性纖維素，可以幫助平衡並調節血液膽固醇。經過烹調的胡蘿蔔較容易為人體吸收。

比威而剛更猛的芹菜

長久以來人們都知道，芹菜是幫助維持正常血壓的最好食物之一。它跟許多西藥一樣能擴張血管，但卻不會帶來副作用。然而誰會想得到，這種常見食物，竟然比威而剛或其他增強性能力的藥物的效果更好呢？根據一項針對壯陽食物所做的詳細調查，芹菜是地球上最有效的「性」物質。這個讓人意外的壯陽藥富含維他命E、鎂、菸鹼酸、鉀和鋅，這些都能促進性功能。

還有更好的呢！芹菜還含有精胺酸，這是一種天然胺基酸，跟威而剛一

樣可以擴張血液。然而，比威而剛更好的是，精胺酸還可以增加流向陰蒂的血液，增加女性的性反應。

此外，芹菜的芳香，也來自兩種稱為雄酮和費洛蒙醇的類固醇。研究顯示，這兩種化合物會通過鼻腔，吸引異性。

食用芹菜也有其他好處，它含有一種炔類化合物，可以抑制癌細胞生長。此外，芹菜也富含有機鈉，因此吃起來稍有鹹味。鈉離子與鉀離子都能幫助維持體內電解質平衡。胃在製造胃酸時也需要鈉離子，許多腺體在分泌腺液的時候也需要鈉離子。芹菜也富含維他命C，可以加強免疫系統。

芹菜是一種天然利尿劑，可用來治療循環性疾病，例如高血壓、淋巴管堵塞。自古以來，中醫便利用芹菜來降血壓。如今科學家也發現為什麼芹菜這麼有療效了，原來是因為芹菜含有一種特殊的油脂，可以放鬆肌肉、調節血壓、改善血流、降低血壓。只要每幾天吃一根芹菜（或將芹菜與其他蔬菜，例如胡蘿蔔，打成蔬菜汁）就能達到效果。

酪梨──美味的超級水果

酪梨味道濃密，充滿營養，特別富含維他命A。它也含有許多維他命B、菸鹼酸、葉酸、鈣質、鐵質、九種胺基酸，以及大量鉀離子。

酪梨也有助循環，可降低膽固醇並擴張血管。酪梨的確也有許多脂肪，因此也有人稱之為「牛油果」，但其中主要的脂肪，是單一不飽和酸──油酸（橄欖油中也含有大量這種脂肪），這是種可以抑制壞膽固醇的物質。1996年墨西哥社會安全健康機構（Instituto Mexicano del Seguro Social）發表一項研究，發現每天食用酪梨有益健康。45名受試者每天都吃一些酪梨，連續吃一週，就可以將血液膽固醇降低17%。他們的膽固醇內容物也變得更健康：壞膽固醇（低密度脂蛋白）與三酸甘油酯的含量都顯著下降，而好膽固醇（高密度脂蛋白）的含量則上升許多。

酪梨也富含 β 穀固醇（ β -sitosterol），16項人體試驗都顯示， β 穀固醇可以降低膽固醇。醫生常常開出 β 穀固醇藥劑，以阻斷人體對膽固醇的吸收，但此藥往往引發嚴重副作用。原本科學家以為柳丁是 β 穀固醇含量最豐富的水果，後來卻發現酪梨的 β 穀固醇含量，比柳丁還高了三倍。

　　酪梨的谷胱甘肽（glutathione）含量也比其他任何水果還高出兩倍。谷胱甘肽是一種強力抗氧化物，試管實驗顯示，谷胱甘肽可以阻絕30種抗癌物、抑制愛滋病毒增生。研究也顯示，若能（從食物）多攝取谷胱甘肽，便能降低罹患口腔癌與咽喉癌的機率。

　　20年來，我每天中午的沙拉裡都有酪梨（但我盡量避免晚餐吃酪梨）。我發現這是我能找到最營養的食物之一。

　　洗完頭髮後，若把酪梨壓碎，敷在頭髮上五分鐘後清洗，可以增加頭髮的光澤。南美洲人用壓碎的酪梨來做面膜，混以蜂蜜和萊姆汁，如此便可滋潤晒過太陽後乾裂的臉部皮膚。

藍莓與蔓越莓保護腎、心、眼與皮膚

　　尿道感染是由細菌所引起的，特別是大腸桿菌。這些細菌會黏附在膀胱壁或腎臟壁上。許多科學研究都發現，藍莓與蔓越莓可以抑制細菌生長，進而治療尿道感染。過去的人都用蔓越莓汁來清理膀胱感染或尿道感染，往往一兩天見效。每天喝三至四次100毫升左右的果汁，飯前半小時和睡前喝。

　　研究顯示，藍莓富含抗氧化物，具有許多療效，包括預防尿道感染、刺激抗癌活性、減少心臟病、強化膠原物質、調節血糖、改善夜視能力、抑制愛滋病毒增生、治療腹瀉等等。

　　蔓越莓則富含生物類黃酮和天然維生素C，可以增進免疫系統，治療感染。冬天吃蔓越莓則可減少腎結石。氣喘時蔓越莓也可以幫助支氣管擴張。蔓越莓甚至可以治療粉刺，預防引發粉刺的細菌進入皮膚，減緩症狀。

　　蔓越莓裡的蘋果酸可以軟化肝臟膽管中的結石，可作為清理肝臟的預備動作。最好能飲用那些有機、濃縮的蔓越莓果汁，並用開水稀釋成五分之一後飲用。

具療效的四季豆

　　四季豆又稱菜豆，富含營養，也有顯著的醫療價值，且富含維生素K（每杯四季豆就含有每日建議維生素K攝取量的154.9倍）。維生素K是維持

強壯骨骼的重要維生素。

　　四季豆亦富含重要的維生素A。從口感也可以知道，四季豆內含營養的纖維，有助預防結腸癌。此外，四季豆充滿了維生素C、核黃素、鉀離子、鐵質、錳、葉酸、鎂和磺胺素，以及磷、鈣、菸酸、維生素B₆、銅、蛋白質和鋅。

　　對那些罹患動脈硬化、糖尿病併發心臟病或中風的人來說，沒有什麼食物比四季豆更好的了。鎂離子和鉀離子可以同時降低血壓，而葉酸與維生素B則可以將可能有害的同胱胺酸（Homocystein），轉變為其他無害分子，以免同胱胺酸直接傷害血管壁。體內同胱胺酸過高，往往會增加心臟病發或中風的危險。

　　四季豆內含的鐵質，是菠菜的兩倍，而且鐵質以有機離子形式存在，異於補充劑或早餐麥片中的有毒鏽鐵（氧化鐵）。鐵是血紅素中的組成成分，可以將氧氣從肺部輸送到全身細胞，也是身體製造能源和代謝的重要成分。要能適當利用鐵質製造血紅素，身體需要銅離子，這也存在於四季豆裡。

　　四季豆內含的維生素A、維生素C和鋅，則有助維持免疫功能，並清除粉刺。此外，四季豆中的磺胺素，可以幫助保持記憶力。

　　四季豆中的許多營養，都有助預防許多疾病，包括阿茲海默症、動脈硬化、糖尿病、心臟病、結腸癌、哮喘、關節炎、粉刺、耳朵感染、甚至感冒和流感。

注意

四季豆也含有不少草酸。倘若你有草酸腎結石，記得在食用四季豆前，要定期淨化腎臟。

增強骨骼的高麗菜芽

　　每兩位超過70歲的美國女性中，就有一位會因為骨骼脆弱而骨折。髖部骨折的嚴重性往往致命。然而最近的女性研究發現，女性只要每週吃幾次球芽甘藍，一次吃80毫克，骨折機率就可降低30%。此外，高麗菜芽中的植物

化學物質，也可以增進身體自然免疫力，預防癌症等疾病。科學家發現，高麗菜芽或其他芸苔屬植物中的營養素蘿蔔硫素，可以增進身體解毒功能。

高麗菜芽也富含纖維素、葉酸與維他命C。維他命C可以維持免疫功能、幫助製造膠原蛋白，膠原蛋白是形成皮膚、結締組織、軟骨和肌腱等身體結構的基本物質。此外，一杯高麗菜芽包含了足足1,000多單位的維生素A、669單位的胡蘿蔔素，這兩者都能預防感染，還能促進肌膚緊實光滑。

幫助消化的朝鮮薊

好幾世紀以來，人們都知道朝鮮薊（Cynara scolymus）能幫助消化，特別可以促進膽汁分泌。由於身體會將膽固醇轉化為膽汁，促進膽汁分泌便可以平衡血液膽固醇含量。此外，膽汁分泌也可以幫助消化，這就是為什麼人們會用朝鮮薊來助消化的原因。朝鮮薊葉富含植物營養素，有許多增進健康的效果。

羽衣甘藍富含抗癌物

這種富含營養的蔬菜，有各式種類和顏色，其中以綠色和紫色最常見。非洲有些地方的人民過得又長壽又健康，羽衣甘藍便是他們的傳統食物。

羽衣甘藍也富含各種抗癌物質。它屬於十字花科植物，因此內含大量吲哚（indoles），可以調節雌激素、預防結腸癌。它所含的胡蘿蔔量比菠菜還多，葉黃素則為其他蔬菜的兩倍。羽衣甘藍也富含抗氧化物維生素C。葉狀羽衣甘藍和其他綠色葉菜類，也有類似的功效。

堅果抗癌又護心

所有的堅果都可以抗癌、保護心臟。其中以杏仁和核桃最能平衡膽固醇含量，兩者都富含抗氧化物油酸，以及橄欖油中常見的單一飽和脂肪酸，可以保護心血管。然而其中杏仁的營養價值還是最高。有六項研究都顯示，杏仁能降低總膽固醇以及壞膽固醇的含量，將罹患心臟病的機率降低10%，效

果驚人。只要每天吃一小把杏仁，就能得到如此功效。食用杏仁時，最好先用沸水煮幾分鐘，以去除外皮。將杏仁浸泡過夜，更能幫助消化。

　　大部分堅果都富含抗氧化物及維他命E，可以預防心絞痛和心血管疾病。巴西豆的硒含量非常多，這是一種可預防心臟疾病和癌症的抗氧化物。核桃則含有鞣花酸（ellagic acid），這則是種抗氧化及抗癌物質。核桃也富含omaega-3脂肪酸。

　　堅果也可以調節胰島素和血糖，預防濃度驟升，因此對於乳糖不耐和糖尿病患者都很有好處。耐人尋味的是，研究者發現許多晚年罹患帕金森氏症的人，早年攝取堅果的量都很少。

　　小心過敏性與變質的堅果：堅果類食物，特別是花生（花生其實是豆類），很容易讓體質敏感的人發生急性過敏反應。因此要避免食用破裂的堅果，因為這些堅果特別容易腐壞。堅果醬也是惡名昭彰，很容易引起不良的消化反應。被磨碎的堅果因為接觸到空氣中的氧氣，很容易氧化而腐敗。腐敗的脂肪毒性極強，是造成許多疾病的主因，甚至可能引發大腸激躁症及克隆氏症。因此最好只食用新鮮堅果，或自行製作新鮮堅果醬，並在兩三天內吃完。避免食用那些與其他乾燥水果混合的堅果，或與早餐麥片混在一起賣的堅果（因為這些堅果往往都已經腐壞了，而乾燥水果則常常含有黴菌）。

鼠尾草籽（chia）──古代的超級穀粒

　　鼠尾草（Salvia Hispanica）的種子內含豐富油脂、維他命與礦物質。一名頗有聲望的食品科學家，福克森博士（Dr. Vladimir Vuksan），曾針對這

注意

食用所有的堅果和種子（以及穀粒）前，最好都能先浸泡過夜，然後以烤箱加熱乾燥6至12個小時，最後儲存在乾燥的容器中。浸泡可以去除植酸（phytic acid），而植酸可能會在腸胃中與重要礦物質結合，影響吸收，讓身體缺少礦物質。浸泡也可以中和那些有毒的酵素抑制物，幫助消化。

種古老的穀物進行為期六個月的研究。多倫多大學的福克森博士是當初首創升糖指數（Glycemic Index）的研究者，他取得一種叫做Salba品牌的鼠尾草籽，以供研究。

以下就是福克森博士在鼠尾草籽中發現的極營養成分。100公克的鼠尾草籽，就含有：

- 自然界中最高含量的omaega-3脂肪（相當於800公克大西洋鮭魚所含的量）。
- 超過三杯全脂牛奶所含的鈣質。
- 超過大豆能提供的可利用蛋白質，以及超過一杯半菜豆所能提供的蔬菜蛋白質。
- 比任何食物都能提供自然纖維，超過一又四分之一杯的麥片所能提供的量。
- 超過三杯生菠菜所能提供的鐵質。
- 一又二分之一根香蕉能提供的鉀離子。
- 七顆柳丁能提供的維他命C。
- 藍莓能提供的三倍、紅酒能提供的270倍抗氧化物。

糖尿病病患、乳糜瀉患者或對穀蛋白過敏的人，都可攝取鼠尾草籽。福克森博士因此做出結論，認為鼠尾草籽「是全世界最有營養的食品作物，可解決全球糧食危機。」他在另一項研究中也發現鼠尾草籽可以：

- 降低餐後血糖及血液胰島素含量。
- 將發炎指數（C反應蛋白）降低40％。
- 顯著降低收縮壓與舒張壓（5至10mmHg）。
- 降低30％的血液凝結度。
- 攝取其他高劑量omaega-3脂肪酸，往往會對血糖或血液脂肪帶來不良影響，鼠尾草籽則沒有這方面的問題。

有證據顯示，古阿茲提克人，在西元前3,500年就開始食用鼠尾草，中墨西哥人則在西元前1,500年至900年，將鼠尾草籽作為商品作物。阿茲提克人食用這種副熱帶植物的種子，以增加體力，他們稱之為「跑步食物」，傳

令兵只要吃一把的種子，就能跑上一整天。他們也將它作為醫療用途。人們將種子整粒食用，或磨成粉烹調。我們也可以將鼠尾草籽加入麥片、沙拉、飲料中，或用來烹調。磨碎後的粉可存於冰箱冷藏。

新鮮玉米可治療眼疾

　　黃斑部病變是導致眼盲的主因，而幾乎每個罹患老年黃斑部病變的人，都缺乏葉黃素。近來研究顯示，只要每天攝取六毫克的葉黃素，就可以將罹患此疾病的機率降低43%。而新鮮玉米便是攝取葉黃素的絕佳選擇。

稻米好處多

　　這種常見食物具有抗腹瀉與抗癌的特性。稻米就像其他穀物一樣，內含抗癌的蛋白酶抑制素。在所有穀物當中，稻米最不會刺激腸道，引發腸脹氣或痙攣性結腸等毛病。糙米對風能體質的人最好，可以治療便秘，也可以降低膽固醇，以防膽結石形成。火能體質的人最適合吃印度香米（他們不太適合攝取糙米內的粗糙纖維，以及高含量的植物抗體）。

　　所有米當中，印度香米的營養價值最高，富含鐵、硒、硫胺素及菸酸，以及大量的植物蛋白質。

椰子油——來自熱帶的禮物

　　初榨椰子油富含月桂酸，月桂酸是一種抗病毒與抗細菌的物質，可治療愛滋病。人類母奶裡也富含月桂酸，因此母親可將椰子油當作極佳的配方食物替代品。事實上，在一些熱帶國家中，當母奶缺乏時，大人也常用椰子油養育出健康的孩童。

　　風味絕佳的椰子油不只可以滿足口欲，也可以軟化宿便、淨化結腸，而無讓人不愉快的副作用。它也可以鹼化體質，預防各種疾病。這種熱帶植物油內含一種物質，可以增加好膽固醇含量，降低心臟病發的危險。

　　對那些擔心受到腸道寄生菌或念珠菌感染的人來說，椰子油抗病菌的特

性，也可以破壞病菌的保護殼，而達到抗病菌的效果。好幾世紀以來，太平洋島民都用椰子油抗酵母菌的特性，預防女性酵母菌感染。科學家發現，椰子油富含的癸酸與月桂酸，對大部分的念珠菌都具有致命毒性。

研究人員比較了太平洋島民與許多已開發國家人民，竟發現前者多半比較健康。這些島民沒有腎臟疾病，或會導致肥胖的甲狀腺機能問題。他們也不會血液膽固醇過高，雖然他們吃的椰子油裡，含有大量飽和脂肪，他們仍都身材苗條、身體健康。事實上，這些族群整體的身高體重比例，依照營養師所訂的身高體重指標（BMI）來說，都非常理想，很少人有消化的問題，也不會便秘。他們通常一天排便兩次以上。動脈粥樣硬化、心臟病、結腸炎、結腸癌、痔瘡、潰瘍和闌尾炎這些疾病名稱，他們都甚少聽聞。

椰子油也可以幫助溶解、去除體內累積在脂肪內的毒素，這些毒素會讓脂肪不必要地累積（人體必須將毒素累積在脂肪細胞，減少毒害）。因此椰子油也可以促進肌肉形成。許多健美運動者、私人教練、奧林匹克運動員，都利用椰子油來健身。

就算對那些消化不好的人來說，椰子油也很好消化，它是唯一一種不需要膽汁就可以消化的油類，因此對那些膽囊已切除的病患來說，是很好的選擇。椰子油也有助罹患消化系統疾病的病患，例如克隆氏症及大腸激躁症。這種油不需要藉由其他酵素或媒介物就能自由穿越細胞膜，進入細胞膜後，可以馬上轉化為能量。因此椰子油在食用後可以馬上成為能量來源。

椰子油也可以治療甲狀腺不足的問題，它因為是飽和酸，主成分為中鏈飽和脂肪酸。中鏈飽和脂肪酸可以促進代謝、加速減肥，並消滅酵母菌。椰子油因為會促進代謝，也會提高人體基本體溫，因此對那些甲狀腺機能較弱、或罹患克隆氏倦怠症的人來說，真是莫大福音。

椰子油老少皆宜，是最健康、安全的油類之一。它跟大部分油類不一樣，不會因為加溫而氧化，因此是很好的烹調用油。除了水能體質的人以外，大部分成人每天都可以服用大約三點五大匙的椰子油，也沒有安全或變胖之虞。但一開始還是先少量服用，觀察身體對於酵母菌分解會有什麼反應。除了內服外，椰子油也可以外敷在皮膚表面，當作防曬油、預防皮膚乾裂，或隔絕有害病菌。

一天一香蕉，醫生遠離我

　　和蘋果相比，香蕉含有四倍的蛋白質、兩倍的碳水化合物、三倍的磷、五倍的維他命A和鐵、兩倍的其他種維他命與礦物質。它也富含鉀離子，是最有營養價值的食物之一。香蕉有三種天然糖類——蔗糖、果糖和葡萄糖，還有大量纖維素。因此香蕉可以馬上提供大量能量（否則這些糖可能會有害身體），而且維持很久。研究顯示，兩根香蕉有助於以下幾種疾病：

　　憂鬱症：吃香蕉有助排解憂鬱，因為香蕉含有色胺酸，這是一種身體用來合成血清素的胺基酸。血清素這個效果強大的荷爾蒙可以讓你放鬆、改善情緒，並覺得更快樂。

　　經前症候群：香蕉裡的維他命B_6可以幫助維持血糖濃度，進而改善情緒、鎮定神經。

　　貧血：香蕉富含有機鐵（而不是補充劑的無機鐵形式），因此可以促進血液血紅素生產，改善貧血。

　　血壓與腦力：香蕉富含鉀離子，也有不少鈉離子，因此可以有效平衡血壓。這種療效讓美國食品與藥物管理局允許香蕉業者，正式宣稱香蕉具有降低血壓和防止中風的療效。此外基於同樣的理由，學生若定期食用香蕉，上課會變得更專心，學業成績也變得更好。

　　便秘：香蕉因為富含纖維素，因此可以幫助便秘的人恢復排便。

　　胃酸逆流：香蕉有制酸功能，可以減輕胃酸逆流的症狀。它可以中和胃酸，包覆胃壁以減少刺激。

　　晨吐：餐間時用香蕉可以維持血糖，減輕晨吐症狀。

　　蚊子叮咬：被蚊蟲叮咬後，不妨試著以香蕉皮內側塗抹患處。香蕉皮可以消腫止癢。

　　神經緊繃：香蕉富含維他命B，可以鎮定神經。

　　季節性情緒失調：香蕉因為富含改善情緒的色胺酸，可以減輕季節性情緒失調的症狀。

　　抽菸：香蕉可以幫助戒菸者。香蕉裡的維他命B_6、B_{12}及鉀離子、鎂離子，都能幫助身體減少尼古丁上癮帶來的痛苦。

　　壓力：香蕉內含的鉀離子可以幫助維持心跳正常，將氧氣送至大腦，並

且調節體內的水平衡。人在緊繃的時候，代謝反應會增快，而讓鉀離子含量下降。香蕉則可以減輕這種壓力症狀。

中風：根據《新英格蘭醫學期刊》報導，定期食用香蕉可以將中風致死率降低40%！

肉桂──糖尿病患者的靈藥

誰會想得到，這種烹調用的香料，竟具有這麼多種治療能力！食用四分之一至二分之一小匙的肉桂，就能降低血脂肪與三酸甘油酯，還能調節血糖，效果與藥物史塔汀一樣。你只要花不到美金五塊，就可以買到500公克的肉桂，而且食用後還不會有任何副作用。

根據美國農業部所做的研究，肉桂可以幫助第二型糖尿病病患控制血糖。肉桂粉可以刺激身體生產葡萄糖代謝酵素，增加胰島素的效力。一項研究顯示，肉桂會將胰島素分解糖分的能力，提高20倍。每天食用二分之一小匙的肉桂粉，對第二型糖尿病病患大有好處。（其他研究則發現，糖尿病病患也可以食用胡蘆巴、薑黃、生薑、苦瓜萃取物、越橘萃取物和武靴葉萃取物。武靴葉也可以修復受傷的胰島細胞）。肉桂也能降低體內膽固醇與三酸甘油酯含量，預防心臟病。

近來則有更多研究顯示，肉桂不只可以治療糖尿病和心臟病，還可以：

- 促進消化功能
- 治療鼻塞
- 減緩疼痛、發炎、肌肉和關節僵硬
- 減輕月經不適
- 促進血液循環
- 中和破壞性細菌的毒性，包括大腸桿菌

肉桂也可以讓你變聰明。研究者以口服或噴劑讓受試者用吸收肉桂，並測試他們的認知能力，發現受試者的認知能力都有進步。肉桂也可以增加男性性慾。

因此無論你要變得更健康、增進心智能力、讓性生活更和諧，或以上皆

是，你不妨有機會就多吃肉桂。你可以將它加入麥片、蔬菜中，或你最喜歡的飲料裡，例如藥草茶。

　　科學家也發現咖哩粉（含有薑黃、小茴香、荳蔻、香菜、薑、紅辣椒、胡蘆巴、茴香）與肉桂、月桂葉和丁香，可以將胰島素效用增加兩倍。這些東西不但美味，更可以治療糖尿病和好多種疾病呢！

薑黃內服外敷皆有益

　　薑黃（Curcuma longa）就是咖哩粉中亮黃色的成分。在醫療上，它不但是種適應原，也是種生物保護劑。幾千年來，阿育吠陀醫療師都用薑黃來治療病人。薑黃裡的活性物質薑黃素，比許多類固醇或非類固醇西藥，都更有抗發炎的功能。薑黃素也極具抗病毒、抗細菌、抗真菌、抗病蟲、抗癌和解毒的特性。薑黃素可以預防自由基形成，並且中和那些已存在的自由基。

　　人們傳統上利用薑黃來治療黃疸和其他肝臟問題、促進血液循環、溶解血栓、減輕關節炎疼痛、治療腹瀉、治鼻塞及中耳炎。如今人們也用薑黃來治療愛滋病，自然草藥療法用薑黃來減輕病患喉嚨痛和胸悶的症狀。你可以每天都取一些薑黃來烹調，加入蔬菜、米飯、豆類、湯類等，不但美味，也有益健康。

　　薑黃也可用作外敷（膏狀），可以治療痔瘡、創傷、割傷和燙傷（不過要注意它會將皮膚染成黃色）。

　　根據約翰霍普金斯大學的研究，薑黃裡的主要成分薑黃素，具有預防和治療癌症的功能。一項發表在《臨床癌症研究（*Clinical Cancer Research*）》（第12期，5346頁）的研究，觀察薑黃素對細胞活性的影響，發現它會干擾神經降壓素（neurotensin），這是一種可能引發結腸癌的腸胃道荷爾蒙。德州大學的研究者將神經降壓素加入大腸癌細胞，然後再外加（或不加）薑黃素處理。他們發現神經降壓素會開啟一連串化學反應，增加癌細胞的生長和移動，而薑黃素則抑制了這些反應。他們於是做出結論，認為薑黃素可用來治療、預防結腸癌與其他癌症。

薑可用來治療暈車和其他症狀

丹麥史凡堡醫院（Sevensborg Hospital）曾進行一項研究暈船的臨床試驗，發現薑可以治療暈車、暈船等症狀，比處方藥還更有效，而且也更安全，因為處方藥往往會引發嗜睡等副作用。另一項由倫敦聖巴塞洛繆醫院（St. Bartholomew's Hospital）麻醉科所進行的研究，則指出一公克的薑粉，就足以預防術後暈眩及嘔吐，與醫院常用的鎮定劑一樣有效，甚至更安全。

一項由加拿大多倫多兒童醫院（Hospital for Sick Children）可蘭醫生（Dr. Gideon Koren）進行的研究指出，薑也可有效減緩孕吐症狀，不但可以減輕晨吐，也不用擔心會對胎兒有不好的影響。若可以將蜂蜜與薑一起服用，效果更好。

阿育吠陀醫生也用薑來治療發炎和風濕症。印度的統計研究發現，高純度的薑萃取物，可以有效減輕膝蓋關節炎的症狀。

研究也發現薑在人體中具有抗血栓和抗發炎的效果。實驗室結果顯示，將有抗生素的療效（會殺死沙門氏菌與葡萄球菌），對動物則有抗潰瘍之效。此外，薑也可以抗憂鬱、抗腹瀉，且具有強效的抗氧化性。薑也極具抗癌功能。人們已成功利用薑來治療嘔吐、頭痛、胸痛、霍亂、感冒、腹瀉、胃痛和神經疾病。

其他研究則發現薑所含的活性物質薑辣素（gingerols），可能可當作一類新興的血小板活化抑制劑，具有稀釋血液的功能，有助改善心臟病。

嚼一小片加了一些蜂蜜的生薑、飲用加了幾滴薑萃取物的水、或服用製成藥錠的薑粉，都是很好的選擇。飯前吃一些加了少許粗鹽的薑末，可以刺激腸液分泌。

卡宴辣椒保護心臟與胃

根據義大利醫生的研究，紅辣椒粉可以讓一半以上消化有問題的病患減輕症狀。受試者每天食用2.5克的紅辣椒粉（分成三餐前服用的膠囊）。

許多草藥專家都認為卡宴辣椒不但對消化系統很好，也對心臟與循環系統頗有助益。它是一種催化劑，與其他草藥服用，可以增加其他草藥的效

果。卡宴辣椒也富含維他命A與維他命C，有所有的維他命B，也富含有機鈣與有機鉀，所以對心臟很好。卡宴辣椒可以在30秒內停止心臟病發（將一小匙卡宴辣椒萃取物加入熱水中，每15分鐘服用一次，直到病情穩定下來為止）。不過，火能體質的人，可能不如風能體質和水能體質的人，能那麼受益於卡宴辣椒的好處。

丁香——天然草藥

丁香具有溫熱的特性，具有抗菌、抗腐的功效。這種草藥可以減輕疼痛、暈眩，預防及紓緩嘔吐症狀。它可以抑制致病菌、預防感染。熱帶地區的居民，常用丁香當作牙痛或牙齦痛的止痛劑。餐後嚼一片丁香，也有助口氣芬芳。

丁香可以預防數種疾病。舉例來說，它可用來紓解血小板聚集，預防心血管疾病。這個草藥也含有一種易揮發的精油，可以幫助消化、紓解脹氣和胃痛、促進腸胃蠕動。它也有止血的功能，可控制住內出血的情況。

此外，丁香可以鬆化呼吸道中的痰，也會刺激血液流向皮膚，引起局部皮膚變紅。對那些體寒的人來說，這種草藥也可增加體內溫度，驅除體外寒氣、強化代謝和循環。丁香可以加強胃部功能，滋潤全身，讓身體恢復氣力。體內出現寄生蟲的人，也可以利用丁香驅除腸道寄生蟲。

丁香最值得開發的療效，就是可以降低膽固醇含量。只要每天將六片丁香在半杯水中泡過夜，隔天早上用湯匙或叉子將丁香取出，飲用剩下的水，這麼喝上一個月，就可以讓身體的膽固醇含量降低至正常指數。

我們該吃有機食物嗎？

基於上述理由，答案絕對是「沒錯」。只有你自己才能回答，自己是否真的買不起有機食物、或到底買得到買不到。與那些農藥處理過的食物相比，有機食物仍然要價高昂。倘若你的預算不高，但仍希望能盡量食用好一點的食物，你要不是必須自己種蔬果，就是要增加花費在食物上的預算。

2004年，一項發表在英國《心血管疾病與糖尿病醫療（*Coronary and*

Diabetic Care）》期刊上的報告顯示，食品業者所用的農藥，會大大減低食物的營養價值。舉例來說，殺草劑會降低食品抗氧化物含量。那些常被昆蟲常造訪、處於逆境的植物，會製造大量多酚類物質，這些都是天然的抗氧化物，不但可以驅趕昆蟲，也可以增加植物本身的營養。然而那些噴灑了農藥的植物，則不需製造多酚類物質，該類物質的含量自然下降。

　　含有農藥的食物不但較不營養，甚至可能有害。根據英國報導，殺蟲劑會導致各種健康問題，包括癌症、胎兒畸形、慢性倦怠症以及帕金森氏症。一項研究則顯示，乳癌患者血液中含有的農藥，比沒有罹患癌症的人還高了五到九倍。倘若你不想得到癌症，你必須在預算壓力和癌症中間做選擇。

　　此外，有機食物也沒有人工添加劑，例如味精、氫化脂肪、人工甘味劑和色素，這些都會增加罹患氣喘、頭痛，或兒童的生長遲緩及過動症狀。英國報告也指出，這些添加物會引發過敏。

　　總而言之，有機食物比那些用傳統方式栽種的食物，能提供更多營養。曾有一項研究比較有機食物和非有機食物，內含的維他命和礦物質，結果發現有機食物的這21種營養含量都更高。舉例來說，有機食物維他命C和鎂的含量，分別比非有機食物還高了27%和29%。研究顯示，有機菠菜、馬鈴薯、甘藍菜與生菜的礦物質含量，比非有機食物更高。

　　因此倘若你有選擇，別忘了選擇有機食物，不要買那些化學處理過的食物。這也許會增加你荷苞的負擔，但卻可以減少你腸胃的負擔。

注意

以上針對食物的建議，並不適用於所有體質。在食用這些食物之前，請先檢查體質與食物對照表，再判斷該食物適不適合你。

蜂蜜——世上最好的外傷藥

　　你或許很難想像，蜂蜜這種美味的食物，竟是人類最古老的藥品。早在五千年前，人類就成功利用蜂蜜來治療燙傷、咳嗽和潰瘍。希臘醫生希波克拉底，也曾頌揚蜂蜜的神奇療效，並研發了許多以蜂蜜為基礎的治療法，以

治療皮膚病、潰瘍和疼痛。第一次世界大戰的時候，德國醫生將蜂蜜與鱈魚肝油混合，用來治療槍傷。北卡羅來納州立大學的古文明研究學家理德博士（John Riddle）指出，一份來自西元前3,000年的古老手卷，就曾記載以蜂蜜治療外傷的方法。他認為「蜂蜜可能可以預防腫脹，並且將傷口與空氣和感染細菌隔絕開來」。

近來研究則指出，蜂蜜比防腐藥或抗生素都更有效。以色列的研究者取蜂蜜進行測試，將這種黏滑甜蜜塗抹在九位嬰兒的傷口上，這些嬰兒曾接受兩週的抗生素治療，但藥物卻無法讓傷口癒合。結果蜂蜜治療才不過五天，這些嬰兒的傷口就有明顯的改善。在過16天後，他們的傷口完全密合了，而且變得無菌、清潔。

一項葉門的研究發現，蜂蜜比那些用以清理術後感染傷口的消毒劑，效果更好。研究人員將50名女性分為兩組，一組以蜂蜜清理傷口，另一組則用消毒劑。結果蜂蜜組的受試者在7至11天之間就痊癒了，而消毒劑組則要花12至27天才痊癒。

現代人用的藥膏或抗生素，儘管看似有效，卻會破壞身體組織，留下痂或傷疤。但我們有多少人，會想到在繃帶下面先敷層蜂蜜呢？奈及利亞的卡拉巴教學大學醫院（University Traching Hospital），曾進行一項為期三年的臨床試驗，發現未加工的蜂蜜，可以成功治癒現代抗生素無法治療的傷口。有59名外傷病患原本出現皮膚潰爛的症狀，經過蜂蜜治療後，只有一人無法痊癒。讓研究人員意外的是，蜂蜜竟能消毒傷口，讓傷口逐漸痊癒；這些被感染的傷口不到一週便不再有細菌了。更讓人驚奇的是，蜂蜜可以移除舊傷上的死細胞，讓病人無需遭受皮膚移植甚至截肢之苦。

根據《歐洲醫學研究期刊（*Europeaam Journal of Medical Research*）》所刊登的研究，病患在剖腹生產與子宮切除術後，常常受到革蘭氏陽性與革蘭氏陰性細菌（註1）的感染，而外敷蜂蜜則有助抑制這類感染。

「蜂蜜可以提供潮濕的環境，但又可抑制細菌在嚴重感染的傷口上繼續滋生，」紐西蘭懷卡托大學（University of Waikato）的莫倫博士（Dr. Peter Molan）說道。「因此它能快速有效地消毒受感染的傷口，又沒有抗生素會

（**註1**）這是兩種細菌，依照細胞膜結構的不同而有所區別。

引發的副作用。它甚至可以對治那些具有抗藥性的細菌。」

　　蜂蜜可以抑制感染的原因非常簡單。一般的蜂蜜，可以吸收水分，讓傷口上的細菌缺乏繁殖必須的水分，而無法生長。此外，蜂蜜很酸，酸鹼值大約為3.2至4.5，會抑制許多常見細菌的生長。然而蜂蜜最主要的抗菌活性，還是來自其中由酵素製造的過氧化氫。蜂蜜裡的過氧化氫足夠殺菌，但又不至破壞人體組織。

　　信不信由你，2007年7月，美國食品藥物管理局通過讓專門製造傷口護理產品的新澤西州公司德瑪科技（Derma Sciences），推出一種叫做麥蘆卡蜂蜜（Manuka）的產品，專門治療外傷和燙傷。如今美國人正式開始用麥蘆卡蜂蜜來治療創傷了。然而在英國、澳洲和紐西蘭，麥蘆卡蜂蜜已行之有年。加拿大也在2007年核准利用麥蘆卡蜂蜜做為抗菌膏。早在二十世紀以前，人們早就利用蜂蜜作為抗感染的標準治療，然而隨著盤尼西林的崛起，大眾逐漸忘卻蜂蜜的療效，而醫生的心思，也被那些神奇新藥所吸引。

　　根據《華盛頓郵報》刊登於2007年8月7日的一篇報導，與其他種蜂蜜比較起來，麥蘆卡蜂蜜內含一種額外的抗菌特性，稱為獨麥素（Unique Manuka Factor）。很明顯地，獨麥素含量越高，蜂蜜就越暗、越濃稠，也更昂貴。使用最昂貴的蜂蜜也許頗有價值，但其實就算是一般的天然蜂蜜，也具有神奇的療效。

　　蜂蜜的使用方法：

- 將蜂蜜塗抹在割傷、刮傷或燙傷的患處，然後蓋上清潔繃帶。有需要的話，每天換三次。
- 倘若希望預防傷口在就醫前就受到感染，不妨將蜂蜜當作急救藥膏使用。
- 欲達到清除或預防內部感染的效果，每天早上喝一杯加入一小匙蜂蜜與些許檸檬汁的溫開水。

注意

過熱或長時間照光都會破壞蜂蜜的抗菌效果（因此不要烹調蜂蜜）。要將蜂蜜儲藏在涼爽的暗處。

- 蜂蜜也有幫助睡眠、鎮定神經的效果。
- 乳頭軟膏：哺乳的母親可將蜂蜜塗抹在龜裂、疼痛的乳頭上，再覆上紗布，以預防感染。
- 將一小匙蜂蜜與一小匙蘋果醋加在一起服用，可減輕胃酸逆流的症狀。

雙氧水可治療感冒與流感

雙氧水（過氧化氫）這種天然物質可以治療感冒與流感，特別倘若症狀一開始出現就使用，便有高達80%的成功率。

1928年，賽門斯醫生（Richard Simmons）提出假說，認為感冒與流感病毒是由人體耳朵進入身體，而非眼睛或口鼻，大部分人都相信此說法。然而科學界卻背棄了這項假說。但賽門斯仍堅持，認為感冒和流感是從耳朵進入體內的，他也許是對的。1938年，德國研究者成功利用雙氧水治療了感冒與流感，然而這些研究卻被遺忘了60年，也許因為雙氧水實在賣不了多少錢。

一般來說，少挖耳朵就可以大大降低被病毒感染的機率。然而由於病菌很微小，存在於空氣中，他們仍可輕易降落在耳朵上，甚至進入耳朵裡。德國研究發現，病菌一旦進入耳內（中耳），就會開始繁殖，並且輕易進入人體，感染全身（只要能找到足夠的養分生長）。

治療方式很容易，只要在耳朵各滴幾滴雙氧水就行了（雖然通常受感染的只有一邊的耳朵）。雙氧水會馬上開始發揮作用，並在兩到三分鐘之內將病菌全部殺光。此時耳朵裡可能會有發泡的噪音，甚至有一點刺痛。先將頭歪一邊、滴入雙氧水，等泡泡退散後，擦乾雙氧水，再換另一耳。通常這麼做一兩次就足夠發揮效用。

在藥局花個幾塊錢，就買得到濃度3%的雙氧水，這對嬰兒和兒童都很安全。用滴管是最好的方式。如果雙氧水滴進眼睛了，趕快用水清洗。

神奇的天然鹽

天然海鹽含有92種必要礦物質，而精製鹽（化學工廠的副產品）則只有

兩種元素，鈉和氯。細胞若缺乏礦物質，就會失去調節離子的能力，進而對人體產生不良影響。就算離子失衡只維持了一分鐘，還是足以讓細胞破裂，導致神經問題、腦部損傷、抽筋，並破壞細胞再生的能力。自然海鹽被人體吸收後，可以自由進出細胞膜、血管壁和腎小球（專事過濾的單位）。當血液中的天然鹽分增加，這些鹽分就會馬上與鄰近組織的液體結合。此外，健康的腎臟可以毫無困難地移除天然鹽分，這對保持體內水平衡來說十分重要。相反地，精製鹽卻對身體有害，會導致液體和礦物質無法自由進出（下文有更詳盡的解釋），而讓液體累積在關節、淋巴管、淋巴結和腎臟中。這些商業鹽於是讓身體脫水，造成膽結石、增重、高血壓和其他疾病。

　　身體需要鹽分才能適當消化碳水化合物。有了天然鹽分的協助，唾液和胃液才能分解碳水化合物中的纖維。鹽分若溶解為離子狀態，就可以協助消化、清潔腸胃道。

　　商業製造的餐桌用鹽的效果恰好相反。為了預防鹽巴因濕度溶化，方便消費者使用，廠商會在最後的鹽產品中添加一些化學物質，例如乾燥劑與各種漂白劑。經過這些加工後，鹽巴不再能與人體體液結合。這一定會破壞人體最基本的化學與代謝作用。水腫與腎臟、血壓問題，就是食用精製鹽最明顯的惡果。上千種加工食物也添加了精製鹽。有50%的美國人有水腫的問題（造成體重增加與肥胖的主因），都是因為人們食用精製鹽的關係。

　　過去鹽巴還不是商業製造，而經由天然採收時，人們將鹽巴視為地球上最寶貴的商品，比黃金更昂貴。塞爾特克時代的人，用鹽巴治療重大身心失衡問題、嚴重燙傷和其他疾病。研究顯示，海水可以解決身體電解水不平衡的症狀，這個毛病會引發免疫疾病、過敏和數種健康問題。

　　近年來人們將鹽巴視為壞東西，對鹽巴心生畏懼，就像人們害怕膽固醇和太陽光一樣。許多醫生警告病人不要吃太多鹽，或富含鹽的食物。然而倘若什麼鹽巴都不吃，身體就會缺少礦物質和微量礦物質，造成各種疾病。食用非精製鹽不但可以供應身體所需，也不會打亂體內水電解質的平衡。倘若你的飲食中含有大量自然鉀，你其實就無須擔心海鹽中的少量鈉離子會傷害身體。富含鉀離子的食物包括香蕉、杏子、酪梨、南瓜子、豆子、馬鈴薯、冬瓜和許多其他蔬菜。然而倘若體內的鉀離子含量低於標準，就算是天然鹽中的鈉離子，仍會造成身體的不平衡。

　　塞爾特克海鹽（呈灰色）是一種很好消化的產品，因為它是經由天然日晒所製成的。有機食物專賣店，例如全食超市（Whole Foods Market），都有賣其他種天然鹽，有些顏色多樣，有些則呈粉紅色。喜馬拉雅鹽是最營養、最有價值的一種鹽。夏威夷黑鹽也很好，風味絕佳。倘若加水溶解，或加入烹調用的水食用，這些鹽分對於體內細胞都有莫大好處。非精製鹽也可以清潔、消毒腸道，抑制有害病菌。

　　精製鹽對身體完全沒有好處，反而會引發數種健康問題，包括膽結石。身體能消化吸收並加以利用的鹽巴，只有未加工的海鹽或岩鹽。鹽分若要有益身體，它需要能穿過食物——換句話說，蔬果、穀類和豆類的濕氣，必須能讓鹽巴溶解。倘若鹽巴以乾燥、非離子形式進入身體，就會讓人口渴（中毒現象）。進入體內後鹽巴若無法為人體適當吸收利用，就會引發更嚴重的後患。

　　你不妨在少許水中加入一撮鹽巴，然後加在水果或不需烹調的食物上，這樣就可以幫助消化這些食物，同時消除身體的酸性。在飲用水中加入小撮鹽巴，也可以製造鹼性水，並提供身體重要的礦物質和微量礦物質。

　　值得一提的是，食物應該吃起來美味，但又不會太鹹。火能與水能體質的人，比風能體質的人，更需要鹽分。

天然鹽巴在身體中的重要功能

- 與水一起服用的話，可以穩定心律不整、調節血壓
- 清除體內細胞，特別是腦部細胞中多餘的酸性
- 平衡血糖，這對糖尿病病患特別重要
- 幫助身體細胞產生水電解質能量
- 幫助腸道吸收養分
- 清潔肺部的黏液與頑痰，幫助那些罹患氣喘與囊腫纖維的人
- 清除鼻腔中的黏液、消除鼻塞
- 是天然的強效抗組織胺
- 預防抽筋
- 預防唾液過度分泌。睡眠時流太多口水，可能是身體缺乏鹽分的徵兆。

- 讓骨骼更緊實。體內27%的鹽分儲存在骨骼內。鹽分攝取不足，或只食用精製鹽而非真正的鹽，是造成骨質疏鬆的主因。
- 是天然安眠藥，可以幫助睡眠規律
- 預防痛風以及痛風性關節炎
- 幫助維持性功能與性慾
- 可以預防大腿靜脈曲張和蜘蛛狀靜脈
- 為身體補充超過80種必要礦物質。精製鹽，例如常見的桌上用鹽，在加工的過程中流失了大部分的礦物質，只剩下兩種元素。此外，商業鹽還含有有害添加物，包括矽酸鋁，這是造成阿茲海默症的主因。

具有療效的糖類

有幾種糖類可以治療感染，甚至無需消滅引發感染的病菌：

果寡糖促進益生菌生長

果寡糖是低聚果糖的濃縮鏈，存在於天然的蔬果和穀類中。日本人補充果寡糖已行之有年，而西方世界也了解了它的益生性質而開始重視。果寡糖可以為腸道內的自然益生菌補充營養，協助消化。這些益生菌包括了乳酸桿菌（Lactobacilli）與分歧桿菌（Bifidobacteria）。

果寡糖可以促進益生菌生長，而最能受益的，就是那些之前服用過抗生素的人（因為抗生素會嚴重干擾腸道菌群）、長年營養不良的人、造訪其他國家時容易腹瀉的人，還有長期承受壓力的人。

日本研究顯示，果寡糖進入體內後，在腸道上半部幾乎不會分解，大部分都完整地進入了結腸，發酵後為益菌所用。我們下半部的腸道裡同時住著益菌與害菌，而幸運的是，那些致病菌與腐菌無法打破果寡糖的鍵結。研究也指出，果寡糖可以讓乳酸桿菌與分歧桿菌增加至原本的十倍多，讓害菌，例如大腸桿菌、梭狀芽孢桿菌（clostridia）、衛尤球菌（Veillonella）及克雷白氏肺炎菌（Klebsiella）更無法在腸道中生長。當這些壞菌都遭消滅後，益菌變更能繼續生長繁殖，建立良好的腸道平衡，促進身體健康。

果寡糖除了可以幫助消化外，也可以協助糖尿病患維持血糖穩定。果寡

糖因為可以預防毒物在腸道、血液和淋巴中累積，因此也能協助肝臟，清除體內毒素。科學家發現果寡糖可以降低血壓、減少血脂肪和膽固醇，而維持心血管功能。果寡糖具有對抗感染的功用，因此對那些容易受到細菌感染的人頗有好處。寡果糖也會幫助製造各種維生素和礦物質。動物實驗也指出，寡果糖可以藉由促進身體對鐵與鈣的吸收，而預防貧血和骨質流失。

木糖醇抑制蛀牙

　　木糖醇是一種糖類衍生物，看起來、嚐起來都像糖類，但只有一般糖類60%的熱量。木糖醇是一種天然碳水化合物，常見於纖維很多的植物和蔬菜，包括樺木和其他木本植物、莓類、杏仁殼和玉米穗軸。人體在自然代謝中也會製造少量的木糖醇（每天5至15公克）。全國有35個國家，都用木糖醇當作糖類取代物。

　　研究指出，木糖醇可以中和牙斑酸、抑制突變鏈球菌（這是造成蛀牙的主要細菌），藉此將蛀牙的機率降低80%。木糖醇也會補充牙齒琺瑯內的礦物質。臨床試驗指出，木糖醇可以增進孩童免疫系統，抑制鏈球菌生長，並且將耳朵與鼻腔感染的機率，降低40%。

　　此外，木糖醇也可以幫助口氣清新、減緩牙齒琺瑯質流失、減少嘴巴與鼻咽的感染，並避免口乾舌燥。糖尿病患者，或服用降血糖藥的患者，都可安全食用。木糖醇也不會促進酵母菌，包括念珠菌的生長。前蘇聯在過去幾十年來，都讓糖尿病病患食用木糖醇，德國人也用木糖醇當作靜脈營養液。過去30年來，有許多臨床和田野試驗，都顯示木糖醇可當作取代一般糖類的人工甘味劑，也對健康無礙。全世界的牙醫、牙周病專家和其他醫療專家，都推薦使用木糖醇。

　　許多口香糖、橡皮糖和糖果、薄荷糖、牙膏和漱口水，都加了木糖醇。近來由密西根與印第安納大學牙醫學院所做的研究，測試了口香糖和薄荷糖中，木糖醇與山梨醇對牙菌斑的影響，發現牙菌斑大大減少了。美國已核准在那些特製食品中直接添加木糖醇。健康食品專賣店和許多網路商店，都可以買到木糖醇。很多人也在早餐麥片中或烹飪時使用木糖醇。

D-甘露糖有助防治膀胱或腎臟感染

D-甘露糖就像葡萄糖一樣，是一種單糖。它存在於天然食物中，例如蔓越莓和鳳梨。D-甘露糖進入人體消化道後，大部分在進入腸道前，都會很快地從胃部和上消化道吸收，因此當尿液從腎臟釋出時，只有少部分的D-甘露糖會被身體代謝。雖然一開始效果並不明顯，但身體如此將D-甘露糖當作廢物產物，對那些罹患膀胱疾病（例如膀胱感染）的患者來說，是一大福音。

大腸桿菌（E. Coli）常見於腸道中，是腸道裡自然存在的一種微生物。大腸桿菌若進入尿道，就會感染膀胱，這是很常見的病症。事實上，80%至90%的膀胱感染（膀胱炎）案例，都是因為大腸桿菌進入尿道所引起，其中女性患病的機率約為男性的50倍。人體免疫系統不良時，原本存在於陰道的大腸桿菌，便會進入尿道，直達膀胱，這就是為什麼許多女性每次發生性行為後，就會得到膀胱炎。除非免疫系統能消滅大腸桿菌，否則這些細菌就會像膠水一樣，緊緊黏在尿道和膀胱內壁。

膀胱炎或尿道炎的症狀包括了小便失禁、排尿時出現灼熱感、尿急但卻無法完全排出尿液、血尿或尿液混濁、尿液有異味、下腹痛、頻尿等等。

倘若不設法改善，細菌可能從膀胱傳播到腎臟，使膀胱炎惡化為腎臟炎，而增加以下症狀：排尿時出現灼熱感、頻尿、尿急次數增加、後腰疼痛、發寒、噁心、嘔吐和腹瀉。

D-甘露糖的化學結構很特殊，因此會緊緊附著在大腸桿菌上，比大腸桿菌附著在人類細胞上的程度更頑強。因此倘若尿液中含有D-甘露糖，正常的排尿就足以治療以上症狀。聽起來或許很神奇，但大腸桿菌一旦被D-甘露糖包覆後，就會變得無法再附著人類細胞，而被排出體外。

第一次罹患膀胱炎或腎臟炎時，倘若接受抗生素治療，這些病症幾乎一定會再度復發。這些致命藥物或許可以成功消滅那些不受歡迎的微生物，但也會傷害那些保護身體不受感的益菌。基本上，我們的免疫系統就是仰賴這些「友善的」微生物，才不致腐敗而能倖存。服用抗生素會讓許多女性得到念珠菌感染，顯示她們身體的保護機制已受到破壞。

D-甘露糖不具破壞真菌的能力，也不會消滅那些有害或有益的細菌，而單純只是藉由自然的排尿程序，移除尿道內的大腸桿菌。D-甘露糖不但不會

引發任何副作用、不增加消化系統的負擔外，甚至嘗起來也很美味，就像糖一樣。

間質性膀胱炎是一種慢性膀胱疾病，症狀很像一般的尿道發炎。要治療這些慢性疾病，可以每日服用半大匙的D-甘露糖。每週服用半茶匙則有預防疾病的效果。

除了服用D-甘露糖以外，尿道感染的病患也需要徹底淨化大腸、膽管和腎臟，並且依照本書調整飲食與生活習慣。服用碘化鉀也有幫助。

請注意，甜菊粉（Stevia）雖然嘗起來很甜，但其實並不是一種糖類，但可當作甘味劑使用。對於糖尿病病患，或感染念珠菌的患者來說，也是很安全的選擇。

警告

近來有一家國際性的大型商業公司，精心提出了一種噱頭，宣稱：「醫療研究發現，要維持良好的免疫系統，人類細胞必須吸收八種醣質營養素。」因此人們必須服用包含這八種糖類的昂貴補充劑，因為這些無法藉由正常飲食攝取。他們並宣稱這類特殊營養可以治療大部分重症，包括癌症、狼瘡、糖尿病、多發性硬化症等。

然而實際上，並沒有任何支持所謂「醣質營養素」的科學證據。醫學論文中根本不存在這個名詞，我們也無法在科學期刊中找到任何研究，可以為這個說法和相關產品（例如多醣草本營養補充膠囊）背書。唯一相關的「研究」，只有該公司的宣傳文章而已。

因此2007年7月，德州檢察長阿博特（Greg Abbott），便對寰泰生技（Mannatech, Inc.）以及該公司老闆卡斯特（Samuel L. Caster）和相關人員提起告訴，指控他們使用非法營銷手段，說服消費者相信他們的產品可治療多種重症。

神奇的絲蘭萃取物

絲蘭（yucca）的根含有固醇類皂苷（steroidal saponins），這是許多植物，特別是沙漠植物（例如yucca schidigera）都含有的天然清潔劑。傳統上，人們利用絲蘭萃取物來清潔腸胃，這是此物質的眾多好處之一。

絲蘭可以：

- 在腸道內壁形成保護膜，預防內膜受損、防止毒素進入血液和淋巴（即所謂的腸漏症）
- 幫助消滅致病菌，包括病毒
- 促進益菌生長
- 減輕輕微的腸胃感染，並可消炎、消腫
- 舒緩腸胃疾病，包括結腸炎、憩室炎、便祕、間歇性腹瀉、脹氣
- 促進消化、增進脂肪吸收
- 減少結腸廢物累積
- 分解或消除腸內硬化的黏膜
- 在短短幾分鐘內便能減輕絞痛和下腹痛
- 減輕關節酸痛、僵硬或腫脹的問題（關節炎和痛風的常見症狀）
- 減輕偏頭痛症狀
- 治療皮膚疼痛、結痂或皮疹
- 降低血液中的膽固醇與三酸甘油酯含量
- 由於有類似可體松（一種腎上腺素）的作用，可以舒緩壓力
- 可以幫助某些人戒菸
- 預防掉髮
- 治療阿迪森氏症
- 幫助降低高血壓
- 抑制癌細胞生長

賓漢醫生（Dr. Bingham）在《應用營養學期刊》中曾提出報告，發現有60%服用絲蘭補充劑的病患，都減少了關節疼痛、腫脹或僵硬的症狀（註2）。西南方的美國原住民以絲蘭當作洗髮精，或用來治療傷口或疼痛，以及減輕關節炎和風濕痛的症狀。目前絲蘭根部萃取物尚未帶來任何不良副作用。此萃取物富含維生素A、維生素B、鈣質、鉀、磷、鐵、錳和銅。最好能買到不含酒精的液態絲蘭萃取物，人體比較無法吸收藥錠式的。

（註2）第27期的二、三冊。

赤榆皮——營養的健康食品

赤榆皮（slippery elm bark）富含黏液，是一種包含了多種聚糖的複合物，加了水後則會形成具鎮定效果的膠質纖維。赤榆皮也是一種營養的健康食品，口感與麥片粥類似，也可以當作粥品料理。每天吃三次、不加糖，可提供絕佳營養。由於赤榆皮食性溫和、容易消化，對那些罹患胃炎或其他腸胃問題的患者來說，是很好的食物。加拿大原住民，以及後來的歐洲殖民，都將美味營養的赤榆皮粥當作食物和藥膳。人們內服赤榆皮黏液，以舒緩扁桃腺發炎、咳嗽、消化不良，或外敷治療傷口或皮膚發炎。民俗療法也利用赤榆皮和根皮來治療許多退化性重症。樹皮對於舒緩胃病最有療效。具有黏性的纖維對消化功能也有許多好處。

赤榆皮可以：

- 促進排便
- 吸收糞便中的毒素
- 增加糞便量、稀釋糞便，如此便能減少糞便與腸黏膜的接觸
- 促進腸道中益菌的生長，提供細菌用以發酵的物質

赤榆皮可以消滅腸道中的雌激素厭氧菌，如此便能幫助身體重新達到荷爾蒙平衡，這是維持身體健康不可或缺的要素。根皮具有強效的消炎功能。赤榆皮的黏液可以抵抗水解、不被胃酸或酵素分解，因此在整個消化道中都能保持舒緩的功能，也可以潤喉，並保持鼻腔和肺部的溼潤。過去人們也用赤榆皮治療膿腫、痢疾、尿道疾病和發燒。赤榆皮泥敷劑則可用來保持骨骼和關節健康、消腫，及治療感染。

赤榆皮含有多種聚糖，包括五碳糖、甲基五碳糖和六碳糖，這些都是組成膠質纖維的成分。赤榆皮也含有高濃度的抗氧化物，包括 β-谷甾醇、胡蘿蔔素和黃酮類化合物。

人們可依照需要，在一天中的任何時刻食用赤榆皮粥，特別有利於風能或火能體質的人，水能體質的人也頗能受益。特別風能體質的人，若能同時攝取足夠的水分（1:10的比例），就能達到最大療效，並且預防排便問題。只要能依照指示服用，就不會有任何不良副作用。但就像任何的纖維質一

樣，最好避免一次食用過量。赤榆皮也是美國印地安藥草茶「歐吉布瓦」
（Ojibwa tea）的主要成分。

歐吉布瓦藥草茶能治百病？

　　歐吉布瓦（Ojibwa）藥草茶是在1700年代由歐吉布瓦印第安人所製造、
具有三百年歷史的美國印第安植物藥草茶。歐吉布瓦人利用它來治療由早期
歐洲移民者帶來、幾乎導致種族滅絕的天花。

　　美國原住民用這個藥的配方來治療所有的癌症、第一型和第二型的糖尿
病、肝臟感染及其他的肝／膽疾病、腫瘤、關節炎、痛風、氣喘及其他呼吸
問題、肥胖、高血壓、高膽固醇、纖維肌痛症及慢性疲勞症候群、胃潰瘍、
腸躁症、腎臟及膀胱疾病、靜脈竇阻塞、流感、支氣管炎、麻疹、腮腺炎、
水痘、天花、疹、腹瀉、便祕、淋巴水腫（液體滯留）、心臟病、過敏、
皮膚病、自體免疫疾病（例如狼瘡和AIDS）、萊姆病、物質成癮（例如酒
精、藥物和菸草）、憂鬱症，以及還有更多。

護士茶所包含的八種成分

🌿 聖薊草（Blessed Thistle）

　　用來改善消化問題，例如脹氣、便祕，以及腸胃不適。這種草藥也可以
用來治療肝和膽囊的毛病。

🌿 牛蒡根（Burdock Root）

　　一種溫和的利尿劑。它增加尿液與汗的產生，對治療腫脹和發燒有潛在
效果。牛蒡根在預防因酒精、化學物質或藥物所造成的肝臟受損上，扮演了
重要角色。這種保護效應的確切理由目前還未知，但被認為可以抗氧化。雖
然氧化是個自然的新陳代謝過程，但不代表它不會傷害人體。氧化的結果之
一是釋放帶氧自由基，這些化學物質會抑制免疫系統。抗氧化物例如牛蒡
根，可以保護身體細胞不受氧化的傷害。

🌿 昆布（Kelp）

　　一種海洋植物，是濃縮的礦物質來源，包括碘、鉀、鎂、鈣及鐵。昆布
中的碘會幫助製造甲狀腺荷爾蒙，而那是維持身體所有細胞正常代謝功能所

必需的。這會提升能量，讓維持健康的體重變得更容易。昆布是所有歐吉布瓦茶的成分中最營養的一個，但在四種藥草的配方裡沒有。（護士茶分成四種藥草及八種藥草兩種，原始護士茶是四種藥草配方，包括：牛蒡根、酢醬草、滑榆皮、土耳其大黃根。）

❦ 紅花苜蓿（Red Clover）

含有多種營養，包括鈣、鎂、菸鹼酸、磷、鉀、硫胺素（維生素B_1）及維生素C。紅花苜蓿也是異黃酮（水溶性的化學物質，作用類似在許多植物中可以找到的雌激素）最豐富的來源之一。紅花苜蓿中的異黃酮曾被拿來研究它們在治療某些癌症上的功效，一般認為異黃酮可以預防癌細胞擴散，甚至可以消滅它們。

❦ 酢醬草（Sheep Sorrel）

含有豐富的草酸、鈉、鉀、鐵、鎂、磷、β胡蘿蔔素、以及維生素C，是一種溫和的利尿劑、防腐劑及瀉藥。

❦ 赤榆皮（Slippery Elm Bark）

被用來當成割傷及擦傷時的外敷藥，對於因為痛風或其他原因造成的關節疼痛也有效。除了被拿來當成護士茶的成分之外，這種藥草通常被用來緩和喉嚨痛。赤榆皮常被製成錠劑，用來減輕喉嚨痛。因為喉嚨痛和感冒通常是相關聯的，所以赤榆皮也被用來當成治療感冒的藥草之一。此外，它調節了消化系統的排泄階段，可以同時緩解便祕和腹瀉。

❦ 土耳其大黃根（Turkish Rhubarb Root）

具有解毒效果，是世界知名的藥草。大黃根能藉由刺激膽管，清除膽汁、寄生蟲以及腸子內的腐敗食物，以排出有毒廢棄物。它能藉由淨化肝臟來緩解慢性肝病，可以改善消化並幫助調整食慾，也有助於治療潰瘍，緩解脾臟和結腸的疾病，解決便祕，以及治療痔瘡與上消化道的出血。

注意

有些食物和草藥例如赤榆皮，含有水溶性纖維，因此同時使用時，歐吉布瓦茶會干擾其他藥物在腸內的吸收。因此，服用處方藥時，不要同時喝這種茶。

🌿 西洋水芹（Watercress，又稱水田芥、水甕菜）

　　有豐富的維生素C，常被拿來當一般的補藥。它的苦味被認為可以調整食慾並改善消化，也被用來緩和神經性疾病、便祕及肝病。它是很受歡迎的咳嗽及支氣管草藥。它還含有一種稱為大黃素（rhein）的物質，可以抑制腸道內病原菌的生長。大黃素也具有對抗白色念珠菌（黴菌感染）的功效。

保哥果──神奇的印加藥草

　　南美洲的內科醫生使用一種從印加傳統文化發展而來的配方，以成功地治療各種形式的癌症──包括白血病及其他威脅生命的疾病。他們使用保哥果樹（Lapacho，或稱為Pau d'Arco）的內皮，或稱南美紫檀（Red Lapacho，也稱洋紅風鈴木、鋸葉風鈴木）──被如此命名是因為它的鮮紅色花朵。這個紅色的保哥果生長在南美洲較溫暖的地區：巴西、南阿根廷、巴拉圭、玻利維亞等地。這種樹很明顯的只生長在空氣中有高度臭氧以及高濃度的負氧離子的地方。它幾乎不會受到殺蟲劑或廢氣等汙染物的影響。

　　這種樹具有鮮豔的、喇叭狀的花──粉紅色、紫色或黃色，視品種而定。開紫色花的保哥果有最強的作用。它的花朵不尋常之處是它們是肉食性的、會吃昆蟲，使樹可免於害蟲、寄生蟲、病毒感染以及黴菌的生長。

　　這種樹的厲害之處在於樹的內皮。它能在不受損傷的情況下被除下、乾燥並萃取出來。這種樹會再生其樹皮，因此是一個不間斷的供給來源。此一活性成分就是為人所知的保哥果。這個藥草的價值在於它能夠增加並平衡身體的免疫系統。從印加人留給我們的草藥療法及寶藏中，沒有任何東西像保哥果一樣珍貴，因而他們的後裔──卡拉威人──現在仍在使用它。

　　保哥果廣泛被使用在癌症、AIDS以及白色念珠菌過度生長、其他黴菌以及其他免疫系統方面的疾病的另類療法。此外，保哥果也因其對身體解毒的能力非常高而知名，尤其是對肝臟、腎臟和腸道。它也能有助於嬰兒應付食物過敏和腸道痙攣的問題。南美洲對於保哥果的研究則顯示，它能有助於降低抗生素的交互作用，且因它能降低毒素對肝臟的影響，所以能讓藥物更能有效地發揮。

　　保哥果能安全地與藥物一同使用，甚至能使藥物的副作用降到最低。我

個人曾向數千人推薦它，效果很好，尤其是對感染而言。很多內科醫生和牙醫現在會例行性地開立保哥果處方給受感染的病人，用來取代抗生素。這種藥草似乎可作用於一般情況和症狀已經出現的情況，這可以說明了它不具有副作用。

最高等的藥

南美洲的醫生所發現，保哥果有助於改善以下的疾病：

- ➤貧血
- ➤氣喘
- ➤潰瘍
- ➤動脈硬化
- ➤生血功能
- ➤支氣管炎
- ➤膀胱炎
- ➤糖尿病
- ➤胃病
- ➤疝氣
- ➤感染性的疾病
- ➤白血病（血癌）

- ➤肝病
- ➤骨髓炎
- ➤牛皮癬
- ➤膿漏症
- ➤帕金森氏症
- ➤金錢癬
- ➤風濕病
- ➤皮膚病
- ➤靜脈曲張
- ➤性病
- ➤創傷

進一步的研究顯示，保哥果也有助於感冒、流感、淋病、息肉、攝護腺感染及肥大、結核病、腫瘤、多發性硬化症、斑疹傷寒、頭暈、性功能障礙、掉髮、蛇咬、食物過敏以及化學過程。當敷在局部時，它能幫助對抗頭皮屑、濕疹以及皮膚癌。科學家們相信保哥果甚至擁有治療AIDS的潛力。另一種草藥綠玉樹（Aveloz），當被拿來與保哥果結合時，能夠分解癌細胞，但保哥果本身會著重在處理疾病的成因。

在醫療研究中，從來沒有任何紀錄顯示抗生性的化學元素能夠同時消滅細菌及病毒。所有的植物一旦接觸到水和空氣，最後會被孢子覆蓋而形成黴菌。這種情況不會發生在保哥果身上，代表它具有非凡的抵抗力。以下是保哥果已知的特性：

🌾 **止痛藥**：在不失去意識的情況下緩解疼痛

🌾 **鎮靜劑**：緩和神經、發炎及煩憂

🌾 **解充血藥**：緩解全身阻塞

- **利尿劑**：用來刺激尿液分泌及流暢
- **降血壓藥**：強力的神經鬆弛劑，在必要的情況下會誘發睡眠
- **殺病毒**：能夠破壞病毒

　　巴西的保哥果的療癒力量是如此驚人，以致於巴西政府開始去研究並證實了它的治療特性。美國伊利諾大學的研究也支持巴西的研究，並宣稱保哥果的確包含了可能有效抗癌的物質。阿根廷吐庫曼州立大學（State University of Tucuman）的梅爾博士（Dr. Teodoro Meyer）是首位發現稱為Zyloiden的抗生素物質的研究者，他發現它能殺死病毒。Lapachol是該草藥的主要成分，也被發現擁有強大的抗腫瘤效應，卻不會有任何有毒的副作用。此一防腫瘤的活動在1968年獲得證實，當使用大劑量的Lapachol，能抑制84%的動物身上吉田肉瘤（Yoshida's Sarcoma）的成長。

　　聖保羅大學（Sao Paulo University）的阿可爾西（Accorsi）教授發現，保哥果在治療各種形式的癌症，包括白血病，有最好的治療價值。一個由國家癌症中心（National Cancer Center）的醫生領導的日本研究團隊證實了阿可爾西教授的發現。研究人員能夠從保哥果裡萃取出抗癌物質，對抗白血病和惡性腫瘤，包括胃癌。

　　除了它強大的治療特性之外，保哥果也是一個強效的補藥及生血劑，能增加血紅素含量以及紅血球的數量。這件事並不令人驚訝，因為保哥果含有能易於吸收（膠狀）的鐵。它也能有助於適當的營養的吸收和廢棄物的排泄，而這對從疾病中的康復是非常必要的。保哥果看起來似乎能夠讓身體重生，藉由創造新的維生元素及正常的細胞生長。它能令「無法治療」的疾病

注意

市面上的商店、網際網路上或甚至在藥草店銷售的保哥果產品，並非全部都有上面描述的足夠的效力。尋找一家品質好、廣為人知、最有信譽的商店，即使它們的售價高些，也比那些販售一般品牌的商家來得好。健康食品店裡銷售的萃取液，也很有用，能有效地平衡單純的感染及免疫力虛弱。雖然茶一般來說比膠囊還要有效，但比較不方便。

獲得控制，增長壽命，同時間增加生活的品質。保哥果是大自然給我們人類的禮物，而我們可以從接受這個禮物而大大獲益。

要增強免疫力，可每天喝兩至三杯，或每天吃三次膠囊，每次兩粒。對於感染、發炎、癌症或其他嚴重疾病者，可加重劑量。

橄欖葉萃取物有效治療帶狀疱疹

這種古老的藥草療方，功用跟保哥果很類似，也一樣強效，在此不再贅述。然而該提及的一點是，橄欖葉萃取物對一種疾病特別有用、且效果迅速，那就是帶狀疱疹。大部分的病患若一天配著食物服用五顆150毫克的藥錠，或兩顆五百毫克的藥錠，都能在3至4內成功治癒這個惱人疼痛的疾病。然而病患若非常年邁，則可能得花上一兩周才能痊癒。

橄欖葉萃取物是眾多天然抗生素的一種，人們早已耳聞它抗微生物的特性，科學家也曾針對此特性進行研究，也的確發現了足以發表在科學期刊中的療效。

黃耆加強免疫力

大部分人都用黃耆來加強免疫力，以及預防感冒、流感或其他疾病。然而根據中醫的說法，感染初期最好不要服用黃耆。不過若剛開始出現流感症狀時，就馬上服用，仍可能預防感冒。

其他黃耆可以治療的疾病還包括了愛滋病、動脈硬化、化療副作用、慢性肝炎、糖尿病、生殖器疱疹、高血壓、甲狀腺亢進以及失眠。

鼠尾草油增強記憶力

在17世紀時，有名的藥草學家卡爾培波（Nicholas Culpepper）曾提到，鼠尾草可以「治療」記憶問題，幫助「重溫記憶、加速回憶過程」。鼠尾草這方面的特性已廣為人知，但原因則不明。英國紐卡索大學（University of Newcastle）和諾桑比亞大學（University of Northumbria）醫學植物研究中

心的研究者，可能已找出鼠尾草的古老秘密。一種叫做「乙醯膽鹼酯酶」（acetyl cholinesterase）的酵素，會分解一種叫做乙醯膽鹼（acetylcholine）的物質，而許多阿茲海默症病患體內就是缺乏這種物質。醫學植物研究中心於2003年進行的研究發現，鼠尾草可以抑制乙醯膽鹼酯酶的作用。44名受試者分別服用鼠尾草油藥錠，或含有葵花油的藥錠，而後接受憶字測驗。結果服用鼠尾草油藥錠的受試者，接受記憶測驗的成績都比服用安慰劑的受試者還高。

許多健康食品專賣店或網路商店都買得到鼠尾草。目前尚未發現任何由此產品所引發的副作用。

瓜拿納讓你精力充沛

還有另一種南美洲植物，具有非常不尋常的療效，此植物稱為瓜拉拿泡林藤（paullinia cupana），種子則稱瓜拿納（Guarana）。瓜拿納跟保哥果一樣，可在大部分的健康食品專賣店購得。

人們將瓜拿納當作天然的萬靈丹，或用來提振精神。居住於亞馬遜地區的印地安人在進入叢林時，只會吃些瓜拿納。他們將種子磨成粉，加入水中飲用。光是這樣就足以支持他們長途跋涉。他們也用瓜拿納來治療高燒、頭痛和疼痛。

研究發現瓜拿納可以輕微刺激腎上腺系統，幫助人體對抗疲勞，但又不會製造過量有害的腎上腺素。瓜拿納不像咖啡或紅茶那樣，會一次釋放大量的天然咖啡因，而是慢慢釋出，讓身體得到能量，卻不至於損害體內的能量來源。瓜拿納也可以安撫神經系統，因此也可以紓解恐慌或憂鬱等情緒狀況。它也是重要的滋補草藥，可以增加專注力和精力。許多專業的運動員或體操選手，都會定期服用瓜拿納。其他用途還包括了：

- 提振能量（可取代咖啡，因為咖啡只會耗竭神經系統）
- 振奮精神並紓解壓力
- 生活非常活躍的人可使用，或用來為忙碌的一天作準備
- 具有輕微的刺激效果，消除疲勞
- 身體虛弱或疾病剛復原時

- 減緩老化速度
- 舒緩頭痛或偏頭痛
- 天然利尿劑，可以排除體內多餘的液體
- 舒緩經痛（註3）
- 不會上癮的抗憂鬱藥

　　無論你購買的是哪種品牌，要確定那是百分之百純瓜拿納，不含任何其他添加劑或防腐劑。不要購買宣稱含有瓜拿納的口香糖或其他產品，因為它們內含的大量化學物質、防腐劑、色素或人工甘味劑，都對身體有害，只要用肌力測驗試試看就能證實了。

血根草與印度藥草

　　基本上這兩種產品的效用都一樣。外敷可以完全移除惡性或非惡性皮膚癌、色素痣、雀斑和其他生長性面皰。舉例來說，只要在色素痣上外敷微量的這些產品，一週後，痣和它的根與毒素都會完全從皮膚上脫落。就連大型的癌症腫瘤都可以一口氣掉下來，而不需經過手術移除。

　　還有另一種較昂貴的方法，也可以移除如雀斑、老年斑、肝斑、雀斑、痣、疣、和皮贅等皮膚斑點，這種產品稱為除斑膏（Blemish-free）。這種可在家使用的產品，就跟那些皮膚科醫生會進行的治療一樣有效（例如經過食品與藥物管理局核准的液態氮療法），可以讓斑點結凍而除斑。這個產品不會留下疤痕，但患處皮膚可能會顏色變淡。

南美莧、黑升麻與月見草（女性專用）

　　南美莧（pfaffia，又稱巴西人蔘或蘇馬）可以有效治療經期問題、更年期症狀、糖尿病和任何其他種荷爾蒙問題。黑升麻是治療經期問題最有效

（註3）有其他草藥也可以舒緩經痛，包括：中國當歸、四川圓葉當歸根、赤芍、白芍、益母草中，和肉桂皮。曾有臨床試驗發現，53%的女性在服用中藥後，經痛便舒緩了，而服用安慰劑的對照組，則只有26%的女性經痛減輕。這些草藥比那些非類固醇消炎藥、口服避孕藥、針灸、熱敷、安慰劑都更有效。

的天然療方之一，可以舒緩甚至完全消除熱潮紅，或其他女性在面臨荷爾蒙改變時會經歷的不適。有些傳言則認為黑升麻可以治療肝病，但原因不明。服用黑升麻的時候，切記要先停用荷爾蒙取代療法，最好能在停用荷爾蒙療法兩個月後才開始服用黑升麻，以避免副作用。月見草油則是另一種天然產品，可以促進女性健康（請見第15章關於「更年期」的討論）。

去除毒性的碘——專治甲狀腺疾病或其他疾病

　　毒性已去除的碘劑，可以成功治療頑強的膀胱感染、溶解卵巢瘤和體內過量的膽固醇，若與植物油混和後在睡前外敷，甚至可以消除痔瘡。它也可以治療指甲真菌。對於頑強的感染疾病、攝護腺癌，或其他由雌激素所引起的病症，都可以一次服用十滴、每天服用三次，持續四至六週。

　　在含有病菌的水中滴幾滴毒性已去除的碘劑，過幾分鐘就可以安心飲用。搭長途飛機後，飲用加幾滴碘的開水，可以預防生病。碘在體內會很快地傳送至耳朵、鼻子和鼻腔，殺死來自空氣中的細菌和病毒。其他用途還包括了去除腳趾甲中的真菌、降低腸胃脹氣，並消除剛冒出來的粉刺。

　　甲狀腺疾病和甲狀腺腫大：96%甲狀腺腫大的病例，都是由於缺碘所引起。倘若你接受固定的碘治療，最好能在醫生指示下使用，因為服用過量碘劑可能會導致甲狀腺機能下降（見下文）。然而，食用含碘量高的食物，例如紅藻類、海帶（海草），是較間接、也較安全的攝取方式，可以消除甲狀腺腫大。毒性已去除的碘劑則是更好的選擇，不用擔心會導致甲狀腺機能下降的問題。

　　著名的凱西大師（Edgar Cayce）以去除毒性的碘劑，成功地治癒

警告

使用印度藥草或血根草軟膏時，要小心不要在非患處塗抹太多。它含有氯化鋅，會傷害健康皮膚。血根草軟膏不含鋅，因此毒性可能較低。色素痣或皮膚癌一旦移除了，同一區域的皮膚可能顏色會比較淡，因為藥膏已消滅了部分或所有製造黑色素的細胞。

了許多罹患甲狀腺腫大和其他甲狀腺問題的病患。他使用了三種產品：Magnascent、原子碘（Atomic Iodine）和原子碘液（Atomidine）。後兩者幾乎一模一樣。Magnascent碘劑則成功治癒了許多甲狀腺機能下降、更年期症狀、癌症、關節炎和其他病症。

　　治療甲狀腺問題很重要的一點，就是要排除血管壁和淋巴管的堵塞，因為這些都是造成營養（包含碘）不足，以及廢物滲漏至頸部（和甲狀腺）的主因。堆積的淋巴廢物、代謝廢物和死細胞，都會形成小瘤，並造成組織增厚。只有徹底整頓消化系統才能解決這些問題，包括移除肝臟膽管的所有結石、淨化結腸，並依照體質改變飲食和作息。

　　另一個重點則是要避開所有奶製品（除了不加鹽的奶油）、肉類，特別是內含大豆的食品（數百種加工食品都含有大豆）。

警告

雖然缺碘會引發甲狀腺疾病，服用碘劑過久（例如數個月或數年）也會抑制甲狀腺功能。倘若你有甲狀腺方面的問題，接受碘劑治療時，要特別謹慎觀察甲狀腺功能。在使用以上產品前，最好能先與醫生或專業的自然療法師諮商。雖然極少人會對碘過敏，但會過敏的人最好還是完全避免服用。

綠茶──生命之茶

　　過去30多年來，西方科學家已察覺那些飲用大量綠茶的國家，癌症的發生率都比較低。那些飲茶傳統很悠久的國家，人民往往比較健康。然而這只限於綠茶。一般到處可見的紅茶，根本不是真正的茶。真正的茶是從茶樹（學名為Thea sinensis或Thea asoncica）採收而來，而與其他草藥不同，例如薄荷茶、菊茶或茴香茶。

　　紅茶和綠茶都是來自同樣的茶樹，但加工的方式不同。紅茶的作法，是將茶樹葉撥開、接觸空氣中的氧，於是在自然發酵的過程中，茶類大部分的重要生物成分──單寧酸，都被破壞了。相反地，綠茶的製程中，茶葉穩定暴露在溼熱和乾熱間，減少了發酵產生的酵素，將大部分營養都保留下來。

　　發酵讓紅茶便得像藥物一樣。由於單寧酸和其他重要營養都被破壞了，其中的咖啡因變成自由、非鍵結的形式。飲用後咖啡因會快速釋放，這種刺激讓人容易對紅茶上癮，而且會誘發人體「戰鬥或逃跑」的興奮反應。由於身體會將吸收到的咖啡因視為神經毒，腎上腺素便會自動釋放出腎上腺素當作解毒劑。身體的防禦機制於是產生刺激、興奮反應，然而一旦咖啡因和腎上腺素耗盡，身體就會變得疲累不堪。

　　然而綠茶作用的方式卻截然不同。綠茶內大量的單寧酸，會確保只有少數咖啡因能傳送到大腦，不致過量，如此人體內的能量就能保持平衡。綠茶能讓身體更有效利用能量，增加飲用者的活力，但又不像飲用紅茶，會讓人體力大起大落。

　　全世界的科學家，花了好幾世紀的時間研究單寧酸。單寧酸除了會與咖啡因結合以外，還具有治療的效果。綠茶對於腸胃疾病和高血壓特別有效。綠茶也可以減緩老化速度，比維他命E的效果還高了20倍以上。研究發現綠茶會減少體內的氧化物（這就是造成老化的主因），成功率高達74%，遠遠高於維他命E的4%。綠茶內含的維他命C，則比檸檬汁還多了四倍，維他命B含量則為所有植物之首。因此綠茶可以治癒許多臉部皮膚病變，例如紅斑或粉刺。除了飲用綠茶外，你也可以在睡前或早晨洗臉後，直接在皮膚上外敷綠茶。

　　由於綠茶含大量鹼類，可以自然解決體質過酸的問題。飲用綠茶的人，也比較不容易出現動脈硬化的問題。綠茶也可以稀釋血液，預防心血管疾病、心臟病發和中風。此外，日本大阪大學（University of Osaka）的研究者，也發現綠茶可以殺死引發霍亂和蛀牙的微生物，而且還能毀滅沙門氏菌，讓這些細菌根本來不及進入胃部。綠茶內含一種稱為茶多酚（EGCG）的物質，可以延緩腫瘤生長。莫斯科的波特肯醫院（Botkin Hospital）也指出，綠茶對治感染的效果，甚至比抗生素還好，也不會帶來不良副作用。

　　南加州大學疾病預防系（Department of Preventive Medicine at the University of Southern California）的研究者，曾針對綠茶的預防效果進行測試。他們發現女性倘若每天飲用半杯綠茶，罹患乳癌的機率就會降低30%，飲用更多效果更好。相反地，飲用紅茶則不能降低罹患乳癌的機率。這個研究帶來的好消息就是，我們不需要灌飲大量綠茶，便能從中受益。

綠茶有超過一百種內含物，可以治療許多疾病，包括：

➤抑制細胞突變，預防癌症　　　➤促進唾液分泌
➤減少血脂肪　　　　　　　　　➤促進生髮
➤平衡血清中的膽固醇　　　　　➤減少體脂肪、減輕體重
➤預防高血壓　　　　　　　　　➤促進消化
➤改善大腦功能　　　　　　　　➤清除尿道堵塞
➤促進代謝　　　　　　　　　　➤改善視力

　　日本靜岡區產的綠茶品質最好，當地茶農使用有機栽培，且不添加其他化學物質。當地居民罹患癌症的機率，比日本其他地區居民更低。

　　注意：正確的泡茶技巧，才能讓綠茶發揮效用。取一又二分之一小匙的綠茶來泡兩杯，水滾後馬上關上爐火。將茶葉置入壺中，滾水停止冒泡後，馬上倒進茶壺裡。最多等35至45秒後，將茶過篩、倒進茶壺裡。這是保持綠茶效用的唯一方式；用過一次的茶葉可以同樣方式再泡一次。

綠茶內含毒素嗎？

　　有些網站宣稱茶類含大量氟化物，遠遠超過飲用水的最高汙染量。另一個網站印證了此說法，甚至還說一杯茶就含有超過一毫克的氟化物，遠超過飲用水的建議含量。另一個網站，則宣稱食物中含有的氟和相關化合物，遠遠不同於化學製造的氟化鈉，這些元素一旦從土壤進入植物以後，性質就完全改變了。以上這些訊息，都讓那些擔心受到氟汙染的人們困惑不已。

　　沒錯，茶類、甚至母奶中，都含有氟化物。許多植物都內含天然的氟或氟化物。世界有許多地區都在飲用水中加入了可怕的氟，那是我們應該極力避免的。「過去標榜可用來治療骨質疏鬆的氟治療，其實對骨骼細胞頗有害處。」李醫師（John R. Lee M.D.）曾這麼說過。美國牙醫協會過去花了多年的努力倡導氟治療，直到2006年才改口警告該協會的會員，認為那些一歲以下幼童的父母，應該要「避免用含氟化物的水來泡配方奶」。

　　然而倘若綠茶裡天然的氟化物，帶有任何一丁點毒性的話（就像飲用水的例子），綠茶根本不可能提供如此多樣的療效。身體的免疫系統會馬上反應，身體也會變得虛弱，然而這與實際情況恰好相反。綠茶會抑制細胞突變、促進消化、加強大腦功能。合成的氟化物的作用則完全相反。

　　茶類和其他食物的天然氟化物或氟，都很容易揮發，因此大部分在加熱過程中都會揮發不見。然而加入自來水裡的合成氟化鈉，加熱過程中卻仍保持穩定。因此其實茶杯中的氟化鈉，比茶葉本身含有的天然氟化物，更要讓人擔心。服用過量的氟化物會導致甲狀腺機能失調。倘若你被診斷出罹患這類疾病，不妨找一位阿育吠陀治療師、中醫或自然療癒師諮商，他們對於營養和身體內分泌腺，都有充分的認識。

銀杏葉——大腦食物；輔酶Q_{10}

　　我也大力推薦銀杏葉，這項產品在大部分的健康食品專賣店都可購得。瓜拿那和銀杏似乎可以互補。銀杏是一種大腦食物，可以有效增加流向大腦的血液，改善記憶和大腦功能。銀杏也可以改善循環問題，促進血液流向心臟、四肢末端、皮膚、眼睛、內耳和其他器官。銀杏也可以舒緩焦慮和憂鬱、眩暈、頭痛、耳鳴、經前症候群、氣喘、過敏和肝炎。它也是天然的改善情緒劑。

　　全世界18個國家有兩百名科學家，進行了超過300項研究，證實輔酶Q_{10}可以降低血壓、讓衰竭的心臟重新作用，並且增強免疫系統。然而要能找到真正能被身體吸收的補充劑，卻是一大挑戰，因為市面上大部分的銀杏萃取物（無論流體或固狀），都不太能被身體吸收。由於輔酶Q_{10}是一種脂溶性營養，需要以脂肪溶劑溶解，才能為人體消化、吸收。建議你購買含有脂肪分子的品牌。

蘆薈治療燙傷、疼痛最有效

　　自古以來，人們就將蘆薈視為一種「藥草」、「燙傷植物」、「急救植物」或「神奇植物」。直至今日，蘆薈仍是治療燙傷、外傷、疼痛最有效的植物之一。它也可治療牛皮癬，只要定期使用，就能減少魚鱗癬和搔癢感，大大改善皮膚外觀。

　　近來人們利用蘆薈以治療X光或核子災難所引發的嚴重燙傷。放射線會引發皮膚潰爛，而直到醫生開始嘗試蘆薈葉這種民俗療法後，病患皮膚潰爛

的問題才得以醫治。

　　如今人們開始大量使用蘆薈，製作出許多美容產品和健康食品。蘆薈汁可以治療大部分疾病，包括癌症、心臟病和愛滋病。事實上，幾乎每種疾病都可因蘆薈受益，包括各種過敏、皮膚病、血液疾病、關節炎、感染、酵母菌過度繁殖、囊腫、糖尿病、眼疾、消化問題、潰瘍、肝病、便秘、高血壓、腎結石、中風等等。同時外敷和內服，能得到最大療效。蘆薈含有超過200種營養素，包括維他命B_1、B_2、B_3、B_6、C、E、葉酸、鐵、鈣、鎂、鋅、錳、銅、鋇、硫酸、18種胺基酸、重要酵素、糖苷和聚糖等。

　　有超過500項由醫生和科學家進行的獨立研究，都顯示蘆薈富含治癒成分，而且不會帶來副作用。蘆薈是研究最徹底的一種天然物質，也比任何藥物更安全有效。

　　由於市場對於蘆薈汁的需求很大，蘆薈汁的出產也越來越快。不幸的是，許多品牌內含的蘆薈汁比例，都不足以產生效果。法律規定，倘若在10,000加侖的大缸裡放9,999加侖的水，以及1加侖的蘆薈汁，廠商就可以在標籤上標明這是「含百分之百穩定蘆薈」，而根本不需特別註明到底他們在純蘆薈汁中加入了多少水。因此許多人在使用這些產品後，卻失望地發現並沒有得到預期的療效。因此在購買蘆薈產品時，都要先檢查公司廣告上提及的產品成分，甚至最好可以直接詢問公司，要求對方提出詳細成分列表。

　　此外，也不要故意購買最便宜的蘆薈汁，因為蘆薈汁原本就要價高昂。倘若使用過後沒有出現任何好處，那麼你就是買錯了產品。嘗試不同品牌，直到效果讓你滿意為止。研究顯示，蘆薈汁產品中的蘆薈若少於1%，根本無法達到任何療效。如今市面上有超過一千種蘆薈汁品牌，很多根本只含些微的蘆薈，但標籤上總標示著：「口味類似礦物質水」或「不含任何添加物

警告

定期飲用蘆薈汁，會促進糖尿病患者胰島素分泌。若體內胰島素含量過高，可能會有害身體，糖尿病患最好能與醫生諮商，追蹤所需服用的胰島素劑量。很多糖尿病患都發現他們需要將胰島素劑量降低。

或防腐劑」。然而化學分析的結果，卻顯示這些產品根本幾乎只含有礦物質水而已。

　　值得慶幸的是，有越來越多人已經發現了這個騙局，因此許多公司也開始販賣貨真價實的產品。目前還有一種粉末狀的蘆薈，能溶於水，是相當好的產品，這比買整罐的蘆薈汁還方便，而且也完全不含添加物。

　　還有，倘若飲用後出現兩天以上的腹瀉或腸胃絞痛，就要停止服用。蘆薈本身也含有刺激腸道的成分。如果出現這種情況，最好能夠買那些已被去除刺激物的產品。

離子礦物質水

　　人的身體很像活的土壤。只要身體含有足夠的礦物質和微量元素，它便能滋養你，並製造生存和發育所需的一切。然而倘若飲食不均衡，身體就很容易缺乏這些重要元素。好幾個世紀以來，人們總是反覆且過度利用同樣的農地，因此生產的植物也嚴重缺乏營養。更糟糕的是，人們為了加速作物生長，而開始使用化學肥料，這麼做根本無法讓植物吸收足夠營養。倘若缺乏礦物質和必要元素，人體的許多機能便會無法正常運作或失去控制。一旦缺少了一種以上的這些重要元素，疾病往往接踵而來。

　　由於現今地球的土壤正處於缺乏礦物質的不自然狀態，人體也受到了影響，因此某些體質的人（特別是風能和火能體質、且受慢性病纏身的人）若能補充一些天然礦物質，便能大大受益。那麼一個重要的問題就是，營養食品店或藥局販賣的那些礦物質產品，究竟是否能補充身體細胞所需的礦物質呢？答案往往是：「不太可能」。

　　一般販賣的礦物質，通常有三種形式：膠囊、藥丸和膠體礦物水。過去土壤還尚未如此貧瘠，食用作物和其吸收的礦物水，是最好的礦物質來源。只要植物能生長在健康的土壤環境，它便能吸收現有的膠體礦物水，並轉換為水溶性的離子形式。離子形式的礦物質單位尺寸非常微小，稱為埃（angstrom），而膠體礦物質又稱無機金屬礦物質，尺寸則為離子礦物質的一萬倍（微米）。離子礦物質可溶於水，能快速為人體細胞吸收。相反地，人體攝取的若是複合混合物內含的膠體礦物質，其吸收率只有不到1%。膠

體礦物質水內含的礦物質，也不好吸收，因為它無法溶解於水，只能懸浮在水分子之間。

常見的礦物混合物包括碳酸鈣與比啶甲酸鋅。這些膠體顆粒很容易留在血液中，累積在身體的各個部位，進而引發物理上與結構上的嚴重傷害。現今許多疾病，包括骨質疏鬆、心臟病、癌症、關節炎、大腦功能障礙、腎結石、膽結石等，都是因為人們攝取了這些金屬礦物質而直接造成的。

幸運的是，有一種方法可以有效吸收礦物質，而且這些礦物質具有植物礦物質的大小與特性。只要讓礦物質在真空室（不含氧氣）中揮發，這些礦物質就不會氧化而變成混合物形式。蒸發後的這些礦物質，可以與純水混合，然後就能立刻為人體細胞吸收。位於美國明尼蘇達州的一家公司已研發出一種製造程序，可以將膠體礦物質轉化為99.9%的水溶性離子礦物質。

神奇的礦物質補充品（MMS）

漢伯（Jim Humble）發現了MMS，並寫了一本書《突破：二十一世紀的神奇礦物補充品》。以下是節錄自此書中的一段話：

「瘧疾的首度發現是在非洲，現在已證實，所有疾病狀態都直接或間接與病原體有關。在非洲已有超過七萬五千個案例被治癒。通常在四小時左右，所有的症狀就會消失，所有的患者經測試後都已不再發現有瘧疾。MMS已知也可用在治療癌症、A、B、C型肝炎、傷寒、多數癌症、疹、肺炎、食物中毒、結核病、氣喘，以及流感與許多其他的情況。甚至對一些不是與病原體直接相關的情況，似乎也都能因大幅提升身體的免疫力而獲得助益，例如肌肉退化、過敏、狼瘡、發炎性腸道疾病、糖尿病、蛇咬、牙瘡及纖維肌痛症。請注意，MMS沒有治好（cure）任何事，它只是讓我們的身體自我痊癒（heal）。請注意我非常小心地使用『治好』與『痊癒』這兩個詞，雖然那是千真萬確發生的事。」

「馬拉威政府所做的測試顯示，有99%的瘧疾被治好。在烏干達用MMS治療的AIDS患者中，超過60%在三天內痊癒，98%在一個月內痊癒。超過90%的瘧疾病患在四至八小時內痊癒。數十種其他的疾病，也因為這個新的礦物補充品而被成功治癒或改善。」

　　漢伯相信這個資訊太過重要了，不能讓任何一個人或團體控制。想了解這項發現的完整細節，可以上網下載免費的電子書，擔保它在全球都是免費的（註4）。

> **提醒**
>
> 如同我一直強調的，即使這些產品都是非常有助益的，但請不要忘記關照你的疾病的根本原因。僅僅舒緩疾病的症狀，對你的健康是非常不利的，除非你也移除了所有的原因。在多數的案例中，淨化肝臟、腎臟和結腸，並調整飲食和生活習慣，就已足夠應付多數的身體健康問題。

無水不沾鋼鍋組

　　自從1985年以後，我就一直使用無水不沾鋼鍋烹飪所有食物。以經驗來說，我認為這是我嘗試過最簡單、最不費時的烹調方法，而且還可以避免流失食材中珍貴的維生素、酵素和味道。這種手術刀材質的不鏽鋼廚具，有五層、七層或九層，可以讓你只花一半的時間、四分之一的爐火完成烹調。

　　有了這種廚具後，我們再也不會把燙青菜用過的水，連著一堆營養一起倒進水槽裡了。我們也不需要再用熱油料理，而將食材中的重要營養和纖維全數破壞。此鍋具密封功能極佳，蒸氣不會外洩，因此烹調後仍能留下食材的營養和美味。這種無水廚具和壓力鍋不同，廚具內不會累積蒸氣壓力，鍋內產生的溫度比沸水還低，但食物烹調的速度，卻比一般鍋具更快。

　　用這種鍋具烹調時，也不需要時時打開鍋子檢查。事實上，倘若你這麼做，只會干擾烹調、花更多的時間。你可以利用等待的時間準備其他食物，例如沙拉。20分鐘內，一餐就準備好了，包括三道煮好的菜，例如蔬菜、米飯和豆類。晚餐若簡單吃，例如蔬菜和蔬菜湯，那麼只消10分鐘就可以上菜了，煮飯不再成為負擔。我每天都自己煮飯，故可以向讀者保證這一點。

（註4）很多醫學突破都受到打壓，但這項發現不應是其中之一。這本電子書的書名是《二十一世紀的神奇礦物補充品》。你可以免費下載，如果你沒有電腦，可以請你的朋友幫你下載並列印出來。網址是：www.miraclemineral.org。這本書中告訴你這個發現的細節，以及如何製造並使用它。我建議每個人都應讀這本書。他讓MMS成為全世界都可得的東西，其間並無個人的既得利益，他只是想要利用其發現來終止疾病和貧窮。

鐵弗龍鍋、鐵鍋、鋁鍋、玻璃鍋、瓷鍋或其他在百貨公司購買的輕便不沾鍋，都無法達到無水烹調的效果。請注意，此產品有些部分可能含有其他金屬，才能讓不鏽鋼更堅硬、抗腐蝕。但與食物接觸的部分則只含手術刀材質特硬純不鏽鋼。

使用無水鍋組的基本原則：

❦ 一定要使用正確的鍋子

選擇讓食材可將鍋子幾乎完全填滿的鍋子，因為若選擇太大的鍋子，空氣會破壞食材中的維生素，讓食材太乾、甚至燒焦。

❦ 烹調前先沖洗蔬果

先將蔬果用冷水沖洗，然後晾乾，這個步驟非常重要，因為這樣可以清除附著在食材上的有毒化學物質，而且讓食物可在天然的液體蒸氣中烹煮。你可以加些香料、鹽巴、蔬菜高湯、油或奶油、椰奶或其他材料。這是一種無水的營養烹調法，但倘若你還沒適應這個新方法，你仍可加入幾大匙的水進去。

❦ 控制火侯

烹調過程中一定要小心控制火侯。過高的溫度會讓蒸氣蒸發，食物也會燒焦。使用無水鍋具時，火最多只須開到中火，完全不需用到大火。

❦ 確定鍋子密封著

警告

不要使用不沾鍋。2007年8月，兩篇發表在《環境與健康展望期刊（*Environmental Health Perspectives*）》的研究指出，不沾鍋、速食容器、地毯、家具和其他日常用品，都含有化學物質全氟辛酸銨（Perfluorooctanoic acid，PFOA），這些毒素會累積在新生兒的臍帶中，延緩孩童的生長和大腦發育。那些臍帶中含有最高量全氟辛酸銨的嬰兒，生來體重就比較輕、瘦弱，頭圍也更小。這種由美國杜邦公司製作的化學產品，如今已被廣為利用，大量存在於全球各地，就連北極圈和偏僻的太平洋環礁都找得到，也存在於雨水、自來水、食物、野生動物和人類血液裡。杜邦公司「同意」在2015年時停產！換句話說，你必須自行保護家人和你自己，選用不含化學物質的產品。

烹調時先用中火，直到蒸氣控制閥出現哨聲，顯示為打開的位置。接著將火轉成小火或微火，將控制閥關起來。如此一來，鍋蓋就會緊閉，形成加熱真空密閉狀態。

倘若食材含大量水分，例如蘋果、甘藍菜，那麼一開始要花大約三分鐘就可以讓鍋子密閉。烹調更堅硬的食材，例如馬鈴薯、紅蘿蔔時，則大約要熱五分鐘，轉成小火、關掉控制閥後，蓋子才會密閉。

不要偷看

要抗拒想偷看的衝動！烹調過程中鍋蓋若打開了，熱度和蒸氣都會跑掉，這會延長烹調的時間，也會讓食材水分盡失。

電解水機

電解水機可將一般自來水轉化為具抗氧化性質的潔淨液體。帶負電的水（氧化還原電位）可以延緩老化過程，氧化還原電位若太高，會引起氧化反應、造成老化。經過機器電解的水會中和增加的負電，讓細胞恢復青春。舉例來說，現榨柳橙汁的氧化還原電位是負250。我們一天只能飲用少許柳橙汁，過量的話，果汁裡的糖分就會造成身體的負擔，然而我們卻能盡情暢飲離子水（不過通常一天還是不要喝超過八杯）。

離子水也含有許多氫氧離子，就跟維生素A、維生素C和維生素E一樣，這些離子是多帶一個電子的氧分子。當你將電解水機的流速放慢時，你可以看到這些分子形成數千個微小泡泡。氫氧離子會捕捉氧自由基，提供人體多餘的氧和能量。氧氣也可以將體內組織的酸性廢物帶走，預防癌細胞生長，保護人體不受細菌和病毒的侵害。氧氣是人體最重要的營養。

離子水也能平衡身體的酸鹼值。我們食用過多加工的精緻食物後，體質容易變酸。除了肉類和高酸性食物外，西藥、汽水也屬於會讓體質酸化的物質。離子水因為屬於鹼性，於是可以溶解酸性廢物，保護身體不受酸性疾病干擾（大部分疾病都與酸中毒有關）。

人體大部分組成都是水分。離子水的性質與一般水大大不同，其內的水分子聚合得更小、更緊密，因此可以輕易穿過腸壁、血管壁和細胞壁，有效移除毒素和酸性廢物。因此離子水可說是非常強效的解毒劑。離子水機可設

定為不同強度等級，人們可以按情形調整，體內累積了大量毒素的人，可先從「輕度」離子水（鹼性較弱）開始飲用，等身體適應了後再慢慢調高離子度。離子水除了對身體有益，也能讓食物和飲料變得更美味。它也可以將食物中的礦物質離子化，幫助身體吸收營養。

　　造成疾病的主要原因之一，是細胞的慢性脫水，這會讓人體細胞持續處於虛弱和防禦的狀態。離子水比一般用水更能滋潤細胞，程度高達六倍。換句話說，飲用少量離子水，就能有效滋潤細胞（前文所述的溫熱離子水的功用，是將組織內的毒素移除，因此不算直接幫助細胞吸水。但毒素一旦清除後，細胞吸水的效率也會跟著提高）。

　　離子水機會將鹼性水與酸性水分離，鹼性水適合飲用，酸性水則適合外用，可以讓皮膚變得緊實，並移除皺紋、粉刺和其他斑點。離子程度最高的酸性水可以直接消滅害菌、改善髮質和膚質、移除真菌、幫助傷口（割傷、擦傷甚至更嚴重的外傷）痊癒。酸性離子水也可以消除蚊蟲叮咬所引起的搔癢和疼痛，也可用來清洗掉蔬果上殘留的殺蟲劑。近來人們發現，酸性離子水可以大大促進植物生長。

去除體臭勿使用除臭劑

　　大部分人都不了解自己為何排汗。人們在生活中大量使用止汗劑和香水，而根本忘了我們為何需要這些產品，又是否真的需要？更重要的是，這些產品，究竟是否對人體有害？

　　除臭劑和止汗劑等產品會問世，是因為有愈來愈多人因為過度出汗而出現體臭。如今人們習慣早上在腋下噴些除臭或止汗劑，接下來的一天內就不用擔心自己「臭氣沖天」。但其實流汗並不是壞事，那是人體自然排除廢物、降低體溫的方法。我們的汗腺就像腸、肝、泌尿系統和肺臟一樣，旨在清潔身體。否則人體為何要有這些功能？

　　每天流汗幾分鐘，是保持身體健康的好方法。相反地，以化學物質（化妝品、美容霜、防晒油、止汗劑）堵塞毛細孔，只會傷害皮膚。防止汗腺排出體內廢物，就好像駕駛一輛排氣管被堵住的汽車。

　　現今許多人都覺得必須使用化學產品，才能解決體臭的問題。但其實有

體臭，是因為體內許多器官，例如結腸、肝臟、肺臟和腎臟，都嚴重堵塞，讓身體只能將多餘的毒素從皮膚表面排出。化學產品只會防止毒素從皮膚排出，也許鼻子聞起來比較好受，但卻會讓毒素累積在皮膚和其下的結締組織，也會促進細菌繁殖，引發皮膚病甚至皮膚癌。

體臭並不是流汗所引起。汗水是一種無臭的體液，99%的成分都是水。正常的汗液很快就會從皮膚揮發，而且不殘留臭味。倘若人們穿著合成衣服，汗水會無法蒸發，於是身體就需要藉由細菌來處理無法由新鮮空氣消除的多餘汗水。一平方英吋的皮膚，可能就含有多達50萬隻細菌。此外，如果汗水中含有過量毒素，需要細菌消化，那麼人體就會散發出強烈的腐敗味。破壞性微生物在消化廢物時，會自然製造出臭氣。因此皮膚散發的體味，可能是便祕的徵兆，通常也會伴隨口臭。此外，體味重也表示肝臟與腎臟功能不佳，身體在呼救，因為毒素已經多到身體快要無法承受了。但大部分人卻只想把症狀壓下去，而不將這些症狀視為一種身體失衡的現象，並加以照顧。倘若身體偶爾才會出現體臭，那可能是因為消化不良，或攝取了食物中的化學物質所引起。

大部分人都用除臭劑來與細菌對抗，或用止汗劑解決腋下流汗過多的問題。除臭劑含有殺菌劑，會消滅微生物，大部分品牌也都含有合成香水，以掩蓋殺菌劑的味道。市場上除臭劑和止汗劑的兩種最主要活性成分，包括了氫氯酸鋁（aluminum chlorohydrate）和水合氯化鋯（zirconium chlorohydrate）。這些化學物質會與和水中的蛋白質結合，形成膠體物，抑制了汗腺排汗的一部分能力。這些化學物也很容易為皮膚吸收，有愈來愈多證據顯示，阿茲海默症患者體內，往往出現大量鋁，可能便是由於使用太多除臭劑所引起。

天然蔬果都會製造鋁。這類的有機離子礦物質不但不會傷害人體，甚至是維持身體機能的重要元素。相反地，合成鋁毒性卻很高。業界人們宣稱鋁隨處可見，是天然的一部分，但這種說法卻大有問題，因為這兩種鋁對人體的影響恰好相反。當然，同樣的道理也可應用在所有礦物質和少量元素上，包括黃金、銀、鉛、甚至砷。植物體內的這些離子元素很微小，只到「埃」單位的大小，也是人體所需的必要元素。但人體一旦吸收到這些元素的無機金屬態，就會引發嚴重的毒害，造成數種疾病。止汗劑和除臭劑含有大量重

金屬與有毒化學物質,若塗抹在皮膚上,這些毒物就會進入血液,最後累積在肝臟、腎臟、乳房和大腦組織裡。

倘若人體不會從別處吸收到金屬元素,那麼這些產品對大腦和其他器官的毒害,也許還不會那麼嚴重。然而一般人每天都會接觸到鋁製廚具、小蘇打粉、制酸劑等物質,而又吸收了10至100毫克的鋁。雖然科學家還沒確定引發阿茲海默症的病源,目前的研究卻指出,鋁中毒可能是主要肇因之一。

只要花大約美金10元,就能買到天然的除臭石,還可以使用二至五年。這種石頭不但有效,也不會帶來不良副作用。千萬別被除臭石成分標籤上寫的「內含鋁」這幾個字嚇到了,因為這種鋁(明礬)跟氫氯酸鋁是不一樣的。明礬是一種天然的礦物鹽,與化妝品中的鋁不同。除臭石裡的礦物質鹽不會堵塞汗腺,只會除臭。

如何有效去除體臭

- 火能體質的人,或體質介於火能和風能中間的人,最容易有體臭的問題。請依循阿育吠陀法養生,並且進行淨化程序。將肝膽裡的膽結石、腎臟裡的腎結石完全排除。避免攝取酸性食物,例如動物蛋白質、油脂和澱粉。攝取的食物越精緻、加工越多,皮膚就越需要移除有毒廢物。皮膚細菌在消化毒素的時候,就會產生臭味。無肉不歡的人特別容易有體臭的問題。因此要多吃蔬果、沙拉,多攝取鹼性食物,這些食物自然能潔淨身體。
- 停止使用除臭劑和止汗劑,這些產品只會堵塞部分淋巴系統,產品裡的化學物質也會將毒素帶往身體其他部位(包括乳房),讓問題惡化。這會引發腫瘤以及乳癌!
- 每天早上用肥皂清洗體臭較嚴重的部位,並且用冷水清洗腋下。記得選用不含有害化學物質的天然肥皂。
- 多穿寬鬆的棉製衣服。合成衣料會讓皮膚無法呼吸,也無法排除毒素。
- 不妨製作一種自己最喜歡的精油(然後在30毫升的水裡滴一兩滴精油,徹底搖晃以混合精油和水),然後輕點腋下(不妨利用人體運動學肌力測試來決定最適合你的精油種類)。

- 我個人推薦除臭石，因為這種無毒產品含有天然成分，如硫酸鉀，和其他膠體礦物質，質地純淨而無害，洗澡後使用可以抑制細菌生長。大部分的健康食品專賣店都買得到。

✤ 關於古龍水和香水

這些產品會導致嚴重過敏、胎兒缺陷、甚至乳癌。美國聯邦法律有個很嚴重的漏洞，允許那些香水製造商在產品裡加入可能有毒的化學物質，例如苯二甲酸鹽和人工麝香劑。大部分香水都含有苯二甲酸鹽，用來軟化塑膠。這些物質若為皮膚吸收，就會變成比任何物質都更強烈的雌激素，而高量雌激素會引發癌症。合成的人造麝香則會刺激皮膚、干擾體內荷爾蒙、引發癌症。天然芳香油散發的天然香氣對身體很有益，但合成香水卻只會干擾荷爾蒙平衡，並在體內累積。

Ener-Chi Art

「Ener-chi Art」是種獨特的治療藝術，以由我創作的、充滿能量的油畫，幫助恢復氣或維生能量的平衡流動，再傳送到身體的器官及系統。在身體淨化和療癒的背景下施行，我認為這個獨特的方法是非常重要且有效的工具，能令所有的治療方式產生更成功的結果。

當身體的細胞體驗到氣的平衡流動，它們就更能移除有毒廢棄物，吸收更多它們需要的氧氣、水分和營養，做必要的修補工作，以及增加它們整體的表現及活力。

雖然我認為肝臟淨化是幫助身體回恢功能最有效的方法之一，但當身體在多年的阻塞及不當對待之後，這件事本身或許無法完全恢復身體的重要能量。而Ener-Chi Art就能妥善地填補這個缺口。

到目前為止它對於每個接觸它的人而言，可說是百分之百有效。由於它們獨特的治療效果，所有的「Ener-chi Art」畫作曾在明尼蘇達州知名的亞培西北醫院（Abbot Northwest Hospital）展示一個月，讓每個病人都能欣賞。病患只需要看著這些畫，就能達到想要的結果。

請注意，Ener-Chi Art 並不是用來影響身體情況，而是用來平衡身體和

心智活動背後的生命能量──「氣」。其他可用來恢復氣的方法，包括針灸、指壓、太極和瑜伽。「Ener-chi Art」或許是最全然、最立即有效的治療計畫之一，它平衡了下述的身體器官、部位和系統內的生命力量──氣。

➢背部	➢淋巴系統
➢血液	➢肌肉系統
➢大腦和神經系統	➢頸、肩
➢耳朵	➢鼻和鼻竇
➢眼睛	➢呼吸系統
➢內分泌系統	➢小腸和循環系統
➢心臟	➢骨骼系統
➢免疫系統	➢皮膚
➢關節	➢脾臟
➢腎臟和膀胱	➢胃
➢大腸	➢舌頭
➢肝臟	

另一幅轉變情緒及生理創傷的畫，名為「飛越地平線」（Beyond the Horizon），以及其他的畫作，來平衡我們與水和空氣、石頭和山、動物王國、植物王國，以及自然精神等元素之間的關係。

Ener-Chi離子石

Ener-Chi離子石是透過特殊的處理方法，而被能量化、激活和注入生命能量的石頭和水晶，我有幸能將它道入成為Ener-Chi Art療癒系統的一部分。石頭的效果以前從未被嘗試過，因為在治療的領域中，石頭和岩石鮮少被認為是有用的東西。然而，石頭具有固有的力量，能夠保留且釋放大量的資訊及能量。一旦被離子化、能量化或活化，它們就會對所接觸的萬物發散出平衡性的影響。石頭的能量化可能是在這個充滿高度汙染和生態平衡遭破壞的世界中生存的重要關鍵。

在地球發展的早期階段，這個星球上每一個分子都含有整個星球的藍圖在裡面，就如同我們身體裡的每個細胞都含有整個身體的DNA結構。身體裡每一個分子內的藍圖訊息仍在，它只是下降到一個潛伏的狀態。離子化的過程「重新喚醒」了這個原始的藍圖訊息，並使得相關連的能量得以釋放。

在這個感知下，Ener-Chi離子石是活的且有意識的，而且能夠能量化且平衡化它所接觸到的自然物質。

離子石的應用

❦ 飲用離子化的水

將一顆離子石放在一杯水旁邊約半分鐘，使水離子化。離子化的水具有強大的潔淨能力，能幫助消化和代謝，並使整個身體充滿能量。

❦ 吃離子化的食物

將一顆離子石放置在你的食物旁邊約半分鐘，使其離子化並平衡。因為我們大氣及土壤中的汙染分子，使得即使是天然的有機食物有時也會受到汙染。這種食物也會受到臭氧耗盡及暴露在我們星球環境中電磁輻射的影響。這些負面效應能被透過離子石的特定用法而抵銷。

❦ 離子足浴

將雙腳浸泡在水中，並放置一些離子石（最好是有著光滑表面的小圓石）在雙腳腳底的下方，身體會開始將毒素和廢棄物分解成無害的有機物質。做的頻率視你的需求而定，但一次至少要做二十分鐘。

❦ 提升治療的效益

離子石是對所有療法具有提升作用的理想東西。舉例來說，「離子石療法」是一個在健康SPA中心中受歡迎的新式療法。作法是將溫熱的石頭放在身體上的關鍵能量點。如果這些石頭是離子石，則能提升療癒效果。事實上，將離子石放在任何虛弱或疼痛的身體部位，對其相應的脈輪具有健康效益。如果使用已離子化水晶，能夠增加它的正面效應。

❦ 平衡氣場（Aura）和脈輪（chakra）

手持一顆離子石或離子水晶，靠近脊椎的中段位置大約半分鐘，可以平衡所有的脈輪或能量中心，讓它們維持數週甚至數個月的平衡。因為脈輪和氣場領域內的能量平衡，是健康問題的主要原因之一，因此這個平衡的過程是一個增進健康及康樂的有力方式。

❦ 黏貼在你住家主要水管上

將一顆離子石黏貼在你的住家的主要水管上，會使你家的水離子化，並讓它更易於吸收且更有能量。

❦ 在家中的電器保險絲盒裡面或附近放置離子石

過過在家中保險絲箱的裡面、上面或下面放置離子石，電磁輻射的有害效應會被抵消。你可以透過在電視機或電腦前做肌肉測試，比較在保險絲盒裡放一顆離子石前後的不同。如果你無法找到保險絲箱，你可以在電線的附近或它們的能源插座附近做。

❦ 用在與Ener-Chi Art的結合

離子石也可用於加強Ener-Chi Art的圖片能量。只要簡單地在觀看Ener-Chi Art的圖片時，將離子石靠近相關的身體部位，例如，如果你觀看一幅與心臟相關的Ener-Chi Art圖片，則可以拿一顆離子石在心臟上方，圖片裡的能量本質與石頭是相似的。因此，當這塊石頭與圖片一起使用時，會產生共鳴，並大大增強整體的效應。

❦ 創造一個提升能量的環境

在你周遭的各種物品附近放置離子石大約半分鐘，能有助於創造一個更具有能量及平衡的環境。離子石幾乎能影響所有的自然材質，如木頭地板、木頭或金屬家具、石牆、以及磚頭或石砌的壁爐，在工作場所，特別是靠近電腦處，在適當位置放置一顆或多顆的離子石也是好辦法。它也同樣適用於睡眠場所，例如在床下或枕頭下放置離子石。

❦ 促進植物的生長

在植物或花盆旁邊放置離子石，能增加它們的健康及美觀。這能自動地離子化它們接受到的水，無論是在室內或室外的植物。它同樣也適用在蔬果和有機農地裡。

❦ 創造更多的離子石

只要將你的「種子石」碰觸任何石頭或水晶約40至50秒鐘，則被碰觸的石頭就能具有如同種子石般的效果。

Sacred Santemony敬神吟誦

「Sacred Santmony」是一個特別的治療系統，利用特定文字的聲音，來平衡深層的情緒／精神失衡。在「Sacred Santmony」中，這些力量強大的字眼，是靠「全腦利用」（同時包含大腦左右兩個半球）而產生的。古老語言

的文字包含基礎聲音頻率，其震動頻率比我們現代語言還高得多。當結合起來成為字時，會產生寧靜與和諧的感覺（Santemony），能平息不安、暴力和騷動，無論是內在或外部的。

　　2001年4月，我自然地開始用美國土著語、藏語、梵語，以及其他古老語言來吟誦。當開始利用這套治療系統的兩個星期之內，我就能透過產生聲音，快速地移除某些情況及某些人、食物、化學物質、思考模式、信念等等的情緒障礙、抗拒或反感。以下是一些透過「Sacred Santmony」來改善情況的範例：

- 降低或移除恐懼，包括對過去及未來、死亡、疾病、身體、有害化學物質、父母及其他人、不足、貧困、懼怕，及環境威脅等。
- 清除或降低來自最近或目前，因過去生命中的情緒創傷或負面經驗，帶來的傷害、失望或憤怒而導致的痛苦。
- 清除「生命之書」（Akashic records，也稱阿克夏記錄；指靈魂從所有生命流中收集而來的所有經驗的紀錄）中反覆出現的懼怕元素，包括我們被從心靈、上天或我們的高我分離的想法及概念。
- 建立讓個人解決他／她的業力（karmic issues）的先決條件，不是透過痛苦和折磨，而是透過創造力和歡樂。
- 改善或清除對食物、麩質、化學物質、殺蟲劑、除草劑、空氣汙染物、輻射、藥物毒性、藥物副產品等的過敏和不耐症。
- 減輕包括癌症、心臟病、多發性硬化症、糖尿病、關節炎、腦部障礙、憂鬱及諸如此類的慢性病，其精神與情緒上的根本原因。
- 解決其他生命中的困難及障礙，將它們轉變成有用的祝福。

蜜蠟治療氣喘、過敏和鼻腔疾病

　　幾百年前人們使用的蠟燭，是用蜜蠟製作的。但在過去幾個世紀以來，動物油脂已取代蜜蠟，成為蠟燭的主要成分，上個世紀開始則變成以石蠟製造蠟燭。石蠟是由原油最底層的汙泥製成，人們先以苯將石蠟漂白，然後再以其他化學溶劑加工。燃燒石蠟製成的蠟燭時，蠟燭會釋出煙灰，以及其他毒素、致癌物，常用的鉛製燭芯也會釋放劇毒物質（密西根大學曾提出相關

研究報告）。若不是有合成香水掩蓋臭味（很類似柴油廢氣），你可能一輩子都不會使用這些石蠟蠟燭，然而就連這些香水都含有刺激性和毒性。倘若你知道石蠟蠟燭製造的煙灰和化學物質，會附著在牆上、天花板、通風管，每次使用空調時就會在室內不斷循環，你可能也不會願意點燃它。現在你都知道了。純蜜蠟則不會引發任何問題，相反地，蜜蠟還具有神奇療效，有益呼吸系統。

　　只要點根蜜蠟蠟燭，罹患氣喘、過敏、鼻腔疾病的病患，就能大大減輕症狀。睡前在臥房點幾個小時的純蜜蠟蠟燭，可以讓這些病患呼吸變得更容易、睡得也更好。有些氣喘病患整天點蠟燭，持續幾天或幾個禮拜，他們的氣喘症狀就完全消失了。

　　燃燒蜜蠟顯然會製造負離子，負離子是天然的空氣清淨劑，可以清除空氣中的灰塵、黴菌、病毒、細菌和其他引發化學敏感的汙染物。但若想達到這種清淨空氣的功能，要確定你使用的蠟燭是百分之百蜜蠟製成。很多蠟燭其實只含有50%一的蜜蠟，就足以在產品標籤上標上「蜜蠟蠟燭」。真正的蜜蠟蠟燭點起來，會產生一種清新的味道，而且幾乎沒有煙霧。蜜蠟蠟燭也許比一般石蠟蠟燭更昂貴，但它可以點得更久，也更能改善身體健康，而不是讓身體更虛弱。美國肺臟協會（American Lung Association）建議病患以蜜蠟來治療肺病。

防治電磁波汙染

　　地球環境巨變、不健康的住宅和擁擠的都市，都降低了我們吸收的磁能量。磁能量維持著人體細胞的生命，保持我們意識清晰。我們不但居住在磁場受干擾的地方，平時也暴露在有害的低頻電磁場中，周遭的電力製造了每秒50至60赫茲的電磁波。這種人造電流會製造「電磁波汙染」，是來自電腦設備、電視傳輸、收音機、行動電話，和各種家電或工業用設備，例如吹風

機、電子烤箱以及微波爐。

　　倘若你的臥室有一台插電的電視，你體內可能已經累積了高達一百零五伏特的電荷！床邊若有個電子鬧鐘或立燈，也會產生同樣的結果。當你躺在床上時，你的腳沒有直接接觸地面，因此無法將身體接受的電荷釋放。如此定期暴露在不正常電荷下的結果，就是體內的電子迴圈變得亂七八糟，免疫功能下降，還會染上如癌症等疾病。

　　埋在牆中或地板下的電線，因為沒有好好地封閉住，也會有類似的效應。尤其如果你又有失眠問題，最好能將所有電氣用品移出臥室，甚至在夜裡關上整個房間的電源。如果你不確定這些電線究竟是否安全，那就直接關閉總電源，或者僱用專家來測試你周遭環境究竟是否安全。我曾經僱人探查我的其中一個舊居，竟發現引起電磁波汙染的罪魁禍首，竟然不是電腦，而是藏在地底的電線。上文中介紹的Ener-chi離子石可以保護你不受低頻電場傷害，同時也可以平衡你周遭的磁場。

　　暴露在化學汙染中，也會造成體內電磁場失衡。你可能已經知道了，大部分現代家庭或工作場所，室內的汙染程度是室外的好幾倍。這些汙染，還有來自化妝品、除臭劑、香水、衣服、食物水和空氣的有毒化學物質，每天就這樣進入我們體內，再怎麼健康的身體最後也會不堪負荷。有許多人也許仍無法完全避免居住在這樣嚴重汙染的環境，但我們至少可以試圖將傷害降到最低。我們可以控制穿著、飲食，決定要在皮膚和頭髮上塗抹什麼東西，也可以決定要花多少時間在室外呼吸新鮮空氣（註5）。

（註5）若想得到更多關於電磁場的詳細資訊，請參考本作者的另一本書：《重生時刻》（*It's Time to Come Alive*）。

避免受到靈線的傷害

倘若你的健康不斷出現問題，包括頭痛、易怒、憂鬱或有任何其他疾病纏身，你可能是長久在靈線（ley line）上活動或睡眠。靈線也可能造成有害的低頻能量。

低頻能量可以輕易滲入體內，破壞身體的電磁場。這些能量有些來自室外，有些則存在於居家環境或工作場所內，其中包括了地理壓力點、靈線以及扭曲的地能量。

睡在靈線上對身體危害最大，因為這些能量來源會干擾身體的生化反應和能量系統，每天可能持續長達八至十個小時。長期（例如數年）暴露在這些干擾能量下，容易出現人際關係問題和疾病。體內的基因缺陷或潛在健康問題，可能就這樣突然轉變為偏頭痛、潰瘍、靜脈曲張或癌症。沿著靈線的方向放一面鏡子，或將床舖移出線外，都可以立即讓身體復原。以下是一些靈線會引發的案例，案例中主角只將床移動位置，就輕鬆解決了宿疾：

- 一名55歲的寡婦，兩年內體重突然從70公斤驟減至44公斤。她嚴重腹瀉，到最後疼痛異常，也常常大便出血。所有的醫生都束手無策，她最後甚至性命垂危。經過檢查後，發現房子裡有兩條靈線通過她的床舖，於是她便將床舖移離開兩公尺。一週後她不再出現血便。一個月後所有的疼痛都不見了，她也逐漸恢復體重。
- 一名年輕女性多年來晚上都會做惡夢，睡得非常不好。她將床舖移了半公尺後，就不再做惡夢了，睡眠也恢復常軌。
- 一名40歲的生意人患有慢性心臟病，常常出現心絞痛、恐慌症和循環問題。當他把床舖移開靈線後，兩週之內所有的問題都完全消失了。

過去數年來我造訪了許多住家和辦公室，發現靈線造成了許多人的身心問題。大部分的情況下，放一面小鏡子或將床、辦公椅稍微移動，就可以解決靈線帶來的問題，大大改善情況，有些人甚至馬上就痊癒了。我認為每個人都應該檢查自己的居家或工作場所，看是否有這些干擾，因為這些干擾會

引發許多健康問題。有愈來愈多的專家，可以精確判斷靈線的位置，不過比較少人知道如何擺置鏡子。你可以與鄰近的另類治療師聯絡，他們或許可以介紹一些可靠的靈線專家。倘若你不確定靈線是否影響了你的健康，不妨將床舖或辦公椅移動30公分至60公分左右，然後觀察幾天。如果你覺得身體有了改變，那麼你便得到了一個很棒的健康禮物。

創造治療疾病的先決條件

我們體內永遠有自我治癒的能力，身體是一種自我意識，可以用外在身體當作表達自我和達成目的的工具。真正的療癒絕非壓抑病症，除非我們能讓身體先符合一些先決條件，否則就算是最好的治療，也毫無功效。以下是開啟身體療癒能力最重要的幾個要點：

1. **要治療疾病，你必須先接受它**。這絕非一種投降或被動的姿態，因為這類姿態只會引發憂鬱和恐懼。接受疾病的真正意涵，是你終於願意為自身狀況負責。這麼做可以讓你身體充滿熱情、愛、溫柔和能量。接受現況可以將療癒能量注入你的體內，讓身體變得安穩、放鬆，如此才能達到平衡狀態。

如果你自認不幸，是食物、醫藥甚至業（前因造成的果）的受害者，你根本不可能痊癒。拒絕疾病，只會增加你抗拒疾病的能量，這對身心都是莫大的壓力，會讓身體細胞進入自衛模式。壓力會降低免疫功能，抑制治癒反應。但你若能接受疾病，就不再受控於恐懼和不安全感，而能重新掌握自己。這可以幫助你了解疾病背後的真正原因。

2. **與其將疾病視為不幸事件，甚至當作自己必須對抗的對象，你不如將它視為一個大好時機，可以藉機改善過去的弱點，或找到未開發的潛能。**「繞路而行」可讓你發現原本可能會錯失的新天地。抗拒疾病，或與疾病奮戰，也會讓你錯失疾病往往會帶來的禮物。疾病的唯一目的是在治療你的身

心，因此你最好與它同一陣線，而非與之為敵。

　　身體療癒包括修復受損細胞，並增生新細胞。你有機會在療癒的過程變得更強壯，變得更放鬆、安穩和滿足。疾病若讓心靈與情緒有所成長，便能降低未來需要繞遠路的情況，疾病不再復發，也不會有新的問題產生。

　　3. **好好與你的身體做朋友，不要與它對立**。既然疾病只是身體的一種手段，旨在將人生重導至更有幫助、更讓人滿足的方向，那麼我們實在不需畏懼它，或感到苦惱。你的身體正在盡全力助你找回人生的平衡。因此你不要因為這個療癒危機而評判自己，或你的身體。你絕對不是什麼受害者。你的身體跟你是同一陣線的，絕不是敵人。

　　別被那些醫學說法誤導了，根本沒有所謂自體免疫疾病，這種身體攻擊自己的事情！身體原本的設計，根本不會做出這種自裁的舉動，除非你有意識或無意識地想自我傷害。相反地，身體只是在攻擊躲藏在關節、血管、淋巴管或細胞裡的毒素罷了。這些動作所引發的發炎現象，只是一種生存反應，就算會帶來疼痛、感染或癌細胞擴散，都不要把它誤會成疾病。

　　你對於自身的療癒能力，要抱持著正面和平和的心情，要相信身體一定在盡全力助你復原。你可以將疾病視為揭示人生新目的、新方向的個人指南。有位智者曾說過：「疾病是上帝喚你注意的方式！」一旦你開始注意疾病，並將生病當成是因禍得福，而非麻煩或威脅，疾病就會向你展開它隱藏的祝福，並確保你未來的人生大道，走得更順利、過得更豐富。

　　4. **不要將身體健康當作你的人生目標。相反地，要將它視為每個當下的過程**。若把健康當成需要奮戰的目標，你等於在暗示自己有很根本的錯誤。舉例來說，如果你為疼痛所苦，不要把它當作疾病，而要將它視為身體處理失衡狀態的健康反應。疾病只是身體自行療癒的過程，為了更好的未來而逃避當下，只會耗盡你的能量，讓身體變得更難復原。所謂的健康，就是要活在當下，而不是活在假想的未來夢境裡。唯有活在當下才能掌握生命，就算你感覺不適，也是必要的過程。倘若拒絕或抵抗疾病，你只會被困在其中，而無法擺脫抵抗所帶來的恐懼。相反地，無論是什麼疾病，只要接受它，你就能從中受益。設定目標、希望未來能得到健康，是不切實際的想法，只會讓你脫離現實，活在還沒發生的未來。生命的意義，絕對不是維持完美的身

體狀況，而是要能安然接受這些不完美。這才是健康的真諦。

　　能量由心生。一心掛念著一個目標，例如擺脫疾病，只會剝奪你對身體的注意，進而剝奪身體自行療癒和維持健康所需的能量。倘若能活在每個當下，你就能對身體全神貫注。你體內的細胞需要的，就是要能知道，並能感覺這一點，如此才能繼續份內的工作。你若能以愛和關心「餵養」細胞，它就會相信你好好地活著。相反地，你若以為細胞在「讓你受苦」，而以惡言、憤怒、西藥、手術或放射性相待，細胞就會以為你討厭或憎恨它，只想消滅它，那麼它自我療癒的功能就會完全癱瘓。細胞就跟你一樣，是活生生、有意識的存在。生病時你只要能活在當下，不做任何評判，而抱著愛與寬容的心，那麼你的細胞自然就會依照內定程式而開始自我治癒。

具有多種療效的鹽浴

作法：

- 將一杯純海鹽（或喜瑪拉雅鹽）放進鍋子裡（耐熱玻璃鍋或不鏽鋼鍋），在爐上以小火加熱。

- 持續小心攪拌加熱中的鹽，最好能用木杓攪拌（因為鹽會變得很燙）。要注意保持以小火加熱，熱會打破鹽粒，釋出其中的能量。這也許耗時大約10分鐘。如果你對能量很敏感的話，你會注意到能量的釋出，那麼就可以關上爐火，將鍋子移開爐火，並把鹽巴全數倒入一個玻璃小碗中（一定要是玻璃製的）。

- 在碗中加一點水，輕輕搖晃碗中的鹽巴，攪拌5至10秒。

- 在浴缸（或按摩浴缸）裡放入溫水，把溼潤的鹽巴倒進去，並用手在浴缸裡攪拌。千萬不要讓你以外的人碰觸到浴缸裡的水。

- 此外，將一點鹽巴（半小匙）放在一杯水裡（100至200c.c.），並且放在泡澡時伸手可及的地方。接著走進浴缸裡，泡半個小時，在浴缸裡全身放鬆，想像能量從鹽巴中釋放進入你的體內，進入你的細胞、原子、氣、心靈等等，並且放空思緒、感覺和身體。讓腳和脖子保持在水面下。

- 那些不和諧、具傷害力的能量，會逐漸從你的體內釋出。你或許會感

覺到些微暈眩或疼痛，但那都是好現象，是從你體內釋放出來的東西，有時會讓你感到沉重或不適。對這種現象要先有心理準備。

- 每當你感覺到有沉重或黑暗的東西從體內釋出時，把一隻手放在浴缸旁的那杯鹽巴上，直到這種不適感消失為止。那杯水裡的鹽巴，會把這些能量吸收掉。

- 泡澡結束後，將原本放在浴缸旁的那杯鹽水倒進馬桶裡沖走。把浴缸裡的水放掉。要確定整個浴缸都很乾淨，沒有任何鹽分殘留。

- 你可以依照需要隨時進行這個鹽浴。你也不妨在工作或常駐之處放一盆或一小碗的鹽巴。由於鹽巴會吸收負面能量，因此最好每天更換鹽巴。鹽巴不要全部裝滿。如果你願意，你也可以用心靈跟鹽巴分子溝通，命令它將所有家裡或辦公室裡不協調的能量都吸走。大部分人都不曉得，鹽巴其實具有神奇的力量。

- 若在房子周圍放一些鹽，可以驅趕不好的能量。你也可以將物品（包括衣服）泡在鹽水裡好一會兒，以達到潔淨的效果。

神奇的陽光療癒力

太陽──地球生命的根源

　　將身體規律地曝晒在紫外線（UV）的波長下，可以有效地抑制微生物、蝨子、霉菌、細菌和病毒。強大有效的免疫功能使陽光成為最重要的抗病劑之一。但，這只是陽光所提供強化及維持人體健康的眾多好處之一。

　　長久以來，太陽所產生的多種電磁波使地球適合人類和動植物生存。事實上，太陽是地球上唯一真正的能量來源。它提供適當的能量使植物能合成出它們生長和結果所需的所有產物。太陽的能量轉化成碳水化合物、蛋白質和脂肪的型式儲存在植物裡。而食用植物性食物，可供給我們常保活力及健康所不可或缺的能量。我們體內對食物的消化吸收和新陳代謝，主要的作用就是分解、轉化、貯存並利用這些以各種型態被封存下來的太陽能。處於食物鏈最底層的食物都是直接從陽光製造出來的，因此可以提供給我們最多的太陽能量。相對地，處於食物鏈上層的產物只含有少數太陽能，甚至沒有太陽能，因而實際上對人體就算無害，也並無益處。這種產品包括用死去的動物和魚製造的食品、垃圾食物、微波食品、冷凍食品、輻射線照射食品、基

因改造食品（註1）和其他經過高度加工的食品。

　　木頭、燃料和礦產也都一樣，僅僅是鎖住太陽能量的不同型態。所有的物質都是「凍結」的陽光。我們的細胞就是由豐沛的太陽能所組成。我們賴以為生的葡萄糖和氧氣是太陽的產物。少了這些由太陽能轉化而來的葡萄糖和氧氣分子，我們連起心動念的能力都沒有。

　　通過海洋上空的空氣，經由日照加溫，於是能夠吸收水氣。當此充滿大量水分的濕潤空氣通過平地而聚集在高海拔的地區時，經由冷卻，部分在空氣中的水分也因此被釋放出來。水以雨和雪的型態下降到地面，充盈了河川，也濕潤了地表並灌溉了草木。

　　太陽靠本身相對於地球轉動及月球的位置來操縱地球的氣候及季節的變化，連一些最小的細節也在它的掌控之中，像是氣溫、降雨量、雲的型態和乾季的長短等等。

　　地球並非僅為人類的棲身之地。太陽也必須幫助其他物種生長，像是動植物、昆蟲，以及生命賴以存續的微生物。地球上極其多樣的生態系和錯綜複雜的生命型態，就像是一道即使超級電腦也難解的數學題。但太陽卻能準確無誤的計算出各物種，不論是螻蟻樹木或是萬物之靈的各種需求。

　　太陽所產生的電磁波有著不同的波長，不同波長的電磁波能起不同的作用和能力。它們的波長範圍小自0.000001奈米（一奈米等於一米的10^{-9}）長的宇宙射線，到大至約4,990公里長的電波。太陽所產生的電磁波有宇宙射線、咖嗎射線、X光、多種紫外線、光譜由七種不同顏色的光線所組成的可見光、短波紅外線、紅外線、無線電波和電波。

　　這些電磁波的能量大多數被環繞於地球四周的大氣層所吸收並使用。只有小部分電磁光譜能到達地球表面。然而，人類的雙眼所能視別的，僅占此光譜中的1%。雖然我們看不見紫外線和紅外線，但它們卻對我們影響至鉅。事實上，我們已經證實紫外線是眾多不同射線中最為活躍的一員。由於季節的變換和地球位置的移動，紫外線和光線中其他成分的強度也不斷在變化。這種變化讓所有生物能持續生生不息的生長。

（註1）1998年科學家們找到基因改造食品可能對人體有害的第一個證據。著名的洛威特研究所（Rowett Research Institute in Aderdeen, U.K.）的研究員發現基因改造食品可能會損害老鼠的免疫系統。約60%在超市販賣的加工食品——從漢堡到冰淇淋——可能含有經基因改造的成分。

紫外線的神奇療癒力量

　　人們在晴朗的早春時節興起走出戶外迎向陽光的日子早不復見。如今僅剩下那些異常勇敢或「漠視」由防晒乳廠商贊助的所謂防癌專家提出的警告的人，才膽敢冒險走向危險的烈日中。人們已被為自身即得利益服務的那些人所說的謊言給矇蔽了，認為若沒有從頭到腳都塗上防晒系數60的防晒乳，就像在賭命一般。幸好遲遲未有日照會致病的科學證據，才讓這種看法開始崩解。相反地人們發現缺少日照才是導致疾病的危險因子。幾乎無人知曉，光在美國，每一年就有50,000人因為缺少日照而死於癌症。人體透過規律的日照所產出的維生素D，即可輕易地防止這些人喪命。

　　不幸的是，陽光中的紫外線輻射，能輕易地被窗戶、房屋、眼鏡、太陽眼鏡、防晒乳及衣物所阻隔。在1930年代第一個抗生素藥物「盤尼西林」被發現前，至少在歐洲，陽光是最受醫界歡迎的療癒能量。日光療法，亦稱為日光浴治療法（Heliotherapy）在19世紀末到20世紀中是對抗傳染病最成功的療程。

　　研究結果顯示，將病患曝晒於經控制的日照總量下，對降低血壓（至多能降低40mmHg）、減少血液中的膽固醇、抑制糖尿病患的血糖含量，以及增加人體中對抗疾病的白血球細胞都有顯著的功效。對患有痛風、類風濕病、關節炎、結腸炎、動脈硬化症、貧血、膀胱炎、濕疹、粉刺、牛皮癬、皰疹、狼瘡、坐骨神經痛、腎臟病、氣喘，甚至遭到灼傷的病患，都能從有療效的太陽射線中得到益處。

　　羅利爾博士（Dr. Auguste Rollier）在他的年代是最著名的日光浴治療師，他同時也是個醫生和作家。在他事業的高峰，他在瑞士萊辛區（Leysin, Switzerland）主持36家診所，共有超過一千個病床床位。他的診所皆坐落在海平面五千英呎以上的地區，高海拔使得他的病患得以獲得比位居於大氣層低處更多的紫外線。羅利爾醫師利用紫外線來治療結核病、佝僂病、天花、尋常狼瘡以及外傷等病症。在紫外線療法上，羅利爾其實是跟隨丹麥醫學博士芬生（Dr. Niels Finsen）的腳步。芬生在1903年因使用紫外線來治療結核

病上的成就而贏得諾貝爾獎。羅利爾發現，在晨間進行日光浴，再搭配營養豐富的飲食，可以產生最好的效果。

在當時，結核病和其他種種疾病能奇蹟似的被治癒可是個大新聞。最令醫學界震驚的，莫過於發現配戴太陽眼鏡就無法獲得陽光的療效。太陽眼鏡會將執行人體主要生理功能所需的太陽光譜阻擋在外。即使置身於陰暗處，眼睛仍能接收到這些射線。

時至1933年，已能證實日光對165種不同的病症都有良好的療效。然而，隨著羅利爾在1954年逝世，再加上製藥工業的日益壯大，日光浴療法也不幸地被棄而不用。到了1960年代，人類製造的「神奇藥品」取代具有療效的太陽成為醫藥界最有魅力的明星，到1980年代，一般大眾更接收到一連串對日光浴以及皮膚癌罹患風險的警告。

今日，太陽被視為造成皮膚癌，罹患導致眼盲的白內障及致使皮膚老化的兇手。只有那些「冒著危險」不使用防晒乳就將自己曝露在陽光下而不晒傷的人們，才能感受到陽光所帶來的好處。陽光中的紫外線可以刺激甲狀腺增加荷爾蒙的分泌，進而使人體的基礎新陳代謝率提高。而新陳代謝率的提高對減重和增進肌肉生長都有幫助。豢養於室內晒不到太陽的禽畜增肥速度較快，相同的情況也會發生在不晒太陽的人身上。因此，假如你想減肥或變壯，那就規律地晒晒太陽吧！

近年來以抗生素取代日光浴治療的作法，造成了具抗藥性變種細菌的滋生，除了適當運用陽光、空氣、水、正確的飲食之外，其他的藥物都無法消滅這些細菌。大量減少甚或完全斷絕這四種維持生命所需元素的供給，人就會生病。

任何接觸不到陽光的人都會變得虛弱而且身心狀況百出。元氣遲早消耗殆盡，這也正是生活品質不良的寫照。生活在挪威、芬蘭這類北歐國家的人們，因為每年有數月得生活在黑暗中，比起生活在世界上其他陽光充足角落的人，更容易脾氣暴躁、身體疲勞、生病、失眠、心情沮喪、酗酒和自殺。在這些國家皮膚癌的好發率也較高，舉例來說，蘇格蘭北部的奧克利和雪特蘭島上皮膚癌的發病率和地中海諸島相比高出了十倍之多。

紫外線可以活化一種名為Solitrol的重要皮膚荷爾蒙。Solitrol會影響我們的免疫系統及人體控制中心的許多部分。而當Solitrol和松果體荷爾蒙、褪黑

激素結合時，將可改變人的情緒及日常的生理節奏。紅血球中的血紅素需要紫外線來結合身體內所有細胞正常運作時所需要的氧氣。所以，缺少陽光，幾乎和所有類型的疾病，包含皮膚癌和其他各種癌症都有關係。由此可知，缺乏陽光會對你的健康產生極為不利的影響。

UV輻射與皮膚癌相關？

　　現今科學家們最憂心的是皮膚癌在全世界的激增現象。皮膚癌有三種主要類型——其中的兩類，基底細胞癌和鱗狀細胞癌（非腫瘤性）有愈來愈普遍趨勢，至於第三類型的惡性腫瘤雖然少見得多，但其致死率卻遠大於前兩者（註2）。而最常被討論的問題是為何太陽從千百年來無害的狀態，突然變的如此惡毒，甚至試著奪取大量人命？

　　醫界聲稱紫外線（UV）是造成皮膚癌的主因。這個理論的基礎是假設日益稀薄的臭氧層讓太多能殺死細菌的紫外線來到地表，從而造成對萬物的傷害，其中也包含了我們的皮膚和眼球的細胞。然而，這個理論卻有著許多重大的缺陷，且無科學證據能加以佐證。和一般認知相反的是，並無證據能證明由極地觀測到的臭氧層減少會導致腫瘤增加。

　　在地表平流層內的臭氧層早已將UV中能殺菌的頻率給大量的破壞或過濾掉了，僅有少量為了淨化我們呼吸的空氣和飲水所必要的紫外線能確實到達地表。在靠近南極臭氧破洞的最大南美城市彭塔阿雷納斯（Punta Arenas）所做的研究，並未顯示出有和臭氧稀化相關而增加的健康問題。事實上，UV的程度小到不足於產生任何值得注意的影響。從1974年開始，在

（註2）**基底細胞癌**（BCC）是最普遍的皮膚癌，也不會擴散。不加以治療，它就會鑽入更下層的組織，而對病患的外貌造成嚴重的損害。

鱗狀細胞癌（SCC）和基底細胞癌相比就危險得多，因為它會擴散到人體的其他部位。

惡性腫瘤是危險性最高的一種皮膚癌，若未能即早發現，治療起來也非常困難。這種癌症是從皮膚最外層的黑素細胞開始發展。腫瘤通常始於痣或外觀異常的皮膚區塊。

美國所做的測量顯示，到達地表的UV輻射正處於逐年不斷地小量減少中。執行此研究的目的是為了偵測會導致晒傷的UV輻射的頻率。在1974到1985年間，UV輻射以每年平均0.7%的速度下滑，之後也持續保持下滑。

美國皮膚癌的數量在此11年間增加了兩倍的事實，正好和將皮膚癌的流行歸咎於UV輻射的理論背道而馳。1980年在美國發現的惡性皮膚癌（黑色素瘤）的數量是8,000例，八年後增加了3.5倍，達到28,000例。在1930年，腫瘤形成的預估值低到在1,300人中僅有一名。然而，到了2003年，每年在美國被診斷出的新病例達45,000到50,000人。黑色素瘤，這種占所有皮膚癌致死病例75%的癌症，在所有通報的皮膚癌病例中僅占的5%。關於這種致命的癌症類型最明顯的事實是，它會發生在一般不會曝露在太陽下的部位的皮膚上，像是眼睛、直腸、陰戶、陰道、嘴巴、呼吸道、腸胃道和膀胱。

總而言之，在新的千禧年展開後，每年都有一百萬美國人被診斷出罹患了某種型態的皮膚癌。現在有數以百萬計的病患，他們都以為陽光是使他們罹患皮膚病變的罪魁禍首。然而，既然UV輻射實際上正逐年減低，而在百年前，UV強度較高，人們也花更長的時間待在戶外，皮膚癌卻極為少見，那麼到底是何種因素才須為皮膚癌負起責任呢？

UV愈多，癌症愈少

即便穿透到地表的UV量，每年以1%的速率增加（但實際上並非如此），以如此微小的增幅和單純地理上的不同使人體驗到的差異相比，若非小了千倍也有百倍。我們假定你由兩極附近的地區，如：冰島或芬蘭，朝赤道方向遷移，例如：東非的肯亞或烏干達。當你到達赤道時，你身上的UV曝晒量將增加到令人吃驚的50倍之多！假如你住在英格蘭，並決定移居到澳洲北部，你會使曝晒量增加6倍！透過計算的顯示，每往赤道移近六英哩，你的UV射線曝晒量就增加了1%。

如今，世界上數以百萬計的人，從低UV曝晒的區域往赤道附近的高UV曝晒地區移動，進行洽公或旅行。也有數以千計的遊客，到比平日居住的地方更高海拔的地區旅遊。每升高一千英呎，UV輻射增加的幅度也很可觀。但這並未使人們放棄從事登山活動，或是不住在像瑞士這樣的國家，抑或是

高海拔的喜瑪拉雅山。根據UV會致癌的理論，大部分肯亞、西藏或瑞士的居民現在應該都染上了皮膚癌才對。然而，事實並非如此。事實是，住在UV輻射最集中的高海拔地區或赤道附近的人，幾乎不會得癌症，而且，不光只不得皮膚癌！這代表了UV輻射並不會致癌；事實上，它甚至可以防止癌症。

　　人體有一種獨特的能力，可以適應環境的變化。人體具有完美的自我調節機制以保護它來對抗大自然中各種元素的破壞。在海中或湖裡游泳過量，可能導致皮膚腫脹、發抖並造成循環上的問題。身體會適時告訴我們何時該離開水。離火太近會感到溫度上升，而讓我們遠離它。雨水是天然的，但長時間淋雨，則可能會對免疫系統造成負擔，而使人感冒。吃東西可以維持生命，但暴飲暴食可導致肥胖、糖尿病、心臟病和癌症。睡眠就像充電，可以使身心都煥然一新，然而睡太多，也會使人懶散、沮喪而顯得病懨懨的。同樣地，陽光有療癒的能力，除非我們讓它在皮膚上晒出個洞來。除非我們濫用或過度使用，不然這些天然的元素和處理程序怎會對我們造成傷害？

　　說那些經年累月在這星球上確保萬物生生不息並持續進化的自然現象，是造成皮膚癌或白內障這類疾病的原因，倒不如說是因為沉溺於非天然的事物，像是垃圾食物、興奮劑、酒精、毒品、藥物（緊急狀況除外）以及汙染、不正常的飲食與睡眠習慣、壓力、對金錢和權力的貪婪、缺乏和大自然的接觸，才比較有道理，不是嗎？

　　見到愈來愈多利用光線來做為療程的新方法，被證實為是對癌症和其他疾病有突破性的醫療方式，實在非常令人振奮。最近，美國食品藥物管理局批准以「光療法」來對抗末期食道癌及初期肺癌，這比起使用化療或外科手術的風險更小。雖然我們知道光能殺死不健康的細胞已經超過百年，但唯有在數個具有說服力的研究被完成後，光療法才又突然重獲新生。光療法在膀胱癌、子宮內膜組織異位、末期肺癌、食道癌、皮膚癌、會導致失明的疾病、牛皮癬及自我免疫失調上都得到了顯著的成功。在一項研究中，光療法消除了79%的早期肺癌。規律的晒晒太陽，仍似乎是預防包含各種皮膚癌在內的癌症的最好方法之一。

醫生和科學家對陽光的反思

　　總有一些養生專家和我一樣，並不認同太陽是造成致命疾病的原凶這樣的理論。讓我感到窩心的是，現在甚至有一些這個領域當中最權威的人士，不顧與他們共事者的嚴厲批評，挺身而出捍衛事情的真相。在2004年8月，《紐約時報（*New York Times*）》的一篇文章中，一名立場明確的皮膚科醫生艾克曼博士（Dr. Bernard Ackerman），公開地對普遍被接受的日照／黑色素瘤關聯的假設提出質疑。他才剛榮獲美國皮膚病學學院每年一度素有威望的大師獎（American Academy of Dermatology's prestigious, once-yearly Master Award）。根據1999年創立了世界上最大的皮膚病理學訓練中心的艾克曼博士的說法，並沒有任何證據可證明接受日晒會導致腫瘤。為了證實他的論點，他引用近期刊在《皮膚病學檔案（*Archives of Dermatology*）》中一篇文章的結論，即並無存在的證據支持防晒乳可以預防腫瘤這樣的概念，此一概念是數十年來由產值上億的防晒乳工業和主流醫學界所假造的。

　　艾克曼博士從未停止對大眾揭露這長達數十年之久的騙局；他也對醫界主流人士所堅稱的黑色素瘤病例增加正在發生的情況提出質疑。他發現診斷上對黑色素瘤定義的擴大，使得被歸類為此一致命疾病的症狀僅和三十年前相比就更寬鬆得多。由於在統計上動了手腳，腫瘤在相當大的程度上，「成長」到算得上是流行病的比率了。換言之，假若把三十年前的診斷定義用在今天，腫瘤只會有不引人注意的增加。

　　再者，這位令人尊敬的醫師甚至對醫界主流提出挑戰，為何對特定種族（非洲黑人、亞洲人以及南美人）來說，幾乎所有的黑色素瘤病例，都發生在身體上近乎不可能照得到陽光的部位—像是手掌、腳底還有黏膜上（註3）當最常見的黑色素瘤患部（對女性來說是腿部，對男性來說是軀幹）和身體的其他部位相比，受日照的時間都明顯較少，甚至在白人中也一樣時，難

（註3）儘管世界各地的白人（他們使用防晒乳）身上的腫瘤好發率皆有上升趨勢，但在天生黑皮膚的人身上，並未顯現相對的上升情況，在他身上的好發率僅為十分之一到三分之一。他們皮膚中較高的黑色素比例，或許為他們提供了保護，但他們同樣傾向在一般說來UV較高的戶外花上較多的時間。

道醫生和病患之間還不該提出質疑嗎？根據此點以及其他的證據來看，我們可以得到一個論點，那就是避免黑色素瘤最好的方式是搬到UV量較高的地區，像是山區或赤道熱帶，並成為一個裸體主義者！

既然陽光可以促進免疫系統，你或許可以發現，這樣遷移行為也可以對目前困擾你的許多健康問題有所助益。自然地，所有數據都指向同一個問題，到底皮膚癌是由什麼所造成的呢？這個答案可能會讓你大吃一驚。

防晒卻導致皮膚癌

除非我們在不適當的時間，尤其是在上午10:00到下午3:00間（夏季），將身體曝露於陽光下，否則陽光是完全無害的。在陽光下超時曝晒，會使大多數人感到非常炎熱、不安，並會使皮膚晒傷。為了避免被晒傷並得到舒緩，人體的本能會自動催促我們要到陰涼的地方或去沖個冷水澡。然而，防晒乳卻干擾了這種對陽光的自然反應。

防晒乳通常以兩種方式擋住UV射線：一是物理性的日光過濾方式，像是爽身粉、鈦氧化物或鋅氧化物，二是以使用化學藥品的方式，其活性成分包含甲氧基桂皮酸鹽（methoxycinnamate）、對胺基苯甲酸（p-amino benzoic acid）、二苯酮（benzophenone）和其他能夠吸收會造成晒傷的特定UV頻率，同時卻又讓其他頻率的UV射線通過的化學藥劑。以內含對胺基苯甲酸（PABA）的防晒乳為例，它不但阻絕了陽光的治療和療癒功效，也可能對皮膚造成基因上的損傷。一份美國食品藥物管理局最近所出版的報告舉證指出，在17種助晒劑中，有14種都含有具致癌性的PABA，也就是會導致癌症。深入的研究結果顯示，暴露於陽光下PABA會增加皮膚細胞中DNA的基因受損。基因及染色體受損會削弱細胞徹底再生的能力。在有PABA的情況下，UV會引起DNA的受損，但若因此就將罪名推給UV，就好比因為氧氣和碳原子反應時，會在我們的血液中轉變為有害的廢棄物，就說氧氣是危險的一樣。

大多數防晒用品僅對UVA、UVB（註4）的其中一種，或兩者有保護作

（註4）三種紫外線中，對晒黑須負起主要責任的是UVA，UVB則可以啟動維生素D的合成，而維生素D在吸收鈣質和其它礦物質上扮演關鍵的角色，至於可以殺死細菌、病毒和其它會致病的細菌的UVC殺菌光，則幾乎完全被地球的臭氧層過濾迨盡。

用。它們兩者也都以防晒系數（SPF）來進行分級，SPF指的是和未使用防晒乳時相比，可以防止晒傷的時間。舉例來說，防晒系數15指的是它可以使一個通常在陽光下待20分鐘而不被晒傷的人，能夠得到300分鐘的保護。SPF僅適用於對UVB的防護等級上，對UVA則不適用。防晒乳的效果通常在還沒到算出的時間前就完全消失了，而未經細想的日光浴者，還不斷地往自己的皮膚上大把大把地抹上含有毒性的化學品。皮膚不是塑膠做的，而是活生生的細胞，這場在皮膚表面持續開打的生化戰役，讓皮膚本身的保護機制遭到干擾及破壞。導致皮膚容易產生永久性的傷害，並造成不正常的細胞生長。這樣的嫌疑使得某些防晒乳液中的化學藥品被停用，像是五價甲基補骨補素。

　　然而，使用防晒乳最大的問題在於，它們可能會讓日光浴者在太陽下待的時間比一般適當的情況更久。一篇在1996年7月以主題文章型式發表於素有聲望的《英國醫學期刊》的醫學報告顯示，使用防晒乳或許真的助長了皮膚癌，因為它們促使人們在陽光下待得太久。使用防晒乳可以將開始晒傷的時間往後延幾個小時。大多數人認為這樣做是有益的，但事實上，這樣會讓他們的生命置於危險的處境。編撰這份報告的醫師們引述1995年在西歐和斯堪地那維亞所完成的研究，該研究顯示頻繁使用防晒乳液的人實際上罹患皮膚癌的比例高到嚇人。報告上說明：「防晒乳僅有抗UVB的成分，只能對抗晒傷，因此，使得人們曝露在未擦防晒時不可能獲得的UVA總量之下。」換句話說，大多數日光浴者在沒擦防晒油的情況下，不會在UVA下晒那麼久。事實上，晒傷是身體為了避免受到如皮膚癌這般更嚴重傷害的自然防禦。

　　未擦防晒乳時，皮膚在晒了太多太陽後，會開始產生不舒服的搔癢。相反地，使用了防晒乳後，你不會注意到身體已經晒夠了，因為身體中的第一道防線—令人不好受的晒傷—已經遭到破壞了。過度曝晒於UVA之下，再加上體外有害的化學藥品，或許再加入體內的毒素，是導致皮膚細胞受損並招致惡性腫瘤的絕佳配方。在正常情況下（不使用防晒乳），就算你躺在太陽下好幾個小時，也不會有UVA過量的問題。儘管你會因為過度曝露於UVB下，以致於被晒傷，你仍得做些防護以防UVA過量。

　　如同艾克曼博士的發現，儘管晒傷會對免疫功能造成暫時性的損害並使皮膚受損，但無法證明晒傷會造成皮膚癌。《英國醫學期刊》的結論是，醫

學專家「對晒傷和皮膚癌之間的確切關係」仍知之甚少。這個事實對應到所有的皮膚癌，尤其是致命的皮膚癌類型——腫瘤。儘管對皮膚癌進行了大量的研究，仍沒有任何跡象顯示UV的照射和惡性腫瘤間有任何關連。但已確知的是，防晒乳不但不能避免皮膚癌，而且，結果正好相反，由於增加了UVA的吸收量反而助長了皮膚癌的形成。這使得防晒乳比陽光更危險得多。

　　但問題仍在：如果有能夠同時阻擋UVA和UVB的防晒乳，是否就能解決這個問題了呢？研究告訴我們這樣的防晒乳還是無法預防皮膚癌。首先，皮膚仍須解決使用乳液所產生的酸蝕問題。再者，阻絕了UVAs和UVBs也就剝奪了人體獲得這兩種太陽所提供最重要的射線，它們負責維持適當的免疫能力以及數種不可或缺的加工處理能力。人體需要UVB的原因之一，是要用來合成我們賴以為生的維生素D。你會訝異，許多不晒太陽或很少晒太陽的人也會罹患皮膚癌？

人造光源——死亡陷阱

　　數十年前人們就已經知道長時間待在戶外的生活型態，以及在高海拔或鄰近赤道環境下生活的居民們罹患皮膚癌的機率最低。證據也顯示，在人工光源下工作的人皮膚癌罹患率最高。從1974年到1984年間，在美國海軍職員身上所做的研究發現，從事室內工作的水手，其皮膚癌好發率高於從事戶外工作的水手。在室內、戶外工作各半的人則能獲得最好的防護，他們身上的好發率比全美平均值低了24%。由於這些水手中沒有人一整天都待在戶外，因此無從證實在戶外一整天是否能得到最高等級的防護。

　　引人注意的是，在美國某些最熱的地方，像是鳳凰城或亞歷桑那，那兒的皮膚癌好發率最高，但卻不是因為鳳凰城的居民晒太陽晒過了頭。這些年來極端的高溫使大部分的人白天都待在室內。除此之外，戶外空氣乾熱，而家裡、辦公大樓和車內的冷氣使空氣變得乾冷，都會迅速把皮膚內的水分帶走，也因此降低了皮膚的天然保護能力，以致於無法對抗諸多化學成分、真菌和細菌。就算在夜間，也因為持續開著冷氣，使皮膚無法呼吸到自然、濕潤的空氣。缺乏水分的皮膚，大大降低了消除結締組織和身體其他器官所製造的有害廢棄物的能力。另外，脫水的皮膚迅速地吸收了存在於大多數保濕

產品和防晒乳中的有害化學成分，而這兩種產品在乾燥、炎熱如鳳凰城的地區更常被使用。所有這些因素都可能使皮膚細胞逐漸衰弱並受損。

居住在都市中的美國人，平均每天有22個小時都待在室內，大部分的時間都在人工光源的環伺之下。兒童也愈來愈少花時間待在戶外的大自然，而花較多的時間在室內、在家、在學校，坐在電腦或在電視機前。在冬天的時候，大部分在都市工作的人除了透過會反射紫外線的窗戶之外，甚至根本看不到日光。和陽光相比，白熾燈的光譜較窄，而且大家都知道曝露在白熾燈的燈光下，會使人的免疫系統變差。一項俄羅斯的研究顯示，工作時曝露在紫外線之下的工人，得到感冒的機率少了50%。虛弱的免疫系統無法適當的保衛自己對抗疾病，這些病症當中也包括了皮膚癌！

研究員蕭博士（Dr. Helen Shaw）和她的研究團隊在倫敦衛生及熱帶醫學學校和雪梨醫院的雪梨黑色素瘤門診兩地完成了一項對黑色素瘤所進行的研究。他們發現在辦公室工作的人其癌症死亡率是戶外工作者的兩倍。此研究結果於1982年刊載於英國的醫學期刊《刺胳針》上。蕭博士證實了長時間曝露於自然太陽光源下的人得到皮膚癌的風險是至今最低的。至於辦公室的工作人員，大部分的工作時間都待在人造光源下，形成黑色素瘤的風險也最高。她也發現，在日光燈的照射下，培養皿中的動物細胞會產生突變。蕭博士的研究結論是，不論在澳洲或英國，專業人員和辦公室工作者的黑色素瘤罹患率都較高，而戶外工作者的罹癌率均較低。換句話說，不管是澳洲人或英國人（以及我們這些其他人）都應該在紫外線充足的戶外待上更長的時間，才能得到益處！而在紐約大學醫學院進行的類似對照研究也確認並證實了蕭博士的研究結果。

擁有像加勒比黑人一樣咖啡或深黑的膚色及髮色的人，能在陽光下待上較長的時間而不至於被晒傷。當他們生活在陽光燦爛的祖國時，幾乎不曾遭到皮膚癌的侵犯。他們皮膚中的高褪黑激素含量能過濾掉許多紫外線，但仍能從光線中獲得充分的益處。然而當他們遷移到較現代化或氣候較寒冷的地方像是英國或瑞典時，才開始發生問題。他們必須要多晒太陽才能將維生素D維持在正常水準。美國有42%到達生育年齡的非裔婦女都缺乏維生素D。如果這些膚色較深的人種不能獲得更多的陽光，那他們就會是皮膚癌的高危險群。對他們來說癌症的高風險並非由於日照過量，而是不足。

　　為了證明維生素D能防止癌症，《美國臨床營養期刊（*American Journal Clinical Nutrition*）》在2007年6月號中刊出了首次對維生素D和癌症間大規模、隨機並含安慰劑控制的研究。結果顯示，維生素D能降低高達60%的罹癌風險。這項研究為期四年，對將近1,200名55歲以上的女性進行觀察。這些女性被分為兩組。一組給予鈣和維生素D的營養補充，另一組得到的是安慰劑。將前面這組和獲得安慰劑的這組加以比較，各類癌症的罹患風險低了60%。

　　史丹佛大學（Stanford University）的研究進一步證實了前項研究。在2007年10月12日發行的《美國流行病學期刊（*American Journal of Epidemiology*）》中指出，晒太陽或許可以減少罹患末期乳癌的風險。這項研究追蹤了4,000名年齡介於35到79歲的女性，並評估了長期晒太陽的功效。該研究發現，接受高日照的淺膚色女性，發展成末期乳癌（癌細胞擴散到乳房以外的地方）的風險為低日照女性的一半。換句話說，愈能規律的將皮膚曝露於太陽下，罹患乳癌或其他類型癌症的機率就愈低。

　　為了回應這些最新的癌症突破性研究，加拿大癌症協會（Canadian Cancer Society）現在向所有成人推薦維生素D，這是首次有主要的公共健康組織為維生素做為癌症預防療法進行背書。儘管我們可以從食物和營養補充品中獲得維生素D，但約90%的維生素D乃是由人體曝露於陽光下所製造出來的。實際上，要獲得足以防止癌症的維生素D，最快速也最有效的方法就是晒太陽。雖然數千年以來，我們都以日照來預防癌症和其他多種疾病，但是現代的健康醫療產業卻不建議甚至警告我們不要這樣做。

　　這些純症狀導向的醫學理論，在解釋病因上都有不足之處。實際上，它們可能會使你生病。當有人想要使你免於一些可疑的威脅而對你提出忠告，但同時又試著賣給你一些像是防晒乳之類的東西時，不管那個對象是個醫生還是一間公司或是一個組織，你都得特別留意。

火能體質者注意！

　　通常非澳洲原住民的澳洲人皮膚都很白皙且帶點雀斑，頭髮紅中帶金，眼球顏色淡。大多數的澳洲人都屬於火能型的人，和膚色較深或風能或水能

體質者相比，紫外線能更深入火能體質者的皮膚。除此之外，澳洲人嗜飲啤酒，而啤酒強大的利尿效果以及將水分吸出皮膚的能力，使皮膚無力對抗灼熱的光線。啤酒的這兩大特性都是傷害皮膚細胞的危險因子。

當曝晒於陽光下，我們皮膚中的黑色素細胞就會釋放褪黑激素。褪黑激素會使膚色加深以保護皮膚，當褪黑激素產生功效的時候，我們從外表看來就是被晒黑了。火能體質者對熱很敏感，如果褪黑激素分泌不足，而無法使他們免於晒傷，他們的身上就會立刻產生反應。因此，火能體質者不應該使用防晒乳。對他們的皮膚來說，阻隔住UVB可能會是一場大災難。當UVB和UVA同時遭到阻隔，則可能逐漸損害到身體合成維生素D的功能，並且使得他們身上最基本的功能受到不良的影響。火能體質者對有害的化學藥品和毒物的使用也有立即的反應，會產生多重化學性敏感及過敏的症狀。

如果火能體質的人每天花個幾分鐘晒晒太陽（須避免在早上10：00到下午3：00間晒太陽），他們的身體很快就能適應，而可以將每天晒太陽的時間增加到最長20分鐘，都不會產生任何紅腫的跡象。他們皮膚的狀況將因此而獲得改善，而且褪黑激素的分泌也會因而增加。假使他們不使用包括防晒乳和太陽眼鏡等任何會改變或過濾陽光的器具，晒太陽將會使他們得到足以保持健康的紫外線。若在酒精、咖啡、茶和不含酒精的飲品等有利尿作用的飲料的影響下，同時將皮膚曝晒於陽光下，就有可能大大的增加傷害皮膚的機會。

缺乏陽光，就沒有健康

一份依據身體型態、種族及膚色（註5）的不同，而做出不同調配方式

（註5）像是非洲黑人這種膚色深的人種，他們的皮膚會阻絕大多數的太陽射線，因此每天須要曝露於陽光下數小時之久以保持健康。膚色白晰的人種，要從陽光中獲得足量有益射線的時間較短（每天約廿到六十分鐘）。做為地球上的生物，我們就是設計來生活在自然的環境下。因此，每天長時間不能照到陽光，就會對健康造成嚴重的危害。

的均衡陽光食譜，必須包含所有能夠到達地球的全頻段紫外線。除了營養的
食物、均衡的生活型態之外，陽光在對抗各種不同類型的疾病上，仍提供了
最好的防護。全球各地對太陽的研究都顯示出，曝露於紫外光之下或許是最
具綜合性療效、且最令人感佩的療癒方式了。讓人吃驚的是，即然有了陽光
所贈予給我們的這些所有已經驗證的巨大利益，世界上大多數人在生病時卻
依舊仰賴那些無法提供像陽光一樣多的益處卻又昂貴、含有毒性的藥品。以
下是一些太陽所散發出的紫外光能帶給人們益處的例子：

- 改善心電圖的數值。
- 降低血壓並緩和心率。
- 必要時可以改善心輸出量（和降低緩和心率並無衝突）
- 如有需要可以降低膽固醇。
- 增加肝醣的儲存量。
- 平衡血糖。
- 增強體力、耐力和肌力。
- 增進淋巴球及噬菌細胞指數（病患血液中的每一個白血球的平均噬菌
  能力），因而得以增強抵抗力。
- 加強血液攜氧能力。
- 增加性荷爾蒙分泌。
- 改善皮膚感染的抵抗力。
- 提升抗壓力並減輕沮喪的感覺。

　　陽光不僅有能力可以淨化12呎深的海水，更可以使皮膚不受有害細菌的
感染。紫外線的波長愈長，就能到達皮膚愈深處。以290奈米波長來說（一
奈米或1nm等於一米的十億分之一），約有50%此波長的紫外光能到達比皮
膚表層稍深一點點的地方，然而約有50%的400奈米波長紫外光能到達皮膚
的更深處。這些能夠深層侵入的射線甚至能夠貫穿腦部。一定有非常好的理
由可以解釋人體的設計就是須要吸收紫外線的；否則，我們的皮膚和眼睛應
該生來就具備對紫外光有天然的防曬功能。而其中最重要的理由之一，正是
紫外線輻射對正常細胞分裂來說是不可或缺的。由蕭博士的研究可證實，缺
乏紫外光會干擾正常的細胞生長，也就有可能會致癌。

　　使用太陽眼鏡，包含一般的抗UV鏡片和隱型眼鏡都會對眼部造成特定的退化性疾病，像是眼球肌肉退化。大多數使用太陽眼鏡的人，視力都會持續衰退。解決這個問題的方法很簡單：不要戴太陽眼鏡。很快你就會發現，雙眼又能逐漸的適應陽光了。其實還有其他方法可以改善視力並降低眼睛對陽光的不適。這些方法包含了做眼部的運動（可參考我的著作《重生時刻》）、攝取有益的養分（大多數鹼性食物的搭配），並且避免眼壓過高以及長時間觀看電視。

　　我們典型的室內生活型態，是由過剩的酸性食物和飲料所產生的過度刺激，加上電視對膽固醇增加和脫水現象所造成的不良影響，以及會對人體細胞（當然也包含構成眼球的細胞在內）造成損害的其他多種壓力因素所構成的。習慣性的將人體所需的紫外線拒之於外（現在甚至連小孩和寵物都戴起太陽眼鏡了），眼睛就沒辦法進行正常的自我修護以替換老化的眼球細胞。工業化社會中，視力喪失和眼疾的病例不斷增加，或許大部分原因都源自於認為太陽是危險的這樣錯誤的訊息。值得注意的是，如今世界上所有陽光普照的地區幾乎都是人人一副太陽眼鏡。這樣的趨勢，或許可以為這些地區日益增加的白內障病例做出合理的解釋。這種情況當然可能也有許多其他的因素牽涉在內，像是營養不良（腹瀉可能造成礦物質嚴重不足）、吸菸、汙染以及飲食不均衡等。為了保持眼睛的健康，一定要確保有足夠直接或間接的陽光能進入眼睛，而照射的時間則以每天不少於一小時最為適當。

　　為什麼在沒有太陽的時候，會有那麼多人渴望能晒晒太陽？又為什麼會有許多人被吸引到太陽下？其原因就在於，我們的身體有曝露到具有療癒及淨化功能的陽光下的自然天性。在不受「防晒乳能保護我們」的說詞所愚弄，而不再使身體過度曝晒於陽光下之後，身體自然就能知道要多少陽光才是對均衡的生長最為有益。而且，即便在某些情況下仍免不了被晒傷，人體也具備處理晒傷的能力。

　　然而，人體自我防護機制若受化學藥品的干擾，卻可能會導致非常嚴重的後果。經常內服或外敷接下來所提到的任何一種藥物或化學藥品，都可能使眼睛及皮膚產生對陽光過度敏感的反應，甚至僅僅在太陽下待個數分鐘，也可能使皮膚被晒得很嚴重。這些藥品包括了像是磺胺製劑的抗菌劑、之前所提過的PAPBs和防晒乳的其他成分、糖尿病患所使用的降血糖藥物、鎮定

劑及抗憂慮藥物、用途廣泛的抗生素、抑制心律異常的抗心律不整奎尼丁、鹵化物、化妝品的消毒劑成分、各種皂、大多數商業性美妝產品（註6）中的合成成分以及使用在治療感冒和過敏的抗組織胺藥物。

　　除此之外，肝臟內的結石，會使肝臟無法有效地消除藥物、酒精和其他有害物質。而血液中所有不能被肝臟清除的物質都會囤積在腎臟和皮膚中。一旦體內的這些高酸性毒物負擔過重，皮膚就會變得容易受到包含陽光在內的自然物質的侵害。當肝臟和血管壁充血時，就會引發皮膚癌和白內障。

　　身體狀況出問題時，對症治療要比光抑制症狀還要省事。如果你正服用任何一種前文曾提到過的藥物，且希望能正本清源而非僅僅緩解身體的不適，去徵詢你的醫師該如何逐步根除病因，淨化排泄器官，同時去晒晒太陽，晒太陽的時間要從開始的一到二分鐘，到日後每天多加個幾分鐘。（參考下述的方式）但是，要確保不讓自己的皮膚被晒傷。假如你有戴太陽眼鏡，也要在眼睛感到舒適的狀態下，讓它多晒晒太陽。慢慢的，你就能戒掉戴太陽眼鏡的習慣，而且將永遠都不再須要它。還有，在晒太陽的前後都要多飲用乾淨的水，以避免皮膚脫水的狀況。

陽光預防癌症及多種慢性病

　　根據刊戴在權威性期刊《癌症（Cancer）》（註7）上的一篇研究報告指出，在西歐和北美，缺乏紫外線輻射的照射可能是一項重要的致癌因素。

　　研究結果發現，北美的癌症涵蓋死亡率正好和官方所公布的日照量相互矛盾。該研究顯示，儘管新英格蘭和西南地區居民的飲食習慣有些許不同，但是，新英格蘭地區居民在各種和生殖和消化系統相關的癌症死亡人數上，大概是西南地區的兩倍。

　　一項在506個地區所進行的檢驗發現，在癌症死亡人數和UVB射線的照射量兩者之間，呈現緊密的逆相關。科學家提出最有可能的作用機制是，當

（註6）每天使用合成化妝品的女性，她們的身體可能每年會吸入高達五磅的化學藥品。這些化學藥品會直接被吸收進入血液，然後到達各器官的軟組織中。它的副作用包含引起皮膚炎到致癌。國家職業安全及健康協會（National Institute of Occupational Safety and Health）公布近九百種在化妝品中所使用的化學藥劑具有毒性。派拉本（parabens）是美妝化學藥品中的一種，它和癌症有關。

（註7）2002年3月號；94：1867-75。

曝晒於UVB射線下身體會合成維生素D，而維生素D正是來自於陽光的保護
效果。根據該研究論文的作者格蘭特博士（Dr. William Grant）的理論，在
冬天的幾個月份中，美國北部地區或許是因為太黑暗的緣故，維生素D的合
成作用完全停擺。

　　儘管該研究的重心主要是放在美國白人的身上，但是也發現到，這種地
理特性在美國黑人和膚色較深的美國人身上一樣會產生影響，他們的總罹癌
率明顯較高。如同先前所做過的解釋，膚色較深的人需要更多的陽光才能進
行維生素D的合成。

　　該研究顯示缺少陽光至少會對13種惡性腫瘤產生影響，其中絕大多數是
生殖和消化系統方面的癌症。出現最強烈逆相關的是乳癌、大腸癌和卵巢
癌，接下來是膀胱腫瘤、子宮腫瘤、食道腫瘤、直腸腫瘤還有胃部腫瘤。

陽光將致癌風險削減了一半以上

　　1940年代，艾波利（Frank Apperly）提出了緯度和癌症死亡之間有關聯
的想法。他指出陽光使人們擁有對抗癌症的免疫力，如今這個想法已得到證
實了。根據兩項近來在聖地牙哥大學（University of San Diego）所進行的研
究，以晒太陽來增加血液中維生素D含量的方式，能將形成乳癌的風險降低
50%，而且甚至可以將形成直腸癌的風險減低至超過65%的程度。

　　為了提升該研究的精準度和結果的正確性，研究人員使用統合分析的
方法，將多個早先所做過的研究資料集中後，再行應用。他們依據血液中
維生素D的含量，將實驗對象劃分為不同組別，再對各組之間的癌症發生率
進行比較。這些蒐集來的資料顯示，血液中維生素D含量最低的分組，其罹
患乳癌的比率最高，而當血液中維生素D的含量上升時，乳癌的發生率也隨
之下降。該研究最震撼人心的發現是，對膚色較深的人來說，只要待在太
陽下短短25分鐘，就能使血液中維生素D的含量達到能將乳癌的罹患風險下
降50%的水準，對膚色淺的人來說，更只要花10至15分鐘的時間，就可以達
到一樣的效果。這種療效簡直就讓太陽成為快手回春的神醫了，和賀癌平
（Herceptin）或任何療效被講的天花亂墜的抗癌藥物相比，太陽的抗癌方式
更有效率得多。

　　第二項研究則顯示，以相同的陽光量，可以將收縮性直腸癌的罹患風險減少三分之二。如果有任何醫生或朋友向你索取可以證明這項宣稱太陽對癌症能達到如此「了不得」防治效果的資料，你可以請他們參考《類固醇生物化學和分子生物學期刊（*Journal of Steroid Biochemistry and Molecular Biology*）》（註8）以及《美國防治醫學期刊（*American Journal of Preventive Medicine*）》（註9）。

　　和藥物、手術或輻射不同的是，使用陽光不用花任何一毛錢，也沒有不良的副作用，又可以同時防止多種疾病。

　　和為癌症所做的研究一樣，研究人員在地理特性和多發性硬化症之間，發現了非常強烈的關聯性。其結果就是，當一個人往得離赤道愈近（有最充足的紫外線），罹患多發性硬化症的機率就愈低。

　　另一項2007年的研究顯示，讓孩童曝晒在適量的陽光下，可以顯著的降低他們在成年後罹患多發性硬化症的風險。南加大的研究團隊宣稱由於紫外線改變了細胞的免疫反應又或刺激了維生素D的總量，因而提供了保護作用。多發性硬化症是常見的神經疾病中的一種，在全世界對兩百萬人造成了影響。研究團隊發現，在太陽紫外線輻射量愈低的高緯度的地區，多發性硬化症就愈普遍。陽光觸發了身體製造維生素D的化學反應。

　　美國國家健康局（The American National Institute of Health）已將缺乏日晒所分泌的維生素D和許多疾病的增加劃上了等號，其中包含骨質疏鬆症、類風濕性關節炎、心臟病以及糖尿病，這裡我們只列舉少數幾種。如今，所有醫院中有高達60%的病患，都有維生素D不足的狀況，而所有療養院中更有高達80%的病患也都有相同的情況。更糟的是，懷孕的母親中有76%，缺乏維生素D。想要從陽光中獲得抑制疾病的益處，你必須每個星期到戶外三次，每次至少花15至20分鐘。

　　製藥公司也發覺了維生素D對治療癌症和其他疾病的重要性，現在也開始製造含有合成維生素D在內的昂貴藥物了。然而，和經由日照所獲得的維生素D相比，合成的維生素D的效果並不好，甚至無效。除此之外，添加在像是牛奶等食品中的維生素D可能有嚴重的副作用，也可能導致死亡。（詳

（註8）doi:10.1016/j.jsbmb.2006.12.007；「維生素D以及乳癌防治：合併分析」。
（註9）Volume 32, Number 3, Page 210-216，結腸癌防治的理想的維生素狀態—量化的統合分析。

情請見第14章，「對維生素上癮」）。

結合陽光與運動，展現最佳效果

　　陽光和運動都對身體健康和體態勻稱有極度的益處，然而，若一併施行，功效更可倍增。單單施以日光療法（經常晒太陽）的結核病患，就算不運動也有顯著的肌肉生長且幾乎不長脂肪。相同的情況也出現在規律進行體適能課程的人身上。然而，當晒太陽和運動兩者並行時，肌肉的生長和肌力的增強比單只進行任一項來得更有效。

　　從男性生理學的角度來看，塑造肌肉和男性荷爾蒙或睪固酮的分泌有關。古希臘人在溫暖的沙灘上裸身進行運動，以塑造出擁有肌肉的健康身體。不論陽光晒在身上那一個部位，都可以增加睪固酮的分泌，但是當陽光直射在男性生殖器官上的時候，這種荷爾蒙的分泌最為旺盛。波士頓州立醫院的一項研究證實了，當我們把胸部和背部都曝露於陽光下的時候，經過紫外線照射，能使睪固酮的分泌量增加至120%。然而，當我們讓生殖器官的皮膚接受陽光的照射的話，能增加到驚人的200%。

　　規律的日光浴，能增強男性體格中的所有肌群，並使肌肉變大。因此，運動加上日照能形塑出強健的體魄和最理想的生育能力。經過這些發現，我們可以知道世界上都市人口的不孕問題，或許是來自於長期缺乏日晒和居住環境太過擁擠所造成的。假如你希望改善性生活或提高生育率，與其使用任何一種目前價格高昂，且因嚴重的副作用而可能對你的健康產生危害的治療法，我更推薦你先晒晒太陽看看。

　　女性當然也能從陽光得到益處，當曝露於290～340奈米波長的紫外線（UVB）之下時，女性體內的女性荷爾蒙會升高。但一般都假設該頻段的紫外線有危險性，或者並無特殊功效。不常晒太陽的女性通常會被月經的問題所困擾，甚或有時完全沒有經期。她們可以藉由經常性的日光浴和每天待在戶外數小時，來重新建立起健康的月經周期。在開始進行日光療法數週之後，就可以使月經周期恢復正常了。

　　除了對規律經期有助益之外，日光療法對高血壓患者也有幫助。幾個獨立的研究都指出，在經過為期六個月的健身課程後，高血壓病患能將血壓降

低15%，然而只要經過單一次太陽紫外線的照射後，在其後的五、六天內，病患血壓的讀值都有下降的記錄。對高血壓來說，在陽光下運動是最好的非醫療性療法，不但免費且無任何副作用。同時，運動和日光浴能增強你的心臟效率，心臟效率是以每一次心跳能輸送的血液量做為量測的基準。當曝露於太陽紫外線之下一次，平均可以使心臟的效率提升達39%，且效果至少可以持續五、六天。這能有效取代你現在所使用的心臟藥物。值得一提的是，陽光不像藥物只能抑制疾病的症狀，而能重整身心的平衡。

　　運動和陽光對糖尿病一樣有益。當進行運動或日光浴時，糖尿病患者的血醣濃度會下降。光在陽光下曝晒一次就能刺激可以減少肝醣貯存的磷酸化酵素的分泌。在日晒過後的兩個小時，當血液中的糖分降低時，另一種肝醣合成酵素會增加組織中肝醣的貯存量。因此，陽光的功能正如同胰島素一般。這樣的影響還會持續個幾天。對糖尿病患者來說很重要的是，在逐漸增加身體曝露在陽光下的機會之後，應該定期向醫師提出諮詢是否須要調整胰島素的劑量。

　　除此之外，陽光和運動兩者都對減輕壓力有益。這些包括能舒緩緊張、焦慮和情緒不穩定，並增進對壓力的承受力、自信心、想像力以及創造力、對性格和心情的正向改變，並減少像是抽菸及酗酒的不良習慣。來自於俄羅斯的研究甚至顯示經常晒太陽對改善十二指腸潰瘍非常有用。

　　美國的研究發現當把晒太陽加入健身課程裡，受試者在體適能測試的表現上進步了19%。此外，曝露在紫外線下的人和未接觸紫外線的人相比，可以將罹患感冒的比率降低50%。他們的免疫系統維持在高效率的狀態。在冬季接受額外紫外線的兒童也有體適能增強的記錄。舉例來說，冬天的時候到陽光充足的地點渡假，能幫助免疫系統的平衡。就算天氣冷也每天多花一些時間待在戶外，也對填補個人對紫外線的需求有幫助。紫外線燈也非常有效，良好的產品應包含以下特色：能產生可以中和毒性的羥自由基（hydroxyl radical）和其他元素，並且可以產生強力的UVC射線，任何和該射線接觸到的微生物即便小至0.001微米，都能有效的被消滅。

　　另外，如果你正服用止痛藥，請注意一下這個消息：一個新近的研究發現，住在陽光較充足的病房中的患者和住在較暗的病房中的病患相比，只須服用較少量的止痛藥。事實上，他們省下了21%花在止痛藥上的費用。

不良的食用油，讓皮膚易晒傷

　　對那些根據個人的需求並依個人身體體質來攝取均衡飲食的人來說，陽光是最有益的。然而，對那些日常飲食中含有大量的酸性食物、高度加工的食品以及帶有精緻脂肪或用精緻脂肪所製成的非天然食品的人來說，做日光浴可能會有危險。酒精、菸和其他會消耗礦物質和維生素的物質，像是對症療法和會產生幻覺的藥物，也會使紫外線對皮膚造成嚴重的傷害。在精緻化食品中的多元不飽和脂肪（polyunsaturated fat）和會消耗維生素 E 的食品，像是稀釋過的植物油、美奶滋、沙拉醬和大部分有品牌的瑪琪琳，它們會造成皮膚癌和其他癌症的高風險。

　　根據《內科醫學檔案（*Archives of Internal Medicine*）》1998年的內容，多元不飽和脂肪使婦女罹患乳癌的機率增加了69%。相反地，如同在橄欖油中所發現的單一不飽和脂肪，可以將乳癌的風險降低45%。

　　由冷壓製造法所製成的油品中內含兩種比例不一的脂肪，這兩種脂肪對人體都有作用。以芝麻油為例，它含有50%的多元不飽和脂肪，以及50%的單一不飽和脂肪。如果用精煉的方式把單一不飽和脂肪從油品中去除掉，那麼這個油品中的多元不飽和脂肪就會變得高度反應且破壞細胞。

　　這是一個很容易理解的現象。和單一不飽和脂肪相比，多元不飽和脂肪更容易產生脂質的過氧化反應（酸敗）。換句話說，它們會快速的吸引大量的氧自由基，且產生氧化。當氧分子失去了一個電子之後，就會成為氧自由基。這會使它們具有高度反應。這些自由基會快速發動攻擊並破壞細胞、組織和器官。它們會在精煉過的多元不飽和脂肪被曝露於陽光下之後還未被食用前就形成。在我們吃進了這種油之後，自由基也會在組織中成形。精煉油品中的多元不飽和脂肪很難消化，由於它們的天然纖維質已被剝奪，且不再受它們天然保護因子，也就是強大的抗氧化劑維生素E（維生素E會對氧化作用產生干擾）的保護，以對抗自由基。維生素E和許多其他有價值的營養素在提煉的過程中已被過濾或破壞殆盡。吃下一個漢堡和薯條，會使你的體內充滿了自由基。這兩種食物都是用精煉過的油來加熱的。在加熱的過程中，在這些食物中的油經歷了大幅升高的氧化作用，因此，產生了組織遭破壞的情況。

　　大部分民眾對從核果或種子中萃取出油的過程毫無概念。為了延長油品在架上販賣的時間，製造出清澈的色澤並去除它天然的氣味，它們首先被浸泡在石化溶劑中，然後進行「脫膠」或被置於熱水中用高速旋轉以去除多種成分。為了更進一步精化油品，它會被混合以強鹼，像是鹼液或氫氧化鈉；然後經過攪拌、再加熱、漂白並氫化使之穩定，最後進行消臭。為了延長保存期限，工廠在油中加入了防腐劑和其他的食品添加劑。這些措施雖然延長了油品在架上販售的時間，卻無法確保它在保存期限前不會變質。這些化學製程掩蓋了油品腐敗的特徵，對毫無警覺的消費者來說這些油品非常危險。

　　飽和脂肪是固態的，像是豬油或牛油這類的商品。它們富含大量的天然抗氧化劑，因此在對抗造成氧化的自由基上，它們顯得安全得多。它們也很容易消化。精煉過的油（將單一不飽和脂肪從油中去除掉）裡面的多元不飽和脂肪，幾乎無法消化，因而對人體有害。舉瑪琪琳為例，它和塑膠只有一個分子的差異，因此非常難消化。自由基，人體天然的清潔劑，會清除附著在細胞壁上的脂肪。但，當自由基消化這些有害的脂肪時，它也會對細胞壁造成損害。這被認為是造成老化和退化性疾病的主因。這也顯示當我們把身體暴露在非天然食品和化學製品下，像氧自由基這樣有用的東西可能會變成有害物質。

　　研究顯示，在一百名攝取大量多元不飽和脂肪的人中，有78人顯示出明顯的提早老化的臨床症狀。他們比其他同年齡的人看起來老得多。相反地，在一項最近對食用脂肪和阿茲海默症（Alzheimer's）之間的關係所做的研究中，研究人員們驚訝的發現天然、健康的脂肪，可以將阿茲海默症的風險確實降低達80%。這項研究顯示，阿茲海默症罹患率最低的那組人，每天食用約38公克這類的健康脂肪，然而，罹患率最高的那組人，其攝取量大約只有一半。曾受過異常自由基活動所破壞的組織細胞無法正常的繁殖。這會危害到包括免疫、消化、神經和內分泌系統等身體主要功能。自從精煉的多元不飽和脂肪在二次世界大戰期間及戰後大規模的被推廣給民眾以來，退化性疫病就經歷了戲劇性的成長，皮膚癌也是其中之一。事實是，多元不飽和脂肪讓太陽變得「危險」，如果食物並沒有被改變並操作成目前的狀況，這是一件絕對不可能發生的事。當我們把多元不飽合脂肪從天然食物中萃取出來後，依據製作的食品類型不同，它們須要被精化、消臭，甚至氫化。在這些

製程中，部分多元不飽和脂肪的化學性產生了質變而轉化成反式脂肪酸（反式脂肪），一般稱之為「氫化植物油」。瑪琪琳裡的反式脂肪達54%，而植物性起酥油更高達58%。

食品標籤上可以發現該食品是否含有氫化植物油。大多數的加工食品中都有氫化植物油，包含麵包、洋芋片、炸薯條、甜甜圈、脆餅、餅乾、酥皮點心、所有烘焙的食品、蛋糕和糖霜甜點混合料、烘焙混合料、冷凍食品、醬料、冷凍蔬菜以及早餐穀片。換句話說，幾乎架上所有不是新鮮的加工、精化、醃漬食品，都含有反式脂肪。反式脂肪抑制了細胞利用氧氣將食物燃燒變成二氧化碳和水的能力。新陳代謝作用被抑制的細胞可能因此發展成癌細胞。目前將反式脂肪趕出食品的行動，只是用另一種有害的人造脂肪來取代反式脂肪。從任何實用的目的來看，這種被稱做互酯式脂肪的最新人造脂肪，並不比舊的反式脂肪來得好。刊載在2007年1月15日出版的《營養與新陳代謝（*Nutrition & Metabolism*）》上的一篇研究指出，將脂肪轉變成商品的一項新方法會使血糖上升、抑制胰島素分泌，並降低有益的高密度脂蛋白膽固醇的含量。

反式脂肪使血小板的黏性增加，也會使血液變稠。這使得血塊凝結的機會倍增並產生會導致心臟病的脂肪沉積物。哈佛醫學院（Harvard Medical School）對85,000名女性的飲食習慣進行了超過八年的觀察，其研究顯示，食用瑪琪琳的人罹患冠狀心臟疾病的風險會增加。更進一步的研究顯示，反式脂肪酸會使人體無法處理低密度脂蛋白（Low Density Lipoprotein）或不良的膽固醇，因此血液中的膽固醇會升高到不正常的地步。一份威爾斯的研究顯示，這些人造反式脂肪在體脂內的濃度和高心臟病致死率有關聯。荷蘭政府已經禁止任何含有反式脂肪酸的產品。

多元不飽和脂肪也能抑制免疫系統。因此，如今它被用在曾接受腎臟移植手術或從他人身上移植皮膚的病患上。這對病患的免疫系統不排斥外來組織很有幫助，但當然也讓病患容易遭到感染和其他失調的情況。相同的方法也被用在治療名為自體免疫性失調的疾病上，這種疾病患者的免疫系統會試著殺光某些自己體內的細胞，即那些變成帶有毒性以及那些會危及自體生存的細胞。悲慘的是，所有這些做為並不能改變總體死亡率；只是改變了死因。這告訴我們，假如你不想損害或摧毀你的免疫系統，就不要吃加工的精

緻油脂。

　　飲食中含有不飽和脂肪酸的人，當他把皮膚曝露於紫外線下達到晒紅的程度時，會從脂肪內的亞油酸中產生出被稱之為前列腺素的特定類荷爾蒙物質。前列腺素會抑制免疫系統，因而造成腫瘤的生長。此外，多元不飽合脂肪會產出損害細胞的自由基。如果你在皮膚上搽上防晒油，你就促成了所有會造成皮膚癌的正確化學組合，特別是那些更容易曝晒在陽光下的部位。

　　大自然中並不存在大量的油脂。要取得一大匙的天然玉米油，你必須吃下12到18條玉米。當八、九十年前開始可以在玉米、穀物和種子中提煉出油來之後，在工業化世界裡，因拌沙拉和烹飪時所用的油，造成多元不飽和與不飽和脂肪（稠油）的攝取量劇烈增加。現代人每天食用的多元不飽和脂肪和90年前相比高出了16倍（註10）。這還不包括現今食物中所含有的所有其他型態的脂肪。缺乏運動、新鮮的空氣和營養豐富的食物，使人們更不能應付大量的非天然油脂。非天然脂肪會損傷消化能力並導致毒性的產生，其後果是造成中毒的危機。過量的自由基出現時，顯示出身體中已經充滿了毒性。一旦它們滲入了皮膚組織，就算只在短期內曝露於紫外線之下，也會晒傷並損害皮膚細胞。

　　若你的眼睛和皮膚對陽光敏感，就代表你的身體中毒了。當努力避開陽光時，其接踵而來的後果是嚴重的光線不足，而會導致健康出現嚴重的問題。當防晒乳出現後所有癌症都增加的事實並不令人驚訝。紫外線進入眼睛能夠刺激免疫系統。如今，超過50%的美國人戴可以將大部分紫外光阻擋在外的護目鏡或抗UV的眼鏡。最近流行戴塑膠眼鏡，它也能阻擋所有紫外線。對塑膠隱形眼鏡來說，也一樣適用。在室內活動、防晒乳、衣物、抗UV的窗戶等，再再都使我們接收到極少的紫外線。然而未能經常曝晒於陽光下，當年齡逐年增長免疫系統的效率會減退。有陽光，身體組織就能增加對氧氣的利用，但如果少了陽光，我們的細胞就會開始缺氧。這會導致細胞失調、早衰甚至死亡。

　　即使大自然隨時都準備好要提供給我們療癒力，但在缺少均衡的陽光大餐時，我們卻傾向往別處尋求幫手。非常不幸的是病人最常被關在室內，而

（註10）對消化器官而言，從高油脂含量的食物像是橄欖、椰子和酪梨等所提煉出的油，會比從小小的堅果或種子像是杏仁或亞麻子中所提煉出來的油，來得容易應付。

且通常都將窗簾拉上，窗戶也被關得緊緊的。然而，大自然中的一種最強而有力的防治和療癒力量，就在戶外等著大家利用。

增加晒太陽的機會

假若你希望受益於太陽，卻無法花那麼多時間到戶外，有許多方法可以讓你在室內也能增加晒太陽的機會，就像下列所述：

- 窗戶上要用能讓UV穿透的玻璃。
- 儘可能多開幾扇窗。
- 拉開窗簾，以得到最多的曝晒。
- 依照天氣和季節的狀況，打開窗戶。
- 儘可能多安裝有全光譜的光源（自然光的最佳替代品）。

居住在溫和氣候的人們可以經常做日光浴。處於非常炎熱的國家或地區，夏天時最好能避開介於早上10:00到下午3:00間的太陽，然而處於北方的國家或地區，不論什麼季節，這段時間的功效更大。你可以在面對太陽的靠牆處，造個個人的日光浴區。側牆的材質必須要能有效的擋風。而正對太陽的那面牆應該要和太陽成一個傾斜的角度，因此能讓角度低斜的冬陽射進這個做日光浴的區域。躺在一條毯子上，你會比待在室內還暖和。另外，或許更實際的方式是在晴朗無風的日子打開窗戶。在我一生中，曾數度這樣做，即使是在冬天非常寒冷的國家亦然。

如果真有什麼理由得讓你曝晒在太陽下一段很長的時間，你可以搽點蘆薈膠、椰子油或橄欖油在身上。

但是，如果要獲取最大的益處，最好在進行日光浴前能沖個澡，把身上的天然油脂都洗掉。當你開始進行日光療法時，先把全身（如果可行）曝露在陽光下幾分鐘，然後每天都把時間延長個幾分鐘，直到可以達到廿到三十

分鐘。或者，每星期花個幾天，在太陽下走個四十到六十分鐘也有類似的助益。這將可以讓你得到足夠的日晒，使得身體、心理都保持健康，倘若你再融入均衡的飲食、生活型態並且每天養成在前述章節所列出的習慣的基本方式。就能在體內貯存一定數量的維生素D，這樣的存量可以讓你在寒冷的天氣下維持四到六個星期，但是無論何時只要有機會就讓自己曝露在陽光直射下，重新為「維生素D電池」來充電，絕對會是件好事。

正確凝視太陽，可療癒身心

　　太陽的能量才是人腦力量的根源。透過風、水、火和土等元素，而進入人體。只要陽光沒有被有色鏡片給過濾掉，透過人眼，它最能輕鬆的進入並離開人體。凝視太陽是一種古老的儀式，它能引發療癒身心的功效。

　　眼睛個是十分複雜的器官，由50億個零件所組成。如同相機鏡頭的動作一般，人的眼睛能將陽光的完整光譜分解為不同顏色的光線。在相機裡，光線中不同的光束和底片上的化學藥劑起反應後，解碼為你所拍攝的畫面。相似地，當光進入了腦部的松果體後，光線中不同的光束在腦中進行化學解碼後，再傳遞給身體的器官和系統。身體中維持生命的重要器官須仰賴光譜中特定的顏色。舉例來說，對腎臟細胞而言，要能正常運作，它們須要紅色的光線。心臟細胞須要黃光，而肝臟細胞則須要綠光。對體內的任何器官和系統而言，若缺乏光線將足以致病。經常凝視太陽有助於恢復體內所有細胞的均衡和效率。任何人都只應該在早晨和傍晚的幾個小時內進行太陽凝視，大約在日出後和日落前的一個小時到兩個小時內進行。每天都觀看一次正初升或剛落下的太陽。第一天的時候，以輕鬆的方式來觀看太陽，不要超過10秒鐘。第二天，看個20秒，並在之後的每一天都增加個10秒。連續凝視太陽10天後，你大約能把觀看的時間增長到100秒左右。眨眼睛或眼睛閃爍都是被允許的，不需要一直保持穩定的直視。為了從凝視太陽中得到主要的益處，你必須持續用以上的方法把時間不斷地增加，一直持續三個月。這會使你把一次凝視太陽的時間增長到15分鐘。到了這個階段，穿過人眼的太陽光束能量會充滿下視丘的區域──這個在視網膜後的通道會一路直通人的大腦。當大腦逐漸從這個通道接受到額外的能量時，你會發現心理的緊張情緒和擔憂都

被一掃而空。有了這種額外的能量，你就像發展出一種更正向的心態，而自信也會跟著增強起來。假如你有焦慮和沮喪的困擾，你會發現這些都消失了。我們都知道當陽光的曝晒量不足的時候，悲傷和沮喪的感覺就會增強。少了煩惱和恐懼，你的大腦會利用這被貯存起來的附加能量進行療癒並改善身心的健康。經常進行陽光凝視最常被通報的益處是視力的改善。

　　我要引用一個讀者在雪梨機場所觀察到的現象來為這重要的陽光主題下結語：

　　「幾年前我在雪梨待機時，在機場待留了幾小時。許多航班熙來攘往。初抵旅客臉上的表情卻有著極大的差異。從寒冷地區（少陽光）來的人們臉上沒有笑容，顯得不快樂，也不與人交談。從澳洲溫暖而陽光充足的地區來的人們臉上卻散發出令人印象深刻的友善與溫清。這個場景深植我心。這就是陽光對我們的影響力。」

　　　　　　　　　　　　——羅傑・索羅柯普特（Roger Sorokoput）。

注意

應該避免使用太陽燈、晒膚床和晒膚間。根據一篇刊載在《國際癌症期刊（*International Journal of Cancer*）》（2007年3月1號；Vol 120, No. 5；1116-1122）的研究報告指出，在35歲前使用晒膚床進行日光浴，會使罹患黑色素瘤的風險增加75%。

現在，有許多年輕人都會使用晒膚床，這可能是造成近來在他們所屬的年齡層當中，黑色素瘤罹患率急劇增加的原因。在使用晒膚床和罹患鱗狀細胞癌這種較不會致命的皮膚癌之間也存在著關聯性。

傳統的晒膚設備使用的電感式安定器（magnetic ballast）會散發出強烈的電磁場（EMFs），而電磁場是致癌的原因。它們發出的高量UVA可能也有部分責任。電子式安定器（Electronic ballast）比電感式安定器安全得多，但是卻少有店家在使用。

Chapter 9

心臟病的真正成因

重新審視造成心臟病的原委

　　約莫一百年前，心臟病仍是非常罕見的疾病。如今，心臟病已成為許多已發展國家人民死亡的主因，數量之多比排除醫生所導致的醫源性疾病後，所有病因相加後的死亡人數還多（參考第14章）。根據《新英格蘭醫學期刊》報導，突發性心臟停止每年約奪走35至45萬美國人的性命（平均每天一千人），且超過50%心血管疾病患者都是因此而死亡。每年有將近865,000名美國人罹患心臟病；到2008年數據為止，美國當地僅有780萬人的心臟病獲治癒。2004年，因冠狀動脈心臟性疾病所造成的直接（醫療開銷）和間接（喪失工作能力）成本總約1,330億。一項最新研究甚至指出，50歲以上者和40歲以上者各有85%與71%的人口有動脈阻塞！

　　雖然判斷病患是否為冠狀動脈疾病高危險群的技術在這20年間大幅提升，然90%因冠狀動脈而猝死仍難以事先預防。已知多數造成猝死的原因，都與病患本身早就有的冠心性心臟病有關。而心臟驟停幾乎為50%這類型病患第一個會發生的症狀。

　　突發性心臟停止是心臟病死亡最常見死因，會因心律不整後伴隨心跳停止。在許多工業化國家裡，因為長期宣導預防保護，心臟病發作死亡率略有下降。包括如新研發藥物、心臟繞道和血管成形術等。但是，現在這些對照顧心臟病有助益的方法卻經常導致更難以預料的嚴重性後果，雖然病患的心臟仍穩定跳動著，但力量卻不足以支撐患者維持穩定品質的生活；甚至有些患者希望能短時間內死亡而不是如凌遲般被痛苦折磨。

　　原本所謂較好的照護方式，卻意外成為令人益發衰弱的疾病，變成慢性心臟衰竭，甚至因而成為某種流行病。心臟衰竭是指心臟的泵血能力和供給人體氧氣的功能逐漸減弱。「心力衰竭其實是現代醫學成功處理心臟疾病和高血壓後的後遺症產物。」科羅拉多大學（University of Colorado）的布里斯托博士（Dr. Michael Bristow）說。僅僅治療心臟病和高血壓症狀，而不是針對其原因，反而導致更多比預期更困難和痛苦的後果。是時候花點時間仔細審視造成現代社會中這一重大疾病的原委，並且在沒有副作用的前提之下嘗試運用天然的方法迅速永久地重建心臟功能。

心臟病的主要致病因素

　　我們的心血管系統主要由中央輸送組織，包含心臟肌肉以及由動脈、靜脈和微血管組合成的血管管道。心臟肌肉會經由血管系統推送血液以輸送氧氣與營養進入全身各處。血管系統總長超過六萬英哩，表面積超過半公頃。人體內60到100兆的細胞倚賴這個透過龐大的循環通道網絡和緩流動的血液而存活。

　　其最微小的微血管，僅有人類頭髮厚度的十分之一，具特別的重要性。不同於動脈，微血管允許氧氣、水和養分通過其薄壁，輸送營養給指定組織。同時，又扮演將部分廢棄細胞傳回血液中使其能被排出體外。然如果微血管系統因下述某些原因而阻塞，心臟就必須花費更大的氣力輸送血液到各個指定部位。這會大大增加心臟負擔並造成心臟肌肉緊繃疲累，同時也會削弱血管壁降低其彈性。時間點一到，飽受勞累和壓力的心臟便開始損害身體所有的主要功能。

　　由於微血管也負責滋補動脈肌肉細胞，氧氣供應量、水和養分減少的後

果就是造成動脈的損害和破壞。為遏制這一意外性的自我毀滅行為，身體會出現炎症反應。發炎反應經常被錯當為疾病來治療，但發炎事實上是人體一種最好的防禦措施，夠夠增加血液供應，並提供重要的營養物質以促進新細胞的生長，幫助修復受損的結締組織。然而，持續的炎症反應最終會造成相當大的動脈病變，造成動脈粥樣硬化的發生。動脈血管硬化經常被認定為造成心臟疾病的主因，即便如此，許多新研究卻指出情況並非如此。

大多數心臟病發作被認為是心臟動脈堵塞所引發，因百萬計的心臟細胞遭受破壞；如同中風是因腦血管堵塞導致數以百萬計腦細胞死亡般。由於腦細胞專司協調身體各部位的活動與運動機制，腦細胞的死亡自然也就造成部分或完全功能性癱瘓和死亡。中風被認為僅是重度動脈硬化的後果。

腦動脈位置靠近心臟。相較於身體其他部位的動脈組織，腦動脈和心臟動脈的血壓也較高；換言之，循環系統中各部位的動脈血壓都不盡相同。如果動脈分支出現異常訊號或阻塞，血壓遂開始上升。如此會特別加重冠狀動脈、頸動脈和腦動脈損傷的血壓值壓力。由於血管已經因原本內部阻塞變得較細薄且營養不足，因而成為第一個受損的部位。這些因素都會導致高血壓成為中風或是心臟病的危險因子。

然而透過藥物治療降低升高的血壓，並不是一個終極解決辦法，而只是推遲並進一步加劇問題。根據最新研究，這類控制血壓的醫療藥物甚至有可能導致慢性心臟衰竭。如不根除造成血壓升高的緣由，一般用以治療高血壓的方式反而會導致細胞重度脫水，大幅降低血液輸送氧氣到心臟肌肉以消除體內酸性廢物細胞與組織的機能；進一步增加心臟病發、腎功能與肝功能以及其他疾病的機率。

西半球是全世界罹患心臟病人口最多的地區。多年來，醫生將這一疾病怪罪於攝取錯誤的食物、暴食、缺乏運動、抽菸和生活壓力等因素。最新的研究又增加其他因素，包括自由基、環境汙染、血液循環不良、某些藥物和化學品副作用，以及血液分解蛋白質功能低下等，均會導致血液凝塊的形成。由於蛋白質因缺乏有效的蛋白水解酶成分（鳳梨酵素、胰蛋白酶和糜蛋白酶）幫助分解，其最後可能造成的後果就是心臟病發作、靜脈炎和中風。

造成冠心病的主要原因其實是因為攝取過多動物性蛋白質。當蛋白質儲存於體內時，該物質反而成為心臟病發生的最大危險因子，其他疾病亦如

是。一個最新研究發現，同型半胱胺酸蛋白質是導致動脈損傷和發炎現象的原因，該物質在肉類食物中含量濃度很高，目前也被認為是造成血液凝塊引發心臟病的重要兇手。

肉類攝取與心臟病

為了說明心臟病從一個不存在的疾病轉變為西半球人民死亡主因，我特別引述德國，一個典型的現代化國家，所分析的一份統計數據。1800年，德國人每人每年會攝取13公斤的肉類。然百年之後，肉類消耗的重量已高達三倍之多，每人每年平均38公斤。1979年則達94.2公斤，相較180年前，肉類攝取重量激增7.25倍。1946至1978年間，正當肉類攝取量增加90%的同時，人民罹患心臟病的比例也成長了20倍。該數據還未囊括其他脂肪的攝取重量。這段期間內，脂肪的總攝取量依舊持平，倒是早餐脆片和馬鈴薯，也就是一般所謂的植物性蛋白質來源，減少了45%的攝取量。可見得，脂肪、碳水化合物以及植物性蛋白質並不足以造成冠狀心臟病的主要成因。肉類攝取無疑是退化性血管疾病大幅度增加的主要元凶。

事實是，德國至少有50%的人口過胖，且多數過胖者比正常體重者攝取較多的肉類；二次大戰後的33年間，體重過胖者攝取的肉類重量至少多了兩倍，因此體重過胖應被視為導致高血壓和心臟病的危險因子。

根據世界衛生組織WHO在1978年公開的數據，顯示西歐國家人民心臟病發的年增率，恰巧與當地各國肉類消費成長率相當；約每人每年增加四公斤之譜，顯示出二次大戰後，消費者食用肉類的習慣已從健康的飲食平衡方式，轉變為高動物性蛋白質低碳水化合物，如水果、蔬菜和穀物的飲食新風潮。根據世界衛生組織，同時間的脂肪總攝取量依舊維持平穩。除德國人心臟病發與動脈硬化的機率明顯增高，其他工業國家大戰後的罹患率同樣也快數增長。今日，除了醫療疏失外，此症狀已造成超過全球人口50%的死因。

雖然素食者的脂肪攝取量不會低於肉食者，素食者罹患心臟病死亡的比例的確較少。《美國醫學協會期刊》曾報導，吃素可預防97%的冠狀動脈閉塞疾病。而素食者之所以患有動脈心臟病比例較低的原因，在於素食者本身碳水化合物的攝取較為均衡，且動物性蛋白質較少甚或完全沒有。因此，脂肪攝取頂多只能是助長心臟性疾病的幫兇，而構不成主要原因（但對於前述

的精煉油品和乳瑪琳中含高單位毒素的反式脂肪則不在此限）。相關論述脂肪，即所謂的膽固醇，是膳食攝取習慣中主要造成心臟性疾病的罪魁禍首一說，則是毫無根據、印證和科學基礎。

目前相當風行的阿金飲食法（Atkins Diet）和南岸海灘飲食（South Beach Diet），其訴求高蛋白質、低碳水化合物的飲食原則，會出現因過度飢餓所產生的負面影響，包括因過量蛋白質成分造成身體從碳水化合物中攝取能量，所導致的微血管和動脈壁堵塞。這類的飲食法固然可以減輕體重，但卻會傷害到腎臟、肝臟與心臟機能。無論是已故的阿金醫師（同為心臟疾病和肥胖受害者），或是美國前總統克林頓（積極的南岸海灘飲食法追隨者，同時也是心臟繞道手術接受者），他們都飽受高蛋白飲食所造成的副作用之苦。然數以百萬計的美國人卻正步上他們的後塵。

由蘇格蘭研究人員所進行的一項研究，並發表於《應用和環境微生物學雜誌（*Applied and Environmental Microbiology*）》，追蹤了長時間使用低碳水化合物減肥飲食法對腸道健康的影響。位於亞伯丁（Aberdeen）羅威特研究所（Rowett Research Institute）的科學家們發現，長期維持低碳水化合物的飲食，可能會影響腸道細菌中有益物值丁酸的數量；該物質有助保持腸道健康和預防大腸癌。慶幸的是，低碳水化合物飲食法近日開始失去其威信，主要是因為該飲食內容將容易造成動脈阻塞、心臟病與大腸癌的發生機率。

身體會儲存蛋白質

比起栽種作物，肉類及其製品的蛋白質含量高出五到十倍。因此攝取過多動物性蛋白質，遠比攝取過多植物性蛋白質如蔬菜、穀物和堅果等容易許多。換言之，人體的胃勢必也要比正常多出五倍的空間才足以消化這些較大分子的食物。眾所周知，身體本身能自行儲存未使用的醣和碳水化合物並轉換為脂肪，但一般人卻很少聽聞過，人體內原來也具備相當大的容量用以儲存蛋白質。這些意外儲存的蛋白質主要分布於結締組織，特別是微血管和細胞之間的流動液體以及血管壁基底膜。基底膜的作用是支撐微血管和動脈內細胞，保持分佈平衡（見圖19）。如缺少基底膜，血管就會崩潰和瓦解。基底膜能容納過剩的蛋白質，使其厚度增加達八倍。

當蛋白質儲存量達最大化程度時，微血管中壅塞的蛋白質便再也無法輸

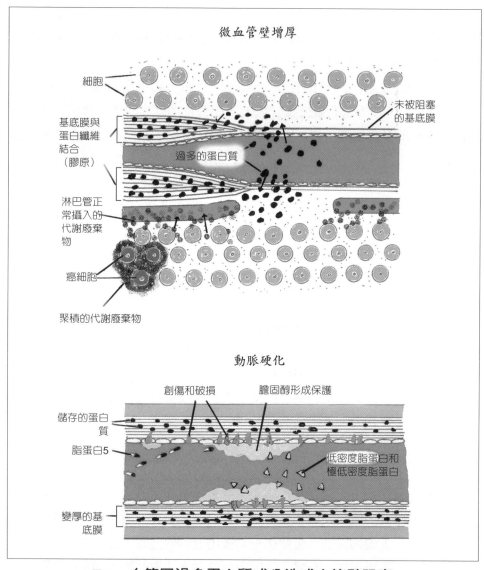

微血管壁增厚

細胞

基底膜與
蛋白纖維
結合
（膠原）

過多的蛋白質

未被阻塞
的基底膜

淋巴管正
常攝入的
代謝廢棄
物

癌細胞

聚積的代謝廢棄物

動脈硬化

創傷和破損　　膽固醇形成保護

儲存的蛋白
質

脂蛋白5

低密度脂蛋白和
極低密度脂蛋白

變厚的基
底膜

圖19　血管因過多蛋白質成分造成血管壁阻塞

送足夠的氧氣和營養到身體各器官和動脈。構成這些身體部位的細胞，於是開始被自己代謝廢棄出來的物質慢慢窒息。由此產生的毒素危機進一步促使體內發炎，也就是增加血液流量，供應新細胞生長和組織修復損傷所需之養分。血管壁中反覆發作的炎症可導致出血，隨後形成血塊。血液凝塊也是中風和心臟病發作的頭號原因（見圖20a與b）。

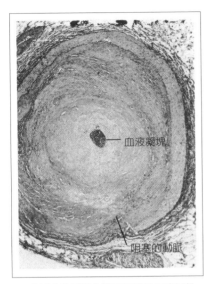

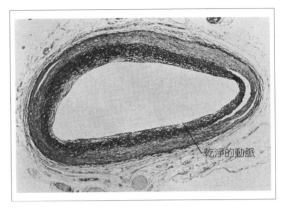

一名因血塊導致心臟病猝發的54歲男性
圖20a　阻塞的動脈

一名健康、動脈開放的100歲年長女性
圖20b　健康的動脈

　　為避免潛在的心臟病發作或中風，身體會發動試圖遏制流血傷口的急救措施，也就是通過分泌如膠水般的脂蛋白LP5至血液中。LP5會附著於開放性傷口表面以密封傷口。為幫助傷口修復並防止持續出血，黏稠狀的LP5會結合較大的脂蛋白分子，如低密度脂蛋白（LDL）與極低密度脂蛋白膽固醇分子（VLDL，或稱「壞」膽固醇），將其與動脈壁融為一體。身體自主性的繃帶保護機制解救了一個可能消失的生命，至少能維持一段時間。它能防止血液凝塊進入血液，導致心臟病發作或中風。然如果這種生存機制發生於冠狀動脈，就會被稱為動脈血管硬化或冠心病。正如你所看到的，「壞」膽固醇並非如字義上是負面的。膽固醇是一種壓力和治療荷爾蒙，分派至身體任何受傷的部位。

　　一個人如食用過多簡單碳水化合物食物（糖、麵包和義大利麵），抑或於膳食中攝取過多脂肪，可能會提高該類物質的濃度以及膽固醇含脂蛋白量。營養科學家假設蛋白質於消化過程中會完全燃燒，儘管沒有科學證據支持這一種假設。目前的論點仍傾向認為，無論細胞不使用或不需要的蛋白質，都會持續在血液中循環直到被肝臟酵素和尿素分解後排出體外。

　　這裡就出現一個重要的問題，是否會因缺乏足夠的分解酵素而無法去除

血液中過多的蛋白質。幾例來說，水能體質與風能體質者的肝臟，僅需要少量的蛋白質就能維持身體能量所需；相對體內分解食物蛋白質的能力也較低弱。如果肝臟膽管因結石被阻塞，也會大大削弱肝臟分解蛋白質的能力。同樣的概念也會發生在經常性攝取過多蛋白質者身上。綜合上面所述，多餘未被分解且經肝臟代謝掉的蛋白質，會由皮膚底下的結締組織再次吸收，只消短暫的時間就能對身體造成嚴重的傷害。因為這些物質也有可能會遺留在細胞內部、器官的結締組織等造成潛在的致命危機。如果大量的蛋白質食物不斷地被吸收，細胞間的結締組織與微血管基底膜遂開始充滿蛋白質並益發硬化。除非停止蛋白質攝取，否則微血管壁內的細胞會逐漸減弱和損壞。身體與炎症反應有助消滅受損細胞並去除死亡細胞。炎症反應當然也有其副作用。因為這一反應同時象徵飲食所引起的動脈硬化，已經開始產生。

　　1995年初次發現，如果不攝取動物性蛋白質長達一段時間後，在回復蛋白質食物攝取後前幾次，體內也不會製造出過多尿素。尿素是體內蛋白質分解後的產物。缺乏過多尿素表示結締組織中不再含有異常的蛋白質量。血壓也會受蛋白質攝取所影響。血液尿素氮（BUN）用以測試尿素的血液含氮量。這項測試主要用以觀察腎臟的運作狀態。如果腎臟無法正常清除血液中所有尿素，尿素氮值就會提高。高蛋白飲食法會提高血液尿素氮數值，加重腎臟負擔。由於素食者多藉由蔬菜（穀物、豆類、堅果、種子等）中獲取蛋白質，其血液尿素氮值相對較低。因為素食者的結締組織和血管壁幾乎沒有蛋白質過剩情形，其動脈粥樣硬化發生的風險也就幾乎不存在。美國醫學協會已證實此論點。

　　一般醫學理論觀念普遍認同，所有未經使用的卡路里，無論是發生在形式上的碳水化合物、脂肪或蛋白質，都會轉換為脂肪並儲存在體內的脂肪細胞內，使得脂肪成為唯一的儲存分子，並當作是肥胖及相關疾病，包括冠心病和第二型糖尿病（見第11章）的兇手。然而已經有相當多的證據顯示，經儲存的脂肪並非造成冠心病的主因；而是人體中可大量儲存的蛋白質成分。這些物質大部分是沉積在血管壁內。

　　了解蛋白質於非適當的部位累積所造成的致命性傷害是相當重要的。1961年，美國醫學協會所公開發表的研究結果，說明即便是人體內不斷流入器官和系統內的結締組織的血蛋白，若無法經由淋巴系統迅速移除而重回血

液中，24小時內就會致人死亡。如果淋巴系統遭嚴重阻塞，這些蛋白質就必須儲存在血管壁中的基底膜內。

　　一個訓練精良的運動選手每天能消化40公克的蛋白質。美國人每天平均卻攝取400公克蛋白質。身體會自行轉換無法被儲存至血管壁內的蛋白質成分，變為硝酸、硫酸、磷酸等類似於汽車電池中的胺酸性物質。如果每天都持續多攝取30到40公克的蛋白質，這種情況就非常容易發生。腎臟會致力透過增加一種基本礦物成分到每一個酸性分子中，藉以消除部分的強酸。因此，主要的基本礦物質鈉、鉀、鎂以及其他物質都一併消耗殆盡。這一切，都迫使你的身體發生酸中毒，也就是所謂的體內毒素危機。心臟病剛巧是一種典型的慢性酸中毒症狀。

堆積的蛋白質如同定時炸彈

　　肥胖者血液含有高濃度脂肪和過量蛋白質。血液的凝固傾向，被認為是導致心臟病發作或中風的最大原因，其實和血液中飽和的蛋白質有關（抽菸同樣會提高血中蛋白質濃度，如下所述）。另一方面，脂肪卻無法造成血液凝塊現象。當它們企圖避免心臟病發作時，微血管細胞會吸收過剩的蛋白質，將其轉換成膠原纖維並儲存於微血管細胞基膜內。只是這一個應急的血液稀釋反應，雖然發揮拯救生命的作用，也使得血液壁增厚並更容易受到傷害。

　　肥胖者的結締組織已經證明，它不僅含有肥滿的脂肪細胞，而且還含有大量密集的膠原纖維。膠原是百分之百的蛋白質成分。建構比正常所需更多的膠原纖維，是身體在面對血液中危險的高蛋白濃度時，所產生的主要緊急措施之一。藉由將蛋白質從血液中移出，並排出循環之外，血液才能變得清澈並避免危機發生。但當體內「蛋白質儲存」量達到上限，蛋白質攝取又未停止時，情況便會快速急轉直下。此時，血液變得飽和並充滿蛋白質；血液變得長年處於濃稠狀態並出現血液結塊的傾向。

　　除非服用阿斯匹靈來幫助血液稀釋，否則將會造成中風或心臟病發。然而長期下來，服用阿斯匹靈不僅會降低其預防功效，甚至變成誘發主因。定期或過度使用阿斯匹靈，甚至會提高致命出血的風險性；此外，一旦停止服用阿斯匹靈，心臟病發作的機率也將會大幅增加。

　　近年有研究發現，抽菸是導致黃斑退化症的主因，超過一半的吸菸者會患有該疾病。一旦戒菸後，罹患黃斑退化症的機率也減少三分之一。一項有關阿斯匹靈與美國人罹患黃斑退化症的關係之研究，發現每日服用一顆阿斯匹靈的一般性建議有可能會造成視網膜出血。此外，阿斯匹靈與止痛藥如偉克適（Vioxx）、希樂葆（Celebrex）和萘普生（Aleve）的療效一致，而這些止痛藥物都已確認會增加超過50%心臟病發作與中風的風險。

　　實驗證明斷食一周後，體內脂肪細胞和膠原纖維堆積的規模和數量均會減少；同時也證實攝取過多蛋白質事實上會增加體內蛋白質組織。雖然前面已經提及，但這裡再次強調，蛋白質會沉澱積聚在微血管壁基膜和周圍的結締組織細胞。其最後會直接造成血管壁增厚且完全失去吸收氧氣、水分和營養的能力，因此也就無法完整代謝從細胞中製造出的廢棄物質。細胞終將造成細胞壁受損，最後因營養不良、窒息和脫水而死亡。

　　一個年輕人體內心臟的主要血管壁約莫三釐米厚，當蛋白質攝取愈來愈多後，正常而表面平滑的血管壁內部會開始出現凹凸面，血管壁會整體性增厚並失去其彈性。冠狀動脈阻塞較好比一只完全生鏽鈣化的破舊水管，充滿棕紅色和黃跡斑斑的鈣化物質。

同型半胱胺酸的重要性

　　研究人員發現，含硫胺基酸的同型半胱胺酸（HC）有毒物會促進微小血管中的血凝塊產生，並造成動脈損傷與致命性的血塊阻塞，最後引發心臟病與中風（註1）。同型半胱胺酸，是蛋胺酸代謝後的產物，以紅肉和奶製品的含量最為豐富。一般來說，身體本身已具備對抗同型半胱胺酸增生的機制，主要是將其轉變成胱這一無害物質，該物質能透過尿液排出體外。然

警告

如果已罹患黃斑部退化症，也就是造成55歲以上的人失明的第一主因，應避免服用阿斯匹靈。同時也應避免抽菸。

（註1）資料來源：Ann Clin & Lab Sci, 1991 and Lancet 1981。

而，長期過分攝取蛋白質的結果卻會大幅降低這一生理機能。葉酸含量豐富的食物（請見第7章）經證實會大幅降低同型半胱胺酸值，有助減少心血管疾病發生。

雖說同型半胱胺酸值升高是造成心臟疾病的主因，且在醫學研究領域上已成為常識，實體醫療應用面卻才剛開始將其納入考量。身體內之所以出現異常高含量的同型半胱胺酸，原本是歸咎於基因上的缺失造成無法有效轉換同型半胱胺酸；然心臟病患者體內大量出現異常的同型半胱胺酸含量的各項數據，卻證明了基因只是次要因素，甚或僅是因身體持續攝取蛋白質食物的本能反應（類似於基因突變造成腫瘤增長，請見第10章）。近日有一份研究，一組人自願參加為期一周的實驗，過程中須嚴格遵守吃素，參加壓力管理與心靈開發課程、團體激勵課程，並禁菸戒酒和咖啡因。一周之後，這些參與者體內的同型半胱胺酸值下降13%。

結論是，如果你長期攝取過量動物性蛋白質如牛肉、豬肉、魚、蛋、牛奶、乳酪等，在身體內無任何天生機能異常的前提下，其自行分解並安全移除過多蛋白質或同型半胱胺酸的能力將會益發低弱。

既然過量的蛋白質攝取會造成血液濃稠並增加凝血危機，身體自然就會將多餘的蛋白質和蛋白質代謝的剩餘產物，盡可能儲存於皮膚下的結締組織和其他器官部位的結締組織，以及微血管網路各處的基底膜內。當體內所有可以儲存蛋白質的基膜漸漸消耗殆盡，微血管也就再也無法善盡保存之責。如果動物性蛋白質攝取沒有就此減少，身體就會開始將這些蛋白質儲存至動脈壁（圖19）。在這階段，主要冠狀動脈就會開始增厚、受損且缺乏效率。當動脈越被阻塞，供應心臟運作的氧氣缺乏，呼吸會變得困難，就可能會出現疼痛和麻木。也就是心臟病突發。換言之，體內多餘的蛋白質彷彿如一個「定時炸彈」，隨時都有「爆炸」的可能。

C—反應蛋白質揭露的真相

血管壁中不斷增加的蛋白質最終會造成血管壁受傷。為了幫助修補這些傷患處並移除虛弱無用的受傷細胞，身體就會出現炎性反應。炎性反應並不是個疾病，而是身體最基本的危機處理與自我療癒的方式。血管是人體的命脈。當血管壁中的基膜遭到有害蛋白質增生的威脅，身體會自然而然的啟動

防禦機制，並在動脈中形成具保護性質的脂肪斑塊。

　　身體採取嚴厲的措施以應付血管中可能威脅生命的障礙物，類似於免疫系統派出特殊細胞群以擊退入侵細菌般。而在透過發炎以解決問題的過程之中，免疫細胞會造成多種病變且變得較不穩定，最後則可能免疫細胞破裂。當身體無法有效阻止因病變所造成傷口處的流血不止並加以凝結，就會發生心臟病或中風。

　　《新英格蘭醫學期刊》於2002年曾刊載一項頗具突破性的研究結果。來自波士頓布里格姆婦女醫院（Brigham and Women's Hospital）的醫師群，利用相當簡單的血液測試，稱C－反應蛋白質（CRP），便能預測出那些患者即有可能發生心臟病發作或中風。 CRP是肝臟經免疫系統炎性反應後所產生的一種蛋白質，而這種血液測試能找出炎性作用以及血管壁發炎的嚴重程度。透過觀察血管壁的發炎狀態，能更清楚了解即將發生的心臟問題，甚至比測量血液中「好」膽固醇與「壞」膽固醇指數還有效。這項發現非常具意義性，尤其是超過一半的心臟病發患者體內的膽固醇指數多在正常範圍內。C－反應蛋白質血液測試證實，炎性反應對觀察心臟疾病的重要性，甚至對涵蓋範圍較大的其他循環系統疾病如關節炎、糖尿病和癌症等，都有其參考價值。

　　在上述的實驗中，研究人員追蹤近28,000名女性達八年，並分別記錄其CRP與LDL（「壞」膽固醇）指數；根據研究結果，CRP指數較高的女性罹患心臟疾病的人數比高LDL指數者還多兩倍。結果也同時表明，許多之後心臟病發的女性參與者，其體內的LDL指數其實都很低，證明膽固醇尚不足以用來判斷患有心臟病機率的高低，甚至可能誤導其對自身健康的認知。

　　當然，CRP檢測也不能作為測試心臟病與否的終極方式，因為該指數如遇患有感冒或流感時，即有可能會爆增十倍之多。感染同樣會造成炎症反應，因此C－反應蛋白質也會出現於血液中。然而該項研究的主要貢獻，是在於釐清膽固醇測試並非預防心臟病的唯一指標。近年來有更多類似研究也相繼指出，血液中膽固醇指數升高根本不能視為心臟病發的主要誘因（下文有關心臟病發的危險誘因）。相反的，將重心放在觀察炎性反應等面向將更有助根除心臟病、關節炎與癌症的發生率。

心臟病突發的原因

　　僅僅切斷心臟的氧氣供應可能還不足以摧毀它。心臟是一個極富創新和活力的身體器官，要到機能遭到更大程度的破壞時才會停止運作。

　　當微血管基膜和動脈再也不能保證供應足夠氧氣、糖和胰島素到心臟肌肉細胞時，心臟的收縮能力和血液循環就會大大降低。為了在缺氧狀況下維持正常運作，心臟細胞會開始發酵葡萄糖產生能量，但這（厭氧）過程中會產生乳酸造成肌肉組織酸化。

　　為維持其跳動功能，心臟會利用額外的緊急方式以獲取能量，也就是透過細胞動員和細胞分解。且因轉換過程未使用到氧氣，這些脂肪會轉變為有害並破壞細胞的酸性物質。蛋白質雖可提供能量所需，但過程中的剩餘物卻是有害的脂肪酸。由於心臟器官的結締組織、淋巴腺和微細血管內的血液，均會開始阻礙體內原本正常的代謝廢棄物，造成心臟肌肉因充滿有害酸性物質而緊繃飽和。同時也造成心臟產生嚴重的疼痛感。

　　當尿酸，即分解老舊受傷細胞後的廢棄物聚集在結締組織時，就會產生痛風。痛風是種相當嚴重的病症，類似於關節炎。結締組織阻塞會造成肌肉細胞缺水，進一步會指示肥大細胞分泌組織胺激素，體內一種主要的水分調節激素。當組織胺激素通過肌肉組織的痛苦敏感神經，因而產生強烈的肌肉疼痛。如果這種形式的肌肉風濕病發生在心臟部位，則稱為心絞痛。無論是酸性物質的積累（痛風）和缺乏氧氣都會導致心臟細胞的死亡。

　　可能造成心臟病猝發的原因：

- 心臟細胞周圍的結締組織可能會變得相當壅塞，造成心臟細胞因窒息而無痛死亡。
- 心絞痛發作發生，代表酸化物質和低含氧量現象已破壞心臟肌肉機能。
- 微血管內的基膜和動脈阻塞，且再也無法供應心臟氧氣，導致囤積最過量蛋白質的部位心臟病發。
- 血塊從擁擠而受傷的血管中脫落後進入心臟，阻礙氧氣供應。相同情

況下也可能導致中風。

新研究質疑動脈手術的價值

　　關於心臟病發的成因陸續被揭露後，開始出現有關疏通被阻塞動脈的意義性和用處等言論。然當心臟繞道手術愈來愈受歡迎的同時，血管成形術（註2）和架支架（註3）卻還是很難或無法防止閉塞狀況復發。雖說心臟繞道手術的確有助延長部分病情嚴重患者的生命，該手術卻對預防心臟病發毫無任何幫助。就如同我們所見，心臟病發並不是大家所誤認是因為動脈阻塞導致，而是因為上述所提列的四種原因之一所造成。大體而言，目前醫界所採用的任何一種外科手術都顯示其對降低心臟病死亡率無顯著效益。

　　造成這些手術治療效果不佳的主要原因之一，在於大多數的心臟病其實跟動脈因障礙物造成狹窄並無直接關連。為解決在大多數工業化國家甚至發展中國家如野火般蔓延的心臟疾病現況，我們必須依靠有效的預防策略。然而所謂更有效的預防方式往往都是些不需花費的方式，對於得在經濟上有利可圖的醫療照護制度來說，更是毫無吸引力。而所謂有效的預防方式包括攝取較少的蛋白質、定期運動、提早睡眠時間、用餐定時定量且均衡、補充足夠水分、遠離垃圾食物、戒菸、減少酒精性飲料、移除壓力根源等。

　　對於心臟疾病的舊時認知正在迅速瓦解，甚至超過心臟專家們的預料。「長久以來，阻塞一直被視為心臟病的主因，只要能解決這問題，病患就會獲得解救。」舊金山加州大學一名心臟病專家瓦特醫生（Dr. David Waters）說。由於這一論點備受外科醫生，心臟病專家和一般人深深認定，幾十年來幾乎沒有人質疑它，除了少數（包括我自己）對發現心臟病真正原因更感興趣的人。而最新的科學研究發現終於發現這一論點的缺陷，但其討論空間仍相當受限。

　　最近（註4），已有人認為冠狀動脈疾病就如同水管中淤積的汙泥。老

（註2）動脈擴張術是以插入氣球導管支架的方式達到治療目的。

（註3）支架由類似鐵絲籠的套管撐開動脈壁上的阻塞沉積物；可解決胸痛症狀。甚至可撐開阻塞的動脈進而拯救心臟病發患者。

（註4）該論點不盡正確，因為早在1986年，西雅圖華盛頓大學（University of Washington at Seattle）的布朗博士（Dr. Greg Brown）所發表了一份文件顯示，心臟病發作主是因為冠狀動脈中導管支架或心臟繞道術較少阻塞物處。

舊斑塊會慢慢積累，數十年下來，一旦冠狀動脈完全遭堵塞，沒有血液可以通抵心臟，病患就會心臟病發作。為防堵這一災難發生，醫界最常採取的方式變是夠過心臟繞道手術或血管成形術，以取代或撐開原本幾乎要阻塞不通的動脈。從避免心臟病發作並以此延長生命的作法似乎無需爭辯，但是醫學研究也明白指出這一論點早已失效（其實從來都是無效）以及誤導。一份由《新英格蘭醫學期刊》冠狀動脈繞道手術協作研究組所公布的發現，清楚呈現進行心臟繞道手術的患者，三年內的死亡率和未施行任何手術的病患西乎相等。

根據眾多心臟病研究指出，多數心臟病發的主要原因不再於動脈遭到阻塞；相反的，研究人員則說心臟病發是因為冠狀動脈處阻塞物破裂，造成血液凝塊成形突然阻止血液流向心臟。事實上，約莫75%到80%的機率，阻塞動脈的硬化沉積物都不是罪魁禍首，反倒是心臟繞道手術所架設的器具或支架才是導火線。因為最危險的沉積物往往是柔軟而易脆的物質。這些物質並不會顯示出任何症狀，甚至不被認為是血液流量的阻礙物。新成形的沉積碎片反而容易破碎，當它們一旦碎裂後，血液凝塊就會啟動機制並流入心臟，最後引發突發性心臟病。換言之，在動脈中已經硬化的物質周遭搭建支架完全無助減低心臟病發作的潛在危機。基於這一理由，許多動脈無閉塞問題的患者反較常發生突發性心臟病。因此，看似毫無問題者很可能因為前一天還正常慢跑，隔天就突然心臟病發作（或中風）。如果動脈變變窄是罪魁禍首，患者可能就因為嚴重胸痛或呼吸困難而根本無法運動。

許多心臟病患者的動脈中存有上百處的脆弱斑塊，而目前醫療手術的介入方式根本無法針對這些部位發揮作用，更別說是預防心臟病發。無論如何，這並不意味著心臟造橋手術或支架擴張術會就此減少，畢竟這是個多達幾百億美元的醫療業務趨勢。

心臟研究人員和部分心臟專家，對於他們的新發現未能受到醫療工作者及其病患的重視感到相當無力沮喪。「嵌入固定動脈是件好事的信念也是重要的影響因素。」任職於美國俄亥俄州克利夫蘭診所（Cleveland Clinic）的托普醫生（Dr. Eric Topol）說道，他本身也是侵入性心臟病領域專家。試著修復動脈似乎成了一股風潮。托普醫生還指出，愈來愈多甚至毫無症狀的患者也進行支架手術。光2004年就有超過100萬的美國人要求進行支架手術。

　　況且有更多知道舊式心臟病理論不足採信的醫生，也會受情勢所逼而進行動脈擴張手術，無論其病患是否出現任何症狀。任職達拉斯德克薩斯大學西南醫學中心（University of Texas Southwestern Medical Center）的侵入性心臟專家希利斯醫師（Dr. David Hillis）曾解釋，「如果你是個侵入性心臟病外科權威，當地的內科醫生將病患送到你面前，而你卻告知他們其實無需進行手術；很快地，再也沒也任何病患會送到你面前。很多時候，人們可以作出違背自己內心深處信念的事情，即使你知道那是不對的。」

　　根據托普醫生的說詞，前來看診的病患只要含糊其詞的表示自己消化不良、呼吸短促、心照圖中有出現些許鈣化沉積物或是阻塞物堆積等症狀，心臟科醫生就會按一般流程安排病患進入心導管室檢查肺動脈血管造影。如果恰巧居住在已發展國家如美國，且剛好年約中年或稍年長，又有動脈硬化並經血管造影顯示動脈窄小的趨勢，不消多久你就會被說服應該要進行支架手術。「這種根深蒂固的觀念讓一般人很少會中途暫停並認真思考，」托普醫生進一步又說，「且一旦搭上了這班列車，就得裝上支架；而一旦進行心導管室手術，所有的一切也就變得理所當然。」

　　希利斯醫師認為，美國人有將具價值的醫療照護和侵入性治療畫上等號的迷思。希利斯曾試圖向病患解釋，卻都徒勞無功。「所有的努力最後只是換來更多的沮喪，」他說，「這些病患一路下來已經聽過許多建議，早已認定這手術能有效拯救他們的生命。他們都被告知，如果不進行這手術，他們的健康將有如移動中的定時炸彈。」

　　但更令人不安的，托普醫生說，動脈支架其實可以造成4%病患輕微的心臟病發作。也就是說，2004那年100萬名架設支架的病患中，有四萬人最後因這項原本用意於預防的手術而飽受心臟受損之苦，而這種傷害就算沒進行安裝支架也可能不會發生。根據《新英格蘭醫學期刊》（2004年10月15日），目前美國食品藥物管理局所核准的兩種動脈支架，分別是柯迪斯公司生產的瑟弗釋放型冠狀動脈支架（Cordis Cypher sirolimus-eluting stent）和波士頓科技（Boston Scientific Taxus Express）公司生產的紫杉醇洗脫支架（paclitaxel-eluting stent），在允許合法販售後已被認定會造成許多副作用。

　　繞道、血管成形和支架擴張手術其實並無法達到預防心臟病的效果。其唯一能看到的成果僅有症狀消除。病患自認已經「盡了些什麼」努力，減輕

死於突發性心臟病的焦慮，醫生因為病患高興而感到滿意；製藥業更是因患者註定終身服用昂貴藥物而大發利市。

心臟病突發的風險預兆

大多數和飲食有關的血管疾病，包括心臟病、中風、風濕病和心絞痛，主要都不是糖和脂肪代謝紊亂造成，而是蛋白質儲存所導致的疾病。攝取過多蛋白質食物其實是造成各種疾病的最大風險因素，尤其是心臟病、癌症、糖尿病（參第十章）以及類風濕關節炎。

血管基底膜與結締組織因蛋白質儲存增厚會影響身體全部細胞。不論何時或何處，一旦體內出現類似阻塞情況，細胞和器官就會出現提早老化的現象。換言之，只要微血管壁保持其管道暢通、柔軟且纖細原貌，不論年齡歲數，細胞和器官都能常保其滋養活力。

脂肪和膽固醇並非造成血管壁阻塞的主要物質，因此也不該被視為心臟病或其他身體病痛的主因。倒是血管壁中所儲存的蛋白質，才是最常讓病患飽受消化性（食物引起的）動脈硬化之苦的兇手。由於多數工業化國家的人民長期過量攝取蛋白質，特別在二次大戰後，冠心病儼然成為已開發國家人民的主要死因。如接下來即將介紹，多數導致心臟病發的風險因素都直接或間接與高蛋白質攝取，以及高蛋白質儲存於血管壁中有關。以下分就各風險因素說明：

1. 血球容積比測量血管增厚程度

血球容積比（Hematocrit）是檢查一公升血液中含有多少比例紅血球，是相當簡易且便宜的血液檢查項目。如該數值超過42%，其罹患心臟病的機率就相對增高。一般健康身體者的血球容積比應介於35%到40%間。然按當前普遍認為血液中含大量蛋白質不會造成傷害的前提下，多數醫生認為數值介於44%到50%仍屬正常範圍。然研究卻已經證實，血球容積比值達49%者，比42%者發生心臟病發的機率高出兩倍。簡單的說，血球容積比數值越高，心臟病發的危險性就越高。

問題來了，為什麼紅血球數量會超過40%？當基膜和間隙組織因過量蛋

白質儲存而增厚時，血液流速就會減緩，最後變得遲滯阻塞。血液濃度值也就「自然而然」增加，包括蛋白質、脂肪與糖類。變濃稠的血液會對身體各部分構成巨大威脅。而為了因應血液中具危險性的高濃度蛋白質，胰臟會分泌額外胰島素，但這些胰島素又可能進一步造成血管壁受傷或更脆弱。微血管壁中的細胞會開始吸收部分多餘蛋白質，並轉換成膠原纖維儲存於基膜中。雖然這是必要性的血液稀釋過程，卻也減少適當的營養輸送至細胞內。也因此，當細胞發出營養不良的信號，血液營養水平於是上升，直到壓力擴散數值又高到足以提供充分數量的營養物質給細胞。

同時，不斷機動性增加的紅血細胞亦包含紅色的血紅蛋白。血紅蛋白由肺部內的氧氣所組成並輸送至體內各細胞處，因而會增加基膜厚度導致細胞供氧量受限。如此又提高細胞氧氣需求量，造成紅血細胞血紅蛋白濃度再度升高。紅血細胞因而腫大。最後，紅血細胞因過分腫大無法順利通過細小的微血管道造成阻塞。

這些過程會大大減少細胞營養和水分的供應，造成脫水現象。細胞脫水時會分泌缺水警示酶腎素（enzyme renin）到組織液，經由無數的化學作用後最後造成心跳加快和增加心臟功能輸出。增加細胞供水量的因應措施雖減輕細胞困境，但也引起血壓升高。所謂原發性高血壓，就是指因額外的壓力造成血管被破壞。這是一種封閉式的惡性循環。而造成心臟病發作的先決條件於焉成形。

結論：將兩種因素相互結合—血液容積比增加意味著血液濃度上升，以及紅血細胞含較高血紅蛋白濃度，因而降低血液循環。外觀呈圓形又紅潤的臉和胸部其實是一個典型的跡象，這些人通常是成人高血壓和糖尿病患者，且高血容量指數異常和血液循環不良。當水分傳送機能變困難，細胞組織就會缺水。心臟肌肉收縮的強度和速度增加，以維持心輸出量持續上升來應付整體循環系統擠塞的現象。最後，心臟會無法再承受這樣艱苦的運作而機能喪失。

2. 攝取過多動物性蛋白質

絕大多數的心臟病患者都承認有長年攝取大量動物性蛋白質的飲食習慣，包括牛、雞、魚、蛋和乳酪。相比之下，飲食攝取較為均衡且以植物性

食物為主的素食者，則較少患有突發性心臟病。

　　大部分的人都知道，攝取不良的脂肪會傷害心臟和身體其他器官。阿爾伯塔大學（University of Alberta）的研究人員已經發現，反式脂肪會破壞心臟發電能力，日益惡化心臟病發作的嚴重程度並增加死亡風險。研究人員發現了這一個非天然的脂肪也會影響心臟細胞，導致細胞內累積過多鈣質成分，破壞心臟電流的正常性節奏。

3. 吸菸

　　吸菸會大幅提升心血管疾病罹患風險。然這跟神經毒素尼古丁無關，吸菸後數小時內尼古丁就會被完全分解，反倒是煙霧中所含有的一氧化碳傷害性最大。碳氧化物或一氧化碳會從肺部擴散至血液中，並附著在紅血細胞的血紅蛋白上，不論速度和緊密度都比氧氣快達三百倍。所有被吸入的一氧化碳都會與血紅蛋白相互結合，阻礙氧氣輸送至細胞內。充滿一氧化碳的紅血細胞血紅蛋白破裂後，脫落的缺陷血漿蛋白顆粒會進入血液血漿內。許多這類的蛋白質碎片均被儲存於微血管壁的基膜內。當微血管內的儲存容量達到臨界值，這些蛋白質碎片就又回改存放到動脈以及動脈壁中。

　　煙霧中的一氧化碳藉由緩慢卻致命的方式，通過過量的蛋白質碎片破壞人體的循環網絡和心臟肌肉。至於吸二手菸者會因吸入大量一氧化碳，而與吸菸者同樣有罹患冠心病的風險。

4. 先天（遺傳基因的）因素與蛋白質消化機能較低

　　有些人天生就不需要攝取多餘的食物性蛋白質，以維持身體健康（尤其是水能和火能體質者），他並不具備能有效分解動物性蛋白質的消化能力。由於先天體質是遺傳而來，也就是由父母將這「低效率」的基因傳承給下一代。那些具有心臟病發作家族病史的人看似受遺傳因素影響，但所謂基因扮演的角色僅占一小部分。最大的關聯性還是在於同一家庭成員們相近的飲食習慣、生活方式、天生的體質以及可能都擁有類似「低效率」用以摧毀過量無用蛋白質的酵素系統。

5. 停經後的婦女

攝取大量蛋白質食物且又抽菸的女性，在生理周期變得不穩定或停止後，罹患心臟病的機率也會提高。只要生殖系統功能正常，定期排放的經血能保護婦女（停經前）免於體內大量積累有害蛋白質。這也許可以解釋為何女性在40歲前月經來潮，一般較無心臟病發作的危險，而這一年齡男性的罹患率卻較普遍。就同年齡來看，女性血液含量中的所有數值都比男性低。這些包括紅血細胞、血紅蛋白、血球容積比和總蛋白質量。研究發現，30至40歲的男性因心臟病死亡的機率比同年女性高出六倍。不過事實上，婦女停經前心臟病發的機率幾乎微乎其微。一旦女性停經後，如未加以控制動物性蛋白質攝取，就會造成體內蛋白質濃度漸漸上升。到了50多歲後，其發生心臟病發的危險性幾乎跟同年男性相當。經期越早停止，發生的機率越高。婦女如在35歲前切除卵巢，其心臟病發作的機率比尚未進入更年期的婦女還多出七倍。

更年期間許多女性常有的熱紅潮和臉頰脹紅，通常也是血壓偏高的徵兆。意味著身體已儲存過量的蛋白質，但卻再也無法藉由經血排放至體外。現在已經發現，如果飲食中含較高比例的奶製品，會加速動脈粥樣硬化在女性體內產生，這部分稍後會解釋，也會造成骨質疏鬆症。

6. 缺乏足夠水果、蔬菜、運動

對於許多嬰兒潮世代的美國人來說，2004年這一則有關柯林頓總統必須接受緊急心臟手術的新聞彷如一記當頭棒喝。可惜的是，這項消息最後的結論並不是提醒世人應該重視心臟健康，而是服用正確有效的藥物。巧合的是，美國前總統柯林頓入院前一周，一份相當具知名度的醫學期刊《刺胳針》卻發表了相反的言論。這份期刊公布一項有關罹患心臟疾病風險的最新研究發現，並發表言論提醒所有關心這一疾病者：「醒醒吧！為了心臟健康著想，你並不需要依賴藥物治療。」

當柯林頓總統於2001年退職後，他仍定期服用降低膽固醇的他汀類藥物舒降之（Zocor）。然當他體重過胖的問題解決且膽固醇值回復正常標準以後，便停止服用舒降之。因此當各大專家醫生聽聞柯林頓的心臟疾病時，第

一時間的反應就是因為沒有持續服用他汀類藥物之故。「看看隨便停藥的後果吧！」而這些言論也間接警告許多未多加留意膽固醇指數的一般大眾。部分心臟科專家認為柯林頓現在可能需要更高劑量藥物才能降低膽固醇。這對於已接受繞道手術的患者而言，實在是相當令人匪夷所思的說詞。

根據《新聞日報（*Newsday*）》報導，紐約萊諾克斯山醫院（New York's Lenox Hill Hospital）心血管外科主任Valavanur Subramanian醫師曾說，柯林頓手術中所搭建的兩個動脈支架為從其胸腔取用的內乳動脈。Subramanian醫師解釋，這些動脈「具高抗膽固醇異常堆積」特性。問題是，如果一個人的動脈已經具備累積膽固醇的功能，又何必需要服用他汀類藥物？克林頓現在最有可能面臨每日都得服用阿斯匹靈、利尿藥，以及β阻斷劑（幫助調節心跳）。這些好比雞尾酒療法的藥物組合將會成為他終身健康的支撐「拐杖」，但其實這些都沒有必要。

根據《刺胳針》的編輯，這項名為「心臟內部（INTERHEART）」的研究報告是近年最深入探討心臟疾病危險因子的報告之一。將近260名研究人員近身觀察並嚴格檢查15,000名心臟病發患者長達十年，並比對先前毫無心臟疾病異樣的同樣人數。這項跨國性的研究對象涵蓋男性和女性，除年齡分布廣泛外，其各自的文化背景和飲食習慣也不盡相同。最後的結論可能會讓所有相信高低密度脂蛋白（LDL）膽固醇（「壞」膽固醇）是造成心臟病發主因的人大吃一驚。因為研究指出，壞膽固醇根本不是重點。

根據心臟內部研究報告，引發心臟病發的其中一個生理危險因素，是體內載脂蛋白B（apolipoprotein B）與載脂蛋白A1的異常比率。載脂蛋白是膽固醇蛋白質的成分之一。載脂蛋白B存在於低密度脂蛋白（LDL），而載脂蛋白A1則存於高密度脂蛋白（HDL）。理想的載脂蛋白比值應該是1:2（載脂蛋白B比載脂蛋白A1）。換言之，光提高壞膽固醇（LDL）並不會對心臟造成立即性威脅。但是高密度脂蛋白（HDL）偏高，也就是一般開立降低膽固醇他汀藥物所主要發揮的功能。由於整體的目標是降低膽固醇並維持低水平狀態，使用這類藥物反而會造成某些後遺症。因為如此，他汀藥物的各種副作用已經造成數百萬原本健康的人變成名符其實的病患，且真的罹患（藥物導致）各種疾病。這些人卻從未被告知，膽固醇升高其實並不會對心臟造成威脅；確實，我從未聽聞過病人曾經由醫生告知有關載脂蛋白比值的訊息。

　　心臟內部研究報告發表於1994年，當時其他重要導致因素如三酸甘油酯、高半胱胺酸和C-反應蛋白等指標都尚未出現。不過這份報告中也嘗試詳列除載脂蛋白比值異常外，其他最容易造成心臟病發的威脅因素並依其影響程度排序：抽菸、糖尿病、高血壓、腹部脂肪過多、壓力、水果和蔬菜攝取不足以及缺乏運動。出乎許多持心臟病與膽固醇相關論點的人意料外，膽固醇提高則完全不在威脅範圍內。這項長達十年的經典醫學研究最後做出結論，只要做到以下三件事就能降低80%心臟病發作的機會：大量攝取水果和蔬菜、定期運動和戒菸。既然降低膽固醇的藥物並無法有效降低心臟病發的機率，該項研究自然也未將這些藥物列入建議事項中，這也和眾多知名他汀藥物製藥廠的說詞完全相反。

　　心臟內部研究報告不是唯一一項發現載脂蛋白比值重要性的報告。根據一份瑞典報告，研究人員追蹤超過175,000名男性和女性長達五年半的時間，這些對象的平均年齡為48歲。研究人員分別針對所有可能產生的危險因素如總膽固醇、低密度脂蛋白、高密度脂蛋白、三酸甘油酯以及載脂蛋白B和載脂蛋白A1的濃度比。研究的過程中，分別有864名男性和359位女性死於心臟病發。當進一步比對這些心臟病發的受害患者體內的血液相關指數後，研究發現這些人體內的載脂蛋白比值的差異都相當大，且是造成他們比起其他參與者更容易因心臟病發作而死亡的主因。載脂蛋白比值同時也是所有年齡族群中因心臟病發作死亡的共同因素。該研究甚至發現，就算總膽固醇、低密度脂蛋白和三酸甘油酯的數值保持正常範圍，一旦載脂蛋白比值異常就會促使心臟病發作的機率升高。

　　我曾建議上百名心臟病患者改變飲食習慣，不再攝取動物性蛋白質，其心臟功能都能在約莫六周的時間內逐漸恢復正常。因此我也認為高蛋白質飲食法，也就是食用最易形成酸性物質的食物，會大幅影響所謂的載脂蛋白比值，引發冠狀動脈炎性反應，上述的所有因素其實都會相互影響，也誠如我們所知，是左右心臟健康的重大生理威脅因素。

7. 腎臟疾病

　　雖然許多人即便過著肝臟的膽管和膽囊被結石阻塞的生活，也有許多人不知自己患有慢性腎臟疾病者仍快樂過著生活。但當症狀最後終於出現時，

通常也都為時已晚難以挽救這些傷害。醫療的官方數據估計，美國約有一千到兩千萬人患有嚴重性腎臟問題。但腎臟疾病和心臟疾病有何關聯？2004年9月《新英格蘭醫學期刊》中，刊出兩份最新的研究，發現慢性腎臟病（即使非重度）和心血管疾病有極為明顯的相關性，這使得腎臟疾病的預防比以往更加重要。

　　在眾多研究中，研究人員檢視了三個分別超過一萬名患者的醫療記錄的數據（該數據由舊金山凱瑟常設腎臟註冊中心（Kaiser Permanente Renal Registry所提供）。患者的平均年齡為52歲。研究人員特別觀察患者的血液測試，藉以釐清哪些人的腎臟具備足夠能力過濾血液中的廢棄物（腎小球濾過率或GFR）。結果發現，當GFR值下降時，罹患心血管疾病、中風、住院和死亡的機率也會大幅提高。GFR數值低於45的病患，其死亡率增加了17%，而患心血管疾病的機率則增加40%。

　　另一項由波士頓布里格姆婦女醫院心血管科所進行的研究，研究人員也發現若病患GFR值低於45，其因心臟病發死亡的機率會增加45%。另外被視為腎臟病的相關健康指數，如尿液中的蛋白質白蛋白、高同型半胱胺酸值、炎症和貧血，也都會增加心血管疾病與死亡的機率。研究人員最後也下了結論，在心臟病發後，即便是輕微的腎臟疾病也應謹慎考慮，並視為造成心血管併發症的重要威脅因子。

　　為確保肝臟功能運作正常，必須保持體內結腸、肝臟和腎臟的清潔（見第7章）。腎臟的健康與否其實也仰賴消化系統的運作效率。此外，允許腎臟進行其過濾血液的重要功能。微血管細胞內的基底膜和動脈均會提供肝臟細胞血液，而這些血液必須是不含任何蛋白質的廢棄物。肝臟的健康另外也跟淋巴管排出肝臟代謝廢棄物以及數百萬已死亡腎細胞的能力相關，體內大淋巴管（胸導管）阻塞會造成廢棄物重新進入腎臟中，最後腎臟會漸漸被其自身的廢棄物和細胞殘骸窒息而死。其中最容易導致淋巴管壅塞的食物有動物性蛋白質、牛奶、乳酪、糖、反式脂肪酸以及高度加工的脂肪性食物。

　　除了保持主要排毒器官的乾淨，其他預防腎臟疾病的方式還包括，低蛋白質飲食、定時用餐且吃得營養、晚上10點至隔天6點入睡以利肝臟和腎臟發揮其功能、注意照顧自身情緒健康以及參考本書中更多相關建議。如果能確保肝臟的健康，心臟方面的疾病疑慮也能稍稍消除。

8. 抗生素和其他合成藥物

愈來愈多明顯證據顯示，許多作為抑制各種疾病和減輕症狀的藥物都會影響心臟健康。每次當身體企圖藉由感冒、病毒感染或是其他病痛的方式如發炎來幫助清除體內毒素和廢棄物時，心臟必須十分費力地將這些有害廢棄物從組織中輸送回其原本的地方。然每一次都透過藥物壓抑這些疼痛、感染或膽固醇指數，體內的廢棄物就越難以找到以自然方式排出體外的途徑。有些廢棄物最後會停留在淋巴管處造成阻塞，該部位為心臟肌肉的代謝廢棄物的排除路徑。而抗生素是其中一個透過這種方式造成心臟損害的成因。

多年來，抗生素已成為最被浮濫開立的處方藥，即便是小小如一般感冒或流感等症狀都可以開立，然抗生素對於這些病症根本無任何療效。一般人都知道，抗生素無法殺死病毒，只能消滅細菌。一個最近的研究指出，最受歡迎且自1950年代便開始使用的抗生素紅黴素，可能會引發心臟休克。

心臟科醫師目前多已了解以抗生素紅黴素靜脈注射時所引發的心臟休克風險；但這一認知卻鮮被廣大的家庭醫師所掌握，然家庭醫師卻是最常開立這類抗生素藥物以緩解各式各樣的感染症狀的人。這裡有一份由范德比爾特大學（Vanderbilt University）的研究人員所進行的一項調查，便是針對單獨使用口服紅黴素或搭配其他藥物時，心臟休克風險指數。該研究結果已於2004年公佈在《新英格蘭醫學期刊》中。其研究過程中檢視了超過4,400名的病患，平均每位病患都追蹤達15年。最後，大約1,745名對象在研究期間出現心臟休克。分析每一位病患資料後，研究人員最後得出以下結論：

- 使用紅黴素的患者比未使用者，發生突發性心臟因素死亡的比例高出兩倍。
- 有兩種降血壓藥，一般通稱為維拉帕米（verapamil）和地爾硫（diltiazem）的醫療藥物，若和紅黴素同時服用，會額外增加心臟休克的風險性。
- 其他和紅黴素同時服用會增加心臟病發作的抗生素，還包括克拉黴素、陰道念珠菌感染藥物氟康唑（fluconazole）以及另外兩種抗真菌藥，伊曲康唑（itraconazole）和酮康唑（ketoconazole）。

　　據研究人員指出，血液中的這些額外藥物可能會提高紅黴素的藥性，並讓血液變濃稠且流動遲緩。這會造成心臟跳動變緩、心律不整並引發心臟休克。美聯社曾訪談過該研究的主要召集人，雷博士（Wayne A. Ray, Ph.D.,）警告也有可能因飲用葡萄柚果汁或服用作為治療愛滋病的蛋白酶抑制劑，導致紅黴素藥性增強。

　　不要以為醫生開立的藥物一定安全。目前僅有少數研究針對藥物或食物之間彼此的交互影響進行探討。每次進到診療室諮詢後所開立的藥物，都可能讓任何人曝露在生命危險和死亡危機的陰影中。最好能擁有一個基本認知，所有的醫療藥物都含有對健康不利影響的毒性物質。而心臟是最後負擔這些後果的器官，尋求健康「捷徑」的結果，卻是讓生命更快消逝。

　　事實是沒有任何疾病控制機構甚或食品藥物管理局，可以百分之百確保你不會因使用處方藥而衍生的嚴重疾病或死亡。2004年爆發的偉克適（Vioxx）醜聞正好給大家上了一課，沒有任何藥物是絕對安全無虞的。偉克適原本是全球頂尖的關節炎藥，後因發現其會增加心臟病發和中風風險，製藥商默克公司（Merck & Co.）被迫該藥物下架（註5）。

　　據文獻指出，自90年代中期，製藥商和FDA就都知道該藥物的潛在風險。整件醜聞之所以被揭露，是因為有多達二萬七千人因該藥物而引發心臟病或死亡。且由於還有大量未被公開的副作用，真實數字可能遠遠超過幾十萬人。

　　其實有相當多的醫療藥物都有致人於死的潛在風險。Bextra就是另一個例子。根據一項研究，超過1,500名曾接受心血管手術，並於術後使用Bextra止痛藥的患者，比起未使用任何藥劑的人更容易發生心臟和血液凝血問題。中風、心臟病發、肺部血液凝塊、腿部深層靜脈血栓等，都可能因為這一藥物所造成。關節炎藥物從未曾進行適當的藥物安全測試。偉克適（Vioxx）、希樂葆（Celebrex）、Bextra，萘普生（Aleve）以及阿斯匹靈只能算是普通的毒藥。另一個關節炎藥物，英夫利昔（Infliximab或稱Remicade），甚至會導致癌症。

　　出乎意料的，許多人都願意盲目相信各種既有創意又具說服力的廣告文

（註5）截至2007年底，默克公司仍面臨著4,200件來自美國各州和聯邦法院等相關未決訴訟。

宣，卻不知自己正一步步陷入毒藥陷阱，好繼續支撐這世界上除了石油產業外最賺錢的醫療與製藥產業。2007年美國CNN電視網公開了一份調查，每年有5,600萬種未經FDA核准的處方藥是從各個醫生的手上開立出來的。美國境內，有約2%的處方藥並未經過任何科學研究檢測，這些藥物都可能置不知情的病患於死地。更令人震驚的，FDA也承認，這些藥商都有合法藥品生產許可證，可以出售任何藥物，不管它是否已被證實為安全或有效。

　　主要的問題在於，為何會有人願意將自己一生的健康託付給製藥廠？且這些藥廠的唯一目標其實是希望疾病產業可以益發蓬勃，好讓藥廠能研發出更多治療健康的藥物。多數情況下，聲稱處方藥能提供緩解疾病症狀的出發點，不僅是一個危險的方式，也是不科學和不道德的。

終結膽固醇導致心臟病的迷思

　　為什麼從未出現過膽固醇會阻斷體內靜脈的相關記錄？究竟動脈扮演何種角色造成膽固醇會依附在其動脈壁上，卻不影響靜脈？天生較黏稠的膽固醇真的是阻塞健康血管壁的背後兇手？

　　接下來要談論到的答案可能會出乎你的意料。身體其實將脂蛋白膽固醇，視為用來包覆動脈壁受損部位傷口或撕裂處的繃帶般，具保護作用。膽固醇其實可說是最佳救生員。然而過去三十多年來，脂蛋白膽固醇卻被汙名化為，是導致富裕國家人民頭號死亡殺手—心臟病的元兇。

　　故事是這樣開始的：因不知名原由，膽固醇一詞變成了對上百萬名人類體內的血液有害的物質；它們會貼附在動脈壁並造成心臟肌肉因缺氧和營養運輸而窒息。基於此，民眾們均被教育應減少或完全不攝取含有膽固醇脂肪的食物，如此方能免於擔憂因動脈閉塞引發的突發性心臟病。排山倒海而來的關注，終於讓這個「邪惡」的脂蛋白經由創新技術進而完全從人類飲食中消失，從奶酪、雞蛋到香腸，脂蛋白都能被輕易抽取，好確保每位消費者的

健康安全。只要標榜是低膽固醇含量的產品像是乳瑪琳和低熱量食品等，都能和「健康飲食」劃上等號且深受歡迎。

膽固醇根本不是罪人

但如心臟內部研究報告以及其他研究同樣指出，膽固醇根本不是造成心臟疾病的最主要威脅因素。更稍早一份由德國研究和技術部（German Ministry of Research and Technology）政府單位所贊助研究，就曾指出食物中的膽固醇和血液中膽固醇量並無任何相互關聯性。更出乎意料的，是日本人近年來的平均膽固醇指數出現顯著攀升，但心臟病發的病例卻意外降低。目前為止規模最大的心臟病潛在威脅因素的研究是在中國。如同其他類似的研究，中國研究人員也發現，心臟病和攝取動物性脂肪並無關連。

該心臟研究共為期八年，觀察一萬名高膽固醇數值者。有一半的人服用他汀藥物，另一半則僅被告知維持正常飲食並經常運動。結果同樣令人驚訝。雖然他汀藥物確實有助於降低血清膽固醇，但卻無助於改善死亡率、非致命性心臟病發作以及致命性動脈疾病的發生。換言之，服用他汀藥物者並未比未接受治療者享有更多優勢。反倒是，花費長達八年的時間在費用昂貴的藥物上，且這些藥物還有可怕的副作用—需冒著肝功能衰竭、肌肉萎縮甚至猝死的危險。透過藥物或是低脂飲食企圖降低膽固醇，並不會減少心臟疾病發生的風險。

歐洲所有主要針對膽固醇的長期性研究均證實，低脂飲食最多僅會降低4%的膽固醇含量，且大多數的研究結果僅能達到1%或2%的效果。由於測量誤差值通常會高於四個百分點，秋季時的膽固醇指數會自然增加20%，冬季時則又再次下降。不過這些訊息卻從未被1980年代就蓬勃發展推廣的抗膽固醇活動所揭露。近期丹麥的學者又針對二萬名男女性進行調查，卻發現多數心臟病患者的膽固醇值反而都相當正常。無論如何，膽固醇指數從來也就不是導致任何疾病的危險因素。

目前醫學界對於膽固醇的認識其實相當不完整。有關動物實驗，稱兔子食用脂肪食品會造成動脈硬化的說詞，聽起來的確具有說服力。但下面的事實卻經常被忽略不提及：

- 兔子比人類對於膽固醇的敏感性高出3,000倍。
- 兔子天生就不是肉食性動物，卻被餵食大量的蛋黃和腦蛋白，自然會因攝取含膽固醇食物而對身體造成傷害。
- 兔子體內的基因和酵素系統原本就不是用來消化脂肪性食物，如果能夠選擇的話，這些兔子絕對不會吃蛋和腦蛋白這類食物。

顯而易見，這些動物體內的動脈原本就較難因應錯誤飲食內容所導致的傷害。超過35年的時間，西方國家的人民都假設動物性脂肪是造成飲食性心臟疾病的主因。這種迷思多半來自於，增加動物性脂肪攝取量，心臟病發作的比例就會提高的事實。然這項認知早就被一份英國研究打破並指出，食用人工奶油乳瑪琳較多者比食用天然奶油者，較容易發生突發性心臟病。進一步相關研究也發表，心臟病發的患者，其動物性脂肪的攝取量反而較低。因而，釐清加工性和未加工性脂肪的差異就很重要。研究發現，死於心臟病發者，其體內的脂肪組織中帶有較多來自不完全氫化植物油的有害脂肪酸。

這些一般認為是「有缺陷」的脂肪（反式脂肪酸）會封閉和阻塞細胞膜，包括心臟及冠狀動脈部位。這會造成細胞缺乏氧氣、營養成分和水分最後死亡。在另一份更詳盡的研究中，任職於美國各大醫院共85,000名護士，也觀察到患心臟疾病風險較高的病患，其通常喜歡食用人造奶油乳瑪琳、脆薯片、馬鈴薯片、餅乾、點心、蛋糕和白麵包，這些均含反式脂肪。

食用人造奶油乳瑪琳的女性，會比過量食用天然奶油者多出53%的機會罹患心臟疾病，根據哈佛醫學研究數據指出。在減少低密度脂蛋白膽固醇的同時，乳瑪琳也同步降低高密度脂蛋白膽固醇的存在優勢。甚至會因此增加五倍的罹癌率。乳瑪琳會同時抑制免疫系統和胰島素反應。這一種高度加工和人造的產品相當耐破壞，比塑膠物還堅硬，就連蒼蠅、細菌、真菌等都不願靠近，因為這物質既不含營養價值甚至無法分解消化。換言之，這物質能存於體內非常久的時間。非常明顯的，攝取損壞變質的脂肪或反式脂肪都能摧毀任何一個健康的有機體，更何況是最應該避免食用的人類。2007年，紐約市政府下令各大餐廳禁止使用任何反式脂肪；然這些反式脂肪充其量又被其他新的人造脂肪所取代，且同樣會對人體產生不良影響或更糟的副作用。

今日健康明日生病

不幸的，高膽固醇（高膽固醇血症）儼然成為21世紀現代人最為關切的健康考量。但這疾病其實是被製造出來的現代文明病。即使最健康的人也可能有血清膽固醇升高，但其健康卻未曾出現異狀；不過一旦發現每年定期血液檢查報告中出現「膽固醇」問題時，就會隨即變成病患。

由於感覺良好是高膽固醇的症狀之一，相關膽固醇的議題長期來都困擾著上百萬的人。尤其當自身覺得健康一切良好，卻被醫生宣告身體出現異狀，任誰都會覺得難以接受。這也代表許多執業醫生必須花費很大的心力，才能說服病患接受疾病的事實，並開始終身服用某種或多種昂貴藥物。於是乎，原本是健康活跳跳的一個人遂感到沮喪，因為從今而後的每天都必須仰賴可能有害的藥物好降低體內膽固醇。且當又被告知需定期接受檢查和驗血後，原本無憂無慮且美好的生活也就開始分崩離析。

不過醫生也不全然要為讓這些原本健康卻變成患者的病人負責。因為醫生背後還有一群更強而有力的靠山，有美國政府、媒體、醫療機構、醫療代理商以及製藥公司。整個體系彼此合縱聯盟，創造出巨大的膽固醇神話並讓人相信高膽固醇是每個人的頭號敵人。我們被告知，必須用盡所有可能的手段保護自身免於高膽固醇血症的可怕後果。

而所謂「健康」的膽固醇指數過去30多年來也不斷在調整，因為如此，我個人對於整個醫療體系的專家們，自稱所有數據都是建立在可靠科學原則的見解沒有多大信心。比方說早期的膽固醇測量指數，如就中年男性而言的危機指標是超過240，並同時伴隨如抽菸或體重過胖等風險因素。

經過調整後，1984年所舉行的膽固醇共識大會（Cholesterol Consensus Conference）公佈了令人驚訝的參考數值。現在，不論男或女性，只要其總體膽固醇超過200%毫克（也就是每100毫升含200毫克），就能收到醫生開立的診斷證明和治療藥物。聲稱血清膽固醇兩百毫克為正常且只要超出就相當危險的說詞，其實在科學上面是沒有根據的，但卻是所有專門研究膽固醇報告的參考指數。實際上，1995年美國醫學協會期刊所公佈的最新報導，指出現階段沒有任何證據顯示高膽固醇會造成女性日後患有心臟性疾病。然實情是，年約55歲的女性即使膽固醇指標達260毫克百分比其實都屬正常範

圍，但多數這年齡層的女性卻未曾被告知過這訊息。此外，多數健康的員工其膽固醇值平均約在250%毫克

相關膽固醇過高會增加心臟病的危險性的證據雖然缺乏，但社會大眾仍無法接受這些事實。在美國，年齡介於50到59歲的人，有84%的男性和93%的女性為高膽固醇一族，且被突然告知應該開始接受心臟疾病的治療。

在完全未經證實卻發展相當迅速的膽固醇理論，反而將大多數人推向疾病患者的深淵，而這一疾病甚至根本不會發生。好在，並非所有人都相信一般的建議並定期檢查體內膽固醇指標。然絕大多數的人仍深深被迷思所誘導而不自知。

讓情況雪上加霜的是，官方甚至將可接受的膽固醇水平下降到現在的180。如果你曾發生過一次心臟病發作，心血管醫生會隨即要求你服用他汀類藥物，不論其原本的膽固醇是否已經偏低。從傳統醫療的觀點，只要是心臟病發作就一定和膽固醇過高有關。從今以後，就勢必要終生服用他汀藥物並維持著相當無去的低脂飲食原則。就算不曾有任何心臟問題，你也會因此被認定要進行各種可能的藥物治療。既然現在有那麼多孩童有膽固醇過高跡象，未來將有一群全新的世代需接受各種治療。沒錯，目前法令規定成人和青少年甚至兒童，應接受膽固醇檢測與治療。目前廣被開立他汀藥物醫療處方有立普妥（Lipitor或稱atorvastatin）、舒降之（Zocor 或稱simvastatin）、洛伐他汀（Mevacor或稱lovastatin）和普伐他汀（Pravachol或稱pravastatin）。如果決定遵從醫生指示並服用上述任一種藥物，記得要詳加閱讀相關藥物副作用的危險性。

而如果想獲得較客觀且無誤導的膽固醇訊息，諮詢類似國家衛生研究院和美國心臟病學院（National Institutes of Health and the American College of Cardiology）等相關單位，絕對不會得到想了解的答案。因為到了最近，這些機構都希望你能將膽固醇維持在低於150以下。不過2001年，這些機構還承認測量總膽固醇不具實質意義，因此改建議低密度脂蛋白應低於100，現在更進一步認定需低於70。每次官方機構一降低標準數值，被認定應接受治療的「病患」就會快速增加，對製藥廠商無疑是項大利多。多虧官方機構的認可，醫生們感到更加被激勵，且放心開立昂貴的處方藥給更多新患者。製藥業巨頭不斷鼓吹推廣的藥物廣告，更是讓許多民眾自願被洗腦並相信自己

需要這些藥物以確保他們免於突發性心臟病的威脅。即使有醫生清楚明白膽固醇的騙局，這些焦慮的病患也會積極央求醫生們開立處方藥。然這些藥物不僅影響原本的身體健康，甚至是沉重的經濟負擔。這些暢銷藥物龐大的銷售金額不斷加重健康醫療的成本，損害經濟增長，也造就更多人難以負擔最根本的醫療照護項目。由於群眾已經被徹底洗腦而誤導，這些潛伏的財務危機也就不是那麼切身緊急。

2004年，美國僅有3,600萬患者服用他汀藥物，其中有1,600萬人服用立普妥（Lipitor）。然當官方低密度脂蛋白值降為70時，又多了500萬人口符合使用這些藥物的標準。如以消費者取得價格272.37美元計算，立普妥藥物的每月實際成本僅為5.8美元，不難理解何以醫藥行業會如此積極推銷其藥物並讓藥物成為家家戶戶都必備的產品。

他汀類藥物可能造成的傷害

他汀藥物主要用來抑制膽固醇生成。如現在多數人所認為的，這是一件好事。不過他汀藥物之所以能降低膽固醇的原因，主要是藉由抑制體內甲羥戊酸的生成，是膽固醇的前驅物質。當身體製造較少甲羥戊酸時，細胞膽固醇生成量也會相對減量，因而降低血液中膽固醇含量。這聽起來對大多數人說是個好消息。不過甲羥戊酸同樣也是生成其他物質的前驅物，而這些應當生成的生物功能物質，絕對是任何人都不希望被破壞的（參考下文提列的副作用）。

透過大眾傳播媒體和醫生的建議，民眾均視消除多餘膽固醇為最重要的健康目標，只有如此才能免於動脈阻塞和心臟病發的危險。但是這一個單一又簡單的想法卻引導我們走向錯誤。相對於我們所認識的膽固醇正確觀念，我們早就將這一重要物質視為只會造成生活苦不堪言的危險地雷。

實際上，體內的每一個細胞都需要膽固醇作為防水功能，預防細胞膜液化或空化。雖然膽固醇扮演著如此重要的角色，但下面所介紹到的膽固醇卻可能和突發性心臟病息息相關。

假使你偏好攝取酸性物質食物如肉類蛋白、糖和反式脂肪，體內細胞基膜已會較容易受損且需要修復。為了達到細胞修復的要求，身體會隨即釋放

皮質激素荷爾蒙，意味必須生成更多膽固醇以包覆這些物質。如你所知，膽固醇其中一個重要功能就是修復受損組織。傷疤組織已知帶有高膽固醇含量，這些傷疤組織也有可能產生在動脈處。換言之，任何時候只要動脈因酸性物質攻擊而受傷，動脈壁內的蛋白質就會增加，可以想見膽固醇自然也會在此扮演協同修復角色。人體中生成額外膽固醇的器官主要由肝臟負責，其生產力必要時可提高四倍的產量。這一透過提高血液膽固醇含量達到危機處理的自然機制，不僅是最基礎且更是必要的反應作用。這些或許和原本先入為主的膽固醇角色認知有所差異，但是膽固醇並不是身體的敵人，而是最好的朋友。

　　膽固醇除了可以保護人體健康外，還有更多值得重新了解的重要性。也是為何應該避免插手干預體內自然調節的膽固醇生成機制（稍後會說明）。藉由外力干擾或跳過這一個極為重要的生理機能，以便降低膽固醇會產生嚴重問題。而這正是他汀藥物企圖達到的目標。如果血液內膽固醇是基於某些理由而必須提高，最有可能的原因是為了保護身體內部機制。以人為方式降低血液膽固醇，並以合成性藥物消滅這層防護罩，會引發身體一連串的健康危機，其第一步就是腎上腺激素生產機能遭破壞。而最後會導致：

➤血糖問題	➤氣喘
➤水腫	➤性慾減低
➤礦物質缺乏	➤不孕症
➤慢性發炎	➤各種生殖病變
➤身體自癒能力降低	➤腦部損害
➤過敏反應	

　　最後一個副作用，腦部受損，可說是長期服用他汀藥物的所有副作用當中最令人困擾的一個。2002年由美國神經病理學會（American Academy of Neurology）所發佈的消息，其利用案例對照的方式發現，長期接觸他汀藥物可能會明顯增加多發性神經病變的危險性，這一病變主要是因身體周圍神經同時失調，所產生的神經系統紊亂。

　　問題在於，新的他汀藥物並不像上一代的降膽固醇藥般會出現立即性副作用。舊的降膽固醇藥物未預防腸道吸收，所以會產生噁心、消化不良和便祕等不適感；加上效用不高，病人的接受意願相對低落。新一代的他汀藥物

卻成功扭轉了病情，尤其是其幫助膽固醇指數迅速降低50的效果，以及幾乎毫無立即性反應的副作用功能。在膽固醇會導致心臟病的錯誤觀念下，他汀類藥物已成為21世紀最奇蹟以及暢銷最久的藥物。藥業大亨對大眾的承諾是，只要一輩子不斷的服用這些藥物，就能永遠免於遭受人類史上最大死因殺手的要脅。這種胡亂劃上等號的說詞其實有兩個重大破綻。第一，膽固醇至今都未被證實會導致心臟病。其二，透過他汀藥物降低膽固醇其實會讓身體產生嚴重不適。製藥產業現在也面臨愈來愈多相關藥物副作用的研究結果發表壓力，證實服用這些藥物進行治療數個月後所引發的負面影響。

　　倫敦聖湯馬斯醫院（St. Thomas' Hospital）在1999年曾進行一項實驗，發現36%服用高劑量立普妥的患者出現副作用，另有10%服用低劑量的患者也同樣出現藥物副作用。可以想見，將會有更多仍未知的負面效果（如肝臟受損）陸續會浮上檯面。有關立普妥的「好處」也曾出現於早先審視核定過的研究中，因結論頗具說服力，整個研究也因此提前兩年結束。缺乏足夠長期的臨床追蹤自然無從發現立普妥長期可能導致的副作用，甚至可以摧毀人們的生活。使用立普妥會產生的副作用包括：脹氣、胃疼痛或抽筋、腹瀉、便祕、胃灼熱、頭痛、視力模糊、頭暈、皮疹或搔癢、胃部不適、肌肉疼痛、壓痛、肌肉痙攣或因發燒或不發燒造成的虛弱感。任何會長期干擾食物消化能力的東西，幾乎都會造成各種疾病如心臟病、癌症、糖尿病、多發性硬化症、阿茲海默氏症、皮膚病、風濕病等等。

　　他汀藥物最常出現的副作用是肌肉疼痛和身體虛弱。居住於加州聖地亞哥的葛羅醫生（Dr. Beatrice Golomb），目前正在進行一連串有關他汀藥物副作用的研究。他發現98%服用立普妥的患者，以及三分之一服用洛伐他汀（低劑量他汀藥物）的患者，會出現肌肉疼痛問題包括小腿和足部的嚴重疼痛。且愈來愈多的長期病患（三年後），會有口齒不清、平衡感不佳和嚴重疲勞的現象。

　　這些副作用通常會先從睡眠中斷的問題開始。一份由媒體發佈的新研究（2007年10月），發現脂溶性他汀藥物如舒降之（Zocor）和普伐他汀（Pravachol）會造成睡眠障礙，並導致肥胖和精神障礙。較精細的運動功能也會受到影響，且認知功能會下降。記憶喪失的情況也相當常見。不過當患者停止服用他汀類藥物後，這些症狀都會減弱或消失。

　　德國一份更近期的研究，發表於2005年7月25日《新英格醫學期刊》，指出降低膽固醇的他汀藥物不僅對治療重度糖尿病無療效，還會增加兩倍致死性中風機率。事實上，他汀藥物只會增加心臟病發作的風險性，因為這藥物會同時降低重要肝臟酵素Q_{10}輔酶。這個酵素能保護身體免受心臟疾病威脅、肌肉失養症、帕金森氏症、癌症和糖尿病。然透過營養補充的方式增加肝臟Q_{10}輔酶的效果卻十分有限。換言之，服用他汀藥物也可能促使生理機能退化，直到停止繼續使用這些具危險性的藥物。

　　在我自身的臨床經驗中，定期服用他汀藥物的病患會於膽管中，累積過量的膽固醇結石，這可能會造成全身性的慢性病變。

　　在正式決定使用立普妥或其他他汀藥物前，請先思考以下基礎問題：

- 如果你對任何一種藥物有過敏現象，請務必告知醫生和藥劑師。⇨**這顯然可以提醒許多患者的注意。**

- 應告訴醫生和藥劑師所有正在服用的處方藥和非處方性藥物。特別是制酸劑、抗黴菌藥物如伊曲康唑（itraconazole 或稱Sporanox）和酮康唑（ketoconazole 或稱Nizoral）；地高辛（digoxin 或稱Lanoxin）、紅黴素、會抑制免疫系統的藥物如環孢素（cyclosporine 或Neoral、Sandimmune）、口服避孕藥（避孕藥），以及其他降低膽固醇的藥物如烯胺（cholestyramine 或稱Questran）、降膽葡安（colestipol或稱Colestid），吉非貝齊（gemfibrozil 或稱Lopid）和菸酸（尼克酸），甚至是維生素。⇨**你可能不知道有多少人會遵照這個建議，又有多少醫生詢問病人這些訊息。**

- 如患有或曾患有肝臟、腎臟疾病、嚴重的感染性疾病、血壓偏低或癲癇發作等病史，請務必事先告訴醫生。⇨**究竟有多少人確實知道自己肝臟的膽管中累積多少結石，抑或腎臟內是否留有大量結石，他們的血壓是否偏低呢？**

- 如有懷孕，計畫懷孕或有哺乳準備的話也務請告知醫生。如果懷孕期間服用立普妥/阿伐他汀的話，請隨即停止繼續服用並馬上告知醫生，因為該類藥物恐怕會影響胎兒。⇨**如果這種藥物會損害胎兒，你可能需要詢問其他可能會造成的傷害。**

- 如果藥接受手術，甚至是牙科手術，務請告訴醫生或牙醫師自己正在

服用立普妥/阿伐他汀藥物。⇨**又有多少人記得這一點的重要性？**

- 請和醫生討論服用立普妥/阿伐他汀藥物時的酒精攝取建議。酒精會加速立普妥/阿伐他汀藥物的副作用。⇨**許多醫生會忘記告知病患酒精的潛在危險性，且許多病患乾脆忽略這些警告，最後只換來更嚴重的後果。**

- 盡量避免不必要或長時間，暴晒於陽光下穿著防護服、太陽鏡和防晒乳液，因為立普妥/阿伐他汀藥物可能會讓肌膚對陽光敏感。⇨**當陽光危險到你必須躲著它時，情況將非常嚴重。缺乏足夠陽光接觸會降低身體維生素D合成，更進一步增加罹癌和其他疾病的風險。**

- 為了確保藥效，患者必須配合低膽固醇、低脂飲食原則。這些食物包括如乾乳酪、脫脂牛奶、魚（非罐頭油漬）、蔬菜、家禽、蛋白和各種多元不飽和脂肪和人造奶油乳瑪琳（玉米、番紅花、油菜/芥花菜和大豆油）。並要求盡量避免攝取過量脂肪，尤其是從肉類（特別是肝臟和油脂豐富的部位）、蛋黃、全脂牛奶、鮮奶油，天然奶油、起酥油、豬油、糕點、蛋糕、餅乾、肉汁、花生醬、巧克力、醃橄欖、薯片、椰子、乳酪（乾酪除外）、椰子油、棕櫚油和油炸食品。⇨**有多少病患會從醫生那邊獲知有關日常飲食的注意事宜，甚至堅守這些建議？**多數患者都認為藥物可以自行發揮作用，不論自己吃進什麼東西。請參考第14章關於長期低脂飲食或低卡食物，所產生有害副作用的介紹。

阿斯匹靈不是用來對抗心臟病的嗎？

如果你被診斷有心臟衰竭並按照建議進行治療，且服用血液稀釋劑如阿斯匹靈，很可能會嚴重危害自身的健康。近日已有研究人員比較接受血液稀釋劑治療和不接受任何抗凝血治療。研究人員後來發現，使用血液稀釋劑不但無助於整體治療過程，反而會讓病情更為複雜化。共計279名患者進行參與，這些病患均被診斷有心臟衰竭且需服用利尿劑。研究對象被分為三組，分別為阿斯匹靈治療組、華法林抗凝血治療組（warfarin therapy）和完全無治療組。

研究結果

- 阿斯匹靈治療組和華法林抗凝血治療組，均並未提供患者任何具體健康改善效益。
- 這三組參與者在發病死亡、非致死性心臟病發作或非致命性中風等面向上，均未出現任何重大差異。
- 阿斯匹靈組的參與者出現較多比例的嚴重腸胃性疾病
- 阿斯匹靈組和華法林抗凝血組，都有出現明顯的輕微出血併發症。
- 阿斯匹靈組的患者比華法林組者多出兩倍因心血管併發症入住醫院的機率，特別在實驗進行的前十二個月中，心臟衰竭惡化的病例相當多。
- 華法林已被證實為無效的治療藥物，且應該從治療選項中排除。

相當受歡迎的治療性藥物如阿斯匹靈、布洛芬（ibuprofen）和乙醯胺酚（acetaminophen），都會造成血壓升高以及男性心臟疾病的罹患風險，根據一份在《內科醫學檔案（*Archives of Internal Medicine*）》所發表的研究指出，男性只要服用這類藥物達一周內，就多出三分之一的機率會診斷出高血壓；但未服用的男性卻部會出現這現象。2002年的另一項發現再次強化這些藥物的負面效果，同樣會造成女性血壓升高的問題。「這是一個可預防發生高血壓的潛在因素。」波士頓布里格姆暨婦女醫院的福爾曼醫生（Dr. John Forman）說，他同時也是這項研究的主要領導人。

阿斯匹靈最主要問題在於，上百萬的人將這種藥物視為萬靈丹，不論是日常的頭痛、關節炎、肌肉拉傷、血液和其他疼痛，以及「降低」心臟病發作和中風的風險，都可以作為「治療性」藥物。阿斯匹靈和其他非類固醇消炎藥（NSAIDs）都可能會影響血管擴張能力，也可能會導致體內鈉滯留，這兩個因素都會造成血壓升高。同樣情況下，COX - 2抑制劑，也就是關節炎藥物處方藥，反倒比非類固醇消炎藥安全，後者已確定會提高心臟病發作的危險且導致中風。

除了這些研究結果之外，心臟衰竭的治療方式也應該避免使用具血液稀釋效果的藥物，包括阿斯匹靈。透過均衡的素食飲食、攝取足量水分、遠離

利尿食物和飲料、保持正常用餐和就寢時間，以及淨化肝臟、腎臟和結腸
等，都是相對容易保持血液流暢的方法。

低膽固醇的危險性

　　與其擔心高膽固醇，膽固醇偏低才是應該正視的問題，低膽固醇已被證
實為癌症、精神病、中風、自殺、肝病、貧血和愛滋病的主要危險成因。經
國數家知名醫院的證實，低膽固醇與死亡率有高度相關。當膽固醇值低於
150%毫克時，三分之二的患者會死亡。多數高膽固醇的患者反而較容易從
疾病中恢復健康。此外，養老院中的長壽者多半是膽固醇值較高者。近期
《英國醫學期刊》所發表的文章，指出總體血液膽固醇偏低容易有自殺傾
向。1997年發表於《刺胳針》的研究，曾針對總膽固醇指數和長壽，尤其是
老年人的部分進行調查。結論建議膽固醇偏高者活得較久且較不會因癌症
或感染而死亡。冰島雷克雅維克醫院暨心臟病預防中心（Reykjavik Hospital
and Heart Preventive Clinic）曾指出，當前主要關於膽固醇流行病學的研究，
均未納入老年人口。因此當他們追蹤80歲以上者總死亡率和血膽固醇值的
時候，竟發現膽固醇值超出6.5者比所謂健康均值5.2者，還少了一半的死
亡機率。為進一步證實這項研究的真實性，科學家遂跟萊頓大學醫學中心
（Leiden University Medical Centre）合作，並發現「總膽固醇每增加1mmol/
l，相對應的死亡率可減少15%。」紐西蘭一項針對當地毛利人的研究中，也
證實血膽固醇水平最低者其死亡率最高。

　　類似的各種研究也都陸續由弗萊明罕心臟研究（Framingham Heart
Study）所證實。弗萊明罕心臟研究中心自成立40年來，旗下的研究人員便
專注於死亡率和膽固醇的各種關聯。他們發現超過47歲的成年男性，「不論
其血清膽固醇高或低都不會有死亡率增加的疑慮。此外，也未發現超過47歲
或低於40歲的女性，其血清膽固醇高低與死亡率的關連。然研究人員仍作出
結論，認為膽固醇降低可能會增加死亡率的風險性。」

　　孩童也是如此。一份研究針對六個不同國家七至九歲的男孩進行調查，
發現低血膽固醇和這些國家兒童的死亡率有強烈的正相關。當血膽固醇值降
低時，死亡率就會急速攀高。這對兒童也是如此，低血膽固醇顯然不是健康

的觀念。然而，家長多被告知應減少孩子的脂肪攝入量，以降低其膽固醇或保持低水平狀態；取而代之，家長應認同讓膽固醇自然上升，因可有效降低其子女疾病和死亡的風險。

低膽固醇與癌症的關連性已被獲知多年。雖然尚無具體證據證明高膽固醇值和造成冠狀動脈心臟病有任何因果關係，但光這一點就足以激勵製藥大廠宣傳各種有關他汀藥物的安全性，以及其幫助民眾對抗心臟疾病的藥效。以極端且盲目的方式試圖降低膽固醇水平，尤其是老年人膽固醇值偏高實屬正常且必要，反而導致更多癌症在美國和全世界蔓延。如眾多研究已顯示，高血清膽固醇對年齡超過50歲以上的長者，根本不足以構成甚至毫無任何健康威脅性，且反而80歲以上者維持長壽的祕密。

女性同胞應特別注意服用他汀藥物的後遺症。許多研究已證實高血清膽固醇完全不會威脅女性的健康，因此也不需要刻意降低膽固醇值，況且膽固醇還有助人體對抗癌症。拒絕這一自然保護能力，無疑與「非自願自殺」無異。在動物性和人體實驗中都發現，透過貝特類和他汀類藥物降低膽固醇，會增加癌症風險。在一項名為CARE的臨床實驗中，乳癌發生的機率竟激增14倍！

低膽固醇與中風也同樣有高度關連。1997年的聖誕節前夕，一篇非常重要的研究結果正好成為各大媒體版面的頭條新聞。研究人員前往著名的弗萊明罕研究中心（該研究仍在進行中）發表言論：「血清膽固醇值與中風發生率無具體相關性……」並表示每增加脂肪能量攝取3%，中風機率就會降低15%。研究人員並結論：「攝取脂肪和脂肪的類型，和所有心血管疾病或心血管總致死率的各種合併因素毫無關係。」

儘管鐵證如山，也無法阻止大型製藥工業停止研發生產更多「聰明」的藥物。不久後，醫生會開始建議服用某種藥降低低密度脂蛋白質，另一種藥幫助增加高密度脂蛋白質增加和降低三酸甘油酯。不少醫生已開始這種作法。這不僅會加重原本已服用他汀藥物患者的經濟負擔，更恐怖的是會增加中風或因癌症或任何疾病而死亡的風險。

甚至侵略性行為和自殺，都與膽固醇偏低有關。1992年開始，研究人員發現服用降低膽固醇藥物或低膽固醇飲食方式者，其自殺比例有升高傾向。因為降低膽固醇的同時也減少血清素受體，進而增加微粘度且影響腦脂質代

謝平衡機制，被認定會對腦部功能造成長久的影響。依據精神病院資料顯示，具侵略性人格者和反社會人格者，其體內血膽固醇含量比一般標準低。精神病人如血膽固醇值較高者比偏低者較容易復原。

多年的研究心臟病和其威脅成因的結果幾已斷定，高膽固醇和心臟病、中風甚至其他疾病均無任何數據上，甚或前因後果上的關聯性；雖然在某些前提下，兩者之間還是存有其可能性。對原發性高膽固醇血症患者而言，在決定走上終身服用降膽固醇藥物治療一途前，最好多請醫生解釋各項研究證據的結果。雖然，許多證據的存在都只為滿足既得利益者，企圖維持膽固醇神話的心計。而真正罪魁禍首或導致血管疾病的成因，卻隱沒在公眾的視線之外。況且愈來愈多人已經將高動物性蛋白質的飲食方式，所可能造成動脈受損的風險和體內因此累積過多膽固醇的觀念劃上等號。

膽固醇——你的生命和血液

以哺乳餵養的新生兒會從母體中攝取高含量的膽固醇。母乳比牛奶多含有兩倍的膽固醇！從自然的角度，生命絕對不會為了自行摧毀而吸收如此高含量的膽固醇。相反的，一個健康的心臟必須由10%的膽固醇所組成（將所有水分排除後）。人類的腦部甚至比心臟還含有更多的膽固醇，也僅比腎上腺少一半左右的膽固醇含量。膽固醇是建構人體細胞的必需物質，且對代謝過程也相當重要。由於膽固醇對人體是如此重要的物質，每一個細胞都具備生成膽固醇的能力。沒有膽固醇，我們一天都活不下去。

膽固醇是：

- 形成膽汁酸以幫助脂肪消化和保持體態精瘦的物質
- 腦部發展的重要物質
- 保護神經免於損壞或受傷
- 修復動脈受損部位（修補病變）
- 促進免疫功能
- 提供紅血細胞彈性
- 穩定和保護細胞膜
- 大多數性荷爾蒙的基本成分

- 有助於皮膚形成
- 幫助皮膚利用維生素 D必不可少的物質
- 用於製造身體抗壓機素的基礎成分
- 有助預防糖尿病造成的腎臟損害

　　膽固醇對生命維持扮演重要角色。微生物、細菌、病毒、植物、動物和人類都依賴於它而生存。由於膽固醇是如此重要，單靠外在補充還不夠，人體內部還必須具備自行生成的能力。大致上，身體每天會自行生成半公克到一公克的膽固醇，含量自然也取決於當時身體運作所需。肝臟和小腸正是主要負責生產膽固醇的部位。這些器官會釋放膽固醇到血液中並隨即與血球蛋白相結合，然後輸送往各個指定部位以完成上述的幾項目標。膽固醇基本上由脂肪和蛋白質分子組成，因此又稱為「脂蛋白」。僅有約5%的膽固醇會在血液中循環，其餘多用於人體細胞內的各種活動。

　　如果一個健康的人每天攝取一百公克的奶油（歐洲人平均每日攝取18克），會吸收240毫克的膽固醇，其中僅有30%到36%的比例會由小腸吸收。換言之，每日所獲取的膽固醇達90毫克。以該含量計算，血液中最後會留存並提高體內膽固醇值的比例僅約莫0.2%。相比之下，我們身體甚至可以比攝取100公克奶油所換得膽固醇值，還多出400倍的生成能力。也就是說，如果一個人從食物中食用較多量的膽固醇時，其血膽固醇指數也會自然而然提高。為了平衡這一升高現象，身體會自動減緩自體膽固醇生產機能。這一個自然的身體調控系統，能確保體內膽固醇永遠都能維持生理運作所需能量，並提供身體最佳功能和平衡狀態。

　　如果攝取高脂肪食物無法顯著增加膽固醇指數以滿足身體對此重要物質的需求，人體就必須採取其他更嚴厲的因應措施，其中之一是壓力反應。體內膽固醇如不足，會容易感到壓力。容易失去冷靜和耐心，並感到緊張和焦慮。這種情緒反應和任何外在因素都無關。壓力是啟動膽固醇生成的重要指標。由於膽固醇是所有壓力激素的基本組成物質，任何不安定的情緒起伏都會消耗大量的膽固醇。而為了彌補流失或需求增加的膽固醇量，肝臟遂開始發揮其生產功能。

　　以收看電視造成膽固醇升高為例。研究發現，觀看電視達數個小時後會

造成血膽固醇值升高，其升高幅度甚至多於其他所謂的風險因素如節食、久坐不動的生活方式或遺傳因素。大量接觸電視對腦部也是一種壓力。對大腦而言，每秒鐘需處理不斷輸入的視覺刺激和快速更換的電視螢幕影像，是相當沉重的負擔，最後造成過勞的疲憊感。血壓會因而上升以幫助輸送更多氧氣、血糖、膽固醇、維生素和其他營養物質到達體內各處和大腦；這些快速因應的工作量又倚賴大腦的精細反應。如果再添加上暴力、懸疑和槍聲等等景像，更促使腎上腺分泌腎上腺素，啟動人體「戰鬥或逃跑」的反射動作。這將導致體內許多大小血管進行收縮，從而導致細胞內水分、糖和其他營養物質短缺現象。

壓力反應的徵兆可有多種形式。你可能會覺得精疲力盡、極度疲憊、脖子和肩膀僵硬、口渴、昏昏欲睡、沮喪，甚至「太累」而難以入眠。如果在面臨這些壓力時，身體沒有同步提高膽固醇指數，那麼恐怕上百萬坐在電視機前的你我都會馬上死亡。所以看電視成癮者恐怕得感謝膽固醇此刻所發揮的功效！

膽固醇的求救信號

身體自我調節膽固醇量以維持應對壓力時仍保身體健康的生理機制，如遇肝臟微血管內儲存過量蛋白質時，生產過程就會遭到中斷。肝臟內的微血管內又稱血竇，外觀呈網格狀。其細薄的基底膜存有相當大的毛細孔可允許較大分子或血球細胞，在肝細胞周圍的血液和體液間自由來去。不像其他細胞，肝細胞能直接處理這些血液及其內含物。

高密度脂蛋白，又被稱為「好」膽固醇，遠遠比低密度脂蛋白和極低密度脂蛋白，又稱「壞」膽固醇的分子還小。即使如此，後兩種脂蛋白分子一樣能輕易通過血竇網絡並進入肝細胞中，在這裡進行重組再送到膽囊儲存或排泄到腸道內。事實上，這些大的膽固醇分子其實根本無法「躲避」血液的輸送而都會進入到肝臟血竇中。只有小的高密度脂蛋白，約占所有脂蛋白80%比重，才具備穿越體內各處的一般微血管。因此，高密度脂蛋白幾乎很少會在血液中出現異常高的含量。低密度脂蛋白和極低密度脂蛋白，另一方面，則可能因某些潛在的失調（阻塞）狀況而出現上升趨勢。

　　一般情形下，飲食中攝取的多數膽固醇是藉由小腸吸收後再送至肝臟。當較大的低密度脂蛋白和極低密度脂蛋白分子進入肝臟時，會以前述的方式從血液中代謝掉。原本用以維持血液中膽固醇濃度均衡的生理機制，會因為血竇中的纖維網狀物遭過量儲存之蛋白質阻塞而出現缺陷情形。因此低密度脂蛋白和極低密度脂蛋白濃度必須開始上升直到阻塞的指示消失為止；過程中，血竇和冠狀動脈可能會出現炎性反應。「壞」膽固醇於是被困在循環系統內，因為其原本的逃生路線，也就是肝血竇，遭到擠塞。當肝血竇因蛋白質阻塞而變得擁擠時，身體其於各處的動脈壁和微血管也都會出現擁擠現象。這些因酸性蛋白質沉澱造成的傷害，需要更多的壞膽固醇作為急救措施以預防可能多次發作的心臟病。而最後，動脈變得愈來愈硬化、僵化和閉塞；就又再促使動脈血壓上升並加重心臟壓力。

　　當這種惡性循環完成時，肝細胞因再也不能夠獲得足夠的低密度脂蛋白和極低密度脂蛋白膽固醇，就會自動假設血液膽固醇含量不足。肝細胞隨後會開始產生額外的膽固醇以便進入膽管。大部分膽固醇都含有其他膽汁成分，會被輸送到腸道內與脂肪相互結合再進入血液。這可能會引起血液膽固醇值進一步上升。出現這些症狀者，體內可能會產生比一般健康者高出兩倍的低密度脂蛋白含量。

　　當出現有毒物質時，及因消化不良而導致膽鹽缺乏時，部分多餘的膽固醇就變成膽結石，其名稱主要也是因為它生成於肝臟部位。這些結石會減少膽汁流量並進一步降低消化蛋白質和富含脂肪的食物。最後，每一餐只要攝取到膽固醇，也就是各種食物的天然組成分子，就又會生產出更多的「壞」膽固醇以因應被卡在血液中的含量。身體原本用來自我保護而在膽管中與肝組織中生成更多膽固醇的結果，會讓肝臟變得肥大且動脈壁上會佈滿許許多多黏稠的膽固醇物質。

　　多數情況下，肝臟血竇因蛋白質而變得相當壅塞，以致於水分和糖分無法充分抵達肝細胞內。許多肝細胞最後因而死亡。死掉的肝細胞會變成纖維組織，導致門脈高壓症、糖尿病和肝功能衰竭的可能。因為蛋白質儲存不會僅發生在肝臟血竇中，同時也會儲存在全身各處微血管和動脈，自然而然就大大增加心臟病或中風的危機。

　　膽固醇不應視為心臟病或任何病痛的導因元兇。因為儲存於血竇、肝細

胞的蛋白質會不斷阻擾每日正常膽固醇供應量，才會造成更多膽固醇被迫合成。透過飲食中脂肪攝取或以他汀藥物等人工方式降低血膽固醇，對控制心臟疾病僅有極少甚至毫無助益。而最有效的幫助方式其實是不再攝取動物性蛋白質（牛、魚、豬、蛋、乳酪、牛奶），直到身體狀況獲得完全改善。就算恢復動物性蛋白質的攝取，也應該以小心謹慎的態度偶一為之即可。在此同時，最好也清除膽管及膽囊內所有的肝膽結石，這部分利用分次的肝膽排石法進行；結腸也必須維持乾淨而無廢棄物堆積的狀態。額外需要加強的部分包括飲用足夠的水量（每天六到八杯）、保持健康的飲食和生活方式，甚至必要時可以捐血以減少過量蛋白質留在血液中且降低血球容積比值。上述這些方式都能有效逆轉動脈硬化並有效預防心臟病發和中風。

以自然方式平衡膽固醇

　　除了上述方式，不少天然的草藥和食物同樣具有絕佳的清潔功能，能幫助血管和淋巴管淨化。定期使用這些天然物質，能以自然的方式幫助血膽固醇濃度調整到適切的指數，並幫助身體機能達到最佳化狀態。比方說，在印度十分常見的樹穆庫爾沒藥（mukul myrrh）或稱印度香膠樹（guggul）萃取物，就是一種很好的天然物質。印度人至少已經用其治療各種疾病超過三千年歷史。這物質恰好可以幫助充血性疾病各類疾病患者，降低膽固醇和三酸甘油酯；另一方面，這物質也能協助身體全面性的機能調理。印度曾進行一項雙重盲目測試，在臨床上這一個香膠樹萃取物和許多常見的醫療藥物有相同療效。當然，透過自然的物質治癒常見性疾病，對許多大製藥公司來說並不具任何吸引力，因此這些天然藥材也就無從進入主流藥品市場；至少對被製藥大廠掌握醫療照護的國家來說是如此。

　　其實有更多的藥草和食物都和印度香膠樹萃取物有同樣效果。綠茶本身也是一個對膽固醇健康很好的食物。許多水果和蔬菜如蘋果、柑橘類水果、莓果、紅蘿蔔、杏桃、白菜和馬鈴薯等，也都是對維持膽固醇均衡相當好的選擇。杏仁、核桃、南瓜子、橄欖油、椰子油、燕麥和大麥等也一樣有效。然而想透過天然食物和草藥等方式平衡體內膽固醇的前提，還是在於先找出真正造成膽固醇升高的原委才能達到最完善的效果。

　　近日，美國的製藥大廠成功阻止紅麴米在美國進行販售。儘管許多研究顯示出這種古老的亞洲稻米能在三個月內，平均降低四十點膽固醇值且無任何副作用出現。也由於其聲譽扶搖直上，甚至足以撼動大製藥廠的最佳明星藥物—他汀的地位。但為了繼續確保大製藥企業，紅麴在美國禁賣，這都要「感謝」美國食物藥物管理局的功勞。

　　檸檬皮和橘子皮同樣含有降低膽固醇的天然物質，其效果相當顯著。就連研究人員都，對橘皮中的甘蔗原素（policosanol）的安全性和天然效果感到十分訝異。在一項實驗中，244名高膽固醇的女性參與者分別接受以安慰劑（無任何藥物成分）和甘蔗原素的治療實驗。研究人員發現服用甘蔗原素的女性，體內壞膽固醇值驟降25%，總膽固醇值降低17%。而且其好壞膽固醇的比值（也是最重要的風險指標），也大幅改善了27.2%！另一項實驗則是比較甘蔗原素和他汀藥物的療效。使用甘蔗原素的參與者體內壞膽固醇的平均降低達19.3%，相比之下，他汀藥物組的降幅僅有15.6%。更重要的，是甘蔗原素能改善最關鍵的比值，也就是總膽固醇和好膽固醇含量比可高達24.4%，而他汀藥物改善率僅有15.9%。光是每天咀嚼有機檸檬皮可能就能達到均衡膽固醇的效用。

　　堅果中富含非常好的營養成分。它們含有單元不飽和脂肪，拿它們來取代飲食中的飽和脂肪，能有效降低低密度脂蛋白膽固醇數量，且有助提高高密度脂蛋白膽固醇含量。許多重要研究也都發現，食用堅果能有效降低冠心病罹患率達25%到50%，不論男性或女性。其中的一份研究，護士健康研究（Nurses' Health Study），也發現定期食用堅果能減少第二型糖尿病發生率達21%至27%。除單元不飽和脂肪外，堅果同時富含維生素、礦物質和其他有利健康的物質。比方說，核桃含有一種類似魚油脂肪omega- 3的物質，杏仁則含有鈣和維生素 E。堅果同時也是不錯的可消化蛋白質和有益纖維的攝取來源。研究陸續指出，食用堅果的人比不食用者體重較輕，儘管其卡路里含量相當高（每盎司160到200卡）。食用堅果者通常也擁有較為健康的飲食習慣（較少動物性脂肪和垃圾食物攝取），而不食用者其體重則多半因過胖，所以反而不敢食用含高熱量的堅果食物。營養豐富的食物如堅果，其實反需要更多能量進行消化，因此消化過程中會耗費更多熱量。

　　對大多數深受疾病困擾的人而言，天然食物仍是最好的藥物。只要善加

利用並妥善處理，光食物本身就能有效幫助對抗各種常見疾病。第七章節中我已經介紹許多具備自癒效果的食物和藥草。至於有關如何挑選適合的自癒食物，也請參考第六章附註的食物總表。配合每個人的體質挑選相對應的食物能達到最好到的自癒效果，就算不全然合適某些體質的食物，也有助身體自行調整並達到健康和活力恢復的功能。

克服心臟病——鼓舞人心的案例

多年來我已經遇過不下百位自認有「心臟」疾病，但事實上卻根本沒有罹患任何一種心臟疾病的患者。大多數人都只是一些簡單如消化性不良所造成的胸腔和胃部強烈的疼痛感。這些人的胃部通常比較硬且腫脹，且因胃裡面充滿大量氣體導致橫隔膜和心臟壓力過大。受困而無法排出的氣體以及「胃灼熱」的現象，往往是心臟健康出現假警報的理由。其他病患或許真有嚴重的心臟病問題，同時伴隨慢性消化不良，但在我看來其實也是因為消化問題所導致的心臟性疾病。46歲的喬治，就是其中一個案例。

喬治因被診斷患有「漸進性心臟病」而接受藥物治療長達30年。同一時期，他已經服用各式各樣的藥物以紓緩各種症狀，其中之一便是抗高血壓藥。這一藥物的利尿作用，有助排除體內多餘水分，但卻也造成細胞嚴重缺水並傷及他的腎臟和肝臟。其他副作用還包括陽痿、心絞痛次數增加、胃部不適、眼睛痛、肌肉無力、抑鬱和惡夢。

除定期服用這些藥物，他還聽從建議進行了心臟繞道手術，因為其心臟動脈多處都已經阻塞不通。手術後許多年，那時約62歲，他「新」架的冠狀動脈也出現破損，造成胸痛和極度勞累等現象。他的心臟再也無法有效運作，同時被告知需要進新換心手術以延長他的生命。當我第一次見到喬治時，他跟我說：「我感到生不如死。我的體力猶如風燭殘年般僅能勉強支撐。現在我除了等待一顆心臟來挽救生命外，什麼事都作不了改變；且一想到自己身體現在的狀態，也不禁開始擔憂究竟是否能撐過這樣一個龐大的手術過程。」

在為他以阿育吠陀療法中的把脈和眼底檢查後，我告訴他其實真正的問題點不是出在心臟，而是其腸道內長期累積未消化的有毒食物（我一邊指著他異常突起的腹部），以及其血管系統內過量儲存的動物性蛋白質。這些有

毒物質造成細胞窒息，身體遂逐漸中毒，最後危及肝臟、腎臟和心臟細胞。他的肝臟膽管中堆滿成千的結石。我首先建議他將小腸和大腸中累積超過40年的毒素廢棄物清除乾淨，並透過多次的肝臟淨化以刺激自體本身的消化能力。如此一來，他便可以從心臟壓力過大的負擔中獲得舒緩，並讓體內原本遭堵塞和堆積已久的毒性物質身體，再度獲得充分的營養輸送。他的心臟很明顯的是因為體內循環出現問題而無法順利運送血液。

喬治隨即配合與自身體質相對應的飲食計畫，進行腸道和肝臟淨化，每天都遵守阿育吠陀的自然養生原則，定期性的全身按摩、冥想以及作瑜伽，並沿著海邊散步。

在他第一次完成結腸灌洗以及嚴格避免任何蛋白質食物後的三天，喬治感到其終於擺脫心臟長久來的一股巨大負擔。漸漸地，他的體力恢復了，但仍不足讓他覺得可以重回工作崗位。但兩周後，他就滿心歡喜的再度投入工作之中。身為一個成功的保險公司負責人，他不再像過往容易因工作而感到壓力。他確實遵守十點前就寢的習慣且每天都會安排冥想時間，這讓他感覺神清氣爽且心情平靜，因而更能夠以輕鬆的態度處理工作上的難題。

三個月之後，喬治再度復診並由心血管科醫生進行一連串的心臟健康檢查。喬治一點也不驚訝醫生會說，他不再需要進行換心手術。他成功為自己省下高達美金75萬元的換心手術費用。一段時間後，他終於完全停止服用任何藥物。且在日後的15年間，他仍過著非常活躍且健康良好的生活。

「只是想你可以聽聽我的心臟病醫師所提供的最新報告，我星期一剛去過醫院；剛好是我的心臟病發作屆滿一年的時間。」這是蘇珊，我一位住在亞利桑納的62歲女性友人，在e-mail中寫給我的第一段話。「當我第一次見到醫生時，他的態度令人惱火，」她信中繼續說道，「只因為我從去年八月後就沒再服用任何藥物。他邊自顧說著要另外幫我開立一些處方箋好讓我可以再次開始按時服藥；不過他要先進行心臟超音波檢查和壓力試驗。」

「我順口答應醫生進行檢查。當我站在跑步機上並開始感到疲憊時，遂跟助理說我有點累了。但他們卻跟我說，『你可能會有這種感覺，但你的心臟並沒有顯示異狀！』測試結果出來後，醫護人員告訴我心臟超音波檢查和壓力試驗的數值一切正常。而當我的心臟科醫師再度回到診間時，他竟對我說：『這真是太令人驚訝了，真是太訝異了。測試的結果顯示你的心臟相當

健康且沒有任何肌肉受損的跡象！現在你可以回家，放心做任何想做的事，半年後再來回診即可。』而他再也沒有提及任何有關藥物治療的事宜。」

蘇珊最後在信中分享道，她非常高興且珍惜接受了我給她的所有意見和建議，幫助她重新找回健康的心臟。蘇珊只是一個和其他數千人一樣被診斷患有不治之症的心臟病，然透過肝臟排毒、飲食習慣改變和生活作息調整，她的健康隨即回到原本活力無憂的狀態。

非飲食性的心臟病成因

缺乏社會支援系統

傳統生活在日本的日本人罹患心臟病和癌症的機率相當低。但當日本人大舉移民到美國定居後，全新的生活型態和飲食內容卻對他們的健康造成了傷害。到了第二代之後，日本人原本比美國人更為健康的體質甚至完全消失。其原本的假設認為，典型的美國飲食因含豐富脂肪導致這樣的發展趨勢。但很快地，這一個膽固醇導致心臟疾病的飲食理論受到了嚴重的打擊。

其中一群居住在加州的日裔移民持續保有相當低水平的心臟病罹患率，且不論其血膽固醇值高或低。這群人中有些男性日裔移民者堅持自己仍為日本人的信念，且選擇居住在日本人較集中的社區、參與日本傳統文化和社交活動、且仍然學習日本母語和保留日本口音。緊密的家庭關係和社會支援系統成了唯一讓他們免於患有退化性心臟疾病的理由。即便有任何人的家庭或財物上出現危機，這群人背後仍有一個大家庭可以相互依靠、商討甚至給予精神上或財物上的支援。

在瑞典有項研究遂針對男性社會互動頻率和罹患心臟病的機率進行調查，發現友誼關係、打高爾夫球、牌桌遊戲等，都有助降低研究對象心臟病

罹患風險達50%。就我目前所知，尚無任何藥物具備如此大的改善效果。被拒絕、遭拋棄和孤獨都是令人「傷心」的事情，很容易就能將一個健康的心臟推入一個生病的無底洞。

　　大家都知道，女性懷孕時會更需要較多的心理支援和了解。在一項流行病學研究中，也指出懷孕婦女如感到缺乏家庭和友情支援時，有高達91%會出現嚴重孕期併發症。這些婦女們說，缺少或根本沒有人際支持的話，會讓她們的生活情緒感到緊張；失業男子也有類似相關研究顯示，如有家人、親戚和朋友的強烈支持，比較少會發生生理或精神問題。

工作滿足和快樂指數

　　有關男性頭號死亡成因研究發現中，有一點極少被提及且到目前都是最大的風險因子，卻鮮少被提及。這一個造成心臟疾病最大的風險因素就是工作滿足和快樂指數。這一出乎意料之外的風險因素，是美國研究人員再次檢視心臟病成因時所發現。

　　如果問問街上任何一名男性是否滿意現在的工作和生活時，得到的回答往往也能真實反應出其心臟健康的程度。歸咎壓力、抽菸、飲食過量、酗酒等不良習慣是導致心臟病的原因，有點過於單純。與其說這些危險因子是心臟功能衰退的最終原因，不如說它們是對生活普通不滿的後遺症或症狀。即使戒除這些不良生活習慣後，真正造成心臟病的原因（缺乏幸福和滿足感）依然存在。許多死於心臟病發的患者，其動脈都相當清澈乾淨且毫無任何具體和生理上的疾病問題。他們從來沒有吸過菸、酗酒或有任何明顯的生活壓力。唯一的問題就是他們相當不快樂。

　　1998年約翰霍普金斯醫學院（Johns Hopkins School of Medicine）證實其他十個調查研究的發現：罹患抑鬱症的男性罹患心臟病或其他心臟性疾病的機率高出兩倍。如果「心痛」的程度相當嚴重時，動脈機能會出現各種異狀甚至是全身性的系統失靈。基因研究也表明，雙鏈DNA主要掌控體內每一個細胞的健康狀態，在每當感到恐懼、沮喪、憤怒、嫉妒或仇恨時會立即收縮和縮短。就好像一個電腦軟體程式故障，造成電腦無法正常運作。透過運動學原理（肌肉測試）觀察情緒低迷或不快樂的人時，會發現其身體各處的

肌肉都較虛弱，尤其當他在思考個人問題時。這種不滿的情緒會影響心臟和動脈肌肉。如果不幸福感持續存在，疾病勢必不可避免，且身體任何一個最脆弱的部分會首先屈服。如果發生部位在心臟處，自然就會產生心臟疾病。

這樣的人，即使補充抗氧化劑，也就是公認可幫助動脈對抗自由基攻擊的成分，身體也無法妥善消化吸收，甚至也無法成功送抵達動脈受損處。生活中缺乏滿足感，會麻痺身體的消化、代謝和排毒功能。進一步導致阻塞、高毒素含量和破壞細胞組織。患有冠狀動脈阻塞的人不僅是心臟部位生病，其實身體各處都有症狀甚至包括自我意識。造成疾病的最重要因素往往和無法感到活在當下的幸福感有關。《精神醫學期刊（General Psychiatry）》曾刊載一篇有關女性的最新研究，並於2007年9月透過大眾傳媒報導，指出患有恐慌症的女性，五年內發生突發性心臟病或中風的機率高出三倍之多。

長時間憤怒、抑鬱或焦慮為何會損害心臟？關於這個問題，研究人員已鑽研多年。一項由北卡羅萊納州杜克大學（Duke University North Carolina）博伊爾博士（Dr. Boyle）所主導的研究，企圖找出負面情緒會造成何種發炎反應，且會對心臟和血管造成何種傷害。於是針對1972年到2002年的300名健康中年男子進行調查，杜克大學研究人員觀察血液中的兩個關鍵炎症標指標分別稱為C3和C4。 C3主要和高心臟病風險有關。另外如沮喪、氣憤和敵意也同步列為觀察值。在最近一期的大腦、行為與免疫力期刊中，杜克大學研究人員的發表指出，1992年至2002年間，C3指數增加最多的男性，其沮喪、氣憤和敵意指數也相對較高。

一項由英國和美國政府共同設立資助的衛生機構發現，自認總是遭到不公平待遇者，比較容易出現冠狀動脈問題。這項研究傳達了一個主要訊息，如果你相信自己的生活充滿不公平，你的心臟可能會信以為真並失去生命動力。研究也指出，這些相信生活不公的人確實較容易患有突發性心臟病或胸痛。相對於認為人生是公平者，那些堅信自己是不公平待遇下最可憐受害的人，有高達55%的機率曾出現過動脈不適問題。根據《流行病和社區健康期刊（Journal of Epidemiology and Community Health）》（註6）的報導，認為自己遭歧視者經常會出現喝酒、抽菸和食量過大的狀況。該項研究人員建議，應該將有關不公平態度認知的問題列為常規性醫療檢查項目中。追究現代醫學無法提供心臟病長久治療的原因，其實就在於現行醫療方式對提升患

者幸福感的幫助相當小。然幾乎沒有任何其他的主要危險因素真正會造成疾病，包括冠心病，除了缺少歡樂和滿足感以外。因為缺乏內在幸福感與平和的心靈，會使一個人感到壓力，所以吸毒、過度攝取蛋白質和其他食物、酗酒、抽菸、喝過量咖啡、成為一個工作狂或不喜歡自己的工作甚或自己。

學習去愛

　　當我們花費時間以滿足心靈需求勝於生理和精神時，自然也能增加對於生活的滿意程度。滿足人類對於自我心靈需求的本性，是種無條件的快樂喜悅。真正快樂的人透過分享能尋得更深層的滿足，不論分享的事情大或小，就是所謂的愛。愛是一種生命動力，能使心臟跳動、讓生命充滿靈性與意義。然而愛有時會變得黯然失色或難以不表達，假使愛的力量無法真正傳遞出去，就會導致心臟器官最深沉的悲痛和沮喪。

　　光是靠醫生找出些許疾病的誘發成因並成功「治癒」，並無法幫助一個人找尋內心的平和以及對人敞開心胸。這些做法都徒勞無功，因為它忽略了人類的感情遠遠強過任何物理性治療效果的事實。只要幸福滿足感無法存在於病患的心中，再多的維生素C或E也無法停止體內自由基的自我摧毀。

　　現代醫學對於疾病成因的過度重視，往往讓人忘記事情的本質究竟為何。對於快樂指數和工作滿意度的過分追求是造成心臟病的成因，這件事也鮮少討論，畢竟這種問題似乎更是無解。就連製藥大廠都說，世界上沒有一種藥物能真正使人快樂；只能處理疾病的症狀。如果你有心臟病的困擾，或許可以捫心自問下面的問題：

　　我的生活方式是對身體健康有害的嗎？如果是，我又為什麼要那樣做？我是否感覺沒有人喜歡或愛我？我是否害怕被另一半拒絕？是我本身還是別人認為我是個受害者？我是否相信自己還有更多有意義的事情需要被挖掘？我是否因為無法在生活上獲得滿足而感到沮喪？更重要的，我是否害怕去愛、害怕被傷害？愛一個不懂得愛自己的人可以癒合一顆心。幫助那些需要幫助的人能敞開可釋放一顆心。這些都可以防止心臟病發生。總是可以找到

更需要被幫助的人。當你在別人的生命中注入正向能量，自然而然就會發現愛原來無所不在。

伴侶提供的情緒支持

有關男性罹患突發性心臟病患者的研究發現，如果能感受到其伴侶的情感支持，對幫助患者的求生意志有非常大的正面影響。

心臟病發作經常變成一個啟示，提醒早已忘記如何去愛和關心對方的夫婦們。有時候，經歷另一半因心臟病發即將遠離的過程能提醒雙方相互依賴執手到老的那份感動，且希望能把握僅有的時間。

許多有關男性患突發性心臟病的研究也指出，患者通常會在感到寂寞或被誤解時而發作。會因輕微發作而死亡的患者，主要發生在另一半不再愛他們時。如果一段關係能決定「生命」的結束與否，那即使如心臟病一般嚴重的病症也無法帶走一個生命。很多男性的心其實都很敏感，儘管少有人願意承認。當心臟病發時，他們經常表現得十分勇敢和沉默，許多男性甚至覺得流眼淚是柔弱的象徵，尤其是在女性面前。殊不知這種壓抑感情的傾向往往是讓自己成為心臟病患候選人的最佳條件。心臟病可以視為患者內心深處的脆弱以及對支持和安慰的嚮往。如果他們願意讓另一半看到「不同的自己」，甚至可以喚起另一半對自己的愛、認同感、親密感和全新的兩人世界。

英國一項歐洲區研究也認同愛的療效，並指出擁有愛、伴侶間的親密關係、親朋好友的協助都能有效降低心臟病患者未來再度發生心血管病變的機率。事實上，缺乏情感層面的親密關係或社會人際互動的患者，其心臟病發後的一年內再度發生重大心臟問題的機率達兩倍之多。

「親密觸碰」的療癒力量

每一次接觸到溫暖的關懷或是對別人伸出同樣援手時，會產生一種無形的情感交流並滋養心靈。「感動肺腑」，「他的每一字句都令我深受感到」，或「能再次見到故友真是件美好的事情」等情感表達，在在都表示感動對於心臟的生理和心理上，同時也是人性的核心，具有絕大意義。去感動或被感動和擁有均衡飲食一樣，都是維持健康的基本功。美國研究人員發

現，早產兒如果一天被撫摸三次，能幫助體重增加49%，這個無意中的發現證明了愛的力量。事實證明，愛的感覺或科學家所稱的「動感觸覺刺激」已成為公認最有效方法，也減少將嬰兒獨留在醫院的時間和成本。愛的感覺（我更喜歡使用比較人性的說法來形容這一個珍貴的自癒天賦），能刺激嬰兒分泌成長激素並幫助他們有效吸收食物中所攝取的營養價值。研究人員卻沒有了解到這一個偶然發現的重大治療技術，可以成功應用於年輕人和老年人，健康和病人身上。而且不只有預防，甚至可以治愈。

　　人的身體對於觸覺的感應非常靈敏，它可以感應或感覺每一次的接觸，猶如雷達般。透過（無意識）感應對方散發出的費洛蒙（註7）和／或「觸碰」的磁場，身體就能隨即判斷誰是友好、誠實、愛，或冷酷、欺騙和具攻擊性。身體立即性的反應會傳遞訊息成為強而有力的化學反應，甚至能讓身體感到舒適或不悅。然而這種內在反射其實也受過往經驗的影響。肌肉檢測可以分析這些訊息解讀是否正確。檢測時想著某個人，就能檢查出這個人對你是否有正面影響力。

　　肌肉反應虛弱表示自己和某人的關係可能正困擾著生理內在平衡與能量。單是想著某人就能提供你足夠的生理反應，讓你了解自己是否還想跟此人相處。

　　各種不同形式的觸碰能達到絕佳的治癒效果。譬如阿育吠陀油按摩療法已被證實具幫助舒緩動脈阻塞，因為它達到深層滲透和排毒的目的。不過這種純理療性質的接觸只是協助身體自癒的一種方式。可以藉由撫摸自己的小寶貝並想著希望他們健康，身體此時會自動感應到愛，並了解到自身對於生活和本身的感恩之意，否則你不會作出這樣的舉動。愛是一種高頻率能量，當心中充滿愛時，會啟動體內一種自癒機制如腦內啡（endorphins）（註8）、羥色胺和其他幸福/自癒力的分泌物，類似於嬰兒從母體吸收到母乳時的安全感。

　　如果你想幫助病患卻不知從何做起，不彷握著他/她的手或是輕輕按摩

（註7）身體本能對某人的存在或出現所產生的一種化學成分。費洛蒙對性行為反應扮演重要角色。人體費洛蒙對於我們的影響力超出所能想像。我們目前對於視覺的解讀以及費洛蒙如何影響我們的性行為等的認識，僅是鳳毛麟角。

（註8）內啡肽荷爾蒙是人體自動分泌的一種止痛劑，讓人感覺良好（快樂藥劑）。

他/她的腳。這比任何同情性的語言所能給予的幫助性還大。身體會記憶所有親密觸碰的感覺，比起任何隻字片語的影響力還大，且只要每當「觸碰」的記憶被喚醒，身體就能分泌出自癒的物質。心臟疾病的患者尤其需要感到自己被愛且被關心，因為他們的心臟已經失去對於生活的甜蜜感受，這份感受最常見於一份堅定的承諾和親密關係所自然體現的情感交流。許多心臟病患者對自我孤立並遠離親密關係，強迫自己投入大量工作、不必要的允諾、限期交件以及更多的社交活動。藉由重新發現親密碰觸的祕密，才能幫助其再次回到愛的氛圍中並擁有高度的自癒能量，幫助心臟找回正常運作的密碼，也就是愛的頻率。

如果覺得透過與人相處的方式獲取愛的感受有些困難的話，可以考慮養隻寵物。寵物同樣能敞開一人的心胸並讓自己更加認同自身。寵物也能幫助降低血壓並減少心臟病發的風險，這也就是所謂的「寵物治療」。精神科醫生也已經將寵物治療納入其治療服務之一。學校、精神病院、療養院、老人之家、復健中心、兒童醫院等也都有透過寵物達到治癒病人的案例。

親密觸碰能敞開人的心胸。這是一種完全無私的親密感傳達。也是一種能創造奇蹟的能量。每一個人都與生具備這種天賦；唯一的差異是自己是否能發現這一個能力，同時也是決定這個能力能否被發揮的關鍵。放膽獻出自己的擁抱或親密觸碰，這同時也是少數能讓自己感到真正快樂的祕訣。被愛是幸福的，但能毫無保留的愛人更是重要的課題，不論是以何種形式呈現。你絕對有許多機會可以擁抱或觸碰某人，並將善良、寬厚、誠實傳送出去，這種感覺相當美好。敞開心胸，只有封閉的心才容易破碎或被攻擊。想終身不受突發性心臟病威脅的決定權在自己手上，而不是心臟病主動發生在你身上。好好照顧你的心臟，才能照顧好自己的身體。

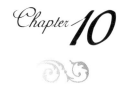

Chapter 10

為何癌症不是病？

了解什麼人會生病，比起了解一個人生了什麼病還重要。

——希波克拉底（西元前460至377年）

　　你即將閱讀到的內容，也許會震撼甚至瓦解你對你的身體、健康及治療的基本信念。在2006年，我出版了一本書，名為《癌症不是病——它是一種身體的求生機制》，內容也許會擾亂大多數人、惹惱一些人，但是卻會激勵所有的人。這本書將會為那些完全開放心胸，去思考癌症和其他讓人衰弱的失能狀況其實並不是病，而是身體為了在環境許可下盡可能存活下來，所做的孤注一擲、最後努力的人，提供一個真相。

　　一個人若受到引發癌症的主要原因的折磨（包含真正的疾病），將會很快步入死亡，除非他真的長了癌細胞。你知道這個事實後，可能會感到很震驚。在這裡，我會對這個效應提出證據。

　　我進一步主張，癌症只有發生在身體主要的防禦或治療機制已經失效之後。在極端環境下接觸到大量的致癌物，會在幾個星期或幾個月內摧毀身體的防禦系統，讓癌腫瘤得以快速且侵略性地生長。雖然這通常得耗上好幾年，甚至好幾十年，那些被稱為惡性腫瘤的物質才會在診斷時被發現。

　　不幸的，基本的錯誤觀念或對腫瘤生長的背後原因毫無所悉，會讓「排列錯誤」（misaligned）的癌細胞轉變成凶惡的怪獸，別無選擇的只能殺了我們，以報復我們的罪惡以及我們對自己身體的虐待。然而，癌症其實是站在我們這一邊，而不是反對我們的。除非我們改變對癌症本質的看法，否則

它將會繼續反抗治療，尤其是最「先進」、最常用的方法。

癌症確實是身體複雜生存反應的一部分，而不是一種病。如果你得了癌症，我建議你必須找到以下重要問題的答案：

- 什麼原因迫使你的身體發展癌細胞？
- 一旦你確認了這些原因，你能夠移除它們嗎？
- 是什麼決定你所罹患的癌症的種類及其嚴重性？
- 如果癌症是一種生存機制，應該做些什麼來防止身體為了求生，而採取如此激烈的自我保護方式？
- 既然身體原始的基因設計就是傾向維持生命、並抵禦各種災難，為何身體會允許自己進行自我破壞？
- 為何大部分的癌症在沒有藥物介入的狀況下，會自行消失？
- 放射線、化學治療和外科手術真能治療癌症，或者癌症倖存者是因為其他原因而痊癒，而非這些激烈且有副作用的治療方式？
- 恐懼、沮喪、自我價值低落和受壓抑的憤怒等情緒，對癌症的產生及結果扮演了什麼角色？
- 癌症背後的心靈成長課題為何？

要處理癌症的根本原因，你必須找到上述問題滿意且實際的解答。如果你內心渴望讓這個改變生命的事件（癌症）合理化，你將從閱讀這本書中獲得極大的利益。癌症可能是幫助你重新找回生命中所有面向的平衡的最大機會，但它也可能是嚴重創傷及痛苦的前兆。不管是哪一種，你會發現你永遠能掌控自己的身體。住在人類的身體中，你必須擁有一定程度的能量來支撐生命，因而你可能會以營養和自我維持的方式，也或許是消極、衰弱的方式來使用這種內在力量。但若你有意識或無意識地選擇忽略和自虐而非關愛及自尊，甚或自暴自棄，你的身體將可能會停止為生命而戰。主要問題不在於你是否有癌症，而是你如何看待癌症。

癌症是身體試圖改變你認識及對待自己（包括你的身體）的方式之一。這必然會談到心靈健康的議題，因為在談到癌症時，心靈健康扮演了與身體、情緒等一樣重要的角色。

癌症以一種令人高度困惑以及無法預期的失調姿態出現。它攻擊了非常

快樂或極度悲傷者，富者或窮人，抽菸或不抽菸者，健康以及身體欠佳者。不論何種身分地位及職業的人，都可能得癌症。然而，如果你探究其身體症狀面具的背後，像是癌細胞的種類、表現、現象和行為，你會發現癌症之所以發生，並不像表面看起來那麼的巧合和不可預測。

是什麼讓50%的美國人口易於引發癌症，而其他一半的人卻毫無任何罹患風險？怪罪基因只會讓人們忽略了真正的原因，或只是誘使人們進入昂貴治療計畫的痛苦中。此外，值得信賴的基因研究者會告訴你，這樣的信念不僅缺乏任何邏輯，也是完全不科學的。

除了在工業化國家之外，癌症在過去的40至50年來，一直都是種極端稀少的病。人類基因數千年來並沒有顯著的改變，但為何基因在現代改變如此之大，而且導致這麼多人死亡？這個問題的答案，簡單得令人驚訝：已毀損或有缺陷的基因是不會殺死任何人的。我會在內文中做進一步詳細闡述。癌症不會殺死受它折磨的人，殺死癌症患者的不是腫瘤，而是其背後導致細胞突變和腫瘤生長等的許多原因。所有癌症療法都應該正視這些根本原因，但卻反而被大多數的腫瘤科醫師所忽略。例如，長期的衝突、憤怒、不安和羞愧（因為壓力），都容易使身體最基本的功能無法發揮，進而導致癌腫瘤的生長。

過去30多年來，接觸過數以千計的癌症患者之後，我發現到其中大部分人的思考、信念和感覺具有共通性。具體而言，幾乎所有的癌症患者，都會因為自我價值低下、無法解決的痛苦和擔憂，而備感負擔沉重，有的甚至過去的情緒衝突和創傷，仍然在其潛意識和細胞記憶中徘徊不去。癌症，這種生理疾病，若不是因為強烈的情緒不安以及深層挫折的助長，是不會自體發生的。

癌症患者通常會因為缺乏自尊心或自我價值而苦不堪言，而且在他們的人生中通常還有所謂的「未竟事業」。癌症確實是種可以暴露未解決的內在衝突的方法，甚至癌症能幫助它們與這種衝突達成和解，進而將它們一起治癒。要除掉雜草，就得連根拔除；這是對待癌症的必需方法，否則最後還是有可能復發。

以下的陳述是本章的主軸，是你在面對癌症時非常重要的概念：「癌症不會使一個人生病，是因為人的生病而引發了癌症。」要成功地治療癌症，

需要將患者生理、心智和精神等所有層面視為一體。一旦引發癌症的確實原因被找出來後,該如何做以達到完全的康復就變得非常重要。

在人的一生中,體內隨時都帶有癌細胞,這是醫學事實。這些癌細胞在標準檢測下無法被偵測出來,直到它們分裂成數十億個。當醫生對癌症患者宣布他們所做的處置已成功地消滅了所有的癌細胞時,其所指的其實只是能被測得的癌腫瘤。常規的癌症療法也許能把癌細胞的數量降低至無法測出的標準,但這並不表示真的根除了所有的癌細胞。只要引發腫瘤生長的原因仍然存在,癌症就會隨時以不同的速度再度形成。

消除一堆可被測得的癌細胞,對於治療癌症幾乎沒有任何幫助。諸如化學治療、放射線治療等方式,當然能夠毒死或燒死許多癌細胞,但也同時毀滅了在骨髓、消化道、肝臟、腎臟、心臟、肺臟等處的健康細胞,而那通常會導致全身器官和系統永久性且無法復原的損壞。一個對癌症的真正治療,並不須以毀滅身體其他維持生存的部分為代價,只有移除或停止讓癌細胞過度生長的原因,才可能達到治療的目的。

癌症的主要特點

癌症的身體層面

瑪莉在她39歲那年到我這裡就診。在那之前一年,她被診斷出有晚期乳癌。腫瘤科醫師開給她例行的癌症治療處方:放射線治療和化學藥物治療。但沒有任何幫助。不久後,他勸她進行右側的乳房切除術。手術在她生理期開始前不久進行。讓她鬆一口氣的是,醫生告訴她,他們「解決了所有的癌」,現在情況掌握中。但她的醫生卻不知道,根據時間生物學(chronobiology)(註1),婦女在生理期前一週或生理期間進行手術,其

癌症復發的機率是在其他時間進行手術者的四倍。婦女在生理期間，免疫力與鐵含量較低下，她的身體會因此無法消滅手術後剩餘的癌細胞。因此，婦女會有癌細胞在身體其他部位發展的高風險。

如我所料，在她進行乳房切除手術一年後，瑪莉開始抱怨她的下脊椎（lower spine）和左膝有嚴重的疼痛。十年前，她曾被診斷在她的下脊椎處有頸椎關節黏連（cervical spondylosis）（註2），因脊柱關節軟骨邊緣不正常的增生和鈣化而形成。然而這一次，檢查發現在她的下脊椎和左膝已形成骨癌。那次的乳房手術和抑制免疫系統作用的結果，促使上百萬的癌細胞在瑪莉體內最脆弱的地方形成。因此，癌細胞開始在她對抗癌症形成特別脆弱的下脊椎生長。

自有記憶以來，瑪莉就有嚴重的生理期問題 ，她也被診斷出有貧血。然而，多年來雖然規律地補充鐵劑，但她仍持續貧血，且鐵劑造成她經常噁心和胃痙攣。她告訴我，她的消化系統從未「適當地運作」過，她也有便祕，三到五天才會排便一次。經檢查發現，她的肝臟裡有數千顆結石。

瑪莉同時提到她這些年來也使用多種抗生素，以治療各種的感染。規律地使用抗生素會增加罹患乳癌的風險，這已是很明確的事實。根據癌症研究，在已接受了25次或更多次各種抗生素超過17年時間的婦女中，其乳癌發生率是從未接受抗生素治療的婦女的二倍。

瑪莉從小到大，吃了很多的糖果、蛋糕、冰淇淋和巧克力。許多目前的研究都指出，婦女較高的乳癌罹患率，與飲食中所含的高糖量有關（尤其是軟性飲料和受歡迎的甜點）。額外的胰島素會被釋放出來，以處理在這些食物中發現的澱粉和糖所造成細胞分裂和血中雌激素的增加。這兩個因素都會導致癌症成長。

癌症的情緒層面

　　瑪莉的童年過得很不快樂，因為她的父母有很嚴重的相處問題。當我問她時，她甚至記不得她父母之間曾經有過和諧相處的情況。她有顆敏感的心，比起她外向的弟弟她看待任何事都嚴重許多，且常覺得缺乏安全感、恐懼和沮喪。她苦笑著說，她總是覺得在父親和母親之間拉扯，無法選擇喜歡哪一個。

　　與她的父母同桌用餐，更是件痛苦的事。她被逼著要與他們一起在餐桌吃飯，在那種非常緊繃的氣氛下備受折磨。有時候大家會保持沉默，避免引爆任何新的衝突。而今她對食物有強烈的厭惡和恐懼，且通常在她站著或開車時，狼吞虎嚥地把食物吃下去。

　　瑪莉在工作上也面臨了極大困難。身為一位老師，她覺得學生可以把所有的挫折放在她身上，但她卻得把她所有的感覺放在心裡。當她回到家，對自己的小孩吼叫時，那又讓她有罪惡感。她希望自己是個好母親，但她相信自己並不是；她就是不知道該如何對自己的孩子好。瑪莉也告訴我，她從來不想要當學校老師，她一直夢想成為一個體操教練。

　　不能實現她的渴望的挫折感，是瑪莉罹癌的主因。從她生命一開始，就被教導要順從社會體系，對她而言這意味著她總是要做被要求的事。在她的內心深處，有著她未曾實現的夢想，因為她不想要激起緊張的氣氛，或讓其他人對她的感覺很糟。

　　為了維持平和，瑪莉表面上進行父母要求她做的事，但內心裡卻感到非常憤怒。那天早上她走進我的辦公室時，給了我一個甜美的微笑，而不顯露她內心的痛苦。她已學會把內心的痛苦封鎖在她的內在世界。傷害她的，最主要的不是她身體上的痛苦，而是所有威脅著她心中對愛與和平的敏感感受的，那些被壓抑的挫折、恐懼和沒安全感。身體上的痛，僅僅提醒她情緒中因為長期以來所經歷的痛苦，造成的深沉心痛。不管是在孩童或是成年期間，她不停地試圖壓抑或隱藏她真正的內在感覺，因而造就了某種個性，而需要一種疾病來帶它走向某種結局。

　　被迫與父母分離多年，並試著取悅他們雙方，瑪莉從未大膽到做出能取悅她自己和只取悅她自己的選擇。在她心理的分裂，耗竭了她所有的能量和

快樂。癌症開始於她被分裂的心，開始於充滿她早期人生、所有未能表現出來的悲傷和挫折。

全都與身心有關

　　所有發生在我們情緒上的，也會發生在身體上。真正的癌症是一種受困且孤獨的情緒，一種「別無選擇」的感覺。透過身心的連結，任何對生命中和諧、和平、穩定和簡單的愉悅感覺的渴望，一旦被壓抑，全都會轉變成身體內不適當的生物反應。這有效率地剝奪了身體細胞所有這些正面的品質。細胞並非沒有感覺的物理機器、沒有「自我」意識、對外來的改變或威脅沒有反應。情緒上的窒息感，讓瑪莉形成非常多的憤怒和挫折，以致於害怕不被其他人愛或喜歡，包括她的父母。她把這些負面情緒凝聚在自己的身體裡。她的「有毒的」心智轉變成一個有毒的身體，而那威脅著瑪莉的生存。她保留了她對自己最重要的想法和感覺，並因而威脅著她身體細胞的健康。

　　無論你是否讓你自己遠離被批評或傷害的恐懼，事實上兩者都會在體內轉化成毒物。這些毒物是如此強大，以致於如果你哭出來並把你的眼淚擦在蛇的皮膚上 ，它們會在上面燒出洞來（我住在非洲時真的看過這種現象）。另一方面，歡樂之淚，則不具有任何毒性。

　　瑪莉在她父母家吃晚餐時所經歷的持續性緊張，嚴重地干擾她的消化功能。在壓力和緊張之下，供應到消化系統器官的血管變得又緊又窄，讓它們無法消化，即使是健康的食物亦然。更進一步，當你情緒低落時進食，減少了消化液的分泌。當你感到憤怒或沮喪，你的膽汁植物群（bile flora，讓膽汁平衡的益菌）會被改變，使它有易於凝固的傾向。持續的情緒緊繃導致肝臟的膽道和腎臟中形成結石。膽汁分泌受抑制的結果，削弱了「阿格尼」（Agni，印度神話中的火神），也就是「消化火」。瑪莉仍然把用餐這件事，連結到她坐在父母家餐桌前所經歷的緊張情緒中。她的潛意識企圖避免任何跟食物和飲食有關的事，她的身體也是。身體無法適當地消化和吸收在匆忙中吃下的食物，因此大量的有毒廢物累積在她的小腸和大腸中。慢性便祕以及營養吸收不良，包括脂肪、鈣、鋅、鎂和維生素的消耗增加了，且削弱了她的骨頭組織、骨髓和繁殖功能。

　　當維持細胞基因藍圖（DNA）的生殖組織（reproductive tissue）缺乏氧氣和營養，正常和健康的細胞就會開始改變它們的基因，並不正常地分裂，以在「饑荒」中存活。正常情況下，免疫細胞大軍、胰臟酵素和維生素會在身體的癌細胞出現時擊敗它們。然而，大多數的消化酵素會很快地被「用光」，尤其當飲食中富含動物性蛋白質，例如牛肉、豬肉、禽肉、魚肉、蛋、乳酪和牛奶時，而含糖量高的食物也是一樣。瑪莉特別依賴這些食物。因為在生命中大部分時間，都深受消化不良和便祕之苦，瑪莉的身體因而特別缺乏對癌細胞的解毒劑。相較於那些消化系統有效率地運作且擁有開朗性格的人，癌細胞常發生在消化功能持續被干擾，且情緒健康常受到剝奪的人身上。

　　瑪莉下頸椎的椎關節顯示了其內在和外在支援系統的虛弱；它顯示了對缺乏她父母支援和鼓勵的直接反應。當瑪莉坐著時，她的身體往下沉，看起來只有她實際體形的一半大。她看起來像個嚇壞了的孩子，缺乏自信和信賴感。她的姿勢顯示出，她試著保護她的心不要再度受傷害。除此之外，她的呼吸淺淺的且沒有效率，像是她不想被注意到她父母可能對她的苛刻或不認同。膝蓋是整個身體的支持系統，一輩子的「讓步」以及沒有「支持她自己和她的渴望」，表現在她多年來的膝蓋問題上。

瑪莉的個人戰役

　　日本的研究顯示，癌化腫瘤自然消失的癌症病患，在突然痊癒之前，通常在24小時之內，經歷一個對自己態度的深刻改變。瑪莉必須在她的生命中做一些重要的改變，其中之一是找個新工作，即使收入減少。如果瑪莉仍處在對壓力及嘈雜的噪音高度敏感的情形下，她在學校顯現的緊張情緒就無助於治療。她也需要花更多時間接觸大自然，在陽光下及沙灘上漫步，畫出她的感覺，聽她最愛的音樂，還要每天花一些時間平靜下來並冥想。

　　除了遵循阿育吠陀日常的計畫和飲食之外，瑪莉開始使用淨化的方法來去除她結腸裡汙穢的、舊的排泄物，以及把累積的毒物血液從肝臟和結締組織中清出來。這個肝臟淨化法，讓她排除了15至20年來影響她的肝臟和膽囊的數千顆石頭。

　　對瑪莉而言最重要的事是，她對生命中的任何事產生更大的意識。包括

飲食、情緒抒發，以及傾聽她身體對於口渴、饑餓和疲倦的訊號。她需要對其需求和渴望變得有感覺，且只要可能就開始去實現它們。她所了解到的最重要的事是，她不需要去做任何無法讓自己開心的事。允許自己犯錯，即使犯了錯，也不去責怪自己，這是對她最必要的療法。

瑪莉的朋友和家人也必須了解，她正處在一個非常具決定性的復原階段，任何正面的想法和感覺，都是一個她在年輕時從未有過、非常棒的支持系統。在她開始接受約60%我的建議的六個月之後，瑪莉開始穩定改善。現在，她覺得這個疾病帶她進入一個對生命更深刻的理解，且進入一個她以前從未經歷過的內在覺醒。現在，她的癌症完全痊癒，她仍持續改善及培養自信與自我接納。

癌症——對拒絕的反應

傑若米患了何杰金氏症（Hodgkin's disease），一種最普遍的淋巴瘤。淋巴瘤是因淋巴組織的生長速度改變而形成的惡性腫瘤，也被稱為淋巴癌。當代的醫療無法解釋此病的成因。何杰金氏症通常在青春期或在50至70歲之間發病。

傑若米22歲時，注意到頸部有兩顆增大的淋巴結。幾天之後，他被診斷出了何杰金氏症。有些患了此病的人，會在數月之內死亡，但有些人多年來只會出現一些徵兆。傑若米是其中之一。他是水能體質（註3）的人，有非常像運動員一樣強壯的身體，且天生具有很多的精力和耐力。他天生的緩慢代謝率，可能是讓疾病進展較慢的原因。

傑若米在1979年被診斷出淋巴瘤後，很快地就接受首次化學治療，但對他的情況並沒有任何改善。1982年，他的醫生在例行的化療中，增加了多重放射線治療，但造成了嚴重的副作用，包括讓他身上所有的毛髮全部掉落，並失去了味覺。他的沮喪可想而知。然而，儘管因為在之後的十四年裡，各種治療造成的無數創傷，傑若米卻不希望掉入憂鬱和沮喪中。他強烈的戰鬥精神讓他繼續身為一家成功企業的總經理的工作。

透過阿育吠陀的把脈法（Pulse Reading），以及觀察眼睛（虹膜學，

（註3）阿育吠陀將人的身體體質分成三型：風能（Vata）、火能（Pitta）與水能（Kapha），詳情請見第5章和第6章。水能體質的人是三種體質的人當中，有最強的骨骼和肌肉的人。

Iridology）（註4），我能確定傑若米從非常早以前，消化功能和淋巴排毒功能就已經開始快速衰退。他的肝臟出現非常多肝內結石。後來證明，傑若米在四歲時經歷了一次非常巨大的創傷，雖然一開始他幾乎不記得這個事件。據傑若米說，他最大的情緒壓力事件發生在他21歲時，那時他交往已久的女友因為另一個男人而離開他。事實上在她離開的前一年，他就發現自己脖子上有淋巴腫大。被他女朋友拒絕，是他生命中最讓他心碎的經驗。然而，這個經驗只是開啟另一個更痛苦的被拒絕的記憶。

抵抗記憶的幽靈

　　傑若米出生在一政治情勢不穩定的開發中國家。四歲時，他的父母為了他的安全，送他去另一個開發中國家的寄宿學校就讀。因為他不了解這個做法背後的原因，他感覺父母不再愛他，且不希望他在身邊。他所能記得的，是他從他認為的生命線—與他父母的親密關係被切斷。雖然他的父母相信送他離開，對他而言是最好的，但他頓時失去了生命中最重要的人，就在他最需要他們的時候。他的小小世界在他人生中這個「黑暗」的日子瓦解，而他身體的主要功能繼而開始衰退。

　　傑若米用生命最大的力氣，試著向父母證明他值得他們的愛。然而，他卻不自覺他這種想要成功的持續驅力。他很驕傲地告訴我，他在人生中從不放棄，且他拒絕讓任何事擊敗他。一部分的他不知道他已嚴重生病了。他的外表，除了禿頭之外，並未顯露出他的身體正在戰鬥。他把所有的精力和時間投注在工作上，且他非常的擅長。

　　要治療他自己，傑若米必須意識到他內在那個「被拒絕的小孩」。他早已在四歲時，就把他自己那部分埋入潛意識的最深處。而第二次，21歲時女

（註4）是一種診斷方法，用來觀察在身體和心靈之間是否存在著不平衡。

友離開他。第二次被拒絕，增強他認為被父母拒絕的深沉痛苦。

　　身體把我們的所有經驗，儲存在一個不可見的「檔案櫃」中。據此，所有我們在人生中的憤怒感覺，存在一個檔案中，悲傷的事件存在另一個，而拒絕，被放在一個不同的檔案裡。這些印象並非依照線性時間來記錄或儲存，而是依照其相似性。他們餵養了「記憶的幽靈」，且給它愈來愈多的能量。當一個檔案櫃「滿了」，即使一個小事件也能造成毀滅性的爆發，並喚醒記憶的幽靈，從而賦予它一個自己的生命。這就發生在傑若米的生命中。

　　傑若米四歲時被拋棄的經歷，在女友離開他時再度被喚醒。藉由忽略及否認這次的拒絕曾發生的這個事實，他不自覺地導引他的身體去創造相同的反應，就是在淋巴系統中的癌症。淋巴系統是負責中和並移除身體有害廢棄物的系統。因為無法遠離那個因為感覺被拋棄，而造成深刻恐懼和憤怒的記憶幽靈，傑若米再也無法將自己從死亡的細胞和代謝廢棄物中釋放（註5）。他的肝臟和膽囊都累積了數千顆的肝內結石，那幾乎令他窒息。他的身體別無選擇，只能透過在身體顯現出癌症，來表達多年來傑若米心中和精神上受到的折磨。

放棄抵抗的需要

　　所有發生在生命中的負面事件，事實上是生命中使內在變得更完整且完全，並向前進的獨特機會。當我們需要給自己更多的愛、時間和讚賞，卻無法實現這些必要的需求時，生命中的某人或某事會把我們推向那個目標。感到被別人拒絕，或讓人失望或生氣，突顯了我們未對這些發生在我們身上的負面事件負責。為了一個不幸的情境去責備自己或他人，造就了身為一個受害者的感受，且容易因而致病。進而，若我們不能了解伴隨疾病而來的訊息，我們可能甚至必須面對死亡，以體驗生命或生活。

　　癌症，在非正統的概念中，是一種脫離心被麻痺的僵局的方式。它幫助打破那個因持續的自我價值低落，而感覺禁錮和束縛人心，老舊且刻板的罪惡及羞恥的樣板。現今的醫療方式不會把焦點放在癌症的主要議題上，但是

（註5）為了保持健康，人類的身體每天必須清除超過三百億個死亡、破損的細胞，以及大量的代謝廢棄物。

「疾病的過程」會，以讓它的原因被處理。化療、放療和手術，造就病人是個受害者的心態，且不傾向去治療這個疾病的根本原因。唯有當病人將自己從受害者和自我攻擊的需要中釋放出來，治療奇蹟才會發生。當人的健康和自我接受的內在感受很強烈，外在的問題就無法造成重大的破壞性衝擊。因此，光是移除生命中的外在問題，並不足以導致自然的緩解；一個伴隨著的內在改變更是必要的。

　　傑若米必須給自己他認為沒有從他父母那兒得到的愛和讚賞。他也需要給快樂和歡愉空間，給自己時間去冥想、自我回饋，去處在大自然中，感受它喚醒我們的歡樂和能量。癌細胞是為了在一個「充滿敵意」的、有毒的環境中生存而戰鬥的細胞。放棄在生命中對抗的需要，為身體DNA重寫程式，改變它戰鬥且最終毀滅的原因，讓它健康地繁殖。不需要再為自己的生存而戰鬥，給了癌細胞一個再度被身體內的細胞「大家庭」接納的機會。癌細胞是被它們認為的「家」拒絕的正常細胞。它們被剝奪了適當的養分和支持。當它們不顧一切求生時，會緊抓住任何它們發現可以維生的東西，即使那是細胞的廢棄物和毒物。這尤其讓它們變成「被拋棄」的細胞。

　　然而，就如同我們想要被愛一樣，癌細胞也需要知道它們是被愛的。透過手術把它們從身體切除，或利用有毒藥物或致命的放射線來摧毀它們，加諸在身體上的暴力比它們必須處理的還多。為了健康平和地生活，我們尤其必須跟身體的細胞做朋友，包括癌細胞。「愛你的敵人」這句俗話，適用於人，也適用於癌細胞。傑若米罹癌的原因，是因為缺乏自我欣賞，感覺不被愛和不被需要、不夠有價值或不夠好。等待父母對他展露他們的愛，實際上是否定了他對自己的愛。傑若米後來了解他的疾病事實上是一種祝福的偽裝，幫助他第一次找到自己、愛自己。

　　如果我們能夠將那個被稱為疾病的東西，視為我們內在世界的一個完美表現，我們就會花更多精力注意內部發生了什麼事，而不是試著去處理某件不是那麼需要處理的事。癌症這麼說來，好像很難懂，且具有深奧的意義。它的目的不是摧毀，而是去治療已不再完整的你。

癌症無法殺了你

　　癌症跟其他的疾病一樣，並不像是地面上長出的蕈菇一樣，隨時且隨機地出現在身體的某個或某些部位。它不是一種可清楚定義的狀態。其實癌症是許多毒性危機造成的結果，就像它們的源頭一樣，會造成一個或多個耗竭精力的影響。刺激、情緒的創傷、被壓抑的情感，以及不規律的生活形態、缺乏水分、營養不良、暴飲暴食、壓力反應、缺乏深層睡眠、重金屬的累積（尤其是來自補牙用的汞合金）、接觸化學物質、缺乏陽光，都是阻礙身體努力清除代謝廢棄物、毒物和每天三百億個汰換細胞的因素。當這些死亡的細胞累積在身體的任何部位時，會自然地導致一堆漸進式的反應，包括過敏、腫脹、硬化、發炎、潰瘍和不正常的細胞生長。就像其他的所有疾病，癌症是一個毒性的危機。它顯露出身體的最後一搏，以讓自己擺脫已累積的腐敗毒物和酸性物質，因為身體無法適當地移除代謝廢棄物、毒物和腐敗的細胞。

　　癌症從來就不是疾病的成因。把癌症當成疾病的成因來治療，就如同用髒汙的泥巴（化學療法混合藥物的毒物）來清洗一個骯髒的鍋子（被毒害的身體）。顯然，使用有毒的物質來治療已因負載過多毒物、正為生存而掙扎的身體，希望擁有乾淨、功能良好的身體這個結果，是不可能的。當然，你可以把這個鍋子丟掉，來解決這個問題。但當你要煮新的食物時，你會面臨一個更大的問題，你沒有東西可以煮食物。同樣地，藉由殺死癌症，我們幾乎也殺死了這個病人；或許不是馬上，但卻是逐漸的。

　　儘管醫藥產業花了很大的努力及支出，但癌症的死亡率並沒有減少。雖然外科手術的確有助於抵銷或消滅腫瘤中的腐敗毒性，也在某些個案中改善了情況，但無論是手術或其他兩項主要的治療方法（化療和放療），都無法移除癌症的成因。發生在前白宮發言人史諾身上的事，也可能發生在任何人身上。一個癌症患者可能在一個「成功的」治療之後返家，解除警報，並且顯然地被「治癒」了，但另一方面卻繼續耗竭他的身體能量，並從事和他之前一樣的行為導致毒物繼續累積。免疫系統已經因為一個具傷害力的介入而

虛弱不堪，無法再經歷第二次的傷害。然而，如果這個病人死掉了，並不是癌症殺了他，而是那未被解決的原因。目前對癌症的治療，只有非常低的緩解率（7%），藉由摧毀病患身上的腫瘤，來承諾他們可以被治癒，根本就是騙人的。病人很少被告知是什麼原因讓一個正常、強健的細胞，變成一個虛弱、受損且不正常的細胞。

腫瘤細胞是因為缺乏食物、水分、氧氣和空間，而「痛苦」的細胞。生存是它們基本的基因傾向，就像我們一樣。在一個酸性、缺乏支援的環境生存，這些受損的細胞被迫要突變，且開始吃光所有它們所能抓住且能支持它們的東西，包括毒物。它們從組織液中過濾掉的營養，像是葡萄糖、鎂和鈣，比它們是正常成長細胞時所需要的還多。一個癌細胞為了製造出與健康細胞製造的相同數量的能量，需要15倍的葡萄糖。癌細胞需要使葡萄糖發酵，那是一種非常沒有效率，且非常浪費的能量製造方式。然而，與它們為鄰的較健康的細胞，開始在這個過程中逐漸地衰弱，最後整個器官會因為精疲力盡、缺乏營養而衰弱，進而失去功能。癌腫瘤總是在尋找更多能量來自我分裂並繁殖，糖是它們最愛的食物之一。渴望吃糖是細胞過度活動的表現，而許多吃很多糖的人，會因體內長了腫瘤而死亡。

看起來似乎很明顯，癌細胞須為一個人的死亡負責，這是整個醫療方式急於摧毀它們的主要理由。然而，癌細胞一點也不是罪犯，就如同阻塞的動脈不是心臟病的真正原因一樣。事實上，癌細胞幫助一個高度充血的身體活得比沒有它們還更久的時間。是什麼原因，讓免疫系統必須忽視可以被輕易消滅的癌細胞，而讓它聚集起來形成腫瘤？唯一合理的解釋，是這些細胞正在充滿有毒廢棄物的身體裡進行艱難的工作。大自然為此提供了一個清楚的範例，你只要想想毒磨菇的功能就好。磨菇是菌類植物其肥厚、產孢子的主體。你會說一朵有毒的磨菇很「惡毒」或「邪惡」，只因為如果你吃它就會死亡嗎？不會的。事實上，那些在森林裡的磨菇，會從土壤、水和空氣中吸收毒性。它們是自然界中形成一個生態系統中的一個必要部分。雖然這些磨菇製造出來的淨化效應不容易被注意到，但為了森林的健康成長，以及棲居於其間的動物，它被允許存在。同樣地，癌細胞一點也不惡毒，事實上，它們扮演類似吸收身體某些會立即殺死人的毒物的角色。突然變成「有毒的」或惡性細胞，向來不是正常、健康細胞的主要選擇，但卻是它們在避免身體

面臨一個立即的大災難時，最佳的選擇。如果身體死了，不是因為癌症，而是根本的原因所導致。

癌症不是病

為了持續做它們愈發困難的工作，這些腫瘤細胞必須長大，即使必須消耗其他健康的細胞來達到目的。若少了它們的活動，器官也許會崩解。某些癌細胞也許甚至會離開腫瘤區而進入淋巴液，跑到身體其他部位。然而，如果這是真的（從未獲得證實），這只會發生在體內也有相同高毒性和酸性的部位。這種癌細胞的擴散，就是所謂的轉移。然而，癌細胞注定只在高度毒性（酸性）的背景下安頓下來，也就是一個它們可以生存，並繼續它們不尋常的解救任務的周遭環境。它們已經突變成可以在有毒且無氧的環境中生存，在那兒它們有助於中和一些阻塞的代謝廢棄物，像是乳酸、尿酸、尿素和氨（具有高度危害）以及腐爛的細胞殘骸。在這種情況下，免疫系統去破壞這些被「疏遠」的、正在從事一部分重要的免疫系統工作的細胞，是一個致命的錯誤。

若腫瘤沒有出現，很大數量由腐爛細胞所累積的殘骸而造成的腐敗性毒物，將穿透血管壁，滲入血液中，並在數小時到數天內殺死一個人。癌細胞仍然是身體的細胞，如果它們不再被需要，DNA的一個簡單指令會讓它們停止像神經病一樣的行為。而癌細胞並非精神失常。

身體必須費盡精力來維持一個腫瘤，而不是限制它。如果它沒有被迫利用癌的成長，當成它最後的生存手段，身體不會選擇這個自衛本能的最後企圖——因為它最終得勝的機率可能非常小。如同先前提到的，多數癌症（約90%至95%）在沒有醫療介入下，會自己出現並自動完全消失。數以百萬體內有癌細胞的人四處走動，但卻不知道他們有癌細胞。沒有任何的治療可以與身體自己的療癒機制相比，但不幸地，這種機制卻被我們當成是疾病。癌症不是病；它是一個非常不尋常，但顯現高度效能的生存及自我保護機制。

我們應該給宇宙中發展最好且最複雜的系統——人類的身體，比它目前為止接受到的更多一點的信賴，且確認它非常完美地知道如何處理它自己的事務，即使是在最嚴苛的環境之下。

癌症是你不愛自己的結果

很多癌症病患把他們全部的生命，都奉獻在幫助和支持其他人。在他們無私服務的背後動機，可能是一個非常高貴的情操。如果他們犧牲和忽略他們自己的健康，以避免面對任何在他們內心中的羞恥、罪惡或無價值，實際上他們是切斷了支撐他們的主幹。他們是「無私」的，致力於取悅別人，換言之，別人會喜愛且感謝他們的貢獻。然而，這在潛意識裡卻被告知不愛自己。這會鎖住身體器官和組織的細胞記憶中，未被解決的問題、恐懼和無價值感。

「愛你的鄰居，像愛自己一樣」是治療癌症時，一個最基本的要求。這句話意思是，我們有多愛並感激自己，就能同等地去愛其他人，不多也不少。一個人想要能真正去愛一個人，卻沒有情感或占有的羈絆，就必須完全接受自己所有的缺點及可能的不完美。我們對自己身體、心智和精神健康的關注程度，同時也決定了我們對其他人的關注程度。對自己嚴厲，或不喜歡自己看的、行為或感覺的方式，我們就會關上我們的心房，並覺得自己毫無價值且羞愧。為了避免向暴露我們的陰影自我（shadow self，我們不喜歡自己的那個部分）的恐懼及拒絕，我們試著藉由取悅他們來贏得別人的愛。我們相信這種方式能讓我們接收到無法給自己的愛。然而，這種方式就長期而言是行不通的。

你的身體會依照你的心智給予的指令行事。這種內在的驅力，像是思想、情緒、感覺、渴望、信仰、慾望、愛好和厭惡，就像是軟體一樣，被編寫在你細胞中日常的基本生活中。透過心智與身體的連結，細胞別無選擇，只能遵守經由你的潛意識或意識心智，所接收到的命令。如同DNA研究人員最近證實的，你可以在事情發生的瞬間，正確地改變你的DNA設定和行為，你的DNA會傾聽你對自己所表達的每個字，感受著你經歷的每一刻。此外，它也會對它們有所回應。無論是有意識或潛意識地，你都在編寫生活中每一秒鐘的程式。如果你選擇這麼做，你就能以你想要的方式重寫程式，讓你擁有真正的自覺。一旦你知道自己真正為何許人也，你會情不自禁地愛上、接受並尊敬自己。你不再會因為犯錯而評斷自己，不會再要求完美，不會再成為別人要你成為的人。用這樣的觀點來看待自己，你會發送愛的訊號

給你的細胞。愛的連結效應統一了差異，讓每件事物和諧地結合，包括身體細胞。愛不應因為需要或附屬而困惑，當愛不再是每天都會感受到的事實，身體就會開始瓦解並生病。

愛的增長，是我們生存在地球上的主要目的。那些愛自己的人也能夠愛其他人，反之亦然。他們因為和其他人、動物和大自然環境，分享他們全然的心而茁壯成長。完全接受自己的人不會畏懼死亡；當他們死亡的時刻來到，他們心中會不帶一絲悔恨和自責，安詳地離開。

當我們對自己封閉了心，我們會變得孤單，身體開始變得虛弱且不健全。眾所周知的，寡婦和離群索居的人，或那些沒有人可以和他們分享內心深處情感的人，是最容易得到癌症的。

你的身體細胞是你所擁有最親密的「鄰居」，它們需要感受到你的愛和自我接納，知道它們是你的一部分而且關心它們。讓自己享受一次精油按摩、準時上床睡覺、吃營養的食物、每天忙於會讓自己健康的事，是非常簡單但力量強大的愛的訊息，促使你的細胞之間相互和諧地運作。它們同時是能夠完美且有效率地降低毒性的訊息。這並非毫無科學根據。你可以造訪許多醫院，並詢問病患他們在生病前是否對自己的生活感到滿意。所有的回答都會是「否」。雖然你不是一個醫藥領域的研究人員，但你可以做一個沒人做過的、最重要的研究。你會非常驚訝地發現，造成疾病最普遍的原因是「不愛自己」，或用另一個不同的表達方式，就是「對生命的結果不開心」。對生命不開心或不滿意，也許是你所遭遇的最嚴重的壓力形式。事實上，它是許多疾病，包括癌症的一個主要危險因素。

一項最近公布的研究指出，嚴重的情緒壓力會讓乳癌風險變成三倍。100位有乳房腫塊（breast lump）的人，在他們得知自己患有乳癌前被訪問。二分之一有這種疾病的人都在過去五年內遭受了生命中意外的大創傷，像是痛失親人等。情緒壓力或不快樂的效應，會嚴重地損壞消化、分泌和免疫作用，因此導致體內帶有危險的強烈毒性。僅僅利用「大規模毀滅的武器」來使身體擺脫癌症，無法解決癌症背後那未被解決的情緒傷痛。

解決衝突情境的力量

未被解決的衝突往往是所有疾病的開端，包括癌症。身體總會利用壓力反應來應付衝突造成的創傷。根據一項在2007年3月12日《生物化學期刊（*Journal of Biological Chemistry*）》所發表的研究，壓力荷爾蒙腎上腺素，會以讓它們對抗細胞死亡的方式，改變攝護腺和乳癌細胞。研究人員發現，腎上腺素在壓力下會快速增加，且能在長時間的壓力或沮喪期間持續增加。他們發現，當癌細胞接觸到腎上腺素，一種被稱為BAD的蛋白質（會造成細胞死亡），就會無法起作用。這表示，情緒壓力也許不只啟動或導致癌症的進展，也會損害或降低癌症治療的效果。

德國大學教授海默（Ryke Geerd Hamer, M.D.）發現，在超過20萬名癌症病患例行的電腦斷層掃描（CT scan）中，每個人在大腦的某個部位都出現了機能損害，看起來像射擊靶心的同心圓，或有石頭掉進去的水面。腦中的這種變形被稱為「海默群」（HAMER herd）。現住在西班牙的海默博士發現，這些損傷是由病人的一個嚴重、劇烈且孤立的「衝突—震驚—經驗」所造成。只要衝突解決，電腦斷層影像就會改變，一個浮腫會出現，而最後疤痕組織（scar tissue）形成。自然地，癌症就會停止生長，變得無法作用，而後消失。

僅僅是藉由幫助病人解決他們嚴重的矛盾，並在治療階段中支持他們的身體，海默博士在他的癌症治療上，達到了一個異常高的成功率。根據公開的記錄，在接受他簡單的治療後四至五年，6,500名末期癌症患者中，有6,000名仍然活著。

身體孤注一擲的生存企圖

沒有人想被別人攻擊；這道理同樣適用於身體的細胞。細胞只有在要確保它們自己的生存，至少盡可能活得愈長愈好時，才會進入一個防禦模式，且變成惡性的。當細胞不再需要防禦它們自己時，癌症就會自然消失。癌症就像所有其他的疾病一樣，是一種毒性的危機，當被允許達到它的自然結局，就會自動地拋開它的症狀。

　　一個健康的身體每天會汰換掉超過三百億個細胞，其中至少有10%是癌細胞。然而，這是否意味著我們所有人都注定要得癌症這種「病」？當然不是。這些癌細胞是「程式化突變」的產物，讓我們的免疫系統維持警覺、活力和被刺激。

　　在持續耗盡能量的影響下，情況有了改變。身體無法再適當地處理持續出現的破損、損傷和癌化細胞，結果就是細胞間液持續地阻塞。這同時影響了養分到細胞的傳送，以及廢棄物從細胞的排出。結果，為數眾多死亡細胞的殘骸開始分解，留下大量退化的蛋白質碎片。為了移除這些有害的蛋白質，身體將一部分的它們建立在血管壁的基底膜中，並將其他的部分丟棄至淋巴管中，導致淋巴阻塞。所有這一切妨礙了身體正常的代謝過程，且使某些群組的細胞轉而變得衰敗且受損。這些細胞中，很多會進行基因突變並變成惡性，癌化腫瘤因而產生，而毒性的危機達到高峰。

　　用正確的方法，一個雞蛋大小的腫瘤會自然地縮小且消失，不管它是在腦部、胃部、乳房或卵巢中。當毒性危機停止了，治療就開始了。當我們停止去耗盡身體的能量時，毒性危機也會終止（見第3、4章），且從血液、膽管、腸胃道、淋巴管和組織液中移除存在的毒物。除非身體已嚴重受損，否則能夠妥善地照顧其他的部分。從另一方面來說，醫療的介入產生抑制和使人衰弱的效應，讓自然緩解的可能性降低至幾乎是零。只有那些有強壯身體和心理體質的人，可以在治療中存活且治癒自己。

　　多數癌症會在重複的警告後才發生。可能包括：
- 你持續使用止痛藥來停止的頭痛。
- 你持續飲用咖啡、茶或汽水來抑制的疲倦。
- 你試著用尼古丁去控制的緊張。
- 你所服用用來避開不想要的症狀的藥。
- 季節性的感冒，且你沒有時間讓它自然痊癒。
- 沒有給自己足夠的時間放鬆、笑和安靜。
- 你一直試著避免的衝突。
- 當你情況不好時，假裝自己很好。
- 當感到沒有價值且不被他人所愛時，必須持續地取悅他人。
- 自信心低落，讓你持續地努力向他人證明自己。

• 用可慰藉心靈的食物來犒賞自己，因為你覺得自己不配得到獎勵。

所有這些以及類似的症狀，都是嚴重的危機指標，表示即將形成癌症或其他的疾病。

得了一場單純的感冒和發生一個癌腫瘤，在生理學的基礎上並沒有什麼不同。兩者都是身體試圖擺脫累積的毒物，唯一不同的是強烈的程度。服用藥物試圖避開感冒或上呼吸道感染，而沒有給你的身體去消除累積毒物的機會，對身體細胞而言有很強的阻礙效應，也會對你的自我價值產生抑制效應。它迫使身體把大量藥物造成的細胞廢棄物、酸性物質，以及可能的有毒化合物，保存在細胞周圍的組織液（結締組織）中。持續不斷地耗盡身體的精力以淨化細胞本身，細胞的氧氣和養分的供應會逐漸被切斷。這改變了它們基本的代謝功能，最終影響了DNA分子本身。

位於每個細胞核內的DNA，利用它六十億個基因來駕馭及控制身體的每個部位及功能。因為沒有養分的適當供應，DNA別無選擇地，只能改變它的基因程式，以保證細胞的生存。突變的細胞能在有毒廢棄物的環境中生存。很快地它們會開始從周圍細胞身上取得養分。為了讓這些被剝奪了養分的細胞存活，它們也必須讓自己基因突變，導致癌症的擴散及變大。癌症的成長過程是厭氧的，意思是它們的成長和生存都不須用到氧氣。

諾貝爾獎得主瓦伯格博士（Dr. Otto Warburg），是第一個展示正常細胞和癌細胞最主要的相異點的人。它們兩者都從葡萄糖取得能量，但正常細胞利用氧氣來與葡萄糖結合，而癌細胞則不須利用氧氣就能分解葡萄糖，產出的能量則是正常細胞的十五分之一。很顯然的，癌細胞選擇這種相對而言較沒效率且無效益的方式來獲取能量，因為它們不再使用氧氣。供應氧氣到細胞或到周圍的結締組織（通常兩者都有）的微血管，可能嚴重地被有害的廢棄物和有毒物質阻塞，包括食品添加物及化合物、過剩的蛋白質或分解的細胞殘骸。因此，它們無法運送足夠的氧氣和養分。

因為它們的氧氣和養分供應被阻斷了，癌細胞對糖會有永不滿足的食慾。這也可解釋為何持續渴望甜食的人，有較高的罹癌風險，或為何癌症病人通常想吃大量的糖或甜食。

癌細胞分解葡萄糖所產生的主要廢棄物是乳酸，這可以解釋為何癌症病

人的身體會這麼酸，相較之下，其他健康者的身體則自然會是鹼性的。

　　為了應付高乳酸的危險，並找出另一個能量的來源，肝臟會把一些乳酸復原成葡萄糖。如此一來，肝臟利用每個正常細胞從葡萄糖分子獲得的五分之一的能量，但癌細胞卻須利用三倍的能量。為了幫助餵養癌細胞，身體甚至可能長出新的血管壁，以注入更多的糖給它們。這表示，受損的癌細胞繁殖得愈多，正常細胞所獲得的能量就愈少，並造成對糖的渴望。在一個有毒的體內，氧氣和能量濃度通常是很低的。這造就了一個最易於癌症擴散的環境。除非毒性和癌症的食物來源能減少、氧氣量能大幅提高，否則代謝廢棄物會和癌症聯合起來自立自強，癌症就會更廣泛地擴散。所以如果死亡發生了，不是癌症造成的，而是因為身體組織的廢棄物，以及最後的酸性。

　　基因突變現在被認為是癌症的主要原因，然而事實上它只是「細胞饑餓」的一個影響，它只是身體孤注一擲的，且通常是不成功的求生企圖。發生在人身上一個類似的情況，是當使用抗生素來對抗感染時。多數造成感染的細菌，若被抗生素攻擊，會被殺死，但有一部分會活下來並重新組合它們的基因，讓它們得以對抗抗生素。

　　沒有人真正想死，細菌也一樣。同樣的自然定律對我們的身體也同樣適用。癌症是身體求生的最後企圖，而不是像多數人所認為的，是為了走向死亡。基因若不穩定，那些住在一個有毒、無氧環境裡的身體細胞，就會窒息並死亡。類似被抗生素攻擊的細菌，事實上很多細胞因有毒的食物而死亡，但有一些會主動以不正常的改變來適應環境。這些細胞知道，一旦它們想讓身體存活的最後手段失敗了，它們最終也會死亡。

　　如果想要比現在的我們更了解並成功地治療癌症，我們就應該徹底地改變我們現今對它抱持的觀點。我們也必須去了解，它在身體裡的目的是什麼，以及免疫系統無法阻止它擴散的原因。僅僅聲稱癌症是一種自體免疫疾病、且會讓身體死亡，是不夠好的。這種「身體試圖自殺」的見解，與實體生命的原則背道而馳。說癌症只是身體最後的求生企圖，顯得有道理多了。

　　藉由把所有過度的廢棄物從消化道中移除，以及把有害的沉積物從結締組織、血液和淋巴管中清掉，癌細胞就會別無選擇地走向死亡一途，或改變它們錯誤的基因編碼。除非它們受損太嚴重，否則它們必然能再度變成正常、健康的細胞。那些厭氧及嚴重受損的細胞，因為無法讓自己適應乾淨、

充滿氧氣的環境，所以就會死掉。透過完全清除肝臟及腎臟的結石和其他的毒物，身體的消化能力會顯著地改善，因而增加消化酵素的產生。消化和代謝的酵素擁有非常強大的抗腫瘤能力。當身體透過大掃除解除了阻塞的情形，並得到適當的養分供應，這些強而有力的酵素就能輕易地進入身體細胞中。永久損傷的細胞或腫瘤，就能輕易且快速地被清除。

世上有很多人用這種方式治療他們自己的癌症。很多人知道這些事，因為他們被診斷出的腫瘤在沒有進行任何醫療下自然消失了，但多數人甚至不會知道他們有癌症，因為他們沒接受診斷。

在一次的感冒痊癒、咳嗽一個星期後咳出有臭味的痰，或者連續幾天的高燒之後，很多人排出了大量的毒物，而且伴隨著腫瘤組織。近來德州休士頓的安德森癌症中心（M.D. Anderson Cancer Center）在一項對重症病人的研究中，發表了一個藉由讓癌細胞感冒來殺死它們的方式，也就是為腫瘤注射感冒病毒。在研究人員發現得幾場感冒會有相同的效果之前，可能需要一些時間。因此，若不去干擾身體的自我修復機制，一個人就會經歷癌症的自然消失，且相較之下，沒那麼不舒服。

攝護腺癌及其具風險的療法

事實上，有足夠的科學證據提出，如果不去管它，多數癌症會自動消失。一個1992年瑞典的研究發現，在223名有早期攝護腺癌、但未接受任何形式治療的男性中，只有19位在診斷後的十年內死亡。在歐盟國家中，三分之一的男人有攝護腺癌，但只有1%的人死了（且不全是因為癌症），所以去治療攝護腺癌是非常靠不住的。這尤其特別有意義，因為研究顯示病患的治療並不能減少死亡率。相較之下「治療方式」是「保持觀察等待」的男性，其存活率比接受攝護腺手術者還高。進行經尿道內視鏡刮除手術（Trans-Urethral Resection, TURP）時，醫生會將一根四分之一英寸的管子放入患者的陰莖中膀胱下方的位置，然後再用一個灼熱的線圈燒灼攝護腺。這完全不是個安全的方法。一項研究發現，在手術的一年後，41%的男性因為慢性漏尿的關係需要包尿布，88%則有性功能障礙。

甚至連攝護腺癌的篩檢，也會造成嚴重的結果。根據一些研究，接受攝

護腺特異抗原（prostate-specific-antigen, PSA）檢測的男性，死亡數比未接受檢查的還多。近期《英國醫學期刊》以這個評語來衡量PSA的價值：「現今唯一對PSA能確定的事，就是它會造成傷害。」PSA檢測為陽性，典型地需要接著做切片—這個程序可能會造成流血和感染。最新的研究顯示，很多切片的進行完全沒有必要。事實上，它們可能會危及生命。每年，美國有98,000人死於醫療測試錯誤，PSA也包括在內。

另一個PSA檢測的嚴重問題，是它們廣為人知的不可信賴。在2003年由紐約史隆凱特琳紀念醫院所進行的研究中，研究人員發現，半數以上PSA值高到被建議進行切片檢查的男性，在之後的追蹤檢查都發現PSA是正常的。事實上，在西雅圖佛瑞德亨崔森癌症研究中心（Fred Hutchinson Cancer Research Center, FHCRC）的醫生，估計PSA篩檢可能造成超過40%的過度診斷率。讓情況更糟的，是一個最新的研究發現，有15%的老人，其PSA值被認為完全正常，但卻有攝腺癌，有些還已經發展成晚期的腫瘤。

有一個比PSA更準確的檢測，是較鮮為人知的抗致惡性素抗體篩檢（Anti-Malignin Antibody Screening, AMAS）。這種血液檢查是非常安全且不貴的，比起其他的檢測方法還準確95%以上。當體內出現癌細胞時，抗致惡性素抗體會升高，且能在其他臨床測試找到癌細胞之前好幾個月，就偵測出來（註6）。

如果男性們學會避免在體內累積毒物，攝護腺癌也許就能變成所有癌症中最不普遍、最不具傷害性的癌症。積極治療早期攝護腺癌，現已成為一個具爭論性的議題，但對所有類型的癌症而言，是應該都要去爭論的，無論它發展到哪個階段。

關於攝護腺肥大

治療攝護腺肥大的處方藥，會促使睪丸酮轉變成雌激素，這會大大地增加癌症風險，服用這些藥物的男性甚至會出現女乳化的現象。也要小心類雌激素的食物，包括大豆製品及其他一些無論是男性和女性都被建議要吃的食物。其實要預防攝護肥大有更好的辦法。在《英國國際泌尿學期刊》

（註6）詳情請見網站amascancertest.com。

（British Journal of Urology International）近一期刊登的研究中，芝加哥大學的研究人員回顧了近二十個測試Permixon（一種鋸棕櫚的萃取物）的試驗結果，結果完全是正面的，包括改善尿流量、減少尿急及疼痛、促進膀胱的排空、減少攝護腺二年後的體積，以及明顯增進生活品質。一個鋸棕櫚的萃取產品造成的正面結果類似藥物，但與藥物使用相較，較沒有性功能障礙的問題。Permixon是在歐洲製造的，至今尚未在美國銷售，但可以找到其他一樣有效的補充品。尋找含有 β-穀固醇（beta-sitosterol）的產品，像是Healthy Choice Nutritionals生產的攝護腺保健食品「Prostate Care」，甚至比鋸棕櫚還有效。如果陰莖上出現了紅點，可以用純蘆薈膠按摩，一天兩次。很多攝護腺的問題是源於陰莖中滯留的尿液沉積及結晶體。當用純蘆薈膠來移除，就會消失。你會在數天之內就注意到皮膚過敏消失了。

為何大多數癌症會自然消失

　　每個毒性危機，從一個複雜的癌症，到一個單純的感冒，事實上都是治療危機，當它獲得淨化方法的支持，就會導致康復。然而，如果用抑制症狀的手段來干擾，則會產生通常是「短命的」康復，而且會很容易變成慢性病的狀態。不幸地，癌症研究人員不敢或不想找出癌症的自然療法，這不是他們受訓練及被付費的目的。甚至如果他們真的碰巧發現了某個自然療法，他們也不會將它公諸於世。

　　耶魯醫學大學的腫瘤科教授帕巴克（Rose Papac）曾經指出，短期內少有機會能看到若不去治療癌症會發生什麼事。他研究了許多癌症自然緩解的案例，「看到這些疾病時，每個人都急切地立即治療它們。」柏巴克說。因為恐懼而感到窒悶，以及在某些案例中偏執地想要找到快速解決這些令人畏懼的疾病的療法，很多人沒有給身體自己治療的機會，而是選擇去摧毀不須被摧毀的東西。這或許是為何自然緩解，在現今癌症病人身上如此少見的主要原因之一。

　　另一方面，這些年為數眾多的研究人員都指出，各種不同的情況，例如傷寒、昏迷、更年期、肺炎、水痘、甚至是出血，都能啟動癌症的自然緩解機制。然而，官方對這些緩解和與癌症的消失相關的解釋卻不存在。因

為它們是未被說明的現象，看起來沒有科學根據，所以不會被用在日後的研究上。結果，科學界在發現身體如何治療自己的癌症上的興趣，也幾乎不存在。這些「治療奇蹟」看起來最常發生在某些形態的惡性腫瘤上，如腎臟癌、黑色素瘤（皮膚癌）、淋巴瘤（淋巴癌），以及神經母細胞瘤（一種會影響胎兒的神經細胞癌）。

大多數的身體器官都有排泄功能，當這些主要的排泄器官及系統不再負載過多毒物時，肝臟、腎臟、結腸、肺、淋巴和皮膚癌理所當然就會消失。此外，惡性腫瘤不會在一個防禦及修補功能完整無缺的健康身體上形成。它們只在一個會促使它們生長的特定內部環境中生存。無論是透過什麼方法淨化這樣的環境，都可以為治療癌症產生非常不一樣的結果。

例如肺炎或水痘等毒性危機，除非被消除或克服，否則都能排除很大量的毒性，且幫助細胞再度自由地「呼吸」。發燒、流汗、流血、排出黏液、腹瀉、嘔吐等，是讓毒性離開身體的方法。用一個未受阻礙的方法分解移除毒物，免疫系統接受了一個自然且更需要的幫助。一個以減少身體所有毒性為基礎的全新免疫刺激，可以徹底地殺掉不再扮演身體求生角色的惡性腫瘤。不受歡迎的水痘、肺炎、發燒或其他這類的症狀，事實上是「上帝的禮物」（以另一個不科學的表達方式），可以拯救一個人的命。拒絕接受這個禮物，會要了這個病人的命。很多人不必要地死亡，因為他們被阻止去經歷一個疾病的所有過程。疾病不是什麼，它只是身體為了創造出口給阻滯的有毒物質的企圖。在症狀被處理掉的同時，這些毒物的出口通道也受到阻絕，因而讓身體窒息並停止它維生的功能。

透過非自然的疫苗接種計畫來抑制兒童的疾病，可能會置兒童於罹患癌症的高度危險之中。水痘、麻疹及其他自體免疫反應，被誤認為是「兒童的疾病」，有助於賦予兒童更有效率地消除潛在致癌因子的能力，卻不須經歷重大的毒性危機。

單單在美國每年就有55萬人因癌症而死亡，在國內強制報行疫苗接種的正確性備受質疑。這些建立免疫的標準程序，未經證實也不科學，可能會阻礙身體自身優越的自體免疫能力。身體透過療癒的危機來獲得天然的免疫力，降低了致癌的毒素。而人工製造出來的疫苗卻直接或間接地造成癌症。更重要的是，傳統的疫苗接種計畫會讓身體無法產生療癒的能力。

誰治好了癌症？

　　那些自癌症中完全痊癒，以及沒有得癌症的人，可以來為我們揭開造成及治療癌症的機制。

　　安妮在43歲時被診斷出得了無法治療的淋巴瘤，且醫生說她只剩下很短的時間可活。醫生強烈建議她接受放射線及化學治療，那是兩種最常用來對抗癌症的方法。安知道治療不但會增加引發第二種癌症的風險，也會帶來嚴重的副作用。她拒絕接受治療，爭辯說既然她的癌症無法治癒，為何還要治療它，並承受因大量副作用而產生的不必要折磨？

　　她有個無法治療的疾病，意味著她將走向死亡，安接受了這個事實，並自在地尋找另一個讓「轉變」更輕易的方法。與其被動地接受命運，她決定把焦點放在美好的感覺上，並開始主動扮演改善自己健康的角色。她試了各種方法，從針灸、淨化器官、草藥到冥想及觀想，這些都向她的身體細胞發送出「關心」的確切訊號。安的癌症在數個月之後就消失了。一年之內，所有癌症的明顯徵兆都不見了，這令她的腫瘤科醫師非常驚訝。過了20年之後，現在她不只沒有追蹤到癌症，也感受到前所未有的健康和活力。

　　琳達38歲時，就被診斷出惡性黑色素瘤（最具侵略性的皮膚癌）。在數個失敗的手術之後，她被告知癌症已進展到「終期」，大約只剩一年的時間可活。琳達同樣拒絕化療和放療，只把焦點放在更正面的方法，包括瑜伽、禱告、素食飲食、淨化她的器官、冥想，以及每日的觀想。現在，已經過了她的死亡宣告22年了，她依然非常健康，甚至找不出一點皮膚過敏的跡象。

　　安和琳達都改變了她們的整個人生態度，從一個無法控制、具侵略性的疾病底下的受害者，到一個創造健康身心的主動參與者。她們的第一步是負起對自己的責任，把焦點從「癌症」直接轉移到「創造健康」。

　　把這類緩解稱為「治療奇蹟」是不適當的。現今，各種癌症以及幾乎每種疾病，從小病痛到疣、甚至是AIDS，都有卓越的發現提出足夠的證據，證明疾病的自然緩解是可能的。事實上，癌症的自然緩解即使在疾病的最後階段，仍可能發生。這個事實顯示免疫系統不只有潛力去快速且有效率地清

除身體既有的腫瘤，也能預防新的腫瘤形成，只要它們的成因被處理。從一個「必須」去攻擊並殺死癌細胞的態度，轉變成讓它們寧靜，並降低因能量耗竭而對生命產生的影響，能夠刺刺激免疫細胞，讓它不要去處理症狀（癌化腫瘤）。去除了根本的原因，癌症就會像簡單的感冒一樣。

安和琳達不應是例外，她們可以變成規則。當塞普勒斯商人麥可，帶著他的腎臟癌來找我時，他告訴我他的醫生只給他一個月的壽命可活。他們已經切除了他一顆腎臟，並相信另一顆「日子也不久了」。但一個月的時間已足夠讓麥可從他的身體中移除毒素，並阻止癌症增長。在第6章和第7章中描述的淨化程序對他而言非常有效。他以前大量喝久、大量吃肉、是個夜貓子，但後來他決定停止這些耗盡他能量的事。我很少見到像他一樣這麼有決心地改變生活習慣的人。三個月後，他再度去看他在德國的醫生（醫生大感驚訝，因為他們並不期望能再次見到他），竟已找不到腎臟癌的蹤跡，也沒有其他疾病，過了14年之後，他現在仍生龍活虎地活著。

所謂的自然緩解很少是自然發生或沒有明顯原因的。身體將癌症視為是情緒和身體受到阻礙，可以透過淨化身體、心智和心靈等各個層次來度過危機。主動參與治療並對自己負責（對自己表達愛）的人，必然可以治療所有主要的疾病，包括癌症。如果你有癌症，絕不代表你的人生就毫無希望。

移除癌症需要的有用技巧

我在90年代在歐洲執業時，檢查了非常多的癌症病患，發現他們之中無論患的是哪種癌症，肝臟和膽囊中都累積了大量的結石。透過一連串的肝臟淨化而移除所有的結石，並且在每次的肝臟淨化前後也進行結腸和腎臟之後（註7），你就能創造癌症自然消失的先決條件，這也適用於被認為是末期的癌症。

如果往後維持健康的飲食和生活習慣，則治療的效果會是永遠的。大量證據顯示水果和蔬菜具有治療及預防癌症的特性。由英國食物研究機構進行的研究揭示，十字花科的蔬菜例如包心菜、甘藍菜、花椰菜和高麗菜芽等含

（註7）詳情請參閱前面章節提到的肝膽排石法。

有抗癌成分，可刺激癌細胞自我毀滅。這些蔬菜對組織和血液能產生強大的分解效應。經常攝取它們，能大大地降低整體的毒性並減少身體的癌細胞。

在這個脈絡下，瓦伯格博士對於癌細胞對糖的渴望的觀點非常有用的，癌細胞缺乏糖分就會無法快速繁殖。如果你有癌症，非常重要的一件事是，立即停止吃精製、加工的糖。精製糖在被消化時，不含任何在吸收時必需的營養。吃這些糖會流失身體儲存的營養和能量（如果還有的話），只剩下很少可供身體的其他功能使用，甚至一點都不剩。癌症從未殺死人；器官組織的廢棄物才會。癌症和廢棄物是攜手並進的。經常攝食糖分會養大你的癌細胞，卻餓死了健康的細胞。

天然的甜味劑，例如甜菊（stevia）和木糖醇（Xylitol），不會剝奪身體的營養和能量來源。甜菊沒有熱量，所以它不會提供食物給癌細胞。木糖醇有熱量（比糖低了40%），但它會緩慢地釋放到血液中，提供非常低的升糖指數（Glycemic Index）。如果適度攝取，木糖醇不會造成問題。然而，精製的碳水化物，例如義大利麵、白麵包、餡餅及蛋糕，就會快速地分解成葡萄糖，形成像精製糖一樣的效應。

顯然地，富含糖的食物和飲料，像是巧克力、冰淇淋和汽水，都應避免。希望自癌症中痊癒的人，也應該將會造成淋巴阻塞的脂肪食物，像是牛奶、優格和乳酪，從菜單中剔除。

神奇的礦物質補充品（MMS）

所有的癌症都有三個共同點：1.免疫系統虛弱且精疲力盡；2.身體已被毒素和廢棄物攻占了；3.細胞裡和細胞周圍已出現大量的病原體（感染因子），包括寄生蟲、病毒、細菌、黴菌、真菌等等。有一種礦物物質——亞氯酸鈉——對這所有的病因子具有最大的平衡和立即性的效果。除了已經討論過的方式之外，治療癌症和其他嚴重且重大疾病的主要要求是：

1. 去除會削弱免疫系統並餵養病原體的毒素。
2. 強化免疫系統移除病原體並將它們控制住。
3. 移除所有有害的病原體、病毒、細菌、真菌、黴菌、酵母菌並將它們排出體外。

想要成功，這些動作必須在同時間發生。

神奇的礦物補充品（Miracle Mineral Supplement, MMS）這個產品，是一個穩定的氧溶液，在蒸餾水中有28%的亞氯酸鈉（不是「氯化物」）。當小部分的檸檬汁、萊姆汁、或檸檬汁被加入幾滴MMS之後，就會形成二氧化氯。一旦被攝取，亞氯酸鈉會在數小時之內立即使有害的物質氧化，例如寄生蟲、細菌、病毒、酵母菌、真菌和黴菌，而這會讓免疫力暴增至少十倍。藉由這麼做，MMS在48小時之內，幾乎都令每個受測者，從血液中移除了例如瘧疾和HIV等病毒。MMS也被用來成功地治療其他嚴重的疾病，包括A、B、C型肝炎、傷寒、多數癌症、疹、肺炎、食物中毒、結核病、氣喘及流感（更多細節請見第7章）。

預防勝於治療。這個古老的諺語也適用於癌症。能預防癌症的方法，也能用於治療。在本書中所描述的所有方法和觀點著眼於幾乎所有的疾病，當然也包括癌症。

如果你有癌症，或希望能預防癌症，請確認你要避開以下的事物：含氯的水、含氟的水、殺蟲劑和其他在非有機食物、美容產品、化學染髮劑、化學洗髮精和潤膚乳液裡發現的化學毒素；非天然的化妝品；人工甘味劑如阿斯巴甜和蔗糖素；接觸放射線（X光、正子攝影等）；酒精；菸草；防晒產品；微波爐；化學藥物（幾乎所有的藥物都對身體有毒，會直接或間接導致癌症）。

性早熟與乳癌的關聯

美國和其他現代化國家的女孩，在很早年紀就進入了青春，而這也顯示了她們罹患乳癌的風險增加。在十年前，女性青春期的生理性徵—月經來潮、乳房發育，以及陰毛、腋毛的生長—典型地會在13歲或更大一點才發生。在二十世紀初期，差不多在16或17歲出現。現今，很多女孩在八歲時就開始出現這些性徵。顯然地，非裔美籍女孩特別有性早熟的傾向。甚至五或六歲，就經歷了性的過早發育。早熟讓女孩接觸更多雌激素—荷爾蒙相關乳癌的主要風險。根據生態學家史坦葛蘿柏（Sandra Steingraber）發表的數

據，在12歲就來初經的女孩，比16歲才來初經者，罹患乳癌的風險會高出50%。「如果我們能延後女孩的初經時間，」她說，「我們就能預防數以千計的乳癌發生。」

而此種性早熟趨勢的潛在原因，包括：兒童肥胖和不運動的比例上升、牛奶和嬰兒大豆配方奶、牛奶裡被加入了牛的成長激素、牛肉裡有成長激素和抗生素，而未發酵的大豆製品例如豆漿和豆腐裡則含有類雌激素。大豆的雌激素效應比避孕藥產生的多四至五倍（請見下面大豆和癌症的敘述）。其他因素還包括雙酚A（bisphenol A）和鄰苯二甲酸鹽（phthalates，可在許多塑膠製品被發現，像是嬰兒用的容器、水瓶和汽水罐的內層）；其他人造的化學物會影響荷爾蒙平衡（可在化妝品、牙膏、洗髮精和染髮劑發現）；家裡和學校的壓力；以及過度觀看電視和使用媒體。

電燈和癌症

如同前面解釋的，低下的退黑激素與癌症有很強的關聯。根據德州大學的細胞及結構生物學教授瑞特（Russell Reiter）說，退黑激素能保護基因不突變。「夜間的光線抑制了身體產生退黑激素，因此會增加癌症相關突變的風險。」他在倫敦的一個集會上如此說。華盛頓大學流行病學系的系主任戴維斯（Scott Davis）陳述道：「雖然夜間的光線和癌症表面上看起來屬延伸關係，然而其中卻有根本的生理基礎。」戴維斯和瑞特一直在研究夜間光線會如何影響女性荷爾蒙的產生，進一步影響乳癌的風險。「我們已經找到夜間光線及輪班工作與乳癌風險之間的關係。」戴維斯說。「這個研究指出，夜間工作干擾了退黑激素的分泌，導致女性的荷爾蒙過度生產。」退黑激素大概從晚上9:00開始分泌，並大約在凌晨一點達到最高峰，它也控制一個力量強大的基因，確保細胞不會存活超出它們正常的壽命。如果它們活得比它們應該活的還久，就會癌化。

從這裡得到的訊息是，每天至少要睡足八小時，並在晚上10:00之前就上床，以及關閉或阻擋任何在你周遭的人工照明。除此之外，如同前面說明的，時常接觸陽光，但不要戴太陽眼鏡或擦防晒乳。這是治療和預防癌症最好的方法。

運動改善免疫反應，治療癌症

運動對癌症病人是有益還是有害？根據2007年由約翰霍普金斯大學（John Hopkins University）在網路上發表的一項最新研究報告，不但消弭了這些爭論，更指出用運動來對抗癌症能帶來利益。對接受化療的癌症病患來說，運動是對抗治療所產生的相關疲勞的最佳方法之一。「不建議你在化療期間，從事強烈的、新的運動養生法，但如果你在被診斷出癌症之前就有運動，請試著維持某種程度的活動。」約翰霍普金斯大學腫瘤科、婦科及產科副教授，阿姆斯壯醫生（Deborah Armstrong）說：「如果你不曾運動，嘗試做一些溫和的運動，例如散步或游泳。」

運動的好處並不限於幫助因治療產生的疲勞。事實上，它們能主動地治療癌症。許多突破性的研究表明了這個事實。這幾乎不令人驚訝，因為癌細胞是典型被奪走氧氣的細胞，而運動是一個直接運送額外的氧氣到全身細胞，並改善免疫反應的方法。研究人員也相信，運動能調節特定的荷爾蒙生長，若荷爾蒙未經調節，就會刺激腫瘤成長。

然而，運動不應太過激烈。每天運動半小時，或每週數小時，就能顯著地增加細胞的氧化作用。

在一個刊登在《美國醫學會期刊》的研究中，研究人員追蹤了2,987個乳癌婦女。診斷出癌症的婦女，每週散步超過一小時，較少因為乳癌而死。其次，在另一個針對573名婦女的研究中，那些被診斷出結腸癌的人，若遵守適度的運動計畫，每週超過六小時者，比起每週運動少於一小時者，死於癌症因素的機率低了61%。在所有的案例中，發現運動是個保護性的因素，無論病患的年紀、癌症的階段，或體重如何。第三個，是刊登在《臨床腫瘤學期刊（*Journal of Clinical Oncology*）》的研究，這個研究檢視了運動對832位有第三期結腸癌的男性和女性的效應之後，確認了上述的發現。

傳統癌症療法的真相

如果你仍認為化學療法是治療的選擇之一，那麼要知道你可能產生比癌症更嚴重的疾病（那些疾病都可以藉由移除它的根本成因而被自然地治

癒）。以下是一些領先級的腫瘤科醫師、大學教授和醫師，對現代癌症療法的有效性所做的陳述：

- 「化療和放療會增加罹患另一種癌症的風險達一百倍。」——艾普斯坦博士（Dr. Samuel S. Epstein），美國國會會議紀錄（Congressional Record），1987年9月9日。

- 如果我得了癌症，我絕不會去一家標準的癌症治療中心。進到這些中心的患者幾乎沒有治癒的機會。」——馬賽教授（Professor Georges Mathé），法國癌症專家

- ……身為一位專精於分析資料的化學家，對於醫生們忽視化學治療對人體造成這麼這麼多傷害的明確證據，令我費解。」——尼克森（Alan C Nixon, Ph.D.），美國化學學會（American Chemical Society）前總裁

- 「這個國家多數的癌症病人死於化療。化療無法緩解乳癌、結腸癌或肺癌。這個事實已被證實超過十年了。至今醫生仍使用化療來治療這些腫瘤。」——列文醫生（Alan Levin, M.D.），加州大學洛杉磯分校（UCSF），《癌症的治療（*The Healing of Cancer*）》

- 「癌症研究、醫藥期刊，以及受人歡迎的媒體，促成了一種情況，就是很多有普通腫瘤者接受效果不明的藥物治療。」——沙皮洛教授（Dr. Martin Shapiro），加州大學洛杉磯分校（University of California, Los Angeles）。

- 「除了兩種癌症之外，化學治療並沒有效果。它折磨病人並縮短其壽命。」——甘德絲柏特博士（Dr. Candace Pert），喬治城大學醫學院（Georgetown University School of Medicine）

- 「化學療法對大多數的案例來說，基本上是無效的。」——勞爾夫摩斯（Ralph Moss, Ph.D.），史隆凱特琳癌症研究中心（Sloan Kettering Cancer Research Center）前資訊部總監

- 「很多腫瘤內科醫師對所有的腫瘤幾乎都建議使用化療，對幾乎是慣有的失敗仍不沮喪而充滿希望。」——布萊夫曼醫師（Albert Braverman MD），1991年《刺胳針》，「九〇年代的腫瘤內科（Medical Oncology in the 90s）」

- 「並無科學證據顯示化學療法可以以令人滿意的方式延長癌症病人的生命……惡性腫瘤的化學療法對於八成的癌症其效果仍無科學證明。」── 亞伯博士（Dr. Ulrich Abel），海德堡大學腫瘤醫院（Tumor Clinicof the University of Heidelberg）
- 「超過75%的腫瘤科醫生說，如果自己患了癌症，他們是不會接受化學治療的，因為它們既無效，毒性更令人無法接受。」── 亞伯博士（Dr. Ulrich Abel），海德堡大學腫瘤醫院（Tumor Clinicof the University of Heidelberg）
- 「美國的癌症病患中，有75%接受化學治療。」── 腫瘤科醫師約翰羅賓斯（Oncologist John Robbins M.D.）
- 「據估計，因化療而存活下來的機率是3%。現今，並無證據（對大多數癌症）顯示化療對存活或生活品質有正面的效益。化學療法和放射線療法無法讓身體變好。它們只會摧毀身體，而不是治療身身體。醫生的期望是殺死癌細胞卻不損傷病人的整體。這些療法的確殺死了癌細胞，但它們也殺死了很多好的細胞，包括免疫系統，它們是康復時所必須的。如果一個癌症病人仍保持部分免疫力，則他可能至少會有暫時的好轉，但他的身體和免疫系統仍會持續受到損害。但如果利用自然療法來滋養免疫系統，而不是利用這些療法來摧毀它，就能幫助於你康復。接著免疫系統可以自己殺害癌細胞而不帶任何副作用，於此同時，你的身體就能被治癒。」── 羅蘭戴教授（Dr. Lorraine Day, M.D.），加州大學（University of California）；舊金山醫學院（San Francisco School of Medicine）副教授、外科手術部門副主席

　　任何宣稱有效的手術、放射線療法和化學療法，對大多數的癌症都是無效的。沒有接受任何醫療的病人，其存活率還比接受治療者來得高。然而，數十個癌症試驗，包括一些隨機測試，都宣稱這些療法是有效的且能救人性命。2007年10月，大眾傳播媒體首度發表，乳癌和某些癌症的死亡率下跌了幾個百分點，顯示對抗癌症的戰役已有了真正的進展。然而，如同下面說明的，存活的數字是不可信任的且具有誤導民眾的嫌疑。媒體舉證，早期檢測法是降低死亡率的最重要因素。從某方面來看，他們的確是對的，但原因卻

錯了。早期檢測法並不能改變癌症的整體死亡率。早期的診斷篩檢只是讓存活的計時器早點啟動而已。換句話說，一個病人仍會在一樣的時間死亡，只是表面上看起來活得較久而已。

舉例來說，有兩位45歲的女性都患了相同類型的乳癌。她們的腫瘤尺寸都一樣大——尺寸還小，但恰巧能被偵測出來。其中A女士在她的乳癌早期就被診斷出來，並接受治療，而B女士並不知道她患了癌症，因為她錯過了例行的身體檢查。她的癌症已經發展到第四期了。短短的三年時間，癌症就能輕易地從第一期進展到第四期。兩位女士都在51歲時死亡。現在問題來了，誰活得比較長？根據癌症產業希望我們相信的，A女士比B女士多活了三年，但當然這是錯的，它只是表面上看起來如此。而這就是他們讓他們的詭計起作用之處。

雖然癌症並不是發生在它被診斷出來時，但它的死亡率卻是從此開始計算的。既然A女士在最初的診斷之後又活了六個年頭，所以她會被認為是乳癌存活者，因為她已超過了五年的存活指標。她會被加入「成功」的清單中。即使她在一年後死亡，也無所謂。另一方面，B女士被加入「死亡」的清單裡，因為她在被診斷出癌症的三年後就死了。這個數字遊戲的陷阱是，癌症的早期偵測似乎讓死亡率降低了，雖然實情正好相反。每年有愈來愈多人得到癌症，而這個趨勢已無法改變。

癌症治療產業利用早期檢測法，當成「延長」癌症病患在接受治療後的存活年限的方法，並以此來「降低」死亡率並「增加」倖存者的數目。結果，傳統癌症療法現在宣告帶來了我們期盼的醫學「突破」。這是這個產業所希望的，利用媒體的全面攻擊及活動，鼓勵更多人去選擇他們的治療方法，而捨棄另類的、更便宜的治療方式（已成為醫療產業的大威脅）。幾乎每個美國人都認識某個患有癌症並在接受了傳統的化療、放療和手術等療法之後，最終仍死亡或被折磨得苦不堪言的人。相對少的癌症倖存者最後活下來，並不是因為接受了這些治療，而是因為沒有接受治療。癌症的事業持續增長，而且繼續成為尋找癌症的真正治療之道的障礙。

社會大眾已被洗腦，相信癌化腫瘤是貨真價實的殺手，必須不計代價地盡早消滅它。向大眾證明現今普及的早期癌症偵測法是有效果的且可以降低死亡率，這個理由對許多人來說已相當足以讓他們接受放射療法。然而，癌

症並非是與身體其他部位毫不相關的局部性疾病。癌症是一種「系統性的問題」，一種影響數個器官和組織，甚至是整個身體的問題。去除癌症的症狀，例如腫瘤，並不代表去除了癌症背後的肇因，不管腫瘤是在早期或晚期被去切除的。如同先前解釋的，腫瘤並不是問題，它事實上是解決之道的一部分。早期偵測到癌症並進行治療，幾乎無法避免復發，當然啦，除非該病人也去除了形成癌症的原因。對於多數癌症來說，強烈抑制性及破壞性的癌症療法最終只會導致比原先的癌症更嚴重侵犯性以及更快速擴散的癌症（生存反應）。一開始「賺得」的時間，將在最後階段失去。

現行的癌症對抗療法損害或摧毀了我們的免疫系統，讓身體發炎並易於生其他的病。如果一個人切除了他結腸的癌化腫瘤，並接受了幾個化療療程，卻在四個星期後因為葡萄球菌感染而死，死亡證明上寫的會是他死於感染，而不是癌症。因治療癌症而死的頻率，比因癌症而死的還多。說癌症病患死於其他原因，降低了癌症的死亡率，這只嘉惠了癌症產業。

欲治癒癌症，我們必須放棄癌症是種疾病且會殺了我們的想法，我們也必須去辨識並移除迫使我們身體採取像癌症這種激烈生存手段的原因。要將某人的癌症治癒既不昂貴也不困難，它只須要你信任、愛並尊重你的身體和你自己。身體一直都處於準備好並急切想要治癒自身的狀態，但設置療癒發生的先決條件，其關鍵掌握在你自己手上。

Chapter *11*

糖尿病的三大成因

　　翻開近代人類病史，絕大多數所謂的慢性病幾乎都可歸咎為糖尿病的併發症。像是中風，不論是缺血性或出血性中風，因神經系統、冠狀動脈缺血以及出血所導致的心臟衰竭、肥胖、動脈硬化、血壓飆升，甚至是高膽固醇跟高三酸甘油酯等，都可說是罹患糖尿病後所衍生併發的新陳代謝功能異常，進一步導致的身體機能失調。此外、像是身體無力、視網膜病變、腎衰竭、肝功能衰敗、多囊性卵巢症候群、高血糖、系統性的念珠菌病、傷口復原能力降低和神經周圍功能失衡等，均導因於糖尿病後再被獨立出來的特定疾病和專科治療。雖然這可能造福許多醫療院所的生意和蓬勃了製藥產業，但糖尿病患因此而飽受的苦難卻是許多病人和家屬心中永遠的痛楚。

　　超過8%的美國人均深受糖尿病之苦。多數人都深信糖尿病是遺傳性疾病，是因天生基因中帶有缺陷的緣故。雖然遺傳性基因是造成糖尿病的其中一個重要因素，但確非絕對關鍵；且基因問題也不足以解釋何以胰臟細胞會突然產生機能錯亂，或為什麼步入50歲左右或更年長後的成年人，原本正常的細胞活動會開始阻斷胰島素分泌（第二型糖尿病）。

　　許多病患和醫師們都假定，因為身體運作出錯在先才會導致功能失常。這種想法不僅藐視人體機制的邏輯，同時也犯了科學上的錯誤。在這世界上，每件事都有其道理可循。僅因醫生們找不出導致胰臟細胞停止分泌胰島素的原因，並無法直接論定糖尿病是一種自體免疫性疾病，也就是一種身體內企圖自我攻擊破壞的疾病。然身體並無意藉由糖尿病的發生來破壞正常生理機制，甚或自我毀滅；身體沒有任何理由會因此而感到快樂自傲。

　　而與其懷疑自己身體的能量與智慧，倒不如進一步了解導致身體機轉罷工的原因為何，胰島素分泌能力為何失調並造成第二型糖尿病。人體維持生命運轉的機制極其精細複雜，身體會透過求生機制主動修復各種因營養不足、情緒性疼痛或不正常生活作息等所導致的傷害。若從身體機能運轉的任何反應都是以生命體健康存活為前提這一角度，疾病的發生似乎也是身體不斷自我保護過程的表徵。無論如何，身體是與你站在同一陣線的，它不會違背生存意願，即使它看起來像是在自我攻擊（如自體免疫性疾病、狼瘡、癌症、關節炎和類風濕關節炎）。

　　正如有一種會形成糖尿病的機制，相對應的，一定存有某種方式能反轉這種疾病。不論是第一型或第二型糖尿病，其實都反映了不可否認的事實——我們並未正視生命體運轉的本質為何。因為一旦機體平衡狀態先回復正常，身體自然就會卯足全力進行自我修復療癒的作業。

　　幾乎每個人都知道當有外傷或骨折時的治療方式。但當免疫修復系統失靈時、當血液裡的凝結機制和處方藥物起衝突時、甚或當身體內累積的毒素過多時，我們都可能會「失去」這種自我療癒能力。任何情況下，胰臟細胞不會全然因為倦了、累了就停止分泌胰島素；即便是第二型糖尿病，人體內60兆的細胞也不會因為不喜歡胰島素長而拒絕它。無論人體細胞罷工的理由是什麼，身為生命體的主人都可以全面逆轉，只要我們停止繼續作出對細胞有害的行為，不論是直接或間接從飲食或生活方面做起；細胞都能如同撰寫程式般被修正、補強或是更新為全新狀態。

　　治療胰臟不會比醫治骨折還困難。然為了讓療程發揮最大化功效，我們必須採取某些改變來幫助胰臟癒合，而非背道而馳。從症狀層面來治癒糖尿病症有其難度，且事實上會妨礙治療過程。找出分泌胰島素的胰臟細胞失去功能的原因病不難，要對症下藥自然也容易許多。說穿了，這些特殊細胞都需要適當的養分維繫。胰島素對人體是相當重要的激素之一，我們必須藉由必需營養的吸收（蛋白質、糖、脂肪），特別是葡萄糖將能量傳輸至體內的細胞。一旦缺乏足夠胰島素，養分就無法傳送至各個細胞，此時的糖分就會滯留於血液中導致血糖含量過高。

　　糖尿病的形成與胰島素相關（兩種類型都一樣），理論上只要將胰島素注射至血液就可以解決血液中糖、脂肪和蛋白質分子過多的問題。然而缺乏

全面性的調查和釐清狀況就病急亂投醫，不僅讓身體處於相當尷尬的狀態，同時也會病患因注射到體內的胰島素後承受血糖因此過低的風險。治療的本意頓時喪失，甚至令病情惡化。一心想用速成方法治療疾病根本不可能，這種方式最後反而會引發更多病痛。

　　目前已知罹患任一型糖尿病均會增加心臟性疾病、癌症、中風、失明與阿茲海默症等疾病的風險。胰島素濃度升高會導致大腦發炎，可能會增加阿茲海默症之風險。一份發表於《神經學檔案（*Archive of Neurology*）》（註1）的報告中指出。更多證據後來甚至浮出一個構想，阿茲海默症極有可能為糖尿病的第三種類型；出自於西北大學（Northwestern University芝加哥）幾位研究員的發現。胰島素和胰島素受體是大腦發揮學習和記憶功能的重要推手。因此大腦會自行分泌腦胰島素。2005年時，醫學發現罹患阿茲海默症患者體內胰島素和胰島素受體數值較低。當胰島素與位於突觸的受體結合時會開啟一種機制，這對於神經細胞的存活與記憶形成是必要的。西北大學最新研究發現，阿茲海默症患者腦內含有一種毒性蛋白，稱ADDL（amyloid ß-derived diffusible ligand），會移除神經細胞上的胰島素受體，讓這些神經元胰島素呈現抗性。導致神經元拒絕吸收足夠葡萄糖，造成機能退化和記憶障礙。根據2004年的各種研究結果，糖尿病患者罹患阿茲海默症的機率高達65%。

　　一連串的疑慮陸續浮上檯面，罹患阿茲海默症的機率以及心臟病、中風、癌症、失明等等風險增高的原因，是糖尿病本身亦或治療方式。我會說，糖尿病之所以成為如此危險的疾病，主要還是在於今日的治療方式只治標不治本。如果一個非胰島素依賴型糖尿病患者接受胰島素注射治療，那會要了他的命。不需太訝異，一個健康人在注射胰島素後即會出現糖尿病症狀，造成今天不少驗血結果出現不少偽陽性反應。大多數人都認為一旦罹患糖尿病，終身都飽受糖尿病之苦。但事實並非如此悲觀。

　　比方說，多倫多一家醫院的科學家一項突破性的發現，似乎燃起治療糖尿病的一線希望。研究人員注射辣椒素至患有糖尿病的實驗鼠體內，一種從紅辣椒萃取的植物活性成分，有抵銷胰臟內痛覺神經失靈問題的功效。當

（註1）卷62，頁1539。

晚，實驗鼠猶如健康般活潑亂跳。運用古老的智慧就解決純粹因人體免疫系統失調造成的胰臟器官疾病。但這項新研究並非全然正確。人體某些神經分泌的神經肽顯然是維持胰腺正常運作的重要成分。透過上述簡單的方式協助恢復神經適當運作應該是最後的步驟。辣椒素已經研究證實能夠治療膝關節疼痛或相關發炎症狀。就此點來看，治療並不一定要是昂貴且複雜的。

　　有關第二型糖尿病，早就充足證據證實其可藉由許多自然的方法，以及避免攝取導致胰島素抗性的食物等作為治療。

造成糖尿病的食物

精製碳水化合物導致胰島素抗性

　　第二型糖尿病患者通常會被建議減少或避免攝取碳水化合物，因其內含的糖分會導致患者血糖濃度超過正常指標，並危害患者肝臟。這基礎理論有其事實根據且在本章節中會陸續提及，也是個很大的誤導。讓我們先來了解這一陳述的真實面。

　　精製、加工製造的碳水化合物確實能影響任何人的健康，不單僅會影響糖尿病患者。按照身體正常消化食物的順序，人體會將複合式碳水化合物轉換成複合糖 （肝醣），儲存在肝臟和肌肉之中。在需要時，將肝醣轉換成葡萄糖生成提供細胞生成所需能量。另一方面，攝取精製碳水化合物食物（脆餅、洋芋片、糕點、糖果、冰淇淋、義大利麵、白麵包、汽水等）也表示身體跳過糖或澱粉（澱粉是糖）的分解過程，在短時間直接流入血液。攝取越多這類單一（簡單）碳水化合物，體內血糖濃度越會升高。為了維持不斷上升的血糖趨於穩定，胰腺勢必要分泌多餘的胰島素至血液內。胰島素負責將血液中的糖分運輸至細胞內，位在細胞表面的胰島素受體此時猶如一小

扇門，負責開關控制血液內的含糖濃度。

　　人體細胞需要真正有用的葡萄糖，和被迫從可樂或冰淇淋吸收進入血液中的無用糖分有相當程度的差異。細胞不喜歡吸收帶酸、漂白、處理過和缺乏能量的糖分（空熱量），因為這些糖分對細胞運作一點幫助都沒有。為了保護免受這類細胞毒，細胞會豎起一道屏障，同時間也阻擋攜有適切、有益和優質葡萄糖的胰島素進入細胞裡。此時，滯留於血液中的糖分無處可去，因此產生的激增血糖濃度又促使胰臟分泌更多胰島素，然後又讓更多的細胞築起屏障拒絕吸收糖分，接著血糖又更加上升；不斷惡性循環。這一現象稱為胰島素抗性。當胰島素分泌量不足以負荷不斷高升的血糖量時，第二型糖尿病於焉產生。第二型糖尿病所造成的胰島素抗性，會引發相當嚴重的併發症，包括：

> 心臟病
> 動脈硬化
> 動脈壁損壞
> 膽固醇升高
> 維生素和礦物質缺乏
> 腎臟疾病

> 脂肪燃燒機制停止
> 脂肪聚集和儲存量增加
> 體重增加

　　近期，根據《糖尿病護理（*Diabetes Care*）》（註2）一份報告，一般在食用的麥片或可幫助減少胰島素抗性問題。身體對胰島素需求越是敏感，體內細胞從血液中吸收葡萄糖的效率就愈高；這對許多第二型糖尿病患而言不啻為好消息。早期已有許多研究表明，攝取較多可溶性和不可溶性膳食纖維者，患第二型糖尿病的機率較低。為找出不可溶性纖維降低患糖尿病風險的原因，一組德國研究人員特別設計一款特殊麵包，在每片麵包中增添十克的不可溶性纖維。研究人員找來17名有過重和肥胖問題的女性，每天都吃三片麵包，確保其纖維攝取量符合每日建議標準20至35公克。短短三天後，這些女性體內的胰島素敏感性便獲得8%的改善。你可以用天然的方式增加不可溶性和可溶性纖維攝取量，只要選擇天然未經加工的食品，如水果、蔬菜、穀物、豆類、堅果和種子。聽起來再簡單不過，食物仍然是最佳良藥。

（註2）29卷775頁。

動物性蛋白質比糖更有害

　　無庸置疑的，毫無營養價值的食物最終會導致營養不良、飲食失調和肥胖。為避免血糖濃度突然升高造成傷害，即便是健康者也不該攝取精製糖或澱粉含量過多的食物。長期嗜吃甜食或澱粉類食物反應出細胞代謝機制已受到嚴重干擾。然比起動物性蛋白質的殺傷力，糖分所扮演的壞人角色似乎有點小巫見大巫。糖尿病患者幾乎從未被告知身體所需胰島素適當含量，如普通一塊牛排約等於胰島素用以消化半磅精製糖所需的量。醫生之所以不告知，是因為光吃牛排並不會讓血糖濃度升高，因此肉類似乎成了安全食物清單，尤其對糖尿病患者來說。正因如此，這一「疾病」才會在不知不覺中益發嚴重。

　　第二型糖尿病的胰島素抗性，說明了胰臟還有生產胰島素的能力，只是身體細胞對它的敏感度較低。胰島素就像是開啟「大門」的「鑰匙」，讓葡萄糖和其他的養分能通過並進到細胞內。當有太多「大門」沒有開啟，或門上的「鎖頭」因為「生鏽」而無法開啟時，即使身體有產出胰島素，也會造成胰島素抗性現象。如果胰島素分泌過於頻繁或數量過於龐大，長久下來，細胞會受損並出現癌變。長期攝取動物性蛋白質會造成細胞的胰島素抗性加劇，一開始只是血糖濃度升高，最後慢慢轉變為第二型糖尿病。太常吃含糖分和脂肪的甜食是主因之一，但影響程度相對較小（註3）。精煉油脂也扮演重要角色，這部分稍後會介紹。

　　即使一個健康的身體，胰腺細胞也無法生產如此大量的胰島素來處理經常食用的動物蛋白質。部分未經使用的蛋白質會由肝臟分解，然此消化能力對糖尿病患者則大感吃力。剩下的蛋白質在血液中循環，直到他們被輸送至細胞間液。由於糖尿病者的細胞膜不斷阻止胰島素進入細胞，連帶糖、蛋白質和脂肪酸也被拒於門外。部分剩餘糖分會轉化為脂肪並積聚在組織裡，蛋白質需透過不同的方式移出細胞間液或結締組織，人體將過剩的蛋白質轉化成膠原纖維，用來建造微血管壁內的基底膜。蛋白質這個消失的過程，讓人

（註3）除了此處討論的情況之外，還有一些情況也會讓身體處於形成胰島素抗性糖尿病的危險邊緣，它可能會讓原本溫和、臨床症狀不明顯、短暫卻早已存在的糖尿病顯現出來；這些情況包括懷孕、可體松或強的松等類固醇過度製造或過度使用、生長荷爾蒙過度製造（肢端肥大症）、感染，以及長期或嚴重的壓力。

誤以為蛋白質對糖尿病患者無害。

　　然而，糖分卻不如蛋白質擁有類似追蹤不了的逃逸路徑。一旦組織液中充滿無用的糖分，血糖濃度便隨即升高。隨著蛋白質持續消耗，微血管壁內基底膜不斷積累許多簡單醣（單醣）與蛋白質纖維，一直到輸送空間完全被占據；就算細胞被迫放棄胰島素抗性反應好讓糖分能繼續進入基膜內也於事無補。

　　了解蛋白質對糖尿病的影響相當重要，這裡再次重申第6章裡已解釋的觀念。假使身體攝取高蛋白質含量的食物如肉品或雞肉等，身體會需要更多的胰島素以從這些食物的胺基酸中合成蛋白質。據研究，此一蛋白質合成的刺激，為胰島素的典型功能。

　　喪失胰島素協助蛋白質合成的刺激功能，同時會減緩成長並造成體重減輕。為確保這些肉類蛋白質內的胺基酸順利合成為蛋白質，胰腺必須不斷分泌胰島素。換言之，吃越多動物性蛋白質，身體所需胰島素就越多，益發增加第二型糖尿病者形成胰島素抗性的機會。

　　資料顯示，一塊一般大小的牛排所需刺激胰腺分泌的胰島素，相當於要喝掉12瓶汽水的含糖量的分解量。如果大塊吃肉的同時還吃進馬鈴薯、甜點跟汽水的話，就如同多數美國人般，可想見胰島素抗性的問題會多嚴重。美國是糖尿病患者成長速度最快的國家，這點似乎也不需太訝異。（更多糖尿病資訊請見第11章）。

　　影響胰島素對蛋白質代謝的過程十分複雜，它涉及合成蛋白質與降解蛋白質的改變。攝取過量蛋白質會促使胰島素分泌增加以進行降解程序。蛋白質合成、碳水化合物控制和脂肪代謝程序意外地連結在一起，且像許多原本作用於胰島素以控制葡萄糖代謝的類似信號機制，也轉而協助蛋白質合成作業。吸收過多蛋白質終會導致胰島素抗性直接發生，並導致第二型糖尿病成為終身的慢性病，且疾病不會停止惡化。

精煉脂肪和油是可口的毒藥

　　約1930年代，醫界普遍認為退化性疾病的發生導因於內分泌系統失調，即所謂的胰島素抗性。人體內血糖調控機能嚴重紊亂的狀況，也被解讀成如一般性疾病的正常錯亂症狀。雖然基於某些原因，這些珍貴的資訊從未告知

社會大眾，然這些對嚐起來美味卻對身體運作毫無營養價值的脂肪和油品，都是包著美麗糖衣的毒藥，也是破壞健康的罪魁禍首。這些破壞性影響，導致嚴重營養缺乏，妨礙身體維持正常細胞的新陳代謝功能。

近幾年來，出現不少有關好脂肪和壞脂肪的廣告宣傳。雖然有些食品公司宣稱其選用成分好的脂肪，市面上絕大多數的食品都還是含有對人體有害的脂肪。食用油產業希望消費者相信，飽和脂肪是不好的而不飽和脂肪是好的。這觀念其實不然。因為有許多非常有益的飽和脂肪，就如同也有很多不健康的不飽和脂肪。分辨脂肪好或不好的唯一方式，應該在於這些脂肪是否保留其天然形式或經過人工。廣告中的介紹說明不值得相信，因為這些文案都是精心安排、篩選或誇大成美味的抹醬或是低膽固醇烹飪油等詞藻。這些富創意的廣告文宣不是用來扭轉消費者的實質健康，而是企圖創造一個大豆、棉籽、油菜籽等廉價食用油的市場。

1930年代初，食品製造業並不普及，因為消費者普遍對於這些食品的品質和新鮮度高度質疑。使用自動化工廠大量生產食品背後所存在的巨大暴利，更是遭許多當地農夫們抗議不公。演變到最後，這些抗爭與質疑早已消失殆盡，取而代之的是一些在過去從來沒看過或不知道的「新」食物。當人造乳瑪琳和其他精製及碳水化合物食品開始充斥於美國超市貨架上，也曾遭到乳品業者的強烈反對，但女性消費者卻發現這種油品比起豬油更方便烹煮。由於二次大戰期間奶製品大量短缺，人造乳瑪琳（奶油）自此順理成章成為一種普遍的平民食物；過去常作烹飪用的椰子油、亞麻籽油和魚油遂從美國食品雜貨店貨架上消失。

這項由新興食品工業掀起的運動，將矛頭全指向實際上有益身體的天然烹飪油，如當時非常流行的椰子油便是一例。大眾媒體開始造謠，指責食用飽和脂肪會導致心臟病，這果真吸引相當規模的美國消費者注意。直到30年或更多年後，椰子油才慢慢又重回零售店以及健康食品店的貨架上。椰子油和其他健康用油已經被各種廉價劣質油，包括大豆油、棉花籽油跟芥花籽油取代。實際上椰子油有助於體重控制，可預防民眾罹患糖尿病。椰子油從美國人的餐桌上消失了，糖尿病也成了這國家人民最致命的疾病；甚至許多國家也是。

如果你患有任一型糖尿病，並希望永遠恢復身體自然的糖分調節機制，

你將需花費相當長的一段時間嚴格拒絕任何人造脂肪、食用油，包括許多加工食品、**餐廳食物**、速食餐點中所會使用的，以及陳列架上以「健康」為名的各種包裝食品。另一個更有害人體的油是由油菜籽基因改造過後生產的芥花籽油，芥花籽油在加拿大生產，因而改名為Canola，換個名字改頭換面後，隨即席捲美國市場。原因無他，因為當時社會瀰漫著膽固醇恐慌症（直到今日還是）。芥花籽油很便宜，是許多有預算考量餐廳的首選。其聲名大噪的理由自然是因為其膽固醇含量極低。但這種油最主要的問題在於它不該被加熱；這對於食品加工、餐廳烹調和家庭食用而言完全是天方夜譚。發表於1998年1月26日的新聞「Omega-3營養成分」報導：「芥花籽油經高溫加熱，其富含的Omega-3必需脂肪酸會遭破壞並轉成非自然結構，增加總膽固醇含量卻降低好的高密度脂蛋白含量。」

日本研究人員發現，經餵食富含菜籽油成分食物的老鼠，壽命會縮短40%。「這些實驗鼠長期食用芥花籽油後，其心臟、腎、腎上腺和甲狀腺器官均出現脂肪變異。」加拿大聯邦科學家花費數年時間，以消弭大家對於芥花籽油會造成高血壓和中風的恐懼。加拿大衛生部堅持，雖然他們的研究與日本的數據相符，但菜籽油本身對人體是無害的。不可否認，食用芥花籽油和心臟纖維化病變、肺癌、攝護腺癌、貧血和便祕等確有相關。芥花籽油中的長鏈脂肪酸已證實會破壞大腦的周圍神經鞘細胞。其他與食用芥花籽油相關的疾病尚包括視力模糊和大規模神經系統錯亂。

什麼原因，讓政府單位突然變得如此確定這迅速竄紅的芥花籽油，其長期副作用不致於在三五年內就出現？難不成美國食品藥物管理局曾默許菜籽油廠商規避各項冗長又昂貴的食品安全檢測，包括人體醫學研究？假設菜籽花油對實驗鼠的後遺症如此巨大，會不會許多心臟發病和中風者根本可能因長期食用菜籽花油而成為犧牲者？既然芥花籽油已散見於大量的食品製造業、烘焙業、冷凍食品業以及餐廳食物，世界健康人口空前驟減的背後元凶是否也已昭然若揭？

究竟精製或工廠製造的食用油會對身體造成什麼影響？其中之一便是造成嚴重的腸胃不適。美國飽受胃酸逆流、大腸激躁症、克隆氏症、便祕、大腸癌等等消化道病痛之苦的人口，已超過所有各項疾病加總後的數量。油炸食品和速食已經成為三至三十歲年輕人口的標準用餐內容。他們之中患有糖

尿病的比例亦不斷攀升。不論是稱油菜籽油或芥花籽油，這種油都會導致肺氣腫、呼吸窘迫、貧血、煩躁、腦癌跟失明。

　　精製生產後的芥花籽油製品和人造奶油，一接觸高溫便會破壞內含的必需脂肪酸，其高溫下的穩定性甚至不如飽和脂肪。先前提到，高溫會將不飽和雙鍵轉換成反式脂肪酸化學結構。雖然一些食品改良中所含的高品質必需脂肪酸確實有助人體健康，但遭破壞或腐敗的脂肪結構反而對人體造成莫大傷害。況且，它們可能啟動強烈的免疫防禦反應，最後造成如第一型糖尿病等的自體免疫性疾病。

　　要讓細胞變得健康且功能正常，對葡萄醣分解相當重要的漿細胞膜就必須帶有CIS結構的W-3不飽和脂肪酸。這成分讓細胞膜呈現光滑且容易流動，藉此讓葡萄糖分子能通過它們並進入細胞內部進行能量轉換。這過程能幫助血糖濃度穩定。長期食用經過高溫處理過的脂肪或油（相較天然未經壓榨的油或不飽和脂肪），細胞膜會漸漸失去原本攜帶的健康脂肪酸，改吸收有害的反式脂肪酸和中鏈飽和脂肪酸。如以一來，細胞膜變得較厚、較硬、較黏稠且抑制葡萄糖運輸系統機制，造成血糖上升。

　　身體其他部分得承受因細胞膜阻塞所造成的嚴重後果。為應付血糖升高，胰腺就要分泌更多胰島素，造成體內各處的發炎現象。比方說，肝臟試著要將多餘的糖分轉換成能被脂肪細胞儲存的脂肪，造成體脂肪。而為了排除血液中過多糖量，泌尿系統也得超時工作。最後，身體因細胞缺乏能量慢慢進入一種慢性疲勞的狀態。

　　腎上腺在超額分泌壓力荷爾蒙至血液的過程，會出現情緒波動、焦慮和抑鬱，內分泌系統出現紊亂，不斷要求增加胰島素的沉重負擔，終使胰腺無法負荷產能。因此，體重每天會增加一點點。心臟和肺部內部變得擁塞，未能提供體內所有細胞維生所需的氧氣，包括大腦細胞。體內各器官和系統都遭受到這個簡單的錯誤飲食習慣所影響。其實糖尿病是一種後天失調導致的疾病，逆轉方式僅需靠選用自然新鮮的食物，也就是大自然慷慨提供人類生存的材料。人類自以為能創造出比大自然更好食品的謬論，已經變成了具大規模殺傷力的武器。

　　當糖分受困於血液中並開始在血液中增加時，若又吃進更多糖的話，可能危及生命。缺乏足夠的血糖進入細胞和身體各器官，同樣可以致命。假使

心臟細胞的葡萄糖消耗殆盡，就會發生心臟衰竭。如果腎臟細胞的葡萄糖消耗殆盡，就會發生腎衰竭。如果眼睛吸收不到所需葡萄糖，就會導致失明。如果大腦細胞缺乏足夠葡萄糖，便會造成阿茲海默症。同樣的命運陸續降臨在肝臟、胰腺、胃，以及需要燃燒活動的肌肉和骨頭細胞，它們都會因缺乏所需葡萄糖而漸漸衰敗。身體無法吸收足夠葡萄糖時會產生食慾，特別是糖、甜食、澱粉食物或含糖飲料等，因此又導致過度飲食及進一步阻塞，最後形成心臟衰竭甚或癌症。

揭開糖尿病症候群的戲碼

　　由於第二型糖尿病患者體內60兆的健康細胞都受到牽連，糖尿病患就極可能罹患各式各樣的器官性疾病。雖然醫藥科學長年否定此說法，但已有重要醫學研究證實了這點。生活在現代社會的我們飽受許多慢性疾病所擾，包括心臟病、癌症、關節炎、多發性硬化症、老年失智症與帕金森氏症等；這些疾病其實都非單獨出現的疾病。如我們所知，阿茲海默症即為第三型糖尿病的病症。既然病因和病症都互為關連，生理上的不同部位的病痛反應只是它們最後決定以何種面貌浮上檯面。總有一天，執業醫師都會認識到所謂糖尿病、癌症、心臟病、老年失智等疾病，其實都出自於相同的因果循環，治療方式自然也一樣。

　　第二型糖尿病發展初期，胰腺會設法回應日益壅塞的血管壁（含超量蛋白質），而有可能分泌過量胰導素造成攝取過多糖分或澱粉食物。持續胰導素產能失調的結果，就是細胞變得更加抗拒胰島素。細胞試圖透過阻止過多胰島素（連同重要營養物質）進入以免細胞受損害性影響造成細胞突變。（過多胰島素在體內可引起癌症）。最後，透過複雜的反饋機制和酶激素反應，胰腺會開始辨別血液中血糖含量增加，而細胞糖分、蛋白質和脂肪酸出現短缺的問題；此時胰腺會開始關閉、銷毀或「安樂死」大量的胰島素分泌

細胞（胰腺），促使非胰島素依賴型糖尿病轉為胰島素依賴型糖尿病。

　　其他可能會導致胰腺胰島素分泌減少的原因還不少。當微血管基底膜胰腺的營養物質供應鏈跟蛋白質纖維出現壅塞後，胰島素的生產和其他重要功能如消化酶生產就會被抑制。同樣的，肝臟內的膽管結石也會使膽囊膽汁的分泌急劇減少。愈來愈多人的膽汁沉積物內帶有膽固醇結石，在進入膽管時阻塞在十二指腸壺腹中（這裡是膽管和胰管相遇並接合的部位）。膽汁會促進胰腺酶以幫助食物進入小腸時消化。如果膽汁流量受到限制，表示胰腺酶分泌功能無法完全發揮。胰腺中任何使用不全的胰腺酶會破壞或摧毀的胰腺細胞，從而導致胰腺炎，這也是糖尿病和胰腺癌的共通成因。在任何情況下，奄奄一息的胰臟都依舊努力分泌足夠胰島素以挽救身體機能頹式來，至少暫時是如此。身體會很自然的放棄某部分的運作以解救另一部分的機能。

　　再明顯不過的是，癌症自我保護的防範措施也反應在胰島素因缺乏而無法釋放血液中的糖分。當第二型糖尿病患者漸漸轉為胰島素缺乏時，醫生往往告訴患者，除開始接受血糖藥物治療外，繼續食用蛋白質食物並無大礙。因此，原本不需依賴胰島素的患者開始進行注射胰島素，卻大大增加了健康風險。

　　這完全是可避免的。我曾遇過一名胰島素依賴型病人後來成為素食主義者，短短六個星期之間，糖尿病的主要症狀和病徵完全消失，這是他二三十年來的頭一回。

　　慢性疾病之所以變慢性，是因為其成因從未被解決。胰島素注射是讓病患無法復原的方式。它繼續促使細胞產生胰島素抗性，強迫胰腺摧毀愈來愈多胰島素的製造細胞。許多天然的方法都可以取代胰島素注射治療法。像每天吃一茶匙肉桂粉，就能平衡血糖。另一個相當了不起的藥草或稱香料的薑黃也具類似效果。青花椰菜和許多蔬菜，以及經常讓身體照射到陽光（促進維生素D生成）（註4），均有助於血糖濃度維持；這些方法遠比選擇具危險性的胰島素注射還好。

　　避免食用蛋白質食物，進行肝膽排石計畫（膽結石是糖尿病的主要病因

（註4）加州大學洛磯醫學院的研究人員發現，維生素D指數最低的一群人，比維生素D含量高者，更易出現第二型糖尿病的症狀，包括胰腺功能低下及較高的胰島素抗性。若讓皮膚曝晒於紫外線下，則身體會開始製造維生D。

之一。詳見《神奇的肝膽排石法》一書），維持每日均衡飲食和規律的生活作息是本書大力推廣的自然醫學主張，同時也是幫助身體恢復正常機能的有效方式，而非以壓抑的方式解決病症。如果你是一名糖尿病患者，選擇對自己健康負責任的態度，才有機會扭轉甜食不斷侵蝕體內細胞，最後造成生理疾病的景況。

過胖的風險

根據美國國家統計資料，美國約有16億人口被診斷為糖尿病，然實際數據會更高。據估計，另外還有540萬的人都有糖尿病症狀，只是不自知而已。第二型糖尿病，又稱成年發病型糖尿病，目前已有發生於六歲孩童身上的病例。特別會出現這些健康疑慮的族群，主要分布於長期食用如漢堡、炸雞、義大利麵、馬鈴薯和精製糖果等廉價速食，以及加工食品和飲料（註5）。這些食物都是快速增加血糖濃度的常見因素，並刺激過量胰島素生成。

當過多胰島素在血液中，體內化學反應會啟動生長抑制素，抑制胰島素分泌。等待適當時機，這一自然反饋機制就會變成糖尿病。比起高加索白人，非裔美國人有超出60%的機率容易罹患糖尿病，拉美裔美國人則有90%的風險機率。由於龐大糖尿病患者未經確診，醫生們現正失去比自己所知還多的糖尿病患者。

根據一份美國官方於2004年11月發表的資料指出，愈來愈多被診斷有糖尿病的美國成年人是肥胖者。另根據美國疾病管制局的研究，1999至2002年間，54.8%滿19歲的糖尿病患者為肥胖。對照1988至1994年的記錄，當時僅為45.7%。如將1999至2002年的肥胖者與超重者加總的話，總比例會高達為85.2%；比前幾年的78.5%還高。根據美國肥胖協會（American Obesity Association）指出，全美有6,900萬人嚴重肥胖或稍胖。

（註5）哈佛公共健康學院的40位研究人員，檢視了參與第二期護士研究的51,000位婦女的飲食和用藥資料，在這群人中，有超過700例的第二型糖尿病病例是在研究期間診斷出來的。哈的研究人員認為，是含糖飲料中的過剩熱量和過多會被快速吸收的糖分，促使她們體重增加並有較高的危險會形成第二型糖尿病。事實上，每天喝一杯或一杯以上含糖飲料的婦女，其患有第二型糖尿病的機率，比起不喝這類飲料者還高80%，根據加州大學柏克萊分校所發表的報告，一天一杯運動飲料會導致一年體重增加13磅。

　　在美國疾病管制局的研究中，是以身體質量指數（BMI）來評估一個人體重是否標準。若BMI介於25至29之間就是超重，BMI大於 30者即歸類為肥胖。利用身體質量指數確定罹患糖尿病風險與否並不太可靠，且指數可能還低於實際值。以一般人平均統計分析所得之結果往往違背真實數字的意義。舉例來說，一個身心平衡的風能體質者，其體重通常較平均值為低。根據身體質量指數的定義，風能體質者的體重會被認為體重過輕。他們的骨頭比一般人輕得多，而體脂肪較少。然如果一名風能體質者體重增加25磅時，就會對其身體健康造成嚴重傷害，但依照身體質量指數的標準，這群人依舊座落於正常標準範圍內。另一方面水能體質者身體重量結構已經偏重，原本就不需要再多增加25磅就容易出現典型的糖尿病、心臟病或癌症。

　　若將目前使用在計算身體質量時所存在的的差異去除，則幾乎每一個糖尿病患者是超重或肥胖。同樣的，一個超重或肥胖的人實際上應可被歸為糖尿病或至少有某種程度的胰島素抗性。體重超重者其體內新細胞不正常地積累，根本就沒有足夠的胰島素可滿足這些額外細胞所有的營養需求。儘管胰腺仍可分泌正常或增加些許額外的胰島素產量，但體重增加還是會導致胰島素相對不足，胰腺終會日益疲憊與彈性疲乏。胰島素相對缺乏的副作用和真正缺乏胰島素的傷害，同樣會造成胰腺細胞完全停止生產。

　　據美國糖尿病協會（American Diabetes Association）的報告，每年因糖尿病死亡者約有178,000人（這數據可能有誤，註6），54,000名需截肢，另約12,000至24,000名失明。糖尿病患者失明的風險比非糖尿病患者多25倍以上。因糖尿病性視網膜病變所導致失明，影響超過410萬名40歲以上的美國人。這是糖尿病視力併發症最常見的一種。由約翰霍普金斯大學（2007年10月19日）發布的一份報告，幾乎所有患第一型糖尿病和70%以上的第二型糖尿病患者，最終都會產生糖尿病視網膜病變。糖尿病性視網膜病變的特點是視網膜損壞。其他長期糖尿病發症還包括血管異常大或小、神經病變（神經損傷），以及皮膚、牙齦和牙齒受損。

　　據估計，到2010年糖尿病將正式超過心臟病與癌症，並因其眾多的併發症成為人類主要致死性疾病。我衷心期望有愈來愈多科學家和醫生均能正視

（註6）根據國家健康統計中心（National Center for Health Statistics）在2001的死亡人數／死亡率資料初估，顯示在2001年，有934,550個美國死於這種疾病不受控制的症狀。

這些看似不同「疾病」的共通因子，明白它們都屬於代謝性疾病的一環，不同的病症顯示僅是代謝異常所呈現的結果。

自體免疫性（第一型） 糖尿病

在美國有近70萬人為第一型糖尿病患者。這也是最常見的兒童慢性代謝失調疾病。高加索人種，尤其是北歐人罹患風險最大；亞洲或非洲族裔的人種面臨的風險則相對較低。第一型糖尿病通常會發生於30歲以下的成人或兒童身上，其中的風險差異在於遺傳而跟飲食無關，這部分留稍後解釋。第一型糖尿病在被正式診斷前，可能被忽視多年。一經確診後，病情的發展很快便急轉直下，只消短短幾天或數星期，不斷超出正常範圍的血糖濃度（高血糖）便為讓身體症狀陸續出現。早期症狀包括頻尿，夜間尤其明顯；孩童夜間尿床、極端口渴或口乾、體重下降，有時甚至飢餓過度。

第一型糖尿病的定義，是因胰腺裡的胰島素分泌細胞，也稱為 β 細胞，遭破壞所導致胰島素缺乏。第一型糖尿病患者需依賴胰島素注射以控制血糖濃度。最常形成糖尿病的是在青春期，雖然它可以發生於任何年齡。

第二型糖尿病，是由於胰島素抗性造成細胞在體內無法獲取葡萄糖產生所需能量。第一型糖尿病雖然其細胞所需葡萄糖也遭剝奪，但主要是因為生成的胰島素功能已經失效之故。細胞遇缺糖時，人體就會開始分解脂肪以產生能量。導致酮或脂肪酸進入血液，造成化學物質失衡（代謝性酸中毒），稱之為糖尿病酮症酸中毒症。如未及時治療，飆高血糖會導致漲紅、燥熱、皮膚乾燥、呼吸困難、煩躁不安、情緒混亂、嗜睡、昏迷甚至死亡。

愈來愈多身體科學證據認為，兒童時期攝取牛奶會增加第一型糖尿病的形成風險。美國糖尿病協會於2000年發表，研究人員發現，如果孩童的兄弟姐妹中患有糖尿病，且每天喝超過半公升的牛奶，其罹患糖尿病的機率會比喝較少牛奶的孩童高出五倍。目前雖尚不清楚牛奶中的何種成分可能會增加患糖尿病風險，但研究人員懷疑，其中的某種蛋白質可能是罪魁禍首，導致免疫系統攻擊製造胰島素的胰腺細胞。乳製品內的荷爾蒙相當接近人類荷爾蒙，造成自體免疫反應產生。可能會導致關節炎、腸躁症、克隆氏症、淋巴水腫和淋巴擁塞、喉嚨卡痰、疲倦、癌症和許多其他疾病。

　　雖然很多第一型糖尿病患者多起因於自身基因組成對疾病感染比較敏感（遺傳變異），但許多同樣具有相同遺傳變異問題者卻不見得會發展為糖尿病。這說明了飲食習慣才是扮演決定性關鍵，決定誰最後會被疾病困擾。事實上，研究發現餵食母乳最少三個月的嬰兒，長大後發生第一型糖尿病的機率較低，也較不易肥胖。

　　這進一步支持和證實其他的研究發現，認為太早期接觸牛奶和和以牛奶為基礎的配方奶者，日後容易發展成第一型糖尿病。臨床研究也證明，有哺乳的婦女，子女日後出現第二型糖尿病的機率也會降低。

正統醫療手段的危機

　　糖尿病確診後，醫生直覺要求病患口服降血糖藥或胰島素以抑制病情，但卻未細究病發的核心因素。目前作為口服降糖的藥物包括雙胍類（Biguanides）、葡萄糖苷酶抑制劑（Glucosidase inhibitor）、類短效胰島素促泌類（美格替耐類Meglitinides）、磺脲類藥物（Sulfonylureas）和噻唑烷二酮類（Thiazolidinediones）。雙胍類以降低血糖的方式，主要作用於肝臟，抑制所儲存葡萄糖的正常釋放，從而干擾腸道自攝取的碳水化合物吸收葡萄糖，改由其他部位獲取葡萄糖。這會嚴重破壞所有器官系統的運作。

　　葡萄糖苷酶抑制劑的設計，在於防止由胰腺消化碳水化合物所產生澱粉酶。理論基礎是，認為只要不消化碳水化合物，血糖就不會上升。但這做法明顯可能會導致體內細胞的飢餓問題。

　　類短效胰島素促泌類（美格替耐類Meglitinides）和磺脲類藥物（Sulfonylureas），主要是刺激胰腺產生更多胰島素，特別是針對血液中胰島素含量較高的患者。由於大多數醫生並不先行測量胰島素含量，單純開立常見處方藥往往容易發生更有害的副作用，包括低血糖。

　　噻唑烷二酮類（Thiazolidinediones）藥物已經證實會導致肝癌。其中的一種藥物Rezulin，用來刺激血液中的周邊細胞來攝取葡萄糖，並抑制肝臟正常分泌葡萄糖的工作。這類藥物因導致超過100名糖尿病患者死亡後，目前已不允許使用。不論是口服降糖藥或是胰島素注射，兩者都有升高體內細胞攝取更多葡萄糖的副作用產生。基本上這意味，糖尿病患者不該指望這些藥

物能改善或治癒病情。相反的，採用正統醫療的方式意味得更早面臨因心臟或腎臟衰竭，或其他身體器官衰敗所導致的死亡。研究已證實，糖尿病治療藥物導致心臟病發的機率高達2.5倍。

有些糖尿病藥物的危險性較低，但無論如何，其風險性仍高，最好考慮避免服用。例如，廣泛作為治療糖尿病的藥物梵帝雅（Avandia），最近已知會引發更大心臟病發作的風險性。這份研究已經發表於2007年5月21日的《新英格蘭醫學期刊》。

經彙集數十個研究結果，分析多達28,000個病例後，葛蘭素史克（GlaxoSmithKline）公司生產的梵帝雅導致心臟病發作的風險率高達43%。美國政府已經發出安全警告，但美國食品藥物管理局卻未採取更強烈的手段，要求藥物外包裝加貼警示標語。我不得不膽敢提出簡單的質疑：「難道80%糖尿病患者其實是死於心臟病？」和「誰會從這些被刻意淡化的發現和風險中受益？」

醫院的醫生無法治癒你的疾病。「治癒」甚至不是他們能使用的字眼。多數執業醫師只想以要速戰速決的方式解決你的不適，如對第二型糖尿病患，選擇以降糖藥物來暫時緩解你的症狀和降低體內血糖濃度，卻從未真正探究病因根本。降血糖藥物的其中一項問題，是藥效可能會隨時間漸漸失去效力。這會大大增加病患死於心臟病發作的機率。如果這還不夠糟，或許你該更加體認這些藥物是足以使生活更加悲慘。常見的副作用包括體重增加、膽固醇和三酸甘油酯升高、噁心、腹瀉、便祕、胃痛、嗜睡和頭痛。

根治病因

為幫助身體自我療癒並消除導致糖尿病的症狀（特別是第二型，也有可能是第一型），應該避免吃動物性蛋白質，如肉類、魚類、家禽、雞蛋、乳酪和牛奶。在療癒的階段，嚴格拒絕食用便宜、精製油或油脂類產品，包括許多餐廳供應的食物以及所有加工食品。你應該以健康的脂肪和烹飪油入菜，如冷壓的椰子油、橄欖油、芝麻油和酥油。不要食用以微波烹煮的食物。避免冷凍食品、罐裝食品和隔夜菜。服用武靴葉（gymnema sylvestre）治療受損的胰腺細胞，和月見草油助改善神經功能。參考第7章有關自體尿

療法和助血糖平衡的食品、草藥和香料包括油和肉桂。淨化主要的排毒器官
（肝、結腸和腎）有助逆轉兩種類型糖尿病。

　　詳讀標籤。如果某個加工食品含有超過兩至三種加工原料，就很有可能
對身體毫無益處。理想情況下，只吃天然的食物如水果、新鮮沙拉、煮熟的
蔬菜、穀物、豆類、堅果和種子等。甜菊葉糖、木糖醇和D-甘露糖和一些
蜂蜜等，嚴格禁止糖和澱粉類食物，如麵食和馬鈴薯。比精製糖更糟糕的是
人工甜味劑和利用它們調味的產品，以不惜任何代價的方式拒絕這些有害食
物。人工甜味劑會影響整個自我療癒過程，就算遵守所有規則也一樣。（參
考第14章「阿斯巴甜和其他甜食殺手」）。多數維生素補充品對糖尿病患起
不了作用，只會被排出體外，且在這之間已先傷害到腎臟。此外，應避免所
有包裝飲料和果汁。最好吃天然完整的水果，並在餐與餐之間食用。

　　當病情漸轉好時，試著自行記錄體內血糖值，不妨利用血糖表來幫助這
部分的記錄。務必與一位能了解你所採取的自我療癒措施並且願意支持你的
醫師合作。除此外，血糖穩定落在正常範圍值之前，避免飲酒。咖啡因以及
其他興奮劑也是相同道理。興奮劑，如咖啡因和尼古丁會促使肝醣釋放到血
液中。

　　對那些處於胰島素抗性邊緣的糖尿病前期者，應遵循相同準則。如果你
也不想承受患糖尿病的風險，上述的飲食方式也有助疾病預防。例如，軟性
飲料已被確定會導致糖尿病。美國哈佛大學公共衛生所（Harvard School of
Public Health）研究人員，曾針對超過51,000名婦女進行長達九年的飲食與
就醫資料，這群人自願參加這項有關「健康照護研究　第二部」的研究。在
這段研究時間裡，這群研究母體診斷出超過七百例第二型糖尿病患者。研究
發現，每天喝一杯或多杯軟性飲料的女性比起沒喝飲料的女性，多出80%罹
患第二型糖尿病之風險。

　　改變關鍵生活方式包括飲食和身體活動，或許並非對每個人而言都是容
易的。但在控制血糖這件事上，你只有一個選擇。根據上述研究，只要以開
水取代各種飲料就會大幅改變生命與死亡的距離。如果覺得自己做不出這樣
的選擇，先想想罹患糖尿病後對生活帶來的不便和夢魘，相形之下，本章所
提供的建議其實簡單多了。

　　糖尿病不是一個疾病；而是一個生命體相當複雜的防禦或求生機制，因

為身體已別無選擇，必須採取某些方式以避免因不健康的飲食和生活方式所造成的致命後果。數以百萬計的人飽受它的折磨或死於這個根本稱不上是疾病的疾病，這是不必要的。

　　糖尿病的流行是人為造成，或者該說，是食品工業所製造的。這一切都可以被制止，只要有愈來愈多人拒絕攝取對人體毫無幫助的食物。

Chapter 12

破除AIDS的迷思

　　第一起愛滋病（AIDS）病例是在1980年時確認，但不管科學家或決策者付出多大的努力，AIDS仍然是一個巨大的謎團。一般相信是由HIV（Human Immune deficiency Virus，人體免疫缺乏病毒）所致，但科學家仍未找到AIDS的解藥。現今仍欠缺具說服力的醫學發現能完整指出HIV病原體是如何導致AIDS。現在的AIDS理論也難以預料AIDS患者身上會併發何種疾病，也沒有作為準確推算發病時程的系統性推演。目前HIV/AIDS的理論缺乏能夠完全證實，究竟哪些人是罹患AIDS的危險族群的資訊。

　　一直到最近，關於「治療」AIDS的醫學發表，嘗試提供病患服用一些原本用來對抗癌症的化療藥品。但這個藥物會導致極嚴重的副作用，如掉髮、貧血、肌肉退化、噁心，以及其他抑制免疫系統功能的副作用。另一選擇是最新發表的雞尾酒療法，採服用三種具有蛋白酵素抑制劑（protease inhibitor）效果的藥品，毒性較前種療法低，且壓制HIV的效果似乎也更好。只是雞尾酒療法的失敗率目前已累積達50%，且隨著HIV抗藥性的提升，此療法的成效也逐漸受限。目前至少有20%到30%的病患，其體內HIV病毒對蛋白酵素抑制劑產生了抗藥性，對抗病毒的能力可說每下愈況。雖然這些藥品的確讓許多AIDS病患有如「重獲新生」的感覺（這種感覺不全因為藥物能抑制HIV，同時也能短暫舒緩因伴隨的病痛產生的不適感）。這些療法剛被發現時所帶來的成效與振奮感已逐漸黯淡，醫學界甚至對找尋AIDS新療效的前景感到心灰意冷。

　　主因是，AIDS的潛伏期（從感染HIV到AIDS症狀發病的期間）並不

明確，促使發病的時間難以掌握。最初的AIDS患者被推斷其壽命不超過一年，但現在卻發現能存活長達12至15年之久，也讓醫界對HIV能否符合「早期發現，早期治療」的論點備受質疑。不斷有新數據公布指出，大部分感染HIV並成為AIDS發病的犧牲者中，僅少部分人會出現AIDS的併發症狀，如肺炎、血癌或失智。

衛生當局無法準確提出作為預測AIDS未來可能發病的數據，也加重大家對AIDS的恐慌與錯誤認知。以美國為例，每一百萬HIV感染者中僅有極少數的人會發病。AIDS開始傳佈的頭20年間，95%的高危險群患者大多分布於活躍的同性戀者、海洛因成癮者和少數的血友病患者上。慢慢地，愈來愈多的異性戀男女受檢測後也呈現出HIV陽性反應。

據官方評估，有三分之二的AIDS染病者居住在非洲。主要起因90年代，此傳染病於非洲爆發。另有五分之一的染病者位於亞洲，且數目持續增加中。至2003年底，全球估計約3,460萬到4,230萬的人口感染HIV病毒，逾2,000萬人死於AIDS。單2003年，就高達480萬人感染HIV，逾290萬人同年死於愛滋病。然真實的數據其實和官方公布有相當大的落差。

因為光參照1999年的統計推估，就知道實際狀況不僅如此。若以官方所宣布感染HIV病毒死亡率為50%至100%計算，當年非洲的感染人數甚至應該達600到800萬人。海地這國家，當時就有6%以上的人口呈HIV陽性反應。然90年代，非洲只有25萬件AIDS的病例，而海地則幾乎沒有。這數據帶出了一個簡單卻重要的問題：「究竟是什麼導致AIDS？」

雖然大部分人都認定AIDS是種傳染病，至今仍無科學證據能證實。到最近公布的研究結果指出，異性戀者的感染率極低，所以AIDS的散布和異性戀者幾乎無關連。

目前也毫無證據顯示HIV會導致AIDS。反倒是HIV反轉錄病毒（retrovirus），由人類基因單位組合而成，所導致人體細胞抵抗不全或細胞破壞不全而導致的病變，才是造成感染AIDS的主因。就連HIV的發現者蒙塔尼亞（Luc Montangier）也不再視HIV為導致AIDS的主因。他甚至公開證實過，單單HIV病毒是無法導致AIDS。愈來愈多的證據顯示，AIDS可能是一種毒性併發症（toxicity syndrome），甚或是免疫功能不全（immunity risk factors）導致的代謝異常。造成免疫功能異常的風險（致命）因素如海洛

因、助性藥物、抗生素、AIDS處方簽、肛交、饑荒、營養不良、脫水等。多位傑出的AIDS科學家，曾公開對AIDS病毒的假設提出各種疑惑。

HIV──無害的過客病毒

　　如果有細菌或病毒感染了人體，則造成疾病的微生物會以高濃度出現在病患體內。在AIDS的例子中，受感染的組織將會出現非常大量的病毒。少量的病毒並無法造成如此廣泛的破壞，如同在AIDS患者的身體所發現的。因此，活性的病毒應該出現在免疫系統裡白血球的深處，尤其是T細胞，如同在卡波西氏肉瘤的損壞處，以及在失智症患者的大腦神經元中發現的一樣。但實情卻非如此。

　　當病菌或病毒入侵人體，細菌在人體內的比例激增。光是微量的細菌並不會對人體健康造成多嚴重的破壞。不難想見AIDS患者體內的細菌指數，龐大到難以想像的地步。換言之，活躍的病毒會在免疫系統中的白血球中被大量製造（尤其是在輔助細胞T-helper中），同時也出現於卡波西肉瘤跟造成失智的受損腦神經元中。另外，我們無法在AIDS患者身上的染病組織發現任何HIV反轉錄病毒的存在，此現象足使任何人對「HIV會破壞身體器官以及組織衰竭」的論點起疑。

　　如果HIV能夠感染T細胞（T-cell）或是其他免疫系統的部位，那其他種類的病毒感染、非細胞性的病毒或是病毒體也會在血液中檢測出。然而，在大多數的AIDS患者身上卻找不出相關病毒，而停留在血液中的少量病毒，都不足以造成最單純的感冒問題。無怪乎，許多AIDS患者驗血時根本呈現為HIV陰性反應。事實是，有兩千萬的AIDS死亡人口並非肇因於HIV，而是其他因素。

　　如同其他病毒，HIV病毒一旦侵入人體，很快就會被人體內的免疫機制抗體殲滅。因為HIV入侵人體之初，會在即短時間內產生大量病毒數量，且

經常會產生類似流行性感冒的症狀。此刻，免疫系統會快速消滅這些反轉錄病毒。AIDS患者之所以測出HIV陽性反應，是因為他們早於病發身亡前好幾年就已感染愛滋病，其體內的HIV反轉錄病毒只是暫時蟄伏罷了。

　　HIV測試充其量僅能檢測出這些猶如休火山的蟄伏病毒，或是免疫系統中作為對抗病毒的抗原。也就是說，HIV測試其實是用以證明體內的HIV病毒對身體是無害的。雖然少有醫學文獻會提及，但AIDS患者體內的淋巴結、巨噬細胞、樹狀細胞以及其他細胞內，均從未檢測出HIV病毒的紀錄；也從來沒有記錄顯示有過隱藏性的病毒感染在這些細胞內。如果HIV會直接破壞人體的免疫機制，那在上述的舉例病症中應該都會有顯著的發現。但截至目前為止都未有相關紀錄。

錯誤的HIV檢驗法

　　當茱蒂絲被診斷出HIV陽性反應後，醫生建議她開始服用數種AIDS的治療藥物，至少可暫緩疾病惡化。但當她發現這些藥物的副作用後，便斷然決定不再繼續服用。18個月後，茱蒂絲自覺健康狀態好轉，便聽從醫師指示進行二次檢測，這次的檢測報告指出她體內的HIV呈現陰性反應。兩種極端的結果，讓茱蒂絲相當困惑。鼓起相當大的勇氣後，她進行了第三次檢測，這次的結果卻又是陽性反應。為了釐清這團迷霧，茱蒂絲埋首於醫學文獻，得知到HIV測試其實是一種極度不精確的檢測方式。

　　雖然測試結果呈現陽性，但茱蒂絲生依舊生了兩個小孩（現在一個兩歲，一個六歲），且和都她一樣身體健康狀況正常。茱蒂絲從未讓這兩個小孩進行HIV檢測。全家都吃天然與有機食品而且過著平常的生活，茱蒂絲和她的孩子們並不孤獨，許多HIV陽性反應的人，都不曾服用抗AIDS藥物，也未曾出現發病的症狀。但僅少數人逃過了HIV這不可靠測驗的影響。

　　HIV只能在病毒被免疫系統的抗體殺死後時才會被檢測出。而HIV抗體

的陽性反應，僅進一步證實該病毒已不具傷害性，在未來也不會有任何的影響。理論上，HIV檢測結果應視為告知患者，其體內病毒已被成功地消滅殆盡，而非淪為宣判死刑的方式。

　　今日，最常見的HIV檢測方式稱作酵素免疫分析法（ELISA）。理論上，是種相當正確的檢測法。測試時，病患的血液樣本會被加入HIV蛋白的混合物。如果血液裡含HIV抗體，便會對HIV蛋白起反應。這也是患者被HIV入侵的證明。另一方式稱做西方點墨法（Western Blot）的檢測法，則經常作為二次確認。由於無法檢測患者血液內是否確有病毒存在，上述的測試顯得相當不可靠，除效果不彰，也造成全世界各地受測者承受著無比的創傷以及折磨。1990年，俄羅斯境內有兩萬名「病患」在接受酵素免疫分析法後出現陽性反應，然其中僅112人經西方墨點法二次檢驗後才確認罹患愛滋病。法國政府也因酵素免疫分析法採信度不足，近期已撤回九種愛滋病毒檢驗法。假設目前透過傳統愛滋病毒HIV篩檢方式已經判定染病的人口約達4,000萬人，其真實呈現陽性反應的人口應僅有224,719人。稱愛滋病為高度危險傳染病的說詞也就不攻自破。尤其大多數HIV愛滋病毒感染的人們並未接受藥物治療，他們仍如茱蒂絲及其孩子們一樣健康地活著。

　　愛滋病患者的實際數字甚至會更少。感染人數持續增加的唯一理由，是因為愈來愈多的人進行HIV篩檢。因為最常採用的HIV篩檢為抗體測試，指抗體會與人血裡的蛋白質交互作用。而酵素免疫分析法跟西方墨點法均會對人體內某蛋白質起反應，恰巧該蛋白質與潛伏於人體內的反轉錄病毒裡的物質相同。P24抗體便是其中一種。試想，假使病毒大量存於人體內，病人的身體剛好也製造出P24抗體，即會被認為有HIV反應，然真正感染HIV的機率卻是微乎其微。

　　事實上，醫學文獻中已詳載，有將近70種能使HIV篩檢結果呈現陽性的可能情況，包括酵母菌感染（又稱外陰陰道念珠菌）、感冒、流感、風濕性關節炎、肝炎、皰疹、接種疫苗、服藥以及懷孕。幾十億人都曾有（或正有）上述狀況的經驗，此時如進行愛滋病病毒測試，他們都極可能被告知罹患這種疾病。這正是世界衛生組織（WHO）及許多慈善愛滋團體正在推行的人道主義愛滋病運動。

　　另一種稱為病毒載量檢驗試劑的HIV篩檢法，其對同一血清樣本的檢測

結果甚至能產生出數種相互衝突的報告結果。由於一般大眾早已被洗腦相信HIV愛滋病毒篩檢為可靠的檢驗，認定它可以檢測出某人是否感染HIV的唯一準則。但如果你我都曾詳讀HIV愛滋病毒篩檢同意書上的責任規範聲明，或許願意開始質疑這種檢驗方式的最終可信度。

聲明中寫道「**目前尚未有確定血清內存有或缺乏HIV-1抗體的辨認標準**」或是「**AMPLICOR HIV-1監測（病毒載量/濃度）試劑，並非用以篩檢HIV病毒之測試或是作為用於診斷是否感染HIV的結果**」，或「**請勿單獨使用此套件的測試結果作為診斷是否感染HIV之標準**」（註1）。

讓這些檢驗結果更加難看的醫學報導尚有，「**懷孕先期、輸血……以及其他未提及的潛在併發反應等**」都會導致篩檢試劑結果呈陽性反應」（註2）。

你或許會問，如果這些愛滋病毒檢驗試劑無法達到診斷目的，那篩檢的企圖為何？如果篩檢的結果不能作為診斷HIV感染的確診證明，為何數十億的非洲跟亞洲人卻備受愛滋病毒檢驗所擾？究竟有多少種「潛在的併發反應」會影響檢驗結果？更甚者，為何世界衛生組織明知道這些檢測結果不該作為絕對證明，卻仍宣稱全球將近4,000萬人感染愛滋病？

以當前的愛滋病檢測方式作為世界傳染病統計數據是一種非常沒有科學根據的做法。無知的民眾仍深信不疑，認定愛滋病為一種致命的傳染病。資訊應該更加透明化，並讓曾做過HIV篩檢且結果呈陽性反應的人知道。因為對多數的這些「病人」來說，除非他們親自進行研究，不然他們將永遠被誤導。無奈，多數已飽受驚嚇、困惑且不善質疑的非洲、亞洲跟南美人士較不會主動研究事情的真實性，也就更易誤以為他們已感染了致命的疾病。大多數的愛滋病領域工作者甚至不知情這項科學事實，甚或缺乏相關愛滋病理論及檢驗過程的知識。

據一項研究指出，41%有多發性硬化症的患者血液內有P24抗體。雖然酵素免疫分析法（ELISA Test）會暗示其結果，但這不代表患者感染了愛滋病。愛滋病毒共同發現者與首屈一指的病毒學家，高羅（Robert Gallo）博

（註1）以上依序分別摘錄自亞伯實驗室HIV病毒檢測（Abbott Laboratories HIV Test）、羅氏病毒濃度與抗原決定位檢驗試劑所（Roche Viral Load Test and Epitope Inc.）、後天免疫不全症候群西方墨點法。

（註2）愛爾定康愛滋病毒檢驗（Vironostika HIV Test），2003年。

士（註3）亦不斷呼籲P24抗體並非愛滋病毒所專有。

　　酵素免疫分析法（ELISA Test）對於曾感染或感染到引發瘧疾、B型與C型肝炎、肺結核、腺熱病毒（glandular fever）、乳突病毒疣、梅毒、痲瘋病病毒和許多其他情況的病毒抗體相對敏感，因而這些患者被誤認感染愛滋病的機率也就非常高。在非洲以及其他發展中國家裡，經常以愛滋病毒檢測許多身體感到不適或診斷感染到上述舉例疾病的患者。假設有如此高比例的人口遭病情誤判，意味會有幾十億的人因為這持續擴大的不可靠檢驗法被認定感染愛滋病。假設有如此高比例的人口遭病情誤判，意味會有幾十億的人因為這持續擴大的不可靠檢驗法而被認定感染愛滋病。

　　以曾在全球爆發的瘧疾為例。1999年，世界衛生組織估計每年23億人中就有三億起瘧疾醫療病歷視為接觸瘧疾寄生蟲的高風險群（相當於三分之一的世界人口數）。以此推算，2004年全球染上瘧疾的人數約超過一億，這些人的血液中都會產生無害反轉錄病毒的P24抗體。每年三億名瘧疾患者中估計有110萬人死於該疾病。如逐一檢驗這三億起瘧疾病患，理所當然該有2億9,900萬件感染愛滋病毒的新案例。更甚者，那些死於瘧疾的一百多萬名患者也應該自動歸類為愛滋病患者，單純因其體內存有經酵素免疫分析法所顯示的P24抗體陽性反應結果所致。

　　儘管這些數字令人咋舌，但全球感染瘧疾的人口仍有被低估的疑慮。主要歸因於每年可能僅一小部分的人通報為瘧疾病例，或者那些被視為其他疾病實則罹患慢性瘧疾而死亡的孩童。統計數據有可能會因特定因素而變化，如評估的方式等。單是非洲，其回報感染瘧疾的2,800百萬件病例，也只占非洲總瘧疾病患人口的5%到10%。（註4）

　　哈佛大學公共衛生系一位備受國際尊崇的知名愛滋病專家艾塞斯（Max Essex）博士，曾針對經HIV檢驗出陽性反應的非洲人進行西方墨點法試劑，其測試結果達85%的人最後呈現出陰性反應。

　　另一會導致愛滋病毒檢測結果誤判的原因尚包括輸血，或同性性行為中接觸到外來精液或病毒物質，甚至是使用藥物後體內都會產生大量的抗體。

（註3）高羅博士利用他實驗室中鑑別出來的病毒，為愛滋病患做血液測試，這個方法獲得美國政府授予專利。此專利每年為美國國庫賺進了數百萬美元，也為高羅博士和波婆維克博士（Dr. Mikulas Popovic）賺得每年10萬元的進帳。

（註4）Hamoudi & Sachs，1999年。

由於吸毒者跟同性戀者體內會產生比一般人更多的抗體，因此被誤判為感染愛滋病的機率也大幅提升。無論如何，並沒有可靠的方式能得知究竟有多少人感染到HIV病毒，也無任何數據研究指出這些被稱之為愛滋病的病因，實際上與HIV病毒有關。

發明第一個愛滋病毒試劑檢驗分析，同時也是諾貝爾獎得主穆利斯（Kary Mullis），曾被公開質疑其愛滋病「病毒」一詞的正統性。穆利斯承認，其所發明的高敏感度分析技術「PCR」只能用來找出蟄伏的、不活躍的HIV病毒（人類免疫力缺乏病毒），且這些病毒本身並不具任何傷害性。

穆利斯說：「目前我尚未認識任何一名病毒學家能提供HIV病毒會直接導致愛滋病的有力證明……」PCR此一技術證實愛滋病無法只因單一種病毒而引起！再次證實，自我免疫缺乏症候群（愛滋病）可以在沒有任何病毒存在的時候發病。

HIV的威力比流感病毒還小

在HIV病毒導致愛滋病的前提下，愛滋病有50%至100%的致死率，但事實恰巧相反，其真正死於HIV病毒感染的人數幾乎微乎其微，至少比死於其他疾病的人來得少。1983年，有一實驗將愛滋病患的血液注射至黑猩猩體內，並測試其全部為HIV陽性反應，十年過去後，這些黑猩猩都無出現任何相關病徵。在另外一個1984年的實驗中，150隻左右的黑猩猩接受高濃度HIV病毒注射，這些黑猩猩到臨死前都未出現任何愛滋疾病的症狀。唯一得知的便是這些猩猩經注射後一個月內，其體內都產生對抗HIV病毒的抗體，就如同發生於人類身上一般。抗體本身即是確保免疫機制面臨引發疾病的細菌時，能長期發揮自我保護作用。如同黑猩猩不會因HIV病毒而得到愛滋病，人類也不會因而罹患愛滋病。

比起其他人類病毒，如導致小兒麻痺、流行性感冒、肝炎……等病毒，HIV病毒可能是傷害性最低的一種。它通常很容易且很快就會被人體的免疫系統制伏。任一種已知病毒的潛伏期均不會超過六星期，人類的肝炎病毒亦然。這是最根本的生物學理論，凡任一種細菌在引發病情或病症之前，就被人體免疫系統消滅的話，均不被構成為某種疾病的成因。沒有一種病毒能完

好存活於免疫系統健全的人體內超過10至15年。即便理論上，病毒體能倖存超過十年或更久，它們仍必須先戰勝人類自身免疫機制的反擊，導致其殘存的數量亦無法達到傷害人體健康之程度（除非身體的免疫系統已因其他因素而損壞）。

愛滋病理論暗示HIV病毒會破壞免疫系統中的T4細胞，進而導致身體曝露於各式各樣病毒感染與疾病的危險性。但早於80年代中期就已證實，遭HIV病毒破壞的T4細胞數量規模小到無法造成任何致命性的免疫機制破壞，且T4細胞再生的能力更遠超過HIV病毒的破壞速度。

打從愛滋病廣為人知後，為數眾多的人（包括醫療工作者）與血友病患者均無意間受HIV感染，僅少數最後罹患愛滋病——事實上這些身處高危險群的人，其罹患率遠比社會其他族群還來得少。感染愛滋病的健康工作者中，達90%屬愛滋病高危險群——包括高度活躍的同性戀者和靜脈毒品注射者。在血友病患（他們本身就缺乏免疫能力）中，HIV陰性與陽性的死亡人數是相近的。換言之，不論血友病患者是否受感染，其愛滋病發作的機率是一樣的。直至今日，仍無人類或動物因感染HIV而導致愛滋病發的紀錄。從這事實面重新思考HIV病毒是否真能獨力導致數十種愛滋病疾病，或許會更具說服力。另一名發現HIV病毒的學者，蒙塔尼亞也證實，HIV病毒必須伴隨其他相關因素才會導致愛滋病感染。

HIV跟其他病毒一樣作用

在愛滋病檢測分析法尚未發明前，人類早跟HIV病毒共存多年，一如其他各種病毒般。舉例來說，每三個美國人中，就有兩個人有皰疹病毒，另外三分之二的人則帶有皰疹類巨型細胞病毒（herpes class cytomegalovirus）。每五個美國人中有四個人帶有EB病毒（Epstein-Barr virus），其中僅少部分會導致單核白血球增多或「接吻症候群」。甚至有更多的人為乳突病毒帶原者，該病毒會讓人長疣。事實上，很難有誰活在這世界上，其體內不攜帶幾十種或更多的病毒。每一種病毒都會造成一種疾病。當然，沒有科學家會因此大肆宣告全世界將會發生大規模的傳染性疾病。每一個有經驗的病毒學家都知道，這些現存於人體內的病毒都處於蟄伏狀態，它們可能都在免疫系

完整監控下。也清楚明白除非免疫系統先受損或因其他因素而功能遭抑制，這些已存在的病毒會使人體內自動產生對抗同類病毒的機制。

如果HIV病毒、皰疹甚至各種潛伏於人類或動物體內的病毒具備置人類於死地的能力，那麼應該無人能安然活著。HIV病毒是一種人體自己產生的反轉錄病毒，對其宿主細胞完全無害，也沒有能力破壞它入侵過的細胞。特別是免疫系統裡帶有高度精密防禦機制的細胞組成。就算HIV病毒具任何的破壞性，那也應該只會是讓人體充滿活性的病毒物質。

然就算透過最尖端的檢測儀，仍很難從愛滋病末期病患身上發現HIV病毒存在的必然性，且在一些愛滋病患身上發現的HIV病毒也不太活躍。簡言之，HIV病毒可說是完全無害，更不是導致身體健康機制潰堤的幕後推手。HIV病毒導致愛滋病必須在感染後的兩個階段期間，也就是於血清中HIV病毒濃度相對高的時候符合以下要素：

1. 感染後，身體馬上產出抗體。
2. 愛滋病末期，因體內免疫系統徹底瓦解（除感染HIV病毒以外之因素），其整體的病毒活性變得異常活躍。

無論如何，目前已有充分的科學證據顯示，即便是愛滋病患者體內的HIV病毒活性依舊相當低，它們既不會殺死T細胞，更不會導致愛滋病！

審查下的研究

許多研究報告似乎都偏向顯示只有感染HIV病毒的人才會得到愛滋病（這是與未受HIV病毒感染的人相比的結果）。仔細深究，兩者之間僅是說得上是有相關，卻不能視為原因或結果。雖無證據，但這想法儼然成為一強而有力的後盾，並說服廣大科學家與一般民眾相信HIV病毒會造成愛滋病。只是在深入分析這些研究數據後，會發現HIV病毒的感染群研究對象幾乎由愛滋病高風險族群組合而成。像是高度活躍的同性戀者、海洛因成癮者和曾患有重大疾病史的病人等。相反的，未受感染的控制組則多由異性戀者所組成。換句話說，愛滋病其實只會發生於因其他因素導致感染HIV病毒且自身免疫系統已經受損的人身上。

自1990年代的官方數據便顯示，90%的愛滋病患者為男性，另達95%的

患者都身居於富裕國家，且曝露於一或多個以上的高度風險環境之中。然上述的幾項研究裡並無涉及這樣的區別條件。兩類組別唯一共通的因素為「年齡」。無庸置疑地，不論檢測對象體內似否蟄伏一種或多種病毒，一個25歲的海洛因成癮者體內的免疫機制一定比同年齡的健康人缺乏，甚至更容易感染到免疫系統類的疾病。近年有愈來愈多異性戀者測出HIV陽性反應，並非醫學發現的新趨勢，而要歸咎於愈來愈多異性戀者也進行了HIV病毒篩檢。你也許想問，有多少異性戀美國人是因感染病毒而長了疣？答案是幾百萬人哪！那有多少人曾因為輸血而染上過一次瘧疾、B型與C型肝炎、肺結核、腺熱、梅毒，或是其他疾病的病毒？一樣的，有幾百萬個！這幾百萬人如果都接受HIV病毒檢驗，都有可能呈現陽性反應。因為他們體內會因過去的這些疾病而產生用以對抗無傷害性的P24反轉錄病毒抗體。因此，異性戀間的性行為也不是散佈HIV病毒的原因。

過去15年來，許多科學家都建議進行交叉比對，觀察母體基數較大的HIV病毒感染者與少部分的未受感染者之間，在未受任何健康與疾病史的干擾下探究其潛在的差異性。不過多數研究重心最終仍在想盡辦法消滅病毒本身，而非從免疫系統提振或根治著手。

HIV加上肺炎等於愛滋病？

同時，關於「愛滋病不應被視為一種疾病的論點」也愈來愈確立。因為在HIV病毒檢驗陽性反應的每一病例都出現不同的組合症狀，這類研究紛紛出爐。在HIV病毒被人類發現前，肺炎、失智、皰疹感染、體重下降、肺結核、卡波西肉瘤、慢性腹瀉、多發性淋巴瘤、念珠菌感染甚或其他潛伏性感染病症，也都被視為單一性的疾病。不論根據病患自身免疫系統是否有缺損，或屬於特定疾病風險族群，只要症狀和上列疾病相符，就會被認定是愛滋病。

在HIV─愛滋病的假設出現之前，死於肺炎、肺結核或淋巴瘤等疾病的患者，基本上都視為單一性死因。然今日死於肺炎的病人若不巧驗出HIV或P24抗體，就會被視為愛滋病感染者。一般而言，血液中T細胞含量較低時僅被視為免疫系統缺陷的徵兆，如經多次HIV陽性件驗後均呈現陽性的話，無論是否有其臨床症狀，這些患者依「慣例」會被「宣判」感染愛滋病。

目前已多達35種以上這類的疾病都因此被改名為愛滋病。最新的案例便是子宮頸癌。這個唯一發生於女性身上的疾病，如今也跟愛滋病畫上等號。也難怪大多數人都有，「異性戀之間會傳染愛滋病」這種錯誤的印象。子宮頸癌被併入愛滋病類疾病的結果，快速反應在女性罹患愛滋病的比例上；與此同時，罹患子宮頸癌的女性人數也大幅縮減。整體而言，各項疾病的總死亡率並無降低。主張異性戀罹患愛滋病機率愈來愈高這件事，毫無科學根據，僅是在無視或抗拒事實。

許多被曲解為愛滋病症的相關疾病，更加支撐愛滋病的存在其實與所謂的HIV病毒之間其緊密關連性的假設。換言之，沒有HIV就沒有愛滋病的定義無法被撼動；且儘管許多未帶有HIV病毒者，只要死於這些前提下的病症都可納入愛滋病的廣義範圍。此論點最後可放大為，只要因些微的小毛病導致免疫功能缺乏，此時如再加上HIV病毒，愛滋病患者從此就又多一病例，而不論是否有報告指出許多患有卡波西肉瘤的愛滋病病患，其免疫系統功能仍舊正常。HIV等同於愛滋病的論調為時已久，然這一假設存在極嚴重的瑕疵。因為這些類似愛滋病的原生疾病早在HIV抗體檢測問世前就存在，這些古老的疾病反而是改名在後；且只要一驗出HIV病毒隨即斷定感染愛滋病的標準並不合理。再次強調，世界上並無任何愛滋病和HIV有關的案例。

發掘統計上的錯誤

以美國為例，自1985年進行HIV檢驗後，估計染有HIV的人數幅度（100萬人）就一直沒有太大變動。假設HIV檢驗的誤測率較正確率高，其感染HIV的美國人應該會更少。無論測試結果正確與否，1993年時有低於三分之一的人被診斷患有愛滋病，其中121,000人仍活著。自1985年，達三分之二曾被診斷感染HIV的美國人，也未產生愛滋病的症狀，且每一年的人數差距也漸漸擴大。新的愛滋病病例已逐年減少並於1996年時戲劇性地創新低，即便這些數據已納入更多被視為愛滋病病的疾病人數。部分也歸因於1996年所實行的新愛滋病治療法，同年間的愛滋病死亡率自然合理降低，到了1997年前半年大幅下降44%。類似的情形也出現在西歐，同樣在新的治療法問世前發生。雖然由藥商發起的大規模宣傳活動，為的是讓大眾相信新藥的療效，

然新的治療方式和數字降低絕對無關。

倒是於1993年1月1號一份有關於愛滋病大爆發的人為操控消息，驚動世人無知的心。當時正值小年夜，據《洛杉磯時報（*Los Angeles Times*）》一份驚悚的報導所說：「有超過四萬個曾檢查出HIV陽性反應的美國人，在1993年新年醒來的第一天時會被自動診斷為愛滋病患者。」

可以預想，相較於1992年同期，消息曝光後的三個月裡，愛滋病案例激增204%。探計這一統計數字失真的主因，正是因為以往較為溫和形式的疾病，後來都被正式地列入愛滋病疾病中所導致。

同樣的數據操作方式也改變了全世界的愛滋病感染數字。愈來愈多於發展中國家境內發生的古老疾病，從此被納入愛滋病定義的疾病群組，更因此產生愛滋病在第三世界國家大爆發的錯誤印象。根據世界衛生組織公布的數據，1995年愛滋病例增加了25%，人數達到130萬。該數字在10年後甚至倍增為三倍，可想而知，仍是因為國際統計上的失真和誤判提高了HIV病例，以及更多古老或不知名疾病陸續冠上愛滋疾病的標籤。

世界上有許多看似感染HIV人數比美國還要多的地方，實際罹患愛滋病的病例卻少之又少。如1985至1995年間，600至800萬人的非洲人中僅25萬人通報檢測出HIV病毒，且主要是染上愛滋病或是先前稱作肺結核、腺熱、腹瀉以及奇瘦病（不同於愛滋消蝕症候群）。正當所有的古老疾病今日都被改稱為愛滋性疾病之際，這些發展中國家無疑成了這一大規模傳染病下的最大受害者。因為在剔除掉每年大量死於肺結核（年約100萬人）的患者，以及非洲愛滋病檢驗高錯誤率（達85%或更高）的前提下，真正罹患愛滋病的人其實僅的五萬人。

單是薩伊這國家，已推測有300萬人感染HIV，其實只有幾百件愛滋病例，甚或低於0.02%之比例。科學研究根本無法根據如此細微比例的數據去推測愛滋病感染實則源於HIV。彼鄰的烏干達，其100萬感染HIV人中只有8,000人為愛滋病患。在海地，36萬名HIV感染者也僅數百人是愛滋病。海地的愛滋病患大多都是因為營養不良，且受住血原蟲病或稱弓漿蟲病（toxoplasmosis）所苦。但弓漿蟲病在海地是相當普遍的一般性死因。上述這些數字仍有誇大之虞，一來舊式的HIV檢測準確率極低，且甚至比起原先就不太可信的酵素免疫分析法和西方墨點法試劑更不具可信度；受害者之多

已超過數百萬人。

　　而發展中國家也因為較無所謂的同性戀者、靜脈注射、毒品成癮者或是血友病等這些特別高風險因素，因此愛滋病患者比例相對較少。那些擁有較多交叉性感染或長期使用俗稱「砲手（popper）」的毒品，以及肛交、接受輸血以及使用其他毒品的人，無論體內是否有HIV，皆屬於愛滋病高風險群。因為這些因素都會大大損害自體免疫系統，每個身處於這些危險群的人都有可能最先「罹患」人類免疫不全症候群（Human Immune Deficiency Syndrome）。

　　每一族群的健康風險自然是由各自體內的某種病毒所導致。不論體內是否存有HIV病毒，海洛因毒癮者最有可能染上結核病毒、感染皰疹、體重下降，而血友病患易引發肺炎。這一事實也顯示HIV是無害的過客病毒。事實上，許多沒有驗出HIV的肺炎和肺結核病例，和攜有HIV的病例是等比例的。以卡波西肉瘤為例，該疾病也不再是愛滋病患者的特例。在非洲，HIV陽性與陰性反應的非洲人患有奇瘦病的數量同樣常見。單純因為非洲大部分地區缺乏專業HIV檢測醫療器材，導致醫生們不得不以感染愛滋病為前提判斷各種疾病的症狀。不僅相當不科學也不可靠。當這些失真的數據被涵蓋至總體的「統計報告」中，我們每個人也就因此以訛傳訛，誤信愛滋病仍持續在全世界廣泛流行。

　　這場大規模的愛滋病傳染騙局，說穿了便是建構在先天不良、後天失調的科學基礎上，毫無信度可言的愛滋病檢測單位和貪婪的藥品工業於是乎用盡一切手段也要前進第三世界國家，為的就是從那些未開化的百姓身上獲取大量利益。發展中的國家雖曾強烈婉拒運用現代藥物協助治療國內病患，愛滋病一詞仍把他們嚇壞了，且這些國家也蒙受國際組織施展的巨大壓力，如世界衛生組織及其慷慨的贊助商——製藥業禿鷹。歷史上，發展中國家常被富裕國家剝削。而在今日，這樣剝削早隱藏於救援陷於愛滋病苦難國家的慷慨笑臉之下，協助他們控制這個逐漸升高的危機，而這個危機其實早在HIV被視為致命病毒之前便已存在。

HIV不是一種新型病毒

其實大多數人為的愛滋傳染病統計數據，都是因為錯誤的檢測過程以及錯誤性的假設HIV是一種新型病毒而攀升。每個呈現陽性反應的HIV受測者被認定曾經從其他人身上感染到病毒。HIV測試無法顯示病毒存在於人體內多久。於是乎我們假定HIV是一種新型病毒（因為在1983年以前，尚無人發現或是測得該病毒），卻從未考慮HIV就如同其他人類反轉錄病毒其實早已存在數十年，甚至數個世紀。而如果HIV是種老早存在的病毒，其實許多充分的證據足以支撐該論點，研究人員便能在大多數人身上發現其蹤跡（HIV抗體），特別是居住於開發中國家的百姓。

無庸置疑，HIV病毒早於1980年前就存在。1998年，洛克裴勒大學（Rockefeller University）的艾隆戴蒙愛滋病研究中心（Aaron Diamond AIDS Research Center）進行一項實驗，經檢驗1959年至1982年間自非洲採集的血清後，證實HIV病毒早在1959年就已存在。根據這項實驗結果以及相關研究看來，估計HIV病毒約在1940年代或1950年代初期就已有入侵人體的記錄。

而自HIV檢驗法於1985年在西半球國家相繼問市後，HIV感染人數直到1990年代中期都無顯著變化。直到篩檢活動推展至非洲等發展中國家，以及近年來至亞洲地區檢測後，感染人數便戲劇性大增。沒有資料顯示這些人體內HIV病毒已存在多久，或他們是否是經由父母所感染到該病毒。

根據前一版本（發表於1990年）的HIV/愛滋病理論，感染HIV的人於數年內會自動染上愛滋病，隨之而來的則是死亡。但這個理論並非正確，雖然的確有少數感染HIV的人士其免疫系統因處於高健康風險（這些風險會在後面提到）而遭破壞。由於許多嚴重的健康危險因素可能存在於世界任何角落，有些地方的人甚至也尚未接受過HIV檢驗，HIV感染的潛在人數更可能上升。特別是自1940年代HIV一詞開始浮出檯面後。在「1996年新世界衛生報告（New World Health Report 1996）」中，世界衛生組織聲稱「現已有超過2,100萬人感染到HIV。」再經過為期八年以及一億份酵素免疫分析法報告後，該數字幾乎增長了一倍之多。

然世界衛生組織的報告忽略一項事實，這些躍升的數據中其實多是參考早期的世界人口數，再加上這些極度不精準的HIV檢驗分析法後所得到的失

真結論。事實上，HIV早在很久以前就停止散佈了。此外，科學家也已發現HIV無法導致愛滋病。

新證據：HIV鮮少在異性戀間散佈

　　HIV病毒於發展中國家早已存在超過65年，且HIV極少在異性戀者之間散佈。根據對患血友病者的妻子們進行調查的一項研究，發現「不同性別之間必須要有超過一千次的非安全性交，才會有一次將病毒傳染給HIV陰性的對象」的結論。另一項發表於《刺胳針》（註5）的驚人調查中，法國醫師在巴黎的皇家柯辛坡醫院（Cochin-Port Royal Hospital）長期追蹤一些計畫生育的夫妻，如先生HIV陽性反應，另一半感染愛滋病的風險機率。其結果竟然與血友病患者傳染HIV病毒給另一半的機會相同。換言之，一名感染HIV者要將病毒傳染至另一方，至少得長達七年時間，持續每周兩到三次從事未預防措施的性行為。

　　意味著，每100萬對伴侶且男方患有HIV病毒者，每天進行非安全性交達2,739年後，才有可能傳染HIV給自己的女伴。因此輕易斷定發展中國家會出現大量HIV病毒陽性反應，和兩性之間從事非安全性行為有關的論點實屬荒謬（就算是HIV檢驗法有百分之百準確度。更何況這檢測根本不準確）。

　　但假使這情況發生於懷孕的媽媽身上可就大不相同。嬰兒在母體內長達九個月，這段時間裡母親血液裡的病毒有高達一半的機率會直接傳染給嬰兒。反轉錄病毒可以輕易地在新的宿主體內存活（母親直接傳染給小孩），這種直接傳染途徑甚至比性行為傳染的機率高出500倍之多（輸血也是另一個高危險的傳染方式）。

　　與富有國家相比，第三世界國家中男女患有HIV病毒的比例是平均的；換言之，HIV病毒藉由母體直接傳染給下一代的情況已達數個世紀之久。如果我們認定的HIV是一種致命的殺人病毒，那母親產下的小孩必然會有畸形、流產或是出生後因免疫功能尚未健全而無法防禦這種致病命毒而隨即夭折。就算他們有幸存話，壽命最多也應只有兩年——這是愛滋病於嬰兒身上

（註5）1997年，349:851-2。

發病的普遍潛伏期。在這些前提下，HIV病毒應該在遭母親傳染的嬰孩死亡後，就停止傳播。

由於發展中國家同性戀者較少，「母體傳染」的方式應該占絕大多數（有一半的機率）會將病毒傳給下一代。既然每一位成年的媽媽至少都有50%的機率會將病毒傳染給小孩，那麼早在HIV病毒蔓延至600至800萬人口的規模前，這種傳染方式已存於非洲數個世紀。最近對於的「非洲保險套使用量增加而降低感染率」的論點相當令人難以信服，尤其在當地其主要的傳染途徑是由母親傳染給小孩。

誰會得到愛滋病？

在已發展或工業化國家，HIV病毒的傳播方是相對多元且複雜。最有可能傳染的族群包括同性戀者、共用針頭的海洛因成癮者以及需要輸血的血友病患者們。這些人都代表了最主要且最簡單的傳播途徑，能輕易把致病的細菌傳給其他同樣曝露在類似健康風險，即缺乏免疫力的人。

該族群的人體內均帶有HIV病毒，同樣有類似高風險健康疑慮，因此也更容易產生愛滋病的各類症狀。即便HIV病毒主要集中於這些族群，HIV病毒也不應視為導致愛滋病的原兇；就像膽固醇過高並不一定造成心臟疾病，頂多能推測其互有關連性。

其次是，男同性戀、吸毒者和血友病患者因容易暴露在精液、毒品、輸血、肝炎、EB病毒（愛潑斯坦·巴爾病毒）等疾病或是相關因素誤判HIV檢測結果的高風險前提下，更容易混淆社會大眾對於愛滋病傳染真相的認知。

如同13年前所預言，愈來愈多異性戀患有愛滋病，卻沒去考量是因為子宮頸癌和其他女性疾病，紛紛被改名為愛滋性疾病的一種，造成愛滋病也在女性人口中散播開來。然而，染上愛滋的病人仍以男性居多。所有會降低人體免疫系統機能的行徑最終都會導致疾病產生，不論是中風、癌症或是愛滋病。情緒壓力、營養不足、缺乏水分、睡眠不足、酒精、香菸、抗生素、毒品（如海洛因、嗎啡等）、過度的性行為等，都能摧毀免疫系統。相反的，一個不起眼如HIV的小病毒根本無法撼動任何健康人的身體。

且不管是誰，只要是持續身處在免疫系統風險因素之下，都可能染上後

天免疫缺乏症候群（Acquired Human Immune Deficiency Syndrome）。或許有人會辯駁：「那些因為父母的關係而感染到HIV，最後死於肺炎的無辜孩童。難道這不是因為愛滋病的關係？」但事實是，不論這些孩童是否因體內帶有HIV病毒而後死於肺炎，兩者間的比例是相當的；因此HIV病毒與肺炎之間的關係也就並非絕對。唯一的問題在於，肺炎是如何被醫治的。

導致愛滋病的主因

已經有超過35種疾病現都被改名為愛滋病，沒錯，它們都被迫跟一個既單一且無害性的病毒畫上等號。假設在十或十五年前，一般普遍認定是正常的肺炎有一天突然與HIV病毒有牽連，那肺炎就會變成愛滋病。假絲酵母感染、肺結核、卡波西肉瘤，以及子宮頸癌也是同樣意思。如果一名非洲人患了「奇瘦病」且體內有HIV抗體，那他就是感染到愛滋病。如此簡單的推演邏輯，對一外行人而言，聽起來頗具說服力。

相對的，如果一個非洲人被診斷出有「奇瘦病」且未曾感染HIV，但後來卻死了，那麼愛滋病就不會被認為是它的死因。值得注意的是不論體內有無HIV，罹患奇瘦病的案例都同時存在，且所謂的反轉錄病毒HIV已被證實其不具破壞細胞的能力，頂多僅是一個伴隨「奇瘦病」所導致的明顯特徵。

如果HIV病毒並不能被視為與愛滋病疾病有關，那究竟是什麼會導致愛滋病？

迷幻藥

大約在發現愛滋病的十年前，西方工業世界正適逢一個戲劇性的變化。人們開始使用大量使用非處方藥品，這些藥品包含大麻麻醉劑、大麻菸，LSD、MDA、PCP、海洛因、古柯鹼、戊基（amyl）之類的迷幻藥，以及

亞硝酸丁酯（butyl nitrites）、安非他命、巴必妥（barbiturates）、氯乙烷、鴉片、「蘑菇」（含psilocybine和psilocin成分的種類），和一些「客製化」的毒品。到1974年，已有500萬的美國人吸食過古柯鹼，且在11年後，這數字已經躍升至2,200萬人。比起1980年查扣500公斤古柯鹼的記錄，美國毒品管制局（American Drug Enforcement Administration）在1990年已經可以一年查扣到十萬公斤的重量。短短十年間，過度吸食古柯鹼的人數就已經從1981年的3,000人激增到1990年的80,000人，足足增加了24倍。安非他命的使用人數同樣巨幅增加，1981年僅僅兩百萬劑量，到1989年，毒品管制局則破獲了9,700萬劑。另外像是迷幻催情藥在1970年代的美國也是大行其道，甚至到1980年已有500萬美國人有長期使用戊基亞硝酸鹽類藥品的記錄。

　　愛滋病的傳佈與藥物濫用有極大的關係，每位專業醫師都曾看過因用藥過度而導致的嚴重身體傷害以及精神問題，醫師們清楚知道毒品甚至會造成比死亡還要嚴重的後果。毒品會破壞身體系統機能（包括免疫系統功能）的威力極大。雖然上述數據無法真實呈現現今濫用藥物的總人口數，但卻已說明即便濫用藥物不是導致愛滋病的最大因素，濫用藥物之於人體健康的危害仍相當劇烈。大多數的迷幻藥吸食者的血清內都含有P24，且無庸置疑會檢驗出HIV陽性反應，接著開始接受昂貴且大量的愛滋病治療藥物。

　　由於使用毒品的年齡層多分布於25至44歲這一區間，因此更加重這一年齡層的人感染愛滋病的比例。每10個愛滋病患者中有9名為男性，而因持有高級毒品（如古柯鹼、海洛因）遭逮捕的人中有90%為男性。其中75%的年齡落在25至44歲，72%患有愛滋病的人，恰好與這些年齡層的人重疊。這一切只是巧合嗎？

　　1983到1987年間，該區間的男性死亡率每年增加一萬人，其愛滋病死亡人數在此期間亦同時提高。80年代中期，因用藥過度致死的該年齡層男性人數增長一倍，死於血液感染——另一種間接以注射方式施打毒品——的人數則為四倍。當年同年齡層愛滋病患者增加人數亦同。

　　現在也有愈來愈多的女性開始出現大量毒品吸食的問題。四分之三的異性戀患有愛滋病者，以及三分之二的女愛滋病患者，都有注射毒品的歷史。有三分之二的新生兒自母體內感染到愛滋病者，其母親通常都是毒蟲。這些數據並未特別指名是以口服或吸入方式使用毒品。

於25到44歲之間的同性戀者，仍占愛滋病患者多數。不僅因為這族群大量使用迷幻藥，同時也使用抗生素、抗真菌劑、抗病藥物如齊多夫定（AZT）、惠妥滋（ddI）、ddC（一種反轉錄酶抑制劑）、d4T、無環鳥苷（acylovir）以及gancyclovir（鳥嘌呤的合成類似物，用來抑制疱疹病毒複製的能力）等。這裡羅列的藥物僅是冰山一角。大量美國研究已證實，超過95%的男同性戀者坦承他們使用過「砲手」吸入劑，也長期使用大量其他藥物。

由於愛滋病人身上的免疫功能本來就已受到傷害，濫用毒品藥物的結果無疑雪上加霜。假使免疫系統功能運作得宜，愛滋病通常不會如此容易發病。這些高危險族群愛滋病篩檢結果呈現陽性的機率大幅提升的重要原因，在於他們體內原本就存在大量的抗體以應付各種外來藥物、精液、血液甚至莫名病毒…等等物質的攻擊所致。

為什麼嬰兒會染上愛滋病？

嬰兒非常容易因為母親濫用毒品而受影響。染有愛滋病的新生兒中，無論是否接受過HIV檢測，有三分之二的嬰兒是因為母親施打毒品導致感染愛滋病，剩下的三分之一裡有大部分嬰兒的母親使用非注射形式的毒品，以海洛因最為常見。長期使用毒品的普遍症狀是缺乏白血球，而白血球是免疫系統中主要的防衛前鋒；其他症狀包括淋巴結腫大、發燒、體重迅速下降、腦功能障礙、失智，以及易受疾病感染等。海洛因成癮者常死於肺炎、肺結核以及其他併發感染或是體質耗弱症候群。在上述的疾病中，蛋白質P24的出線常被解讀為HIV存在的證據。雖然P24抗體並非僅用以對抗HIV病毒，其實許多深具感染性的疾病中也含有此一蛋白質；當然這類不小心與P24掛勾的疾病慢慢也被披上愛滋病的外衣。

令人難過的是，嬰兒根本無法自我啟動防禦毒品的侵害。最近一項研究顯示，懷孕女性吸菸時，會將造成癌症的化學物質傳到嬰兒體內。對於接觸直接注入母親血液（同時也是嬰兒血液）中的海洛因，其在胚胎時期處於發育階段之初的大腦造成的影響，實在令人不忍想像。

許多由吸食古柯鹼的女性產下的新生兒，都有智能障礙、容易感染肺結核以及肺部相關疾病的情況。大部分常見的藥品其毒性都相當強烈，長期使用會導致失智，嚴重的細菌感染，同時大規模破壞免疫系統功能。毒品對免

疫系統造成的傷害並導致愛滋病的可能性，比起小小的HIV病毒來說才更令人擔憂。

抗生素

　　大多數愛滋病患者都有很長的抗生素服用歷史。服用抗生素對許多性生活較為頻繁的同性戀者相當普遍，他們需要藉由抗生素來對抗各類性病疑慮以及許多因不衛生的性行為所導致的寄生蟲困擾。而長期服用抗生素正也是造成愛滋病在同性戀團體間大肆傳染的因素之一。醫生甚至會主動開抗生素藥方給男同性戀者，建議在性行為之前服用該藥物。這群人中有人可能已經依賴這種如四環素這類具毒性的藥劑長達18年之久，這種用藥習慣無疑會在各種潛在副作用發生之前就已破壞自體免疫系統。而這類抗生素藥劑也會讓服用者產生畏光的情況，長期服用的結果會讓人的皮膚經太陽曝晒後造成皮膚嚴重燒傷且難以復原。生理上的不適同時也導致這群人在季節轉換之際，出現所謂「季節性情緒障礙」的心理疾病，這是一種因缺乏陽光而產生的抑鬱症狀。這種藥也有干擾人體代謝功能的副作用，且因此導致一堆病痛。抗生素同時是有高度抑制免疫系統運作，以及（亦又或）最壞的狀況是摧毀腸胃中的益菌。消滅益菌的結果，就是讓酵母及其他具感染性的細菌有機可乘，進而散佈至全身造成疾病症狀更為加劇。

　　其他常見的抗生素藥物還包括甲硝唑和抗阿米巴劑。這兩種藥都是用來對抗因阿米巴原蟲產生的腹瀉，這類藥會造成強烈的幻覺和抑鬱現象。

　　用來處理各種不同病症的處方，如類皮脂激素、磺胺類藥物，以及Spetra（一種用來防止愛滋病患者感染致命性肺炎的藥物）等，其實也都有很嚴重的副作用。不少社交活動較頻繁的同性戀者經常有消化系統嚴重失調，甚或營養攝取不良的問題，並一步步邁向自我體內防衛系統毀滅的路徑；所以他們的身體健康很容易就因細菌、病毒與寄生蟲感染而耗弱，終至被擊垮。這些原本健康的年輕人也就更易老化，乃至於出現一些原本僅會發生於老年人身上的病痛。

輸血

　　剛所談到的風險因素約占美國愛滋病的94%，是西方工業化國家的典型代表。而剩餘的6%其中有一半是經由輸血而「感染」到愛滋病，這對大眾來說，明顯暗示了HIV就是導致愛滋病的主因。

　　然一份針對愛滋病存活者所進行的貼身研究顯示，部分因接受輸血感染者在一年後死亡，其比重和未感染HIV卻因輸血感染而死亡的人數其實相當。這群會因輸血導致感染的族群多落於非常年輕和非常年長者，以及身受重傷者。

　　一般情況下，健康的人不會接受輸血。一般人只會因為長期病症，或是入侵性治療如動手術時才會接受輸血。麻醉本身就是一種免疫系統的抑制劑，術後用來抵抗感染性病菌的抗生素也有此功能。如果一名病人接受器官移植，他必須服用類固醇和相關藥物以協助免疫系統不會排斥新移植器官。

　　許多接受器官移植的人畢生都得服用這些藥物，而這些藥物也全面抑制免疫功能正常運作，因此經常於非常的短時間內因「不相干」的疾病而死。主治醫生們幾乎不會認定是因為某些藥物的副作用導致器官移植病患死亡，他們僅會告知家屬已經盡全力挽救了。然如果同樣的事情發生在HIV陽性反應的病患身上，則通常會被歸咎於愛滋病。因此，這些實際上並非因愛滋病而死的患者也就自動納入愛滋病死亡人數統計中，並造成愛滋病會經由輸血傳染的錯誤印象。

　　在美國，每兩萬名需要輸血的血友病患中，僅極少數被驗出有愛滋病；但卻未追根究柢其實有四分之三的人是因為輸血後才感染到HIV病毒。

　　事實上，血友病現在的死亡率已經很低，且也證實輸血其實有可能造成錯誤的HIV檢測結果。一項由《刺胳針》所發表的研究顯示，病人經輸血後體內隨即會產生大量的HIV抗體，然後才隨時間慢慢減少。一名健康的受測者自願每四天接受一次血液注射，經連續六次輸血後，只有第一次注射後的檢驗結果呈現陰性反應，隨後的每次輸血後其血液內的HIV抗體數量都出現增加。針對「HIV會經由輸血傳播」的假設，恐怕也只有部分屬實（如果整個論證前提都為真的話）。從上述實驗看來，輸血會使人體產生與HIV相似或相同的反轉錄病毒物質。這當然不表示輸血就會導致愛滋病（大部分的血

友病患者也不會變成愛滋病患）。但如果某人的免疫系統已經嚴重受損，或者功能因其他可能如濫用藥物、手術、輸血而降低的話，都可能會罹患對生命有威脅的免疫系統不全相關性疾病，包括愛滋病（請見第13章，「關於人類血液」的說明）。如果正如實驗結果所言，輸血後會使人體產生對抗HIV反轉錄病毒之抗體，那無疑也灌輸「遭感染的血液會將HIV傳染給接受輸血者」的錯誤觀念。

代謝失調

　　數年來的研究已得知，愛滋病患在患病前其體內已有相當劇烈的胺基酸失衡問題。平衡的蛋白質代謝正是免疫系統維持健康的基礎。如體內一些胺基酸濃度過高或偏低，免疫系統就無法快速因應外來的感染。這對愛滋病者而言，其實是相當確立的事實。

　　生理失調與愛滋病患體內基礎蛋白質代謝有關，此代謝機制也會受前面所述的相關因素影響而改變，大體上都是會對身體功能造成後天抑制。為了要對抗如此龐大的代謝壓力，人體會分泌一種壓力荷爾蒙（壓力激素），如遇緊急情況肌肉反射時，需用來將肌蛋白分解成胺基酸的可體松激素。種種跡象均顯示人體本就可自行維持活動所需之平衡。如這壓力持續過久，胺基酸就會失衡，最後導致免疫系統崩潰的情形也常見於愛滋病中。

　　在破壞自身細胞以獲取體內所需胺基酸的過程中，身體必須應付大量的細胞殘骸物質，包括許多已遭破壞的細胞核。這些殘破的DNA或RNA中可能會存有所謂的反轉錄病毒HIV。類似此種的細胞碎片相當多，因此HIV病毒也有各種型態，例如HIV1、HIV2……等。這一理由足以解釋為何還有許多測出HIV陽性反應者，本身卻從未接觸過遭感染的血液，或接觸過HIV感染者。加拿大的克拉克（Hulda Clark）博士曾說，父母HIV陰性反應的新生兒體內仍可測出陽性反應。

　　HIV的存在比一般人認為的更為普遍。因為許多人在身處於一段長期壓力後，體內免疫性抗體可能會有大量的HIV反應。

　　由於他們並未接受愛滋病測試，也永遠不會發現其體內曾有這種病毒。即便最後接受了可靠的愛滋病檢測，他們也有可能測不出HIV1陽性反應。

但如進行HIV3抗體或其他HIV型病毒檢測，就極有可能出現HIV陽性反應。多年來，各個國家的檢測設施只能在人類血液中測出多種HIV型病毒的一種。今日，醫學技術已可以從人類的血清分離出兩種HIV，但仍不足以判斷一個人是否為真正受到HIV感染（高機率誤測結果）。

除非一個人的壓力反應持續存在，否則一般而言都能享受健康人生。但長期壓力如果不減反增而導致細胞破壞，胺基酸平衡機制不斷受擾亂進而撼動免疫系統，就會導致身體無法抵抗低感染入侵，即便是再細微的外來物質都會永久滯留於人體內。當任何人的免疫系統無法抑制細菌時，任一種普通細菌都會造成致命的後果，愛滋病為其中一種。

毒癮者、極度活躍的同性戀者、胺基酸失衡的母親所產下的嬰兒、需要輸血或是剛接受第三者血液者、營養不良的人都有可能出現胺基酸失衡情況，其體內也容易產生HIV反應。頻繁的壓力反應會導致細胞核分裂，造成破碎的DNA和RNA增多，為了應付這些受傷的DNA與RNA，人體會馬上啟動防禦抗體修補損傷。如前段所述，多發性硬化症、瘧疾、B型與C型肝炎、肺結核、淋巴腺熱、乳突病毒疣，以及多種疾病都會導致身體產生抗體以對抗P24 反轉錄病毒。因重大疾病或緊張壓力而持續低弱的免疫功能自然無法對抗蜂擁而來的致病物質；一旦人體處於最虛弱且暴露於高愛滋病感染風險的場合下，就有成為壓垮健康的最後一根稻草。

迷幻藥與肛交可能導致愛滋病

嗎啡靜脈注射與海洛因都會導致身體基礎代謝產生變化。人體內天生的嗎啡化合物「腦內啡」除了能減輕疼痛跟使心情愉快之外，還能抑制飢餓感。施打海洛因或嗎啡的人卻會喪失食慾，讓人不想進食和攝取水分。正常下，身體遇飢餓和缺水時會啟動可體松釋放機制，好應對體內食物跟水分短缺的窘境。

一旦這補充機制超過臨界點後，便會導致血液中胺基酸失衡，進而造成更多細胞核破裂。DNA的分子列（雙股螺旋）崩解成許多小蛋白質，進一步讓原本用以儲存胺基酸平衡作用的功能失常。通常這些破碎的DNA或RNA會被解讀為HIV的一種。簡言之，HIV的出現是因為必需胺基酸運作機制遭用藥過度破壞後，所造成的一種反應。

　　了解HIV具有人體內天生反轉錄病毒的基礎特徵後，會更容易釐清這病毒無法殺死或傷害其他細胞。HIV本身無法自由來去於任何活性細胞，更無法破壞DNA或RNA的分子組合過程。唯一當壓力持續過久，身體所分泌的可體松便會破壞DNA以及RNA的組合順序。

　　靜脈注射的毒癮患者如果與他人共用遭HIV感染的針頭，就會因接觸到外來的DNA碎片（HIV）並驗出陽性反應；如之後死於愛滋病的話，通常是因為其體內胺基酸失衡緣故。持續缺乏某些胺基酸，如胱胺酸、半胱胺酸或是色胺酸都會導致身體停止製造抗體，最後導致全身免疫系統瓦解。

　　這就是愛滋病。所有的靜脈注射毒癮患者，終會發生HIV浮上檯面的風險並發展為愛滋病。一樣的情況也會發生在長期進行肛交行為者身上，並非因為他們彼此傳染了HIV，而是這種不正常且持續的性行為終會導致身體內部的傷害，大規模的細胞持續被分解、剷除然後更新，這也導致體內儲存的蛋白質不斷流失。當最後的胺基酸也消耗殆盡，DNA和RNA分子會開始分解，最後留下被標記為HIV的碎裂物質。因此，HIV是免疫系統不全的結果而不是起因。

　　愛滋病患的細胞都缺乏胺基酸中的半色胺酸和前導色胺酸，上述提到的現象都可能是導致該問題的主因。實驗研究發明，當對胺基酸耗盡的細胞重新供應胺基酸時，這些細胞將會停止產出HIV物質，因為此時的DNA和RNA分子能專心進行組合的工作。

　　此外，當直腸頻繁接觸到由人體排出的精液時，人體會自然而然對這些有違身體器官正常運作的刺激啟動防衛機制，長久下來會終止正常細胞修復與取代的功能。對原本已衰弱的免疫系統是種持續性的打擊外，也是一種慢性的毒害。

營養不良、缺乏水分、飢餓也會導致愛滋病

　　如同濫用毒品會造成營養不良，缺乏適當的營養也會使身體感受到壓迫並開始消耗體內營養素，以便維持體內胺基酸均衡。當肌肉細胞被分解並分泌流失的胺基酸時，會同時產生大量破裂的DNA或RNA；此時身體同樣會製造抗體因應。同樣的壓力危機處理也發生於細胞脫水時。於是，嚴重脫水的人經HIV檢測也會得到陽性反應結果。

　　開發中國家，特別是非洲，缺水與飢荒問題已持續數個世紀。飢荒時，身體會啟動自給自足的保護機制，這機制的副產品就是HIV，當然也包含許多DNA和RNA碎片。於是乎，免疫系統會開始產生抗體抵抗這些病毒。雖然許多非洲人身上有來自父母的陰性HIV，多半因為他們的父母曾歷過飢荒，而其他人則因為營養問題所產生HIV反應。

　　不論是否已在開發中國家採行過愛滋病檢測，多數HIV陽性結果是來自於誤判，或受測者或其雙親曾經歷過飢荒所致。而後者驗出HIV的重點在於營養不良或是相關性疾病，這道理對境內有36萬起HIV感染病例與營養不良人口的海地而言再明顯不過。

　　相比之下，已開發國家所檢驗出HIV的原因則歸咎於上述所提的可能性。雖然HIV和愛滋病是兩種完全不同的課題，但仍有機會同時發生於：

1. 同性間肛交、靜脈注射毒品，以及輸血盛行的已開發國家中。
2. 消蝕症候群（wasting disorders），如奇瘦病、肺結核、瘧疾等疫情比例較高的第三世界國家。

抗愛滋病藥物

　　以下是一個名為克莉絲媞的女子的悲傷故事。她有兩個寄養的孩子，分別為丹尼爾和瑪莎，兩人都驗出HIV陽性反應。他們的生母（克莉絲蒂的外甥女）因為長期使用藥物，無法扶養孩子，所以克莉絲蒂伸出援手。丹尼爾因為是HIV病童之故，曾有兩次被送去兒童中心的紀錄，一次是剛出生沒多久，一次則在最近。小女孩則是在幾個月前被送到兒童中心，並一直安置在那裡。克莉絲蒂被控照護失職，因為她拒絕讓孩子們服用抗愛滋病藥物。

　　這些孩子從來未有疾病就診紀錄，且身體健康。但當衛生主管機關發現這些孩子沒有服用愛滋病藥物，於是從監護人身邊帶離他們至愛滋病診所接受強制治療，之後再轉送兒童中心。這些孩子每天都被迫服毒性相當強烈的複合式抗愛滋病藥物，如齊多夫定（AZT）、衛滋（Nevirapine）、速汰滋（Epivir）、滋利特（Zerit）等各種藥物。多數孩童無法承受一次吞服這麼多的藥物，所以改用插胃管的送藥方式。如果小孩抗拒次數過多，便乾脆帶他們進行手術以外力方式將藥物送至胃裡面。

　　對這些驗出HIV陽性但依舊健康的孩童強制餵藥的目的何在？因為愛滋病研究可藉販售藥物中飽私囊。從一張列出現正進行或近期結束的藥物實驗清單可清楚看出，這些實驗室多由政府機關，如國家過敏與感染疾病機構（National Institute of Allergy and Infectious Diseases）、國家兒童健康與人類發展機構（National Institute of Child Health and Human Development），以及一些大型的製藥廠葛蘭素（Glaxoand）、輝瑞（Pfizer）、施貴寶（Squibb）以及基因泰克（Genentech）所贊助。其中一個名為「感染HIV孩童經使用抗HIV藥劑其身體特徵的效果反應（The Effect of Anti-HIV Treatment on Body Characteristics of HIV-Infected Children）」的研究，企圖找出因用藥導致「虛耗以及脂肪代謝錯誤（脂肪再分配）」的成因。另一個研究則著重於「有效且安全使用七種藥物治療4歲到22歲惡化愛滋病人，部分成效比一般劑量顯著。」雖然這七種藥物在研究中都顯示，如同市面上的各項藥物都會造成相當嚴重副作用，卻仍宣稱這種治療方式用於四歲兒童效果更為顯著。第三項研究則是使用Stavudine（即滋利特Zerit），或是與惠妥滋（Didanosine）併用，但這樣的綜合式雞尾酒療法曾害死數名孕婦。之後還有一些關於將疫苗施打於兩個月到八歲患有雞痘（即「水痘」）病毒的孩童身上的研究。卻無視施打水痘疫苗本身就會引起水痘反應的可能性。

　　另一研究則針對「腦脊液蛋白中的HIV等級」進行測量。取得腦脊液蛋白必須進行脊椎穿刺，是項極危險的侵入式手術。雖然難以置信，但確實有研究是針對那些經由HIV陽性反應的母親所產下的HIV陰性新生兒，施打實驗性質的疫苗。這些被法律綁架的孩童其雙親或監護人根本毫不知情，幾乎全未被告知他們的小孩成了醫療實驗的白老鼠。因為法律已明文規定父母或監護人無權在這種毀滅性的實驗中保護自己的小孩。國家衛生院（National Institute of Health）合法允許利用家中環境不好、用藥成癮、無法盡扶養之責的母親所生下的HIV陽性孩童做為活體實驗對象。90年代晚期，便有許多以齊多夫定及衛滋治療用藥實驗的例子，至出版日前至少有227個研究正在進行或已經完成。這些研究都是由國家衛生機構的延伸單位所贊助，其中不乏製藥商共同贊助。這些研究所使用的標準抗愛滋病藥物有：核苷類似物、蛋白質抑制劑，以及衛滋。明示於標籤上的副作用包括：

➢干擾正常細胞分裂	➢肌肉無力
➢癌症	➢成長缺陷
➢心臟疾病	➢導致幼童與成人死亡
➢無法再生新血	➢干擾人體蛋白質生成
➢破壞骨髓	➢外表畸形
➢貧血	➢面部消瘦，手腳萎縮
➢死胎	➢肩、背部腫塊
➢自發性流產	➢腹部腫大
➢畸形	➢因藥物毒性導致器官性衰竭
➢嚴重肝臟受損或衰竭	➢史蒂芬斯‧強森症候群（劇烈的皮膚
➢胰臟衰竭	壞死症狀）

　　儘管這些藥物有強大到足以摧毀免疫系統的毒性，而且無具體治療效果，卻仍是處方中常見用藥。抗愛滋病藥物製造商為了保護自己免於責任訴訟，於是在藥品標籤上寫著「這些藥物並無法治癒HIV感染。病患接受抗反轉錄病毒藥物時將同時面臨因接觸其他潛伏性感染和類似HIV併發症之風險。病患本身應明白目前尚未證實長期服用此藥的副作用為何。」

　　人們服用此藥的唯一原因是因為檢測出HIV陽性，他們犯下了唯一且相當致命的錯誤：「未閱讀或不了解HIV檢驗法以及藥物外包上的警示標語」。尤其當孩童也被牽扯進來時，更形悲哀。

　　兒童福利管理局（Administration for Children's Service，ACS）因為克莉絲媞不讓她的孩子丹尼爾服用藥物而申斥她。當局強迫丹尼爾服用「奇蹟藥物」衛滋，在六個月內，男孩因為器官衰竭而必須依靠人工呼吸器維持生命。兒童福利管理局讓女兒瑪莎進行混合式抗愛滋病藥物療法，也完全將她的免疫系統破壞殆盡，使得女孩更容易受到疾病感染。主要的問題在於，為什麼醫生允許甚至鼓勵使用破壞性免疫系統的藥物治療愛滋病病患？協助這些病患增進他們的免疫力不是更有意義嗎？或許每當遇到任何一般性疾病，或考慮進行愛滋病情特殊處理之前，都應該不斷的詢問這些問題。

　　總結：由人體DNA和RNA缺陷成分組成的HIV病毒，不應視為導致愛滋病的原因。愛滋病是由多種疾病匯合而成的代名詞，這些疾病共同的特徵是會破壞人體代謝功能與免疫系統，肇因於多種健康風險因素。即便一個健康的人經外在方式接觸到HIV，如接觸感染HIV的血液或母體垂直傳染，這時體內的HIV仍處於蟄伏期甚至在自體免疫機制的掌控下。如同面對其他入

侵病菌般的防禦機制，啟動HIV抗體進行自我保護再正常不過。這些人和其他未接觸HIV的人相比，發展為愛滋病的機率也並不會較高。舉例來說，就像大多數的感染HIV的非洲人和亞洲人，其血液中產生DNA或RNA缺陷的原因，其實是象徵體內細胞正遭非常態性破壞，因而產生免疫系統功能的嚴重缺陷。營養不良、飢餓、缺水、長期傷口外曝，又或因體內擁塞導致細胞缺氧等，均會影響胺基酸均衡狀態。為此，人體會自行開始分解細胞以補充胺基酸不足。若此時又多增加另一種胺基酸缺乏的話，即便只要再增加一種，很快就會讓體內胺基酸協同機制進一步瓦解。這會引發細胞與細胞核產生一連串自發性毀滅行為，進而影響全身機制運轉。這種細胞核的破壞方式導致DNA或RNA的缺陷，這些缺陷的組成分子剛好包含一種稱為反轉錄病毒的人體蛋白質。HIV僅是因此作用而產生的一種反轉錄病毒。因此，HIV應視為體內細胞遭破壞後的一種產物，而非造成愛滋病的主兇；因為這些成分都是一種人體因抵禦外來入侵的必然反應。當然，這一自體防禦機制最後也可能會導致免疫系統遭毀壞，產生愛滋病。

愛滋病——自我覺醒的過程

　　文明社會正快速演化到可以辨別正確和錯誤資訊的時代。我們活在一個醜聞都難以隻手遮天的時代。事情真相為何，最終都將主導群眾的集體意識。人們只要稍做思考就能清楚分辨對錯。愛滋病現象就是今日群眾認知的一大挑戰，人們可以依自己需要找尋解決方案。安德魯是我的第一個愛滋病病患，他很快就明白事情的真偽。第一次遇見他是在五年前，他是一個年輕的同性戀者，身上已有多發性愛滋病症狀。情緒不穩定、憂鬱且極度敏感。當時他居住雅典，且認定夜生活是享樂人生的一切。一開始，我鼓勵他重回日間活動的作息，嘗試阿育吠陀療法、進行身體淨化、持續補充營養以及每日一次冥想。很快的，原本皮膚上的多處受損處獲得改善，體內T細胞數量

也逐漸穩定地增加，他自己也覺得比以前更活力充沛，精神、胃口和消化能力都有改善。他重拾了生活的喜悅，但這種喜悅和以前對享樂的體驗大相逕庭。比起酒店、毒品和夜生活，他更喜歡每天懷著愉悅的心情起床，擁抱陽光、大自然和踏實生活。

幾年後我再度見到他，他身上已經都沒有愛滋病的症狀了。當時他已經習慣並接受體內HIV陽性反應的事實，在這前提下我才得以提供更多協助。對他而言，體內有無抗體已不再重要了，因為他知道自己克服了愛滋病；重拾了更具意義的自尊和快樂。HIV的惡名不再困擾他，他已經從一種（未曾存在過）的疾病中脫胎換骨，成為一個值得被愛、被欣賞以及認同的人。這就是愛滋病能做的，它能讓一個人重新用愛、尊嚴、並懷抱目標繼續生活。

注意

要根除HIV或其他致病的病原體，並恢復免疫系統功能，請見第7章「神奇的礦物質補充品（MMS）與歐吉布瓦茶（Ojibwa）」的資訊。

Chapter 13

八種現代人的危險迷思與破除方法

濫用抗生素

抗生素真的是必要的嗎？

過去近60年來，抗生素一直是醫療系統的主流療方。抗生素一詞的意涵，即「拮抗生命」，可以一口氣消滅大批致病菌，被人們稱為「靈丹」或「神奇藥物」。專業醫療人員在試圖抑制感染和減輕病人痛楚時，最常用的藥物就是抗生素，至少占了每年處方藥的六分之一。醫師和病患所以如此仰賴抗生素，便因為它可以快速舒緩病情。

在我們生長的年代，抗生素常用來對治難纏的膀胱炎病例，及喉嚨痛或發癢皮疹。因此當醫生開出這帖「靈丹」時，我們很容易便會同意那是對治此類細菌感染的最佳選擇。儘管每個醫學院學生都知道抗生素對病毒感染

（包括感冒和流感）不具療效，還是有上百萬罹患這類疾病的病患，從醫師那兒拿到了這些處方。在1983年，有超過3,200萬的美國人因一般感冒看了醫生，其中有95%的病患拿了處方藥回家，超過一半的病患得到了非必要的抗生素處方。25年後的今天，這個趨勢增加了近乎一倍。

醫療人員很少告知病患，光是服用單次的廣效抗生素，便足以嚴重破壞腸道中的微生物生態，以及造血紅骨髓，其影響長達四至五年。大部分的病患不會詳讀藥罐標籤或用藥說明書指出的副作用，他們單純相信醫師能為他們做出最好的判斷。

讓人極不安的是，很多醫師甚至不知道有些抗生素，例如盤尼西林，並不能治癒感冒或流感。這些藥物本身的設計會損害免疫系統，服用後可能從此種下禍因，在未來引發比感冒還更嚴重的問題。此外，感冒其實並非一種疾病，而是人體首要、也最佳的緊急自我排毒法，病毒不過是引發這些清理反應的誘因罷了。你應該將你「得到」的感冒視為上天的禮物，而非詛咒，並放手讓身體自行療癒。

由於大部分人都希望服用「特效藥」，而不願等待身體慢慢痊癒，如今抗生素已成了最受歡迎的治療法。然而要能辨識出引發感染的細菌，至少要花24小時，於是感受到時間壓力的醫師，很容易會決定使用廣效抗生素，讓所有藥物接觸到的微生物一網打盡，其中包括了那些幫助我們抵抗疾病的益菌。對於一些危急生命的感染病例，這也許是無可避免的，但對大部分較輕微的感染病例卻不然。更糟糕的是，在為數不少的病例中，醫療人員在檢驗分析結果出爐前，就為受感染的病人施用特定的抗生素，於是病人至少有50%的機率，會接受到錯誤或無用的藥物。

倘若一位罹患鼻竇炎的病人空著手走出醫師的辦公室，得到的「只有」關於如何自然痊癒的建議，他會認為他的醫師沒有善盡職責。同樣地，當醫師面對病毒感染的病例時，他們也寧可選擇相對來說較「安全」的作法，也就是使用抗生素，以免被指責為不夠盡力，當病人是孩童時尤其如此。不這麼做的話，醫師甚至有可能吃上官司。因此儘管病童真的需要服用抗生素的機率只有十萬分之一這麼低，卻幾乎有95%的門診病童被開了這類藥物。大部分時候，抗生素其實是為「取悅」那些過度焦慮的母親們而開。

抗生素傷害免疫系統

　　皮斯卡多醫師（Fred Pescatore）曾說過：「抗生素會侵略免疫系統，讓身體無法自衛，」他是紐約一位家庭醫師與自然醫療提倡者，著有《讓孩子健康吃（*Feed Your Kids Well*，暫譯）》一書。許多醫師很習慣針對一些良性或無害的感染，開出這些處方。其實感染並不是一種疾病，它反映的是身體為了中和並排除毒素所出現的自然反應，由一些單純的原因引起，例如飲食過量、脫水、攝取垃圾食物、或先前服用了抗生素。抗生素對身體的傷害很大，消滅的不只是引發感染的細菌（病菌），也包括了許多益菌，這些益菌會幫助我們消化食物、排毒，以及製造如維生素B等微量營養素。這些益菌一但被藥物滅絕了，腸道內的惡菌便開始快速生長，在腸道中稱霸，並將原本富含營養的食物轉化為強烈刺激物或毒物。

　　人體的免疫系統有75%位於消化道中，藉由其強大的防禦能力來中和病菌和刺激物。免疫系統利用複雜的發炎反應，保護身體不受外來刺激傷害，並啟動受傷組織的治療程序。這類發炎反應可能出現在體內任何地方。淋巴結腫大、發燒、皮疹等等症狀，都代表了正常的免疫系統正在反應。這樣的作戰可能會持續二至六天以上，先前體內的抗生素究竟對免疫系統及腸道菌落造成多大損傷，都會影響這些反應的時間長度。

　　抗生素只能隱藏感染的症狀，讓人以為病患已經戰勝了病魔，但實際上疾病已經惡化了。抗生素其實只會在未來引發其他的慢性病，因為它制止了急性病的發生，而這些急症其實是身體解毒的方式，於是毒素便不再於體內循環，反而儲存在更深層的組織與器官內。許多抗生素會殘存於肝臟的膽管中，改變膽汁內的菌群，造成膽管和膽囊的結石。

　　每一次的抗生素用藥，都會更近一步地擾亂免疫系統，和腸道和膽汁內的菌群，讓致病菌得以向全身擴張。倘若病患持續服用抗生素，那麼免疫系統會變得十分脆弱而被動，不再能保護身體，抵禦那些真正威脅生命的情況，例如癌症、心臟病、關節炎、糖尿病、多發性硬化症和愛滋病。無論是已開發或未開發世界的人們，隨處都看得到這種情況。

　　幾十年來，東非有大量的人口，都基於「實驗的理由」服用了抗生素。許多藥物因為具有威脅性命的副作用，在工業化國家都禁止了，但仍出現在

開發中國家的藥局裡。這些藥物會強烈抑制免疫系統，這可能可以解釋為什麼非洲會出現許多前所未有的新疾病。因此這些會抑制免疫系統的藥物，很可能實際上造成了一些古老感染疾病的復發，例如結核病。

生物大戰

使用抗生素為人類社會帶來的損失，絕對超出任何人的想像。過去幾十年來人們用抗生素「成功」壓制的病菌，如今已開始反撲，產生出「抗藥菌」，例如那些抗生素無力抵禦的超級病菌。每年有九萬名非洲人得到可能致死的感染，這些便是由具抗藥性的「超級葡萄球菌」所引起。根據美國疾病防制中心（US Centers for Disease Control）的統計，由超級病菌引起的致死病例，已超過了愛滋病，而近來病菌感染在國內的大爆發，更取走了許多美國中學生的性命，這便是國人盲目濫用抗生素的結果。

這些具抗藥性的葡萄球菌原本只出現在醫院，如今則蔓延至監獄、體育館、更衣室和都市裡的貧民區。它會進入人體血液、腎臟、肝臟、肺部和心臟附近的肌肉，大部分的病例都會出現可能致命的血液感染，而聯邦疾病防治中心的研究指出，有大約10%的病例會造成所謂的壞死性筋膜炎。據估計，每年有18,650人死於這種特定的超級病菌，比每年美國境內死於愛滋的人數，多了大約1,500人。

每一種活生物都會本能地希望能活得越久越好，因此那些定期接觸到有毒抗生素的細菌，會試著變得對這些毒物免疫。要在毒物的攻擊下存活，細菌自身有一套複雜的防禦策略，某些方面來說，這就好像我們在抵抗細菌或病毒入侵的情況一樣。細菌用以躲避抗生素的其中一個可能途徑，就是改變自身的基因，如此便能抵抗藥物中的活化成分，讓藥物失去療效。

你可能會納悶，為什麼市面上有這麼多的抗生素品牌，很快就會下架了。其中一個原因就是因為細菌對藥物總是可以以智取勝，然後人們就需要使用更強效的藥物來殺死這些新出現的病株。另一個藥物下架的原因，則由於病患反覆服藥後出現嚴重副作用的情況，變得愈來愈普遍。

這些藥物使用得愈多，細菌的抵抗力就會變得愈強。這個領域最好的專家，都已承認他們正在打一場註定要失敗的戰役。我們濫用抗生素的程度，

讓如今每一種致病菌，都進化為對至少一種抗生素具有抗性的突變種。

當抗生素攻擊一個細菌菌落時，「大部分」的細菌都會死亡，然而有部分的細菌由於帶有突變基因的關係，而能在屠殺中倖存。這些突變菌株會將體內的抗藥基因傳給其他細菌，於是在24小時之內，每一株病菌可能便產生出大約16,777,220個同樣具有抗藥性的後代。

噩夢還沒結束呢！這些突變細菌接著開始將這些抗性基因，傳給它接觸到的其他不相干的微生物，使各種微生物也開始變得具有抗藥性。知名的微生物學家弗考（Stanley Falkow）曾說過，細菌是群「聰明透頂的小惡魔」，可以對它根本不曾接觸過的藥物產生抗性，與其他細菌共同備戰。於是超級病菌就這麼產生了，能抵抗各種藥物的攻擊。它們潛伏在抗生素使用最頻繁的地方，如醫院和療養院。近來的研究指出，如今有5%至10%的住院病人，會受到藏匿在醫院建築裡的抗藥細菌感染。

除了無菌手術室以外，超級病菌存在於空調系統、廁所、馬桶、甚至食物上的塵粒中，是現今醫院裡死亡病例的最大肇因。有些病患的免疫系統已由於疾病、外傷、手術、或先前服用的抗生素而受到損害，超級病菌則將選擇這些病患作為攻擊目標。至於那些免疫系統強壯的健康個體，病菌也會生長在他們的皮膚上或鼻腔中，而不引發感染。換句話說，在正常情況下，我們其實可以與病菌共存而不受感染，就算被感染了，身體也能抵禦病菌，並且產生免疫力。然而倘若我們由於簡單的感染就服用了第一次的抗生素，那麼我們對病菌具有的天然抗力，便會急遽降低。

由於人們無論在醫院或醫院外都使用了過量的抗生素，如今具有抗藥性的微生物已成了最普遍的感染肇因。更糟糕的是，許多國家的人們甚至可以在藥房的架上就直接買到抗生素。由於確切的藥劑量因人而異，也視感染的程度而定，而且病患究竟該服用多久的藥物才能殺盡病菌也尚無定論，抗生素實在不算「安全」藥物。當病患中斷了服藥，或服用了過低的劑量，可能都會助長抗藥菌的孳生，並將病菌傳染給其他人。於是服用抗生素的病患，身邊的人便陷入更高的風險，而這也可以解釋為什麼當病患服用了抗生素之後，其親屬受到感染的機率也會增加。然而個體仍須具備其他的先行因子才會受到感染，例如飲食不健康，或欠佳的個人衛生習慣。

抗生素的濫用對人類造成的傷害，似乎超越我們的理解。抗生素是目前

所見最能抑制免疫系統的物質。許多死亡的病人，其實並不是死於疾病本身，而是由於免疫系統低落，而讓細菌趁隙而入。這種情況發生在癌症、愛滋病，以及其他所謂的「致死疾病」。根據驗屍報告的結果，許多死於「愛滋病」的病患，其實根本沒有染上HIV病毒，但卻由於受到抗藥超級病菌的感染而送命，而這些病菌會引發類似愛滋病的症狀。我們很難判斷究竟有多少百萬的愛滋病病患，其實根本是抗藥病菌的受害者（詳情請見第12章）。

抗生素引發孩童的氣喘反應

許多人可能會納悶，為什麼會有這麼多的孩童，在幼年期就得到了氣喘。如今美國胸腔醫師學會（CHEST，American College of Chest Physicians）為這個現象提出了一些解答。來自蒙特婁的曼尼托巴大學（University of Manitoba）和麥基爾大學的學者，在期刊發表了一篇論文，提出孩童氣喘與使用抗生素之間的關聯。他們指出，未足歲的幼兒若接受了抗生素，他在七歲前得到氣喘病的機率提高了一倍之多。這些學者檢視了處方籤的資料庫，資料庫包含了13,116位兒童的資料，然後試圖尋找會影響孩童罹患氣喘病的各種風險因子，包含了抗生素、性別、母系家族病史、居住地點、鄰近住戶的平均所得、家中寵物以及病童七歲時家中的手足數目。

根據這個研究的結果，使用抗生素的頻率越高，發生氣喘病的機率也越高。研究人員也發現其中有87%的孩童，是由於呼吸道感染而接受抗生素治療。然而為了確認這些幼童氣喘發作，是由於抗生素的使用，而非呼吸系統的問題，研究人員將這些病例排除，不列入考慮。

有趣的是，同一篇研究報告也指出，若在幼兒滿歲前，家中還飼養了狗，那麼孩童就算接受了抗生素治療，罹患氣喘的機率還是降低了。領導該研究的歌絲姬醫師（Anita Kozyrskyj）指出：「狗會將細菌帶入家中，而我們相信若要讓幼兒的免疫系統正常發展，與細菌適當的接觸是必要的。其他研究也指出，在孩童幼年期飼養一隻狗，可以降低孩子罹患氣喘病的機率。」

如今人類遭遇的不只是大量的新興人為流行病，那些古老的疾病也逐漸死灰復燃。1978年，聯合國簽署了「全球人民健康2000」的計畫議定書，目標是要在世紀末之前，杜絕所有的傳染性疾病。然而病菌卻不願合作。除了

至少29種全新的疾病外，如今有20種廣為人知的疾病又再度流行，其中包括瘧疾、結核病、肺炎、霍亂、黃熱病與痢疾。引發這些疾病的病菌，突變的速度飛快，如今的抗生素已無力對治。

那些過去用來治療瘧疾的藥物，已無法壓制寄生在蚊蟲體內的病菌，這些病菌「不斷更衣」的突變方式讓科學家困擾不已。過去的那些「強效藥」如今已成了人類自我毀滅的武器。過去這個世紀以來，人類常用奎寧類藥物來預防瘧疾，許多甚至沒有罹患瘧疾的人也服用了這種藥物，這樣的措施讓如今的瘧疾病原，已演化為傳統療法無力抵抗的新菌株。現在用來對治這類瘧疾（在四到八小時之內）的唯一手段，就是使用二氧化氯（請見第7章談到的神奇礦物質補充品（MMS））。

另一種蚊蟲引起的熱病，出血性登革熱（Hemorrhagic dengue），在消聲滅跡了至少半個世紀後，近來在印度、非洲和部分的拉丁美洲又捲土重來。1991年時，一種亞洲型的霍亂病菌傳到拉丁美洲，感染了至少130萬的人口。然而並不是只有開發中國家遭受流行病的侵害。在1980至1992年間，美國境內因感染致死的病例，就攀升了58%。1995年，出血性登革熱傳到了德州。我們一直使用這種「對症下藥」的策略，如今已節節敗退。最讓人不安的是，這些傳染病所以會席捲全球，便是由於過去我們一直使用這種「靈藥」來治療。換言之，如今人類被迫得好好面對這個錯誤，並採用更自然的療法，而非使用那些會殺死其他生物的藥物。在這個從錯誤中成長的過程中，結核病就是個典型的例子。

結核病──大自然的反撲

結核病曾是全世界的首要致死疾病，如今有數種藥物已對此病無效，每年則有上百萬的病患因此病喪生。世界衛生組織已宣布結核病為「全球緊急危機」。1990年，結核病成為全世界首要致病菌，在全球造成將近三百萬人的死亡。50年來，人們以抗生素對治此病的結果，便是增加了結核病菌的抗藥性，以致此病菌所到之處，都帶來了死亡病例，特別是衛生條件不佳的開發中地區。

然而即便是西方國家，也不再能從結核病的肆虐中倖免。近代首次的流

行大爆發，發生於1990年的紐約，而後在美國和英國也都出現了數次流行。2007年，一位罹患了結核病的美國人搭乘飛機，在全國引發了一陣恐慌。這種超級病菌能以迅雷不及掩耳的速度擴散到世界各地。習慣接受抗生素治療的愛滋病患，以及住在貧窮、衛生環境不佳的居民，最容易受到結核病的威脅。人類一共研發出四十種用來治療結核病的抗生素，而如今只有一或兩種仍具有療效。

沒有人能預測人類利用抗生素治療感染，究竟會帶來什麼後果。你也許還記得第8章曾提到，晒太陽是過去人們治療結核病最有效的方法（下文有更多討論）。紫外線是天然解毒劑，可以對治任何病菌，包括超級病菌。然而人們執迷於西藥，完全不考慮這種免費、無副作用的治療法。但你我仍可以為了創造一個更健康的世界，而有所作為，那就是拒用抗生素。

幾年前有一項研究處方藥的大型報告，指出有80%的處方藥使用是屬於「邊緣性」的，意思就是用藥其實根本不會造成太大的差別，只會引發許多副作用。如今我們已嚐到了藥物濫用的惡果。我們創造出了一整個兵火庫，裡頭盡是那些具有高度抗藥性的超疾病菌，連最頂尖的治療都拿它沒轍。

結核病在上兩個世紀中，取走了十億人的性命，後來在公共衛生措施和抗生素雙管齊下後，這個死疾病幾乎完全從地球上絕跡了。有人也許會說，要不是有抗生素，這個疾病可能永遠無法受到控制。然而最新的統計資料卻顯示，結核病在公共衛生措施開始實施後，就逐漸絕跡了，而當時肺結核抗生素都還沒問世呢。這清楚說明了，讓結核病絕跡的，並不是抗生素，而是公共衛生措施。

如今情況也沒有太大的差別。結核病往往出現在衛生環境不良的地方，因為塵土是傳播感染性疾病的主要媒介。然而所謂良好的衛生環境，不只是新鮮空氣、營養食物、適當消毒，也包括了我們體內的潔淨。現代人的生活方式和飲食習慣，讓我們的腸道充滿了不潔之物，成為病菌滋生的溫床。

結核病和其他現代醫療無法醫治的傳染病迫使人們必須改變自己和這個世界。事實上，如果想能過著舒適的生活，免除傳染病帶來的煩惱，我們幾乎必須完全改頭換面，從頭改善飲食和生活型態、大量減少環境汙染物、定期晒晒太陽，還要改善心理健康。若想建立對所有疾病（包括結核病）的抵抗力，這些都是進行改變的關鍵要素。

只要能改變一種生活型態，就可以拯救數百萬人的性命，那就是多晒太陽。倫敦瑪莉皇后學院醫學與牙醫學院（Queen Mary's School of Medicine and Dentistry），以及倫敦帝國學院（Imperial College London）的威爾康基金會中心（Wellcome Trust Center）曾合力針對倫敦紐漢醫院（Newham University Hospital）及挪斯威克醫院（Northwick Hospital）的結核病病患進行研究，發現高過90%的結核病病患缺乏維生素D。他們的研究發現，倫敦市內有一些社區，居民普遍缺乏維生素D，而且罹患結核病的機率也比較高，每年至少取走超過兩百萬人的性命。在英國，每年十月到隔年四月之間的陽光通常不夠，無法讓人們皮膚製造足夠的維生素D，因此有非常多人在冬天和春天的季節，都會出現維生素D缺乏的情況。

人類體內的維生素D是來自晒太陽的產物，這是不爭的事實。科學家發現光是2.5毫克的維生素D，就足以讓免疫系統在六週內對抗結核病，以及其他類似病菌所引發的疾病。想當然爾，晒太陽比服用補充劑還更有效。多晒太陽對維持健康十分重要，可以預防並且消滅肺結核。

我們無法讓那些具抗藥性的生物從地球上絕跡，然而上述研究告訴我們，將病菌趕盡殺絕不一定是必要的。這些微生物就算發生基因突變，它仍需要不潔的環境才能生存，一旦食物來源減少了，這些微生物仍會滅絕。我們身體的「生態系」仍不脫這種自然法則。人類自以為力量無窮，可以違抗自然法則，於是往往用抗生素來對付一些小病菌。然而如今這些甚至無法以肉眼看到的抗藥病菌，正挑戰著人們的信念。只要有愈來愈多人停止這種「養虎貽患」的作法，這些病菌對人類的威脅也會隨之下降。要在這個地球上生存，這實在是必學的一課。

念珠菌──微生物之間的爭戰

愈來愈多的自然健康醫療人員，都同意若要持續保持身體健康的最佳狀態，最重要的根基之一，便是讓腸道系統保持清潔、且讓其中的「益菌」和「壞菌」保持適當的平衡。一個健康的腸道系統，含括了超過四百種不同的細菌、總數高達數千菌株，而抗生素會輕易地擾亂腸道中這兩種細菌的微妙平衡。

以抗生素對治感染帶來的最常見副作用，就是讓體內的白色念珠菌過度生長，這是一種自然存在於腸道的必要酵母菌。人們普遍錯將白色念珠菌是為人體的主要敵人，應該盡全力剷除。然而事實正好完全相反。白色念珠菌其實是體內的一種必要微生物，稱為「腐生菌」（saprophytic），也就是說這類細菌會分解壞死、可能有毒的組織。念珠菌在體內增生，其實是為了幫助身體預防大型的中毒危機，而非旨在傷害人體。當人體逐漸完成自我解毒後，念珠菌增生的問題也會慢慢消失。

白色念珠菌也會幫助分解糖類。當人體體內消化碳水化合物的功能降低或損傷時，可以預期地，這些微生物也會驟增。在正常情況下，白色念珠菌存在於體內大部分的黏膜上，在所謂的「益生菌」的監控下表現良好，這些益生菌包括了嗜酸乳桿菌（lactobacillus acidophilus）和比菲德士菌（bifido）。我們體內的益菌數目，比自身的人類細胞還多，而我們排出的糞便當中，有三分之一帶有這些迷你小助手。少了益生菌，我們是無法存活的。當腸道中出現過量未消化的碳水化合物（糖類）、有害廢物，以及受損或死亡的細胞時，腸道便更需要這些具有破壞力的細菌（以及其他的益生菌），念珠菌於是大量繁殖。

那些人們為了遏止感染、消滅特定微生物所使用的抗生素，也會將腸道的益菌趕盡殺絕。於是念珠菌便會過度繁殖，像霉菌一般地在腸道四處擴散，這會大大干擾那些分解食物的酵素，造成消化不良和脹氣。倘若念珠菌持續生長，便會長出穿過腸壁的菌根，使毒素進入身體的其他部位，包括大腦。這會引發各式各樣生理和心理的症狀，包括鼻竇炎、耳內發炎、腸胃功能障礙、發福、水腫、荷爾蒙失調、精神錯亂、憂鬱、失眠、焦慮、嗜睡、陰道炎、經前症候群、尿道感染（膀胱炎）、鵝口瘡、皮膚和指甲感染、結膜炎、便祕、腎臟問題、膽結石，以及貪食糖分和甜點的症狀。

除了抗生素外，研究顯示其他如避孕藥、荷爾蒙替代療法（Hormone Replacement Therapy），也可能引發念珠菌感染，因為這兩種藥物或治療，都會讓陰道的葡萄糖含量增加多達80%，提供念珠菌更多的養分。而現代最常見的垃圾食物，內含高量的油脂和糖類，也會促進念珠菌的擴散。就像其他大部分的疾病一樣，念珠菌感染其實不過是種毒性反應，是身體用以排除毒素、受損或死亡細胞的自然反應，只要有毒物需要「消化」，念珠菌就會

擴散到那個地方。倘若我們採取任何消耗身體能量的措施，只會讓毒素在體內累積、幫助念珠菌擴散。

如何治療念珠菌感染

專家曾針對三千名曾接受念珠菌感染相關治療的病患，進行研究，發現其中有90%的病患，在受到感染之前，就已經接受了過量且長時間的廣效抗生素治療。抗生素無法消滅念珠菌，因此你越嘗試用藥物擺脫它，這些細菌只會變得更加抗藥、繁殖得更快。

倘若你受到了念珠菌（酵母菌）感染，你可以藉由減少毒素和它的食物，達到截斷養分的目的。倘若肝臟裡出現了膽結石，那麼感染幾乎無可避免地一定會復發，因此反覆淨化肝臟、排除結石，是解決念珠菌感染最徹底的方式之一。前人發現倘若禁食三至五天，這段時間只攝取水分，可以舒緩念珠菌感染的情況，但對許多人，特別是那些風能體質的人來說，這種禁食或許太困難了。一旦食物來源（有毒廢物）減少了，這些酵母菌便會很快地退回原來的位置，縮減勢力範圍。

除了淨化肝臟外，如果能調整飲食，將消化問題和毒素降到最低，也有助於恢復腸道的菌群。新鮮沙拉、現煮的蔬菜、印度香米、小米、豆類、小扁豆、現煮的蔬菜湯、米做的蛋糕、燕麥或麥片粥、香蕉都能抑制念珠菌。避免攝取肉類、魚類和其他屍味食物及產品。別忘了，具破壞性的細菌是靠死亡細胞維生的。不妨攝取大量的水和帶有苦味的花草茶，例如小樹樹茶（Chaparral）。在我看過的案例當中，飲用內含八種藥草的護士茶（Essiac tea），會帶來最佳療效。此外，每天兩到四杯的保哥果樹皮茶（Lapacho）也可以幫助維持念珠菌的平衡，綠茶和蔓越莓濃縮果汁也有同樣的功效。此外，一種叫做Primal Defense的產品，對某些人也具有療效。

不妨針對你平時攝取的飲食進行肌肉測試，以下的食物很可能會使手臂肌肉虛弱，進而促進念珠菌的生長：醣類、酵母菌或含酵母菌的食物如麵包、蛋糕、鬆餅；巧克力和其他甜食；番茄醬、香蕉以外的水果、酒精、馬麥醬、香菇、硬起司和藍起司；發酵產品如醋和發酵蔬菜；咖啡、茶、汽水、運動飲料；香菸或其他刺激物。可以的話，也停止服用任何的荷爾蒙取代藥，例如避孕藥和荷爾蒙替代療法。

經過一個月的限制飲食後，你可以重新開始恢復舊有的飲食習慣，但倘若有什麼食物會引發脹氣，這些食物也許並不是適合你的自然飲食。從某些角度來說，念珠菌感染其實可以引導你，朝著更健康、充實的生活型態邁進（詳情請見第6章和第7章）。

念珠菌唾液測試

若想知道你是否有念珠菌感染的問題，不妨做做以下測試。早上起床，漱個口後取一杯清水，集一些唾液吐到玻璃杯裡，觀察接下來30至40分鐘內唾液的變化，特別是開始的那幾分鐘。倘若你有念珠菌感染，唾液會出現下列幾種現象之一：

1. 漂在水面上的唾液會出現懸絲，一路沉到杯底。
2. 杯底的唾液形狀詭異。
3. 水中出現濁斑。

懸絲物和濁斑出現得越快，就表示念珠菌過量繁殖的情況越嚴重。倘若唾液進入水中後馬上出現以上徵兆，就表示念珠菌已經擴散到全身了。相反地，倘若唾液只是浮在水面，水也保持澄清，你應該就沒有受到感染的疑慮。如果你過重很多，就算是在白天其他時間進行測試，也會出現上述結果。如果你有三種以上的下列症狀，你的身體可能已有念珠菌過多的問題：

➤進食中或進食後出現脹氣	➤血糖會過低（低血糖症），特別是在下午的時候
➤進食過程中放屁	
➤胃液逆流	➤倘若錯過一餐，就會全身發抖，餐後則會昏沉，睡覺時會出汗
➤意識昏沉、嗜睡或頭痛	
➤常常出現鼻腔或耳內感染	➤頻繁出現便祕、腹瀉或兩者皆是
➤無故感到疲勞	➤貧血
➤口乾舌燥	➤皮膚發疹
➤視線常常時而模糊、時而清楚	➤腳趾或手指長黴菌
	➤陰道反覆感染或邊緣性溼疹

其他症狀還包括了短期失憶、情緒不穩、暈眩、平衡失調、四肢失調、耳朵敏感／耳鳴／搔癢或耳內積水、糞便出現黏液、鼻液逆流、經常感冒、胸悶、白色舌苔、口臭、甲狀腺失調、憂鬱或嗜甜。

抗生素是否是引起毒品氾濫的元凶？

　　濫用抗生素，毀掉的除了個人的性命，也會波及全家。美國研究指出，在1968至1988年的20年間，人們使用毒品的數量已經攀升了四倍；那些吸毒的個體，在開始吸食前有95%的機率習慣服用處方藥，僅有5%是由於好奇、人際壓力或毒品集團等等因素。這份過去的研究結果仍能與現代的情況呼應，而過去20年來人們大量使用處方藥，這個現象更為明顯。

　　近來神經生理學的研究，發現了抗生素可能是造成毒癮的原因。抗生素、止痛藥、鎮定劑或精神疾病用藥，這些藥物一旦為人體吸收後，就會占據體內細胞表面的受器，誘發人體的止痛、鎮定和抗憂鬱反應。這些受器一旦被外來化學物質占據後，就不再能接受身體自身的天然藥物，並產生反應。於是身體便會減少製造它自己的天然藥物，如腦內啡、白介素、血清素和多巴胺等等，這些自然藥物都漢滿足、幸福和創造等等感受有關，這些感受是每個人天生渴求的。

　　舉例來說，腦內啡含有大量嗎啡物質，對於整體身心系統的「快樂」和和諧都非常必要。我們來就會對這些物質上癮。當這些物質的分泌量開始不足時，我們便開始尋找其他的快樂來源，如食用大量的巧克力、酒精、糖分、菸草等等。當一個人開始覺得非常「渴望」喝到可樂、咖啡或酒精時，他已經對這些飲料上癮了，顯示他體內製造快樂藥物的機制已經受到了擾亂。若這些自身反應繼續受到干擾，此人便會渴望尋求更強烈的嗎啡類或製造嗎啡的物質，讓他能再度得到身體已無法提供的快感。

　　年輕人大量使用抗生素或其他醫療用藥，並不是唯一會減少自體快樂藥物的原因。毒品上癮是個複雜的問題，牽涉到個人內心未解的衝突、家庭因素、社會歧視和個人業力，這些因素都會擾亂人生的幸福。我們不能把毒品本身視為毒品氾濫的元兇，就好像我們不能視槍枝為殺人兇手一般。癮君子內心空虛、缺乏快樂，以及體內無法適當分泌快樂荷爾蒙，都會讓他不自覺地染上癮頭。無論是什麼年紀、背景或社會地位，只有對生活不滿足、不快樂的人，才會如此渴望藉由外在刺激得到快感，這類人都屬於容易對毒品上癮的高危險群。

　　幼兒和兒童若接受太多抗生素治療，不但會損害身體的基本機能，包

括消化和免疫系統，而且還會降低他們在生活中感受內在快樂與滿足的能力。更糟糕的是，這類治療還會影響他們的發育。成長遲緩登記中心（Development Delay Registry）曾針對八百個美國家庭進行一次持續九個月的調查，發現倘若孩童在一到十二歲之間曾服用過20次的抗生素，他們有50%的機率出現發育上的問題，包括自閉症和語言障礙。大部分出現這些問題的孩童，在接受抗生素治療以前發育皆為正常。

有醫師曾在一次的醫學學術會議中，指出有些一至二歲的幼童在接受抗生素後，出現了退化、失去語言能力、退縮等其他行為問題。服用抗生素的孩童往往會表現出不安、焦慮、厭煩、煩躁和易怒的情緒。抗生素可能因此間接造成上癮，無論是對菸草、咖啡、酒精或非處方藥。

萬能的大自然——如何自然治療感染

大自然能治癒所有的疾病，這是能在地球上供養生命的重要關鍵。倘若大自然無法自我療癒，那麼地球上的生物早在幾百萬年前就消失了。所有的植物，包括樹、花朵、水果和蔬菜，所有的動物、昆蟲，甚至變形蟲和細菌如此微小的生物，都具備了複雜精巧的防禦系統，以維持在地球上的生存。

在所有物種當中，人類的免疫系統是最複雜的一個，對任何入侵的生物都能產生免疫力。然而這些自行療癒的能力，取決於我們的思想、感覺、攝取的食物、呼吸的空氣品質、喝的水、所在的環境、選擇做、看或聽的事。倘若所有、或大部分這些因素都讓我們感到愉快，那我們的免疫系統就能一直很有效率。就算一絲沮喪的念頭或一丁點恐懼，都足以壓抑免疫系統，使身體容易受到微生物入侵。近來研究便顯示，「有害」的個性，比「樂觀」的個性，更容易招致疾病。

一些簡單的小事，例如負面思想、情緒或肉體經驗，都會快速擾亂能量在身體各處的分配，包括肌肉、器官和免疫系統，只要試試第一章敘述的肌肉測試便能了解這一點。因此你更要小心選擇自己所思、所為、所看、所聽和所食。若想加強免疫系統，戰勝疾病或感染，不妨採用古老醫療中的自然療法。

舉例來說，阿育吠陀醫術、中醫及順勢療法，都提供了對治所有疾病的

完善療法。這些療法跟西藥不同，不會干擾身體自我療癒的功能，相反地，其淨化程序和提高免疫力的藥物能幫助身體排毒或與病原對抗。這些自然療法與自然藥物帶來的一個附加好處，就是比西藥還能誘發身體的安慰反應。

就算你受到感染，或得了其他疾病，也無須恐慌！你對病魔的態度，是解決問題的最佳利器！恐懼會干擾身體的治療反應。倘若你心懷恐懼，那麼當你的朋友測試你手臂肌肉時，你會發現流向肌肉的能量非常低。因此我們與其讓恐懼削弱我們的力量，還不如採取正面的行動，幫助身體自行療癒。要有信心，你的身體就是這世上最好的醫生，因為它具備了前所未有、最佳的藥品。因此與其服用抗生素或其他西藥，不如選擇天然的潔淨治療（那些可以通過人體運動學肌肉測試的治療），西藥只有在危及性命的情況下才適用。倘若你不得已必須接受西藥治療，你最好能進行一系列的潔淨計畫，以消除西藥帶來的副作用。

舉例來說，用咖啡灌腸，或清理肝臟和膽結石，都能幫助肝臟排除累積的抗生素及其他許多毒素。護士茶、神奇礦物補充品（MMS）、小榭樹茶和保哥果樹皮茶，也都能幫助肝臟和血液清除其內的殘留毒素。淨化腎臟則可以確保身體釋出的毒素能徹底排除，而不是殘留在腎臟、膀胱或皮膚裡。阿育吠陀熱水療法（即引用熱的離子水）可以潔淨體內組織。夜晚早眠能改善消化和免疫功能。此外，依據體質攝取營養的飲食，可以讓人體更容易且有效地吸收食物。運動則可以為體內細胞帶來更多氧氣，並且幫助身體排毒。此外，不要小看陽光的療效，只要適度晒太陽，就能消除許多疾病。此外，多喝乾淨的水則能確保體內水分充足，並且順利、有效地排毒。

你若習慣了以西藥對治所有問題的醫療哲學，你可能會對此感到震撼：新研究指出，2,500年前的醫生，就已經了解抑制許多嚴重感染病例的祕訣──放血！近來芝加哥大學所做的研究指出，放血可有效治療葡萄球菌，此病菌是引發肺炎和其他致命疾病的首要元凶。其中的道理很簡單：葡萄球菌以及其他種病菌，都倚賴血球裡的鐵質而活，降低體內的血液會大大減少病菌的食物來源（鐵質），於是成為病菌較不喜歡的生活環境。基於同樣的理由，經期來潮的女性，在自然出血的前期和過程中，由於血液中的鐵質含量自然降低，也較不容易受到感染；懷孕婦女也因為同樣的原因，在懷胎十月的過程中不易受到感染，這都要歸功於大自然完美、天然的智慧。

關於人類血液

輸血是否真的必要？

　　我們大部分人從小就被灌輸觀念，認為捐血是充滿慈悲的行為，可以救助許多生命。當病患由於失血過多生命垂危，或等待接受大型手術時，輸血已是目前的標準緊急醫療程序。然而，輸血並不如人們普遍認為的那麼安全。有愈來愈多的醫療專家，開始認為輸血不但落伍、未經證實、甚至十分危險，但卻仍是緊急醫療中常見的步驟。很多情況下，醫療人員在沒有充分醫療理由下，為病人輸血，至於何時該進行此步驟，也沒個準則。

　　醫療人員利用血液中的不同成分進行治療，包括血清、血漿、全血及紅血球細胞。1989年，美國國會技術評估處（Office of Technology Assessment Task Force）發表一篇名為〈血液技術、應用和問題〉的文章，檢討不同血液產品的濫用情況。他們得出結論，就是在病患接受的血液產品中，多達20%至25%的紅血球細胞、90%的血清，以及95%的急凍血漿，其實都是無必要的。然而在這篇研究發表過後，情況卻仍未見改善。

　　1998年，《美國醫學會期刊》發表了一篇來自加拿大的大型試驗，指出限量的輸血可以降低病患的死亡率。在此試驗中，限量輸血組的受試者接受的輸血量，少於一般輸血量的52%，同時有三分之一的受試者沒有接受輸血。對照組中的受試者接受的是正常的大量血液，死亡率約24%，而限量輸血組的死亡率則為18%。「這告訴我們，少量輸血比大量輸血，對病人更有利。」計畫主持人赫伯特（Paul Herbert）說道。每17個接受輸血的病患中，有一個能因限量輸血而挽回生命。

　　最常讓醫療人員決定為住院病患輸血的情況，是當病患的血紅素指數降低時（血紅素，是紅血球中用以傳送氧氣至體內各細胞的成分，紅血球細胞也需要鐵質來進行此步驟）。女性天生的紅血球細胞數，就比較男性要低，然而醫療人員採用的警戒值，卻是男女共通。「儘管沒有充足的理由，缺鐵

性貧血依舊是輸血的主要原因。」美國國會技術評估處在報告中如此結論。

　　輸血的標準警戒值，是當病患每毫升的血紅素，低於十克。然而這個數值的來源，卻是因為過去一位血液專家，在研究「狗類」血紅素時，誤讀了數值的關係！儘管此項研究結果，並沒有作任何狗類與人類生理學的比較，但卻成為往後所有麻醉學醫學生的指標。

潛伏在血液中的危險

　　人們都知道，疾病有可能藉由輸血傳染，然而輸血除了會將外來血液中的病毒傳給病患，還有可能會引發更嚴重的併發症。很多研究都指出，癌症病人若接受輸血，可能會造成免疫系統功能下降，提高癌細胞復發和第二癌症的可能性。

　　研究者曾針對喉癌病人進行對照研究，發現那些沒有接受輸血的病患，癌細胞復發率為14%，若接受輸血，癌細胞復發率則為65%。更深入的研究顯示，那些罹患結腸癌、直腸癌、子宮頸癌和攝護腺癌的病患，若接受全血，癌症復發率為50%，而病患如果只接受紅血球細胞，復發率則為25%。

　　醫療人員往往會先以輻射照射血液，目的是為了避免外來血液引發病患的免疫反應。目前沒有研究指出這樣的處理，對血液是無害的，人們只是假設此處理不會帶來負面影響。然而如今我們都了解輻射線的危險，接受輻射照射的血液，一樣也可能會對健康有害，尤其如果輸血對象為嬰兒和懷孕婦女的話。

　　輸血有會如此風險，原因便在於科學家尚未對此進行隨機的雙盲對照試驗，以證明輸血的功效和安全。沒有任何的科學根據，可證實輸血的必要。輸血就像抗生素一樣，可視為拯救病人性命的最後防線。然而在一般用途上，輸血不但無法達到期望的效果，甚至可能弊多於利。

　　有一些研究已顯示病患若於手術中接受輸血，受到感染的機率會增加四倍。手術室中的所有物品和環境，都是無菌的，此時若進行輸血，病患就如同被帶回兩百年以前的手術環境一般，當時人們並沒有預防感染的措施。這兩者情況下，病患受到感染的機率其實是一樣的，而如今具抗藥性的微生物變多，讓情況更加惡化。

　　關於基因血液方面的研究，已指出血液就像指紋一般獨特，換句話說，

讓病患接受他人的血液，難免伴隨著引起其他併發症的風險。每個人的血液中都含有複雜的抗體、抗原和感染因子，大部分都還待科學家辨識。這更增加了輸血的危險，因為血液中大部分的感染因子都還未知，因此也沒有治療的方法。但即使醫療人員發現病患受到輸血感染，也為時已晚。光在美國，每年就有23萬新的肝炎病例，是由於輸血造成的結果。就如同愛滋病檢驗的情況，大部分的血液C型肝炎病毒篩檢都不具功效，而新興的測試，如第二代再混合免疫墨點分析（Riba-2）以及莫瑞酵素免疫檢測（Murex ELISA），失誤率都高達四分之三。

此外，病患由於輸血得到T細胞白血病的機率，是感染HIV病毒的十倍。此外，也容易誘發不可預知、危及生命的過敏反應。接受大型腹腔手術的病患，發生器官衰竭的最大主因，便是因為接受了輸血。有愈來愈多的證據顯示，無論是輸血或輸「純」血，都不安全。

另外的選擇

目前已有確切的證據證明，一個人的紅血球數目，並不如循環體液的總數來得重要。就算紅血球數目很低，只要體液的含量越高，身體就越能保持循環。倘若病患的循環系統失去大量體液，心臟就會被迫更用力將紅血球送到主要器官，這是更棘手的情況。所有替代輸血的療法，都是先停止失血，然後補充病患流失的循環體液。有幾種方式可以達到如此的效果：

自體輸血是一種安全的步驟，讓病人在接受大型手術之後，輸入自己的血液（手術前先進行抽血），這類技術包括了冠狀動脈分流術、先天性心臟手術，以及癌細胞切除術。

血液稀釋（Hemodilution）的技術，旨在藉由人工血液擴充劑，如膠體（澱粉、凝膠）或晶體（糖、鹽溶液），維持體內循環的體液含量。一個以一萬名手術病人為對象所做的研究顯示，成人只要能保持充足的稀釋血液，就算短時間內失去1,000至2,000毫升的血液（全部血液的三分之一），也不會出現不可逆休克現象。許多其他的研究則指出，成人病患能在手術過程中，承受血球素值降低至原本的七分之一至十分之一，而仍能存活。一個針對6,000名開心手術病患所做的研究，則指出只要能避免輸血、使用血液擴充劑，便能改善病患術後情況，醫療費用得以降低，也不會從他人血液中，

得到其他疾病。

此外還有其他方法可幫助降低病患的溫度及血壓，以減少失血、避免出血過量。也有藥物可用以促進紅血球細胞數。這些方法都沒有副作用、或只有很少的副作用。醫師每次必須為耶和華見證人的信徒動手術時，不得已都只能採取非輸血的醫療（結果往往比需要輸血的病例還成功）。這些成功案例讓許多醫師決定為所有病人進行替代療法。

血液是生命的關鍵

血液的重要性，絕對不只是在體內運送養分和氧氣而已。我們的血液是全身最重要的部分，承載了我們所有的思想、情緒和回憶，並將這些傳播至身體的每個角落。每個人的血型都不同，血型是決定我們外表性徵與個性的關鍵之一。將血型粗略分成數種，忽略了每個個人的重要獨特性。

實際上，這世上每個人的血型都是獨特的。血液包含了DNA解碼，於是身體才知道該將營養送往何處。血液能通悉並回應身體的所有需要、異常、優勢和弱勢。血液中含括的樣式和幾何設計，會隨我們的意識狀態而排列組合。我們的每個渴望、感覺或意圖，都會馬上改編血液的程式，以及血液接觸到的身體部位。當我們接受其他人的血液時，我們也同時接受了他人的基因訊息和部分性格。輸血後，來自捐血者的外來DNA突然且無預警地進入血液中，我們體內的免疫力很容易便隨之下降。許多情況下，免疫系統實在無力消滅捐血者的血液中如此大量的病毒和毒素。

我們的血液品質隨著我們的思想、感覺和情緒而改變，負面思想會製造有毒血液，而快樂思想會製造健康血液。舉例來說，恐懼會讓血液充滿腎上腺素，關愛的思緒則讓血液充滿白介素，兩者會對心臟造成相反的影響。「腎上腺素驟增」會引發心臟恐慌，而「白介素驟增」則在心中製造幸福的情緒，保護你不受癌症侵擾。

接受輸血，會讓我們的身心都出現錯亂和混亂。然而另一方面，若拒絕輸血，並且沒有接受替代療法，則讓性命受到威脅。倘若你需要輸血，但希望能得到另類安全的醫療，請聯絡國內的輸血協會。他們或許可以幫你聯絡一些曾採用過以上替代療法的醫師。倘若你假裝成一名耶和華見證會的信徒，醫院也會為你安排替代治療。

超音波掃描的危險

　　80年代中期，全世界有超過一億人口，曾在出生前接受過超音波掃描。如今每個歐洲和北美孕婦，都會在孕期中接受至少一次的超音波掃描。大部分婦女在第一次產檢時就會照第一次超音波，而只有少數人會詢問醫師是否真的必要，更少的人知道超音波掃描其實也具有潛在危險。大部分的婦女雜誌、報紙和懷孕相關書籍，都建議孕婦接受超音波掃描，確保胎兒的健康與安全，儘管並沒有研究證實這麼作會帶來額外的好處。美國婦產科醫師學會（American College of Obstetricians and Gynecologists）曾提出一份官方報告，承認「目前還沒有控制良好的試驗，可以證實慣用的產婦超音波檢查，對孕婦及胎兒健康有益」。

　　位於紐約的研究人員，曾以15,000名孕婦為對象進行研究，這些婦女都接受了超音波掃描。他們得出結論，就是掃描對於一些高風險情況，包括胎兒早產、早夭、多胞胎、高齡產婦等等，無法提供任何好處。事實上，至今超音波掃描尚未能提供任何具有臨床價值的資訊。相反地，如今已有許多新的證據，顯示超音波掃描可能會傷害母親及腹中胎兒。英國的產婦服務進步協會（Association for Improvements in the Maternity Services）指出，有許多產婦由於醫療人員錯誤解讀掃描結果，而將完全健康的胎兒拿掉。我們幾乎無法估計，究竟有多少未呈報的類似案例。

　　1990年，芬蘭的研究者進行了一項探討超音波掃描的大型臨床試驗。有250位產婦在懷孕早期診斷出前置胎盤（placenta previa），這是一種胎盤位置過低的現象，可能導致孕婦無法由陰道生出胎兒。醫師於是告訴這些孕婦，可能必須接受剖腹生產。然而到真正生產的時候，只有四名孕婦仍有前置胎盤，而幾乎所有其他孕婦體內的胎盤，都在胎兒開始發育時位移了。諷刺的是，沒有接受超音波掃描的對照組中，也僅有四名孕婦有前置胎盤，她們全數平安生產。

人類實驗品

　　儘管那些具威信的醫學期刊，包括《刺胳針》、《加拿大醫學協會期刊（*The Canadian Medical Association Journal*）》及《新英格蘭醫學期刊》，都曾發表超音波會帶來的危害，但主流醫學仍無視這些負面證據。甚至連美國食品藥品管理局都曾提出超音波的危險。根據美聯社的一篇報導，他們對這個技術的看法是：「超音波是一種能量，實驗研究發現，就算超音波強度很低，還是會對組織造成物理上的影響，例如震擊、升溫等，因此孕期超音波檢測不可能完全無害。」

　　全世界有上百萬的婦女，在不知道這些潛在危險的情況下，參與了這場有史以來最大型的醫學實驗。她們的孩子是其中的實驗品。外在和內在的負面影響傷害了這些胎兒，強度超音波扭曲、偏移或損傷了胎兒原本精緻的電磁場，這樣的照射不但有違自然，也對每個人都有害。我們不能只因為覺得機器比醫師還不易出錯，就只靠機器進行檢測。所有的檢測結果，都要小心解讀，才能作為醫療處理的依據。上述研究指出，98.4%的懷孕初期出現的症狀，最後都自行排除了，因為身體自然能夠應對這類問題、無須醫療手段干預。機器本身並不明白，自己其實可能會作出錯誤診斷。

　　盲目使用超音波的缺點，還不只讓醫療人員錯誤診斷。1993年，澳洲研究者針對三千名婦女進行研究，發現她們若在懷孕11至38週間頻繁接受超音波掃描，會讓胎兒體積變小為正常的三分之二。類似的研究結果也顯示，那些曾接受過都卜勒超音波（用以掃描胎兒的血液供給）的胎兒，平均的出生體重，也比那些沒接受過照射的胎兒還小。

　　倘若胎兒的出生重量會因為超音波而減低，那麼其他與嬰兒發育相關的重要功能呢？加拿大卡爾加里的一名學者發現，那些在母親子宮裡曾接受超音波照射的孩子，出現語言障礙的機率，是正常的兩倍。來自加拿大的外科醫師坎貝爾（James Campbell）也提出，即使產婦只照過一次超音波，仍足以造成孩童長大後的語言障礙。挪威的研究則指出，超音波掃描甚至可能造成發育中胎兒的輕微腦部損傷。

　　一個大規模的瑞典研究指出，超音波掃描和孩童偏用左手相關，往往是由於胎兒在子宮內受到了輕微腦部損害。研究人員發現，接受超音波掃描

的受試者，生出左撇子的機率，比對照組高了32%。無疑地，自1975年起，醫師開始在孕婦懷孕後期積極使用超音波掃描（通常是為了得知胎兒的性別），左撇子的人口顯著遽增，特別常見於男嬰身上。

　　超音波被視為一種醫療的診斷手段，與藥物核准的類別不同。然而科學家尚未研究這些不同能量會帶來的影響。倘若情況無法改善，那麼超音波檢驗將永遠受到「法律核准」的庇護。目前完全沒有科學上的研究，能證實超音波掃描是安全的，醫師和孕婦應該以此警惕。

　　然而如今在產檢時進行掃描已十分普遍，因此大部分產婦都希望能接受照射。即使在人們發明超音波之前，孕婦早就可以與胎兒接觸了，但掃描卻還是讓準父母在孩子出生前，便提早認識胎兒。如今你可以提早知道胎兒的性別，一點兒驚喜也不剩。你也可以由此推算出嬰兒的出生日期，然而倘若懷孕一切順利，你其實也可以自行推算預產期。超音波也許可以檢驗出胎兒是否罹患唐氏症，但卻無法告訴你病情到底多嚴重。超音波的確提供了一些額外的資訊，然而這些資訊卻無法帶來太多改變，因為嬰兒在出生前或出生後頭幾天，通常是無法接受治療的。一群瑞士醫師在研究了所有已發表的醫學試驗後，仍無法提出證據，證明超音波掃描可以改善嬰兒的狀況。

　　此外，美國境內進行的一項試驗則指出，孕婦接受超音波掃描，並不能改善胎兒的死亡率或發病率。然而最讓人不安的是，最新型超音波技術，還不曾經過任何試驗便問世了，此技術是將陰道探針套上保險套，然後直接插入產婦陰道。這個技術能讓醫師照到更清楚的胎兒照片，但胎兒同時也會受到更高劑量的超音波照射。

　　儘管有愈來愈多的醫療人員，逐漸對超音波的濫用感到憂心，但產婦對於掃描可能具有的危害，仍一無所知。儘管超音波掃描是例行的檢查，你仍有權拒絕接受。只有在產婦感到局部疼痛或不適，而醫師或助產士仍無法找出合理解釋時，才該考慮使用超音波，然而這樣的案例其實並不常見。至此為止，已有許多證據證明，超音波其實無法改變一般的懷孕結果。

小心檢視免疫程序

有毒疫苗與無害感染

　　過去幾十年來，最優秀的科學家和醫師都大力主張，讓孩童接受疫苗是保護他們不受感染的必要措施，這些感染包括白喉、小兒痲痺、霍亂、傷寒或瘧疾。然而有愈來愈多的證據證明，疫苗可能不但沒有必要，甚至會帶來傷害。將致命的化學物倒進湖泊，並不會讓湖泊對汙染物免疫。同樣的，將疫苗中的有毒活體注入孩童的血液中，只會讓我們的下一代無法度過健康的一生。美國境內的小孩在六歲前，通常會接受30種疫苗，而英國境內的孩子，則會接受約25次疫苗。在孩子15個月大之前，我們會將9種以上的抗原輸入他們的血液中。

　　儘管人們投入大量的心力與金錢研究疫苗，至今我們仍無法發明出有效的霍亂疫苗，而對治瘧疾的西藥，仍不比一劑花草茶來得有效。儘管白喉幾乎已完全在地球上消聲滅跡，人們還是在用有毒的疫苗，與白喉掙扎作戰。1969年，白喉在芝加哥爆發，16名病患中，有11人早已免疫，或接受過白喉疫苗。在另一份報告中，23名病患有14名完全免疫。這告訴我們，疫苗無法保護人們不受白喉感染，相反地，甚至可能增加感染機率。

　　預防腮腺炎的疫苗也十分靠不住。儘管人們施打疫苗後初期，受到腮腺炎感染的情況的確降低了，但此時間一過，這些人罹病的風險又再度增高。1995年，英國公共衛生實驗室（U.K.'s Public Health Laboratory Service）在《刺胳針》雜誌刊登了一篇報告，指出那些接受麻疹/腮腺炎/德國麻疹疫苗（MMR三合一疫苗）的孩童，出現痙攣的機率比沒接受疫苗的孩童還高上三倍。報告也指出，這種三合一疫苗會讓孩童染上一種罕見血液疾病的機率，增加五倍左右。

　　值得一提的是，早在麻疹疫苗問世前，麻疹的致死率便已降低了95%。儘管在英國境內孩童普遍都會接受麻疹疫苗，近來麻疹病例仍增加了將近

25%。而美國人雖然自1957年就開始接受疫苗，麻疹病例仍不斷增加，幾次起落後，如今麻疹案例又突然降低了。疾病管理局認為這個現象，可能是因為西半球的病例變少的關係。

除此之外，許多研究也指出，麻疹疫苗效果不佳。舉例來說，1987年《新英格蘭醫學雜誌》曾刊登了一項論文，指出1986年麻疹在德州柯柏斯克裡斯提（Corpus Christi）大爆發，其中99%的病患都曾接受疫苗。1987年，60%的病童則在適當年齡時接受適當疫苗。一年後，這個比例增加至80%。

有證據指出，MMR三合一疫苗除了不具效果、可能增加感染機率外，甚至可能引起數種副作用，包括了腦炎、腦部併發症、痙攣、身心發展遲緩、高燒、肺炎、腦膜炎、無菌性腦膜炎、腮腺炎、非典型麻疹，及一些血液疾病，例如血小板缺乏症、致命休克、關節炎、亞急性硬化泛腦炎、半邊麻痺及死亡。《刺胳針》曾於1985年刊登一篇論文，疫苗若在孩童身上引起輕微麻疹，其伴隨而來的輕微發疹，可能會在孩童成年後引起變異疾病，例如癌症。

麻疹實際上並不是危險的兒童疾病，麻疹由於會讓病患畏光，因此一直被傳言會導致眼盲，但其實只要減少屋內光照，病患痊癒後自然便不再有這個問題。長年以來，人們都相信麻疹會增加病患腦內感染（腦炎）的機率，但其實這些案例多發生在貧民區，而病童都有營養不良的問題。而家境較富裕的孩童，罹患腦炎的機率只有十萬分之一。此外，只有不到一半的孩童，能因為疫苗而降低感染機率。

美國健康當局曾在1989年的《刺胳針》雜誌，發表一篇報告，指出麻疹疫苗已引起27起特定神經反應的案例，包括腦膜炎、熱痙攣、腦炎和癲癇。南斯拉夫一項報告則指出，每一千起腮腺炎的案例，就有一起是由疫苗所引起。美國《兒科感染症醫學期刊（Pediatric Infectious Disease Journal）》便曾在1989年刊登一份報告，指出疫苗引發麻疹的機率，約為四百零五分之一至七千分之一不等。

儘管腮腺炎通常是輕症，而疫苗本身的副作用則很嚴重，這種疫苗仍包含在MMR三合一疫苗中。同樣地，德國麻疹疫苗會讓3%的孩童及20%的成年女性得到關節炎。1994年，衛生局向醫師承認，第一次接受德國麻疹疫苗的病人，有11%的機率會得到關節炎，症狀輕則微痛、重則殘廢。其他研究

則指出，有30%的關節炎病例，是由麻疹疫苗引起。

研究也證實百日咳疫苗只對36%的孩童有效。史都華（Gordon Stewart）教授1994年在《世界醫學（*World Medicine*）》發表論文，指出百日咳疫苗弊多於利，是目前所有疫苗中最危險的一個。DTP是1992年之前美國境內使用的一種百日咳疫苗，其中包含了致癌物甲醛，以及劇毒的金屬鋁和汞，無論是這種疫苗，或後來改良的DTaP疫苗，都只經過療效檢驗，而沒經過安全檢驗。

結果證實，新疫苗也沒有比舊型疫苗好上多少。這兩種疫苗都可能引發死亡、瀕死、癲癇、發育遲緩等問題。家長往往讓六個月大的嬰兒就接受DTaP（原本的DTP）注射，即使專家尚未以此年齡的孩童為對象進行測試該疫苗。百日咳疫苗可能引起11種健康問題，其中一種是嬰兒猝死症（sudden infant death syndrome）。根據加州大學洛杉磯分校（University of California at Los Angeles）的研究，每年有1,000名嬰兒由於接受疫苗而送命。

這些疫苗，和其他種疫苗，往往未經人體安全測試，而只通過動物測試。然而只有在人體試驗過後，我們才能證明新研發出的疫苗是安全的。未經測試就讓人們施打疫苗，無疑是把人類當作「實驗品」，我們難以預測人們會有什麼樣的反應。而這就是所有接受疫苗的人所受到的風險。有些人會因此喪命，其他人也許可以存活，但多年後也可能仍然患病，許多人則可能長期無恙。然而既然所有疫苗的原理，都是要讓人體罹患目標疾病（以期能製造出免疫力），真正安全的疫苗，其實是無效的疫苗。

孩童是最容易受到傷害的一群，因為他們的免疫系統根本無力抵抗疫苗中的毒素。他們身處險境，因為他們無法從母親的母乳得到免疫力（因為接受了疫苗後，他們的身體不再製造抗體了）。孩童接受百日咳疫苗後，致死率增至原本的八倍。國家衛生研究院的雪龍醫師（James R Shannon）很明白這個道理，說道：「只有讓孩童接受疫苗後，才能證實疫苗是否安全。」

小兒麻痺疫苗計畫中，唯一受益的只有疫苗製造商。當初幫助消滅小兒麻痺的科學家，如今懷疑70年代在美國境內發現的小兒麻痺案例，有許多其實是由於疫苗中的活病毒所引起。活體小兒麻痺疫苗在芬蘭和瑞典中被禁止使用，而十年來這兩個國家都沒有發現小兒麻痺病例。倘若疫苗中的活病毒會引發小兒麻痺，而現今的衛生習慣通常都很好，那麼發生四、五十年前的

大傳染，可能就是由於小兒痲痺疫苗所引起，畢竟當時無論衛生、清潔、人們的居住品質和營養條件都仍非常低落。1957年至1958年間，美國小兒痲痺的病例就增加了50%，而在1958年至1959年間，大眾開始接受疫苗，小兒痲痺的病例就增加了80%。在五個州內，大量民眾接受疫苗後，病例數目就增加了一倍。一旦環境衛生條件改善後，儘管疫苗計畫繼續實施，這個病毒引起的疾病很快地就消失了。無論過去小兒痲痺大爆發的原因為何，為了預防如今已不存在的疾病，讓民眾集體接受疫苗，是否真的有必要？這讓人不禁懷疑推行小兒痲痺疫苗的背後動機。

此外，過去有一些猿猴病毒（SV40）傳染給人類的案例，似乎與小兒痲痺疫苗有關。根據《美國醫學雜誌（*American Journal of Medicine*）》發表了許多案例，發現許多人從小兒痲痺疫苗感染了SV40病毒，這些病毒則出現在人體的腦瘤、骨癌細胞、惡性間皮瘤和非霍奇金淋巴瘤中，顯示疫苗非常可能與癌症有關，對於幼童更是如此。過去在美國境內，由小兒痲痺疫苗引發的癌症，每年仍取走了兩萬人的性命，這實在讓人愕然，尤其長久以來，我們已不見小兒痲痺致死的案例。

強制性疫苗

大部分針對孩童或成人的疫苗，其實都沒有必要，倘若這些疫苗沒有如此氾濫，每年就不會出現上百件疫苗副作用引發的致死案例了。近來馬里蘭州政府官方宣佈（2007年11月14日），倘若父母不讓孩子接受強制疫苗，可能會面臨坐牢的危險。州檢察官艾唯（Glenn F. Ivey）強烈聲明，父母若拒絕帶孩子到法院接受現場注射，形同犯罪，而這些疫苗都含有甲汞。2007年11月17日，共有1,600學校孩童及父母，被命令要出現在巡迴法院，強制接受疫苗。如今父母必須選擇讓孩子因為疫苗中的劇毒化學物，而得到自閉症、腦部傷害或死亡，或選擇因為想保護孩子不受州政府的醫療苛政傷害，而鋃鐺入獄。

除了無助的孩子外，軍人也是大規模疫苗的受害者。軍隊通常會以備戰的理由，接受所有的疫苗，於是軍人無論男女都必須接受無止盡的疫苗注射，以「保護」他們不受生物毒素影響，包括天花、炭疽毒、蓖麻毒等等。

許多軍人都死於往往未經測試的疫苗，有些則因此身染重病。他們就跟

那些被強制照射超音波的婦女一樣，是一場大型試藥試驗的實驗品。否則那些藥廠要如何以人類為對象測試這些毒藥呢？

軍人被強迫一定要接受疫苗注射，若拒絕的話，將面臨軍事審判和坐牢的危險，或受到不名譽退役。如今這超過一百萬種疫苗，已引發了一些常見的副作用，包括關節痛、異常勞累及失憶。至於那些強制施打的炭疽疫苗，問題更為嚴重。近來美國聯邦政府會計總局（General Accounting Office）提出報告，指出大約有1%至2%接受疫苗的人，會出現嚴重副作用，包殘廢、慢性病甚至死亡。這個比例乍看之下也許很低，但美國服役人口共有兩千兩百萬人，那麼其中可能有約四萬四千人，會葬身於軍隊中，這比戰死沙場的比例還高上好幾倍。不過目前已有團體開始著手幫助軍人捍衛自身權利、拒絕接受疫苗。但願能順利推行。

以疫苗預防疾病，如今成了一筆大生意，而美國國防部則是最大宗客戶。若沒有這些軍人和藥商，疫苗早已絕跡了。這些疫苗必須要價合理，也需要不斷更新（此舉所費不貲），如此才能對治不斷突變的致命菌。戰時的疫苗工業蓬勃發展，數百萬各式疫苗大賣，沒有任何責任訴訟或反對聲浪，也沒有真正的安全把關。為了能保障醫藥業數十億的營收，美國食品藥物管理局宣稱那些所有未經測試的藥，都是安全的。於是國家經濟持續成長，但國民卻愈來愈不健康。但如此一來，我們等於是以國民健康作為經濟成長的代價。

如今疫苗不再必要

或其實我們從不需要疫苗？過去人們對於髓膜炎疫苗的喝采，如今看來名不符實。1993年《美國醫學會期刊》刊登了一篇研究，指出沒有接受疫苗的對照組孩童，感染髓膜炎的機率，也從一百萬分之九十九點三，驟降至一百萬分之六十八點五。

疫苗帶來的最新問題，是可能讓病毒在體內突變，甚至因此造成新型病毒的大量傳染。由於醫療人員鮮少能偵測到捐贈血液中含有的突變病毒，這些病毒可以藉由輸血傳染。因此原先的疫苗或許可以滅絕致病的原始病毒，但同樣的也會製造出新興病毒。

研究也顯示，無論是哪種疫苗，都會將癱瘓的風險提高五倍。舉例來

說，小兒麻痺在開發中國家較已開發國家盛行，因此有更多孩童接受疫苗。根據《新英格蘭醫學期刊》刊登的一份報告，小兒麻痺疫苗其實造成了疾病大流行。

1993年，美國國家科學研究院附屬醫學院（American National Academy of Science Institute of Medicine）指出，孩童接受的九種疫苗中，幾乎每一種都曾發現會引起傷害，包括休克、痙攣或癱瘓。孩童的身體要應付的不是一種疫苗中的毒素，而是九種疫苗中的毒素，許多兒童在接受疫苗後幾天便喪失性命，或永久地受到嚴重腦部傷害。有些案例中，疫苗的副作用雖然沒有如此劇烈，但仍不輕微，讓人還是不禁起疑為何家長會對此毫不知情。在許多國家中，法律甚至強制父母必須讓孩子接受疫苗。

濫用疫苗毫無理由

我們都知道一些疾病如麻疹、水痘、猩紅熱，只要得過就能終身免疫。二次得到麻疹或猩紅熱的例子極為罕見。

十九世紀人們對於醫藥的部分概念，是由希臘醫師希波克拉底（Hippocrates）提出的概念而來，他認為疾病產生的症狀和徵兆，會從體內重要器官藉由血液循環而轉移至身體表面，並出現外表症狀如皮疹、出血、流鼻涕或流膿。這會讓身體能「丟棄」疾病，是種自然療癒反應，目的是為了讓身體回到平衡安穩的狀態。希波克拉底將發炎性疾病視為一種身體高溫殺菌的反應，他也發現人在生病後，會變得對該疾病免疫。而如今我們卻將疾病視為必須戰勝的敵人。

發炎性感染疾病並不是由於人體接觸、並感染病毒或細菌所致，而是由於身體開始啟動反應，這與一般人的認知完全相反。決定身體反應強弱（疾病嚴重性）的，除了感染的程度，還有人的耐力和內在力量。身體療癒的能力，取決於不同因素，包括情緒、精神狀態、飲食、生活型態、環境等等。我們的免疫系統，絕對不單只仰賴預防某些感染原的疫苗而已。身體免疫系統能防止病原入侵、與病原抗戰，是造就強壯免疫系統的關鍵要素。倘若免疫系統反應太微弱，身體就會受到病菌感染。否則通常大部分病菌「入侵」時，人體其實是沒有知覺的，只有在免疫系統認為需要積極自衛、避免受到傷害時，疾病的症狀才會出現。

　　巴斯德（Louis Pasteur，1822-1895）首度提出疾病是由病菌引起的概念，他的理論是，病菌侵襲人類，是為了自身存活，而對我們沒有任何貢獻。他一開始便相信，感染和發炎性疾病，是病菌侵噬人體的直接結果。巴斯德、柯霍（Koch）和其他科學家經過反覆顯微鏡檢測後發現，病菌在帶有這些疾病的宿主組織中增殖，而宿主細胞則不斷死亡。這些學者於是做出結論，認為病菌會攻擊、毀滅健康細胞，並因此引發人體疾病反應。雖然這假設後來證實是錯誤的，全世界的科學家都接受了這個新理論，而細菌引發感染的錯誤觀念，成為深植人心的真理。如今這個概念已十分普及，在現代醫療系統中，被視為基本的「科學事實」。

　　巴斯德其實也可作出不同結論，那就是細菌天生會被細胞死亡數增加的部位吸引，畢竟在自然環境下，細菌也性喜腐敗的有機物。蒼蠅、螞蟻、烏鴉、禿鷹，當然還有細菌，都深為死亡吸引。人體又有何異？人體內虛弱、損傷或死亡的細胞，對感染病菌來說，就像過熟的果實般誘人。巴斯德和追隨他腳步的研究者，都選擇將病菌視為掠奪者。倘若他當初作不同的假設，認為細胞是因為一些潛在的生化原因才會死亡（例如毒素累積），那麼如今我們對於疾病和健康的想法，就會全然改觀。那麼我們對於發炎和感染性疾病的認識，就能有所長進，認清這些疾病不是由於病菌引起，而是因為脆弱的人體部位，原本就需要病菌來強迫組織損害和死亡。病菌只有在遇到人類創造出的毒素時，才會變得有毒，而我們的身體並不是因為病菌是人類的敵人，才與之作戰。一些如高燒、缺乏活力的免疫反應，其實是為了讓人體清除有害物質，否則人體可能終至毀滅。

　　倘若毒害太深，免疫系統可能疲於應付這些毒素，最後不一定能拯救人的性命。免疫系統也有可能完全失去對毒素和病菌的反應，於是人體也不會出現劇烈症狀（例如高燒、發炎、疼痛），造成慢性病纏身，例如過敏或自體免疫疾病。

　　倘若免疫系統成功讓身體機能復原，那麼身體就有對付病菌的免疫力，而這些病菌就是當初救援任務的起始者。疫苗科學家努力想了解為什麼人體不用藉由生病，就能終身對某些發炎和感染性疾病免疫。他們的假設是，一旦血液帶有對治特定病菌的抗體，人體便能自動防衛。然而，並沒有證據可以證實，人體對病菌的抗性究竟是抗體的功勞，還是健康免疫系統的功勞。

除非疫苗毒素已損傷或完全癱瘓免疫系統，否則後者可能比較合理。

　　體內細菌總量或生長速率超過門檻時，免疫系統才會辨識出這些細菌，並製造特定的抗體對治這些侵入者。體內若出現大量病菌，就表示細胞組織因為累積太多酸性廢物，而受損或功能變弱。到這個地步，感染物便會嚴重失控，病菌瘋狂增生，並誘發人體免疫反應，即醫生所謂的「急性發炎反應」，症狀包括了發燒、腎上腺素分泌，血液、淋巴、黏液、白血球都大量流向發炎部位。病患可能會感覺生病了，並出現疼痛、暈眩、嘔吐、腹瀉、虛弱和發冷等症狀。將毒素以排汗或腹瀉嘔吐的方式排掉，是健康免疫系統的反應。一個真正生病的身體，其實根本無力進行這類治療反應。

　　一旦我們成功地通過了疾病的挑戰，未來罹患同種疾病的機率也隨之變低。不知怎地，疾病本身以及人體對疾病的反應，都讓我們獲得對該疾病復發的免疫力。然而疫苗是否真能像疾病一樣，強迫身體製造抗體對抗致病菌，實在讓人存疑。有無數的例子都告訴我們，儘管接受了疫苗，許多人仍有可能得到疫苗理論上該預防的疾病，疫苗甚至可能讓人更容易生病。光靠特定的抗體無法幫助任何人抵抗任何疾病，只有細胞的免疫系統能保護我們。儘管我們可以靠科技將抗體置入疫苗中，我們卻誤以為疫苗可以授予我們免疫力，但其實只有親身經歷過該疾病，才能讓我們增加抗性。單靠抗體不足以製造免疫力。我們都知道，即使我們體內抗體含量很高，許多如皰疹的疾病還是會不斷復發。無論抗體是否存在，想增強對這些感染性疾病的免疫力，只能靠我們的細胞免疫系統。若以為只要讓身體接觸致病菌，就能誘發與真正生病時類似的免疫反應，實在是大錯特錯。

對疫苗的需要，是否出於統計上的錯誤？

　　上文也提到了，藉由疫苗保護身體不受傳染病侵害，這個概念是由巴斯德提出的，他被視為免疫學的先驅。1993年，歷史學家蓋森（Gerald Geison）公佈了巴斯德的一百篇私人日記。讓人意外的是，日記內容包含了疫苗實驗的負面結果，而當初他發表的實驗數據卻讓疫苗技術帶來了大變革。後人發現他大部分的免疫實驗都是假造的。一直到官方統計研究指出，免疫計畫直接造成疾病大流行，人們才開始懷疑巴斯德所作的研究究竟是否可信。

　　許多國家都進行了官方的統計分析，研究歷史上水痘、白喉、霍亂、傷寒、脊髓灰質炎、肺結核、支氣管炎、破傷風的爆發，並得到了驚人的結論。舉例來說，在法國境內，白喉病例在強制疫苗施打後，就達到歷史新高，而當疫苗被回收後，病例便立即驟減。這與德國的情況沒兩樣，德國境內的白喉病例，在1925年至1944年間遽增，病例從4萬增至24萬，而且接受疫苗的人，罹病機率也較高。1945年二次大戰後，德國境內不再提供疫苗，幾年內疾病數目就減少至五萬以下。

如何自然培養免疫力

　　人類似乎很容易走上極端。如今，免疫系統和病菌之間的自然平衡，又再度被擾亂了，但這次是由於過分強調衛生所致。過度清潔會抑制人體天生對致病菌的免疫力。舉例來說，引發脊髓灰質炎的病毒，在世界各地的一些原住民人口中很普遍，但此病毒對這些人是完全無害的。他們之所以能免疫，便是因為與充滿塵土的大自然親近的關係。他們飯前幾乎從不洗手，而送進嘴裡的一切，都幫助他們培養對付有害微生物的自然抗性。

　　一直到這個世紀初，脊髓灰質炎才開始在西方世界演變為駭人的疾病，這是因為我們的生活環境變得十分清潔。一個人若能不斷與塵土和微生物打交道，他的免疫系統就能保持活耀、強壯。然而，在人口密集的大都市加強衛生確實必要，因為這些地方的通風和衛生條件通常不佳。

　　原始地區的居民卻沒有這種問題。有需要的話，他們藉由儀式中的互相傷害，或刺青，而增進免疫能力。他們讓傷口流膿，如今我們已了解發膿能有效強化免疫力。當他們必須持續靠食肉維生，而無法取得其他食物時，放血是必要的，這樣才能保持低血液濃度、降低體內蛋白質累積，才不會引發致命疾病（請見第8章關於心臟病的討論）。

　　這些地區的孩童，常常在免疫力下降時，「不小心」傷害到自己，甚至吞食泥土，如此才能增強免疫力，預防更嚴重的疾病。因此倘若你無意間割傷自己，不妨以一種更全方位的角度看待。你血液中的蛋白質可能過量了，流血也許可以正好幫助你降低血液稠度、預防心臟疾病。這種自我調節的機制非常有用，比任何疫苗計畫，或大量維生素及礦物質，都更能助你保持健

康。我們不時會需要這種非特定的免疫手段，才能維持腸道菌群的健康（人體免疫系統有三分之二都位於腸道）。想保持健康和免疫力，我們必須每天與細菌和病毒作戰才行。

近來英國布里斯托大學兒童健康研究中心（Institute of Child Health at Bristol University）進行一項長達七年的研究，觀察14,000名孩童在這段時間的發展。他們發現環境過分清潔，可能危害孩童的健康，降低他們的免疫力，並使他們容易罹患氣喘等疾病。數十年前許多疾病根本不存在，例如氣喘、溼疹和花粉熱，現今卻有高達三分之一的人口都深受過敏之苦。科學家如今認為，人們過度仰賴最新的抗菌藥水、肥皂和清水，可能導致病毒與免疫相關疾病，以及過敏疾病在西方國家不斷盛行。

所謂的「年久失修」的原則，也能應用在免疫系統上。人體免疫系統需要定期接觸和習慣常見病菌，才能在真正危急時發揮功能。環境過度清潔，會大大降低細菌和其他感染病菌的數量，而免疫系統需要與這些病菌對戰，才能便得更強、更有效率。當免疫系統將一些沒接觸過的無害顆粒（例如室內灰塵、花粉等）標示為有害入侵者時，人體就會發生過敏反應。為了與這些顆粒作戰，人體以毒物來包覆這些外來物，因而引發發炎、搔癢、發腫和流鼻水的症狀。舉例來說，上述由布里斯托大學所進行的研究，就發現那些每天洗三四次手和一次澡的孩童，比那些較少用肥皂和水清潔的孩童，更容易得到氣喘。

來自大家庭的孩童也比較不會得到氣喘或發粉熱，他們和許多人住在一起，而屋內不斷會出現輕微感染源，於是他們體內的免疫系統始終忙碌、警戒。當人體由於要應對細菌入侵而自然出現感染反應，身體就會製造稱為抗體的「戰士細胞」。但倘若這些感染的正常反應，被人為的殺菌劑或抗生素抑制了，那麼身體不再製造抗體，免疫系統便會逐漸虛弱甚至失去作用。相反地，讓感染順勢發展能增強免疫力，更有效反擊往後接觸到的致病菌。

過分的清潔往往與對感染的害怕有關，許多人不願以自然方式增強免疫力，他們害怕感染疾病，而抗生素和疫苗仍無法在他們身上發揮效用。

疫苗會攻擊人體、大腦和心神

　　疫苗中含有蛋白質、細菌和病毒物質、防腐劑、中和劑及載體。預防細菌性腦膜炎的疫苗，取自牛的腦和心臟，也包含了其他有毒物質。有鑑於狂牛症的流行，義大利政府在1997年1月沒收了疫苗，以防狂牛症藉由疫苗進入人體。疫苗中的外來物質若直接進入血液，人體幾乎不可能中和毒素。

　　正常情況下，所有消化過的食物、飲料等，都要通過黏液膜、腸壁或肝臟，然後才能進入人體重要部分，如血液、心臟或大腦。血液中如果突然出現毒物，免疫系統就會調度全部的抗體對抗，以免身體因中毒致死（過敏反應）。這種過敏反應有時會造成猝死，或過敏性休克反應，而引發這種過敏反應的原因之一，就是白喉、破傷風、B型肝炎和百日咳的疫苗。年輕人的免疫系統，通常都還不夠成熟，無法有效應付這種攻擊。

　　許多疫苗，例如麻疹、白喉、流感、破傷風和口服脊髓灰質炎疫苗，都可能引發格林巴利綜合症（Guillain-Barré syndrome），造成全身癱瘓。只要想想疫苗中含有的劇毒，這實在不讓人驚訝。我們都知道，那些免疫力原本就較弱的兒童，比健康強壯的兒童更容易罹患嚴重的併發症。然而我們仍不考慮兒童的身體健康，一視同仁地讓他們接受疫苗。許多兒童甚至從幼兒期，就失去了健康長大的機會，因為人們在他們仍很無助的時候，就將充滿毒素的疫苗注入他們體內。幼兒在這個階段，還沒有完全培養出自身的免疫系統，幾乎無力保護自己。

　　有愈來愈多的證據，都顯示一些慢性疾病，例如類風濕關節炎，腦炎，多發性硬化症，白血病，其他形式的癌症，甚至愛滋病等疾病，都與早年疫苗注射有關。類風濕關節炎是一種關節發炎的疾病，過去人們以為只有老年人才會罹患這種疾病，然而近來有愈來愈多的年輕人都深受其害，而麻疹和德國麻疹則為禍首。

　　美國食品藥物管理局發現，有些疫苗，特別是B型肝炎疫苗，會造成落髮。研究人員估計，美國每年有五萬人在接受疫苗後，出現掉頭髮（禿頭症）的症狀。這份研究刊登在1997年的《美國醫學會期刊》。

　　人們對於現代疫苗計畫的危險毫無所知，於是這些疫苗在過去和未來帶來無以計數的傷害。家長都希望能給孩子最好的，而且也擔負著保持孩童身

體健康的重責大任。錯誤的資訊會讓家長十分為難，因為他們並不想忽視孩子的健康，或造成任何傷害。

大部分的醫療人員都未盡職責，幫助家長選擇最適合孩子的疫苗。接下來我們會討論到一些疫苗有害的例子，然而儘管有這些證據，醫療人員仍贊同讓孩子接受疫苗。舉例來說，已有證據證實，含有保存劑硫柳汞的疫苗會引發自閉症，然而人們還是繼續將超過安全劑量的汞加入疫苗，而完全不顧汞是一種神經毒的事實。近年來卡爾加里大學（University of Calgary）進行一項研究，結果顯示，汞離子會改變嬰幼兒發育中神經元的細胞膜，直接引發自閉症。

在1990年代晚期，美國公共衛生服務署（U.S. Public Health Service）和美國小兒科學會（American Academy of Pediatrics）連署要求藥廠將兒童疫苗中的硫柳汞移除。原因為何？科學家針對疾病控制預防中心的統計數據進行研究，發現兒童接受了含有硫柳汞的疫苗後，罹患自閉症的機率會增高27倍。這樣的證據難道還不夠嗎？然而對美國政府來說，的確如此。

布希違反了2004年所做的競選承諾，否決衛生與公共服務部的勞力教育撥款法案，此法案計畫禁止藥廠出於成本考慮而在兒童疫苗中加入硫柳汞。儘管有這個警告，至2009年6月，無論是孕婦、嬰兒或兒童，仍被推薦施打含有硫柳汞的流感疫苗，儘管國家科學院醫學所（Institute of Medicine）在2001年，就建議這些族群不要接受含有硫柳汞的疫苗。美國環保局（U.S. Environmental Protection Agency）指出，每六名適產年齡的婦女，就有一名血液汞含量過高，足以造成未來腹中胎兒的神經傷害。

自從1998年疾病管制中心將數種疫苗加入嬰兒建議疫苗後，自閉症的病例就大大增加，這難道純屬巧合嗎？1980年代，每一萬名兒童中，大約只有六名罹患自閉症。如今一萬名兒童中卻有150個自閉兒，在某些地區，兒童罹患自閉症的比例甚至高達2%。美國食品藥物管理局已承認硫柳汞「可能」會造成神經毒害（我們早就知道汞是一種神經毒），並在2004年宣稱含有硫柳汞的疫苗，可能引發自閉症。到了2003年，美國境內有1,500萬個自閉兒，每年都要在那節節攀升的醫療費用中，再添增九百億的支出。

一位前疫苗研究人員（戴維斯醫師）曾在大藥廠和美國國家衛生研究院（National Institutes of Health）的實驗室工作（基於明顯的理由，在此不

具名），他認為所有的疫苗都對身體具有危害。他在一次的面談中指出，疫苗會降低免疫系統的功能。「其實疫苗可能會引發它原本應該幫助預防的疾病，甚至引起其他疾病。」這位科學家說。

戴維斯醫師在研究不同疫苗的過程中，發現其中含有數種汙染物。他發現麻疹疫苗中含有數種禽病毒，而小兒麻痺疫苗則含有棘狀阿米巴（acanthamoeba），這是一種所謂「食腦性」阿米巴原蟲，亦是種猿猴巨細胞病毒（simian cytomegalovirus）。此外，他也在輪狀病毒疫苗中發現了猴泡沫病毒，在MMR三合一疫苗中發現了鳥類癌症病毒。炭疽疫苗中則含有數種微生物，而許多其他疫苗則包含了可能有毒的酵素抑制物。德國麻疹中含有鴨、犬和兔類病毒，流感疫苗含有禽白血症病毒，MMR三合一疫苗則含有瘟病毒。

大部分人都不曉得，有些小兒麻痺、腺病毒疫苗、德國麻疹、A型肝炎和麻疹疫苗，取自遭墮胎的人類胎兒屍體組織。大衛醫師從這些可能來自胎兒組織的疫苗中，一再發現細菌片段和小兒麻痺病毒。此外，他也曾發現人類黏液和毛髮片段。值得一提的是，除了這些汙染物外，藥廠會故意將一些標準化合物，如甲醛、汞和鋁放入疫苗中。我們的下一代在兒童時期，就讓這些駭人的混和毒素輸入血液，他們未來的健康狀況不難想像。

戴維斯醫師承認，沒有任何疫苗曾經過長期研究，他們也不曾進行過任何詳細的長期後續追蹤。既然他們都假設疫苗沒有造成任何問題，為什麼要繼續追查呢？此外，人們都認為所謂疫苗反應，是指接受疫苗後馬上會出現的負面反應，但很顯然地，疫苗的副作用往往要花上好長一段時間，才會出現。這些副作用可能是逐漸出現的，就好像化學毒害的症狀也是慢慢發生。神經問題也可能積年累月。實際上，疫苗帶來的汞毒害，可能要過了數月後才會浮現。倘若有名兒童莫名罹患自閉症，又有誰在研究、調查背後的原因？那些提供疫苗的人說：「這種疫苗很安全。」然而若缺乏科學研究應證，疫苗也沒有經過安全測試，他們又何來的自信？相反地，卻有許多證據，都顯示疫苗是不安全的。

莫克藥廠提供的子宮頸癌疫苗，加衛苗（Gardasil），是一種剛經過核准的疫苗，為了預防人類乳突病毒（HPV）所設計，此疫苗近來在美國和澳洲引發愈來愈多的疑慮，人們開始懷疑它的效果和可能帶來的危險副作用。

子宮頸癌每年取走3,700名女性的生命，而這個疫苗目的就是為了幫助年輕女性預防此疾病。《英國醫學雜誌》在2007年6月提出的報告指出，美國有三名女性接受疫苗後猝死。司法觀察（Judicial Watch），一個美國公益監督團體，也根據〈資訊透明法案（Freedom of Information Act）〉，從食品和藥物管理局取得報告，並發現美國有1,637個由子宮頸癌疫苗引起的併發症案例。此份報告就紀錄在食品和藥物管理局的疫苗副作用申報系統中。

澳洲《時代報（The Age）》報導，莫爾本有25名天主教高中女學生，在第一次施打加衛苗疫苗後，出現了頭痛、噁心、暈眩的症狀。

製造此疫苗的默克藥廠，也曾製造了消炎藥偉克適（Vioxx），此藥已取走六萬人的性命，而他們卻仍極力掩蓋事實。儘管只要採取一些不需用藥的方式，就可以避免子宮頸癌，默克藥廠仍試圖讓這種疫苗在美國各州，列為強制施打的疫苗，這個藥廠巨人真正關心的，顯然不是那少數未來可能罹患子宮頸癌的女性，卻只是想為癌症疫苗開創新的市場。默克自己的文獻便指出，加衛苗無法幫助女性預防某些「非疫苗」的人類乳突病毒，換句話說，女性即使願意冒著風險施打，還是有可能被這種病毒感染。

疫苗與自閉症的關連

當家長拒絕讓孩子施打疫苗時，醫師的反應就彷彿家長犯了滔天大罪似的，他們認為這樣的家長沒有善盡作父母的職責。這些醫師盲目地遵從疾病管理局的建議。2004年10月，疾病管理局宣布，6到23個月大的嬰兒，應該接受流感疫苗（此疫苗含有硫柳汞），醫療人員應該將此列入標準疫苗清單中。國家免疫計畫（National Immunization Program）執行主任庫奇（Steve Cochi）強調，疫苗會引起自閉症的說法，完全「缺乏科學根據」。疾病管理局其實已經發現了疫苗與自閉症之間的關連，卻一再忽視這許多的科學證據。事實上，上文提及的研究，是依據〈資訊透明法案〉而取得的數據，不難猜想這也是疾病管理局自己擁有的數據。這個機構理應要保護人們不受疾病傷害，卻大力支持一個將汞注入嬰兒體內的計畫，這實在讓人費解。

依據1940年至1970年間，美國醫療史所做的統計研究顯示，自閉兒最常出現在富裕家庭。1970年後，自閉症則普遍出現於各種收入的家庭。60年代晚期，某些疫苗計畫不再是富裕家庭的專利，貧窮人家也可以接受這些疫苗

了。其他工業化國家也出現了同樣的趨勢。過去20年來，愈來愈多的孩童藉由疫苗接觸到汞，而自閉症的發生率，在這段時間內也從一萬分之一，增至一百五十分之一。如果你也身為家長，你該要自己做出結論，絕不該盲目相信政府單位會保護你和你的家人。

含汞疫苗會造成自閉症，是無法否認的事實，一項證據確鑿的分析可證實這一點。根據全國統計，美國每兩百名兒童，就有一名被診斷出自閉症。一名記者企圖找出為什麼阿米西教派的兒童沒有這個問題。事實上，阿米西教派不允許孩童接受疫苗，記者在走訪他們的社區時，發現三個自閉兒。他發現這三個自閉兒中，一個是由中國領養的孩子，先前就接受過疫苗了；一個是社區中少數接受過疫苗的孩子；第三個則疫苗背景不清楚。雖然沒有接受疫苗的阿米西孩童，罹患自閉症的機率奇低，健康當局仍佯裝不知情，堅持疫苗是安全無害的。

另外值得一提的是，國家心理健康研究院（National Institutes of Mental Health）近來得出結論，認為孕婦需要補充足夠維生素D，才能確保胎兒腦部發育正常，而且胎兒在出生後攝取足夠的維生素D，也同樣重要。既然兒童無法光靠母奶取得足夠的維生素D，最自然的應對措施，就是讓孩子多晒太陽，這是最自然不過的事。只要稍微晒晒太陽，就能確保腦部發育正常。不幸的，自從醫療界開始警告人們晒太陽可能帶來危害，過去20年來，人們開始極力避免晒到太陽。如今有愈來愈少的家長，願意讓幼童接觸陽光，或在孩子晒太陽之前，就幫他們塗一大堆防晒油，甚至讓他們戴太陽眼鏡。幼童的腦細胞在發育早期，含有非常多種維生素D受體，活化這些受體會促進腦部神經生長。如果你的孩子被診斷出自閉症，記得讓他每天晒幾個小時的太陽，天氣熱的話，甚至可以讓他們赤裸上身，如此他們的皮膚就能接受這寶貴的治療。

倘若你的兒童是個自閉兒，不妨試試克雷格（Gary Craig）提出的情緒釋放技巧（Emotional Freedom Technique），我曾見過許多自閉兒，經父母採用此技巧後，病情出現大大的改善（這個技巧可到www.emofree.com網站免費索取）。我也曾看過自閉兒受益於情緒治療系統（Sacred Santemony）治療（請見第7章）。

其他顯然是由疫苗所引發的健康問題，還包括輕微腦部損傷、抑制生

長、過動、學習障礙等。醫療研究人員過去都輕忽了這些問題，以為那都是生長發育的小問題，但如今他們開始意識到，這些其實是腦炎的症狀（腦部發炎疾病）。美國有超過20%、也就是五分之一的兒童，為此問題所擾。新生兒在離開醫院前，都會接受多劑B型肝炎疫苗，這種疫苗仍含有含汞的保存劑——硫柳汞，新生兒的中央神經系統根本無力對抗這種毒素，更何況B型肝炎疫苗幾乎對兒童沒有任何益處。

B型肝炎疫苗理論上應該要能保護成人，預防B型肝炎和肝癌。許多成人病患也同時有嚴重的社交問題，例如毒品濫用、酗酒和營養不良，這些都增加此疾病的危險性。然而新生兒顯然不屬這種高危險群，罹患B型肝炎和肝癌的兒童也極罕見。疫苗的效果只能維持幾年，而當兒童長大到可能罹患肝癌的時候，疫苗也早就失效了。因此讓孩子在童年期就接受這種劇毒疫苗，實在徒勞無功。

由於有太多證據都否定了疫苗的價值，1986年國會通過了一項聯邦法案，以賠償受到疫苗傷害的兒童。根據此法案，政府不再為這些傷害負法律責任，那些上百億的賠償費，應由醫師和疫苗製造商負擔。為了所有人的利益著想，我們實在應該重新檢視、評估巴斯德當初提出的基本理論，也就是「疫苗很實用也很必要」的這個概念。我們的免疫系統無比複雜、高度發展，就算是靠上百萬的超級電腦也無法模仿，難道我們真的需要將外來毒素注入血液？大自然之母會犯下這麼關鍵的錯誤嗎？實在不然。

如何維持免疫力

如今疫苗已帶來無可忽視的危害，比缺乏疫苗可能遭遇的問題還要大得多。其實我們可以用很多自然的方法得到免疫力。本書所述的所有步驟和自然療法，都能幫助你和家人終身維持自然的免疫力，預防疾病。世界衛生組織提出：「預防一般感染疾病的最佳疫苗，就是營養均衡。」未經處理、或非精緻食物，包括大量新鮮蔬果，可以幫助兒童建立自然免疫力，也可以讓成人維持免疫力。

加強新生兒免疫力，最有效和全面的方法，就是讓醫師在接生時，等到臍帶停止跳動後再剪斷臍帶（註1），以及讓新生兒喝母乳。這樣嬰兒就能

得到所有必需的抗體，並養成健全的免疫系統，而能有效處理未來可能碰到的感染物。就算孩子生病了，他的身體也能很快應變而避免傷害，這是對孩子最有益的事。

2006年的美國《兒科學（*Pediatrics*）》雜誌指出，新生兒剛出生的頭幾個小時，產婦就應該開始餵母乳。研究顯示這樣就能將新生兒在滿月前死亡的機率，減少至原本的41%。立即哺乳不但增加持續哺乳的可能性，也可以讓嬰兒取得初乳。研究證實初乳富含抗體和必要營養，是嬰兒開始培養強壯免疫系統的關鍵。早期哺乳也能幫助產婦泌乳、減少失血。此外，也可以讓母親和孩子培養自然的感情，這對胎兒一生的心裡發展十分重要。產婦可以在食物中添加一種叫做葫蘆巴的藥草，增進乳汁分泌。

孩子的生長環境並非完美，若想讓孩子的健康免疫系統適當發展，偶爾生些小病，例如麻疹、水痘、腮腺炎，還是必要的。我們都要學著相信大自然和我們的身體，而非只仰賴人們發明的理論和醫療。人類基因已在地球上存活了幾百萬年，必然知道該如何對治一些無害的感染疾病、加強免疫力。

當免疫系統對正常發炎性疾病反應時，就表示它是健康、完整的。這些防禦反應包括皮疹、發燒或咳嗽，可以清除體內累積的毒素和感染物。療癒的過程可以自然、徹底地刺激免疫系統，於是當人逐漸康復時，他體內便累積了足夠的免疫力，得以對抗其他種感染，而不會延誤病情或重複感染同一種疾病。

以自然療法照顧病童

倘若你的孩子被診斷出水痘、腮腺炎或麻疹，可能表示孩子需要加強免疫系統。大部分兒童經歷過這些常見兒童疾病後，都能大大受益，身心變得更強壯，甚至短期內迅速成長。大部分從事自然療法的治療師，都將一般兒童疾病，視為建立免疫力的大好良機。若以自然療法照顧孩子，你可以讓他變得更健康，長遠下來更能抵禦疾病。

當孩子罹患了上述疾病，最重要的，就是助長他們自身的治療能力。首先讓孩子盡量休息，先停止去學校或托兒所，在家照顧。退燒藥只會抑制體

（註1）想知道如何預防嬰兒失血、自閉症、貧血、黃疸和其他可能疾病，請參考網站http://www.lotusbirth.com。

內的治療反應，在未來引發更多「不相關」的身心問題。

　　對孩子來說，生病期間往往能得到父母額外的關愛，他們能得到額外的擁抱、床上餐點、睡前故事等等。當然，有些父母可能覺得小孩生病是件麻煩事，出於挫折而對孩子嚴厲或不耐。然而病童很需要、也應該得到一些特別照顧和安撫，尤其他們往往感到害怕、焦慮。

　　生病的孩子不應該接觸到太多來自廣播、電視甚至訪客的刺激，一些安靜的活動，例如讀故事、畫畫或紙上遊戲，都能幫助他們轉移注意力。要確定讓孩子早早上床、多睡覺，白天疲累的時候，也可以小睡一會兒。

　　孩子生病時，需要攝取大量液體，幫助排除體內毒素。溫開水是首選飲料；也可以喝些藥草茶和新鮮稀釋果汁（若是腮腺炎則必須避免柳橙汁）。不要給孩子吃任何冰冷食物，例如冰飲料、冰淇淋，或糖和甜食。避開如牛奶、優格等奶製品，以及肉類、雞肉、魚肉或其他種蛋白質食物。此時孩子的消化系統很虛弱，這些食物只會在體內腐敗、酸化消化系統、刺激腸壁黏液。生病的孩子就跟生病的動物一樣，通常不會想要、也無須進食。只飲水和斷食，是促進療癒反應的最好方式。當孩子肚子餓時，不妨煮些新鮮蔬菜泥、熱湯、熱米粥加楓糖或品質優良的蜂蜜（蜂蜜必須等到食物變涼、溫度降到攝氏45度，微高於體溫後再加入）。孩子生病時，要讓他們明白自己的身體發生了什麼事，而且很快就會復原了。他們需要知道你會始終陪伴在身邊，藉此得到安慰。

　　如果孩子發燒了，要明白這是一種健康免疫反應。體溫升高就表示身體正主導情勢，努力與感染對抗。父母必須記得，高燒並不表示孩子病情加重。近來人們發現就算體溫升高至攝氏41度（華氏106度），或更高一點，都不算危及生命。1983年我在印度罹患瘧疾，體溫升高至攝氏41.5度（華氏106.7度），我仍拒絕服用退燒藥。當我第三次身染瘧疾並發燒後，我很快復原了，而且從此不再感染。千萬要記得，孩子和六個月以下的嬰兒，發燒時，需要喝大量開水，因為他們很容易脫水。溫水擦拭可以讓他們在這段復原期間，覺得比較舒服。一次只要擦拭一個部位，直到局部溫度下降後，再擦拭下個部位。擦拭孩子的臉部和額頭，也可以減輕痛苦。

　　另一個基本原則，則是幫正在發燒卻感到寒冷的孩子，蓋好被子、保持溫暖。特別在晚上的時候。這可以幫助他們排汗、退燒，這就表示身體的

「戰爭」已到了尾聲。正在發燒而覺得很熱的孩子，則應保持涼爽，並偶爾泡個溫水澡。如果孩子還出現其他症狀，例如發癢皮疹、淋巴腺腫脹、咳嗽或眼睛疼癢，他非常可能可以順利痊癒。倘若孩子有任何不尋常的症狀，不妨找位從事阿育吠陀、順勢療法或中醫的治療師諮詢，以在家治療。在孩子生病期間或過後，最好不要給他們服用阿斯匹靈，以免干擾身體自行治療的反應。如果醫生基於上述症狀，堅持讓孩子吃抗生素，不妨換個醫生尋求其他建議。大部分的情況，用藥其實都是多餘的。1987年《英國醫學雜誌》曾發表一項研究，發現有18,000名兒童接受順勢療法預防腦膜炎，結果沒有任何兒童受到感染，或出現任何治療引起的副作用。

從希波克拉底的年代開始，人們用接骨木的果實作為對治流感、感冒和咳嗽的民俗療法。近來以色列科學家才發現，為什麼這種果實如此具有療效。在一個控制良好的研究中，研究人員記錄了流感病患的病情，發現接骨木的果實可以讓病毒「繳械」，使它無法穿過病患體內的細胞壁。

一般來說，盡量避免讓孩童過早進入托兒所，如此便可避免孩子傳染許多兒童疾病。接觸到托兒所的設備，會讓孩子罹患髓膜炎的機率提高二十四倍。許多私人托兒所內都存在各種病菌。對孩子來說，出生後頭幾年最安全的環境，就是自己的家。

如何預防流感

不要接受流感疫苗！

疫苗廠商堅稱，他們的流感疫苗是讓你安然度過冬天的關鍵。儘管流感大爆發已經過了38年，每年還是有數百萬的人施打這些疫苗。這讓人不禁納悶，完全健康的人，為什麼要每年注射不斷變種的病菌？而這些病菌通常都

是無害的。**雖然流感疫苗總是預測失準，公司還是鼓勵數百萬的員工每年接受疫苗，試圖避免員工請病假。**

流感往往始於遠東地區，然後在早冬時分向西方世界擴散，在二、三月的時候達到高峰。流感分為A、B或C型，過去幾年來，A型流感最為盛行。流感疫苗所以頻頻失敗，是因為每年的流感病毒都不一樣，因此疫苗帶來的所謂保護效果，只能維持六個月。因此每年秋天，我們就必須接受對治新病毒的新疫苗。糟糕的是，藥廠沒有辦法在冬天的時候，預測西半球在夏天會出現哪種病毒。

疫苗製造商製造的疫苗，含有母雞雞蛋中的活病毒。當疫苗進入體內，病毒會在疫苗施打處引發如紅腫和疼痛的症狀，也會引發輕微的流感症狀。倘若接受疫苗的人正好在服用抑制免疫的藥物或有心臟疾病，那麼疫苗就會引發嚴重的副作用。倘若你對雞蛋過敏，那麼流感也可能危害你的健康。

對一般的健康人來說，得到流感其實並不嚴重。相反地，人體會藉此培養自然的免疫力，甚至幫助身體抵抗未來碰到的新流感病毒。大自然之所以每年創造出新的病毒，並定期傳播病毒，是為了確保長久的生態平衡，並維持植物、動物與人類的免疫力。人若反覆感染，很可能會在肝臟累積毒素，而有數百顆結石累積在膽囊和肝臟裡。膽結石中包含各種致病菌，會持續降低免疫力。清除肝臟裡的所有結石，可能是預防所有感染性疾病的最好方式。據研究，那些淨化過肝臟的人，幾乎不再得到感冒或流感。

2002年前的流感疫苗，都含有活病毒，因此帶來非常多的嚴重副作用，使得藥廠必須重新製造新的疫苗。新的疫苗稱為「次病毒疫苗」，基本上是將不同病毒「攪拌、剪接和浸漬」，直到原本的病毒只剩下一丁點。然而這絕不代表病毒就不危險了。事實上，疫苗中的抗原或外來蛋白質會強迫身體製造抗體，並且仍和活病毒一樣有毒、危險。

除了次病毒疫苗外，流感病毒中還包含許多其他物質，大部分都是你不會想主動攝取、消化的，其中包含：

- **血凝素抗原**，會凝集紅血球細胞，引發心血管疾病。
- **神經胺酸酶**，是一種將細胞膜中神經胺酸切除的酵素，會削弱體內數兆的細胞膜。
- 一種稱為**尿囊素**的白色結晶物，是有毒的動物廢物，由於含氮量很

高，通常用來當作肥料，在人體內會導致腎結石和膀胱結石。

- **健大黴素**（Gentamicin）是一種廣效抗生素，施打入受精雞蛋裡，以抑制細菌生長（疫苗是在雞蛋裡培養的）
- **甲醛**（致癌物）用作保存劑，鈍化病毒。
- 有毒化學物**磷酸三丁酯**（tributylphosphate）和**聚山梨醇酯八十**（Polysorbate）
- **樹脂**，用來去除「一部分」的「磷酸三丁酯」和「聚山梨醇酯八十」
- **硫柳汞**，一種汞化物，用來保存疫苗中的混和物
- **聚乙二醇**（Polyethylene glycol），是「乙二醇」（ethylene glycol，一種防凍劑）的類似物，常被用來毒害野狗和其他把飼養羊當作獵物的掠食者。
- **辛基苯基醚**（Isooctylphenyl ether），是一種醚化物，有麻醉功能，會導致胎兒畸形、影響胎兒正常發育。此化合物也會造成動物睪丸萎縮。

　　疫苗製造商無法保證，疫苗一定可以助你預防流感，因此他們小心措辭，宣稱疫苗可以「降低得到流感的機率，倘若你真的被感染了，症狀也會比不打疫苗還要輕微」。有些廠商則用其他說法表示一樣的不確定：「目前的流感疫苗無法預防所有的流感病毒。」此言的最佳案例，也許就發生在日本。日本在1967年至1987年，強制民眾施打流感疫苗，結果不但沒有帶來任何好處，還引發了更多流感和疫苗的致死案例。

　　一個人就算免疫系統很差，他因為得到流感所受的傷害，可能還遠遠不及疫苗帶來的害處。那麼你為什麼還想仰賴這種充滿各種有毒化學物質的混合物呢？我們身體的免疫系統經過幾百萬年的演化，已變得複雜無比，絕對比任何人造物更能保護人體。免疫系統需要的，不過就是你對身體的悉心照料罷了。相反的，每注射一次新流感疫苗，你的免疫力就會下降一些，而更容易受到嚴重副作用的危害，而且也無法讓你躲過流感。以下列出一些疫苗的常見副作用：

➢施打部位疼痛	➢硬結
➢酸痛	➢腫塊
➢紅斑	➢過敏反應，包括搔癢或蕁麻疹
➢發炎	➢發燒
➢皮膚變色	➢不適
➢關節痛	➢嘔吐
➢虛弱	➢腹瀉
➢寒顫	➢咽炎
➢頭暈	➢血管疾病
➢頭痛	➢血管炎
➢淋巴結疾病	➢可能致死的過敏哮喘
➢皮疹	➢可能致死的過敏性休克

　　疫苗絕對無法製造免疫力。將毒物注入體內，只會毀滅、而不會增進免疫力。義大利科學團隊經研究發現，流感疫苗只能將成人罹患流感的機率，降低6%，且年紀越小效果越弱。他們得到結論，認為同一疫苗並不保險。簡而言之，勤洗手、重視衛生與營養，絕對比疫苗還有效得多。只要能養成良好的衛生、飲食習慣，保持腸道與肝臟的清潔，流感絕對不會變成致死疾病。另一方面，接受流感疫苗，卻一定會為身體埋下惡果，引發其他疾病。所有的疫苗都是有毒的，就像埋在身體裡的不定時炸彈。

我們為何會得到流感？

　　施打疫苗，是直接將有毒的外來物質注射進入血液，只會降低人體自然的免疫力。全世界沒有其他動物會選擇這麼不自然、膚淺又殘酷的方式，來保護自己不受病毒侵擾。病毒分子通常由肺部進入人體。大部分人的免疫系統都很正常、健康，足以應付這些入侵者而不生病。但倘若身體的抗感染戰士，由於疫苗以外的原因而暫時「罷工」，那麼流感病毒便得以自由進入體內，引發感染。

　　一般疫苗（或該說任何疫苗）是讓人免疫系統下降的主要原因之一。每年注射流感疫苗，讓免疫系統和身體細胞，反覆受到外來毒物的傷害，而沒有機會將毒物移除。危險的病毒分子可以在體內細胞和膽結石中，潛伏長達二十年，而當他們崛起時，就會嚴重損害細胞。每年注射新的疫苗，人體血

液中突然出現大量活病毒，都會降低免疫力。人體也許會製造對抗病毒的抗體（儘管很多情況下，免疫系統連這個都做不到），暫時壓制病毒，然而這種不必要的體內大戰，只會無謂地讓免疫系統變得虛弱疲倦。

除了會傷害免疫系統外，各種疫苗都會改變遺傳物質，導致身體功能失調。疫苗甚至可能會增加兒童罹患惡性腫瘤的機率。大型免疫計畫讓孩童的免疫力嚴重受損，孩童甚至無法抵禦像流感病毒。我們做得過火了，如今腮腺炎或麻疹這些疾病，已被癌症、白血病和慢性疲勞取代。

流感疫苗的主要施打對象，是老年人和兒童。英國有有大約一萬人（大部分是老年人），「據聞」是死於流感。然而就算是那些施打過疫苗的人，也不是完全免疫。20%以上的老年人，就算打了疫苗，還是會感染更強的流感病毒，而其他人也仍會感染較輕微的流感，這跟同年紀、沒接受疫苗的人沒什麼兩樣。無論有沒有接受疫苗，身體虛弱的人和老人，都比較容易死於流感。總而言之，施打流感疫苗不會有任何益處。考慮到許多年長者的身體都十分虛弱，當然也沒有什麼可靠的辦法，能判斷引起老人死亡的，究竟是流感或其他問題。無論是否為流感季節，死亡率其實都是一樣的。然而，就如同上文提到關於愛滋病的討論，人們可以有意地運用統計數據，支持他們的理論，以利醫療買賣。舉例來說，倘若一個病危的人得了感冒，醫療人員可能會將他的死因歸咎於流感。

與其任人誤導，以為疫苗可以幫助老年人，我們不如藉由良好的飲食、社交活動和運動計畫，增進他們的抵抗力。許多老人家營養不足，或罹患憂鬱症，這兩者都可能會大大降低免疫力。有些老人則是居家環境不夠暖和或獨居。研究顯示，這些都是造成老人疾病和死亡的主因。光靠一連串的肝臟淨化程序，就足以加強他們的天然免疫力、改善消化情況、延緩老化、恢復健康，以及強化心智功能。

在一些開發中國家，老人家的社會地位舉足輕重，他們若食物充足，一般生病的機率也比較低。在這些國家中，老人死於營養不足的機率，較死於病毒的機率更低。

有愈來愈多的報告指出，成人若定期施打流感疫苗，會惡化高血壓、糖尿病、痛風和帕金森氏症，過敏性疾病的情況亦然。1976年，美國進行了一項全面流感疫苗計畫，引發格林巴利綜合症的流行，這種疾病會傷害人體神

經組織。這起名為「大型豬流感失敗」（Great Swine Flu Fiasco）的事件，在疫苗施打後，有656人癱瘓、30名老人死亡。事後賠償非常驚人，卻只讓疫苗計畫延緩了一段時間。

想當然爾，老年人是流感疫苗計畫的主要對象之一，於是每年政府都大力宣導老年人如何容易罹患流感，以及政府官員是如何擔憂流感大爆發。他們甚至告訴我們，美國每年有36,000人死於流感相關併發症，其中大部分都是老人家。然而事實卻恰恰相反。猜猜看去年有多少人死於流感？一位國際知名疫苗學者，田盤尼醫師指出（Sherri J. Tenpenny），去年死於流感的人數少於175位！然而媒體傳播的官方說法，卻彷彿人們在等著下一場致命流感的爆發，而數千人將在下一季死亡。

那麼另一個高危險群，幼童，又怎麼說呢？日本研究者發現，一歲以下的嬰兒就算施打了疫苗，仍無法順利生產抗體。將充滿毒素的疫苗注入孩童體內，完全沒有意義，只肥了那些藥廠而已。

假預防之名

那些製造疫苗的藥廠，甚至比發明疫苗的科學家，對大眾的影響更甚。早在1980年，沙賓醫師（Dr. Albert Sabin）就曾強烈反對流感疫苗，認為這種疫苗對超過90%的人都無效。沙賓醫師是世界頂尖的病毒學家，也是小兒麻痺疫苗的發明者。然而疫苗工業卻無視於此宣言，繼續以健康和預防疾病的理由，大力推行疫苗。

更糟糕的是，流感疫苗從不需經過適當的控制臨床試驗。由於我們對於疫苗對人體的長期影響毫無所知，我們可能已破壞了下一代的免疫系統，埋下慢性疾病的禍根。流感疫苗是一種未經證實、不科學的醫療措施，沒有任何科學文獻能為疫苗的安全背書。想對抗如感冒的病菌感染，最有效的方式，就是防患未然。沒什麼比增進健康的養生之道還更重要的了。相反地，疫苗不能提供真正的保護，將外來危險病毒輸入人體，只會為我們的健康帶來不良結果。美國國家過敏症及傳染病研究所（American National Institute for Allergies and Infectious Diseases）的席爾醫師（Dr. John Seal）警告，我們必須假設每一個流感疫苗，都可能引發林巴利綜合症。從這個角度來說，預防不一定勝於治療。

來自大自然之母的幫助

倘若你很擔心流感可能帶來的影響，有一種草藥萃取物叫做「穿心蓮」（andrographis paniculate），效果極佳。好幾個世紀以來，阿育吠陀醫療（傳統印度醫療）和中醫都用此草藥治療病人，輕至鼻塞，重至流感重症。很明顯地，人們相信1919年發生在印度的流感大流行，最後所以停止繼續傳播，都是穿心蓮的功勞。

科學證據也支持這項理論。英國埃克塞特與普利茅斯大學（Universities of Exeter and Plymouth）的研究者，針對醫療資料庫、草藥製造商提供的資料，以及世界衛生組織的報告，進行一項調查，篩檢出七項合乎雙盲控制試驗標準的研究。

這項聯合研究以900名受試者為對象，測試穿心蓮對呼吸道感染的療效。在所有的研究中，那些感冒後服用穿心蓮的受試者，比服用安慰劑或西藥的受試者，恢復得更快。

研究人員於是得出結論，認為穿心蓮可能對於「不複雜」的上呼吸道感染（喉嚨、鼻腔和耳朵）具有療效。根據先前的實驗室試驗，穿心蓮萃取物並不會殺死致病菌——至少不是直接殺死。相反地，草藥本身包含的物質，可以增進人體免疫系統，刺激天然抗體的產生。

動物實驗也顯示，穿心蓮可以幫助抑制血管堵塞、降低糖尿病換的血糖、降低血液收縮壓、保護肝臟，及預防心肌缺血（新血管疾病造成的心臟血液不足）。

肯彰（Kan Jang）是一個標準穿心蓮萃取物的品牌，13年來，此藥在斯德哥爾摩銷售量極佳。發明肯彰配方的瑞典草藥中心（Swedish Herbal Institute）建議，每天服用四次、每次一錠，就可以幫助抵抗感冒或流感。此藥可在一些養身食品專賣店或經由網路商店取得。

「感冒X配方」（COLD-fX）則是另一種經過詳細研究的萬靈藥，可用來預防和治療感冒及流感，在藥店的架上就能取得。根據長達十年的研究發現，「感冒X配方」可以幫助人體製造必要抗體、調節天生的免疫系統，以對抗感冒和流感病毒。此外，「感冒X配方」也有助改善旅遊或工作所帶來的勞累和壓力。2006年的一項臨床前研究也顯示，此配方對癌症病患也有益

處。「感冒X配方」是一種美國人蔘萃取物。

在此特別提出警告：慎用兒童感冒糖漿。2007年，由於有太多關於兒童咳嗽糖漿的副作用報告，美國食品藥物管理局決定禁止藥局販賣不需處方的幼兒感冒藥，也禁止販賣兩歲以下幼童的消除鼻塞藥劑，以及六歲以下幼童的抗組織胺藥。根據紐約時報的報導，這些產品包括大約八百種美國境內販賣的常見藥物，例如幼兒勞敏士（Toddler's Dimetapp）、嬰兒溫德感冒劑（Triaminic Infant），以及小兒感冒藥（Little Colds）。專家預測所有嬰兒感冒用藥，最終都會下架，但在此之前，我們要確保不要讓孩子服用任何的咳嗽或感冒藥品，無論孩子年紀多大。自從感冒藥在1970年代開始盛行後，已有至少123名孩童，由於感冒藥而失去性命。

酒精──人類的合法毒品

酒精使用的議題，已引發許多爭議，有些人認為酒精可以讓你心情快活、減少壓力或壓抑，為生活添增樂趣。許多人則將酒醉視為暫時「逃離」個人或人際關係問題的方式。酒精或許可以讓你感到愉快、放鬆，但也會帶來麻煩的副作用。你的心智、感官和身體協調能力，都可能會失去控制。宿醉就是個絕佳例子，說明酒精會帶來如何的毒害，影響心智、身體和靈魂的正常功能。

那麼為什麼人們這麼喜歡飲酒呢？酒醉幾乎完全沒有樂趣，因為失去自制力畢竟不是真正的快樂。然而，儘管有這麼多副作用，許多人還是沉迷酒鄉而無法自拔。為什麼我們要開始飲酒？

肇因就在於我們大腦中的荷爾蒙，血清素，這是引發快樂和幸福的主要化學物質。深夜裡血清素會分解成另一種荷爾蒙──褪黑激素。然而酒精會延緩這個分解程序，於是讓人能保持「好心情」。然而，血清素倘若沒有及時分解，就會與有毒的乙醛作用，而乙醛則是由人體吸收的酒精產生的。

這些化學反應會產生一些新的化學物質，讓人產生幻覺，這些化學物稱為四氫-β-咔啉（tetrahydro-b-carboline）。其中甲豬毛菜烏藥鹼（salsolinol）會抑制血清素分解，這是一種腦內含有多巴胺時，大腦會合成的物質。多巴胺接著會形成全去甲勞丹鹼（norlaudanosoline），是嗎啡及其他兩千種生物鹼的前驅物。換句話說，你可能以為自己上癮的是酒精，其實你上癮的是嗎啡。

然而，飲用酒精不一定會成癮。有些人天生體內就會製造較多嗎啡或鴉片，於是較不容易對酒精成癮。正常情況下，酒醉帶來的副作用也會讓人放下酒杯。因此身體甚少有機會能製造足量的迷幻藥，讓人成癮。然而倘若不斷飲用酒精，仍可能會造成上癮。

有些人應該極力避免飲酒。亞洲人，特別是中國人和韓國人，都普遍缺乏分解甲醛的酵素，因此他們就算小飲一番，也可能脈搏加快、腹部疼痛、脹紅了臉。因此酒醉問題在亞洲並不常見，因為亞洲人很有可能會因酗酒致死。而且許多人在第一杯下肚時就醉倒了，因為他們體內並沒有抵抗甲醛的天然抗性。

啤酒——催眠和大肚

如果你有機會聞聞蛇麻子植物，你就能知道何謂催眠了。採收任何大麻科植物，都會讓你昏昏欲睡。印度大麻是製造哈西什麻藥及大麻藥的原料，是蛇麻子的近親。啤酒所以能讓人放鬆，就是因為其中含有蛇麻子的成分，蛇麻因（hopein）和其他物質，而蛇麻因是一種嗎啡。

除了穆斯林國家以外，飲用啤酒都是合法的，但吸食嗎啡、大麻或其他迷幻藥，則被視為犯罪行為。倘若有人常常喝大量啤酒喝到醉，他不省人事、失去意識或行為能力的程度，其實不下於迷幻藥帶來的幻覺。喝掉數瓶飽含嗎啡的啤酒，其實跟那些因駕車傷及無辜路人的吸毒者，沒有兩樣。倘若有人酒後駕車，他會接受法律制裁，但若酒後沒有駕車，法律拿他毫無辦法。有人因為啤酒酒醉而出現暴力傾向，無異於那些吸食迷幻藥、因幻覺而變得暴力的吸毒者。

除了會改變人的心智狀況，蛇麻子也會讓男性失去雄風，降低性慾

和性能力。蛇麻子內含女性荷爾蒙大豆異黃酮苷素（daidzein）和異黃酮（genistein），這些常常是人們用來養肥牛、羊或雞的添加物。身體並不若人們以為的那樣，可以吸收威士忌或其他酒精飲料內含的熱量，由此製造能量或脂肪。啤酒含有另一種女性卵巢會分泌的女性荷爾蒙，雌激素，而啤酒愛好者身上常出現的啤酒肚和大乳房，其實是由這些女性荷爾蒙引起的，而跟啤酒的熱量無關。

啤酒裡除了上述改變心智的化學物外，其中的麥芽也包含了一種會影響心理的物質，稱為麥芽鹼（hordenine），是大麥發芽時製造的物質，與有名的刺激物麻黃素（ephedrine）與仙人球毒鹼（mescaline）相似。麥芽鹼也是一種強力利尿劑，造成頻尿，特別是深夜的時候。要能吸收一杯啤酒，身體至少需要再吸收三杯的水，因此在那些好飲啤酒的人身上，常常會出現嚴重脫水現象。當一個人喝了啤酒後出現脫水的徵兆時，他可能會想喝更多，讓身體脫水的情況更加惡化。

以上因素都可能造成體重增加、組織酸化、毒素累積以及身體腫脹。此外，倘若啤酒製造商用的是飽含無機（金屬）鈣的「硬水」，那好飲啤酒的人會很容易得到腎結石和腎臟問題。此外，所有沉迷酒鄉的人，都可能出現膽結石的問題。酒精極為酸性，會改變鹼性膽汁的酸鹼值，而增加膽汁濃度，導致膽導管阻塞。因此飲用酒精可能會引發許多疾病。

破除紅酒的迷思

儘管我們都知道酒精對於肝臟和大腦的損害，你可能仍曾聽過關於每天喝一兩杯紅酒，有助預防新血管疾病的建議。然而這個建議卻會誤導人，讓人以為喝酒畢竟不是那麼糟糕的事情。事實上，對心臟有益的，並不是紅酒裡的酒精。威斯康辛醫學院（Wisconsin Medical School）的福茲醫師（Dr. John Folts）曾主持一項研究，發現每天飲用240C.C.至300C.C.的紫色果汁，可能對血小板有益，使它較不容易在血管中堵塞而導致心臟病。

許多食物裡都含有一種天然成分，稱為類黃酮（flavonoid），似乎有很強的抗拴塞效果。紫色葡萄副含此物質，紅酒裡也有，但含量較少。許多醫師也會建議服用阿斯匹靈來預防心臟病，然而紫色葡萄汁的效用可能更好。

研究發現阿斯匹靈和紅酒都會將血小板的活性降低約45%，而紫色葡萄汁則可以將血小板活性降低75%。然而，喝完紅酒後血液濃度降低，究竟是類黃酮的功勞，還是酒精利尿的作用，仍很難判斷。

當紫色葡萄汁成為紅酒時，類黃酮含量也會降低一些。因此若想得到人們宣稱紅酒會帶來的好處，還不如多喝新鮮紫色葡萄汁。植物性食物含有大約4,000種類黃酮，要保持心血管健康，最好的選擇還是多吃蔬果，而非多飲酒精。雖然紅酒內的類黃酮可能對血管有些益處，但其中的酒精雖然會先由於利尿作用降低血液濃度，而後卻會讓血液變得更濃稠。如果你需要證據證實，那麼不妨一手握著一瓶紅酒或其他酒精飲料，請朋友幫你進行第一章所提的肌肉測試。倘若你的手臂肌力很弱，就表示紅酒裡來自葡萄汁的有益物質，已經失效了。實際上紅酒裡的酒精，是會消減體內流向肌肉的能量。

邪惡的食品業——基因改造食物

全球人類食物製造業中，基因改造食物崛起快速，成為極為有利可圖的事業，並由少數有權勢的人與政府把持。只要能掌握全球食物製造，就能控制全世界。此計謀是假改進食物製造之名，讓每個國家仰賴基因改造的種子，而這些種子是由全世界最頂尖的食物製造商所生產，這些製造商握有種子專利權。這完全便是農業產品製造商孟山都（Monsanto）的伎倆。2005年1月，孟山都宣布併購另一家蔬果種子公司，聖尼斯（Seminis），據聞此併購花了14億。一旦全球主要的作物都由孟山都提供的基因轉殖種子而來，這些如科學怪人般的人造食物，就會掌握人類生命。這些全世界最有錢和權勢的少數人，目的在於讓全球人口遽減。為什麼呢？因為人口越少，世界上的自然資源就越能掌握，而不需與80億人口分享。基因改良食物在這個計畫中，扮演了關鍵的角色，除非其他人類趕快覺醒，好好照顧大自然，否則這些人的計謀很有可能得逞。

　　孟山都也同時是製造有毒甘味劑——阿斯巴甜的廠商，他們將植物或其他物種的基因，注入大豆植物裡，以增加植物抵抗除草劑嘉磷塞（Roundup）的能力。不疑有他的農人當然喜愛這種神奇植物，除非他們能看透其中的危險。如今農人可以大量施用嘉磷塞以消滅雜草，而不傷害到這些具有抗性的大豆。於是他們不必再擔心雜草會抑制大豆生長。然而對消費者而言，更嚴重的問題還在後頭呢！這些新種大豆，如今已被有毒除草劑——嘉磷塞嚴重汙染。

　　今天，這些基因改造的大豆產品，已占了全部豆類的80%，在大部分嬰兒配方奶裡都有，包括康乃馨（Carnation）、新美力（Similac）、美贊臣（Enfamil）、愛心美（Isomil）等，也出現在墨西哥玉米脆片、零食玉米片、植物油、大豆油、人造奶油和其他更多食品裡。由於大豆是數千種常見食品的成分之一，大眾也同時被有毒的殺草劑集體毒害。

　　製造新種大豆時所用的其中一個基因，是從牽牛花來的，而牽牛花是一種茄科植物，這對那些容易因茄科植物引發關節炎的人來說，真是個壞消息。如今若不慎食用了大豆產品，這些人很可能就因關節炎而瘸腿了。他們若食用的是單純的大豆食物，也許不會碰到這些問題，但如今大豆食物也包含了茄科食物，至少以基因層次來說。

　　基因轉殖技術甚至可能導致比「關節疼痛」更嚴重的後果。當孟山都將巴西堅果的基因放進大豆裡，那些對巴西堅果過敏的人，在攝取大豆產品時就產生了過敏反應。這種過敏性反應很嚴重，甚至可能讓人窒息而喪命。孟山都已決定撤回這個基因，以免新品大豆引發這樣的副作用。

　　食物基因轉殖的步驟中，科學家常利用小得足以進入細胞核的活病毒，將外來基因材料注入生物體內。發生在雞隻上的癌症，往往是由於一種叫做魯斯氏肉瘤病毒（Rous Sarcoma virus）所引起。科學家也利用這種在雞隻身上引發癌症的病毒，來攜帶生長荷爾蒙基因，送入養殖魚體內，以促進生長。病毒一旦感染了魚類，很有可能就會出現在晚餐桌上，進而讓人類受到感染。如今市面上有這麼多的基因改造食物，我們的身體，也成了無數病毒的溫床，而這些病毒其實通常是不會出現在人體體內的。

　　同樣的，雞隻裡引起白血症的病毒，也被用來將人類基因，送入成長中的雞禽體內。更好的，或該說更糟糕的是，科學家也利用一種反轉錄病毒，

將人類胎兒基因轉殖入豬隻，藉此在豬隻體內培養人類主動脈，為人類器官移植所用。當豬隻體內的主動脈移植到人體內時，就會讓人類感染豬隻的反轉錄病毒。

當科學家利用這些病毒進行基因工程時，病毒會與其他病毒結合，創造出新的動植物的疾病。當我們吃到這些新興食物時，這些病毒攜帶的外來遺傳物質，就會藉由腸道為人體吸收，進入我們的細胞。多虧這些基因研究者與食物製造商的合作，如今我們即將製造出新型疾病，而我們根本無法以自然或人為的方式保護自己。

如今有愈來愈多食物都含有外來基因，增加他們生長過程對於特定病蟲害、殺蟲劑、殺草劑或抗生素的抗性，因此我們的腸道中也含有愈來愈多的這些基因載體，甚至腸道中的細菌也會受到影響。受感染的腸道微生物，不但會變得更有抗藥性，也會變得能抵抗所有治療法。

由於美國政府並未對於基因工程食物進行任何安全把關，這些薪資優渥的基因科學家，可以為所欲為，自由設計那些邪惡的基因工程計畫。如今，新的基因已進入了馬鈴薯、玉米、甜菜、番茄和棉花（用來油炸飛機上發送的烤堅果等垃圾食物），這樣這些植物就更能抵抗殺蟲劑。菜籽油也是一種基因改造產品，對人體有害。

1994年，美國政府單位允許人們使用注射了生長荷爾蒙——成長牛生長激素（rBGH）的牛隻，這種荷爾蒙會刺激牛奶產量。牛奶成分當然也含有這些製造荷爾蒙的病毒。頂尖醫學期刊《刺胳針》曾在1998年刊登一項研究，發現只要體內生長荷爾蒙——類胰島素生長因子（Insulin-like Growth Factor）的含量稍高，女性罹患乳癌的機率，就會增加為原本的七倍，而這種荷爾蒙，就是從施打了成長牛生長激素的牛隻身上來的。在此項論文發表的前兩年，《國際健康期刊（*International Journal of Health Sciences*）》也發表聲明，認為施打了成長牛生長激素的牛隻，所產出的牛奶，內含十倍以上的類胰島素生長因子，而且會被人類腸道吸收，增加我們罹患癌症和其他疾病的危險。

由於現代有愈來愈多的基因改造植物，我們即將面臨以下全球性問題：

1.數千種植物將絕種
2.所有小規模農場都必須休業

3. 科學怪人般的食物會被我們吸收，而我們的身體根本束手無策
4. 將出現能抵抗任何除草劑的超級雜草
5. 植物將對殺蟲劑具抗性
6. 新種病毒和疾病會竄起，而我們完全沒有對策

　　目前已有60%的加工食品，含有至少一種基因改造食物。如今數百萬的人都大啖含有螢火蟲基因的脆片、含有雞基因的洋芋片，莎莎醬裡的番茄則含有比目魚基因。奶油花椰菜湯裡有細菌基因、沙拉醬則是由菜籽油、植物油或大豆油做的（這些全是基因改造食品）。菸草基因出現在生菜和小黃瓜裡，牽牛花基因出現在大豆和紅蘿蔔裡。倘若你罹患乳糜瀉，你可能得避開核桃，因為核桃含有大麥基因。就連草莓都不是全然無害的，因為如今草莓裡包含了「保密基因」，因此當你在大啖美味水果時，你根本不知道自己還吃進了什麼。起司包含了基因改造的細菌凝乳酵素。很多廠牌出的蘋果汁，都含有蠶的基因，葡萄則包含病毒基因。鱒魚、鮭魚、鯰魚、鱸魚甚至蝦子，也都經過了基因「改良」。

　　跨國性合作已快速改變我們的食物，幾乎無人能阻止。這些人不需對誰負責，因為他們根本不用在食物上作標示，而政府（至少美國政府）也不要求他們，進行任何安全把關。

大豆是神奇食物，還是健康炸彈？

　　大豆製品在食品業裡是超級大宗。許多人對大豆讚譽有加，認為它可以拯救世界。然而，雖然大豆的營養成分看似驚人，大豆產品對身體卻沒有任何生物上的用處。以下會解釋理由。如今數千種不同食品都含有大豆，無論是已開發或未開發國家，這已經大大增加了人類疾病。

　　由於大豆農場都會施用有毒的殺蟲劑和除草劑，許多大豆則都是基因改

造植物，因此有愈來愈多的證據顯示，大豆會危害健康。除了一些例外，如味噌、天貝和其他經過徹底發酵的大豆產品以外，大豆食物已不再適合食用。攝取大豆、豆漿和一般豆腐，都會增加罹患重症的危險。此外，大豆也是常見的過敏原，許多研究都發現大豆產品會：

- 增加女性乳癌的風險、腦部傷害、嬰兒生長異常
- 甲狀腺功能失調，好發於女性
- 誘發腎結石（大豆內含過量的草酸鹽，會與腎臟中的鈣離子結合）
- 降低免疫系統
- 引發嚴重、可能致死的過敏反應
- 加速老年人大腦重量下降

大豆產品內含：
- 植物雌激素（異黃酮）、染料木素和大豆苷元，與雌激素雷同，會抑制雌激素
- 植酸，會降低人體對許多維生素與礦物質的吸收，其中包括鈣質、鎂、鐵和鋅，因此引發礦物質缺乏症
- 「抗營養物質」或酵素抑制劑，會抑制蛋白質消化、胺基酸吸收時所需酵素
- 血凝素，會導致紅血球細胞堵塞，抑制氧氣吸收、影響生長
- 胰蛋白抑制素，會導致胰腺腫大，最後導致癌症

　　植物雌激素是一種抗甲狀腺物質，在大豆裡含量很高。嬰兒若只吸收大豆製的配方奶，他們血液中的雌激素含量，會比食用牛奶製配方奶的嬰兒，還高13,000至22,000倍。這相當於每天服用五顆避孕藥的量。因此有些女孩出現性早熟，男孩出現發育遲緩，可能與大豆製配方奶有關。大豆嬰兒配方奶和豆漿，已造成一些自體免疫甲狀腺疾病的病例，甚至還有死亡病例。

　　2007年，有兩名家長被控謀殺，並判終身監禁，因為他們只餵食孩子豆漿和蘋果汁，導致孩童營養不良而致死。在這個案例，以及許多其他嬰兒入院甚至死亡的類似病例後，如今大豆專家再度力倡製造商，要求他們在所有豆漿產品上標示清楚、適當的警告。

　　只有那些經過仔細發酵的大豆食物，例如味噌和天貝，能提供大豆真正的營養，並輕易為人體吸收。為了增加大豆產品的營養、提供健康，這些食品經過仔細發酵，這是日本人傳統準備食物的方式。通常大豆需經過至少兩個夏天的發酵，最好是五至六年，才能對身體真正有益。

　　儘管有許多科學證據，都顯示大豆可能致癌，也會破壞基因和染色體，身價數十億美元的大豆工業，讓這些沒有價值的食物，轉變為前所未有的「營養食品」。蛋白質技術國際公司（Protein Technologies）的發言人，曾作如此的書面宣言：「我們有很多律師團隊，足以對抗我們的反對者，也可以用錢買通科學家，讓他們提供我們希望的證據。我們擁有電視頻道和報章雜誌，有能力改變醫學院，甚至足以影響政府單位……」我們不能期望這些有錢有勢的大豆工業快速消失，但我們仍有權選擇避開非發酵的大豆食品，或那些含有大豆的產品。大豆與其說是食物，不如更像藥物，會擾亂人體的全荷爾蒙平衡。這個理由足以驅使我們盡所有能力，避免食用大豆食物。

Chapter **14**

美國人的健康迷思

對維生素上癮

　　對美國人來說，維生素似乎無所不能。新生兒需要它們促進生長，女性藉攝取維生素得到快樂，男性則靠營養補充維持體力，運動員藉攝取它們保持合宜身材，就連老年人都期望靠維生素逆轉退化或避免感染流行性疾病。最後，甚至食物也依照其維生素含量多寡分類其好壞。打從維生素開始可以透過人工合成大量生產後，全世界各地的藥局和保健食品店大量販售。在北美和歐洲國家，估計有8,000萬至1億6,000萬人使用抗氧化劑，約占成人比例的10%至20%。根據資料資源公司（Information Resources Inc.）的調查，2006年，排除沃瑪百貨，美國人光在雜貨店、藥局和零售店購買營養補充品和維生素的開銷多達23億。

　　從此，為了維持身體健康，你不再選擇維生素含量豐富的食物。你認為只要每天補充幾顆色彩鮮麗的維生素膠囊，健康就會如廣告文案寫得一般無敵。另一方面，如果你未將這種普遍認知放在心上，醫生也會提醒你缺乏維生素補充可能會讓健康亮起紅燈。

　　所以我們順從地遵照這些指示，深怕不這麼做就會危及性命。當感到疲倦或者精神不濟（可能是由於睡眠不足或吃太多），維生素B群成了解藥；感冒時（可能來自於壓力、工作太累或吃過多垃圾食物），先來錠維生素C；至於維生素E也被視為預防心臟病猝發的良方（換言之，你可能因此不再注意會引發心臟病真正的危險因子，詳見第9章）。於是乎，我們每年花費數十億元購買維生素補充品，來對抗從感冒到癌症的各項疾病。

　　現今，幾乎每個加工食品內都會添加人工合成維生素；不是因為這些維生素對身體有益，而是因為這類添加後的加工品更有助銷售量。穀類麥片、麵包、牛奶、優格、糖果，甚至是添加維生素的狗食品，在超市的貨架上都比無添加維生素的還熱賣。如此一來，無論是吸菸者、肉食主義者、嗜甜食者還是酗酒者，在維生素的加持下更能享受放縱且缺乏自律的生活，再也無需擔憂體內維生素缺乏。這都要歸功於偉大的食物業。神奇的食品補充儼然成為因應飲食習慣不良的擋箭牌，大家也無需因為吃過多垃圾食物感到罪惡。況且許多科學研究（多由維生素製造商贊助）也建議，攝取大量補充品有助預防疾病，即便真實的數據並非如此。不過從銷售數字上，社會大眾普遍都相信多攝取維生素和比較健康是劃上等號。

　　但維生素對健康真的有那麼好嗎？但為何活在現代社會中的我們消耗了大量的維生素產品，但健康卻每況愈下，甚至比還在仰賴攝取新鮮食物的國家人民還糟糕？這些大量維生素是否扮演著助長文明健康隱形殺手的角色？

　　全世界千萬人都在服用的抗氧化維生素，其實並不會真的讓人更加長壽，尤其根據數十個研究已陸續發表數據的研究，還質疑人工合成補充品其真實的營養價值。數個各自獨立的大規模研究均發現，維生素A、E、C和β胡蘿蔔素和硒並無益於健康長壽，根據位於丹麥哥本哈格大學附屬醫院（Copenhagen University Hospital）的科克倫肝膽科（Cochrane Hepato-Biliary Group）的論述。科克倫組織（The Cochrane Organization）擁有相當受人尊敬的國際專家網路系統，經常針對干擾健康的科學證據進行系統性評價。其2007年發表於《美國醫學會期刊》的最新抗氧化物報告，科克倫組織便針對232,606人進行研究，在分析68個案例後並未發現維生素對降低死亡率有顯著影響。甚至當更進一步細究備受推崇的研究後，居然發現攝取維生素者的死亡風險率還略高。攝取維生素E者多出4%的風險，攝取β胡蘿蔔素會增加

7%，攝取維生素A還多出16%的危險率。

　　鈉和水是必要維持體內含鈉量和水分的重要成分，但過多攝取任一種都會嚴重擾亂身體電解質平衡。舉例而言，攝取過多維生素A可能會導致女性朋友頭髮脫落、複視、頭痛和嘔吐等維生素中毒症狀。如果剛好在懷孕期，該補充品甚至會傷害腹中的胎兒。接著，讓我們來探討維生素究竟如何危及日常生活。

真的是缺乏維生素嗎？

　　17世紀初，日本人深受腳氣病所害，造成當地許多民眾死亡。1860年時，超過三分之一的日本海軍陸續出現體重下降、心血管疾病、食慾不振、過敏、腳部有燒灼感、注意力不佳和憂鬱症等。然當日本人的重要主食，白米飯，被其他主食取代後，這些病症也都快速消失。

　　30年後，荷蘭醫師艾克曼（Christiaan Eijkman）以雞為實驗對象並餵牠們食用白米進行觀察。其結果發現，餵食白米的雞隻開始出現體重下降、虛弱和神經性感染症狀；埃曼解讀雞群罹患了腳氣病。然這些病症在改用糙米後也就隨即消失。之後，埃曼陸續發現全穀米內一些不為人知的物質，其中之一是B_1，這發現同時開啟了維生素世代。

　　然實情是，腳氣病並非缺乏維生素B_1所引起。人們不再出現腳氣病症狀是因為開始停止攝取米飯，邏輯上來說，應該是「沒有白米，就沒有維生素B_1，也就沒有腳氣病」。想必是其他原因導致腳氣病，而非缺乏維生素。日本海軍曾在食用白米後三天內死亡，因缺乏維生素B_1而死亡的時間遠超過這時程。這樁病史懸案直到1891年，由一名日本學者發現黃綠青黴素（citreoviridine）後才獲得釐清。黃綠青黴素孳生是由於米缸儲存於骯髒和潮濕環境下導致。

　　時至今日，缺乏維生素B_1和罹患腳氣病的關連性仍不斷在全球的醫學教科書中提及。如同維生素B_1缺乏可能導致疲勞、食慾不振、耗弱、憂鬱症、過敏和神經損害的說法尚未完全證實般，出現上述症狀的患者均會判斷為缺乏維生素B_1之故。一項針對維生素B_1的試驗研究，提供所有參與者單調的餐點內容，而不論餐點中是否有添加維生素B_1補充錠，參與者都還是出現疲勞

與食慾不振的現象；當他們恢復了正常的飲食內容，即便沒有補充維生素B₁，原先不適的症狀也都一併消失。

另一個B群維生素菸酸，又稱為菸鹼酸，也是非常受歡迎且廣泛添加於食物的維生素。菸鹼酸可協助人體對抗腹瀉、失智和皮膚粗糙疾病。食用玉米較多的民族經常會有糙皮症的問題，當然並非所有吃玉米的人都會得糙皮症。因為糙皮症多是食用到不新鮮的玉米所導致的食物中毒引起。其所含之毒素也已經證實是T2毒素，會干擾菸鹼酸的新陳代謝機能產生糙皮症。今日除了採取額外菸酸補充之方式，這種物質其實如同維生素D，並不是一個真正的維生素，因為它可由人體自行產生。

沒有人知道你需要多少維生素

政府和世界衛生組織（WHO）等國際組織，時常會發佈每日維生素建議攝取量（比例）以協助身體維持健康機能等相關新數據。不同國家的營養師對此亦有各自的見解。以美國人為例，建議攝取60毫克的維生素C，但對英國人而言僅需要攝取30毫克即可，至於法國人則認為得攝取到80毫克才足夠，義大利人卻設定在45毫克。上述數據幾乎每隔幾年就會進行調整，但人體真正所需的維生素量在過去幾千年來卻沒有太大變化。

每個人對維生素的需求量會因體型和吸收率不同而異，沒有人能準確知道攝取多少維生素是真正有益健康。維生素需事先經過消化方能在組織和細胞中發揮最大效益。如果一個人的消化能力因膽管阻塞或膽管結石而大為降低，那麼食物和維生素也就無法妥善被消化。

當科學家在估計平均維生素攝取量時，通常會增加約50%的比例以確保攝取充足；加上從食物中萃取的維生素幾乎無法百分之百經由人體吸收，建議攝取量又因此增加許多。然官方分析方法始終無法真實反映身體需求，因為我們無從獲知人體對於每一種維生素的需求。比方說，纖瘦、高代謝率的風能體質者對於維生素B₆的需求比肥胖、低代謝率的水能體質者還多，因為後者體內可能永遠都不會缺乏維生素B₆。

就事實面而言，亦無從獲知香蕉、蘋果或是花椰菜中每一種維生素的含量。因為維生素含量多寡完全取決於這些水果的大小、成熟狀況、土壤品質、生產地、耕種時間以及農藥的使用。且這些維生素最終進入到血液中的

含量也視個人消化能力與身體狀況而定。換言之，所攝取維生素量並非體內最終吸收和發揮的比例，更何況，人體每天吸收養分的能力並非處於一個穩定的狀態，上述這些事實都會影響所謂官方建議量的可行性和可靠性。

　　維生素補充的假設起源於，人體內需儲存充分的維生素以協助身體組織完全運作。但這一論點卻從未經由科學研究證實。在計算人體維生素需求時，營養科學也假設，人體代謝過程的最高峰需仰賴大量維生素。而我們身體的並非日以繼夜都處於巔峰狀態，絕大多數的人都不是馬拉松跑者，即使馬拉松跑者也不會日復一日無時無刻都在跑步。

　　維持身體組織內維生素不斷處於飽和狀態的必要性相當令人質疑。身體需要一定量的脂肪組織，但並不意味著體內應過分充滿著脂肪；如同氧氣之於人體機能維持的重要性，空氣中氧氣濃度含量過高亦會對身體造成嚴重傷害。維生素又有什麼例外的理由？

疾病鮮少因維生素缺乏而起

　　多數情況下並不會因飲食中沒有足夠攝取維生素而導致維生素缺乏。維生素缺乏症其實是因為微血管網絡過分壅塞，造成無法分解足量維生素進入細胞間液，這情況可歸咎於許多因素，其中之一便是攝取過多蛋白質食物。

　　飲食中富含過多蛋白質食物，如牛肉、魚、豬肉、乳酪、牛奶等，終將阻塞體內大小血管中的基底膜（詳見第9章心臟疾病部分）。壓力、過度刺激和脫水會加劇這種影響。不斷增厚的基底膜和結締組織，更增加包括維生素在內的基礎營養成分進入細胞的困難度。如果又攝取到常見於多數加工、精煉油脂、油品和油炸食物中的反式脂肪酸，細胞膜因此變得更粗大擁擠，進一步阻止養分到達細胞內部。上述這一切都大大增加體內代謝廢棄物和毒素量，造成肝臟負擔過重，並導致膽結石生長。膽結石抑制膽汁流量，最後造成消化能力低落，逐漸阻礙基礎營養物質包括脂肪的吸收。當脂肪無法正常消化，儲存在肝臟中的脂溶性維生素A、D、E和鉀就會出現不足。選擇食用低脂肪食物反而會助長這個問題的嚴重性（見第6章）。

　　如果缺乏維生素A，組成所有器官、血管、淋巴管等重要成分的上皮細胞會因此受損。這幾乎會導致多種知名疾病。維生素A同時可保護眼角膜，維持昏暗光線下的視力以及減少微生物感染的嚴重性。當脂肪吸收正常時，

維生素A才能被小腸正確吸收。一旦肝臟和膽囊中的結石阻礙膽汁分泌，脂肪就無法正常吸收。這也是為何定期排除膽結石和淨化消化系統如此必要，有助食物中的維生素能充分抵達體內細胞。

　　攝取過多維生素可能是有害的，因為身體可能無法善用這些多餘的養分，造成需額外消耗能量進行分解和消除這些負擔。由於維生素是強酸，超額維生素含量可能會導致維生素中毒（vitaminosis）所伴隨的腎臟損害，而相同的症狀也會出現在維生素缺乏症上。與其攝取過多身體無法適當吸收的維生素，不如花些時間淨化排除體內長期累積之毒素、血管壁殘存的蛋白質和肝臟內膽結石沉積更來得健康有益。雖然服用高劑量維生素可能會暫時強化營養物質於體內擴散的速度，並迅速緩解某些症狀，但這些僅是短暫的表象。一旦消化功能受損，攝取過高的維生素事實上可能會危害健康。和一般論點相反，維生素無法發揮單一功能而是採取團隊合作的方式。採取補充品的形式，而不是從食物中攝取生成，維生素的正面功能可能會適得其反，因為過量的維生素可能會對其他維生素產生抑制作用。如前所述，標準維生素補充劑量往往超過身體的真實需求。當維生素單純從食物中分離或萃取後，維生素往往直接作用於神經系統，自然令人感到提振和活力充沛，無怪乎人人都認定服用維生素好處多多。但提振感並不會真的供給更多體力，相反地，只是強迫身體持續消耗精力。

　　維生素最佳來源是新鮮水果、蔬菜、穀物、豆類、堅果、種子等等。水果和蔬菜均含有有益健康必需的營養物質，稱為「植物生化素」──一種自然的食品著色劑（食物色素），這些物質便是水果和蔬菜的原色。而為了獲取維生素D，陽光是最佳也是最經濟的來源。B_{12}基本上由口腔和內臟內的活性微生物所組成，因此根本沒有必要透過其他方式獲取。

維生素膠囊（錠）的隱憂

維生素D和A

　　骨化醇（Calciferol），又稱維生素 D，就實際意義上並不算是真的維生素，因為人體本身有能力可自行生成。經由陽光中紫外線幫助，身體能自人

體皮膚中的膽固醇（7-脫氫膽固醇）進行合成。維生素 D的作用更像是一種激素，用以協助鈣和磷的吸收和利用並維持骨骼和牙齒強健。雖然維生素 D 含量並不會受飲食影響，但在官方出版的營養學教科書中依舊建議成人每天應攝取2.5克的維生素D。嬰兒和母乳被認為嚴重缺乏維生素D，似乎暗示著造物主在創造母乳時犯了嚴重的錯誤。母親多會被警告，如不額外攝取這個重要的維生素，可能會增加嬰兒軟骨症和骨頭變形的危險。

　　但媽媽們極少被告知服用過多維生素D的副作用。維生素D中毒也會導致類似佝僂病的症狀。德國吉森大學（University of Giessen）的林德納（Ernst Lindner）教授曾警告，攝取大量維生素D可能會造成骨骼中的鈣質流失並導致骨骼變形，因此在食物中添加維生素D是相當危險的舉動。

　　骨骼變形其實更容易發生非餵養母乳的嬰兒身上。且早在昂貴的維生素D上市前數千年，佝僂病最佳的治療方式一直都是母乳。

　　自然分泌的乳汁僅需要少許的維生素D。如許多研究所顯示，額外補充維生素D後，乳汁中維生素D含量並未增加。由此可證，母親體內分泌出的維生素 D主要是用以保護嬰兒免受維生素的毒害。且一旦接觸到陽光後，嬰兒體內便能輕易自行合成維生素D。換言之，適度接觸日照也是人體生來的自然需求之一，母體中額外的維生素D補充反而多此一舉。如同植物需要陽光般，人類也一樣。唯一會導致嬰兒缺乏維生素D的原因，是長時間讓嬰兒待在暗室或缺乏自然光線的室內環境。即使缺乏充足陽光照射，嬰兒仍然能夠自血液中吸收足夠的鈣以健全骨骼發展。哺餵母乳時，嬰兒可獲得充足乳糖和磷酸酪蛋白養分，均是運送鈣的絕佳媒介。若要說導致嬰兒佝僂病的病因，缺乏母乳和陽光接觸太少才是主因。

　　相較於嬰兒可從母乳中獲取維生素D，成人則較缺乏維生素合成保護機制。一份由挪威特羅姆瑟大學（University of Tromso）所公佈的一份報告中，說明長期服用略高於400國際單位建議量的維生素D（許多人每日攝取多達4,000至5,000國際單位），可能引發心臟病發作和導致退化性關節病和關節炎。在另一項由紐約大學高華德紀念醫院（New York University Goldwater Memorial Hospital）的發現，也表明高劑量維生素D會引起因鎂缺乏症導致心臟組織和心臟性疾病發作。

　　懷孕的婦女更是高危險群。補充維生素D會導致腎鈣化以及胎兒嚴重性

精神發育遲滯。另外，懷孕末期在飲食中額外添加維生素D也可能發引起先天性心臟病上主動脈瓣狹窄，以及臉部骨頭嚴重畸形的隱憂。

服用維生素D補充劑也可能導致動脈硬化，甚至致命。1991年，數名美國人發現因牛奶中的維生素D而死。在製造過程中添加了維生素D的補充品，但份量卻是錯誤的。乳製品檢查後發現，測量維生素濃度的儀器故障，造成過量的維生素D被添加至牛奶而導致錯誤。另外也曾出現過牛奶並未充分混合均勻的問題。

更複雜的，是牛奶會提高維生素D多達十倍之效能，這部分卻長期被牛奶製造商所忽略。牛奶中添加達90單位的維生素D就會變成有毒物且可以殺死一個成人。即便如此，添加維生素D的牛奶仍舊大為暢銷。如果覺得身體需要更多維生素D，最好的方式就是定期日光浴或是到戶外走動走動，且要避免塗抹防晒乳液。

另一個眾所周知的事實是，過多維生素 A會導致胎兒畸形。因此，目前已有法律針對食物中添加該維生素進行規範。然這些法規卻未規範動物飼料中的添加物，即使維生素A最常累積於飼養動物的肝臟內。孕婦通常被告知避免食用動物性肝臟以免傷及胎兒。假若服用額外維生素 A被認定對孕婦或胎兒是有害的，對於其他人而言也不安全。

維生素B群

吡哆醇（Pyridoxine）或維生素B_6由六種物質組成。既然這一維生素多半以成群結隊的方式存在，一般的分析方法亦無法確定食物終究竟含有多少成分比重。相對的，更無法確知究竟人體內需要多少含量的維生素B_6。但營養學參考書中還是建議每天應攝取1～2ug的B_6，但這一標準只是出於猜測。維生素B_6的副作用其實才更廣為人知。

維生素B_6經常被視為藥物，用來緩解抑鬱症、經前緊張、精神分裂症和兒童哮喘。維生素B_6的安全性於1983年出現質疑聲浪，當時科學家發現數位服用高劑量維生素B_6的病人，出現嚴重性手腳循環性障礙的綜合症狀。患者出現類似於沙利竇邁（thalidomide）這種藥物所造成的症狀（目前已被定義為一種特定病症）。妊娠期間服用過高劑量的維生素B_6會導致嬰兒畸形。好長一段時間之後，人們才發現神經受損與維生素毒性之間的連結。結果發

現，許多被診斷為多發性硬化症的患者多是因為維生素B₆中毒所致。很多人持續服用維生素B₆，卻不知他們正慢慢地由內而外傷害自己的身體。

　　說鈷胺素（Cobalamins）或B₁₂維生素只存於動物性食物如肉類、魚、雞蛋、奶酪等的說詞，其實是錯的。發酵的植物性食品和藻類中亦含有大量維生素B₁₂。維生素A缺乏症經常被認定是導致惡性貧血及脊髓神經纖維退化的元兇。有關不攝取動物性食物會造成B₁₂缺乏並增加健康危機的說法，是不科學、未經證實且誤導視聽。除了生成維生素K、B₁和B₂，以及提供短鏈脂肪酸能量外，存於腸道和口腔的數十億有益細菌都能製造十分充分的維生素B₁₂。健康人體一生中所需之維生素B₁₂含量僅止於半片小指指甲大小。

　　此外，肝臟中可儲存維生素B₁₂長達多年，也知道如何重複使用該維生素。這說明素食者（不食用任何動物性食物）只要飲食均衡，幾乎不會有B₁₂缺乏的疑慮（這點也異於一般認知）。我自己就是個活教材。當我35年前開始茹素後，原本罹患的嚴重性慢性貧血，在停止攝取肉類、家禽、蛋、魚、乳酪和牛奶後兩個月，症狀全部消失。

　　如果身體因任何原因而需要更多這類維生素，它會本能地偏好含這類營養成分的食物（相對於渴望）以回應體內需求。但是，如果肝臟和腸道都被淤塞，終究會造成B₁₂缺乏症，無關乎是肉食者、蔬食者或純素者。此外，服用抗生素和其他醫療性藥物也會破壞口腔和腸道內的益生菌活性，是B₁₂缺乏症常見因素。

　　菸酸是一種最受歡迎的維生素B群。大量被添加於各種加工食品中，包括早餐穀片，然菸酸並非無副作用。當精神病患者服用三公克的菸酸時，會出現肝炎或其他肝病。菸酸中毒的其他症狀還有熱潮紅、皮膚瘙癢、心律不整和緊張。絞肉和漢堡肉中不正當添加的菸酸也是不斷造成這類症狀的主因。肉品中添加菸酸主要能維持其紅潤色澤和新鮮的外觀。如果食用肉類食物後，隨即出現如番茄紅般的潮紅和皮膚癢的狀況，即有可能是菸酸中毒。

　　葉酸是另一個維生素B群家族成員，同樣廣泛添加於各類食物中，同時也可能成為最有害人體的維生素之一。當研究人員首次發現，飽受瘧疾困擾的地區人民普遍缺乏葉酸，他們提供維生素B群給人民，相信這有助於提升人們免疫力，以對抗瘧疾蚊蟲。但服用葉酸的孩童們病情反而更糟，且血液中甚至含有比原先濃度更高的瘧疾因子。

　　該現象說明了瘧疾的傳染力其實需要大量的葉酸以進行擴散。缺乏這類維生素的人反而不會感染到瘧疾。一名在肯亞行醫的英國醫生發現，兒童在服用葉酸後反而染上瘧疾。他將猴子分為兩組，一組服用葉酸，一組則是缺乏葉酸。結果發現，服用一般劑量葉酸的猴子都感染了瘧疾，但體內葉酸成分低下的猴子卻安然無事。

　　全世界現今有超過40%的人口飽受瘧疾的威脅，且這一疾病已不僅限於發展中國家。瘧疾已快速成為世界人口死亡的主因之一。這是一場無法想像的災難性後果，數百萬的人口都因假設自己缺乏維生素而不斷補充維生素。某人維生素缺乏，對另一人而言可能是生命被拯救的反應。令人婉惜的，許多人得付出生命的代價，只因我們相信獨斷干預人體最自然的自我調節機制和生理學設計，能夠幫助我們對抗疾病。

維生素 C

　　抗壞血酸或稱維生素C大概是最受歡迎的維生素。人們咸信缺乏維生素C會造成多發性出血、傷口癒合緩慢、貧血和壞血病（血管損傷）。事實上，含有高濃度維生素C的紅辣椒、柑橘類水果或小紅莓便能夠緩解上述病症。自從匈牙利科學家捷爾吉（Szent Gyoergyi）發現柑橘中的有效物質維生素C後，大家遂將柳橙汁和維生素C畫上等號。然事實證明，壞血病無法單靠維生素C治癒。無論攝取多少劑量的維生素C，血管依舊受損；反而是攝取新鮮的柳橙或紅辣椒能更快速修補受損的血管，甚至不會留下痕跡。

　　含豐富維生素C的水果通常至少會同時帶有其他成分如維生素C2。壞血病只有在維生素C和C2同時存在的前提下才能治癒。在捷爾吉的維生素 C研究中，也納入這兩種維生素 C成分，然隨時間推移，科學界開始略過C2的效用，今天甚至已經沒有人談論它了。

　　當維生素開始於美國盛行後，新生兒罹患壞血病的比例也突然激增。一般認為壞血病是一種早被治癒的疾病。經詳細研究後發現這些罹患壞血病的母親在妊娠期間均額外服用維生素C（不含C2），認為有益胎兒生長。多餘劑量的維生素促使母體開始排除多於她們攝取的量，因此新生兒體內就產生一種自動排除維生素C的機制，如同當初還在子宮時所學會的保護能力。加上嬰幼兒食品中如缺乏維生素C，於是乎引發了高危險性的嬰兒壞血症。

　　長期攝取維生素C錠的成人久而久之也會出現類似症狀。這是因為在必需含量維生素C經消化吸收前，身體已經自我訓練出快速代謝大量維生素C的反應機制，最終造成壞血症。如一般所知，定期服用維生素C的成人如果突然停止服用會出現更為嚴重的病症。此外，大量維生素C也會消滅其他的維生素，如B_{12}。多數的研究發表很少針對攝取大量維生素的負面影響進行探討，但這些看似功能強大的物質對於人體的影響卻宛如定時炸彈般危險。

　　我一位朋友在每天服用兩公克的維生素C達數周後，出現腎臟嚴重腫脹現象。我建議他停止服用維生素C，並要求他喝幫助腎臟代謝多餘維生素的保哥果（Pau d'Arco）茶後，腎腫脹問題消失且腎功能也回復正常機制。目前並無任何確切證據能證明維生素C能保護人體免受感染，這論點顛覆了一般人的根本認知。

　　即使維生素C有助於防止感染，但身體卻得因此付出更大的代價。為了預防感冒的好意，卻干擾了自體免疫奮力消除毒素累積的機轉，埋下許多疾病爆發的隱憂。如果身體有「毒」，是因為不健康的生活方式、飲食和壓力所致，最關鍵的自癒方式就是允許身體找出致毒源頭並讓自行進行解毒。感冒不是病，且也不該以治療疾病的方式對待。阻止身體自行代謝毒素和淨化自身是相當病態的作法。

　　服用維生素C來預防感冒的作法，可能會適得其反。雖然小劑量的維生素C有助提振自體解毒機制，過量的維生素C確會長期甚至終身干擾正常的排毒能力。一般認定，水溶性維生素如C和B對人體無害，因為人體能輕鬆代謝這些多餘成分，這些說法完全缺乏科學事實且嚴重誤導。氰化物也是水溶性物質，但卻會致命。

　　一份2004年11月號的《美國臨床營養學雜誌》報導，根據新的研究發現患有糖尿病的年長婦女，如服用高劑量維生素C以增加心臟功能，最後反造成健康更為惡化。該研究追蹤近兩千名停經後患有糖尿病婦女長達15年之久，發現服用過多劑量，每天至少300毫克者，比起未服用者，死於心臟病和中風的風險多出近兩倍。有趣的是，飲食中吸收大量的維生素C食物卻完全不會提高死於心血管疾病的風險。

　　根據研究人員的研究結果，糖尿病患者以服用補充劑增加血液中偏低維生素C含量的方式，不見得是正確的選擇。儘管研究的對象是老年婦女，該

項發現可能也適用於男性，根據負責這項研究的資深研究員所說：「假設這項研究結果也經過其他研究證實，糖尿病患者應比一般人更加謹慎攝取營養補充品。」任職於明尼阿波利斯明尼蘇達大學（University of Minnesota）的雅各博士（Dr. David R. Jacobs Jr.）曾如此告訴路透社健康專欄。

目前男性維生素C每日建議劑量為90毫克，女性為75毫克。由於維生素C有助維持身體健康運作，部分與此論點相互矛盾的研究結果對於維生素C有助降低罹患心臟病和中風仍有存疑。根據雅各的論點，實驗室發現維生素C破壞細胞蛋白的方式，和高血糖危害糖尿病患者體內細胞的邏輯如出一轍。研究人員還指出「抗氧化防禦系統」的複雜性。當抗氧化物與自由基相互作用時，會轉換為「氧化促進物質（pro-oxidants）」，必須靠其他抗氧化劑解毒。「這是可能的，」雅各推斷，「這個解毒機制對糖尿病患者，不論男性或女性，都比較緩慢；且在某些特定情況下，這些經過改變的維生素C分子會損害人體細胞。」雅各博士說，雖然他和他的研究團隊都肯定維生素C攝取，但必須確保營養的完整性，應該從食物中攝取，而非營養補充品。一盎司的奇異籽能提供的維生素，是數顆柳橙提供的六倍。

尤其食物當中的抗氧化物質多處於一種生化平衡的狀態，雅各和研究團隊指出，任何的維生素錠都無法完整達到如此平衡的機制。他們進一步推測，服用大量單一性抗氧化物質可能會「干擾」體內原本平衡的抗氧化劑和氧化促進物質含量。這些發現亦受到其他研究的支持，指出每日高劑量攝取另一種抗氧化物質，維生素E，不僅無法延長壽命，甚至會稍稍提高提早死亡之風險。

首先應明白，身體如缺乏自由基將無法生存。自由基透過鏈鎖反應將空氣和食物轉換為生理動能。自由基在各種免疫反應機制同樣扮演重要角色，比方說攻擊和消滅外來侵略者和細菌。使用抗氧化劑，如維生素 C，消除或減少體內自由基，反而會比體內有太多自由基還對身體造成更多傷害。一份發表於2007年8月10日《細胞期刊（Cell）》的研究，揭示過量的抗氧化劑實際上可能會導致心臟衰竭。即便發生這麼多的負面問題，醫學和營養科學界卻仍低估身體先天的智慧與能力。這些高高在上的專家未曾徹底了解人體運作背後的機制，執意己見而一再忽略身體內在的高度智慧，最終反危及其生命。

致力提供身體健康和天然的食品，避免或大大減少食用含有大量人工化學物質的加工性食品，就能自動達到體內自由基活性的自我調節以及其他所有機轉進程。避免身體機制失衡的唯一方式，就是大量從食物中獲取抗氧化物，包括水果、蔬菜、穀物、豆類、堅果、種子、香草、辛香料、茶等。

雖說天然的維生素E是否有害身體的論點尚未釐清，但我強烈主張所謂維生素E的副作用應該來自於攝取到合成的形式所致。即使許多人均聲稱攝取維生素E好處多多，但問題在於大多數人還未了解天然與合成之間的差異。事實上，大多數人都是攝取到合成的維生素E而危及健康。

另外，你可能會很驚訝，中國是當前最大藥物和維生素的出口國之一。美國所販售的維生素C有近90%是自中國進口。中國所生產的阿斯匹靈約在全球市占率50%，泰諾（Tylenol）的市占率也有35%。同樣的情況亦出現於絕大多數的維生素A、B_{12}和E。鑑於缺乏安全規範且僅有少數的品質把關，一般人實在很難確信自己究竟服用了些什麼物質。既然中國製造的黑心寵物食品、玩具、有毒食品和黑心牙膏等新聞仍令人記憶猶新，對於這些地方所進口的食物和補充品自然要更為提高警覺才是。

補充維生素才心安，儼然已是全球運動，即便缺乏任何具體指標證明某人是否患維生素缺乏症。回顧所有與維生素攝取有關的負面作用案例，幾乎發現所謂的缺乏（如果真的有缺乏這一事實存在），主要都導因於消化系統負擔過重，以及因過量維生素所伴隨而來的微血管網絡阻塞。血管壁阻塞和腸道問題令維生素無法抵達體內細胞、組織、器官和系統內。攝取額外的維生素實際上反而觸發清空體內維生素儲存量的防禦性機制。

此外，不同的人對於每一種維生素的需求程度多少才稱作是重要和健康？且根本不可能斷定人體吸收食物中所含每一種維生素的程度有多少。更何況，認為身體會自行吸收利用額外攝取的維生素根本是錯誤的假設。我們無從得知消化系統中應存留多少的維生素才不會損害原本應該吸收的份量，以及即將輸送至血液和體內細胞的標準含量。唯一確定的，是人工合成的綜合維生素其腸道吸收率不超過3%到5%，其餘都隨著排泄物排出體外（如果夠幸運的話）。在這世界上，沒有任兩個人會擁有完全相同的維生素需求量和吸收率。對某人而言是恰如其分的劑量，對另一人可能是過量；正確判斷出所謂標準劑量更是難上加難，遑論其潛在的傷害可能。

有關現代食物中普遍缺乏身體所需之維生素，因此要透過人工合成的方式額外攝取的謬思，也非全然正確。多數已發展國家人民所攝取的食物含有較高酸性成分，意味他們的血管已受損且體內維生素和礦物質含量亦耗盡。最容易造成體內酸化作用的食物包括牛奶、乳製品、肉類及其製品、罐頭或冷凍食品、白麵包、義大利麵食和點心、精製麵粉、精製糖、酒精飲料、減肥飲料、軟性飲料、運動飲料、包裝果汁、醃製食品、加工過的早餐麥片、巧克力、預拌蛋糕、薯片、氫化油脂以及各種速食/垃圾食品。近乎誇大的每日必需維生素建議量僅適用於嚴重營養不良者。新鮮水果、蔬菜、豆類和穀物食品最好選擇有機來源，其維生素含量不僅充分甚至高出體內所需成分許多倍。

服用維生素膠囊，並不含有等量的生命力量能源（也稱為氣或普拉瑪 Prana），亦無法取代平日食用的新鮮食物。已經喪失其天然成分的維生素，包括水果、蔬菜等，均會破壞消化火機制和體內維生素與礦物質的平衡狀態。尤其是綜合維生素類的產品。雖然仍有因服用額外維生素而獲益的案例，比方在取出汞合金補牙的手術前後，但仍不鼓勵病患一次超額補充超過10至14天。能經由知悉維生素負面效果的保健醫生建議或監督較為理想。在任何情況下，應盡可能避免人工合成維生素應不惜一切代價避免。

一項有關抗氧化劑如維生素C、維生素 E和 β 胡蘿蔔素潛在好處的大型研究測試，發現其對婦女心臟保健並無任何正面效益。CNN曾於2007年8月14日報導該研究結果。該是時候仔細思考，究竟是否該花費大筆開銷購買對身體無具體效益且可能會產生負面效果的營養補充品。

服用額外維生素會如何？

礦物鹽是從地球土壤和岩石中發現的無機物質，必須透過植物內部結構才能完全發揮作用並有助於身體吸收。大部分礦物質補充劑為無機物，攝取這些無機物會導致嚴重的後果，尤其這些物質最終會儲存於體內各組織內，最後導致各種顏重的健康問題包括關節炎、老年失智症和動脈硬化。獲取人體最有益的有機礦物質來源是蔬菜，其次為水果。一些堅果和種子也含豐富礦物質，像是每100克的芝麻含有高達1,160毫克的鈣。超級食物，鼠尾草

籽，也是富含各種礦物質養分的食物（註1）。

　　不同於維生素，礦物質無法由植物合成。植物從土壤吸收礦物鹽（無機化合物），並將其轉換成膠體礦物（有機化合物）。無機礦物質，又稱金屬礦物，非常難被健康的消化系統吸收，如遇腸道遭毒性廢棄物破壞，吸收力會更為低落。一般健康成年人其金屬礦物質吸收率約3％至5％，其餘的部分則會身體視為無用物質排出體外，但很少不會因此而造成傷害。雖然這些礦物質現在均以螯合的形式存在，意即外面包覆著胺基酸或蛋白質，但礦物質本身還是無機物且對體內細胞的益處很小。另一方面，離子礦物質可達98％吸收率，意味礦物質僅有以有機礦物質（埃單位大小）的形式，才會對人體生理發揮效用。

　　如果收成後的土壤不再補充礦物質，土壤中的礦物質就會變得愈來愈貧乏。而現代農業並未推崇回填礦物質至土壤的概念，在不斷流失前，土壤中包含多達九十到一百種不同的礦物質。流域廣大的的河流如埃及尼羅河和印度恒河，每年洪汛期都會從冰川和群山之間帶來新的礦物質，自動替大地施肥。居住於這一地區的人民過著極其健康的生活長達120至140年之久。該情況卻在森林砍伐和新建水壩後出現變奏，現今經土壤摘栽種的食物僅能找到12至20種的礦物質。

　　現代化學肥料（氮、磷、鉀）成分能幫助長出賣相極佳的作物，這些表面看似健康的作物內含極少的礦物質且口感單調。這可能會導致身體缺乏礦物質。身體一直處於主要礦物質缺乏的狀態，而如果消化系統無法有效發揮其功能，健康危機也就因此引爆。當今許多疾病幾乎和多種礦物質或微量礦物質缺乏相關。

　　服用含有金屬礦物的營養補充品，不僅效率低且相對吸收率較低，並缺乏生理價值。大量的金屬礦物質甚至可能會導致體內中毒，服用鐵錠的人常會有此狀況。此為消化系統對有毒金屬成分的反應機制。氧化鐵無非就是「生鏽」，新的研究表明，服用額外的鐵可導致心臟病發作機率高達三倍。

　　攝取鈣片也有可能導致骨骼缺乏鋅。高劑量的礦物質補充同樣帶有金屬礦物質，會阻礙其他生物必需性礦物質的吸收能力，進一步破壞整體生理平

（註1）網站上有許多相關訊息，比方www.chiaforhealth.com。

衡。金屬礦物質大多來自於牡蠣殼、石灰石、土壤、粘土、碳酸鈣和海鹽。事實上，攝取金屬性礦物質也會導致嚴重的礦物質缺乏症。

不過服用額外的離子液體礦物質則有其益處。植物提煉的礦物質為水溶性物質，離子和活性酶，能幫助身體順利消化和利用。像是保哥果樹皮茶（Lapacho Tea）中的含鐵成分為離子形式，可立即發揮正面作用。

植物提煉之礦物質少有所謂的負面作用，即便服用過量。相較於維生素，礦物質缺乏症主要源於營養問題，也就是攝取太多酸性食物和飲料、過度刺激、水分不足和壓力等。換言之，在上述前提之下多去補充礦物質完全徒勞無功，因為這些礦物質會馬上被消滅破壞；在花錢購買這些礦物質補充品前，應該先移除造成缺乏的根本因素。

早餐穀片及垃圾食品

本世紀的「超級食物」

早餐類的穀物產品從未像現在一樣備受歡迎。包裝上寫明含維生素和礦物質，訴求能量、健康和活力，特別針對年輕族群。世界各地到處充斥著商業化包裝的早餐穀物食品，都宣稱包含所有孩童所需的均衡營養成分。姑且不論這些食物是否真的對家庭健康有所貢獻，愈來愈多的孩童以出現健康不良和缺乏免疫力之跡象。原本意欲降低包裝食物含糖成分不良影養的維生素添加物，似乎無法真的發揮作用。除了玉米片仍居美國和歐洲的早餐穀物之首，新上市的「美味和健康」早餐穀物口味，在零售市場的銷售量甚至前所未見的飆升。這些標榜健康的早餐選擇主要針對孩童市場。調查發現，超過79%的家庭早餐都是以包裝穀片作為一天開始的首選。孩童們爭先恐後地想嘗試新口味的早餐穀片，並以各種形狀和顏色作為各種營養成分的象徵。精

美的包裝外觀描繪著健康和樂家庭或是自然樂活的父母形象，如證言般這些成分如何天然、乾淨，且有機生長的來源更是全家人的首選。孩童們相當喜歡看板上這些健康家庭的形象。「如果米老鼠、唐老鴨、兔八哥或大恐龍都喜歡這些穀物，那麼這些東西對我一定很好。」孩子們有時會如此反駁。

　　包裝對孩童相當重要且有十足吸引力。加利福尼亞州帕卡德兒童醫院（Packard Children's Hospital）的研究人員曾要求63名年齡分別為三歲和五歲的兒童，食用實驗用的漢堡、薯條、雞塊、小胡蘿蔔和牛奶。有些食物會包著麥當勞的包裝紙，有些容器上則沒有標示任何標識；正如所料，孩子們普遍認為有麥當勞包裝的食物比沒有包裝的還好吃。

　　況且，精美包裝更容易說服許多不知情的媽媽們，這些包裝食品對孩子有益。出於天性，母親總是希望給孩子更多的營養，食品包裝上詳列的各種有益成分和高單位營養價值才能讓她們安心。這些令人信服的訊息，在在傳遞早餐穀片中含有平衡的碳水化合物、蛋白質和脂肪，富含所有每日營養補充所需的重要物質。至少母親們相信，搭配適量的牛奶（多以經高溫消毒或均質化）後，這些「超級」食物更能幫助孩子健康快樂的展開一日的生活。

令人震驚的發現

　　但現實並非如此。一組美國研究人員希望向世人再次證明，所有工廠生產製造的早餐穀物麥片是「真正」有益身體的超級食物。於是乎，他們將常見含有重要維生素和礦物質的穀片作為年輕健康實驗鼠的主食。他們將240隻實驗鼠分成兩組，一組以穀片和水為主食，另一組則是一般的食物和水，共觀察45天。這些吃進宣稱營養豐富且能讓身體更強壯健康的實驗鼠反而奄奄一息，並出現肝臟肥大、貧血和高血壓症狀。在另一項實驗中，則以玉米片餵食老鼠，這些玉米片含無用的玉米澱粉和白糖成分，部分實驗鼠也因此死亡。研究人員原先以為，食用穀物麥片的動物應該會增長更快，但卻完全事與願違，部分實驗鼠體重還因而減輕。特別是被餵養含糖量高（糖分是肥胖的主因）的實驗鼠，其成長速度甚至最為緩慢。該研究的結論摘要指出：

- 即便含少量脂肪的產品也會影響到膽固醇含量增加，有些產品能降低實驗鼠的膽固醇量，但卻也造成肝臟肥大的問題。
- 被餵食含少量鹽的穀物麥片組，比起餵食高鹽分少穀物的老鼠其血壓

明顯增加，後者的血壓反而降低。

有些添加鐵的產品，原本應該有助貧血動物增加血液中血紅蛋白濃度，實驗結果卻意外發現：

1. 攝取較多鐵質與血紅蛋白濃度無相關。就算注射大量鐵質，實驗鼠貧血的症狀未獲改善。

2. 血液中鐵質含量較低的老鼠，其肝臟內反而儲存了過量的鐵質，導致貧血更為惡化（同理可證，應該質疑患有貧血症者需額外補充鐵的觀念）。

吃起來、看起來宛如食物的毒藥

引述上面的實驗主要想證實飲食和營養吸收間的相互關係（參考食物成分表和每日營養建議），不但破壞生理原本健康的機制，甚至會引發更大的健康危機。戴著營養成分的光環，實際上卻違背了身體自然反應機制，食品工業早已被賦予天使光芒並大量生產任何符合官方營養要求的產品，其實這些「食品」根本有毒害作用並肆虐人體。目前並無任何規範要求人工食品上市前應先經過動物性測試，確保食品對人體食用的安全性。消費者長期被教育，這些知名公司生產的食品對人體一定安全，即便其含有塑料（註2）。

並非所有政府都支持這一令人不安的趨勢。根據2004年8月號的英國《衛報》指出，少數具健康意識的歐洲國家，開始拒絕由食品工業和大製藥廠居主導地位，並透過政府管道保護人民免於成為這些有害作法下的犧牲品。丹麥衛生官員最近在禁止凱洛格食品公司（Kellogg Co.）所生產販售的十八種早餐食品和穀物麥片中，繼續添加維生素與礦物質。提出的理由包括：愈來愈多證據表明，經常食用這些產品會破壞兒童和孕婦的健康。穀類麥片是新生嬰兒最先開始食用的固體食物，且小兒科醫生通常也會鼓勵家長在嬰兒四到六個月大開始餵食。食品公司的營養建議和一項有關穀類麥片的研究結果呈現極大的矛盾，該發表指出食用穀類麥片會增加嬰兒長大後罹患胰島素依賴型糖尿病的機率。

凱洛格食品公司曾希望以添加鐵、鈣、葉酸和維生素B6的方式扭轉這

（註2）以動物實驗測試食品的毒性與否並不人道，且我也不主張進行動物試驗。我有足夠理由相信，所有人工食品都會對人體產生副作用，因此建議大家盡量避免食用。

些負面形象，就如同在其他多數國家般。但丹麥官方健康機構依舊認定增加
這些毒素只會進一步惡化孩童肝臟和腎臟功能，包括孕婦腹中的胎兒。當地
政府化驗所在檢驗凱洛格食品公司所提供的成分表後，決定下令禁止。

揭開全穀物的祕密

　　近年，美國最大的食品生產商通用磨坊（General Mills）宣布，將開始
使用全麥穀物作為穀物麥片的主要原料，全麥麵粉將會取代加工麵粉。於是
乎，全麥商品成了一股旋風，這樣的改變似乎既健康又合時宜。

　　問題是，所謂的全麥並不是真正的全麥。它是透過處理與新研發的加
工方法所製成的麵粉，並將全麥研磨成大小均勻的顆粒。《今日美國報
（*U.S.A Today*）》曾報導，通用磨坊食品公司的高層主管，拒絕談論有關新
型全麥穀類產品的生產技術。究竟有何大不了的祕密？他們要求社會大眾一
味接受相關說詞，證明這些產品是健康的，但卻不肯給予具體細節。美國第
二大食品公司康尼格拉（ConAgra），推出了超級穀物（Ultragrain），一種
類似通用磨坊所生產的全麥麵粉。同樣擁有和加工穀物一般的外型、口感和
風味。

　　這一個新趨勢的問題在於：他們是如何生產出一個完全不是全麥穀物的
全麥產品，又宣稱其是健康糧食？礙於保存期限制，正常的全麥產品絕無法
長期陳列販售，這中間勢必要做些改變以增加包裝穀類麥片的保存期，如同
所有的精製穀物般。

　　即使真正的全麥穀物能被添加至長期餵養眾多人早餐的這些超級麥片
中，也不表示所攝取的食物是真的有營養。想像一下，一杯即沖的Trix麥片
裡面彩虹般色彩的穀物，究竟用了多少的人工色素？為了保持新鮮，這杯麥
片必須添加防腐劑，Trix即食麥片也含有大量的反式脂肪酸，會阻塞細胞膜
並破壞血管。遑論光是13公克的漂白劑和一杯白糖的份量，就能溶出肌肉和
骨骼中的礦物質成分，並導致胰島素抗性的初步產生。有關食品工業所推銷
的即食穀片是健康的形象完完全全是個騙局。

　　食品工業有權合法使用多種溶劑和化學品以改善產品口味、顏色和質
地。食品生產者可自由支配糧食生產過程，完全沒有人作監督並確定這些嚐

起來甜美的毒藥不會進入下一代的口中。以人工合成方式生產食物並以添加
人工維生素和礦物質的「健康」形象出售，其實是許多孩童與成人健康問題
的根本，特別是在已發展國家。

　　想知道這些穀物麥片究竟對自己和家庭成員有益或有害，最簡單的方式
就是利用本書第一章節所介紹的肌力測試（Muscle Test）。帶著孩子前往雜
貨店，教導他們試吃看看不同的食物，感受身體最直接的反應，藉此學習到
不是所有看起來健康的食物真的就健康。人工合成的「營養」對動物和人類
來說都是外來物質。讓研發實驗室的食物變得可以耕種和美味絕不表示它們
全然無害。肌力測試是一個相當值得信賴的方式，可以幫助自己和家人免受
這些非天然食物的傷害。

　　在冷沖預泡的穀片廣為販售前，熱騰騰的早餐穀物麥片包括小麥糊、傳
統碎燕麥、古早風味的燕麥粥、黑麥脆片、小米、玉米粉、米糊等。雖然這
些食物的烹調時間相當費時，但至少知道自己吃進肚子的東西是什麼。可以
的話，最好先確定適合自己體質的食物有哪些。

食物添加物導致過動兒

　　根據2004年6月兒童疾病檔案（Archives of Disease in Childhood）一項最
新報告，人工食品色素和防腐劑苯甲酸增加學齡前兒童過動的數量。

　　英國南安普敦綜合醫院（Southampton General Hospital）的華納博士
（Dr. John O. Warner），和其同事針對277名學齡前兒童，進行人工食品色

注意

大多數含堅果和乾果的綜合營養早餐穀物中，均含乾果防腐劑二
氧化硫（E220），會引起哮喘發作。已被英國過動兒童照護組
織（Hyperactive Children Support Group）列入黑名單。表面有裂
痕的堅果會與氧氣相互作用發出腐臭，是一種常見的過敏源。含
乾果的穀物如有黴菌，也會干擾維生素和礦物質吸收力，抑制免
疫功能。酥脆或烘烤過的燕麥中的反式脂肪酸含有大量的精製糖
和劣質油品。

素和防腐劑苯甲酸對其行為發展影響之研究。研究之初，僅有36名兒童有過動和過敏症，75名過動兒，79名過敏兒，另外87名兒童完全沒有任一症狀。

　　結果發現，將食品添加劑從孩子飲食剔除後，父母認為孩子的過動情況較為和緩；當飲食內容又恢復至含食品添加劑後，過動情況也相對增加。而不論孩童一開始是否有過動或過敏問題，只要飲食中接觸到食品添加劑後，父母認為孩子過動的比例都提高許多。

　　「添加劑絕對會影響過動行為、過敏和行為的反應。」華納如此告訴路透社健康專欄。如果你或你的孩子患有「過動障礙」或「注意力缺陷過動障礙」（過動症），請務必避免垃圾食物。選擇較為健康的餐點，購買有機食品或準有機食材（無農藥、抗生素、激素、輻射或基因工程之成分）。詳閱食品標籤和確認是否含以下羅列的化學成分：

- 晚霞黃（E110或FD＆C黃色6號）是一種染色劑，常使用於橙色的食品如果凍、南瓜、杏桃果醬和調理湯包；還有Smarties彩色巧克力以及Lucozade運動飲料（在英國相當受歡迎的運動飲料，現已引進美國）。
- 酒石黃（E102或FD＆C黃色5號），是在英國較具爭議色素添加劑之一，這種黃色染料多用於碳酸飲料、冰淇淋、糖果和果醬。
- 淡紅Carmoisine（E122或紅色3號）為紅色染料，用於果凍、糖果、牛奶凍（blancmanges）、杏仁和起司蛋糕混合物。
- 胭脂紅（E124或紅色7號），也是紅色食用染料，常用在歐洲的水果罐頭、果凍、醃製火腿食品。斯馬蒂（Smarties）和辛普森（Simpson）蛋糕中也會使用這類色素。

　　添加劑除了對兒童（及成人）具破壞性影響，食用過量糖分也會高度妨礙兒童發展，糖分是包括糖尿病和過重等許多疾病和肥胖的惡淵。一份發表於1998年美國飲食協會的研究報告，兒童每日平均從糖分中多攝取到20%的卡洛里。孩童每天約會食用29茶匙的精製糖。青少年每年平均吃進九十三磅的精製糖。這一研究數據恐怕仍繼續攀升。糖分內含「空熱量」，對身體沒有任何營養價值且毫無益處。糖分也會剝奪體內珍貴的礦物質，破壞免疫系統對抗病原體的能力。這也使得兒童肥胖成為今日相當嚴重的問題。

高纖飲食

官方衛生報告鼓勵大家食用全麥和高纖穀物作為每日主食首選。研究表明，聽從這一建議者大幅降低脂肪的攝取量，午餐攝取到的卡洛里較低，一切聽起來都很完美。早餐食用高纖維穀片會抑制阿格尼（消化火），造成消化時間延長並降低中午用餐慾（缺乏胃口）。但到了晚上，身體會開始感到飢餓，會吃進多兩倍的食量以彌補白天所缺乏的營養攝取量。然此刻機能低落的阿格尼，缺乏足夠的能力應付突然增加的食物，最後導致腸道中堆積有毒的排泄物。儘管擁有好的健康生活習慣，但仍然會發胖。

一般普遍認為消化性纖維無法被小腸分解吸收，當這些消化性纖維完整進入大腸後，這些纖維會被大腸內較大的菌叢分解破壞，導致發酵、脹氣、頭痛、心臟壓力、煩躁、疲勞和睡眠問題等。纖維是植物的重要組成，且只存於植物中。纖維有助保健人體消化系統，刺激肌肉收縮蠕動幫助食物通過腸道。飲食中如長期缺乏葉菜類，腸道肌肉收縮力會變弱，造成食物運送機能低下。這可能會導致很多問題，包括腸脹氣、便祕和腸躁症。植物纖維有助於維持飽足感，減少暴飲暴食的可能。它還能協助消除身體系統中多餘的膽固醇。我們的身體原本就擁有消化水果中的可溶性纖維，而非穀物纖維（麩皮）中的不可溶性纖維，這類纖維不僅尖銳，甚至會在腸道壁留下極其細微的傷痕。

英國南曼徹斯特大學附設醫院（South Manchester University Hospital）的醫生們，曾研究腸躁症並發現，超過一半的患者食用麥麩（被認為可以治療所有消化性疾病的食物）後，覺得腸道更加不舒服。今日，英國有超過20%的人口患有腸躁症，美國則更為嚴重。高纖維穀類它會造成腹瀉，這也是為何許多便祕者選擇食用麩或米糠類食物，協助順利定時排便。然而，添加麩皮會導致礦物質從結腸細胞中被濾掉，蠕動減弱後造成慢性結腸病變。一旦停止攝取麥麩，便祕的情況會更加惡化。

許多具健康意識的人都會採納低脂飲食計畫，這同時也是許多營養專家極力推崇的飲食方式。然而，缺乏足夠脂肪的穀物麥片卻讓身體缺少消化和

吸收碳水化合物所需的能量；結果造成食物太快通過小腸，大腸轉而扮演消化未事先分解的食物，產生許多腸道不適的副作用包括脹氣、惡臭的排氣、便祕、腹瀉或體重增加。

然高纖維飲食理論仍有其良善的出發點。另一個主要因素是小腸內遭細小糞便阻塞。因此選擇天然、柔軟的植物纖維能製造較大的接觸面積，幫助留住更多水分，這是許多精緻飲食和加工食品所做不到的。英國人平均需83小時才能讓食物完整通過腸道，但其平均的排便量僅有104公克；相形之下，英國素食者平均花費41小時便排泄出208公克的糞便。而經常維持低蛋白高纖維飲食的烏干達村民，則每天平均36小時便能排泄出470公克。烏干達人很少患便祕，且也未於飲食中增加麥麩類食品。

身體獲得纖維的方式最好能來自於新鮮水果、沙拉、煮熟的穀物、豆類和蔬菜。煮熟的蔬菜一樣含有大量纖維，有助消化過程，卻不會像添加麩質般會造成結腸受傷。此外，高含水量的熟食和水果能幫助食物更容易自腸道通過。這一點恰巧帶出了接下來準備探討的主題：吃生食和未烹調過的食物比吃煮熟的食物還好嗎？

定期排便有助身體健康的觀念從很古老的時代就流傳至今。不過現今的論點主要來依據於伯基特博士（Dr. Dennis Burkitt）的論點，他發現生活在農村的非洲黑人患結腸癌的機率相對較少，並歸功於當地居民較為粗糙的飲食習慣。他的理論基礎建構於，纖維製成的食物較快通過腸道，因此致癌因子形成的時間也就減少。而這自然是以腸道中的食物會誘發癌症因素為前提的論述。

高纖陷阱

上述的論點其實還無法判斷其正確性，因為目前也無證據顯示，食物快速通過會腸道會減少結腸癌的風險。更何況，非洲居民的生活習慣和西方世界大相逕庭，不僅飲食習慣不同，也較少暴露於各種環境汙染、毒素或心理壓力下。而且有太多原因會導致疾病發生的癥結點。像是猶他州的摩門教徒，訴求低纖維飲食原則，其罹患結腸癌的機率也較低。

伯基特博士當時的理論其實並無具體根據，且主要是為了反對非洲人從

農村轉移到城鎮，並開始接受西方式低纖維含量的飲食習慣的前提。無論如何，非洲當地罹患結腸癌的比例仍然很低，即便是下一代。然這份後續報導卻未曾對外公開。不過伯基特博士的理論卻深獲媒體青睞並大作文章。於是乎，大家都在討論粗食的好處，將一個原本立基薄弱的觀點推崇為纖維是對抗所有疾病根源的萬能之神。

商業廣告隨即這股潛在商機，快步跟上這股風潮。伯基特博士的建議主要建立於蔬菜（植物性）纖維，而麥麩中恰巧含有高纖維成分。這原本是在食品加工過程中被視為毫無商業價值的剩餘物，一夕之間遂成為食品業者的獲利來源。這伊原本完全不能食用的加工剩餘物，經伯基特纖維理論的加持，麥麩現在已晉升為為一種有價值的食品。然伯基特博士的合作夥伴，同時也是倡導膳食纖維者的特勞爾博士（Hung Trowell），於1974年表示：「將麥麩假說和膳食纖維假說畫上等號是一個相當嚴重的迷思，因為多數非洲人根本不食用麥片或麥麩。」

從來沒有證據顯示，飲食中增加纖維量有助疾病的治療或預防。雖然麥麩已經成為解救腸躁症的最佳方式長達30多年之久，但多年來始終沒有一個研究能證明麥麩對治療腸躁症的真正益處。一項公布於1994年的研究，發現水果纖維有助減緩腸躁症，但麥麩卻只會讓情況更加惡化；且與其說麥麩為解救之道，不如視其為症狀的導火線。麥麩也會引其腸道不適、腹脹和疼痛。美國另一股質疑聲浪則強烈懷疑缺乏纖維會引發癌症的論點，有些研究甚至認為，飲食中增加纖維會提高罹患結腸癌的風險。

添加纖維的其他負面效果

水果和蔬菜纖維均不會對人體造成傷害，然最好避免食用穀物中的麥麩。所有關於膳食纖維有益人體的研究指出，攝取纖維性豐富的食物會破壞生理的基本機轉。腸壁內的食物吸收速度應該緩慢且不應操之過急，然纖維會異常加快食物通過腸道的運輸，導致養分吸收減少。選擇富含纖維或粗纖維的食物會大幅抑制鐵、鈣、磷、鎂、醣類、蛋白質、脂肪和維生素 A、D、E和K的吸收能力。比方說，穀物纖維（麥麩皮）中的磷酸鈣會結合鈣、鐵和鋅，造成食物更難以消化，並導致吸收能力不良。

在一項比較身體從全麥麵包與白麵包轉換營養能力的實驗中，受試者實際上自白麵包吸收更多的鐵。令人感到訝異的，全麥麵包比白麵包多出50%的鐵，但人體卻無法吸收。此外，麥麩也被證明會減少排便中的鈣、鐵、鋅、磷、氮、脂肪、脂肪酸和甾醇成分，這些都是身體代謝過程中需消耗的元素。

這些發現對患有營養不足的人特別重要。因為這種每日纖維補充的焦慮感，會令許多攝取過多纖維質者處於健康風險，包括：

- 骨質疏鬆症的發生率（脆骨病）正在迅速增加，目前每兩名停經婦女就有一人罹患骨質疏鬆症。骨質疏鬆症也是男性死亡的一大成因。

- 骨質疏鬆症其實是一種代謝能力失調的現象，成因非常多，包括因肝臟和膽囊中膽管堵塞阻礙鈣質吸收力、牛奶、乳酪、肉類和其他酸性食物如飲料和麥麩等。麥麩會同時造成食物中的鈣吸收並消耗體內的鈣質。麥麩也會耗損儲存於健康骨骼中的鋅成分。

- 罹患阿茲海默症（老年失智）者，其大腦中有異常多的鋁反應。該試驗針對關島、部分新幾內亞和日本的居民進行調查，比較哪一地區罹患阿茲海默症的年齡最年輕，最後證實缺乏鈣會導致荷爾蒙分泌失調，導致鋁穿透大腦。

- 以豆類製品的配方奶餵哺嬰兒，可能會造腦部發展受損。大豆中含有豐富的肌醇六磷酸，會抑制鋅的吸收。而鋅是大腦發育不可或缺的物質。

- 維生素缺乏症是造成罹患佝僂病比例再次上升的原因。但在廣告大肆宣傳增加食用乳製品和肉類蛋白質有助對抗骨骼性疾病前，這種骨變形疾病幾乎已消失在英國。

- 攝取如膳食纖維的「抗營養素」食品，大幅提高患缺鐵性貧血之風險。

- 抑鬱、厭食、出生體重偏低、生長遲緩、智力低下，閉經症都與鋅和鐵含量不足有關，而閉經症主要是缺乏鋅。

- 過量攝取纖維會影響女性生理周期，阻礙子宮增長，並造成經期功能失調。

- 被視為全球纖維對人體影響領域的研究權威南門博士（Dr. David

Southgate）提出，因為磷酸鈣成分，對礦物質需求量較大的嬰兒、兒童、青少年和年輕孕婦，應避免過量食用纖維。

　　華生博士（Drs. H. S. Wasan）和古德萊博士（R. A. Goodlad）1996年曾為帝國癌症研究基金（Imperial Cancer Research Fund）撰寫一份有關結腸癌罹患風險的報告，指出：「直到纖維的個別成分被證實前，最起碼，是經由人體測試後有明確對人體無不利影響，我們強烈建議應限制繼續於食物中添加膳食纖維，且停止宣稱其未經證實的健康效果。……」「特定的膳食纖維補充劑，不論是標榜為營養或機能性補充食品，都會對現代飲食習慣的廣大人口產生未知且具潛在破壞性的影響。」

　　1999年1月，一項有關纖維對結腸癌影響的最大型規模實驗，終於公開發表結果。16年來該研究共計追蹤88,757名女性，任職於布萊翰暨婦女醫院以及哈佛醫學院（Brigham and Women's Hospital and Harvard Medical School）的醫師們均稱：「攝取纖維和罹患大腸腺瘤與否並無顯著關連性。」……我們的數據無法證實現今有關膳食纖維的保護作用，有助於對抗大腸癌或腺瘤。十分驚訝地，每日攝取25公克（實驗中最高值）膳食纖維的女性，其患有結腸癌或可疑性腫瘤的人數，居然跟每日攝取十公克（最低值）的女性一樣多。

　　前前後後至少有多達30份公開研究發表，確定認取纖維不僅沒有任何益處，且會引發胃腸道的多種併發症。例如，一項2000年展開的調查，研究人員隨機要求曾患有結腸息肉（癌症前兆）的男女共計1,429名，於每日飲食中添加高纖維或低纖維含量的小麥麩補充品。三年之後，研究人員發現，每一觀察組中都約有一半比例的參與者至少一人息肉復發。

巧克力的真實與謊言

　　食品業者近年來為促進下滑的產品銷售無所不用其極，食品業者投注大筆資金在所謂的「科學」研究，用以證明其不健康的產品對人體是安全的，甚至好處多多。雖然難以置信，巧克力便是一個絕佳範例，它已被推崇為一種健康食品。每天吃一點巧克力將有助改善心臟功能。至少這是食品業者們

希望民眾相信的論點。

最新研究也建議吃巧克力有助提升血管功能。顯而易見地，食品業開始仿效製藥業的手法，鼓勵消費者大量購買它們的產品，卻完全無視於大家的健康。

根據《美國營養學院雜誌（*Journal of the American College of Nutrition, JACN*）》的編輯報導，富含類黃酮的黑巧克力或可改善血管彈性，同時增加一種有助防止血液凝結成塊的抗氧化劑。某種程度，這項研究結果可能是真的，然問題在於這項研究並未納入控制組，根本無從比較其假設的正確性。更何況，一般市售的巧克力根本無法改善動脈彈性，只有富含類黃酮的純黑巧克力和生可可豆有這樣的效果。然蘋果、葡萄、花椰菜、洋蔥、草莓和其他數十種食物中同樣有類黃酮成分，但增加巧克力銷售量為導向才是研究項目的重點。當然，這些研究背後的金主都是巧克力製造商如馬斯糖果公司（Mars Candy Company）等，並熱情主動奉上自家的巧克力作為研究樣品。假若實驗結果有其任何實質意義，為何這些研究人員不順道公佈所有含有類黃酮成分的食物，像是花椰菜、水果、葡萄汁以及巧克力均有助於動脈？由於研究重點在於找出符合贊助單位設定的結果，巧克力遂成為對身體動脈有益的最佳代言人。研究報告中完全忽略巧克力中含有的其他成分如大量糖分、牛奶、防腐劑、色素、人工調味劑等。

身為美國飲食協會（American Dietetic Association, ADA）其中之一個研究贊助單位的馬斯公司（Mars Inc.），在協會的網站上有篇報導載明：巧克力的真相與謊言。雖然攝取糖分對數以百萬的第二型糖尿病患者有相當大的影響，美國飲食協會仍建議：「如果患有糖尿病，請先諮詢醫生如何正確將巧克力納入日常飲食中。」這聽起來就像是個醫療建議。如果是我，絕對不會參考美國飲食協會發布的任何飲食指南建議。你永遠不會知道聽從這些建議後，自己的健康會出現哪些問題。

事情的真相是，正牌的巧克力主要由大量發酵、烘焙過的巧克力豆組成，並富含多種營養成分。「巧克力」一詞來自墨西哥的阿茲塔克，原意是苦的水。當地人視巧克力為富饒之神，且主要作為一種飲料而非固態食物，當地人相當熟知巧克力的各種好處。

然今日大量的「冒牌」巧克力絕大部分是由可可脂、牛奶或奶粉、糖和

其他成分，如改善平滑性和風味的乳化劑等所組成。品質好的黑巧克至少需含70%的可可，但市售最貴的牛奶巧克力通常僅含50%的可可，高品質的白巧克力中含30%的可可，其他普通的巧克力棒則僅含7%的可可以及可可脂。這些可可含量極低甚至為零的巧克力產品，基本上根本不能稱之為巧克力。

巧克力是大多數人消費得起的產品。為降低生產成本，減少可可固體含量或以非可可脂取代真的可可脂。有關馬斯企業或其他糖果製造商宣稱「巧克力有助心臟」的說詞，也僅適用於極少數的市售巧克力；換言之，是在誤導社會大眾。相關有益於健康的內容透過廣告字眼包裝後，更有助各式各樣的巧克力銷售量，尤其多數人只會消費便宜的巧克力商品。真正對身體有益處的巧克力其實是指經發酵、烘培過的可可豆以及較昂貴的黑巧克力，因其完整天然和健康的成分。

黑巧克的味道相當苦澀，和阿斯匹靈一樣能幫助血液稀釋，但卻不會有傷害性副作用或增加心臟病和中風的危險性。一般的巧克力則毫無任何上述的優點且伴隨相當多的副作用，比方說體重增加和肥胖。

生食或熟食好

優點與缺點

　　生食的出發點聽起來似乎相當具說服力，食物應該完整保留其全貌且未經處理，身體才能從食物中獲取最天然、最有活力的成分。生鮮食物中富含的維生素、礦物質和微量元素均能完整吸收不至缺乏。如同野生動物般，牠們不會處理食物、加熱烹調蔬菜或是烘烤麵包，這也是動物們可以活得如此健康和強壯的原因。此外，食物經過烹調、處理和烘烤後會大量流失有助人體健康的必需營養成分，是導致多數人維生素和礦物質缺乏的主要原因。

　　生食的推廣組織主張，一般民眾只要多食用未經處理的全食物，可預防許多疾病產生。這將大大節省數十億美元的醫療費用。很多長期病患者病情隨即獲得改善，多虧食用生菜和浸泡過的穀物。

　　即使這些食物的口味相當不討喜，但鑑於全食物生食的美麗願景，人們或許還是願意接受這樣的建議。但長期攝取經過烹調的食物，真的會對人體造成不良的影響嗎？如果是的話，為何全世界多達98%的人口仍傾向食用烹煮過後的食物，而不是生冷的食物？難不成我們都拋棄了人類的自然本能？

　　德國法蘭克福大學（University of Frankfurt）醫學系教授貝利特（Karl Pirlet）聲稱，他有數不清有關病患停止生食後，恢復了健康的案例。他發現多數病患經多年食用生食後（部分患者食用長達10至20年），其生理機能均出現低落問題。影響程度雖各異，但均明顯出現突然老化，以及關節和動脈器官衰退。多數患者面容憔悴、缺乏體力且肚子過分外凸，他們的身體無法處理堅硬的穀粒和生蔬菜；基本上他們與活活挨餓無異。

　　所以生食對人體無益囉？其實端賴每個人的體質和情況而定。年輕的火能體質者，因消化火阿格尼能力較佳且大量的運動能幫助身體適應生食的生活習慣多年而不會出現副作用，但最終，這類體質者的消化系統可能也會疲於分解全生的穀物和蔬菜。

　　多數採取生食者其本身就已有健康問題且阿格尼功能不足，根本無法有效分解高纖維食物，腸道細菌因此轉而接手這份工作；導致食物在腸道內發酵與腐敗。發酵過程中腸道細菌所分泌的毒素，會刺激免疫系統以協助身體處理這些有毒物質。這一強烈的掃毒反應初期有助清除堆積於腸道中的排泄物，避免便祕情況並透過激烈的免疫活性釋放大量能量。大量排出的廢棄物以及大量被釋放出的活性能量，能讓任何人頓時感到無比輕鬆自在。這種反應機制甚至可以讓癌症和關節炎疼痛部位獲得自發性的緩解效果。隨時間流逝，患者的腸道開始膨脹有如氣球，再也無法處理這些有毒氣體和有毒化合物。健康的火能體質者能應付這些生食，但風能和水能體質者可能短則數天、多則數個禮拜後，身體就開始出現各種病痛反應。

　　許多營養學家和營養師建議多攝取纖維質，因為只有纖維可以吸收如氨等有毒物質，這對保護腸壁不受傷而言是相當具破壞力的作法。況且這些大量未經消化的纖維而發酵和腐敗生成的氨氣，該如何二度吸收原本體內的毒物氣體？營養科學以食物本身所含之營養成分判斷其對人體的生理價值與否，然這一假設論說並不完整且有誤導之虞，除非每個人都普遍認為透過機能完善的消化系統以協助身體分解、吸收和代謝這些營養成分，並自過程中獲得身體所需。一個虛弱的消化系統即可能會自行生成出毒性物質。

　　俗話說，「你吃進什麼就像什麼」，這句話僅對了一半。因為寧可是吃進身體能正確消化代謝的食物。換言之，長期生食只有在身體有能力正確消化這些食物的前提下，才有益。自己才是判斷是否適合這種飲食方式的最終決定者。

什麼讓植物有毒？

　　在這星球上，小至微生物、昆蟲、植物，大到動物和人類都想要求生存。但許多潛在危險會導致生物自行滅亡。因此包括植物在內的所有生物均發展出一套複雜的防禦機制，用以抵抗任何想吃或傷害他們的對象。

　　不論何種生命形式，營造一個外敵難以入侵或破壞的防護罩是本能的反應；否則生態平衡便難以維持。不論是面對無以數計的蝨子、害蟲、甲蟲還是蝗蟲，植物都會設法求生。一切要歸功於植物本身相當值得驕傲的「健康照護系統」。類似於人體機制，植物同樣擁有免疫系統以確保其生存環境與

健康。可能是帶刺的荊棘、劇毒的茄類（nightshade）植物或是將自己完全蠟封以抵抗微生物和蝨子、甲蟲類的昆蟲入侵。如果這些入侵者還是進入植物內部，其天生的防禦機制仍會企圖摧毀侵略者，其實跟人體的防禦反應大同小異。

多數存在於空氣、食物和水中最具破壞性的微生物永遠都無法到達人體內。因為它們會迅速被鼻子、肺、唾液和胃液中的消化酶中和。其餘的部分也會經由免疫機制中設計完善的阿森納抗原和如巨噬細胞和T細胞等免疫細胞所殲滅。

但對植物而言，則必須花費更多精力保護自己，因為蝗蟲、牛、老鼠或人等動物都可以吃掉它們。為此，植物會自行分泌至少二萬種不同的抗體，且這僅是目前所知道的種類，植物本身能生產出的抗體究竟有多少目前還是未知。動物或人類直接攝取了這些抗體後，有可能會生病不適，藉以避免攝食者繼續食用或至少不會將整株植物吃掉。

另一個用於保護植物物種免於絕跡潛在的敏感機制，是對水楊酸的毒性反應，水楊酸是存於樹皮，葉片、根和種子植物中的一種天然防腐劑，許多食物中均含此種物質。以蔬果為例，其多集中於果皮、外皮或是葉子表面。水果還沒完全成熟前，其水楊酸含量最多，越接近成熟其含量越少。透過陽光照射成熟（被陽光煮熟）以及收成後熟成的水果，都含有對人體有益的成分。相較於烹調過後的食物，生的食物、乾燥食物和果汁中大致均帶有較高含量的水楊酸成分。為避免吃進含天然毒素的植物，幾乎所有重要古文明都保有事先烹調食物的文化。

為何要烹調食物？

安第斯山脈的居民首先引進馬鈴薯飲食文化。不過馬鈴薯必須經過非常仔細的清潔程序後才能被食用。首先，馬鈴薯需放置地上過夜結凍確保細胞完全張開；接著不論男女都得大力磨擦馬鈴薯外皮。在還是冰凍的狀態下將馬鈴薯整齊平鋪置放，並在周圍放些水分保持濕度。光這一過程約可消除97%的生物鹼成分，並讓原本草綠色的外觀變成純白色。接著將馬鈴薯壓成扁平狀並拿至太陽下曝晒。你也許會問：那些重要維生素和礦物質不就流失

了？安第斯山脈居民可不是這樣思考，他們認為味蕾比起營養價值還更值得信賴，任何嚐起來苦澀的物質都含毒，比起營養理論，他們更相信自己長久以來對於健康的認知與知識。

阿育吠陀（Ayurveda）是世界上最古老的健康科學理論，僅依造食物的口感和食用的作用分類所有的食物。強調如果身體能接收甜、酸、鹹、辣、澀、苦六種味道，將會刺激身體本身產生許多重要的營養物質，並因此保持生理機制平衡。人體的味覺是最天然的標準，準確判斷哪些特定食物對身體有益。舌頭上的味蕾能隨時反應身體的現況和變化，因此味覺是一種最本能的反應機制並掌控身體對健康食物的需求度。

味蕾之於苦味非常敏感，任何一點絲毫的苦味物質都逃不過。原因之一，在於帶苦的食物可能含生物鹼且可能有毒。毒素一旦積聚在血液，身體會需要靠一種苦味淨化解毒劑或藥物才能重新恢復其平衡機制；有助清血的藥草或是茶葉喝起來都帶點苦澀味。人體之所以能接受巧克力、咖啡、茶和啤酒的苦味，是因為我們說服自己接受這種味覺或是用糖覆蓋這一味道。這類食物或飲料之所以在短時間內大受青睞的主因在於其含有嗎啡化合物，這種物質會導致人成癮。所多帶有些許苦味的食物包括生菜、花椰菜和綠葉蔬菜等，但這些苦味均透過植物本身的天然甜味相互中和，是一種碳水化合物本身組成的糖分，因此食物雖然有排毒的作用卻不會傷害身體。

南美洲的印度原住民只有在食物短缺時才會食用馬鈴薯。但食用時會先以高嶺土混合均勻，這種取於自大地的特殊黏土能有效吸收馬鈴薯中殘餘的各種毒性物質，破壞其原本的結構。這一過程自然也會去除食物中的維生素和礦物質成分，但對印度原住民來說卻無損其健康。高嶺土是一種常見的民間用藥，世界各地許多民族都會使用，其成分可用來吸收因細菌感染造成腹瀉所產生的毒素。

居住在曠野中的原住民同樣也會將食物事先烹調。不同的植物、種子或根莖食物都必須經過特定的事前準備工作後方能食用。某些根莖類植物，可能會先去皮然後浸泡半天時間，再經過燒烤30分鐘後才食用。有時候，精心準備食物對原住民文化有著重要象徵意義，代表將食物中天然的有毒物質或植物中的抗體去除，並以身體作為抗原反應的場所。

其實動物也會事先處理牠們的食物。舉例來說，牛會經由反芻機制重新

咀嚼消化已經由胃部處理過的食物，確保毒素完全移除前，血液不會吸收到花、穀物或草中的成分。鳥類的甲狀腺腫機制可以用來先浸泡（發酵）穀物，最後才交由胃部肌肉進行「咀嚼」。兔子也有其特殊生理機制協助應付有潛在危險的食物，牠們會吃自己的部分排泄物作為二次食物吸收的方式。

低養分食物──生存的關鍵

花費時間準備和烹煮食物似乎和保留食物應被攝取之天然狀態和營養物質完整性的觀念相互違背。如果真是如此，數千年便居住在地球上的人在缺乏足夠維生素和礦物質的飲食原則下，如何能好好活著？肯定是因為他們的消化系統僅攝取到極少量的毒素，因此即便食物中只有少許的營養成分也足夠他們維持生理健康機轉的效能，其餘部分則由身體自行生成。

據了解，人體有八種不同的方式可生成鈣質，包括利用碳酸氫鈉（消化系統內的產物），其他礦物質和某些酵素進行合成。身體就像是個大工廠，能夠自行製造礦物質甚至維生素。即便有任何物質無法自行製造，腸道中數兆的益菌也能協同生成。無論身體需要何種複合營養素，都能從最簡單的食物中自行生產。這一觀點或許也解釋何以有些北墨西哥部落居民，可以長期僅食用玉米（主要都是澱粉）和少許豆類，卻仍維持其健康體態並比所謂「吃得好」的地區居民更健康窈窕。無庸置疑，他們的消化系統一定相當複雜且有效率，才能協助身體從玉米（和豆類）中生成生理所需物質。相形之下，自認為「吃得好」的身體卻無法產生這般效能，甚至於「遺忘」該如何製造出必需維生素和胺基酸。

全食物生食確實能提供身體大量維生素，且如果土壤透過自然施肥的方式富含礦物質的話，人體也能確實吸收這些成分。但這不表示我們一定得完全並大量以生食的方式進行攝取。採行生食後所產生的能量和活力並非因為維生素攝取量增加，而是因為突然提振的人體免疫系統試著抵抗食物中大量湧入的酶抑制劑和抗體所致。同時間，消化系統變得更為依賴大量的維生素和礦物質攝取。一旦食物中不再含有這些成分，身體便開始出現維生素缺乏或礦物質缺乏症狀，也是另一種所謂消化能力不好的情況。人體天生的消化系統特點是較為懶惰的模式，完全可以依賴最基本的營養攝取便可支撐內部

所需的大量能量生成。

　　我們之所以能夠安全無虞的吃生菜沙拉，完全是因為身體已經改良了這些植物和蔬菜中的天然抗體。所以這些生菜沙拉對人體而言較無毒性，但卻也讓這些植物更容易受到各種昆蟲、蝨子、臭蟲、甲蟲、蝗蟲、真菌和惡劣氣候條件的攻擊。為了幫助植物對抗難以數計的各種可能天敵，於是在植物中添加了人工合成的毒藥（殺蟲劑、農藥、化肥等），以彌補原本流失的天然抗體。我們徹底削弱了植物的免疫系統，且沒有化學方式的幫助，大多數耕種的作物是永遠無法安全達到熟成階段。

　　相反的，野生成長的草藥保留其完整的自身免疫力，深知如何和環境共生存。它們含有強效的藥用物質，是任何其他植物中的抗體所無法比擬。如果是透過栽種的方式，並改變其原先的天然的環境和氣候，這些藥用特性的功效也會大打折扣；作為醫療用途的價值也相對折損。這些藥草本質上其實已經不具備治療功效，頂多作為家庭用的辛香料。

穀物的祕密

　　如果豬吃進太多的穀類食物作為飼料的話，會減緩其生長速度。相比之下，以同樣的糧食餵養牛，因其胃部具發酵功能則較無此問題。穀物含有多種物質，可能會降低人類和其他動物吸收礦物質、微量元素和維生素B1的能力。穀物同時會阻礙人體內消化酶分解蛋白質。特別是小麥中含有會干擾脂肪消化之 成分，主要是透過阻斷胰腺內脂肪酶的方式。我們的祖先長久以來便以大量的豬油或烹飪油烹煮各類穀物餐點，其比例通常為1:1。這就是為何有些人搭配少許油脂和白麵包和其他小麥類製品後，體重反而上升的原因；因為脂肪代謝的過程中遭受干擾。

　　每一種穀物都有其特定的抗體和酵素抑制劑，會干擾消化或是降低正常細胞的生長速度，這情況對成人和小孩都一樣。這些天然毒素最常出現在所謂最「珍貴」的穀物成分，像是小麥胚芽和最外層的麩皮底下。麩皮本身為木製，儲存許多矽酸鹽，並含有與蛋白質結合之單寧酸。這些蛋白質腐敗會產生不良氣味的氣體、氨和毒素。如果吃了生的穀物麥片，這些氣體幾乎可以「炸破」一個人的腸道。

　　即使全麥麵包現在也變得愈來愈不容易消化，尤其是傳統的烘焙方式經過現代化改良，講究省時和省成本。幾千年前人類變嘗試模仿牛的胃部發酵穀物的過程，將揉好的麵糰放置至少20小時，好讓穀物中的成分能完全分解發酵，消除對人體有害的抗體、生物鹼以及其他無用的養分。傳統烘烤過程中又多了發酵的機會，能揮發剩餘的毒藥。

　　現代化的快速烘烤方式混合了化學物質以縮短發酵時間，但也因此無法讓穀物中的毒素有效分解。使用酵母則會完全抑制了天然破壞機制。結果是，麵包雖然嚐起來很好吃，但卻變得更難消化且容易脹氣。某種程度上，這種穀物似乎也成了一種瀉藥。多數人食用了未煮熟的全麥穀物、市售全麥麵包或添加些許麥麩後，發現排泄變得比較正常。這無疑是個絕佳解決便祕困擾的好法子。儘管如此，這種突然的改善其實只是人體企圖盡快消除小麥產品中所含的有毒抗體成分。這觀念實在不應該與提振身體自動排便機制相互混淆，因為這只是一個正常的免疫反應。如果這樣的刺激方式一直持續，就有可能導致腸躁症、腹瀉、克羅氏症或結腸癌。

　　完整發酵麵糰的另一個直接好處，是發酵過程中能幫助多種天然抗生素有效生成，以抵抗黴菌微生物。這些成分也能保護腸道壁受到刺激。市售全麥麵包和早餐麥片自然不含足以對抗黴菌的天然成分，間接也讓這類食物變得較不健康。普遍來說，過敏也是攝取這類食物後的一種結果反應。

　　世界上多數的文化千年以來都食用白麵包多過全麥麵包，這也說明了老祖宗的智慧，因為全麥類的食物對人體有潛在危險性。古埃及會將磨好的麵粉再過篩一次。即使是2,500年前的希波克拉底也曾說，白麵包的營養價值更好且古羅馬人也偏好食用白麵粉。然而吃得太多，會有便秘的問題。法國的烘焙業避免選用麥麩達好幾百年，而經過二次處理過的黑麥也賦予麵包

警告

多數市售（商業生產）的麵粉都經過漂白和加工處理，以便延長保存期限並便於烘培。有些添加的成分並無大害，但有些則可能有直接危險性且導致癌症、心臟性疾病和糖尿病，最好避免加工過的麵粉類產品。

較深的色澤，大麥則通常會先烤過後才食用，燕麥也必須先煮熟不然會有苦味。煮燕麥片燕麥粥前，最好先浸泡過夜，這樣烹調出來的成品對胃才好；而白米很顯然地需先煮熟後方能食用。

自己烘焙麵包

如果你熱衷於自製麵包，可自行培養酵母。拿些許有機小麥麵粉，不限種類，加入蒸餾水後在瓶口上面放置些許紗布，將瓶子置於露台或是溫度高於室溫處。約莫三到六天後，會飄出帶點麵包或啤酒的氣味。成功培養酵母後就可以開始揉製麵糰做麵包。或是選用有機發粉，將發粉泡點水，一樣在瓶口上覆蓋二至三層的紗布（跟先前所述一致），將罐子放到通風良好處擺置幾天到一個禮拜，並使用發酵過的水作為酵母。

營養不單是食物中的成分，天然的食物也會含有植物毒性抗體（注射後變成抗原），這一點是吃全食物時應特別注意的事實。阿育吠陀早在六千年前便深知植物潛在的危險性，主張事先處理和料理食物是相當重要的觀念。百萬年前人類便利用炭火煮熟食物，藉此讓食物更好消化並移除任何毒性物質。混合性的飲食內容，包含各種生鮮有機栽種的生菜、水果、烹調過後的蔬菜，其他各種主食如米、麥跟其他穀類食物，還有豆類植物等，這些都能適合所有體質的人選用。

如先前所提到，火能體質者因為其天生的阿格尼機能或消化能力較佳，比起其他兩種體質者更適合食用生機類的食物，尤其是在夏天。風能和水能體質者最好選擇熟食和溫熱的食物，因為其天生體質偏寒冷。水能體質者的阿格尼機能在吃到生冷食物後會變得更為低落，風能體質者因阿格尼機能變化較快而可能出現便祕、緊張和沮喪的情形。無論屬於何種體質，試著順從自己的直覺並聆聽身體時時刻刻發出的訊號。說不定某天，吃了巧克力棒的隔天突然感到頭痛；或是吃了水果或沙拉當消夜後，隔天一早發現整個人懶洋洋且易怒，這多是因為夜晚時分食物在腸道發酵的後遺症所導致。說到底，只有自己最了解自己。

如果感到自己某天偏好吃生食或無經過事先準備的食物，可能意味體內需要自我排毒。無論如何，傾聽身體的訊號，不論是舒服或不適。假使有天你開始對這些食物感到反感，不妨趕緊回復混合性飲食內容，這是身體正在

發出警訊說它已經無法繼續承受這麼多的毒性物質和刺激性抗原。許多利用生鮮蔬菜或果汁調理的精力汁確實幫助不少人提振其免疫系統，挽救他們的生命。這些蔬果汁能幫助經年累積在腸道中的毒性廢棄物排除，而當身體發出不適的訊號時，也是通知要注意這些抗體已經開始破壞腸道環境，應該停止繼續排毒計劃。

　　身體需求、情緒狀態、行為外顯、消化能力、環境因素、地理條件及許多其他因素都會影響自己想要吃什麼食物、多少分量和身體每日所需之成分。人體無法依靠單一種能量供給便可驅動自如，生理機制無時無刻都在變化，症狀也都隨時不同。學習信任身體的智慧和天性，挑選出當下最適合的食物，而不是受限於後天限制的營養理論和原則，如此才能攝取到對身體最好的養分。

牛奶的爭議

牛奶適合人類攝取嗎？

　　牛奶的好處在過去幾年來備受爭議，主要是因為牛奶其實有許多造成人體不適的負面影響。愈來愈多衛生工作者表示，病患對乳製品有過敏反應，或是對含乳成分之產品有不耐症。濕疹、哮喘、偏頭痛、便祕、花粉症、關節炎、胃病、淋巴水腫、心臟病和睪丸癌都和經常攝取乳製品有關連。

　　最近的一個案例是一名從五個月大就患有哮喘的男孩——堤姆，他的雙親帶著堤姆前來看診時他正好滿11歲。先前的治療方式主要運用三種不同的醫療用藥，包括可體松和吸入器。男孩的病情一直持續惡化中，且出現皰疹和其他高毒性反應的症狀。堤姆前來看診前六個月恰巧感冒，並理所當然地服用抗生素。從那時候，他的肺部就出現嚴重的積腫現象，堤姆經常覺得疲

累且無法跟同學們嬉鬧跑跳。經運動學肌肉測試後，證明堤姆對牛奶或乳製品有嚴重過敏傾向。在跟堤姆的父母確認後，得知堤姆自五個月大後便改以嬰兒配方奶取代母乳。

堤姆的氣喘問題來自於其體內缺乏分解牛奶蛋白質成分之能力。這些無法分解的蛋白質碎片造成強烈的免疫反應，加劇肛門至肺部粘液薄膜作用。堤姆長期的慢性不適症完全出自於攝取大量的動物性蛋白質如牛奶和乳製品，因此當他開始避免這些食物之後，氣喘和皰疹的症狀也逐漸和緩且再也沒有復發。

會不會是因為專給小牛喝的牛奶，就跟母貓的乳汁一樣只能給小貓喝呢？想一想，我們有可能用狗媽媽的母乳取代自己的母乳餵養嬰兒嗎？狗母乳中的營養成分比例無法滿足人類所需，相對的，牛奶中所含的蛋白質是人體所需三倍，鈣質則多達母乳成分中的四倍之多。無論在哪一個年齡階段，這些成分都超出人體的生理需求。

畢竟牛奶中的鈣質和蛋白質成分主要是為幫助長得比人類三到四倍大的小牛成長所設計的機制，如果我們改以母乳餵食小牛的話，會導致小牛無法順利長大甚至死亡。相反的，初生嬰兒初期比起小牛其實更需要攝取碳水化合物；而牛奶中所含碳水化合物成分卻僅有母乳的一半。另一方面，小牛比嬰兒需要攝取更多鹽分；可以想見，牛奶中所含鹽分也比母乳多出三倍。許多原本居住於亞洲、非洲、澳洲和南美洲的人，並未將牛奶作為人體獲取營養的食物來源。

哺乳類動物斷奶後，即使飢餓或口渴時也不再以攝取母乳的方式覓食。然新生嬰兒如經母乳餵食14至18個月後，開始可選擇以其他天然且合適的副食品的話，有三分之二的人會傾向停止餵哺母乳。攝取牛奶的嬰兒通常看起來較為浮腫、臃腫或肥胖，這對一個約一歲大的嬰孩來說並不好，因為這些無法完全分解的牛奶會在肝臟中累積結石。許多嬰兒會因疝氣、脹氣和腹脹不適而經常大哭和造成睡眠失調問題。其他問題還包括扁桃腺炎、耳朵感染、呼吸困難、過多黏液分泌和常分泌唾液。

《素食的營養：純淨簡單（*Vegan Nutrition: Pure & Simple*）》一書的作者克拉伯（Michael Klaper）醫師曾如此描繪有關牛奶爭議的論述：「人體根本不需要攝取牛奶，就如同我們不需要攝取狗、馬或是長頸鹿乳一樣。」

牛奶引起的骨質疏鬆症

　　既然牛奶不耐症在西方已經成為各個不同年齡層的健康疑慮，許多營養師和醫師都開始質疑牛奶，認為其對人體而言也許不是好的天然食物來源。

　　牛奶是種含有大量黏液成分的食物，且會刺激和阻塞腸胃道。長期攝取後會造成腸膜中包覆大量硬化且不透水的物質，造成骨骼形成所需之鈣、鎂、鋅的養分吸收不易。基本上，任何天然的藥物都無法順利完全治癒生理問題，如果一個人的消化系統一直因為牛奶或乳製品而處於壅塞狀態；這些藥物就無法穿透堅硬物質並進入到腸道內膜中。

　　許多人因不迷信於牛奶的好處，因此沒有喝牛奶的習慣。而假若你有骨質疏鬆症或骨關節炎等問題，不妨考慮下面所陳述之事實：

- 牛奶或許含有較高鈣質成分但卻相對含較少的鎂，其鈣質養分也因此較難被吸收。對某些人或特定體質者，多餘鈣質會轉而沉積於不需要的部位，因而造成骨骼和身體其他部位的鈣化現象。

- 牛奶中的鈣質大部分由牛奶中的化學成分酪蛋白組成，對人類腸道黏膜是相當粗糙且難以消化的成分，而牛奶又比母乳含多達300倍的酪蛋白成分。如想吸收鈣質的話，光六到八顆的杏仁或一茶匙的糖蜜都比喝一公升的牛奶還多。

- 牛奶中的磷含量甚至比鈣質還多。為了代謝這些高含量的磷成分，身體需要更多鈣質的協同作業，因此不得不從骨骼、牙齒和肌肉中萃取。進一步造成身體的這些部位出現鈣質缺乏的現象。為了補償這些突如其來的鈣流失，身體又會進一步自行生成這些成分。如前所述，人體有各種方式可自行製造體內最被需要的礦物質。如果人體完全依賴由體內自行生成的鈣質，世界上將會有80%的人口年近30歲後便失去三分之一的骨骼組成。因為生理自我約束的機制，人類才得以生存，即便所攝取的鈣質養分如此稀少；甚至於喝蒸餾水長達幾個星期也不會造成鈣質缺乏的疑慮（蒸餾水會造成身體流失鈣）。然只要攝取乳製品達一段長期時間，體內經補充所能保留的鈣質會比流失速度還快，最後造成骨骼組織的損壞。

- 牛奶中蛋白質所含之含硫胺基酸總量比植物性蛋白質多出三倍。定期

　　攝取牛奶和乳製品會導致血液酸化，若身體此時未動員大量的礦物質以保護其免於酸化死亡。長久下來，這一緊急保護措施會導致組織和器官處於礦物質低落的狀態，最後出現酸中毒反應。

　　過量儲存於結締組織和微血管基膜的牛奶蛋白成分，會降低體內必需礦物質和維生素成分的擴散機能。這將導致組織中的營養物質持續消耗，尤其是構成骨骼和關節的重要成分。

　　牛的骨骼和牙齒終其一生都是相當強壯堅硬的，它們主要從牧草中獲取所需鈣質。大猩猩、大象和其他動物也不會患骨質疏鬆症。這些動物偶爾會舔石灰岩，當然這還不足以提供牠們建立和重建骨骼所需的大量鈣質成分。假使牛奶所含的鈣質成分真的這麼好且重要，這些需要大量鈣質成分的動物們的生理機制應該天生就會具備且終其一生都需持續吸收母乳才是。結果卻相反，這些動物們僅有在出生之初才需要依賴母乳為生。

　　人體需要大量分泌膽汁以消化全脂牛奶，太常飲用牛奶會消耗肝臟中的膽汁分泌能力，攝取低脂牛奶甚至會讓情況更惡化。低脂牛奶的確減少了膽汁消化牛奶中脂肪成分的工作量，但牛奶蛋白質如果缺乏高含量脂肪成分，會變得更難以消化吸收。進一步解釋，鈣質如缺乏足夠膽汁將無法有效分解和吸收。大量未經消化的蛋白質增加體內酸性成分，且未經使用的粗糙奶鈣質也會導致關節、動脈和腎臟鈣化。這會讓含低脂肪的蛋白質食物對健康造成傷害。

　　綠色的蔬菜葉比全脂牛奶還多出四倍的鈣質含量，而杏仁、黑糖蜜、芝麻、花椰菜、巴西堅果、小米、燕麥和柑橘類水果的鈣質成分也相當高。這些食物中所含的鈣質成分均能被人體的消化系統完整吸收，維持良好的消化功能。骨質疏鬆與骨關節炎基本上腸道嚴重阻塞和不均衡飲食/生活方式所導致的代謝紊亂，且幾乎跟所謂的鈣攝取量不足毫無關連。非洲國家的人幾乎沒有骨質疏鬆症的問題，因為這些發展中國家的人較少攝取蛋白質之故。

攝取牛奶與糖尿病和過敏有關

　　早期有關糖尿病的研究發現，胰島素依賴型糖尿病病發機率與喝母乳有

關。喝母乳越久的小孩，長大後罹患糖尿病的危險性越低。這一論點後來雖有進一步的修訂版本，但研究仍發現喝牛奶的小孩比起喝母乳的孩子更容易成為糖尿病患者。更精確的研究顯示，糖尿病患者血液中大量含有某種特定的蛋白質抗體。糖尿病被視為一種「自體免疫性疾病」，也就是說身體下意識引導抵禦機制攻擊自己。用以試圖攻擊的特定蛋白質成分其實就是牛奶中的乳清物質。因為牛奶中的蛋白質在人體結締組織中變得過多，身體免疫細胞（白血球）就會啟動攻擊和消滅行動以自我保護。這種免疫系統會反應在組織周圍細胞出現發炎（自癒的必要過程），屬於正常反應因此不該被誤為是自體免疫疾病。

自從牛奶被用來製造乳酪後，乳酪製造過程中所丟棄的乳清物質遂成為豬的主食。這一觀念在科學家發現乳清成分優點後更被大肆宣揚。由於沒有人發現這一個「珍貴」的成分早已進入食物攝取鏈中，開發國家中過敏人口也就自然而然的「剛巧」大幅成長。科學家們發現，牛奶中的 β-酪蛋白（一種特定的蛋白質）會引發免疫反應，換言之，抗原的交叉反應是引起過敏性反應的主因。過敏其實是人體為對抗某種被視為威脅到健康和生存的物質，所引起的保護反應。

今日，上百萬居住於西半球的人口飽受因牛奶或含奶粉、乳清製產品所引起之過敏反應所苦。或許這也是為何世界上多數人口都避免飲用牛奶的原因。當前於已發展國家非常流行的「過敏疫情」，絕大部分可能與「神奇食物」乳清被大量運用在各種食品有關，包括兒童食品、445種的新鮮乳酪起司、即食湯包和減重食品等。只要我們一天不回歸到攝取簡單天然的食物，我們無時無刻都無法避免攝取到牛奶蛋白食物。

小心牛奶中的荷爾蒙

牛生長激素（BST）是一種用以刺激牛奶分泌提高20%至30%產量的東西。在美國，牛生長激素是美國食品藥物管理局於1994年開始授權使用的激素。這無疑允許農夫們合法使用這種頗具爭議性的激素來飼養牲畜。而這一授權機制同時由美國史上未曾聽聞的新設立標章規範所管理。傳統的乳牛牧場禁止標示自家的牛隻為「不含荷爾蒙」，但真正使用荷爾蒙的牧場卻不需

標示有使用BST激素。由於這些未受管控的荷爾蒙攝取，開始導致一連串的健康問題，愈來愈多人開始注意哪些牛奶是天然的而未使用荷爾蒙。輿論壓力漸漸凌駕於法律規範。

　　合法使用荷爾蒙的機制最後造成牛奶產量過剩，供過於需的結果也讓各工業國家銷毀大量的牛奶和奶油製品以控制市場價格，但卻無未因此關注乳牛的健康程度。乳牛分泌牛奶的份量完全取決於滿足下一代生長所需，利用荷爾蒙的方式刺激牛奶產量也造成許多牛隻生病，並因此服用大量抗生素。這些藥物毒藥會滲入牛奶和其製品。這些乳牛的乳房必須不斷的供給奶量，甚至得超過自身的能耐才能獲得休息，卻從未被仔細探討過。

牛奶對每個人都有害嗎？

　　牛奶主要是用來撫養牛隻長大，喝其他動物母乳的方式其實並不妥。

　　生態系統中，幾乎看不到有其他種類的年幼動物會向其他種類的動物索取母乳。因為攝取其他物種的母乳而出現不良反應也是理所當然。然既然牛奶會導致過敏或其他疾病，為何不是所有長期飲用牛奶的人都有相同的問題？原因之一可能是因為脂肪並未從牛奶中移除，完整保存牛奶中完整而天然的成分。一旦移除牛奶中的重要成分之一，脂肪，牛奶蛋白就無法被完整消化；因此殘留下來未經分解且具刺激性的蛋白質，會促使人體免疫系統進入戰鬥狀態以消弭這些有害物質。

　　根據我個人的臨床病例，風能體質者比水能體質者更容易消化和代謝牛奶，只要牛奶夠新鮮，全脂且事先經過高溫煮沸進行殺菌（巴氏殺菌法不同於煮沸法，前者是以高達華氏285度（攝氏141度）。風能體質者較容易對乾燥、光線和寒冷較敏感，牛奶中的黏液製造反應會幫助腸膜的潤滑，因而增加乾燥的可能性。經煮沸過的牛奶，其溫熱黏稠的狀態能安撫風能體質，產生或許對其他體質有些許負面效果的作用。相對於水能體質，健康的法塔體質者和部分前提下的火能體質者，似乎較會分泌特定的消化酵素用以分解牛奶蛋白質。

　　水能體質者，較不容易分解牛奶蛋白且會誘發過敏反應，造成強烈的刺激性黏液和鼻竇充血。水能體質的血管壁也容易因食用過多乳製品或肉類食

物，所產生的大量蛋白質反應而迅速阻塞。這也是為何這類體型者體態多較為肥胖且比風能體質者更容易出現心臟功能衰竭。

　　牛奶一旦經由巴氏高溫殺菌後，其天然的酵素成分也一併消滅殆盡。然這些酵素卻是牛奶對人體細胞最有助價值的部分。新生的小牛如餵食巴氏消毒的牛奶後六個月內便會死亡。試想，原本應該經由腸道劇烈蠕動的物質卻改用高溫消毒或殺菌過後的牛奶餵養，生理機制會因此出現多大的改變。如前所提，嬰兒喝了這些牛奶後會出現腸胃絞痛、脹氣和肥胖、黏液分泌增加、容易感冒、煩躁不安且愛哭。最好的方法是多喝母乳，且越久越好；避免搭配使用配方奶，建議用椰子奶（最接近母乳）或是杏仁漿、芝麻漿或米漿，另在孩子可以食用固體食物後搭配大量新鮮的果泥、蔬菜泥和米糊。

　　煮沸新鮮且未經巴氏高溫殺菌過的牛奶是另一個較為合宜的方法。牛奶蛋白質在煮沸過程中會轉變為胺基酸，牛奶會變得較容易分解吸收。許多印第安人僅飲用煮沸過的牛奶。他們甚至知道牛奶中的脂肪成分一旦被移除後，會對人體產生不利影響。不如蛋或肉類蛋白質，牛奶蛋白質的特性經加溫後並不會凝結。此外，許多牛奶酵素還能因此保留下來。為了殺死牛奶中的細菌，印第安人會在牛奶中丟進一個銀質銅板或銀製湯匙。銀是很好的抗菌劑。且為避免腸道黏液阻塞，煮沸前還會加入二到三小撮的薑黃或是乾薑。對風能和火能體質者而言，更有助減少牛奶中的刺激成分；巴氏消毒法對任一種體質者都不法，尤其是水能體質者，一攝取牛奶後其腸道就會馬上產生黏液阻塞。

　　冰牛奶相當難以消化。因為當冰牛奶接觸到溫暖的胃壁薄膜時，胃部神經會因為細胞緊繃或收縮而變得「麻木」或較不敏感。這會抑制胃液分泌而無法有效分解蛋白質。冰冷的牛奶更是造成許多未經消化的蛋白質導致過敏反應的元凶。酵素必須在特定的溫度環境下才能對食物發揮作用，如果溫度太低則蛋白質會被完全分解，造成黏液內膜的嚴重刺激。對於生冷食物較敏感的風能體質，通常也較少飲用冰牛奶（直接從冰箱取出）。火能體質因胃部溫度偏高，僅會因喝進冰牛奶後胃部環境的溫度稍微降低，火能體質者還算能分泌足夠的胃液以消化牛奶蛋白質；然如果飲用冰牛奶成了常態習慣後，其阿格尼機能或消化能力也會開始受到影響。

　　如果你能獲取新鮮、全脂且未經由巴氏殺菌過的牛奶，在加上是個風能

或火能體質且並沒有任何水能失調問題（胸腔、鼻子或鼻竇中含過量黏液組織），建議可嘗試上面所描述飲用牛奶的方式。如果這樣還是會導致身體黏液過多，那牛奶根本上就不是適合攝取的食物。我個人尚未遇過任何食用牛奶後不會出現腸道阻塞或刺激性反應的對象，尤其是在美國一帶。目前美國除了加州、華盛頓州和喬治亞州外，其他地區均不可販賣全脂的生牛奶，即便已經知道生乳其實比巴氏消毒和含荷爾蒙的乳品，含有更少對人體有害病菌的事實。嚴格說來，巴氏消毒和注射激素的乳品根本撐不上是優良食品。荷爾蒙刺激過程中破壞了黃嘌呤氧化酶酵素（xanthine oxidase），其改變後以較小的組成狀態進入血液中並刺激動脈壁反應機制，提供身體產生膽固醇提供保護機制。

消費者要求生乳且未經巴氏消毒的聲浪愈來愈大。根據溫斯頓普萊斯基金會（Weston A. Price Foundation）的負責人佛倫（Sally Fallon）所言，全美目前約有50萬名消費者希望能購買到生乳，許多人甚至不惜違法透過「地下管道」或各種方式，只為購買到生乳。然生乳並非完全沒有疑慮。即便這些乳牛生長於有機農場也一樣，乳牛的膀胱一直處於滿溢膨脹的狀態，日日夜夜，歲歲年年都不曾休息。一直讓乳牛處於分泌乳汁（哺乳）的狀態是一種不人道的行為。這會造成乳牛膀胱不斷處於受傷並感染發炎的狀態，以及產生許多老廢細胞（膿）。每一品脫的牛奶都會含有數以百計的膿狀物質，尤其是年紀越大的乳牛。這一點和牛奶是否為生乳亦或巴氏消毒無關，因為這些老廢細胞都會存留在牛奶中。由於死掉的細胞容易滋養細菌，而未經高溫消毒的生乳因此容易成為細菌汙染的溫床。

2007年7月，美國農業部（U.S. Department of Agriculture）檢測了21州共達861間農場的生乳品。根據報導，幾乎四分之一的生乳樣品均含有致病的細菌量，包括5%的李斯特菌、3%的沙門氏菌和4%危險性較低的大腸桿菌含量。姑且不論這些細菌汙染的數值多寡，任何一種牛奶都有其各自的危險因子。再次提醒，如果並不確定牛奶對於自身健康的益處，先試試肌力測試，身體或多或少會提供些線索。又或者試著觀察早上喝過牛奶或是前天吃過乳酪起司之後，舌頭的外觀變化，如果舌頭表面佈滿白色物質，最好停止攝取牛奶或乳製品。舌頭上的白色物質表示腸道黏液已惡化，且導致消化系統的激烈反應作用。以我自己為例，小時攝取大量全脂生乳和奶酪後，導致身體

飽受幼年類風濕關節炎之苦，以及便祕、淋巴阻塞、心臟病、貧血和許多膽結石累積在肝臟和膽囊中。自從戒掉動物性食物後，身體便開始恢復正常。

　　　　從許多面向而言，純素者比起蔬食者或非素食者享用同樣甚至更好的健康身體。

——T. 柯林 坎貝爾（T. Colin Campbell），康乃爾大學營養系博士級教授

阿斯巴甜和其他的甜味劑兇手

　　阿斯巴甜主要作為低卡可樂、低卡百事和其他各種低卡食品的甜味劑。曾擔任一家重要製藥公司CEO的唐納德 拉姆斯菲德（Donald Rumsfeld），在雷根總統執政期間企圖將這一劇毒的物質引進到零售市場中。他動員了其政治影響力，推翻美國食品藥品管理局的毒物報告中，原本認定阿斯巴甜為致癌物甚至是導致腦腫瘤的危險食物名單。1996年，美國美國食品藥物管理局終於公布96種阿斯巴甜的副作用，包括癲癇、失明、肥胖、睪丸癌、乳腺癌與腦腫瘤、性功能障礙和引發死亡，共計一萬名的消費者投訴。

　　透過詞藻華麗的廣告宣傳，世界上大多數的人都認為阿斯巴甜以及其他人工甜品只是一般且無害的食品添加物，幫助維持曼妙身材或避免體重增加之餘，還能讓食物吃起來有甜味。然這種人工甜味只是研發用來增添味覺口感，且這種藥物性作用其實會讓身體更加渴望碳水化合物的攝取，讓人更易肥胖。

　　而現在，阿斯巴甜甚至成為專利藥物用以治療鐮狀細胞性貧血疾病，但這一物質根本是造成這一疾病之外許多病症的主因。馬尼恩研究員發現，單份劑量的阿斯巴甜能降低血液中鐮狀細胞的數量。阿斯巴甜會代謝成甲酸，一種會在細胞間快速移轉的水皰毒物並造成其死亡，並會在體內留下死掉的

水皰組織。

　　阿斯巴甜是一種協同甲醇中毒物。食用阿斯巴甜後生出的後代，會因其甲醇成分出現嚴重性先天缺陷和重大發展障礙如自閉症、注意力缺陷等病症。打從1950年代，阿斯巴甜、味精和氟化物開始進入青少年的飲食中後，這些會破壞免疫機制破壞的食物也導致高中生平均智力降低10%。

甜味劑代價高昂

　　阿斯巴甜、蔗糖素（Splenda®）和糖精為最常使用的人工甜味劑，廣受擔心體重過重和減肥者的歡迎。他們相信這些人工代糖不僅對身體有益，且深深認為這些甜味劑既可以滿足嘴饞又不至於發胖。然堆積如山的鐵證已證實人工甜味劑會危害健康，導致腦部受損以及其他神經系統性疾病。

　　英國使用人工甜味劑的總重量從1988年的615,000噸攀升到1993年的1,801,000噸，五年之內阿斯巴甜的成長率高達3.7倍，糖精使用量則增加了2.5倍。美國的情況更糟糕。人工甜味劑的巨幅增長量更是與甜味本身的甜度高低呈現正比。糖精比起一般砂糖甜度高出400倍，也比阿斯巴甜多出兩百倍，而蔗糖素的甜度約介於兩者中間。最近開始販售的紐甜代糖的甜度更是如其名的甜味十足，因此又稱為「終極阿斯巴甜」。

　　既然英國政府並未規範並視阿斯巴甜和三氯蔗糖為無毒且安全的，這些人工代糖也順利成章地潛入食品供應鏈，大量出現在飲料食品中，以及兒童食用的果凍、甜品以及各式各樣的糖果、布丁、豆子和即食義大利麵。

　　市售的阿斯巴甜品牌包括NutraSweet、Hermesetas、Gold Choice以及Canderel，幾乎被用於全美約達14,000種食品，和英國與其他歐洲國家的產品中。這些產品從果汁、低卡汽水、冷凍糖果、茶或咖啡用的替帶甜味劑、即溶早餐、口香糖、沖泡可可包和其他飲料、醫療藥品、乃至於優格都有。

　　英國政府要求在標籤上採取明確的警告標語（既然安全又何必警告？），但僅有少部分的製造商會遵守這些規範，認為這種警示標語會讓消費者購買時產生混淆。但對消費者而言，無法明確分辨那些食品含有阿斯巴甜或三氯蔗糖才是更讓人混淆的訊息。

　　一項由BBC2電視公司所製作的電視節目「金錢計畫（Money

Program）」曾揭露，有超過40%的消費大眾並未預料到人工甜味劑會應用於果汁和飲料產品，甚至食物中。但在今日販售於貨架上的飲料中，很難不發現人工甜味劑的存在，即便是那些宣稱「無糖」的飲料。許多看似完全天然形象的品牌，事實上都含有人工合成的甜味劑。歐盟已經開始敦促業者詳盡標示飲料中「含甜味劑」，但調查顯示有超過50%的消費者經得知後，會從此不再購買這類商品。

同樣的現象也出現在蔗糖素，由Splenda公司生產的甜味劑。在討人喜歡的甜美味道包裝下，其實是一個如科學怪人般醜惡的食品添加工業的研發產物，是一種由氯化糖分子所組成的甜味劑。

氯分子實際上會囤積在體內脂肪中，且可以潛伏在體內多年後才展現破壞力。善品糖（Splenda）是種合成物質，且運用如DDT殺蟲劑同樣成分的氯化物質，這種物質會導致自體免疫性疾病（因身體的天然機制會攻擊並中和這類毒素）。蔗糖素或善品糖並不安全。在有關善品糖的最初研究報告中亦顯示該甜味劑對許多健康的負面影響。

善品糖中所使用的蔗糖素尚未被多數歐洲國家認可使用，還在觀察名單中。有關蔗糖素對人體安全的實驗報告非常少。在一個有關糖尿病患的小型實驗裡，使用甜味劑的糖尿病患者，其糖化血紅蛋白（HgbA1c）指數顯著增加，表明血糖水平持續偏高的跡象。根據美國食品藥物管理局指出，糖化血紅蛋白增加會妨礙糖尿病情控制。在動物性研究中，蔗糖素都會造成大小型老鼠和兔子的各種健康問題如：

許多歐洲國家已開始禁止使用人工甜味劑。動物實驗結論發現蔗糖素會導致膀胱癌，而另一份羅曼茲基金會（Ramazzini Foundation）近期有關阿斯

➤胸腺萎縮（高達40%的萎縮率）	➤紅血球數量減少
➤肝臟和腎臟腫大	➤妊娠週期延長
➤脾臟和胸腺的淋巴濾泡萎縮	➤妊娠中止
➤盲腸重量增加	➤胎兒體重和胎盤重量降低
➤生長速度減緩	➤腹瀉

巴甜的研究，證實阿斯巴甜會造成所有癌症（淋巴瘤、白血病和乳腺癌）對甜分攝取的依賴性，尤其在考量一般人飲用低卡軟性飲料的份量後。這項研究發表刊登於名為環境與健康展望（EHP）的同儕評審期刊中。其刊物的公

正性再次證明先前由羅曼茲基金會所發佈，有關阿斯巴甜在動物性實驗中會導致癌症的研究結果正確無誤。

歐盟食品委員會相當關心孩童攝取過多人工甜味劑的問題。英國政府於1990年代宣布，每公斤體重每日攝取2.5毫克的蔗糖素為安全劑量；時自今日，每人每公斤平均會攝取到14毫克的蔗糖素或含有該甜味劑的食品，可見多數人每日每公斤單位會攝取到的蔗糖素多達20毫克或更多。長期食用甜味劑後，許多孩童和成人都開始「認定」每一種食物和飲料都應該嚐起來非常甜，這是人類天生生理中原本沒有的機制。自然的原味被蒙蔽，消費這些產品更淪入願意支付費用以品嚐這些「甜美陷阱」的輪迴。

仔細瞧瞧這些人工甜味劑的成分。以NutraSweet人工代糖為例，其中含有甲醛，左旋苯丙胺酸（L-Phenylalanine）、乙醛、苯甲醛（Benzaldhyde）、甲烷、二甲、丙酮、乙烷、丙烷、苯（Benezene）、多聚甲醛、左旋天門冬胺酸（L-Aspartic acid）、噁唑羧酸（Oxazolidine carboxylic acid）以及許多更致命的化學物質。即使不認識上述的任何一種毒性物質，下次喝到任何含有紐糖、阿斯巴甜或蔗糖素成分的飲料時，也請記得這些甜分中完全不含任何天然成分。這些化學物質沒有一個對人體吸收有益，光是甲醛這一物質就是導致癌症的主要兇手。

政治與道德規範的角力

幸運的是，一項有效的抵制力量終於界入並採取行動有效預防這些有害物質造成進一步傷害性。2004年4月6日，加州三個法院針對12家公司分別提起訴訟，控訴其使用或生產人工甜味劑阿斯巴甜作為產品的甜味來源。提起的訴訟法院分別位於加州的沙斯塔、索諾瑪和巴特郡。該訴訟最後判決食品公司欺詐和違反向公眾銷售產品的保證誠信，這些產品包括健怡可樂、低卡百事可樂、無糖口香糖、弗林特斯（Flintstone）維生素、優格和兒童用阿斯匹靈。因為這些生產者清楚知道阿斯巴甜的甜味劑含有神經毒素。雖然這樣的訴訟可能會持續多年，但這些判決也提高了消費者對其欺詐行為的意識，尤其是對一般較無戒心的醫藥、醫療和食品行業。阿斯巴甜是一種毒品所偽裝的添加劑。會與其他藥物產生相互作用，與味精結合後會出現協同效應和

添加劑作用，為化學超敏化劑。回溯至1970年一份有關天門冬胺酸的研究，該物質占阿斯巴甜40%的成分，發現其會引起實驗鼠的大腦病變；此外，阿斯巴甜引起的血清素損耗也與行為和精神問題相關。攝取阿斯巴甜會產生頭痛、記憶力減退、肥胖、睪丸癌、乳腺癌和腦腫瘤、癲癇，視力減退、昏迷和癌症，甚至會惡化或出現許多疾病的症狀如纖維肌痛、多發性硬化症、狼瘡、注意力缺乏過動症、糖尿病、老年失智、慢性疲勞和抑鬱。

　　美國食品藥物管理局檔案室中保存有關阿斯巴甜的副作用資料。1995年，在〈美國資訊透明法（Freedom of Information Act）〉的規範下被迫公開92種阿斯巴甜所導致的疾病症狀，共多達一千多名的受難者資料。到了1996年，美國食品藥物管理局拒絕接受任何申訴，並否認曾有這份資料的存在。1980年的9月30日，在美國食品藥物管理局調查委員會否認曾批准阿斯巴甜作為食品添加劑的請願書。1981年，新上任的美國食品藥物管理局局長海爾斯（Arthur-Hull Hayes）不顧反對聲浪和當局規定，執意核准阿斯巴甜可加入乾糧食品中。根據1985年的國會記錄，當時塞爾實驗室（Searle Laboratories）的首席執行官拉姆斯菲德（Donald Rumsfeld）說，他會動用各種資源促使合法使用阿斯巴甜。當時拉姆斯菲德正好是雷根總統的過渡閣員小組成員之一，正式登上政治舞台後，雷根正巧任命爾海斯於美國食品藥物管理局的職務。在那之前的16年來，沒有任何一位食品藥物管理局局長願意核准阿斯巴甜上市。

　　1983年，阿斯巴甜可合法使用於碳水化合物飲料；今日，更可以在超過5,000種食物、飲料和藥物中發現其蹤跡。

甜味劑為何會讓人發胖

　　一份美國針對8萬名婦女進行的著名研究顯示，經常食用人工代糖的女性比起未食用者，每年增加較多體重。該研究更令人驚訝的發現，是人工甜味劑的普遍程度以及其他甜食或甜品類產品更是大幅增加。換言之，吃越多的人工甜味劑會讓人想吃更多食物，當然也就越符合人工甜味劑中增進口感的效果。

　　證明這種食品毒藥會增加體重的相關數據非常多。美國普度大學

（Purdue University）進行的研究表示，食用人工甜味劑的實驗組成員比起食用一般添加糖者，會多攝取三倍的卡路里熱量。根據該項實驗，雖然食用一般添加糖對任何人的健康都無益處，但相比之下，吃一般添加糖的人還是遠比吃人工甜味劑者較不會發胖。

　　許多專業醫生都會建議減重患者改選擇低卡飲料和人工代糖等幫助減輕體重，但事實是這些副作用反而會讓患者更想攝取熱量，並更依賴無益身體的碳水化合物食物。自從低卡食物和飲料問世並大受歡迎後，肥胖症變得有如野火般到處流行。下面的說明或許能解開這團迷霧。

　　人體本身具有自我調解機制，彷彿溫度計般能測量每一次進食後所獲取到的總能量（或熱量）。當身體已經從食物中獲取足夠能量時，我們的嘴巴、胃、腸道和肝臟就會發送訊息到大腦，告知身體能量需求已達標準；最後神經系統會分泌停止進食的激素。傳遞飽足感這一訊息非常重要，缺乏這種機制，人體會不斷進食且無法感到滿足。假設，其中一餐所攝取的食物僅含有極少的能量或無法達到身體機能所需標準，身體會本能性告知下一餐的進食量必須增加，如此身體才能補充不足能量之部分。同樣的情況也會發生消化能力低下，且又未能從食物中獲取到足夠身體能量所需的人身上。

　　另一方面，當其中一餐吃進比當時體能所需還多的熱量時，生理會主動在下一個用餐時間減少攝取份量。身體會努力維持每一個體的上限或能量分布需求標準值，盡可能處於平衡和正常狀態。每當刻意減少食量，企圖降低身體能量所需的正常值時，身體會發送訊息要求隔天要補充更多食物，一再重複循環。這會導致慢性暴飲暴食，迫使過多低熱量的食物進入腸道。由於身體無法有效消化吸收這些低熱量食物，這些食物於是乎轉為脂肪和廢棄物並阻塞淋巴、消化和循環系統。

　　身體這時會發出「饑荒」的訊號，會相當渴望攝取精製碳水化合物如一般添加糖、巧克力、甜的飲料、咖啡等，因為這些食物都能快速補充身體能量。但這些全都是僅會快速提高血液中血糖值的「空」能量，等到血糖值回復正常狀態後，就又會出現抑鬱、情緒低落和疲憊等生理及心理反應。

　　如果你有體重過重的問題並認為透過控制每日卡路里攝取量能達到減重目的，你可能會非常失望。因為幾天以後，身體能量會消耗殆盡並開始想吃東西，胃口或進食的慾望會大為增加；如果身體依舊無法被滿足，就會開始

感到沮喪甚至想大吃大喝。此時身體會認為正處於週期性飢荒狀態，因此會試著將食物轉換成脂肪儲存起來以供應下一時段的能量需求。因此每次透過「刻意饑荒」和「體重減少」的減重飲食後，身體增加體重的速度會比以前還快，產生所謂的「溜溜球效應」。

在正常情況下，人體熱量會轉換成熱能，然後蒸發。狀態良好的棕色脂肪組織，其靠近大動脈和腋下部位，是這種能量的主要來源。最新的研究均建議，部分肥胖者這一部分的生理機轉可能受到干擾，一般性的節食方式無法達到效果。且濫用人體的消化系統，以過分嚴謹的節食方式可能才是造成這些問題的主要原因。

由於人工甜味劑是種低熱量食品且非生理性食物，身體會依造上述的邏輯因應這些食物。身體會視這些食物為完全沒有能量價值和低熱能的食物，因此會刺激身體攝取更多的食物。這套邏輯在許多食品工業和寵物食品中，是相當常見且知名的理論。寵物食品中含有高濃度的糖精可刺激動物的胃口，所以牠們會吃更多食物且長得更快。同樣的生理機制也適用於人類，包括孩童。根據加拿大阿爾伯塔大學（University of Alberta）於2007年公布的報告，兒童吃減肥食品取代正常熱量攝取來源，可能會為長大後暴食及肥胖埋下伏筆。首席研究員皮爾斯教授（David Pierce）說：「根據我們的經驗，最好是讓孩子吃得健康，均衡飲食並足夠維持其日常活動所需之熱量，而不是低熱量的點心或餐點。」

欺騙身體

對人類或動物而言，阿斯巴甜、蔗糖素、糖精和其他甜味劑都歸類於「甜」食。天然食物中的甜分是由醣轉化而來，因為糖分可直接通過胃壁並停留於血液中約達三到五分鐘，為幫助體內血糖值維持穩定標準，攝取太少或過多糖分都可能危及身體健康。人體透過簡單的自動反射機制調節血糖值，每當甜的味道刺激舌頭的味蕾時，胰腺會發佈指令分泌胰島素，這是為了幫助它（糖）供給細胞能量。

食用人工甜味劑後，人體會自然分泌胰島素；但不同於期望中會進入血液中的糖分，其所接收到的都是蛋白質化合物質。原本已準備就緒的胰腺分泌出的胰島素遂進入血液中找尋可能的糖分物質。由於無法搜尋到糖分，胰

島素只好該減少血液中的血糖成分取代原定的工作任務，造成血糖值快速降低。由於這種反應機制會對危及生命，身體於是又發出「飢餓」的訊號並轉為圖然而強烈的「渴望」。既然含有人工甜味劑的食物無法幫助血糖濃度上升，身體會不由自主的想攝取更多甜食。

將一般添加糖中的成分轉為卡路里的工作被取而代之，等於透過後天的方式增加身體對各種甜食的胃口大開。如果仍持續以攝取含人工代糖（零熱量）的甜食滿足生理需求，食量會因而增加更多甚至開始暴食。研究人員發現，飲用添加人工甜味劑的飲料後，生理發出的飢餓訊號可長達90分鐘，即便血糖經測試已處於穩定狀態。

長期食用人工甜味劑的嚴重後果不僅如此。由於甜味劑會不斷刺激味蕾對甜味的反應，大腦幾乎隨時處於一種需要攝取食物的狀態，肝臟就會指揮大腦進一步將糖分先行儲存且暫時停止釋放，如此一來會造成慢性疲勞。原本判斷真正的糖分已進入血液中的胰腺終究發現受騙上當，因而開始減少胰島素的分泌量，也許會覺得事情獲得了解決，卻不知身體已出現沮喪抑鬱的反應。

甜味劑導致肥胖、抑鬱和腦部損傷

甜食向來被視為一種快速改善心情的食物。在胰腺的幫助之下，糖會增加大腦中血清素的分泌。血清素是一種會產生幸福感的神經傳導物質，一旦胰島素停止分泌，幸福感就會低落。而改善這一情況的唯一方式，似乎就是攝取更多的糖分好讓胰島素能再次分泌。

每個人都相信攝取卡路里越少，體重就減輕越多。但食物製造業卻相當清楚，攝取越多的人工甜味劑的食品和飲料，身體就會越想多食用其他一般甜食和飲料。低卡食物和飲料不僅會增加身體對糖分的需求大量增加和體重過重，同時也會造成抑鬱症。多年來，我遇過許多患有抑鬱症的病人，其中有很大的比例都有長期食用人工代糖的習慣。一旦避免食用這些低卡食物和輕食產品後，他們的心情都出現明顯好轉而且也因此減輕不少體重。

除了造成肥胖和沮喪外，甜味劑也與失眠、頭痛、暈眩、記憶喪失、噁心、經前症候群、驚恐發作、癲癇，以及因過度刺激乳腺腺體導致乳腺癌等

疾病劃上等號。阿斯巴甜可能會造成大範圍的中樞神經系統受損。進入腸道後，阿斯巴甜會轉換成兩個具高度興奮性的神經傳遞物質胺基酸，天門冬胺酸（aspartic acid）和苯丙胺酸（phenylalanine），以及甲醇（木酒精）和甲醛（防腐液）物質。

　　木酒精（Wood alcohol）是食用人工甜味劑後所攝取到最危險的物質。它可以直接進入血液中，通過血腦障壁進入中樞神經系統，進而影響神經遞質與改變腦功能，造成部腦損傷。木酒精會導致失明，而甲醛則可以引起癌症。某些情況下，阿斯巴甜會抑制食慾並同時造成消化引擎AGNI功能喪失。上述兩種情情都會導致體重快速增加甚至超重。根據《消費者報導（*Consumer Reports*）》的文章，阿斯巴甜的保存期限約達二到三個月，超過時間後其成分會開始分解並對人體造成更大傷害。當阿斯巴甜或含阿斯巴甜食物加熱後，一樣會嚴重傷害人體。

　　在美國聯邦食品藥物管理局所接獲的食品不良反應中，阿斯巴甜共占75%。數以百計的飛行員檢測報告中，食用人工代糖後均出現記憶喪失或混亂、頭痛、癲癇、視力障礙和胃腸道不適症狀。婦女在懷孕期間如攝取大量的低卡軟性飲料以避免體重增加，其胎盤可能會積累甲醇，造成胎兒精神發育遲滯。此外，還可能因為胃腸問題導致產婦營養不良，以及因甜味劑所造成的腹瀉情形。

　　除了阿斯巴甜外的其他甜味劑也有類似的副作用。人工甜味各種軟性飲料目前也跟導致睪丸機能損傷和身體其他重要器官受損相關。從小讓孩童腦部接觸飲料中甜味劑產生「愉悅感」的物質，在某些情形下，也會增加孩童長大後對更具刺激性的添加物質如毒品或大量酒精以尋求慰藉的機會。另一個最新上市的AK甜味劑（acesulfame K）也有致癌疑慮，根據《英國醫學期刊》於1996的報導。避免這些嚴重疾病的最佳方式，就是只選擇純淨天然的食物和飲料來源。塔格糖（tagatose）是一種相當新興研發的人工甜味劑，最常被偽裝於「輕食」、「清爽」、「低熱量」、「無糖」、「無含糖」、「低脂肪」或「低鈉」等產品標籤之下。攝取塔格糖會導致高尿酸血症，既不健康也令人難以接受。不少研究認為高尿酸血症會增加罹患缺血型心臟病患之風險，同時也與血脂異常、高血壓、中風和子癇前症有關。與糖尿病患者特別有關的副作用，是高尿酸血症會破壞胰腺，並造成身體其他器官和

系統的重大損害。血液中含過多尿酸亦會造成痛風，是一種非常疼痛的關節疾病。如果你希望保護自己和家人免於受這些被蒙蔽的真相所導致的可怕後果，並攝取真正對身體有益的食物，請開始選擇新鮮水果、蔬菜、穀物、堅果、種子和豆類。並請務必從最原始的步驟開始料理所有食物。

輕　食

「簡單至極」的瘦身飲食

過去大多數的飲食觀念都是基於最基礎的數學概念，身體脂肪每一公斤約占七千卡路里，每天減少一千卡路里的攝取，七天後便可減少一公斤的體脂肪。由於這套算式聽起來十分符合邏輯，許多人於是從減少每日卡路里攝取量，開始展開終極窈窕瘦身計畫。然而這個理論是錯誤的。事實上，熱量攝取減少越多，體重越容易增加。

當仔細研究所有當紅的瘦身理論和減重飲食內容後，會發現以下幾個事實。多數人在節食成功前便放棄瘦身計畫，能堅持下去的人當中也僅有少數人能成功減重，多數人的事後還是會復胖。減肥市場最大的賣點就是消費「輕食」的概念；顧名思義，這類新產品宣稱可以讓體重減輕，吃多少也不怕胖，因為這些食物含有少量或不含任何無致胖物質。因此也就不再需要約束食量或抑制食慾，而且還可以瘦身窈窕。

基於此理由，「輕食」遂成為工業化國家最受歡迎的食物。最後，食品製造商甚至與營養科學家和營養師合作，共同推出低卡路里的食品。消費者也因此大為歡喜，因為新研發的零脂肪食品不含糖，且僅含有替代性脂肪、水以及人工代糖；大大減少卡路里攝取。且因為食物中添加了人工香料且經過化學處理，人的味覺會因而相信這些食物是真的。看來，人類終於成功研

發出適合自己食用的食物；至少大多數的消費者都如此以為。

　　殊不知，「低脂或零脂食物是健康的」的理論根本是個天大的肥胖謊言。2006年，《美國醫學會期刊》公開發表了一個研究，該實驗費時八年並共追蹤48,835名女性，結論是參與該項實驗的女性最後都沒有因食用低脂飲食法而成功瘦身到理想體重。相反的，多數人即使按照低脂飲食法，依然出現過重問題且更加劇其罹患心血管疾病的危險性。此外，該研究也指出低脂飲食法對健康維持毫無益處，特別是在避免罹患癌症和心臟病這兩部分。該研究共花費美國納稅人4.15億元，但這高昂的開銷卻未能說服多數人對低脂的迷思。大眾傳播媒體、醫療業和食品製造商對這一研究的結果完全部放在心上。於此同時，低脂狂熱風潮仍不斷上演。

「低脂」及其「神奇效果」

　　最簡單的例子，「低脂奶油」或「減脂奶油」已被食品科學界視為最偉大的「成就」之一。這一個經由高科技研發的產品，超過一半以上的奶油內容物其實是水分。即使吃起來像奶油、塗抹起來像奶油且像奶油一般會在嘴巴內融化，但事實上它不過就是水分。為了將水轉換成奶油，勢必得加入增稠劑如明膠、乳化劑等，以使脂肪與水相互混合，最後添加人工色素、香料與防腐劑。對於外行人而言，要從產品標籤上發現這些產品製造背後的真相實在難上加難。但要找出真相其實很簡單，只要取些許低脂奶油或乳瑪琳在煎盤上，這些人造脂肪隨即就會還原成水，也就是其主要成分。

　　但畢竟不是所有仿造的食物都只要用水就可以，零脂沙拉醬以改良性澱粉作為替代性脂肪成分。因其原本是相當乾燥的物質，澱粉（主要為玉米澱粉）勢必得先用鹽酸和黴菌轉換的酵素處理，最後才能讓成品嚐起來如奶油般柔軟。同樣的手法也可以用相當便宜的蛋白質和其他碳水化合物達到其目的。這些食品甚至用花俏的名字作為品牌名，如「拓荒者（Trailblazer）」和「Nutrifat PC」，且以在美國市場上販售多年。

　　「歐勒斯（Olestra）」其實是一種偽脂肪，已被批准用於美國市場上銷售，它可以取代零膽固醇中的脂肪成分。這種偽脂肪模擬一般脂肪的成分組成並提供相當類似的口感與味覺。零脂薯條、低脂薯片、低膽固醇玉米餅儼然成為肥胖美國人的重要替代性食物。既能安心無虞的大吃特吃這些「美

味」食物，又不用擔心變胖或患心臟性疾病。唯一的問題是，這些非天然的食物本身就是個副作用。

這些偽脂肪實際上會造成嚴重的肛漏和腹瀉症狀。因為它們就如同塑膠材質無法被人體消化分解，因此會被身體完全排泄出來。為避免產品銷售受到影響，廠商又增加了「防肛漏劑」，是一種減慢消除大腸中油分物質的混合物。這種物質最嚴重的副作用在於，能夠快速通過腸道並消除體內脂溶性維生素A、D、E和。為此，美國食品製造商必須強化歐勒斯偽脂肪產品含所有必需的生素，創造這些食品可以安全食用的假象。然攝取過量的維生素K可能會危及血友病患者的生命，另懷孕婦女也可能因食用過多維生素A而危及體內寶寶的健康。除了移除體內的維生素（和徹底混亂身體機制），歐勒斯偽脂肪也會促使身體減少吸收類胡蘿蔔素營養成分，類胡蘿蔔素有助人體預防癌症、心臟病和中風。歐勒斯偽脂肪甚至無法騙過動物的生理反應。如果以歐勒斯偽脂肪取代一般性脂肪食物餵養狗達20個月，會發現狗的體重不減反增。

歐勒斯偽脂肪是第一個具負面營養價值的食品添加物。實在很難相信這種近乎是「塑膠」的食物，如果仍持續存在於食品供應鏈中，究竟會對人體健康造成多少破壞；且更令人擔心的，是根本無從追蹤出因使用歐勒斯偽脂肪所導致的健康問題究竟還有哪些。目前看來，要針對歐勒斯偽脂肪或類似食品對人體產生之副作用進行研究幾乎不太可能。最好的方式就是為自己和家人的健康負擔起更多責任，只要每個人都停止購買這些人工合成的食品，終有一天它們會從市場上消失，就如同當初出現於市場上的速度般。

最新的減肥藥奧利司他（Orlistat），經美國食品藥物管理局核准以「康孅伴（Alli）」這一品牌進行販售。這一新興的神奇藥物其實是舊處方藥羅氏孅（Xenical）的低劑量版本，目前尚未發現對幫助減肥有任何的作用。康孅伴是第一個非處方減肥藥，其銷售速度更是大為驚人。但它不但無助於減肥，還會讓你面臨到非常不愉快且尷尬的場景，包括排出油狀物、水瀉和腹痛。在康孅伴的官方網站上清楚載明，服用這些藥物後「最好穿著深色褲子，且最好攜帶替換衣物到辦公室更換。」

藥廠葛蘭素史克公司預計，全美每年有500萬至600萬人購買該藥物，這數據可能相當具真實性。因為全美每年約有7,000萬人都下定決心實施節食

計畫，而羅氏纖能阻止身體吸收25%的脂肪量，相等於從每天約3,000卡路里的熱量中蒸發了225卡路里；當然這些都是由水瀉和排出油性物質後所換來的。

　　如果將所有刊登於廣告和市場銷售的減重食品全部納入計算，減肥產業每年能從汲於減重的消費者口袋中賺取580億美元的收入。為了降低體重，奧利司他成分會阻止人體從食物中吸收脂肪。由於這會干擾人體吸收至關重要的脂溶性維生素 A、D、E、K和β胡蘿蔔素，食用者每天需依指示額外補充多種維生素。在羅氏纖的官方網站MyAlli.com也額外說明，單靠奧利司他成分無法完全達到減肥效果，需搭配良好的均衡飲食和經常運動的習慣；不啻是在替其所謂的減肥失效找理由開脫。

高蛋白質食物使人發胖，低能量食品消耗能量

　　對阿金飲食法（Atkins diet）推崇者的朋友來說可能不是件好消息。一項針對四各國家跨國實驗，並追蹤多達4,000名40至59歲的男女後，發表了驚人的發現：地球上最瘦的人吃最多的碳水化合物，更令人震驚的，飲食中吃蛋白質最多者的體重最重。

　　「毫無例外的，高複合性碳水化合物和高植物性蛋白質飲食者的體重較輕，」研究負責人西北大學（Northwestern University）的霍恩（Linda Van Horn）在由路透社舉辦的新聞發佈會上說道，「高蛋白質攝取的飲食法會導致體重增加。」

　　當然，這並不表示甜甜圈、法式薯條、義大利麵或白麵包會讓人變瘦。這些精製過的碳水化合物無法提供身體主要能量所需的複合糖類來源。只有含複合碳水化合物的穀物、水果、蔬菜、堅果、種子和豆類才是適合補充身體能量需求。該研究最引人注目的發現是：攝取更多動物性蛋白質的人，其體重較高。

為何輕食反而讓身體感到更沉重

　　許多人對為何攝取低卡食物卻還是體重增加這件事感到不解。或是會問，為什麼吃低卡食物不會瘦? 答案很簡單，低熱量食物會消耗體力，降低身體代謝率，導致甚至無法代謝低熱量的食物並進一步減低體重。此外，當

吃過幾次低熱量食物後，身體會判斷這些食物事實上是來消耗體能。因此，它會發送緊急訊號要求身體攝取真正能補充能量的食物。由於碳水化合物能幫助血清素和 β-腦內啡值維持正常，不攝取這類食物會讓人胡思亂想，不安和憂鬱。為了克服不適，自然而然就會比正常想多吃一些低熱量的食品；因此更多的成分被轉化成脂肪和廢棄物。這是人人都會發生的自然生理機制，孩童也一樣。

兒童一般而言會比較順從生理的自然本能，且尚未接受有關飲食、卡路里和低熱量食物等相關訊息。研究人員企圖藉測試孩童們的飲食習慣，希望發現孩童在攝取低熱量食物後是否會開始想要食用較少的卡路里或是有減少體重的念頭。科學人員驚訝地發現，孩童的飲食中如搭配低熱量食物（低卡路里），反而會增加他們的食慾以及份量，因為他們的身體必需補充從低熱量食物中無法獲取的體力。

身體會不斷依照所需能量的多寡來進行各種日常活動，並藉此發出適當訊號通知身體應該攝取多少份量以滿足其需求。這種需求自然每天都不一樣。因此所謂理論性的參考數據，教導每一個人認識每天應該吃多少餐，攝取多少卡路里的出發點完全不具意義，且前提是這些數據不會對身體造成傷害。這種方式會強烈干擾人體原本自然而獨特的生理機轉與體重控制的設定。伴隨著吃太多的焦慮或攝取不合適的食物甚至可能導致消化功能失調，意味攝取的食物絕大部分會轉換成未消化完全的有毒廢棄物。進一步阻塞生理系統甚至額外增加更多體重。

身體永遠會知道飽足點究竟在哪，這說法可簡單從另一個實驗中獲得印證。孩童們被告知，在六天之內可以吃任何想吃的食物且不限份量，甚至可以吃甜食、蛋糕或是任何垃圾食物，且父母不能透過任何方式從中干預孩子。研究人員接著花費24小時，藉此仔細觀察每一個孩子每餐所攝取的食物份量。有些孩子在某些用餐時間食量較少，有些時候卻又會吃很多食物。儘管孩子們每餐的卡路里攝取量都出現大幅波動，但一整天計算後其總消耗熱量仍保持不變。

獲得了「垃圾體重」

許多研究都表示，低熱量食物會促進食慾，導致暴食且無助於體重降

低。食物中的**酵素活性越多，身體越快有飽足感**。不只是因為低熱量食物會消耗能量且不易獲得飽足感，精製、加工和含化學成分的食物也沒有任何生命能量可言。

高度精製的白麵粉食物或許含有大量卡路里，但身體並無法吸收這些「死亡」的能量。人體消化系統天生能從天然食物或是多元的主食中獲取體力，因而會去消化充滿生命能量的食物。身體對於毫物生命能量的食物如肉類、玉米穀片和是低熱量食物等，都會視為無法消化吸收且必須盡快從身體中排除。這一天然機制會加速導致腸道因發酵腐爛而阻塞。這也是體內廢棄物也就是多餘重量開始囤積的位置，當腸道空間被填滿後，這些廢棄物就會開始堆積到身體其他部位中。

這些廢棄重量或許會幫助維持嚴格節食計畫達一段時間。但越是常節食的人就越難減重成功。每一種新的飲食方式都對照不同的代謝機能。持續耗損身體自然的體重調節機制會降低消化火阿格尼的能力，一直到身體再也無法消化轉換任何食物包括新鮮健康的食物為止。到了這階段，肥胖的人就會開始抱怨，即使沒有吃什麼東西，他們的體重仍持續增加。

生產低熱量食物的企業非常清楚這件事實。自從低熱量食物廣泛出現在超級市場後，人們購買其他一般性食物的消費也隨之提升。如果低熱量食物真的有助抑制食慾並減少正常食物的攝取量，可想而知，這樣的產品永遠都進不了零售業的大門。這種人工製造出來的食物絕對不是站在幫助身體更健康為原始出發點。

卡路里計劃大慘敗

最令人沮喪的是，這一代的人也許是人類史上第一次出現喪失藉由身體本能反應和需求，獲知哪些食物對身體有益而哪些沒有的能力。我們已拱手將這種本能送給各種專家或營養科學家代為作決定，告訴我們什麼是對身體最好。食物不再是上天恩賜的禮物，而更像是各種化學成分組合而成的東西，以熱量或焦耳單位計算，包括維生素、脂肪、蛋白質和多種胺基酸成分、碳水化合物與微量元素等都精確測量。如果每日所需攝取營養的數字正確無誤的話，這世界就沒有人可以永遠健康的，因為每個人都會至少錯過一種維生素、礦物質、微量元素或其他營養成分。例如，我們應該吃大量的肝

臟和鯡魚以避免維生素D缺乏症。然而,那些終其一生從來沒有吃過魚或肝臟的人,卻未比有攝取這些食物的人體內缺少維生素D。

事實上,任何有關營養需求的官方數字都不可靠且有誤導之嫌。維也納大學醫院(University Hospital in Vienna)的研究人員曾進行過一項重要研究,並首次依照官方營養建議標準計算出病患食物的營養價值,並在實驗室中分析相同食物內容真正的營養內容。該計畫維持38天並出現驚人發現。其計算出的卡路里熱量比透過化學分析的方式還多出三分之一。這些差異包括多出44%的碳水化合物、蛋白質多出50%,而脂肪也多出60%。這項研究的結論是,沒有任何可靠證據能顯示食物所含的成分有多少。此外,如番茄、馬鈴薯、水果和蔬菜等食物的營養成分,也會根據季節、準備過程、貯存方式以及不同國家地區等地理條件而有所不同。

此外,有關全食物中所含未能消化的食物纖維並不會釋放熱量的訊息也是錯誤的。雖然身體內缺乏酵素分解這些食物纖維,但人體中還有許多腸道細菌能擔任這項工作,且甚至比消化酶表現更好。所有未能被消化的纖維質最後都會彙集到結腸部位。正如自然界中的細菌能輕易分解食物纖維,腸道內細菌也能消化這些通過腸道的纖維成分。這一過程可能會因發酵而產生許多不良氣體並釋出各種脂肪酸,但都會被大腸吸收並作為能量的來源,也就是說纖維質是會產生卡路里的。比方說果膠,是一種從蘋果中發現的纖維成分,每100公克可提供283卡路里,約是一球100公克冰淇淋的熱量。

根據食物卡路里的方式計算攝取熱量最大的問題點,在於沒有人能夠百分之百知道每一種食物實際所含的熱量多寡,更無從得知每個人對熱量消耗的高低值。水能體質者的身體代謝率較低,比風能體質者所消耗的熱量也較少,風能體質的代謝率非常快速。風能體質者可以攝取三倍的卡路里熱量卻不會增加體重,水能體質者卻可能光用眼睛看食物就會體重增加。如果一個健康的火能體質攝取過量的卡路里,假設原本建議卡路里為1,000卻吃了2,000卡,這類型體質者的身體會自動將未使用的熱量轉換成熱能,且變得比平常較為「精神奕奕」;其體重仍舊可以維持穩定,除非多吃成了一種習慣。研究人員也曾指出,體重過重者平均所攝取的卡路里並不會多於身材纖瘦者。

如果攝取較多卡路里等於體重增加,那這世界上所有的人都會變得相當

肥胖。根據卡路里理論，一個人假使每天多吃兩顆巧克力（50卡），十天之後應該會增加25公斤。按卡路里計算標準，想像這個人持續六年吃這麼多的巧克力量，其體重應該非常壯觀。

幸好，我們的身體並不是真的按照卡路里的計算方式運作。一個消化機能健壯者比衰弱者，更能完全燃燒卡路里。消化機能不佳表示多數的熱量都未被轉換，多數剩餘和未消化食物會被丟棄。長久下來，身體能量的需求就愈來愈難獲得滿足。導致新陳代謝率和身體循環能力降低，並造成有毒廢棄物在體內的組織和器官中不斷累積。淋巴系統遭嚴重阻塞，並留存大量淋巴液造成身體腫脹和體重增加。

體重調節是自然機制

減肥能達到自發性成效的唯一前提，是體重調節機制恢復正常。身體超重其實是代謝能力和消化能力出現異常；此外也表示體內存有慢性毒素。試著解決這一症狀（超重）卻不先將毒素排除，可能會造成非常具傷害性且令人失望的結局。

身體對於快速瘦身減肥有著與生具來的抗性，因為體重快速降低會導致大量累積的毒素進入體內循環並造成致命的副作用（肝功能喪失、腎臟衰竭、心臟病發作）。身體不會輕易作出反常的生理行為，因此體重調節的前提是須先解決因代謝問題背後的根源所導致的體重增加。

波士頓研究人員發現，胰腺所分泌的胰島素濃度較高者比低者難減輕體重。有些醫生會說，這部分與基因較無顯著關聯。二億的美國人有體重過重或無法成功減重的原因不在於基因缺陷，而是因為過重者體內會分泌較多胰島素。但過度分泌胰島素其實是肥胖的副作用，而非成因。他們超重的真正原因是他們的身體出現胰島素抗性（參第11章中有關胰島素抗性成因部分）。當胰島素細胞受器拒絕接收胰島素進入訊號，血糖指數遂開始上升。為應付增加的血糖值，胰腺又必須分泌更多的胰島素以幫助血糖恢復。解決這一危機狀況的方式之一，便是將更多糖分轉換為脂肪。一個人體內脂肪累積越多，就越缺乏活動身體或運動的動力。

胰島素同時也會抑制體內的脂肪燃燒激素，稱「激素敏感性脂解酶

（hormone-sensitive lipase）」。這種激素主司釋放脂肪到血液中作為燃料。這種激素一旦停止運作，身體就再也無法燃燒脂肪作為能量。

取而代之，必須改用肌肉中所儲存的胺基酸和複合醣作為燃料。這一機制會讓人感到虛弱甚至異常飢餓（也就是渴望吃東西），並讓身體開始進入過量分泌胰島素和肥胖的惡性循環中。為擺脫這惡性循環，方式就是保持體內胰島素分泌較低的狀態。低胰島素能幫助身體製造大量的激素敏感性脂解酶，因此能夠燃燒脂肪。同時也會幫助體重自我調節能力恢復。加工、精製和其他工廠製造的食物都會增加胰島素值，減少體內的儲備能量。以下有幾個重要因素為體重增加的主因。

造成體重增加的主要因素有：

- 垃圾食品（典型美國飲食內容）
- 工作超時
- 缺乏運動
- 過度刺激感官
- 生活壓力大和身心衰竭
- 失眠時（尤其在午夜睡眠前兩小時的）出現飢餓感
- 飲食習慣不正常
- 晚餐吃得太豐盛和吃點心習慣
- 因攝取無營養成分和低熱量食物後所造成的暴食
- 刺激性物質如咖啡、茶和香菸
- 食物中農藥和其他化學物質改變激素活性，促使體內脂肪產生
- 身處空調和暖氣環境導致身體自然排汗和發抖機制減緩，造成卡路里燃燒功能低下
- 抗抑鬱藥物和糖尿病藥物具增胖的潛在副作用
- 大多數醫療藥物治療會引起肥胖；這些藥物容易抑制消化功能
- 軟性飲料和運動飲料（含高果糖玉米糖漿和鹽）
- 每日水分攝取不足
- 面對壓力出現負面反應
- 酒精攝取
- 無法解決的衝突（損害消化能力）

- 恐懼和其他情緒面的不安
- 任何其他可能弱化生理機能的影響因素

睡得好可自然減重

　　根據一些估算統計，美國人每晚平均睡眠六小時。對少數人而言，六小時或許已經足夠，但對多數人來說則不然；尤其是對在意體重者。哥倫比亞大學（Columbia University）曾在北美肥胖研究協會（North American Association for the Study of Obesity, NAASO）年度科學會議上發表一項研究，一個人每天需睡眠超過六小時才能維持健康和均衡體態。科學家花了十年的時間，透過國家健康與營養調查（National Health and Nutrition Examination Survey, NHANES）專案，收集將近18,000筆問卷資料。這項研究旨在蒐集一般人飲食和衛生習慣的資料。經過歸納所有導致肥胖的主要相關因素後，哥倫比亞研究團隊總結出以下的數據：

- 每晚睡眠時間低於四小時者，相較於每晚睡眠時間達七到九小時者，肥胖的機率會增加73%
- 每晚睡眠時間平均約五小時者，肥胖的機率會增加50%
- 每晚睡眠時間平均約六小時者，肥胖的機率會增加23%

　　研究人員相信失眠和肥胖症之間的關連會改變身體的化學機制。根據該研究，缺乏睡眠會增加生長素，一種會發送飢餓信號至大腦的生理激素。此時通常會選擇簡便容易的小點心以滿足飢餓感，這類小點心多半為碳水化合物。與此同時，一種稱為瘦素的蛋白質水平會下降；瘦素能幫助抑制食慾，所以當水平低時食慾會增加，導致不由自主的到處覓食。生長素分泌太多，瘦素分泌太少的結果就是吃進更多的食物，但這些食物卻是身體原本不需額外攝取或無法消化的。當然，腸道因此阻塞而體重也就增加。

　　如果你的孩子體重增加太快，其中一個原因可能就是睡眠時間不足。在一份由主要電視頻道所公布的最新項研究（2007年11月）中顯示，小學三年級的男女學童每多增加睡眠一小時，到小學六年級時出現肥胖的機率可降低40%。較年幼的小孩至少需要九小時的睡眠時間，青少年則平均需達到10到12小時的睡眠時間才能兼顧身材窈窕與健康。另一份同樣發佈於2007年11月

的研究，也指出缺乏睡眠可能會導致腦部疾病。

身體淨化

進行體內淨化能有效幫助體重自然調節機能回復。體內淨化同時能確保體重減輕的過程以較為和緩且無副作用產生的方式進行。最有效且徹底的體內淨化方式就是本書中提及的肝膽排石法。

肝膽排石最重要的好處之一就是恢復消化火阿格尼。當阿格尼活動力旺盛時，食物消化的效率隨之提高，腸道中累積的廢棄物質相對減少。當然，如果能同步透過結腸灌洗或類似的方法淨化結腸的話，效果會更顯著。腎臟排毒也有同樣效果，確保體內產生的任何毒素都不會累積在腎臟中。其主要原則是讓體內器官所累積的廢棄物都先排除，再讓減肥變得自然而無害。

體內淨化能有效幫助身體健康與體重自然調節機能恢復。單靠一次肝臟排毒並無法完全幫助消化火阿格尼永久恢復健康狀態，多半需要數次的排毒過程才能完全清除體內的膽石。每進行一次體內環保，消化機能就會提升一次。腹部會感到結實，體重會減輕一些。雖然不到一個星期，過去的舊習和食慾又會回過頭來，但這是因為其他體內深處的結石已經往前移動並再次堵塞膽管之故，造成消化火阿格尼再次衰弱。直到肝膽徹底排毒乾淨後，體重才會趨於理想且精力更加旺盛，並得以維持健康均衡的飲食與生活。

有健康的身體就能有正常體重

唯有健康的身體才能擁有正常體重。一般對於每個人正常體重的計算方式（根據性別、身高等），往往忽略了每一個人獨特的生理需求。健康體重的定義應該依每個人的體質而定。一個健康的風能體質者永遠都能纖瘦窈窕，一個健康的水能體質則較為肥胖且有肌肉；而風能體質者的骨頭重量較輕且纖細，水能體質的骨骼則較重、密度較高且結實。這兩種體質者的差異雖然非全然相反，但其各自對於食物攝取的需求、運動和生活型態都不太一樣。而火能體質者，因體內擁有較多的熱能，因此對於能量攝取的需求更是和另外兩種體質者完全不同。

減肥應該是為了一些好理由和目的，比方說最簡單的就是改善健康。在未將體內累積毒素排除前就冒然進行節食計畫，其實是違反了人體自然求生

的平衡機制，想達到成功減重的目標也就非常困難。身體為保護自我免於酸性中毒死亡，會不斷中和肥胖細胞和體液中的毒性物質，唯有當體內毒素廢棄物排除乾淨且維持器官與系統間的流暢與乾淨，健康才會主動回復。換言之，是要找回健康的身體而不是攻擊生病的身體。一旦學會創造自我健康的課題，就能夠很容易地幫助身體調整到最和諧的狀態，幫助自己實現願望且過著充滿快樂、活力、豐富和智慧的生活。

無所不在的味精

我們身處在一個愈來愈依賴加工性食品的大環境中，且每一年美國食品藥物管理局都會核准更多的化學添加劑食品大量生產製造。這些化學物質有的是為了延長保存期限，有的則是為了增添風味、色澤以及其他各種不同的目的。很多時候，在天然食品中增加這些化學物質並非絕對必要，但卻十分有助於提升產品利潤。不知情的消費者甚至不知道許多美味可口的菜餚，其中的化學成分可能是神經毒和/或致癌物質。其中一個最危險的食品毒藥就是味精。

1968年，華盛頓大學醫學院（Washington University Medical School）曾進行一項實驗，發現老鼠吃了味精之後會造成其視網膜損傷與肥胖。大腦下丘腦會產生病變—該部位專司自主神經系統和內分泌系統功能，而荷爾蒙失調往往會導致肥胖。

到2004年5月13日止，共計有150個相關研究相繼證實這一份較早期的研究論點。現在有更多探討味精影響下丘腦並導致肥胖的研究，甚至多過天門冬胺酸的副作用。在動物性實驗中，神經科學家們發現，麩胺酸和天門冬胺酸（40%阿斯巴甜的主要成分）都會作用在大腦中同一個接受器，導致相同的大腦病變與神經內分泌失調。受害者通常會形成強迫性飲食習慣。

味精能輕易通過新生兒與青少年的血腦屏障。對胎兒來說，更是毫無抵

禦能力的有毒化合物。許多疾病如老化和過度使用醫療藥品，經常性攝取食物添加劑如阿斯巴甜和味精等，都可以破壞血腦屏障和大腦本身。由於大多數的加工食品、個人保健產品、營養補充品和處方藥中均含有味精，對懷孕的母親來說，幾乎無法完全保護體內的胎兒不受到影響。

分娩後，新生兒可能會因接種兒童疫苗而接觸到味精和天門冬胺酸，且所有的嬰兒配方奶粉中不免都含有一些麩胺酸和天門冬胺酸。而抗過敏的大豆配方奶中更會含有興奮性胺基酸（麩胺酸，天門冬胺酸和L-半胱胺酸），比例比其他超市貨架上的任何一種包裝食物還多。

味精是一種常見的食品添加物且通常會以隱藏在成分表中（請見下文中條列的清單）。味精和阿斯巴甜都會導致下丘腦病變，這部位剛好是管理體重調節的重要部位。如果你擔心自身與孩子的體重，建議你開始注意超市販售貨架上任何可能含有味精的產品。

食品補充、素食者常食用的加工食品或是標籤上貼「有機」的產品，是食品產業較常會隱藏味精成分的商品。加州政府擬立法允許更多農作物可噴灑味精。如同其他許多活性病毒疫苗以及流感疫苗噴劑（FluMist）等，也都含有某種程度的味精性質成分。疾病管制中心在其有毒化學物質影響力手冊中，形容味精是一種導致細胞變異和生殖效應的因子。

愈來愈多人開始擔心所謂標籤「有機」的產品，其內容物含游離麩胺酸（味精的一種）；另外像香皂、洗髮精和其他身體護理產品中也將會添加麩胺酸表面活性劑以及水解蛋白成分，這些味精性成分的物質也會經由皮膚進入到體內。下頁列出幾種較為常見卻鮮為人知的味精性物質。

就最後要特別注意的是，有關「壞基因」是導致肥胖兇手的迷思早已被紐西蘭的一群科學家破除。被奧克蘭大學萊金斯研究所（Auckland University's Liggins Institute）的科學家們稱為一個突破性的發現，經證實所謂遺傳性肥胖基因，主要來自於飲食習慣不良的母體本身，透過童年早期的營養調理便能逆轉該基因。換言之，如果基因是決定肥胖的原兇，根本就不可能透過後天的方式逆轉情勢。

➤味精（Monosodium Glutamate）
➤磷酸二氫鉀麩胺酸（Monopotassium Glutamate）
➤水解蛋白（Hydrolyzed Protein）
➤水解植物蛋白（植物和動物）（Hydrolyzed Vegetable Protein（vegetable and animal））
➤植物蛋白萃取物（Plant Protein Extract）
➤組織性蛋白質（Textured Protein）
➤水解玉米蛋白（Hydrolyzed Corn Gluten）
➤酵母萃取物（Yeast Extract）
➤自溶性酵母（Autolyzed Yeast）
➤酵母營養物（Yeast Nutrient）
➤酵母食物（Yeast Food）
➤高度調味酵母（High Flavored Yeast）

➤酪蛋白鈣（Calcium Caseinate）
➤酪蛋白酸鈉（Sodium Caseinate）
➤大豆蛋白組織（Textured Soy Protein）
➤麥芽萃取物（Malt Extract）
➤麥芽調味料（Malt Flavoring）
➤肉湯（Bouillon）
➤羹湯料（Broth）
➤高湯塊（Stock）
➤調味料（Flavoring）
➤自然調味料（Natural Flavoring）
➤香料（Seasoning）
➤大豆蛋白組織（Textured Soy Protein）
➤大豆萃取物（Soybean Extract）
➤水解燕麥粉（Hydrolyzed Oat Flour）
➤麩胺酸（Glutamic Acid）
➤明膠（含Jell-O成分）（Gelatin）

微波爐

　　你曾想微波爐會對水、食物或人體造成什麼傷害？俄羅斯研究人員已經發現微波爐烹煮的食物，營養價值低、含致癌性化合物和腦損害幅射物；研究也指出，常吃微波食物也會導致記憶力喪失、注意力不佳、情緒不穩定與智力下降。俄羅斯科學家還發現，多達90%的微波調製食品，不僅營養價值低且食物的天然活性成分也大大流失。

　　此外，微波爐同樣會導致作為壓力調適，以及有助預防癌症和心臟病的維生素B群、維生素C和E吸收，還有其他有助腦部發展與身體功能的必需微量礦物質等重要元素流失。即便烹調的時間相當短暫，微波爐烹煮過後的食物，其剩餘的營養價值幾乎等同於一張紙板，如果不想造成體內營養素缺乏，最好趕緊將微波爐從廚房設備中丟棄。微波爐的幅射物已經證實會累積在廚房設備、餐具之中，並永久會發射出輻射物。

　　微波爐食物同樣經證實會導致淋巴系統失調，並抑制體內抵抗某些癌症的能力。研究也指出，常吃微波食品的人其體內血液中的癌細胞成形速度較

快較多。俄羅斯科學家進一步發現微波食品會增加胃癌與腸癌風險，以及消化與分泌能力失調並增加細胞腫瘤如肉瘤發生機率。

　　微波會完全破壞組成食物的分子鏈結構。高頻微波爐透過震盪食物中水分子結構，以每秒十億次的頻率加速水分子增溫以煮熟食物。這個瘋狂摩擦方式，強行造成食物分子被扭曲破壞，變型後的食物化學份子轉變成人體無法辨識的怪異結構；導致人體將這些奇形怪狀的物質視為廢棄物，這些有害的廢棄物甚至與「核廢料」的傷害性無異。

　　除製造出無用且廢棄性食物外，微波爐造成的健康問題尚包括：

➢高血壓	➢腎上腺衰退
➢偏頭痛	➢心臟病
➢暈眩	➢記憶力喪失
➢胃痛	➢注意力不集中
➢焦慮	➢性格偏執
➢掉髮	➢憂鬱症
➢闌尾炎	➢思緒中斷
➢白內障	➢睡眠障礙
➢生殖系統病變	➢腦部損害

　　常吃微波食物也會造成身體相當程度的壓力反應，因而改變了血液中的化學式。以微波的方式烹煮有機蔬菜甚至更容易讓體內膽固醇飆升。根據瑞士科學家赫特（Hertel）的說法：「血膽固醇水平較容易受壓力因素影響而改變，較不容易受食物中膽固醇含量多寡影響。」俄羅斯政府早已全面禁止使用微波爐超過50年之久，但近年來這產品又悄悄地回到市場（基於經濟理由）。微波爐已經左右美國十分之九的家庭飲食習慣，這些美國和中國的製造商自然十分樂見微波爐能重回俄羅斯的家庭中。

　　在AREC研究中心的法醫文獻報告（Forensic Research Document of AREC Research）中，科普（William P. Kopp）指出：「微波食品帶來的負面影響是長期且永久存於人體內。所有微波過的食物，其礦物質、維生素和各種營養價值都會減少或遭破壞，身體能從食物中攝取的益處更少甚至沒有，抑或轉而吸收那些遭改變卻無法順利分解的化合物。」

　　一項非常經典的實驗曾以微波烹煮的食物和水餵食二千隻貓，最短的微

波時間僅為一分鐘。且特別挑選具高營養價值和最天然的食物。只消六周時間，所有的貓全都離奇死亡。經追蹤證實後，發現這些貓看似都被妥善餵食照料，但其體內細胞卻絲毫沒有營養成分的跡象。儘管吃進了這麼多影響的食物，這些貓其實都是被活活餓死。微波爐會將食物變成致命的毒藥。尤其看到前所未有的疾病疫情在

美國和其他國家大肆蔓延，很大的程度都是因為食用微波烹調食物所導致；如能參考世界上其他仍然保留傳統健康食物烹煮的國家如俄羅斯、希臘、義大利、法國以及其他多數發展中地區的作法，才是明智的決定。

電視造成的自閉症

如果你的孩子目前小於三歲，且你非常關切他們的健康和生理發展，英國《衛報》於2007年4月24日中報導的建議，將非常適合作為參考。這份報導中指出，看電視會造成孩童生理和心理健康的嚴重後遺症；進一步說明，讓三歲以下的孩童觀看電視會損害其語言和社會發展能力，同時也會增加如注意力缺乏症、自閉症和肥胖等健康疑慮。

根據該份報導，三歲之前，孩童的大腦症處於快速發展階段並會依其所接觸和暴露的外在環境產生互動反應。而讓孩子暴露於影像快速變化的環境下達一段時間後，這階段所經歷的過程會抑制他們日後注意力的維持，以及阻礙社交技巧能力的發展。

其他的研究也建議，電視可能也是造成新生兒或幼兒睡眠習慣不規律的原因，並降低他們休息時的新陳代謝率，這也同步導致因缺乏活動而延伸的生理性問題。更甚者，多項研究表示早期接觸電視可能會引發自閉症。

Chapter 15

醫生不會告訴你的事——
了解健康威脅

醫療診斷可能帶來的危險

　　你知道美國首要死因是什麼嗎？你也許會認為是哪種疾病，例如癌症或心臟病之類的。的確，大部分死因都與疾病有關，但取走最多條性命的，卻是醫療行為，或醫師所提供的處方。1995年，《美國醫學會期刊》承認，醫生（也就是醫療行為）是第三高死因，每年有25萬人因此喪生。這個讓人不安的趨勢，已變得更嚴重。2007年，醫生已成為美國首要死因，或更清楚地說，取走病人性命的，是許多非必要的療程、醫生開的處方藥、醫療意外和誤診。科學家（註1）蒐集並回顧了數千項已發表的研究和統計，發現光是2007年，就有783,986人，死在醫生手下。相較之下，每年死於心臟病的人數平均才699,697人，死於癌症的人數則為553,251人。由於已登記的醫療行

（註1）Gary Null, Ph.D., Carolyn Dean, M.D., N.D., Martin Feldman, M.D., Debora Rasio, M.D., Dorothy Smith, Ph.D。

為只占了所有的5%至20%，每年醫生致死率事實上可能會超過一百萬人。然而目前醫療系統最危險的部分，竟然是疾病診斷，這著實讓人吃驚。

　　要歸納出病人罹患了什麼疾病，就要從診斷開始。每回上醫院時，醫生都會依照讓病人不適或痛苦的特定症狀，而做出疾病診斷，醫生知道這些疾病的名字，也知道該開什麼藥。然而，在得到診斷結果之前，你必須經歷一連串的例行檢驗，例如代表醫療人員的聽診器、血壓器、從脈搏測量心跳、血液和尿液檢查、X光檢查、腦波圖、心電圖等。如今現代醫療一共可提供1,400種檢驗程序，用來測量人體的每個細節。

　　雖然在某些情況下，診斷方法是必要的，也可以拯救病人性命，但大部分的診斷不但非必要，還會誤導病人，甚至對病人有害。理論上，這些高科技診斷工具，該要不偏不倚、提供正確的結果。但事實上，這些技術不見得可靠，有些高風險藥物和手術程序，甚至有損健康。因此我們該要確保這些不是例行程序，而只在緊急情況下施用。以下是幾個最常見的診斷方法：

心電圖和腦波圖──別被機器騙了

　　在所有用來檢測心臟活動的儀器中，心電圖是最常用的一個。經過反覆試驗，科學家發現心電圖專家所做的診斷中，有20%是誤診。此外，當病人進行第二次心電圖測試時，有20%的機率會得到不同答案。那些曾經心臟病發的病人中，只有四分之一的病人，會得到不正常的心電圖讀數，有四分之一的人看不出來曾心臟病發，而有二分之一的人，則得到沒有結論的讀數。若醫院旁邊正好有飛機經過，心電圖會突然出現不正常的曲線，醫生可能就判定此病患「可能」會有心臟病發。

　　1992年，《新英格蘭醫學雜誌》刊登了一篇研究，研究證實心電圖不可信。研究人員以儀器測試一批完全健康的受試者，有超過50%的人，得到需要進行健康檢查的結果，心電圖專家診斷他們心臟有問題，需要緊急治療。這個診斷出現偽陽性結果的機率竟高達50%。為了避免受到不必要的治療、服用可能危害人體的藥物，病人必須接受另一種診斷方式，已確認心電圖的讀數無誤。保險起見，也可以接受第二次、或第三次的心電圖檢測。

　　人們利用腦波圖測量大腦活動、檢測腦瘤和癲癇，然而此技術也常常

出現不可靠的診斷結果。出現癲癇症狀的人中，有20%的人，腦波圖會顯示為正常。更糟糕的是，15%至20%的健康正常人，會出現不正常的腦波圖讀數。為了證實腦波圖有多不精準，若讓腦波圖儀器偵測一個洋娃娃，結果可能會顯示洋娃娃根本是活著的。因此我們千萬不能只仰賴腦波圖診斷，以免接受昂貴有可能有害的治療。

X光——謹慎利用

所有診療儀器中，X光是最危險的其中之一。大部分的人看醫生時，都至少會照一次高頻波離子輻射（X光）。以下為「目前」所知，X光帶來的副作用：

- 兒童若在母親子宮裡照射到X光，他們未來得到癌症的機率比原來增加了40%；得到神經系統腫瘤的機率，則增加50%；得到白血症的機率，增加70%。
- 如今有數千人甲狀腺損傷、其中許多都罹患癌症，就是由於二、三十年前曾受過X光照射，照射在頭部、頸部、肩膀或上胸腔。
- 牙醫進行的十次X光照射，就足以引發甲狀腺癌。
- 反覆照射X光，會造成多發性骨髓瘤，這是一種骨髓癌。
- 科學家已告知美國國會，X光照射下腹部，會增加基因受損的危險，且將突變基因傳給下一代。此外，科學家也認為，一些如糖尿病、高血壓、心血管疾病、中風和白內障等疾病，可能是由於之前的X光照射所引起。
- 每年估計有至少四千人是由於X光相關疾病而喪失性命。在英國，有五分之一至二分之一接受X光照射的病患，其實根本不需要進行此步驟。在美國，食品及藥物管理局指出，有三分之一接受放射線掃瞄的案例，其實都是多餘的。
- 在英國，醫生安排的放射線照射中，有90%是X光掃瞄（註2）。
- 加拿大幾乎每人每年都會接受一次以上的X光照射。

（註2）劍橋出版社，1993年。

- 很多醫院用得還是老式的X光照射機，這些機器釋放的放射線量，比診斷所需的量，還高上20至30倍。

除非是緊急情況，否則我們都應該避免使用X光掃瞄，因為它會帶來有害的副作用，這些副作用可能比病患原先的問題還更嚴重。身為病患，你有權利拒絕接受X光診斷，只要跟醫生討論你的健康問題，就能知道X光是否真的必要。如今很多醫生也會與病人討論他們對X光的疑慮，試圖以其他方式診斷（如何減少放射線毒素，請參考第7章關於金屬補牙和金屬黏土的討論）。

乳房造影究竟是否準確？

近來研究顯示，乳房造影這種用X光檢驗女性乳癌的方式，其實非常不精確。只有1%至10%的檢驗結果是正確的，有90%至99%的機率，健康女性會被診斷出乳癌。由於人一生中有超過一次的機會接受乳房X光檢查，因此被誤診出乳癌的機率非常高。

大英國地區，每年有約十萬名女性被誤診罹患乳癌（包括其他種診斷方式）。許多女性因此經歷了非必要的切片檢查，甚至不知有多少女性，接受了乳房切除術。許多女性由於診斷結果，無謂地憂鬱、絕望、害怕死亡。乳房切除術的病例在美國急速增加，只因為那是目前用以「預防」乳癌的最常用方式。

如今關於乳房造影的真相，終於逐漸浮現檯面，這讓許多醫療單位都十分緊張，這個技術畢竟是個搖錢樹。丹麥北歐科克倫中心（Nordic Cochrance Center）的研究員高士奇醫師（Peter Gotzsche, M.D.）和相關人員，最近發表了一篇研究，發現一項大型試驗出現了重大缺失。這項大型試驗指出，由於使用了乳房X光檢查，乳癌致死率已降低了31%。然而高士奇醫師的團隊小心檢視過數據之後，發現原始資料裡，有相當多乳癌死亡病歷，「不知怎地」被遺漏了，沒有出現在最後的報告中。高士奇醫師的這項研究，發表在《歐洲癌症研究期刊（European Journal of Cancer）》的最新網路版本上。然而三週後，這項研究就從網路上消失了。期刊編輯會將此論

文移除，無疑是受到來自那些推廣乳房X光檢查的醫師施壓。

病患接受乳房造影檢查，以便在症狀出現之前就能檢測出癌症，這是個靠不住的謊言。大部分的乳癌病例，早期偵測或晚期偵測，其實都沒有差別。腫瘤的特性、是否會在早期轉移（所謂轉移，真正的意思是腫瘤在體內其他部位增生），才是真正決定病情發展的關鍵。倘若腫瘤容易轉移，早期發現並不會降低這些癌症的死亡率，這與一般人的認知不同。此外，接受太多次乳房X光照射，只會增加女性罹患疾病，或病情惡化，大大違背當初檢驗的目的。乳房X光照射絕對不若大家以為是預防或偵測乳癌的「萬靈丹」。畢竟乳房X光照射的效果很有限，只能檢測到尺寸較大的腫瘤，卻為時已晚。

這種醫療手段最讓人不安的，就是在診斷過程中，乳房必須接受過度擠壓。助手為了能得到夠清晰的照片，以免因錯過腫瘤而被告，往往非常用力擠壓受檢測者的乳房。這樣的擠壓可能會破壞內部組織，包括腫瘤組織。倘若乳房裡真的有腫瘤，進行乳房X光照射，可能會擠破癌細胞，導致那些腫瘤內含的致死毒物擴散，引發其他器官的問題。新的研究顯示，小型腫瘤特別容易帶來致死危險。

考慮到乳房X光檢測的無效，冒險用力壓擠乳房，實在不值得。有許多研究都顯示，若要檢查乳癌，乳房X光檢測只比觸診有效一丁點。為什麼要無謂地採用這種可能惡化病情的診斷方式呢？對全國的醫院、醫生和癌症診所來說，乳房X光檢測是種極為好用的搖錢樹。不疑有他的女性，深信這種篩檢可以將她們死於乳癌的機率，減少50%至75%！然而事實上，根據美國預防醫學特別委員會（U.S. Preventive Services Task Force）的研究，就算每年篩檢一千兩百名介於40歲至74歲的女性，且長達14年，才能預防一個乳癌致死病例。

不過對女性來說，很幸運的，如今有愈來愈多因為錯失腫瘤而引起的官司，因此那些過去提供乳房X光檢測的診所和醫生，變得比較不願意繼續提供這項檢測。

美國國家癌症研究院（American National Cancer Institute）於1997年發表聲明，認為除非女性年逾40，且接受追蹤長達十年，否則乳房X光檢測無益於乳癌致死病例。其他研究則顯示，不管有沒有接受乳房X光檢測，女

性因乳癌致死的機率是一樣的。儘管這個診斷技術檢測出的不正常腫瘤，有90%根本是良性的（非癌症），40來歲的美國女性，仍有63%每一年或兩年，就接受一次乳房X光檢驗。這些原本希望能預防乳癌的女性，如今卻承受了更大的風險。由於乳房X光檢驗會大大增加罹癌機率，每年接受一次檢查的好處實在非常渺小。

要預防乳癌，乳房X光檢驗絕不是第一步，而是要先主動為我們的身體和心靈負起責任。我們可以說，大部分的天然食物，都有預防癌症的效用。佩茲多教授（John Pezzuto）是美國伊利諾大學芝加哥分校（University of Illinois in Chicago）食品研究團隊的主持人，他曾說：「研究顯示，富含蔬果的飲食，的確可以幫助我們抵抗癌症。」研究人員在葡萄裡發現一種稱為白藜蘆醇（resveratol）的物質，可以防止細胞癌化、抑制癌細胞擴散。大部分其他天然食物，也都包含類似，或甚至更有效的抗癌物質。

女性不需仰賴乳房X光檢查，才能覺得自己健康無虞、不受乳癌侵擾，尤其這種診斷方式又十分不可靠。其實只要進行一連串的肝臟、腎臟和結腸淨化程序，就足以預防、抑制任何癌症。

染髮劑（除了挑染外）、化妝品（每天使用化妝品的婦女，每年會吸收多達五磅的化學物，而許多都是致癌物質）、除臭劑、牙膏、合成洗髮精、保濕乳液、護手霜和其他類似用品，都會釋放大量化學毒素，進入乳房的淋巴管，導致淋巴管阻塞，累積大量毒素。

戴胸罩的可能風險

頻繁穿戴胸罩，也會阻礙淋巴腺通暢，可能因此大大增加罹患乳癌的風險。研究者莫斯博士（David Moth）曾進行一項實驗，測量胸罩造成的實際壓力。他說：「結果顯示，就算是那些最輕便的胸罩，仍然會讓淋巴管承受過度的壓力。」

也有研究發現，穿戴胸罩的確會造成乳癌。1991年，謝博士與特里克伯羅（Trichopoulos）博士將胸罩尺寸和左右乳硬度當作風險因子，進行研究，發現對絕經前婦女來說，不穿胸罩可以將罹乳癌機率降低一半以上（註3）。

（註3）這份研究發表在1991年《歐洲癌症期刊》，第27期131頁。

另一個更近期（2000年）的研究，《國際時間生物學雜誌（*Chronobiology International*）》（這是一份專攻生物與醫療規律的期刊），則發現穿戴胸罩會降低褪黑激素產量，增加身體內部溫度。褪黑激素是一種極有效的抗氧化物和荷爾蒙，可以促進好眠、抗老化、增進免疫力、延緩包括乳癌等特定癌症。

在這方面研究最力的學者，要屬醫學研究員席爾博士（Sydney Singers）。席爾發現紐西蘭的毛利人若歸化為白人後，罹患乳癌的機率與白人無異，而那些非主流土著，卻完全不受乳癌危害。同樣的情況，也發生在「西化」的日本人、斐濟人和其他轉為開始穿戴胸罩的民族。

1990年代早期，席爾針對美國五個都市的4,500名婦女進行研究，試圖了解她們穿戴胸罩的習慣。他發現有四分之三成天穿戴胸罩的女性，會罹患乳癌；那些一天穿戴胸罩超過12小時、上床才脫下的女性，則有七分之一會罹患乳癌；相反地，那些穿胸罩不到半天的女性，則只有1/152的機率罹患乳癌；若很少、甚至完全不穿胸罩，罹患乳癌的機率，則只有1/168。換言之，成天穿戴胸罩，和完全不穿胸罩，罹患乳癌的機率足足差了125倍。

隆乳的危險

每年有30萬名女性接受隆乳手術，然而隆乳就跟乳房X光檢查一樣，都會危害健康。我曾收過不少女性來信，她們過去或現在曾有過矽膠乳房破裂的經驗。其中一名女性說：「25年來，這些人造乳房都沒出過什麼問題。然後有天它開始滲漏了。我只知道胸部開始疼痛、麻木，搔癢感一路下到手臂部位。於是我趕緊將它取出，自此不再接受這種手術。醫生告訴我矽膠滲漏得很嚴重，已經進入了我的淋巴結和胸腔，他能清出的量實在有限，因為矽膠就像膠水一樣。」人造乳房還含有其他許多成分（請見下頁），整型醫生用鋁和白金等重金屬催化矽膠液化。矽膠則是填充物，若進入肺部就會危害生命。

倘若你擔心會得到乳癌，最好是能避開任何上述非天然的化學物質。只要能悉心照顧身體的每日所需，女性可以為自己創造無憂無慮的未來。（請見第10章關於癌症的討論）

那麼鹽水袋乳房呢？鹽水袋乳房也沒比矽膠乳還好多少。就像克伯醫

➤環己酮	➤氟利昂
➤異丙醇	➤甲基異丁基酮
➤變性酒精	➤甲基異丁基酮2
➤丙酮	➤黏合劑
➤聚氨酯	➤橡膠
➤聚氯乙烯	➤酸酒石
➤漆稀釋劑	➤矽膠
➤酸性清洗劑	➤助焊劑
➤氰基丙酸酯	➤焊料
➤環氧乙烷	➤金屬清洗酸
➤黑色碳	➤甲醛
➤二甲苯	➤滑石粉
➤乙酸乙酯	➤彩色顏料
➤環氧樹脂	➤氧化鋅
➤環氧樹脂固化劑	➤石腦油（橡膠溶劑）
➤胺	➤苯酚
➤油墨	➤二氯甲烷
➤甲苯	➤苯

生（Susan Kolb, M.D.）一樣，許多整型外科醫師都曾見過鹽水袋乳房因真菌感染而變黑、顏色變深的案例。霉菌可以輕易進入血管，引發嚴重病症，甚至讓人有自裁的傾向。鹽水袋乳房帶來的風險不但千真萬確，而且十分嚴重，發生副作用的機率極高。這種風險其來有自。在生理食鹽水靜脈輸液罐上的標示，建議要將溶液儲存在攝氏25度的溫度下，最多存放18個月。然而一旦移植入乳房後，這些鹽水便長年儲存在攝氏37度的高溫下，自然會成為黴菌和其他微生物的完美溫床。許多女性植入鹽水袋乳房長達十年甚至更久，且因此出現無法解釋的病症，和次臨床性感染。許多植入鹽水袋乳房的女性，都和裝矽膠乳的女性一樣，出現同樣的自體免疫疾病。

醫療檢驗室的細菌化驗可信嗎？

　　醫療診斷的領域中，最不可靠的環節，在於醫療檢驗室的細菌化驗。1975年，美國疾病管理局調查了全國的醫療檢驗室，並發表以下結果：

- 10%至15%的細菌化驗結果不充足
- 30%至35%的簡單臨床測試結果都不正確

- 12%至18%的血型檢測，以及20%至30%的血清及血紅素含量檢試，結果都不正確
- 超過四分之一的檢測，結果都有誤
- 31%的醫檢室，連最簡單的貧血都無法檢測出來
- 許多實驗室，錯誤地檢測出三分之一的受測病人，都受到單核細胞增生（腺熱病）感染。10%至20%得出白血症（血癌）的檢驗報告，實際上都是誤診。

另一項全國性報告則指出，有50%以上所謂「高標準」研究室，他們可以進行各種醫療檢測，但實際上都未符合國家指定要求。被揭發的最離譜案例，發生在200名檢驗結果不正常的受試者，當他們接受第二次檢測的時候，竟有197名受試者的結果完全正常！值得一提的是，美國疾病管理局只調查了美國國內最頂尖、排名10%以內的醫檢室。

1989年，《刺胳針》的一名編輯直言，許多例行的實驗室檢測，其實只是浪費時間和金錢。一項研究指出，630名接受例行血液和尿液檢測的人當中，只有六名真正患病。另一項包含1,000名病患的研究，則指出例行血液和尿液檢測，只能讓1%的病患受益。

莎拉年近40，一直有腸胃的毛病。她的醫生將她轉診給一名「頗受好評」的專家。該專家為她做了些檢測，包括糞便潛血試驗，並意外發現其中一項檢測呈現陽性反應。專家於是建議莎拉接受結腸鏡檢查，並向她保證這個檢驗不會有任何安全疑慮。

近年來，結腸鏡檢查已成了偵測早期結腸瘤的標準程序。這是一種侵入性檢查，需要讓病患接受麻醉，然後將一條彈性的管狀物塞入結腸。

莎拉詢問醫生，原先的那份結果是否可能出錯，醫生告訴她，糞便潛血試驗的確有可能出現偽陽性反應。為了尋求第二家意見，消除她或許根本不需要結腸鏡檢驗的疑慮，莎拉於是請醫生幫她轉診給另一名腸胃科醫生。安排好新的糞便潛血試驗後，她的醫生給她一份清單，上面列了一些檢驗前三到五天，應該避免的事情，以防檢驗出現偽陽性反應，其中包括：

- 食用紅肉、魚肉、花椰菜、馬鈴薯、香菇、哈密瓜、葡萄、紅蘿蔔、白菜、白花椰菜、蘿蔔、菊芋和蘿蔔

- 食用富含鐵質的食物或鐵劑
- 服用抗組織胺乙醯胺酚或非類固醇類消炎藥，例如阿斯匹靈或布洛芬
- 攝取超過兩百毫克的維生素C

　　結果莎拉原先早已食用了清單上的許多食物，而且還攝取了比最高用量還高上六倍的維生素C。

　　由此衍生的最大問題就是：「究竟有多少接受糞便潛血試驗的人，接受檢測前根本沒從醫生手上收到這份清單，而後因為偽陽性結果接受了結腸鏡檢查？」我懷疑有許多，甚至該說大部分的病人，都遭受同樣的對待。

　　另一項由《美國醫學會期刊》提出的報告（註4），則指出對於那些經檢驗發現沒有癌症的人來說，每十年再做一次結腸鏡檢查，就綽綽有餘了。長久以來，醫界都建議人們每十年接受一次篩檢，以預防結腸癌，然而最新研究卻指出，就算十年之後反覆接受檢驗，也不會有太大的好處。曼尼托巴大學（University of Manitoba）研究癌症風險的學者，回顧了1989年至2003年間，36,000名結腸癌檢驗呈陰性反應的病患，並發現這些人十年內、甚至十年後，罹患結腸癌的機率極低。事實上，他們第十年罹患結腸癌的機率，比原先還低了72%。每十年就該做一次結腸鏡檢查的說法，言過於實。

診療室引發的高血壓

　　倘若你看醫生時，心裡有種自己也許罹患了嚴重疾病的恐懼，這種焦慮可能會誘發壓力反應，使血壓升高。這個現象即所謂的「白袍高血壓」。當醫生（用舊式血壓計）幫你量血壓時，充氣袖帶會擠壓血管，再加上心理緊張作用，都會增高血壓。等到袖帶的壓力降低到脈衝等級時，你的血壓已無可避免地人為增加了。焦慮，以及血壓測量，這兩個因子可能足以「造成」病患過度緊張。

　　每個人一天下來的正常血壓，範圍可能非常廣，上下可以有300mmHg的差距。若要真正做出高血壓診斷，醫生必須每天測量好幾次血壓、且連

（註4）第295期，2366頁。

續進行六個月（這是世界衛生組織的建議），或乾脆給你一份血壓器，回家自己做一樣的測試。此外，左右手的收縮壓可能有8mmHg的差距，這又是另一個可能影響檢測結果的因子。有些人左右手的收縮壓，甚至可能有20mmHg之差。

另一個問題則是，醫生或醫療人員在量血壓的時候，病患究竟是躺下、坐起還是站著？倘若病患是站著的，那麼醫生究竟等多久才開始測量？此外，醫生是否在三種不同位置測量病人的心跳？病患坐著測血壓，跟站著時，測出來的讀數都不一樣。然而有多少病人會要求醫生如此詳細地檢測？我們在診療室的正常反應，都是讓醫生做他的事，而不加詢問。近來研究指出，有超過70%的醫療人員，沒有依照美國心臟科協會（American Heart Association）的建議，讓病人採許適當的手臂姿勢，也就是病患必須讓手肘微微彎曲，並擺在與心臟同樣高度的地方。

美國加州大學聖地亞哥分校（University of California, San Diego）做過一項研究，讓100名受試者用六種不同姿勢測量血壓。研究人員發現，當受試者坐著、手臂與身體垂直時，有22%的受試者出現高血壓。然而，同樣的受試者若讓手臂與身體平行，則會有41%的人出現高血壓。這引發了一個很重要的問題：「有多少人在看醫院看醫生時，只因為醫生或護士沒有按照標準的方式測血壓，而被診斷出高血壓？」我保守估計，大約有幾十萬人因此深受其害。

至於在這些眾多姿勢當中，孕婦應該採用何者進行血壓測試最可靠，目前還沒定論。

此外，高血壓常常是一種由壓力所引發的現象，壓力過後，人的血壓自然就恢復正常。以白袍高血壓的情況來說，你的血壓可能在離開診療室後，就恢復正常了。但無論你的血壓是否只因醫生而急速上升，他可能還是會開出降血壓藥，而這些藥物對你真正的問題卻少有、甚至毫無益處。另外，這些藥物也可能引起其他嚴重副作用，例如頭痛、嗜睡、噁心、嗜睡和陽痿。很多人喜歡服用抗血壓藥，認為只要每天一粒，就能降低心臟病的風險。然而1997年刊登在《美國醫學會期刊》的研究，卻指出降血壓藥已被過度使用了，尤其倘若病患的血壓是由醫生來測，而不是病患自己在家使用攜帶式血壓劑測量的情況。

高血壓病患是憑空產生的

　　最讓人不安的是，我們的醫療系統，總試圖製造一些根本不存在的問題。過去35年來，人們認知的「正常」血壓，已改了十幾次了。美國醫學協會目前的建議，是將所有血壓超過115/70mmHg的人，都視為高血壓。才在十年前，這個建議數值還很低，是140/90mmHg。也許過不久後，所有血壓超過100/60mmHg的人，都是高血壓患者了。這些醫療人員究竟還要做多少欺瞞，最後判定所有人都是高血壓和心臟病的危險群？

　　美國和許多其他國家，目前的醫療政策，無疑正朝著一個錯誤的方向前進。我們盲目地將大量人口列為高血壓患者，但這些人其實根本健康無恙。最近路透社刊登了一篇網路文章，由本古利安大學（Ben Gurion University）所發表，他們針對500名受試者進行研究，發現那些年逾70、有輕微高血壓（以今日的標準）的病患，比其他血壓較低的受試者，思緒更清楚、也更有創造力。無論男女，那些因高血壓而被醫生開藥的受試者，以及那些非臨床性（未接受治療）的高血壓患者，無論在認知能力、記憶力、專注力和視覺暫留上，都表現得更好。讓人意外地，那些服藥後血壓「正常」的受試者，在所有受試者當中，表現最差。這個研究清楚地告訴我們，老人都服用了過多藥物，而且高血壓藥還不是唯一的一種。就如同上述關於血液膽固醇含量的例子一般，老人們的血壓原本就比年輕人還高，因此以有害藥物降低他們的血壓，不但會傷害他們的腦細胞和身體其他器官，同時也大大違反道德。

　　研究指出，降血壓藥並不會影響死亡率，而這些藥物的副作用往往十分嚴重，會導致肺部受損和心臟病發。相反地，許多控制良好的研究，都顯示放鬆療法，以及改變飲食與生活習慣，能比藥物更快降低血壓，表現也更穩定。光是靠著均衡的蔬食，就足夠長期穩定血壓。前面章節所提到的水療，也是一種助人恢復正常血壓的天然方式，效果迅速。此外，每天進行全身油壓按摩（特別是芝麻油）對於血壓也有莫大的助益。將芝麻油當作炒菜用油或沙拉醬，也可以將血壓平均從166/101mmHg，降低至134/84mmHg。

　　本書描述的所有其他淨化程序，都有助維持血壓正常。對大部分人來說，一連串的肝臟淨化與腎臟淨化程序，已足以解決高血壓的問題。

　　上文中，我提到許多診斷技術當作例子，強調那些所謂的「一般檢

查」，可能帶來的害處與危險。許多其他的檢測，就跟上述那些技術一樣危險，包括血管造影、骨掃描、CAT掃描、核磁共振、各類內視鏡檢查（如結腸鏡檢查）、腫瘤標記檢測，當然，還有子宮頸抹片檢查（子宮頸抹片檢查本身無害，但若得到陽性反應，則可能會讓你選擇接受抑制癌細胞的治療，而不是以平常心進行療癒，詳情請見第十章）。這些表面「客觀」的診斷技術，有很大機率會讓人得到偽陽性結果，顯示疾病診斷並不如一些外行人所認為，是那麼是非分明、顯而易見的事。

現今用來診斷慢性病的技術，都是依據症狀進行的，因此往往隱蔽了問題背後的真正肇因。相反地，一位有經驗的自然療癒師，卻能診斷出問題的源頭，找出慢性病人身體失衡的真正原因。健康治療師可以在療程中，按照第三章的指示，消除病患體內的四大危險因子。

然而對於意外、受傷、嚴重燙傷，或其他許多急性健康問題，我們還是必須把患者的性命，交托給有經驗的一般醫療醫生。

醫療手段多半不安全

「如果我們將世上所有藥物都扔進大海裡，那對魚類會是個壞消息，對人類則是個好消息。」哈佛大學醫學院霍姆斯教授（Oliver Wenddll Holmes, Professor of Medicine, Harvard University）曾這麼說過。一般醫療體系的疾病治療，爭議極多。從某方面來說，這些介入式醫療手段和藥物，的確拯救了許多性命，然而從另一方面來說，治療本身帶來的副作用，卻可能奪走病人性命。

你（和你的醫生）可能會以為，醫生對症開立的那些藥或治療，都是經過已經過測試、有科學證據背書的。然而看了許多文獻和報告後我們會發現，那些我們深信「經過科學確認」、「證明有效」的治療，竟有85%至90%，根本未經任何科學背書，就被廣為採用了。

藥物該不該成為醫療重心

2004年，《紐約時報（*New York Times*）》刊登了一篇討論「藥劑人（Pharmaceutical Man）」的文章，我打從心裡懷疑，我們對藥物的依賴，真的稱得上是人類史上的大改革嗎？我反倒認為，這是人類即將毀滅的一個徵兆。

人們有種錯覺，以為所有的疾病都有藥醫，於是疾病的併發症愈來愈多，醫療費用也愈來愈龐大。許多病人走出醫院的時候，深信自己已經痊癒了，認為所有問題都「解決」了，從此可以繼續過日子。藥物、手術和其他治療，都會讓人有這種錯覺。

盤尼西林剛上市的時候，人們以為這是種神奇藥物，可以在幾天內就把病人從鬼門關拉回來。雖然盤尼西林的確拯救了許多性命，但其實只要採取一些淨化程序、幫助身體自行排毒，就可以達到一樣的功效。如今，盤尼西林已製造出更多問題，副作用還包括皮膚發疹、腹瀉、發燒、嘔吐、單核細胞增多、過敏性休克、昏厥、心臟失能、心律失常及低血壓等。

大部分其他藥物也跟盤尼西林一樣，弊多於利，因此病患在同意服藥前，都應該先弄清楚藥物可能帶來的併發症。愈來愈多藥物加入了這項「改革」，蘭索拉（Nexium）、立普妥（Lipitor）、阿斯匹靈、西樂葆（Celebrex）、冠脂妥（Crestor）和許多其他藥物，如今都成了家庭常備藥。許多我們的鄰居、朋友和親戚，每天至少要服用一粒、甚至一粒以上的藥錠，且長達數月甚至數年。電視、廣播和報章雜誌，也都充滿了對這些藥物的讚揚，說它可以「改善生活品質」。報紙的情況最為離譜，每天都至少有一兩篇文章，宣稱有哪些最新研究顯示，這些神奇藥物的確藥到病除。

2003年，美國花了1,630億美金在藥物上，這項支出比我們花在蔬果、奶製品和麵包產品上的總額還多。因此很自然地，街上看到的藥局，也比雜貨店還多！為了維持健康，如今我們對藥物的依賴，比對食物的依賴還深。「藥劑人」的預言已然成真！

如今每一種急性病或慢性病，都有藥醫。那些賣藥的商人可開心了，但服藥的民眾，卻沒有變得更健康、幸福。當然，藥廠並不在意這些，他們只是繼續設計、販賣數十億的新藥，而這些新藥原本該要能讓我們的生活變得

更容易、舒適。

　　當孩子注意力不集中的時候，你可以讓孩子服藥；來經前或來經後若有不適（許多子宮內膜異位的女性，都有這方面的問題），你也買得到減少疼痛的藥物；倘若不慎懷孕，你可以服藥打胎；倘若食慾太好，吞顆藥丸就可以幫你降低食慾；倘若你跟醫生抱怨，自己食慾不振，醫生也可以開個促進食慾的藥給你；治過敏、吸引異性（利用費洛蒙）也都有藥可吃；有無數種藥可以助你心情愉快、抗憂鬱。最後，你對藥物的依賴，可能讓你開始憂鬱，但想當然爾，這個問題也可以用藥物解決。然而服用抗憂鬱藥，並不能真正解決憂鬱；事實上，這些藥物，只會讓你想要結束性命。

　　倘若你利用網路上的搜尋引擎搜尋，就會發現任何你能想到的身心問題，都有對應的藥物可以替你解決。

揭露藥罐子的真相

　　「醫療行為往往違反常理，病患的身體已經充滿了雜質，服用藥物後只會更加惡化，使情況變得更難堪、身體更難復原。」李醫師（Elmer Lee, M.D.）曾這麼說過。

　　知名醫生奧斯勒（Dr. William Osler），曾用短短幾句話，描述了服用藥物的矛盾之處：「服藥治病的病人，得康復兩次，一次擺脫疾病、一次擺脫藥物。」在服藥之前，我們應該要小心檢查處方藥指南上註明的副作用。同時也必須了解許多可能的副作用（包括死亡），不一定會列在清單中。只有當醫師上報藥物會帶來嚴重副作用時，美國食品藥物管理局才會偶爾（屈服於社會大眾的壓力）下令將藥物撤回。

　　藥物往往會帶來一種幾乎很少被提及的副作用，那就是病患很容易對藥物上癮。暢銷書作家，曼德森醫師（Dr. Robert Mendelsohn），在《一個醫學叛徒的自白（*Confessions of a Medical Heretic*）》一書中，說道：「我們往往以為會對藥物上癮的，都是男性，且上癮的都是那些非法藥物，如海洛因、古柯鹼、大麻等。萬想不到，其實有上百萬男女都過度依賴合法處方藥，這才是更大的問題。」只因為處方藥是合法的、是由醫生開給病患的，並不代表這些藥不若迷幻藥容易上癮。

　　老人家尤其該對於醫生開的處方藥小心謹慎。杜克大學（Duke University）的一項新研究，便提出了讓人不安的證據，在那些服用處方藥的老人中，有20%的人，服用的是特別對老人有害的藥物。另一項於2007年5月刊登在《刺胳針神經醫學》（Lancet Neurology）的研究，則指出老人若定期服用阿斯匹靈和華法林（Warfarin），實際上會增加生病的風險。尤其對健康、年逾75的老人來說，阿斯匹靈實在弊多於利，這些藥物將老人中風的機率提高七倍。研究人員於是得到結論，認為年逾75的老人若服用更多這些藥物，不久後這些藥物，將擠下高血壓的排名，成為腦中風的第一肇因。

　　服藥會大大干擾身體吸收營養，對老人來說更是如此。舉例來說，胃酸抑制劑如普利樂（Prilosec）和蘭索拉（Nexium）會大大減低人體吸收維生素B_{12}，而B_{12}是預防貧血最重要的維生素之一。

　　市面上最常見的許多處方藥，都會阻礙營養吸收，包括許多抗生素、抗憂鬱藥、消炎藥、血壓藥、降膽固醇藥、雌激素和鎮定劑等，這些藥都會將體內重要的維生素和礦物質一掃而空。特別對老人家來說，若同時服用其中兩種以上的藥，他們罹患貧血症的機率更是急速攀升。對一些罹患慢性病，如心臟病或癌症的病人來說，貧血會大大增加致死率。

　　許多醫生和病人都低估了貧血的危險。所謂貧血，就是血液攜氧能力降低的病症。血紅素是紅血球細胞裡，專門攜帶、傳輸氧氣至全身的蛋白質，倘若血紅素的功能受到干擾，病患就會出現虛弱、嗜睡、無法集中注意、性功能失調、呼吸短促、暈眩及皮膚發白等症狀。

　　貧血也會惡化人體隱藏的心臟問題，讓身體變得衰弱。當你被診斷出貧血時，醫生可能會告訴你你缺乏鐵質、需要服用鐵劑。但事實上，只有當身體有其他隱藏問題時，肝臟才會限制身體從食物吸收鐵質，讓體內的鐵質含量變得比正常值還低。例如說，倘若膽管阻塞了，鐵無法離開肝臟，導致肝臟含鐵量過高而變得有毒性，就會引發血色沉著病，進而傷害胰臟和肝臟。為了避免致死，身體於是盡量減少吸收鐵質。有時慢性腸胃出血會造成體內紅血球細胞減少，這也是另一個身體減少鐵質吸收的原因。內出血的可能原因，則為長期服藥（阿斯匹靈、非類固醇消炎藥），或由結腸瘤、胃潰瘍、腸胃癌引起。最自然的血液鐵質流失（由肝臟引起），則發生在女性經期前，或產婦生產的前幾個禮拜。由於鐵質是壞菌最喜歡的食物，身體會藉由

降低血液鐵質含量（血液在女性生理期和生產過程中，會暴露在空氣中），減少血液對空氣細菌的誘惑，以避免可能致命的血液感染。由於醫療人員並不了解人體如何對體內外的逆境做出反應，因此大部分醫生都只會解決病症，而完全罔顧隱藏在體內的問題，或身體的智慧。因此對貧血症患者來說，服用鐵劑可能會讓他們失去性命。

　　慢性發炎、慢性感染、風濕性關節炎和腎臟問題，都有可能引發貧血。若醫生不將疾病視為身體對抗隱藏威脅的正當反應，而認為疾病是獨立的問題，開給病人抑制藥物，這樣的治療就會帶來嚴重後果。如今人類全體已比從前還更不健康了。我們也許活得久些，但生命的品質已然下降。

　　醫藥工業成功說服了上一輩的老人家，讓他們覺得自己必須服用更多藥物，才能維持生命和健康。因此現今的老年人，每年平均要服用25種處方藥！然而服用多種藥物，卻會增加藥物發生嚴重交互作用的機率，並將病患與疾病對抗時最需要的營養，洗劫一空。近來的研究顯示，此問題已經愈來愈嚴重了：急診室裡，有20%的病人，是那些出現藥物相關副作用（或藥物交互作用）的老人家。另一個問題，則是藥劑過量的現象。一項於2002年進行的研究顯示，有220萬名老人服用了比建議劑量還多的藥物。唯一解決之道，就是協助老人找出他們身體問題的根源，而非壓抑表面的病症。

醫生引發愈來愈多疾病

　　臨床醫源病（醫生引發的疾病）是現代崛起最快的流行病。醫生是美國第三致死原因，僅次於心臟病和癌症。名醫師佩吉（Charles E. Page, M.D.）曾說：「大部分疾病，都是由於醫生過度迷信，試圖用一些有毒的藥物來治療病人。」有一些明明是良性的疾病，病患卻接受了醫療介入，這反而讓許多病人面臨生命危險。這引起了一個問題：究竟什麼對人體更有害？是疾病還是醫療？以下美國衛生及公共服務部（Department of Health and Human Services）所公布的統計數據，也許可以回答此問題。

　　美國一共有70萬名醫生，每年則有12萬起因醫生而致死案例。因此你的性命結束在醫生手上的機率實在很高。最近哈佛大學發表了一項研究，發現那些「長時間值班」的醫生，做出錯誤診斷的機率，比他們的同事還高了五

倍。出錯的還不只診斷的部分。其中一個案例中，一名長時間值班的醫生，將強力降血壓藥的劑量開成標準的十倍高。另一個案例裡，一名昏昏欲睡的實習醫生，則笨手笨腳地將導管誤插進肺部旁邊的動脈，差點導致病人肺部衰竭。

還有一個案例，醫生開出了過量的鎮定劑，導致病患因心跳和血壓過低而差點喪生。醫院為了節省成本、增加利益而努力節約人力，因此院方往往要求新進員工值兩倍的班，而不願意多聘醫生（依照此報告，實習醫生每週往往必須值80小時的班）。

處方藥和非處方藥的潛在致命危險

除了那些醫生不小心讓病患喪命的案例外，許多處方藥和非處方藥，也可能引發致死副作用。一項2005年1月發表的報告指出，危險的關節炎藥物偉克適（Vioxx），已經奪走了135,000名病患的性命。再想想那些數百種的非處方藥，如阿斯匹靈，這種「無害」的藥物會增加病患內出血的危險，危及性命；此藥物也會讓血液更容易阻塞，而不是更通暢！

此外，你知道嗎？將布洛芬類藥物（ibuprofen），如雅維（Advil）或美林（Motrin），與阿斯匹靈一起服用，會將你因心臟疾病致死的機率，提高為兩倍！一項以七千名病患為對象、進行長達八年的研究指出，倘若你基於任何理由，例如關節炎疼痛服用布洛芬，而且你同時也因心臟疾病定期服用阿斯匹靈，那麼你死於心臟病或中風的機率會提高一倍，因為這兩種藥物會交互作用。這項由英國醫學研究學會（Britain's Medical Research Council）進行的研究，發表在《刺胳針》雜誌上，這項研究而後也被另一篇於2007年4月5日、刊登在《風濕病年報（ Annals of the Rheumatic Diseases ）》的論文確認。這證明了非處方藥一旦進入了病患的胃裡，不疑有他的病患，可能就因此喪命了。事實上，美國每年有56,000名病患，因為服用非處方藥，而併發急症被送進急診室。儘管美國每年都賣出了50億的處方藥，這不代表你就該相信這些藥物是安全的。

再舉乙醯胺酚（acetaminophen），也就是泰諾（Tylenol）為例。泰諾除了會引發心血管疾病以外，也會導致肝臟衰竭，儘管你可能以為C型肝炎才

是導致肝衰竭的主因。產婦若為了減輕產後疼痛而服用泰諾三號，則可能製造出有毒母乳，內含致死劑量的嗎啡。一名多倫多的新生兒塔力克（Tariq Jamieson）便由於母乳中的有毒麻藥而早夭，這場官司明白顯示泰諾三號這類處方藥，的確會危害哺乳中的母親。根據2007年6月15日的《國家醫學回顧（*National Review of Medicine*）》的報告，塔力克開始接受哺乳後第11天死亡，他血液中的乙醯胺酚含量極高，嗎啡含量則為新生兒血液安全值的六倍。泰諾三號內含乙醯胺酚和可待因（這是全世界最常用的醫藥用麻醉藥），可待因在人體體內會代謝為嗎啡。

　　母親不能期待醫生保護她們與嬰兒，不受處方藥和非處方藥的危害。這些藥並不是醫生自己製造的，因此他們往往搞不清楚藥物的內含物，大部分的醫生甚至從未注意藥瓶上標示的副作用。病患必須自己搞清楚服用的藥物可能帶來什麼副作用。只因為一些相對輕微的症狀或不適，就選擇服用泰諾，而承受噁心、嘔吐、便祕、胸悶、頭暈、嗜睡、潮紅、視覺變化、心理/情緒變化、呼吸不規則或緩慢、心跳不規則或緩慢、尿量改變、深色尿、眼睛或皮膚變黃、胃痛、極度疲勞、可能致命的肝臟疾病和過敏性反應等後果，實在太沒道理了。

　　美國消費者聯盟（The National Consumers League）發現有44%的成人，刻意服用超過建議劑量的非處方止痛藥，而且只有16%的成人會先檢查藥罐上的警告標示！這個數據彰顯了情況有多嚴重。聯邦政府估計，每年有15萬名美國人，因為非處方止痛藥而被送進醫院急診室。這些醫生和病患以為「無害」的藥物，每年幾乎取走了16,000名美國人的性命。

　　此外，你可能以為阿斯匹靈是對治頭痛的良藥，但根據《美國心臟醫學會期刊（*American Heart Journal*）》所刊登的一項新研究顯示，某些心臟病病患若服用了阿斯匹靈，他們心臟病發的機率甚至會變得更高。該研究的計畫主持人，英國赫爾大學（University of Hull, England）的克理蘭醫生（Dr. John G. F. Cleland）說道，心臟病發後服用阿斯匹靈，也許理論上會帶來好處，但不管那好處為何，都比不過此藥物「舉證確鑿的傷害」。然而一旦開始用藥後，停藥也會出現問題。一項法國進行的研究，顯示突然停止規律服藥，可能會引發嚴重的心絞痛和致死心臟病。該項研究甚至認為阿斯匹靈治療「絕不可能安全地停用」。

與藥物治療成鮮明對比的，是一項針對兩千名受試者進行了十五個月的研究，研究顯示那些水果攝取最多的受試者，罹患心臟病發或其他心血管疾病的機率，比那些水果吃得少的受試者，還要低70%。攝取蔬菜也可以得到類似的效果。那些每週攝取三次以上蔬菜的受試者，罹患心臟病發的機率，比完全不吃蔬菜的人，還低70%。

對那些瀕死、需要藥物拯救的病患來說，抗生素也許是必要的。但倘若讓感染了流感病毒的兒童服用氯黴素（chloramphenicol），卻會帶來極大危險。此藥會破壞骨髓，病人必須接受後續輸血或其他治療，但仍無法保證身體能痊癒。許多醫生往往只因病人出現喉嚨痛這種輕微症狀，就開給病人氯黴素。

根據美國《新聞週刊（Newsweek）》的報導，每十個因為普通感冒而看醫生的病人裡，就有七個會拿到抗生素藥，就算抗生素明明就對病毒感染引起的感冒或流感，不具效用。病患只因為一些相對輕微的疾病，就服用了強力但無效的藥物，這些藥物會在病患體內造成大混亂，但醫生和病患似乎對此毫無所知。一旦藥物毀滅了大部分的外來病菌，和人體腸道內的益菌後，身體的免疫系統已虛弱得無法解決病症的根源。既然那些益菌也被毀滅了，體內再沒有任何「人」能清理這些包含了腐敗蛋白質的毒素。然而有些蛋白質卻會進入結締組織，集中在毛細管和動脈的根部細胞膜裡。時間一久，循環系統堵塞的情況，可能會引發心臟病、中風或充血性心臟衰竭。

幾乎每天都有藥物，因為副作用太強，以「不再」適合服用的理由被撤下架。然而製藥商和食品及藥物管理局，卻從未強調所有藥物都可能有害的事實，這些藥物都具有「抗生」的性質，也就是說，人體的某些部分也會因此受到損害。

心臟藥物利心平（nifedipine）是一種專治高血壓的鈣離子通道阻隔劑，會引起嚴重、甚至致死的副作用，包括心臟病發和其他心血管異常。儘管《美國醫學會期刊》指出，利心平副作用太嚴重，人們應該停止使用，但全世界還是有不少高血壓病患服用此藥物。美國國家心肺血液學院（U.S. National Heart, Lung and Blood Institute）已警告醫生慎用利心平，或避免使用。1995年刊登在《刺胳針》的一篇研究，便指出病患若服用了鈣離子通道阻隔劑，他們得到心臟病發的機率，比那些服用利尿劑或 β 阻斷劑的患者

還高60%。研究發現，利心平是所有鈣離子通道阻隔劑中，最危險的一種藥
物。

　　β阻斷劑也不安全。1998年，《美國醫學協會期刊》發表一了項研究，
發現這些藥物除了不具療效外，老人服用後也可能引發猝死或致死心臟病。
研究人員分析了醫學線（Medline）資料庫的十項試驗，發現β-阻斷劑這個
人們用了30年的降血壓藥，其實不比一粒糖碇更有效。

　　美國的利血平（Reserpine）是一種降血壓藥，會將病患罹患乳癌的機
率，增加三倍，但醫生仍將此藥開給高血壓患者。其他種類的許多藥品，包
括利尿劑和降血壓藥，也會引發腎臟癌。β阻斷劑壓平樂（atenolol）也可
能對人體有害，因為那些服用壓平樂的高血壓患者，罹患癌症的機率會增加
一倍。英國和美國的研究都顯示，只有五分之三的病人在服藥後，血壓可以
降到醫生所希望的指數，然而就連安慰劑都可以達到這個效果。這不得不讓
人懷疑，降血壓藥是否真的必要。

　　降血壓藥的另一個副作用，就是會造成低血壓，或讓患者起身時血壓驟
降。因此這些藥物會增加暈眩、跌倒的機會，進而增加老人骨折或髖部骨折
的危險。1994年，《英國醫學期刊》發表了一項研究，顯示利尿劑（降血壓
藥）會將病人罹患糖尿病的機率，增加11倍。《美國醫學會期刊》也於1993
年發表了研究結果，發現病患在心臟病發過後，若太早服用ACE抑制劑（某
一類的高血壓、充血性心臟病專用藥物），可能造成致命腎臟損害，甚至死
亡。

　　就連那些被大力讚揚、糖尿病患使用的「神奇靈藥」胰島素，也被證
實會引起糖尿病眼盲。另一種常用藥物，抗瘧疾藥氯奎寧（plaquenil），理
論上是用來對治狼瘡、風濕性關節炎和皮膚問題。此藥在英國是合法用藥，
當局並不禁止讓孩童服用，建議用量則為每天、每公斤體重可服用六點五毫
克以下。然而在美國，醫生若開氯奎寧給孩童，可能會吃上官司，因為過去
此藥已造成許多孩童致死案例。病患若患有眼疾、牛皮癬、肝臟問題，或是
酗酒者、孕婦，服用氯奎寧則可能加重病情。此藥的副作用還包括了煩躁、
緊張、惡夢、抽搐、神經性耳聾、視力模糊、水腫、白髮、脫髮（頭髮掉
落）、再生障礙性貧血、厭食及噁心等症狀。

　　有許多藥物旨在減少胃酸分泌，然而倘若你不想感染肺炎或其他重症，

你最好離這些抗酸劑遠一些，找出引起胃液逆流的真正原因。無論你採取的是什麼手段，過度抑制胃酸分泌，只會帶來長期嚴重副作用。我們若削弱胃部正常消化的能力，可能導致許多不同疾病。

　　根據2004年，一項發表在《美國醫學協會期刊》的荷蘭研究，很多抑制胃酸的藥物，都可能大大增加病患感染肺炎的機率，其中包括氫離子幫浦抑制劑：蘭索拉、普利樂、Prevacid、Protonix 和Aciphex，以及H2受體拮抗劑：法莫替丁（Pepcid）、善胃得（Zantac）、泰胃美（Tagamet）、Rotane 及尼扎替丁（Axid）。

　　此外，也有為數不少的藥物，反而會造成胃酸逆流而導致胃灼熱，布洛芬這類非類固醇消炎藥就是一例。努樂芬（Nurofen）在各國名字不一（又名Act-3、Advil、Brufen、Dorival、Herron Blue、Panafen、Motrin、Nuprin、Ipren、Ibumetin、Ibuprom、IbuHEXAL、Moment、Ibux、Íbúfen及Ibalgin），多用於治療關節炎、嚴重痛經、發燒和止痛，特別當身體出現發炎反應時，最常用服用此藥物，而結果便是讓病患長年胃病纏身。這些藥物，以及其他消炎藥，都會讓胃部組織緊縮（而非食道組織），因此會擴張食道、讓胃酸更容易通過。在人們開始廣泛使用這些消炎藥以前，人們很少有胃灼熱的問題，又算有也多由飲食引起。而如今，70%胃液逆流的案例，都與長期使用消炎藥有關。自從人們幾十年前開始使用消炎藥後，胃液逆流的病例便大幅增加。這又是很好的例子，說明以消炎藥來解決健康問題，實非良策，只會引發更大的問題。

　　再來談談那些會誘發癌症的抗癌藥。舉例來說，醫生常開抗雌激素（Tamoxifen）給那些容易罹患乳癌的女性，讓她們連續服用五年，以預防乳癌。然而以色列的研究卻發現，抗雌激素竟會誘發癌症。《國際婦科癌症研究期刊（International Journal of Gynecological Cancer）》所發表的一項研究指出，以抗雌激素治療乳癌，會增加病患罹患子宮癌的危險，並增加致死率。我們實在不該讓癌症病人，接受這種以一種癌症換另一種癌症的治療。

揭發百憂解的真相

　　目前最普遍、號稱可以讓人們「開心」的抗憂鬱藥，便是百憂解（氟西

汀）。如今在美國，已有數百萬人，服用百憂解以應付緊張的生活。這可能讓人有種此藥很安全的錯覺。然而經過初步研究，百憂解絕非無害。加州大學的研究者發現，服用百憂解的孕婦，生下畸形兒的機率會增加一倍。倘若孕婦到妊期的最後三個月還繼續服用此藥，嬰兒便有將近五倍的機率會終身殘廢、兩倍的機率則需要特殊照顧。嬰兒也有九倍的機率會出現呼吸困難、哺乳時發作青紫症（缺氧）及顫抖。其他已發表、百憂解引起的副作用，則包括：焦慮、明顯消瘦、心律失調、視覺障礙、震顫、噁心、腹瀉、哮喘、關節炎、骨質疏鬆、胃出血、失去性慾和陽痿。

　　然而更糟的還在後頭。2005年1月2日，CNN電台公布了一份據聞來自禮來製藥（Eli Lilly and Company）的內部文件，揭露該藥廠早在15年前，就發現那些服用百憂解的病患，輕生或易怒的傾向，遠遠高於服用其他藥物的病患。該藥廠顯然刻意隱瞞這種藥物的副作用，不讓大眾察覺。

　　此文件由紐約州議員亨奇（Rep. Mauric Hinchey）提供給CNN電台，他主張食品及藥物管理局應該更嚴密把關藥物安全規範：「這個例子顯示，國會應該授權，讓科學家能針對那些經過核准的藥物，自由進行臨床試驗，這樣才能讓病人和醫生自行判斷某些藥物是否弊多於利，而非全權交由藥廠決定。」

　　這必定是種正確的進展，然而卻不是食品及藥物管理局推行的方向。為了販賣更多處方藥，該局甚至大膽宣布希望讓藥劑師不透過醫生，而直接能將某些藥物開給消費者。如此一來，我們等於將病人交付給那些有權開藥的藥劑師，即使這些病人還沒經過任何檢測或疾病診斷，病人也沒有機會嘗試其他非藥物的療法。這是種「藥物至上」的邏輯，會讓美國醫療體系，逐漸成為全世界最大的合法賣藥集團。

　　食品及藥物管理局如何試圖合理解釋這項舉動呢？這是該局在聯邦公報（Federal Registry notice）上的聲明：「許多研究團隊已明白表示，讓顧客直接與藥劑師互動，可以確保顧客明瞭藥品的安全和療效，且不需醫生開處方籤。因為藥劑師都受過良好訓練、知識豐富，有能力提供特定的醫療方式，因此他們或許可以確保病患服用適當的藥品，也能教導病患正確用藥。」你可能會問，那我們為何還需要醫生？所謂「許多研究團對」指的又是誰？食品及藥物管理局此舉，是否有助減少醫生引起的疾病和死亡？這麼

做難道不會增加藥房的收益嗎？這麼積極地推銷藥品，誰又會受害？遺憾的是，人們已將百憂解這類藥品視為無害、娛樂性用藥。倘若人們未來更容易取得藥物，這種讓人不安的趨勢，只會愈來愈嚴重。

禮來製藥1998年的文件指出，服用百憂解的患者，有3.7%的人試圖自盡，比服用其他抗憂鬱藥的病患，多了11倍。這份文件調查了14,198一名服用百憂解的病患，其中有2.3%的患者，在用藥期間罹患了精神抑鬱症，服用其他種抗憂鬱藥的病患，罹患抑鬱症的最高機率，也不過此數值的一半。此外，文件也指出，有1.6%的病患出現暴躁易怒的症狀，這比服用其他四種抗憂鬱藥的病患情況，還要嚴重四倍。最後，文件也指出，0.8%使用百憂解的病患，會出現傷害行為，這是服用其他抗憂鬱藥者的八倍。

在一篇名為〈百憂解活化與鎮定效果的臨床試驗（Activation and Sedation in Fluoxetine Clinical Trials）〉的文章中，作者提到此藥物可能會讓19%的患者出現緊張、焦慮、易怒或失眠等症狀，13%的病患則會出現暴躁現象。

五年前的偉貝克（Joseph Wesbecker）屠殺案中，這名印刷場工人在肯達基州路易斯維爾的工廠，屠殺了八名員工後自殺，當時他就是服用百憂解。關於此事件的文件原本在訴訟開始時遺失了，後來才由《英國醫學期刊》揭露。

食品及藥物管理局近來提出警告，抗憂鬱藥會引發諸如易怒、恐慌、失眠和侵略性。這對英國人來說，真是個壞消息。英國人大量服用百憂解，你甚至可以在飲用水裡偵測到。如今環保人士大力疾呼，希望政府馬上調查飲用水中抗憂鬱藥的累積情況。環保署官員透露，無論河道系統或提供飲用的地下水系統，水中百憂解的含量已逐漸攀升。

此外，數個月前，百憂解便已進入美國主要水道。貝勒大學（Baylor University）一名毒物學家布魯克斯（Brooks）在達拉斯州湖裡的藍鰓魚體內，發現百憂解的成分。布魯克斯懷疑，百憂解由使用者的尿液進入汙水處理廠，而後排進湖裡。

多倫多大學（University of Toronto）的研究者，近來在《刺胳針》發表了一項研究，指出所有抗憂鬱藥都對老人（年逾66歲）有害，會增加他們跌跤、骨折的危險。

近年來有許多心理醫師，都建議那些罹患憂鬱症的病人，服用金絲桃（Saint John's Wort; Hypericum perforatum）這種草藥。藥錠形式的金絲桃，與百憂解及許多其他抗憂鬱藥一樣有效，而幾乎沒有副作用。

每年有400萬名學童，每天排隊進入學校醫護室服用立德寧（Ritalin），這著實駭人。有數百萬幼童被診斷出過動症，然而醫生卻不想辦法找出問題根源，而馬上開藥給他們服用，這無疑是種「醫療疏失」。使用立德寧及其他類似藥物，似乎可以藥到病除，相反地，要找出問題行為背後的根源，卻要花上好幾個禮拜、甚至好幾個月。然而許多孩子變成過動兒，只因為他們攝取了過多糖類，或有抗胰島素的體質、或營養不良，而導致情緒易怒、緊張，或注意力無法集中。其實我們只要多關懷孩子，通常就能讓他們得到安全感、恢復身心平衡。

類固醇、關節藥及非類固醇類消炎藥

美國一項醫學調查指出，美國死於合法處方藥的人數，是死於非法迷幻藥（如海洛因、古柯鹼）人數的三倍，這還不包括那些每年死於禁忌藥物的三萬人。有些人罹患一些特定疾病，卻服用了與該疾病相衝的藥物。究竟有多少人因為這種情形而入院，實在難以估計，但官方預測，這些病患至少占了美國和英國住院病人的5%。類固醇則是另一類危險用藥，過去只開給那些有性命危險的重症病患，如今卻用來治療一些如晒傷、皮疹、粉刺和腺熱等輕症。類固醇會引發高血壓、可能導致胃穿孔的胃潰瘍（我父親就是這麼過世的）、痙攣、暈眩、月經不正常、肌肉無力、傷口不易復原、視力問題、皮膚疹、過敏性休克、性慾減退、骨質密度降低、躁狂抑鬱症、糖尿病等，而病患對於這些藥物的危害卻一無所知。如今只要人們出現發炎反應，醫生就會開類固醇的藥，就連那些嬰兒也不例外。但這些藥物根本無法治療任何疾病，只是抑制身體的療癒反應罷了。要治療此類藥物引起的新疾病，病患又必須接受更多治療、甚至服用更強效的藥物，進而承受更多的藥物副作用。

對治關節炎的最新藥物，引發的副作用甚劇，病患還不如選擇忍耐關節炎，而不要冒生命危險嘗試。製造關節常用藥保泰松（Butazolidin alka）的

藥廠，不得不警告消費者，此藥副作用極大，就算只是短期服藥，也已經引發許多白血症（血癌）的病例。此外，這個藥有92種可能的副作用，包括肝炎、高血壓、暈眩、失去意識以及頭痛。藥廠建議醫生在開藥前，先警告病患服藥可能招致的危險，年逾四十的病患更要小心，最好能服用最低有效劑量。藥商承認，此藥甚至可能引發危及性命的嚴重反應，而且也許對疾病本身完全沒有助益！

　　非類固醇類消炎藥（包括阿斯匹靈、布洛芬和乙醯胺酚）專治風濕性關節炎和骨關節炎（註5），然而過去幾年來，這些藥物也用來治療如頭痛或消炎等輕症。服藥後雖然可以減輕疼痛，病患卻可能因為劇毒而腸胃出血。每一種非類固醇類消炎藥，藥罐上都寫明了：「長期服用可能導致嚴重副作用，包括出血、潰瘍和胃穿孔等可見或不可見的症狀。」如果你還不覺得服用此藥就像在玩俄羅斯輪盤，那麼不妨來看看死亡人數的統計。英國每年有四千人死於非類固醇消炎藥，美國死亡人數則為此的五倍。每年有數十萬人因為這些藥物引發的腸胃出血而入院。其他副作用則包括結腸穿孔、克隆氏症、視線模糊、帕金森氏症、肝臟和腎臟問題、肝炎和高血壓。

　　數百萬的美國青少年，每天都使用一種上市20年的抗粉刺藥物，此藥會帶來非常多的精神副作用，包括自殺傾向、憂鬱症、精神病、暴力和侵略行為、情緒波動、情緒不穩、偏執和人格改變。這使人不禁懷疑，就算是那些常用處方藥，可能也完全不安全。

　　如今藥品種類讓人眼花撩亂，許多醫生根本沒時間研究每種處方藥物的副作用，而大部分病患則從不詳讀藥罐上標示的副作用。病患也幾乎不會研究藥物的禁忌，或詢問醫生這些藥物可能帶來的危害，醫生也根本沒時間警告病人。1996年刊登在《英國醫學期刊》上的一項調查，就指出只有不到三分之二的病患，記得醫生曾提過服用藥物的風險，大部分情況下，醫生都省略了這個重要步驟。只要製藥廠商記得把警告標示出來，他們就不會觸犯法律。因此只有靠病患自己決定該不該服藥了。

（註5）以色列特拉維夫大學（Tel Aviv University），以及後來由邁阿密大學（University of Miami）所做的研究，也顯示服用薑的萃取物（每天服用255毫克，持續六週以上），可以幫助治療關節炎。

詳讀藥罐標籤能救你一命

　　許多常見藥物可能帶來什麼稀奇古怪的副作用，你也許很難想像。史蒂芬強森症候群（Stevens-Johnson Syndrome）會發展成毒性表皮溶解（TENS，toxic epidermal necrolysis），就是一種藥物引起的副作用。因此當你打算服藥時，別忘了確認那不是會引發這種致死反應的藥物，包括抗癲癇及抗痙攣藥、磺胺類藥物、氨苄青黴素、非嘌呤醇及非類固醇抗炎藥，以及一些疫苗（如炭疽疫苗）。

　　這些藥物最可怕的地方，在於你完全無法預測身體會如何反應。舉例來說，你也許服用布洛芬上百次了，但你完全無法確定身體會不會突然對它過敏。當你的身體開始抗拒藥物時，就會出現嚴重的發炎反應，使皮膚組織死亡。無論是嬰兒、青少年或老人，都可能出現這種副作用，致死率高達25%至80%，而逃過一劫的人，皮膚上則永遠留下疤痕，甚至面目全非。越多人服用這些藥物，就有越多人會受害。

　　人們根本不需要服用這些藥物，試圖壓抑症狀，只會破壞身體自我療癒的能力，惡化病情。這些藥物可能會帶來如史蒂芬強森症候群和毒性表皮溶解的副作用，但倘若你仍決定服藥，別忘了觀察自己有沒有出現任何過敏反應，包括皮疹、水泡、灼熱感或發燒，有的話，立刻停止服藥。別等到性命垂危時，才讓醫生決定停藥。

關於失智症藥物的醜聞

　　還有其他更讓人沮喪的消息呢！如上文所述，年逾60的老人，是賣藥商最好的客戶，他們最常服用非典型抗精神病藥物，這是一種調節心智的藥物，與一般的抗憂鬱藥不同。醫生往往認為這些藥物，最能治療輕度至中度、由阿茲海默症引發的失智症狀。然而就在最近幾個月，就有四個大型的醫療組織同時警告大眾，這些藥物可能會引發嚴重的副作用，包括肥胖、血脂肪失衡，以及成年性（第二型）糖尿病。這些症狀顯然都會增加病人罹患心臟病的危險，使病人更容易心臟病發或中風。美國糖尿病協會（American Diabetes Association）、美國精神病協會（The American

Psychiatric Association）、美國臨床內分泌協會（The American Association of Clinical Endocrinologists）以及許多其他組織，最近合力在《糖尿病照護（*Diabetes Care*）》期刊上，針對這類藥物提出警告。之所以會有這種史無前例的舉動，是因為製造這些藥品的廠商，不願將藥物副作用列在藥罐標示上，怕會因此讓人不敢服用。2003年，美國食品藥物管理局便下令要求藥商標示警告，但至今未果。

醜惡的賣藥生意

　　普生（Naprosyn）是一種來自美國、專治關節炎的常用藥。儘管美國食品藥物管理局已發現製藥商刻意隱瞞一份文件，指出該藥會在動物體內引發腫瘤、導致死亡，但政府卻仍無權要求藥物下架。

　　類似的醜聞，也發生在許多治療過動兒的案例。美國有超過100萬的兒童，由於被認定行為異常，而服用精神疾病藥物。然而目前還沒有任何技術，可以診斷兒童是否真的罹患將近24種與情緒緊繃相關的病症。這些孩子被當作「輕微腦部損傷」的病人治療。此類藥物的副作用往往非常嚴重，包括生長遲緩、高血壓、緊張、失眠、極度被動和嗜睡。服藥後的常見症狀還包括憂鬱和冷漠。其實只要改變飲食，就能幫助大部分的孩子，包括減少如糖類和巧克力的刺激物、人工甘味劑、洋芋片、早餐麥片和所有的垃圾食物。很多孩子會對人工色素、防腐劑、汽水、包裝果汁等食物過敏，特別是那些人工甘味劑，往往造成腦部傷害。如上文所述，許多非天然的甜食和飲料，都含有人工甘味劑。

　　大部分的新藥測試，都是由製藥工業贊助的，而醫生得到所有藥品的資訊，也由藥商提供，包括藥品的療效和好處。四名受人敬重的諾貝爾獎得主，曾進行一項調查，發現那些新藥測試，其實黑幕重重。美國食品藥物管理局突擊檢查這些試驗，發現有20%的研究人員，沒有依照規定進行試驗，包括用錯劑量，或修改文件。有三分之一的「臨床試驗」根本憑空虛造，另外三分之一的試驗，則未符合標準程序。《美國醫學會期刊》於1975年11月提出報告，指出只有三分之一的臨床試驗，結果是可靠的。

　　由於現在大部分的新藥上市都未經科學背書，醫生和病人必須對藥物保

持警覺。然而由於這些藥物都未經長期研究，病人根本無從得知，服藥後的15至20年後，是否會出現如癌症、糖尿病或心臟病等症狀。因此只要沒有性命之憂，我們最好還是避免服藥，特別是避免與其他藥物併用，免得讓副作用增強兩、三倍以上。如果你想更了解這些藥物，別忘了詳讀藥罐上標示的副作用，或可能的話，就近尋求藥劑專家的意見。大部分的醫生只會告訴病患，那些他們從藥商聽來的訊息。

只有少數醫護人員會呈報病患出現的藥物反應，這讓藥物副作用的問題變得更為複雜。《英國臨床藥理學期刊（*British Journal of Clinical Pharmacology*）》於1997年提出報告，宣稱「大部分的處方藥，都比表面看起來還更危險，因為醫生極少會將病患的副作用上報當局。」法國研究人員也確認這類情況惡劣，他們發現藥商隱瞞了非常多處方藥的副作用，每24,433項副作用，只有一項會被上報予監控藥物製造的單位。所有藥物都具毒害，就算有少數的益處，大部分藥物仍不值一試。

然而醫生也非全然無辜。有四分之三的醫生根本沒有告知病患，這些處方藥可能會有什麼危害。許多醫生都宣稱，他們根本沒有時間向病人解釋這麼多。然但他們顯然有時間可以讓病人回診，試圖解決處方藥引發的副作用。病患必須自行判斷。下列幾點也許可以幫助病患做決定：

- 過去十年來，食品及藥物管理局核准了12種可能致死的藥物，包括偉克適（Vioxx）、西樂葆（Celebrex）及萘普生（Aleve）。
- 《美國醫學會期刊》在幾年前曾報導，每年有大約125,000名美國人死於那些經核准的藥物。有鑑於2004年至2005年之間發生的醜聞，我們可以預期此數據，未來很快就會增加為十倍。
- 食品及藥物管理局核准了降低膽固醇的藥品Baycol，然而人們後來才發現，此藥會造成骨骼肌溶解症，破壞肌肉組織而讓病患送命。儘管有如此嚴重的副作用，當局仍繼續核准其他他汀類藥物（statin），而這些藥物也可能會引發這種致命的副作用。
- 食品及藥物管理局積極打壓非藥物的另類療法。舉例來說，當局在2001年，便禁止販賣紅麴這種安全、有效的降膽固醇成分。
- 有五分之一的病患完全被醫生誤診了，這些醫生開了許多病患根本不需要的處方藥。

● 醫院開出的處方藥中，有高達20%的藥物，根本開錯了，而且還會引
發嚴重副作用，讓醫生必須開更多藥物對治。

避孕藥：駭人的風險

光是美國就有1,500萬名女性，服用避孕藥。服藥似乎是避孕最容易的
方法，但卻也最危險。其實天然避孕法效果一樣好，許多甚至不用錢，但大
眾卻對此毫無所知。雖然有愈來愈多的健康當局針對避孕藥可能帶來的嚴
重副作用，提出警告，人們仍將這些藥物，視為幫助避孕的「最佳安全選
擇」。

長期服用避孕藥的女性，可能會出現循環問題、肝瘤、頭痛、憂鬱和癌
症，年紀越大，風險就越高。女性若在30多歲時服用避孕藥，她們死於心臟
病的機率，比同年齡的其他女性高了兩倍。若年逾40仍繼續服用，女性罹患
高血壓的風險會升高五倍、中風的機率升高三倍，血管拴塞的機率則增加了
四倍。短期服用避孕藥的女性，承受的最大風險則為血管栓塞。

1994年，各大報都在大肆報導避孕藥可能造成乳癌的駭人故事，他們發
現這些避孕藥，就像定時炸彈一樣。位於牛津的英國皇家癌症研究基金會
（Imperial Cancer Research Fund）進行了長達四年的研究，重新分析15萬名
服用避孕藥女性的資料，並發現這些女性即使在停藥十年後，仍面臨罹患癌
症的風險。

該研究於1996年刊登於《刺胳針》期刊，顯示服用避孕藥的女性，罹
患乳癌的機率增加了25%；就算停藥了五年，她們的風險仍比常人還高了
16%。另一項由荷蘭癌症研究機構（Netherlands Cancer Institute）所進行的
大型研究，也顯示女性若在20歲前開始服用避孕藥，她們罹患乳癌的機率是
原本的3.5倍；此研究結果也發表在《刺胳針》期刊中。年逾36歲、服用避
孕藥短於四年的女性，罹患乳癌的機率則增加了60%。不到36歲的女性乳癌
病患，有97%曾服用避孕藥，這實在令人不安。我們不禁要問：「有愈來愈
多的女性罹患乳癌，會不會是因為大部分女性都服用避孕藥？」

麥克佛森教授（Klim McPherson）無疑是研究荷爾蒙補充療法與避孕藥
最資深的專家，他估計那些年輕開始就長期服用避孕藥的女性，有四分之一

會罹患乳癌。每兩個月，就有更多相關的研究結果出爐。另一項大型避孕藥研究，則發現在任何年紀服用避孕藥的女性，罹患子宮頸癌的機率提高了60%，此項研究於1996年9月發表（註6）。醫學上有種常見的說法，認為避孕藥可以預防子宮內膜癌及卵巢癌，這可以彌補這些藥物可能造成乳癌的缺點，然而這種說法也不再可信。不管怎麼說，冒著罹患某種致死癌症的風險，以預防另一種致死癌症，都是無稽之談。由於避孕藥會導致乳癌和其他疾病，這些藥物絕對非常危險，不該讓那些毫無防備的女性服用。

子宮內避孕器也不是安全的避孕法，會引發數種讓人衰弱的副作用。1974年，《刺胳針》刊登了一篇論文，顯示裝了避孕器、但仍受孕的女性，有50%的機率會流產；其他避孕方式的流產機率，則為17%。避孕器也很容易引發骨盆腔炎症，其他的風險還包括腹部絞痛、背痛、子宮外孕、子宮穿孔、輸卵管性不孕、皮膚紅疹及感染。

倘若你認為與其冒著罹患乳癌、子宮頸癌、中風或血栓症的風險，不如接受可能懷孕的情況（何況懷孕根本不算危險疾病），那麼你最好避免服用避孕藥，或任何侵入式避孕器。我個人十分推薦精神避孕法，這是最古老的避孕法，非常有效、不費成本，也沒有任何副作用。只要閱讀傑克森（Mildred Jackson）所著的《精神避孕法（暫譯，*Mental Birth Control*）》一書，不消幾分鐘你就可以學會了。此外也有其他精神避孕法的教學，例如可尼可夫（Barrie Konicov）的自我催眠錄音帶。

其他方法還包括了「排卵測試」，可以幫助決定女性在一個月中的哪幾天容易受孕，只需要一滴口水就能進行了。另一種新的避孕方式（Persona），則藉由一台小型電子裝備檢測尿液，讓女性知道自己哪幾天容易受孕。只要依照指示操作，此檢測法的準確率為93%至95%，跟保險套一樣可靠。無論哪一種避孕法，都可以配合保險套使用。

慎用新避孕藥：來不了（Lybrel，台灣商品名為安雅Anya）是惠氏藥廠新推出的避孕藥，會讓女性經期停止，這與其他口服避孕藥不同。由於此藥

（註6）倘若你有正值青春期的女兒，想知道疫苗是否可以幫助她預防子宮頸癌，不妨參考以下論文：「專治人類乳突病毒的子宮頸癌疫苗（Gardasil）究竟是否有效，已引起大眾的疑慮。此疫苗雖然可以完全抑制兩種人類乳突病毒，但卻只能將子宮頸癌先驅物17%。這種疫苗可能只抑制部分菌種，對其他菌種則沒有效果。有些人質疑，該疫苗的製造商默克公司所提供的研究時間過短，只進行了三年，根本無法證明該疫苗的效果，因為子宮頸癌的形成可能長達數十年。如今俄亥俄州正考慮強制州民接受此疫苗。」——《新英格蘭醫學期刊》（2007年5月19日，第356期）

只經過一年的測試（原因不難想像），我們根本無從得知藥物對人體的長期影響。考慮到傳統口服避孕藥帶來的嚴重副作用，此新藥很可能一樣有害，甚至危害更甚。

在經期中，女性的厚層子宮內壁會剝落。那些因服用新藥而停經的女性，子宮內壁也許比較薄，但若不排出，仍可能導致子宮病變。此外，藉由經期排血，女性得以自然排除體內多餘的鐵質和蛋白質，如此可以大大降低罹患癌症和心臟病的危險。若少了這個排血的機會，只會增加未來罹患重症的機率。短視近利只會帶來長期的傷害，這是不變的事實。我們如今有能力大幅干擾身體的自然設計，但這與其說是科學進展，不如說是種錯誤、短視近利的作法，只會再次讓數百萬民眾墜入疾病與痛苦的深淵。而對惠氏藥廠來說，這則會帶來每年兩億五千萬美元以上的收益。

醫療藥物的暴利

多虧了司法改革調查（Judicial Reform Investigations），如今我們已了解為何藥品會如此昂貴了。一些藥商宣稱，藥物裡的活性物質成本很高，因此藥品的價格也跟著抬升，許多藥一顆就要賣超過兩塊美金。然而司法改革調查對此深入研究，找到那些將化學合成物賣給藥廠的供應商，並針對美國最常用藥，調查其活性物質的成本，並與市面價比較。舉例來說，常用抗憂鬱藥贊安諾（Xanax），要價136美金，然而其活性成分成本只要0.02元，市面價竟是此成本的6,839.5倍。脈優（Norvask）的成本為0.14元，市面價則定為188.29美金，是成本的1,344.93倍。抗憂鬱藥Zolofts的市面價為成本的118.21倍。百憂解的利潤空前絕後，市面價是成本的2,249.73倍。立普妥（Lipitor）則為成本最高的藥物（5.8美金），但價錢竟高達272.37元，是成本的46.96倍。有些非專利藥，市面價也高達成本的30倍。

美國哥倫比亞廣播公司（CBS）的〈六十分鐘〉節目，曾於2007年4月1日的節目上，揭露了一起史上最大醫療醜聞。此詐欺案由製藥商主導，他們大力遊說國會議員，通過了一項處方藥法案，讓美國老人醫療保險無法讓受保人，以折扣價購買藥品，讓美國民眾花費了將近一兆五億美金。其他機構，例如美國政府退役軍人事務部門（U.S. Department of Veterans

Affairs），則與製藥商直接磋商得到折扣，只花了醫療保險的10%，就能購買最常見的十種處方藥。由於此項法案三年前就已經通過了，按照法律規定，醫療保險必需支付的價錢，比退役軍人事務部還高60%，才能買到相同的處方藥。在全世界的其他國家中，倘若人們的醫療費由類似美國的老人醫療保險支出，也只需支付最低價錢。製藥商與收受利益的立法政客共同策劃這項計畫，將讓製藥商在未來十年，獲益一兆五千億美元，由納稅人與醫療保險買單。換言之，納稅人直接將大筆金錢放進這些製藥商的口袋裡。

　　想想癌症醫療帶來的大筆收益。新興的抗癌藥物都非常昂貴，合併用藥要價更高。服用八週的藥物，會花費一萬美金以上。倘若再加上其他藥物，花費則又多了兩至三萬美金。約翰霍普金斯大學（Johns Hopkins University）提出了醫藥警告：「由於這些藥物只能讓患者再多活幾個月，這些支出對於癌症病人、醫生、保險公司與社會大眾，都是沉重的負擔。」想想看，美國每兩人就有一人遲早會得到癌症，而藥物的市面價又跟成本不成比例，難怪這些製造抗癌藥物的藥商，根本不急著研發出真正的癌症療法。相反地，這些製藥商無所不用其極，想繼續做這種世上最好賺的生意。

　　沃克（David Walker）於1998年至2008年，擔任美國總會計長（Comptroller General of the United States），他曾針對醫療保險討論道：「處方藥的法案是自從1960年代以後，最不負責的財政政策。」他將這個法案視為將美國推向破產的最大元兇。就因為這個法案，聯邦政府未來75年醫療保險的支出，就多了40%。沃克繼續解釋：「我們如今必須投資八億美金的國庫債利率，未來才能負擔這筆支出。」那麼我們現在做了多少投資呢？「一丁點兒都沒有。」除了財政負擔外，此法案也讓數百萬的老人，必須接受更糟糕的醫藥保險條件。政府此舉，只是借錢償還我們根本無力負擔的支出。主要的受益者，還是製藥廠商，以及那些收受利益後，睜一隻眼閉一隻眼讓法案通過的政客。

　　製藥廠商（以及政客）還不是唯一從藥物中獲利的人。藥局也分了一杯羹。舉例來說，你可能想買某種專利藥，100美金可以買100顆。藥局的藥師會告訴你，若買一樣的非專利藥，只要80美金就好。你可能覺得這樣真是賺到了。其實不然。藥局只花了10塊美金，就買了100100顆藥，然後再以80塊賣給你！這就是為什麼藥局生意這麼好，而且到處都見得到。

更年期不是病

荷爾蒙替代療法（HRT）的荒謬

　　現今女性最常尋求治療的「疾病」之一，就是更年期症狀，這是種女性身體正經歷人生大轉變的指標。醫生相信這些改變（以及症狀）是因為女性荷爾蒙（雌激素和孕激素）減少所引起，而這些荷爾蒙是調節身體月經、懷孕、生育和其他生理節奏的物質。人們往往將更年期視為快速老化的象徵，而醫生為了延緩這可怕的「疾病」、消除伴隨的症狀，往往會為病人開出「荷爾蒙替代療法」的治療（直到近來經媒體警告後，這種治療才逐漸便少）。這些藥物理論上也可以預防許多重大疾病，這些疾病與荷爾蒙含量下降有關，包括骨質疏鬆、心臟病、中風和老年失智。

　　許多女性受到醫療權威和媒體報導的影響，也自認自己罹患了嚴重荷爾蒙不足的問題，健康也受到威脅。因此她們很容易相信荷爾蒙療法可以帶來好處，幫助她們在更年期和更年期之後，能過得更舒服、無憂。

　　然而事實證明，荷爾蒙療法根本不是什麼好的預防治療，只會帶來嚴重後患。服用多餘的荷爾蒙，會威脅女性的性命。根據波士頓大學醫學中心（Boston University Medical Center）的研究，女性服用「一般」劑量的荷爾蒙，罹患血拴症的機率會增加為原本的3.6倍；倘若女性每天又多服用了1.25毫克，風險則提高至七倍。和口服避孕藥一樣，第一年使用荷爾蒙療法的風險最大。

　　如今美國有500萬名女性接受荷爾蒙替代療法。許多研究都顯示，女性接受此療法的時間越久，罹患癌症的機率也越大。確切說來，罹患乳癌的機率增為三倍，罹患子宮內膜癌的機率則為四倍。有一項針對16個研究進行的分析，受試者都是接受荷爾蒙療法超過15年的女性，結果顯示，光是雌激素就會將女性罹患子宮癌和子宮頸癌的機率，提高為20倍；合併孕激素後，機率提高為30倍。一項瑞典的研究，研究了23,000名受試女性，發現光是服

用雌激素，便足以將罹患乳癌的機率提高了80%；合併孕激素後，接受治療的女性，四年後罹患乳癌的機率即變為四倍！一項執行得最徹底的乳癌風險分析（含括了37項研究），則顯示長期服用雌激素，會讓女性罹患乳癌的機率，增加60%。這項名為「護士健康研究」（The Nurses' Health Study）的大型研究，於1995年發表在《英國醫學期刊》上，顯示年逾60的女性若接受荷爾蒙療法，罹患乳癌的機率足足有71%。這對那些建議女性終身接受此治療的醫生，無疑是當頭棒喝。此外，一項由美國癌症協會（American Cancer Society）主導的研究，以20萬名更年期女性為受試對象，發現女性若接受荷爾蒙療法超過十年，罹患卵巢癌的機率，比短期接受治療的女性，高了70%。

葛蘭醫生（Smith Green）則於2003年4月5日的《刺胳針》上，發表了一篇標題為〈荷爾蒙避孕法與子宮頸癌的關係：一項系統性回顧（Cervical Cancer and Use of Hormonal Contraceptives: A Systematic Review）〉的文章。他發現子宮頸癌與口服避孕藥密切相關。

服用過量的雌激素，也會讓鹽類和體液在體內累積、增加體脂肪、損害人體調節血糖的能力，並造成甲狀腺素失調、掉髮、血管栓塞、憂鬱、頭痛、細胞含氧量降低、體內鋅與銅含量累積，以及膀胱炎等等。有70%服用雌激素與孕激素的女性，都曾出現這類嚴重副作用，因此她們往往六個月後就停藥了。1992年，《英國醫學期刊》發表一項研究，列出荷爾蒙療法的幾種副作用，與經前緊張症很類似，但此療法原本應該要能治療這些症狀的。症狀包括了：類月經出血、大量出血、腹部絞痛、腹脹、乳房脹痛、煩躁、抑鬱和焦慮。

孕激素也會導致血液鈣含量異常偏高、改變血液糖類與胰島素含量、惡化偏頭痛、引發膽囊病變、肝癌和尿道感染。

然而醫生總以為女性更年期一定會身體不舒服，因此仍繼續開荷爾蒙藥物給病人服用，藉此預防不適症狀。藥商甚至把荷爾蒙當作回春藥販賣，醫生也用荷爾蒙治療病人的循環問題。只要中年婦女出現憂鬱症狀，醫生就會建議她們服用荷爾蒙。其實任何年紀的人都可能罹患憂鬱症，有各種可能誘因，不能只歸咎於荷爾蒙指數下降。

《醫師桌上手冊（*Physician's Desk Reference*）》是美國醫生慣用的一份

詳盡手冊。按照法律規定，藥商必須將藥品所有風險，都列在這份手冊中。荷爾蒙替代療法的這個項目，寫著：「子宮癌、乳房脹痛腫大、體重意外增加/減少、血壓升高、精神抑鬱症、碳水化合物和葡萄糖耐受性降低、脫髮、陰道發炎（鵝口瘡）、黃疸、腹部絞痛、嘔吐、類膀胱炎症候群。」跟這些副作用相比，更年期的症狀，其實也不算什麼。

荷爾蒙替代療法無法預防骨質流失

　　許多上了年紀的婦女，都服用荷爾蒙藥物，希望能避免骨質疏鬆症，這種疾病會造成骨頭組織中的礦物質流失。許多婦女都受過醫生的警告，若不服用此藥，便會有骨折之憂。然而一份1993年10月刊登於《新英格蘭醫學期刊》的研究，卻顯示荷爾蒙替代療法無法預防骨質疏鬆，於是採用此療法的主要理由已不再成立。女性只有在接受荷爾蒙治療超過七至十年，骨骼的礦物質密度才會增加，然而大部分女性在那之前，便已經停藥了。而且，就算治療長達十年，患者仍無法避免骨質疏鬆，只要一停藥，骨頭裡的礦物質密度便會驟降，患者到了75歲的時候，骨骼密度也不過比從未接受治療的女性，還高了3.2%。

　　荷爾蒙替代療法和避孕藥，都含有雌激素和孕激素，長期服用這些藥物的女性，骨骼礦物質密度都會增加，過去人們一直將此視為一件好事。然而匹茲堡大學（University of Pittsburgh）的研究者卻發現，雖然這些女性的骨骼礦物質密度的確增加了，但她們罹患乳癌的機率也增高。因此出乎我們意外的，骨骼礦物質密度並不是乳癌的指標，荷爾蒙補充才是。

　　由於大部分女性的更年期都始於50來歲，而她們要到80多歲才會面臨骨折的危險，因此除非她們接受30年以上的荷爾蒙取代療法，否則不會有太多益處。然而這麼做卻會大大增加罹患癌症和其他病症的機率，實在是不智之舉。

　　1992年，《新英格蘭醫學期刊》提出清楚的證據，證明骨質疏鬆症並非由雌激素不足引起。事實上，一些證據甚至指出，雌激素會誘發骨質疏鬆症。許多女性就算補充了大量雌激素，仍在更年期前十至十五年，便大量骨質流失。這段時間內，這些女性的另一種荷爾蒙，黃體激素，也幾乎消失殆盡。如今醫生會開出合成黃體激素（孕激素）與雌激素的處方，但會帶來的

副作用仍不比雌激素還少。此外，天然的黃體激素，卻沒有任何副作用，可以藉由一些食物來攝取，如野生番薯。局部外敷番薯泥，可以大大降低更年期症狀、重建骨骼。天然的黃體激素，會影響製造骨骼的細胞；而雌激素影響的則是控制骨骼重新吸收的細胞。因此荷爾蒙取代療法只能暫時減少骨質流失，卻無法刺激骨骼生長。

　　人體很難利用合成藥物，它能判斷真偽。這就是天然黃體激素，和合成黃體激素的不同。人體的黃體激素所以不足，是因為肝臟、生殖器官和其他器官充血所致，同時也肇因於不平衡的飲食與生活方式。

骨頭為何脆弱？

　　有愈來愈多的醫療人員和女性，都開始了解許多食物，會加速骨骼裡的鈣質和其他礦物質流失，使身體來不及吸收或合成足夠的量。這些食物包括肉類、牛奶、起司、泡麵、布丁、汽水、糖，以及咖啡因、菸草、酒精和巧克力等刺激物。食用這些食物會促進骨質流失，效果比荷爾蒙下降還強（倘若荷爾蒙含量下降真的會造成骨質流失的話）。舉例來說，飽食富含蛋白質（例如肉類）的一餐後，尿液裡排放的鈣質量便會大增。一項1988年發表在《美國臨床營養學雜誌》的研究，觀察了1,600名女性後，發現素食者的骨骼密度，比同齡食肉者的還高。另一種增加骨質密度的安全作法，則是勤加運動。1996年發表於《刺胳針》的研究，便指出重量訓練（而非有氧運動）可以將骨骼密度增加14%至37%。

　　人體對鈣質吸收，與維生素D的荷爾蒙形式密切相關，而這種維生素D，是藉由日曬形成的。日曬不夠，便足以引起骨質流失。同時，過量（任何會讓身體過渡勞累）的運動和活動，也會減少體內的鈣質。身體流失鈣質的主因，是因為膽結石累積在膽管，進而減少膽汁分泌。少了足夠的膽汁，人體就無法有效吸收鈣質。因此為了讓骨骼中含有足夠的鈣質，身體得能製造必須的礦物質。舉例來說，**鹼性磷酸酶**（alkaline phosphatase）必須與鎂離子合作，才能製造骨骼內的鈣質結晶。接受荷爾蒙取代治療的女性，體內的鹼性磷酸酶含量很低，才會無法製造足夠的骨骼組織（此治療法只能預防年老的骨骼流失）。

　　身體最初的設計，並不會提早毀滅自身的骨骼。倘若骨骼變弱了，或毀

壞了，通常是因為荷爾蒙以外的因素，例如膽結石在肝臟累積、過多酸性食物，或缺少簡單的重量訓練。更年期是身體的自然現象，只要我們不要干擾體內基本的代謝作用，身體自有打算。

荷爾蒙替代療法可否預防心臟病？

　　有些人宣稱荷爾蒙取代療法，可以預防心血管疾病，這種說法十分可疑。我們明知避孕藥中的雌激素會提高罹患心血管疾病的機率，荷爾蒙取代療法又怎能預防同樣的疾病？為了釐清這個讓人困惑的說法，一群丹麥學者分析了十八項荷爾蒙取代療法的臨床試驗。他們發現採用荷爾蒙取代療法的這些女性，之所以比其他女性健康，不是因為療法本身，而是因為她們屬於社會較高階層、可以負擔定期醫療的一群，也願意接受可以降低罹病風險的治療（註7）。

　　然而就算荷爾蒙取代療法可以降低罹病機率，仍不能保證副作用不會發生。1991年的「護士健康研究」就顯示，採用此療法的護士，缺血性中風的機率提高了46%，儘管這些女性原本就比較少糖尿病的案例，也不抽菸、不肥胖。六年後，一項在麻州弗萊明罕（Framingham, Massachusetts）進行的研究，也顯示荷爾蒙取代療法會誘發心臟病。《美國醫學協會期刊》也在1995年提出類似的報告，顯示接受荷爾蒙取代療法的受試者，出現心臟病的機率，比服用安慰劑的受試者還高。2004年，婦女健康提倡協會（Women's Health Initiative）針對荷爾蒙取代療法的研究被終止了，因為這些荷爾蒙已使太多女性受害。這項含括了11,000名女性、預計要維持八年的計畫，在第七年時終止，因為研究人員發現雌激素治療會增加受試者中風的機率。

　　荷爾蒙取代療法可以預防阿茲海默症的說法，也是無稽之談。並沒有任何證據可以證明，此療法能幫助保持頭腦清醒。一項長達15年、發表在《美國醫學協會期刊》的研究，便指出服用雌激素，並不能延緩女性喪失認知能力的速度。此外，一項2003年的研究，也顯示荷爾蒙取代療法反而會增加罹患阿茲海默症與其他失智症的機率。美國食品藥物管理局如今也要求藥商，

（註7）《英國醫學期刊》，1994年5月。

必須在標籤上提出此項警告。

　　此外，羅徹斯特大學（University of Rochester）所做的研究，也顯示荷爾蒙取代療法會導致聽力障礙。倘若這還不夠讓妳打消採取這種治療的打算，下面還有呢！近來位於波士頓的布里翰婦女醫院（Brigham and Women's Hospital）做了一項研究，發現女性若服用雌激素，或接受荷爾蒙替代療法，都會大大增加罹患氣喘的機率。2002年，荷爾蒙替代療法增加女性罹患心臟病的機率，那年死於心臟病的女性特別多。此療法對人體的傷害，這是最顯著的一例。

　　如上文所述，早在2002年以前，科學家就發現了此療法的危害，但殘酷貪心的藥廠刻意隱瞞這數百萬毫不知情的女性，讓這些女性承受長期的傷害。藥廠工於心計，設計了針對食品與藥物管理局要求的試驗，並隱瞞那些負面試驗結果，只呈報那些可以幫助藥物過關的研究。很明顯地，由於廠商隱瞞了負面研究結果，醫生也就願意開出這些藥品，對藥物可能帶來的危害卻毫無所知。幸運的是，這些荷爾蒙替代療法的黑幕，最近終於被媒體發現、大肆報導。

更年期是自然的轉變過程

　　頭痛、脹氣、熱潮紅、憂鬱等常見更年期症狀，與女性荷爾蒙減少，這之間的確有關連，並非偶然。然而倘若女性的身體注定要面臨荷爾蒙缺乏的危機，進而影響身體重要機能，那麼全世界的女性年紀一到，應該都會為更年期所苦。然而全世界只有一部分的女性，會出現更年期症狀，而且大部分都是已開發國家的女性。為了了解更年期，以及有時會伴隨而來的不適、甚至無法忍耐的症狀，我們必須將兩個議題分開討論，才能了解真相。

進入人生的新階段

　　有些人對更年期抱持否定態度，認為那是身心退化的徵兆，這些人到了更年期就會真的經歷不良的生理反應（註8）。相反的，在一些國家，如瑞

（註8）Gannon，1985。

典、芬蘭、印度或中國，年長女性地位較高，她們幾乎不會有任何的生理不適（註9）。這項發現顯示文化態度的重要。換言之，女性面對更年期的態度，會決定了她們身體的感覺。

更年期是女性人生中，最重要的時期之一，身心靈都面臨重大轉變。此時女性重新檢視人生，無論成熟、智慧和成功，都進入了新的境界。由於變得更成熟更有智慧，女性更可以輕易修正自己過時的信念和習慣，改善飲食與生活方式，更專注思考人生更深層的意義。有時候，人生的一些重大改變，會正好與荷爾蒙的改變同時進行，例如婚姻關係、孩子長大離巢、照料生病的伴侶、工作狀態改變，都可能引發生理或心理的危機。

為了應付內在的改變，更年期女性需要更多的能量，以及免疫力和心靈的力量。因此女性若有什麼隱藏的焦慮或生理的不平衡，很容易在此時暴露出來，這些問題可能已被壓抑許久、不受重視。就算女性過去可以過著不健康的生活、飲食不正常，而身體無恙，過了更年期後，她也不可能再繼續維持這種狀態。如今她人生的新目標，將是努力維持純淨、良好的生理機能。

進入更年期後，女性的卵巢將「刻意」減少分泌雌激素。更年期絕非人變老、變無用的徵兆；相反地，更年期只是停止女性受孕的機會，讓她得以利用剩餘的時間和能量，專注發展那些過去未利用的技藝與能力。中年以後，健康女性的腎上腺素和脂肪細胞，將成為製造女性荷爾蒙的主力，並保持身體活力。由於女性不再能生育，維持過去的荷爾蒙量，只會有害身體（雌激素過高會引發乳癌）。因此更年期絕不會造成荷爾蒙不足，除非女性在更年期前就已經不健康了。

缺的不是荷爾蒙

我們體內的荷爾蒙，來自攝取的食物。身體能不能製造適當的荷爾蒙量，取決於我們的飲食、身體的消化能力以及肝臟的健康。[493]婦女會出現嚴重更年期症狀，不是因為荷爾蒙產量下降，而是因為消化系統長期虛弱，此時變得更加明顯。在中年的過渡時期，飲食不均衡和壓力，往往讓身心更加混亂。身心失衡的情況在此時變得更嚴重，會讓卵巢得到更少的營

（註9）Varpa，1970。

養，進而減少荷爾蒙產量。同樣地，腎上腺素與脂肪細胞也無法再製造足夠的荷爾蒙。

　　光是壓力，就足以影響內分泌系統，進而影響血糖濃度（會影響情緒）、能量、鈣質平衡、體重及性荷爾蒙。刺激物也會有同樣的效果。酒精、咖啡、糖類、巧克力、汽水、運動飲料、含人工甘味劑（如阿斯巴甜）的低糖飲料或食物、香菸等，都會大大干擾荷爾蒙分泌，引發嚴重的更年期症狀。光是抽菸就足以加速雌激素的毀壞。更年期時，女性的卵巢會自然地減少荷爾蒙分泌，而上述的這些刺激物，會讓身體承受更多壓力，最後導致荷爾蒙不足。中年女性實在沒有多餘的荷爾蒙可以浪費。因此將更年期症狀，歸咎於卵巢荷爾蒙自然減少，實是錯誤觀念。就算更年期是一種「荷爾蒙缺乏症」，也絕對不是因為缺乏荷爾蒙所引起。

安然度過更年期

　　根據體質，養成均衡的飲食和生活形態，可以讓女性更安穩地進入人生的下個階段。只要能攝取營養的素食，吃少量、或完全不吃奶製品，多攝取副含天然纖維的食物，就很足夠了。那些加工食品、精緻食品、醃漬食品、微波食物、冷凍食品或再加熱的食物，也許仍含有足夠營養，但卻缺少了天然的生命力（即中國所謂的「氣」，或印度所謂的「生命力」），就算進入人體血液，也不會進入該去的細胞並維持身體健康。一項以6,000隻健康貓咪所做的實驗，便說明了這個簡單的生理原則（請見前文）。研究人員將食物以微波爐加熱後，才餵食貓咪。六週後，所有的貓咪都餓死了。

　　現做的餐點例如沙拉、煮過的蔬菜、穀類與豆類，對更年期女性都很好。餐間（早上或下午）食用新鮮水果，可以多加補充營養和生命力。膽汁與其他消化液，在中午的時候分泌最多，因此中午進食大餐，會比晚上來得好消化。晚上才吃大餐，尤其是7:00過後，往往會讓食物半夜在腸道中發酵腐敗。

　　女性熱潮紅不一定表示缺乏雌激素。有時食物若未消化，會導致膽汁與毒素從腸道逆流，進入胃、胸和頭部，此時女性可能會出現熱潮紅的症狀，並由於無法適當消化食物，而出現食物過敏。注意：要測試自己是否對食物過敏，先量量脈搏，然後將一小塊食物放在舌頭下面，再量量脈搏。倘若心

跳變快了，就表示你會對這種食物過敏。

　　當血漿蛋白，或微血管和動脈壁中的蛋白質含量過高，也會引發熱潮紅。此時身體血漿蛋白含量變高，紅血蛋白和血球容積比偏高，就會造成臉部和胸部發紅發熱。攝取高蛋白飲食，也會導致骨頭鈣質流失，增加骨質疏鬆的危險。血液與結締組織變厚，會減少細胞得到的營養，影響分泌雌激素的卵巢細胞與脂肪細胞，減少雌激素含量，更進一步干擾荷爾蒙平衡，破壞體液平衡，造成水腫。這些現象都會造成神經失調，引發如頭痛、易怒和憂鬱的症狀。

　　然而更年期症狀，往往由心靈狀態引發。舉例來說，當靈量拙火（Kundalini）在體內甦醒時，就會引發熱潮紅。這樣的熱潮可能會在用餐時、休息甚至睡眠中突然出現，大幅升高體溫，甚至讓身體大量出汗。熱潮過後，身體就會自然涼下來。

善待妳的身體

　　許多治療都能增加能量，例如瑜伽、指壓、按摩、冥想、放鬆練習和快走，都能讓妳更舒適地度過更年期。事實上，這段時間可能是女性的一生中，受益最多的時期。荷爾蒙替代療法也許可以立即減輕不適，但卻也會讓毒素在體內累積，達到飽和。這麼做實在不智，之後可能會引發更多問題，例如癌症或血栓症。荷爾蒙療法無法修正體內代謝不平衡的問題，反而會干擾身體合成荷爾蒙，打亂消化與代謝功能，並在婦女停藥後，引發更嚴重的疾病。

　　有些草藥能調節更年期、減輕症狀、幫助腦垂腺適當分泌荷爾蒙，這些草藥包括黑升麻（black cohosh）、牡荊紫蜂花（agnus castus）以及藍升麻（false unicorn root），一起服用效果最好。牡荊紫蜂花可以安全解除畸瘤、囊腫及子宮內膜異位的問題，每天配水25至35滴的牡荊紫蜂花萃取物，連續服用三個月，就能幫助穩定女性荷爾蒙的分泌。另一種有效的天然療法，則是巴西人蔘（pfaffia）。外敷野生番薯根，也可以立即解除熱潮紅的困擾。更年期初期，若使用月見草油（Evening primrose oil），也可以促進卵巢分泌大量雌激素。倘若妳仍感不適，不妨試試祕魯人蔘根（maca root），此草藥可以幫助垂體和下丘體平衡體內荷爾蒙。只要每天攝取兩茶匙祕魯人蔘

根，早上和傍晚各一匙，就能將熱潮紅的症狀減輕80%以上。不過因為此草藥會讓你活力充沛，最好能避免睡前服用。一旦症狀減輕，就可以將劑量減少為四分之三茶匙，一天兩次。與果汁混合服用，或服用藥錠，就不致因氣味而難以下嚥。

然而，想要減輕或避免更年期症狀，最好的預防措施，還是淨化肝臟、結腸和腎臟。如今美國中年婦女的膽管，往往含有成千上百的膽結石，若能移除這些結石，不但可以讓女性安然度過更年期，也能大大降低女性罹患以下疾病的機率：腸癌、卵巢癌、子宮癌、乳腺癌、心血管疾病、骨質疏鬆症、乳房觸痛、乳房囊腫、多囊性卵巢症候群、子宮內膜異位症、月經大量出血、子宮肌瘤症狀、便祕、靜脈曲張、膽結石、和經前症狀。

女性可以利用更年期，讓生命的各方面都變得更有秩序。在此之前，女性忙著照顧家人或事業，一些尚未成功處理的議題，會在更年期浮上檯面。中年不一定伴隨危機，相反地，可以提供女性大好機會，解決人生中那些未解的問題，自此身心靈不再受限。達到此目標的首要之務，就是要先了解，更年期絕非疾病，身體並沒犯什麼錯。在這個女性生命中的重要時刻，我們只要全力支持身體、善待並尊重身體，就能讓人生大大改觀。

手術真的必要嗎？

幾年前，美國國會調查了美國境內手術的程序，發現每年有240萬個手術，其實都是多餘的。這些非必要的手術，讓美國損失了12,000條性命，耗資40億美金。最新數據則指出，如今每年有400萬起手術，都是非必要的。

一項大型研究發現，大部分接受手術的人，其實根本不需此程序，而且其中有一半的人，連接受治療都不用。其中有許多案例，是那些得了扁桃腺炎的兒童。大部分家長都不會反對醫生切除孩子的扁桃腺，因為此手術的副作用，鮮為人知。扁桃腺切除手術的致死率，只有不到三千分之一，在統

計上並不顯著，除非那三千分之一正好就發生在你的孩子身上。

　　只有少數父母知道，扁桃腺是人體重要的免疫系統，我們仰賴它以清除頭部的毒素、細菌和病毒。許多孩子接受了手術後，都變得憂鬱、悲觀、畏縮、缺乏安全感或害羞，而且這些個性會伴隨他們一生。自然療法可以幫助身體抵抗扁桃腺感染，而無須接受手術。小手術如此，大手術亦然。只有少部分極端的案例，手術才真正無法避免。

　　大部分人都相信，我們必須切除發炎的盲腸，盲腸炎也是種可靠的例行診斷。然而就算採用探測性剖腹手術以進行診斷，仍有45%的外科醫生會出錯。那些醫生認為沒問題，但其實有問題的偽陰性病患，也高達33%。有五分之一罹患盲腸炎的病人，被診斷沒有問題；而那些切除盲腸的病人，則有五分之一的人，盲腸根本沒問題。美國，每年有兩萬名病患，他們的盲腸就這麼無謂地被切除了。

　　今天最常見的手術之一，就是冠狀動脈分流術。一項長達七年的研究顯示，只有少術病患的左主動脈有問題，真的需要手術，否則其他病患就算接受手術，也不能改善心臟問題。此外，那些風險較小的心臟病病患，接受分流手術後，死亡率其實高於那些風險較大的心臟病病患。1998年發表於《新英格蘭醫學期刊》的一項研究，便顯示那些罹患輕微心臟病發的病人，若接受分流手術或氣球擴張術，更有可能會死於手術本身。另一項研究則指出接受了分流術的病人有高達三分之一的人不但其實不需要手術，更有可能因手術而加速死亡。此研究含括了全球14所大型心臟醫院的研究人員。

　　血管成形術（angioplasty）是一種新興的動脈手術，患者的存活率甚至更低。有許多研究都顯示，接受此手術的病患，心臟病發的機率跟沒接受手術一樣。開刀後患者可能會覺得胸痛（心絞痛）的症狀減輕，但這並不代表病情改善了。會有這樣的錯覺，常常是因為手術過程中切斷了一些神經線，或腦內啡分泌（這是體內的天然止痛劑），或只是心理作用罷了。

　　倘若病患沒有解決動脈硬化的問題，分流手術植入的冠狀動脈，很容易再度堵塞。美國國家衛生研究所估計，美國境內接受分流手術的病患，有90%的病患，病情不見改善。只有改善飲食與生活習慣、減少壓力、戒菸和規律運動，才能真正改善病情（請見第九章的討論）。

　　所有的開動脈手術，例如分流手術或血管支架（以金屬架支撐血管內壁

的常見手術），都能暫時緩和心絞痛。病患若心臟病發，血管支架也可以暫時消除血管中的障礙，保持動脈暢通。

然而後來人們才發現，大部分的心臟病發，都不是由於動脈中出現障礙物所引起。「過去心臟病學家一直以為，血管狹窄是心臟病的主因，只要解決這個問題，就能改善病情。」加州大學舊金山分校（University of California at San Francisco）的心臟學家渥特醫生（Dr. David Waters）說道。

如今心臟病專家才發現，大部分心臟病發並不是由於血管栓塞和狹窄造成。相反地，是由於凝塊破裂會導致局部堵塞，進而突然阻斷血流。專家發現這些破裂的凝塊，無法以分流術或血管支架移除。附著在動脈壁上的凝塊柔軟又脆弱，平時不會造成任何症狀，也不會阻礙血流，因此讓人更難預測心臟病何時會發作。當動脈真正堵塞時，我們會清楚知道，因為這類堵塞會引發嚴重的心絞痛，並造成呼吸困難。

由於心臟病病患的血管中，可能有上百個脆弱的凝塊，根本無法以手術移除。冠狀動脈手術也無法解決此問題，這些凝塊就好像病患體內的定時炸彈一樣。

醫院的手術房還隱藏著其他危險。根據《新英格蘭醫學期刊》報導，美國每年有1,500名病患，離開手術台後，體內還有院方未取出的醫療器具，包括鑷子、綿花、電極、撐開器等物品，就這麼永久留在病患胸腔、腹部、臀部，或其他如陰道等的體腔。報導也指出，這些意外特別容易發生在體重過重的病患身上。

這些失誤會導致內出血、感染甚至死亡。然而許多病人除非再接受其他手術，或X光、超音波檢查，才會發現體內還藏了這些物品。

因害怕而動手術

光是美國境內，每年就有將近100萬名婦女，任醫生取出她們的子宮。這表示有一半以上年逾65的女性，曾接受子宮切除術。許多婦女會出現術後症候群，例如憂鬱、焦慮和抗壓力降低。依照我執業的經驗，我發現那些接受子宮移除手術的女性，手術一至五年後，往往出現卵巢問題、乳房腫瘤、消化問題或乳癌。

一項針對六家紐約醫院所做的研究發現，那些子宮手術的病例，有43%

都非必要。其他研究則顯示，只有10%的子宮切除術是必要的。15%的子宮切除術旨在移除癌化腫瘤，因此必須進行，而其他85%的病例，是由於子宮肌瘤、子宮內膜異位、盆腔疼痛或過度出血而切除子宮。每年有數千名婦女接受「完全」子宮切除術（包括切除卵巢），但她們在手術前卻沒有簽過同意書。其中只有幾位從法律途徑尋求補償，然而錢卻買不回她們的子宮，也買不回這女性的象徵。

　　就連從手術的角度來看，女性仍有其他選擇，不用侵入，也不會造成如此重大的外傷。首先，有一種較不侵入的手術，稱為腹腔鏡子宮肌瘤切除術（myomectomy），只移除肌瘤而保留其他的生殖系統，讓病患仍能生育。然而此手術造成的外傷，仍不下子宮切除術。另一種新的手術則為子宮動脈栓塞術（Uterine Artery Embolization），由專業的放射科治療醫生執行。當然，也有許多自然療法，例如本書中提到，那些可用來預防、移除肌瘤及其他生殖疾病的方法。淨化肝臟、改變飲食，便能幫助平衡雌激素含量，這對那些罹患女性疾病的人來說，非常重要。更年期過後，雌激素減少會讓肌瘤萎縮或消失，這是眾所周知的現象。肝臟負責分解雌激素，但肝臟內部若充滿了結石，就會無法發揮功能。

　　大部分肌瘤會產生，都是因為乳糜池（Cisterna chyli）（這是位於中腹部的一堆囊狀淋巴管）充塞，而無法適當排出女性生殖系統產生的代謝廢棄物和死細胞。肌瘤也往往與長期便祕有關。因此只要能解決肌瘤形成背後的真正問題，就能讓生殖器官恢復功能。相反地，接受子宮切除術，卻要承擔極大風險，病患有0.1%的機率會死亡，1.5%的機率會出現嚴重後遺症。接受手術的病患，有40%的機率會出現其他副作用，例如尿滯留或尿失禁、性慾明顯降低、卵巢功能早衰、致命的血管拴塞與排便問題。

催產、外陰切開與剖腹

　　人們通常都會尊重孕婦，並加以照顧，但如今的接生方式，卻往往危害母親和胎兒。過去人們不在醫院生產的時代，接生的工作是交付予那些有經驗的婦女，家裡是生產的最佳地點。數千年來，人們都是這麼進行的。只要有適當的衛生環境，少有生產不順利的情況。然而今天，大部分生產都由男性醫生，在消毒過的醫院產房執行，接生時的併發症卻比過去還高。來自英

國、瑞士與荷蘭的研究者，在1996年的《英國醫學期刊》發表了一項研究，發現那些計畫好的家中生產，是最安全的選擇，更甚於醫院生產。

在醫院產房，醫生用許多電子儀器來監控產婦的狀況，觀察產婦的生理改變，以及任何可能出錯、需要手術的徵兆。生產過程中，最常用的手術，就是所謂外陰切開術，以幫助陰道敞開，讓胎兒的頭部與肩膀較容易通過，這個例行手術旨在預防陰道撕裂。然而倘若產婦不接受催生、不接受藥物麻木感知，那麼只要做好心理準備，產婦便能自行做出最好的判斷，知道何時該如何將胎兒從產道推出來。生產過程中，疼痛會讓她明白該怎麼做，如此一來，自然便能預防陰道撕裂。就算陰道真的撕裂了，也會比以手術刀切開的結果還快好。由於手術刀也會傷害重要神經，切開術往往也會降低女性的性敏感，這都是「自然」生產不會發生的情況。

生產時第二種最常見的非必要手術，就是剖腹手術。當醫生從電子監控儀器發現胎兒心跳不正常時，往往會讓產婦接受剖腹，將孩子直接從子宮取出。我們都知道，胎兒的心跳會受到附近突然的噪音影響，偏偏醫院又往往比家裡更吵雜。還在產婦腹中的胎兒，也可能因為照射在母親肚子上的擾人亮光，或附近電子儀器（例如監控器）造成的電磁場，而加快心跳。一些控制嚴密的研究便發現，如果醫生使用電子儀器，而非聽診器來監控生產情況，產婦接受剖腹的機率，就會增高兩至三倍。

生產過程中，當胎兒心跳的指標在螢幕上變強時，產婦往往便同意接受剖腹手術。然而胎兒心臟活動會突然改變，卻很可能是由於醫生將冰冷的電極一路塞進產婦的子宮，附在胎兒的頭上。光是將電極裝在胎兒頭部，就是一種十分侵入性的手續，會帶來嚴重的後果。一項控制嚴密的研究，就顯示那些出生前就被電子控制的嬰兒，有65%長大後會出現生長與行為問題。

醫院產房的設計，看起來就像個手術舞台一樣，會讓一些較敏感的產婦感到恐懼和壓力。產婦體內由於焦慮突然分泌的壓力荷爾蒙，也會增加胎兒的恐懼。於是母親的擔憂，也變成胎兒的煩惱，恐懼也被傳染了。近來的研究顯示，當產婦因為害怕而心跳加快，不到一秒鐘，胎兒的心跳也馬上會增加一倍。恐懼會破壞身體的許多機能，包括生產過程中所需的反應。

胎兒的生產時間，如今已不是產婦可以決定的。與野生動物不同的是，人類母親須受控於醫生的指示，在「正確」的時間生產，儘管醫生的判斷可

能會有數天,甚至數週的誤差。醫生認為人工催產比自然生產更實際,也更好安排時間。然而催產確會讓產婦承受將近三倍的痛苦。為了解決疼痛問題,產婦又被施打強烈麻藥,帶來更多後患。很少人知道,這些產婦和新生兒,事後往往被送進加護病房。

2007年10月,《英國醫學期刊》刊登了一項研究,針對超過94,000起生產病例進行調查,發現女性若自願安排剖腹生產,她們的嬰兒有更高的機率,會出現嚴重病症,甚至早夭。

超過半數的剖腹生產會出現嚴重副作用,產婦的死亡率,也是自然產的26倍。由於75%至80%的剖腹生產,是由於都是因為過度使用器材所致,原本根本不需要的。因此若能改變政策,就能大大降低產婦因剖腹而送命的案例。產婦在接受剖腹手術後,需要進行子宮移除術的機率,也比自然產的產婦高了三倍。

除了會傷害母親以外,剖腹生產的孩子,也可能會有嚴重的肺部傷害,造成呼吸短促,這種現象過去只會發生在早產兒身上。胎兒若自然生產(而且醫生要等臍帶不跳動後才剪斷,詳情請見網站lotusbirth.com),子宮收縮會將胎兒胸口和肺部累積的分泌物擠出,並從嘴巴排出。如今有25%的孩子,都是剖腹生產,其中只有少數案例真正需要剖腹。其實倘若剖腹手術不可避免,通常都會出現一些指標,醫生也通常可以事先預知。

醫院——充滿健康威脅的場所

美國外科醫師協會(American College of Surgeons)承認,未來50年內,美國真正需要的外科醫生數目,只有目前外科醫生數目的一半。1976年,洛杉磯郡的病患死亡率突然陡降18%,因為當時有許多醫生罷工,抗議健康保險公司增加了賠償誤診的保費。加州大學洛杉磯分校(University of California, Los Angeles)的魯莫博士(Dr. Milton Roemer)研究後發現,該郡的十七個大型醫院,在這段罷工的時期,施行的手術減少了60%。當醫生們回到工作崗位後,死亡率又回到罷工之前的數字。

類似的事情,也發生在1973年的以色列。醫生罷工了一整個月,每天看診的數目從65,000人降至7,000人。一個月下來,以色列民眾的死亡率降低了原本的50%。每次醫生罷工,似乎都有這種現象。哥倫比亞首都波哥大,也

曾發生過醫生罷工兩個月的情況，病患的死亡率下降了35%。光從這樣的數據看來，醫療人員和醫院，實在是病患最大死因。

1995年，一篇刊登在《美國醫學協會期刊》的文章說道：「每年有超過100萬病患在醫院裡受傷，其中有28萬人因此喪命。每年死於車禍的人，也不過45,000人，跟醫生導致的死亡率比較起來，實在不算什麼。醫生帶來的死亡，甚至超過所有車禍以外的意外造成的死亡數。」這項統計數據在1995年後變得更糟糕。因此除非你真的需要急救，否則最好離醫院遠一點。如今許多醫院都會帶來許多健康上的威脅，原因如下：

- 醫院裡充滿了別處看不見的感染性細菌。醫院由於需要容納大量病人，是這些可能致死病菌的最佳溫床。病人通常免疫力較低，無力抵抗。許多病菌都是藉由冷卻塔、空調或暖氣系統進入病人體內。醫院的員工則因為常常接觸病原，通常免疫力較高，但卻可能因為碰觸到病人的食物、床單、衣物或藥品，而將病菌傳染給病人。

- 醫院其實是全世界上汙染最甚的場所，這與大眾的觀念相違。事實上，要保持醫院一塵不染，是根本不可能的事。只要一丁點兒的塵埃，就足以成為數十億致病菌的溫床。

- 在醫院裡，醫生是最糟糕的疾病傳送者。大部分醫生除非準備動手術，否則很少清洗雙手，畢竟他們自認穿上了消毒手套和醫師袍。他們可能在幾個小時內，就碰觸了20幾位病人，一個接著一個，手連洗都沒洗。醫師白袍也沒有表面看起來那麼乾淨。除非醫院每天清洗醫師袍，才能保持清潔，但醫院很少這麼做。就算他們把醫師袍拿去清洗，也往往跟其他髒衣物混在一起，包括手術室的床單、枕頭等。許多毒性極強的病菌，就算經過洗衣和烘衣的過程，也仍能倖存。

- 床單也許乾淨，但枕頭和床墊卻很髒。病患有二十分之一的機率，會被藏在床上的病菌感染。

- 那些在醫院裡受到感染的病患，有50%是因為接觸到了未經消毒的醫療器材，例如導尿管和靜脈輸液裝置。過去醫院還沒開始大量使用這些器材之前，感染的情況就沒有現在這麼嚴重。

- 美國每年有超過九萬人，死於在醫院得到的感染。這還不包括那些原本就垂死的病人，以及那些手術後身體虛弱的病人，然而他們許多的

確死於醫院的病菌。

- 研究人員針對美國醫院病患致死原因進行三年的調查,並寫出一份1,500頁的報告。發現每年有30萬名美國人,在醫院死於醫療疏失。

- 醫院裡最危險的地方就是產房,因為新生兒免疫力不夠,無法抵抗任何致病菌。那些未從母乳中吸收抗體的嬰兒,是最容易受到感染的。

- 許多研究都顯示,美國和英國醫院裡的長期病患,有25%至50%,都因為醫院食膳不佳而營養不良。住院老人的最大死因,就是營養不良。缺乏充足的養分,身體根本無力抵抗任何疾病,而且還得承受來自藥物的毒性、致死病菌、生病住院的焦慮。因此營養不良的老人家,能在醫院裡倖存的機率實在很低。

- 美國政府針對105所美國醫院進行抽樣檢查,發現其中有69所醫院違反了基本規範和法條。然而負責發行執業執照的單位,卻拒絕將這些醫院關閉。

- 如今大部分的生產,都在醫院的手術房執行。在手術房出生的嬰兒,與家中出生的嬰兒相較之下,受到傷害的機率高了六倍、卡在母親產道的機率是八倍、需要接受復甦術的機率是四倍、受感染的機率是四倍、得到慢性肢體問題的機率是30倍。此外,住院產婦大量出血的機率,則為在家生產的三倍。

- 美國每年有超過3,000名住院病患,接受了錯誤的手術。

住院會帶來這麼多重大風險,還有更多是上文未提及的。不諱言,醫院果真是全世界上最危險的地方之一。因此我建議你,乾脆一開始就極力避免生病,這樣就可以避免上醫院。當然,除非是例如意外等緊急狀況。

結語

正向信念是最好的治療師

　　本書挑戰了許多過去我們堅信的觀念，包括疾病的意義，以及現代醫療和營養科學的理論與應用。如今人們的世界觀，似乎不再能讓我們擁有富足健康的未來。事實上，這些觀念已威脅了地球上的所有生命。但新紀元才剛開始。那些過時的生活原則，限制了人類的生存、讓人類恐懼，只剩一堆殘破的錯誤知識。這些原則不再合理了。我在最後幾章提及的那些科學觀點，絕不能解決人類健康與疾病的問題。事實上，這些觀點都是有限的，但人類的真正潛力卻無窮無盡。

　　然而我的意思並不是說，抗愛滋病藥物AZT、治療腫瘤的化療、放射性療法與手術，這些治療都完全無用、只會帶來傷害。相反地，也**並非所有自然療法都是有效、無害的**。由於安慰劑效應效果強大，倘若病患真心相信，就連像AZT那樣的毒物，都可能可以治癒愛滋病。無論疾病或藥物，其實都是我們自己投射的幻覺，只要我們施予「能量」，這些幻覺就會成真。一個滿懷希望的癌症病人，接受放射性治療後，有可能什麼副作用也沒有便痊癒。相反地，心情抑鬱的頭痛病人，服下一顆安慰劑後，也許就這麼中風了。許多人雖然血管暢通無比，卻仍在震怒後死於心臟病發。但相反地，一個動脈完全阻塞的人，也可以自行堵塞分流，而完全沒有任何生理症狀。

　　你可以深信藥物能讓你痊癒，也可以悲觀地覺得癌症等疾病會讓你送命，這兩者的信念可以一樣強大。然而那些因為否定自我價值、壓抑情緒而罹患愛滋、多發性硬化或癌症的病人，卻很難對治療產生信賴。近來研究發現，病人比較容易變得不信任、憤怒或懷疑。那些天性樂觀的人，個性比較

「不具毒性」，則較少生病。

健康與疾病，完全就是我們自身的投射，可以向我們展示我們真正的面貌。一個人倘若由於壓抑憤怒與挫折，而罹患癌症，那麼他只有靠著自身力量重獲心靈的平靜，才能真正解決問題。若只倚賴X光、化療或放射性治療，他的憤怒仍會毀滅所有治療可能帶來的長期益處。我想傳達的最重要觀念就是，「只要改變心念，我們就能改變自身的投射。」本書的建議，就是要好好為發生在自己身上的事負責。於是你將有力量改變自己，並逐漸發現，原來自己早就掌握了永保青春與健康的有恆祕密。

我們每個人內在都擁有自然的力量，那是最好的治療師。

——希波克拉底

國家圖書館出版品預行編目資料

健康與回春之祕 / 安德烈.莫瑞茲(Andreas
Moritz)著；皮海蒂, 靳培德, 陳芷翎, 陸蕙貽, 鄭
安琦譯. -- 增訂一版. -- 臺北市：原水文化出版：
英屬蓋曼群島商家庭傳媒股份有限公司城邦分
公司發行, 2024.03
  面；   公分. -- (悅讀健康；71X)
譯自：Timeless secrets of health and
rejuvenation
ISBN 978-626-7268-77-3(平裝)

  1.CST: 自然療法 2.CST: 健康法

418.99   113001849

悅讀健康 71X

健康與回春之祕〔增訂版〕
（Timeless Secrets of Health and Rejuvenation）

作　　者／安德烈.莫瑞茲（Andreas Moritz）
譯　　者／皮海蒂・靳培德・陳芷翎・陸蕙貽・鄭安琦
主　　編／潘玉女

行銷經理／王維君
業務經理／羅越華
總 編 輯／林小鈴
發 行 人／何飛鵬
出　　版／原水文化
　　　　　台北市民生東路二段141號8樓
　　　　　電話：（02）2500-7008　　傳真：（02）2502-7676
　　　　　E-mail：H2O@cite.com.tw　部落格：http://citeh2o.pixnet.net/blog/
發　　行／英屬蓋曼群島商家庭傳媒股份有限公司城邦分公司
　　　　　台北市中山區民生東路二段141號11樓
　　　　　書虫客服務專線：02-25007718；25007719
　　　　　24小時傳真專線：02-25001990；25001991
　　　　　服務時間：週一至週五上午09:30～12:00；下午13:30～17:00
　　　　　讀者服務信箱：service@readingclub.com.tw
劃撥帳號／19863813；戶名：書虫股份有限公司
香港發行／城邦（香港）出版集團有限公司
　　　　　香港灣仔駱克道193號東超商業中心1樓
　　　　　電話：(852)2508-6231　傳真：(852)2578-9337
　　　　　電郵：hkcite@biznetvigator.com
馬新發行／城邦（馬新）出版集團
　　　　　41, Jalan Radin Anum, Bandar Baru Sri Petaling,
　　　　　57000 Kuala Lumpur, Malaysia.
　　　　　電話：(603) 90578822　傳真：(603) 90576622
　　　　　電郵：cite@cite.com.my

封面設計／劉麗雪
製版印刷／卡樂彩色製版印刷有限公司
增訂一版／2024年3月7日
定　　價／650元

城邦讀書花園
www.cite.com.tw

Published by agreement with the author through the Chinese Connection Agency, a
division of The Yao Enterprises, LLC.

ISBN　978-626-7268-77-3(平裝)